国家卫生和计划生育委员会“十三五”规划教材

全国高等中医药院校研究生教材

供中医药、中西医结合等专业用

伤寒论理论与实践

第2版

主　　编　李赛美（广州中医药大学）　李宇航（北京中医药大学）

副 主 编　周春祥（南京中医药大学）　李金田（甘肃中医药大学）

　　　　　都占陶（中国中医科学院）　储全根（安徽中医药大学）

编　　委（以姓氏笔画为序）

王　军（长春中医药大学）　王树鹏（辽宁中医药大学）

王振亮（河南中医药大学）　田雪飞（湖南中医药大学）

曲　夷（山东中医药大学）　朱西杰（宁夏医科大学中医学院）

朱章志（广州中医药大学）　任存霞（内蒙古医科大学）

刘英锋（江西中医药大学）　刘松林（湖北中医药大学）

李小会（陕西中医药大学）　吴中平（上海中医药大学）

何丽清（山西中医药大学）　何赛萍（浙江中医药大学）

张国骏（天津中医药大学）　张喜奎（福建中医药大学）

赵　琰（北京中医药大学）　柳成刚（黑龙江中医药大学）

姜丽娟（云南中医学院）　鲁法庭（成都中医药大学）

编写秘书　方剑锋（广州中医药大学）　徐笋晶（广州中医药大学）

人民卫生出版社

图书在版编目(CIP)数据

伤寒论理论与实践 / 李赛美,李宇航主编. —2版. —北京:人民卫生出版社,2017

ISBN 978-7-117-24848-8

Ⅰ. ①伤… Ⅱ. ①李… ②李… Ⅲ. ①《伤寒论》-研究生-教材 Ⅳ. ①R222. 2

中国版本图书馆CIP数据核字(2017)第240630号

伤寒论理论与实践

第 2 版

主　　编: 李赛美　李宇航
出版发行: 人民卫生出版社(中继线 010-59780011)
地　　址: 北京市朝阳区潘家园南里 19 号
邮　　编: 100021
E - mail: pmph @ pmph.com
购书热线: 010-59787592　010-59787584　010-65264830
印　　刷: 保定市中画美凯印刷有限公司
经　　销: 新华书店
开　　本: 787 × 1092　1/16　**印张:** 25
字　　数: 608 千字
版　　次: 2009 年 7 月第 1 版　2018 年 1 月第 2 版
2022 年 7 月第 2 版第 2 次印刷(总第 4 次印刷)
标准书号: ISBN 978-7-117-24848-8/R · 24849
定　　价: 72.00元
打击盗版举报电话: 010-59787491　E-mail: WQ @ pmph.com
(凡属印装质量问题请与本社市场营销中心联系退换)

出版说明

为了更好地贯彻落实《国家中长期教育改革和发展规划纲要(2010—2020年)》和《医药卫生中长期人才发展规划(2011—2020年)》,进一步适应新时期中医药研究生教育和教学的需要,推动中医药研究生教育事业的发展,经人民卫生出版社研究决定,在总结汲取首版教材成功经验的基础上,开展全国高等中医药院校研究生教材(第二轮)的编写工作。

全套教材围绕教育部的培养目标,国家卫生和计划生育委员会、国家中医药管理局的行业要求与用人需求,整体设计,科学规划,合理优化构建教材编写体系,加快教材内容改革,注重各学科之间的衔接,形成科学的教材课程体系。本套教材将以加强中医药类研究生临床能力(临床思维、临床技能)和科研能力(科研思维、科研方法)的培养、突出传承,坚持创新,着眼学生进一步获取知识、挖掘知识、提出问题、分析问题、解决问题能力的培养,正确引导研究生形成严谨的科研思维方式和严肃认真的求学态度为宗旨,同时强调实用性(临床实践、临床科研中用得上)和思想性(启发学生批判性思维、创新性思维),从内容、结构、形式等各个环节精益求精,力求使整套教材成为中医药研究生教育的精品教材。

本轮教材共规划、确定了基础、经典、临床、中药学、中西医结合5大系列55种。教材主编、副主编和编委的遴选按照公开、公平、公正的原则,在全国40余所高等院校1200余位专家和学者申报的基础上,1000余位申报者经全国高等中医药院校研究生教育国家卫生和计划生育委员会“十三五”规划教材建设指导委员会批准,聘任为主编、主审、副主编和编委。

本套教材主要特色是:

1. 坚持创新,彰显特色　教材编写思路、框架设计、内容取舍等与本科教材有明显区别,具有前瞻性、启发性。强调知识的交叉性与综合性,教材框架设计注意引进创新的理念和教改成果,彰显特色,提高研究生学习的主动性。

2. 重难热疑,四点突出　教材编写紧跟时代发展,反映最新学术、临床进展,围绕本学科的重点、难点、热点、疑点,构建教材核心内容,引导研究生深入开展关于“四点”的理论探讨和实践研究。

3. 培养能力,授人以渔　研究生的培养要体现思维方式的训练,教材编写力求有利于培养研究生获取新知识的能力、分析问题和解决问题的能力,更注重培养研究生的思维方法。注重理论联系实际,加强案例分析、现代研究进展,使研究生学以致用。

4. 注重传承,不离根本　本套研究生教材是培养中医药类研究生的重要工具,使浸含在中医中的传统文化得到大力弘扬,在讲述现代医学知识的同时,中医的辨证论治特色也在教材中得以充分反映。学生通过本套教材的学习,将进一步坚定信念,成为我国伟大的中医药事业的接班人。

5. 认真规划,详略得当　编写团队在开展工作之前,进行了认真的顶层设计,确定教材编写内容,严格界定本科与研究生的知识差异,教材编写既不沿袭本科教材的框架,也不是本科教材内容的扩充。编写团队认真总结、详细讨论了现阶段研究生必备的学科知识,并使其在教材中得以凸显。

6. 纸质数字,相得益彰　本轮教材的编写同时鼓励各学科配备相应的数字教材,此为中医出版界引领风气之先的重要举措,图文并茂、人机互动,提高研究生学以致用的效率和学习的积极性。利用网络等开放课程及时补充或更新知识,保持研究生教材内容的先进性、弥补教材易滞后的局限性。

7. 面向实际,拓宽效用　本套教材在编写过程中应充分考虑硕士层次知识结构及实际需要,并适当兼顾初级博士层次研究生教学需要,在学术过渡、引导等方面予以考量。本套教材还与住院医师规范化培训要求相对接,在规培教学方面起到实际的引领作用。同时,本套教材亦可作为专科医生、在职医疗人员重要的参考用书,促进其学术精进。

本轮教材的修订编写,教育部、国家卫生和计划生育委员会、国家中医药管理局有关领导和相关专家给予了大力支持和指导,得到了全国40余所院校和医院、科研机构领导、专家和教师的积极支持和参与,在此,对有关单位和个人致以衷心的感谢!希望各院校在教学使用中以及在探索课程体系、课程标准和教材建设与改革的进程中,及时提出宝贵意见或建议,以便不断修订和完善,为下一轮教材修订工作奠定坚实的基础。

人民卫生出版社有限公司

2016 年 6 月

全国高等中医药院校研究生教育
国家卫生和计划生育委员会
“十三五”规划教材建设指导委员会名单

国家卫生和计划生育委员会“十三五”规划教材
全国高等中医药院校研究生教材目录

一、基础系列

1 自然辩证法概论(第2版) 主编 崔瑞兰
2 医学统计学 主编 王泓午
3 科研思路与方法(第2版) 主编 季 光 赵宗江
4 医学文献检索(第2版) 主编 高巧林 章新友
5 循证中医药临床研究方法(第2版) 主编 刘建平
6a 中医基础理论专论(第2版) 主编 郭霞珍 王 键
7 方剂学专论 主编 李 冀 谢 鸣
8 中药学专论 主编 钟赣生 杨柏灿
9 中医诊断学专论 主编 黄惠勇 李灿东
10 神经解剖学 主编 孙红梅 申国明
11 中医文献学 主编 严季澜 陈仁寿
12 中医药发展史专论 主编 程 伟 朱建平
13 医学英语 主编 姚 欣 桑 珍

二、经典系列

14 黄帝内经理论与实践(第2版) 主编 王 平 贺 娟
15 伤寒论理论与实践(第2版) 主编 李赛美 李宇航
16 金匮要略理论与实践(第2版) 主编 姜德友 贾春华
17 温病学理论与实践(第2版) 主编 谷晓红 杨 宇
18 难经理论与实践(第2版) 主编 翟双庆

三、临床系列

19 中医内科学临床研究(第2版) 主编 薛博瑜 吴 伟
20 中医外科学临床研究(第2版) 主编 陈红风
21 中医妇科学临床研究(第2版) 主编 罗颂平 刘雁峰
22 中医儿科学临床研究(第2版) 主编 马 融
23 中医骨伤科学临床研究(第2版) 主编 王拥军 冷向阳

24 中医优势治疗技术学 主编 张俊龙
25 中医脑病学临床研究 主编 高 颖
26 中医风湿病学临床研究 主编 刘 维
27 中医肺病学临床研究 主编 吕晓东
28 中医急诊学临床研究(第2版) 主编 刘清泉
29 针灸学临床研究(第2版) 主编 梁繁荣 许能贵
30 推拿学临床研究 主编 王之虹
31 针灸医学导论 主编 徐 斌 王富春
32 经络诊断理论与实践 主编 余曙光 陈跃来
33 针灸医案学 主编 李 瑞
34 中国推拿流派概论 主编 房 敏
35 针灸流派概论(第2版) 主编 高希言
36 中医养生保健研究(第2版) 主编 蒋力生 马烈光

四、中药学系列

37 中药化学专论(第2版) 主编 匡海学
38 中药药理学专论(第2版) 主编 孙建宁 彭 成
39 中药鉴定学专论(第2版) 主编 康廷国 王峥涛
40 中药药剂学专论(第2版) 主编 杨 明 傅超美
41 中药炮制学专论(第2版) 主编 蔡宝昌 龚千锋
42 中药分析学专论 主编 乔延江 张 彤
43 中药药房管理与药学服务 主编 杜守颖 谢 明
44 制药工程学专论 主编 王 沛
45 分子生药学专论 主编 贾景明 刘春生

五、中西医结合系列

46 中西医结合内科学临床研究 主编 杨关林 冼绍祥
47 中西医结合外科学临床研究 主编 何清湖 刘 胜
48 中西医结合妇产科学临床研究 主编 连 方 谈 勇
49 中西医结合儿科学临床研究 主编 虞坚尔 常 克
50 中西医结合急救医学临床研究 主编 方邦江 张晓云
51 中西医结合临床研究方法学 主编 刘 萍 谢雁鸣
52 中西医结合神经病学临床研究 主编 杨文明
53 中西医结合骨伤科学临床研究 主编 徐 林 刘献祥
54 中西医结合肿瘤临床研究 主编 许 玲 徐 巍
55 中西医结合重症医学临床研究 主编 张敏州

前　言

《伤寒论理论与实践》第2版，是在全国高等中医药院校研究生教育卫生部"十一五"规划教材基础上的修订版，供高等中医药院校中医药、中西医结合专业研究生使用，也可作为中医教育工作者和临床医务工作者继续教育使用。

《伤寒论》是我国现存最早的一部中医临床经典著作，是公元3世纪前中国医药学成就的总结，它以理法方药相结合的方式记述了多种外感病和许多杂病的辨证论治，创立了中医学独特的辨证论治体系，为中医临床医学的发展树立了里程碑，并且为中药学、方剂学、药剂学、中医护理学等多学科的发展奠定了基础，也是中医学术发展的源泉，被历代医家奉为圭臬，至今对中医学术的研究发展以及临床实际应用仍然极具指导价值。

自唐代以来，《伤寒论》一直是学习中医的必读著作，也是国家选拔医官的必考科目。在现代高等中医药本科教育中，《伤寒论》被列入了中医学专业的主干课程。自1978年我国创办中医药研究生教育以来，《伤寒论》一直是中医临床基础专业研究生教育的专业课程，也是许多相关专业研究生教育的专业基础课程。其对完善研究生中医理论和临床的知识结构，培养中医辨证论治的思维方法，提高临床辨证论治的能力，发挥了重要作用。

经过30多年的中医药研究生教育的实践，全国各中医药院校都积累了较为丰富的教学经验，在《伤寒论》研究生教材建设方面也有一定建树和创新。本教材在吸纳各中医药院校教材建设经验的基础上，结合新世纪对高等中医药人才在知识结构、临床技能和素质培养方面的要求，在编写内容方面做了深入的探讨。

本教材选取《伤寒论》原著中的重点、难点、疑点问题，联系当今学术界的研究热点，以问题为中心，采取专题研究形式，深入分析和阐发。在教材内容上，依据《伤寒论》理、法、方、药兼论的特点，分为"辨证方法研究与实践""诊法研究与实践""治则治法研究与实践""方剂研究与实践""药用研究与实践"5部分，分别进行专题阐述。此5部分内容，也是历史和当代《伤寒论》研究的主要范围。附篇则以研究方法为纲，列举了《伤寒论》版本校勘例析、原文阐释方法例析、基于数学属性偏序表示原理的《伤寒论》知识发现、临床研究例析、实验研究例析、新技术新方法在伤寒论中的应用文献、文献与案例数据库建设例析等，选取相关研究方法的优秀案例进行评析，以期达到示人以法、授人以渔的效果。所附伤寒学术流派研究、当代伤寒名家学术思想述要、《伤寒论》研究回顾与展望、伤寒论相关研究生学位论文选题分析等，则为研究生撰写毕业论文选题时提供了参考。

在编写过程中编写组注意把握如下编写原则:

一是在内容上求精不求全。《伤寒论》中的重点、难点、疑点、热点问题很多,但在选题编写内容时,尽可能选择研究较为深入,论据较为成熟,结论较为可靠的问题来写。对于那些众说纷纭、莫衷一是的问题,或论据不足,难以定论的问题,则不费笔墨,宁缺毋滥。

二是在学术观点上要有作者见解。对《伤寒论》的注释著作和研究论文,数量之众多,历史之悠久,研究范围之广泛,可以说是任何一部中医经典相关研究文献所不能及的。编写组要求作者追溯古代研究精华,综合现代研究成果,体现继承与创新,彰显时代特色,在此基础上,明确提出作者自己的见解,要有结论性的阐述或评析。本教材的作者都是国内各中医药院校从事多年《伤寒论》研究和研究生教学的专家教授,亮出个人研究结论,阐明个人学术观点,也就是展示了《伤寒论》研究的当代水平。因此本教材主编只是对全书构架,编写思路提出要求,对各位作者的学术见解大多不作修改。既然保留了各位编写人员的学术观点,那么对于同一个问题,本教材的不同篇章出现了不尽相同的见解,就是自然而然的事情了。

三是在阐述问题的同时,注重表达作者研究问题的思路和方法。研究生教材与本科教材最大的不同体现在,不是传授知识为主,而是传授方法为主;不是交代问题的结论为主,而是阐述得出这样结论的方法和思考过程为主,这样才能使学生学到方法和思路,提高研究问题、解决问题的实际能力,以期达到举一反三、触类旁通的效果。为了强化这一编写思路,本教材特意增入了附篇,列举不同研究方法的优秀案例及评析。

在当代,为了学习方便,学者们依照明代赵开美所刻《仲景全书·翻刻宋版伤寒论》中"辨太阳病脉证并治上第五"至"辨阴阳易差后劳复病脉证并治第十四"的原文次序,依次编号,共398条,本教材也沿用了这一习惯。对于《伤寒论》中的古体字、异体字,如蚘、欬、鞕等,本教材一律使用通行的简体字,如蛔、咳、硬等。

高等中医药院校研究生教育规划教材《伤寒论理论与实践》第2版,继承了首版研究生规划教材《伤寒论理论与实践》的基本内容与风格,重点对2009—2013年近5年资料进行收集、归纳,对原教材相关引用资料进行补充、更新;附篇部分新增"当代伤寒名家学术思想述要"及"新技术新方法在伤寒论中的应用";同时修订原教材中相关文字表达,或部分错漏之处。随着中医院校研究生教育规模扩大,为体现教材良好的代表性,本编写团队进行了增补。由于年龄原因,第1版教材的郝万山教授不再担任主编,李家庚教授、姜建国教授不再担任副主编,郁保生教授、金东明教授、黄家诏教授、董正华教授不再担任编委。对于以上教授为研究生教材所做的奠基贡献,编写团队谨致以崇高敬意!

本教材实行主编指导下各编委负责制。其中:编写说明与导读,由李赛美、李宇航负责;第一章·第一节·一,二,三由李金田、李宇航、张国骏、田雪飞、王树鹏、王军、何赛萍、柳成钢负责,第一章·第二节,第二章,第三章,第四章·第四节·六由都占陶、张喜奎、鲁法庭、姜丽娟、刘英锋负责,第四章·第四节·七至第五章由周春祥、朱西杰、刘松林、王振亮、李小会、任存霞负责;附篇由储全根、李赛美、朱章志、赵琰、吴中平、曲夷、何丽清负责。其中"当代伤寒名家学术思想述要"分别由名家所属院校的相关编委撰写,李赛美逐篇逐字审阅和修改。

全体编写人员本着对中医药教育事业无限热爱和高度负责的精神，精心构思，认真编撰，通力合作，数易其稿，终于成书。尽管如此，书中难免有疏漏或谬误之处，恳请同道专家及使用本教材的师生，提出宝贵意见，以期改进提高。

感谢为本书的编写提供方便的各相关中医药院校，感谢编写组秘书方剑锋、徐笋晶博士为书稿的完成所付出的辛勤劳动。

编 者

2017年1月

目　录

导 论

人们在反复研究了历代中医优秀临床人才的成才规律之后，一致认为“熟读经典，多临证”，是造就中医临床名家的必由之路。而被历代医家奉为医家之圭臬、中医之经典的《伤寒论》，是中国医学史上现存最早的一部完整系统的临床医学著作，是对公元3世纪前中国医药学成就的总结。它以理法方药相结合的方式阐述了多种外感病和许多杂病的辨证论治，是中医临床医学的奠基，也为中药学、方剂学、中医药剂学、中医护理学等的发展奠定了基础。直到今天对中医学术的发展和临床诊疗仍然有着重要的指导价值。

从唐代开始，《伤寒论》就被列入了国家选拔医官考试的必考科目，这一制度一直沿用到宋、元、明、清。在现代的中医药高等教育中，把《伤寒论》列入了中医专业本科教育的主干课程。自1978年创办中医药研究生教育以来，《伤寒论》就是中医临床基础专业的专业课程，并且也是多个相关学科的专业基础课程。当代的临床执业医师资格考试和临床医师职称晋升考试，也都把《伤寒论》的内容列入了考试范围。因此无论是中医药的本科教育，还是研究生教育，或是毕业后的继续教育，乃至终生教育，都需要反复学习《伤寒论》。于是《伤寒论》几乎成了各科临床医师的案头书。从历史上看，成名的医学大家，没有不研究《伤寒论》的；从当代来看，著名的中医临床学家，也没有不精通《伤寒论》的。正是由于他们从《伤寒论》中汲取了丰富的营养，才得以在中医学术和临床诊疗上成绩卓著。因此有人说，学了《伤寒论》就有可能成名医，不学《伤寒论》肯定成不了名医。

我国经过30年的中医药研究生教育实践，各中医药院校都积累了较为丰富的《伤寒论》研究生教学经验，在《伤寒论》研究生教材建设方面也有一定建树和创新。原卫生部教材办公室，根据全国中医药研究生教育的需要，结合新世纪对高等中医药人才在知识结构、临床技能和素质培养等方面的需求，组织编写了这套“全国高等中医药院校研究生教育卫生部‘十一五’规划教材”。而《伤寒论理论与实践》则根据原卫生部教材办公室的编写要求，选取原著中的重点、难点、疑点问题，联系当今学术界的研究热点，以问题为中心，采取专题研究形式，对《伤寒论》的理论与实践进行深入分析与阐发。

由于《伤寒论》文字古朴，义理幽深，从成无已第一个为《伤寒论》系统作注写成《注解伤寒论》之后，为《伤寒论》作注者在千家以上，在当代，更有无以计数的研究著作和论文发表。这些论著和论文，或以经解经探究经文原旨，或训诂考据补亡重编原文，或阐释伤寒证候的病因病机，或扩大伤寒方剂的应用范围，或新增证候以见疾病谱的历史变化，或新补方剂以疗仲景之未及，从而大大发展丰富了伤寒学术，续写了在这一研究领域的学术发展史，并且形成了不同的学术研究流派。但也同时导致了对《伤寒论》中许多证候的认识以及辨证的理论问题,争讼不休。怎样从浩如烟海的文献中拮英咀华,又能结合当代临床,给人以信而有征的阐述,这是摆在本教材作者面前值得深入探索与实践的问题。

本教材在内容上,依据《伤寒论》理、法、方、药兼论的特点,分为"辨证方法研究与实践""诊法研究与实践""治则治法研究与实践""方剂研究与实践""药用研究与实践"等5部分。这5部分内容,也是历代医学家研究《伤寒论》的主要范围。

教材的第一部分选取《伤寒论》太阳病至厥阴病篇中的诸多问题,一一进行专题辨析。诸如六经实质的辨析、六经病证中各经病的主要证候或关键问题的辨析等。《伤寒论》继承了《黄帝内经》和《难经》的精华,创立了三阴三阳辨证方法,后世将其简称为六经辨证。六经辨证将错综复杂的外感病证及其合并证、并发证进行了归纳和分类,作为辨证的纲领,论治的依据,使临床有所遵循。由于六经辨证的应用,辨证论治的诊疗原则得以在中医临床医学中确立下来,并作为中医的特色之一,一直沿用到今天。

中医学的辨证过程,是运用中医理论对疾病、症状、体征、证候的认识过程。在病证的记述方面。《伤寒论》忠实于临床实际,客观记录了大量的病证表现。如大结胸证的从心下至少腹硬满而痛不可近;蛔厥证的得食而烦,须臾复止;炙甘草汤证的脉结代,心动悸;热入血室证的胸胁下硬满如结胸状,暮则谵语;虚烦证的反复颠倒,心中懊侬;大柴胡汤证的呕不止,心下急,郁郁微烦等,如不是仲景亲见病人,怎能有如此准确恰当、形象生动的记述!这些都作为极其珍贵的中医证候的临床诊断标准,永为后世垂范。

但这些病证表现的描述,究竟相当于今天我们在临床上看到的什么病?历代医学家和当代的理论与临床研究者,是怎样认识和辨治这些病证的?从仲景辨治这些病证中能受到怎样的启发?这些都是本教材要讨论的重点问题。

在这部分内容中,本教材作者除对上述问题做了深入的分析外,有时候所提出的延伸思考,尤为精彩。如在水气证中,作者谈到:治疗水气证除了"温阳利水"之法还有哪些手法?当然还可以有"开鬼门,洁净府"等发汗、利小便的辅助手法,但最值得一提的是与"温阳利水"相对应的"和阴利水"之法。这是刘渡舟教授晚年提出的一个颇具影响的学术观点。刘老认为《伤寒论》中如果只有苓桂术甘汤,而没有苓芍术甘汤与之对应,就像只有真武汤的扶阳利水而无猪苓汤的育阴利水一样,是有失偏颇的。因此在治疗水气证时应既有通阳之法,又有和阴之法。桂枝汤中的桂枝和芍药,有"滋阴和阳"之功,在临床上具二分法之义。因此,仲景在桂枝汤加减法中,既有桂枝汤去芍药,又有桂枝汤去桂枝;既有桂枝汤加桂枝,又有桂枝汤加芍药。这种桂、芍相互对用规律,符合疾病变化的客观要求。从这一规律出发,仅有苓桂术甘汤,而无苓芍术甘汤,违背了仲景阴阳兼顾的治疗特色。所谓苓芍术甘汤,即《伤寒论》桂枝去桂加茯苓白术汤,《神农本草经》载芍药有"除血痹,止痛,利小便"的功效。故方中芍药、大枣和血脉以利水;生姜宣散水气,化气行水;茯苓、白术健脾利水;甘草调和诸药以和中州。服药后水邪当从小便而下,故论中有"小便不利"之症,而方后注说服药后"小便利则愈"。通过上述分析可以看出,"苓芍术甘汤"是与"苓桂术甘汤"相对应的,代表仲景治水有"通阳"与"和阴"两大手法。苓桂术甘汤旨在通阳而治胸满心悸,苓芍术甘汤旨在和阴利水而治心下满微痛、小便不利。苓芍术甘汤再加一味附子,便是真武汤模式。可见苓、术必须得芍药才能发挥去水气、利小便之作用。故有"桂枝走表利于上,芍药走里利于下"之说。因此,我们在临床治疗水气病时,既要熟练掌握"温阳利水"之法,也应了解"和阴利水"之法,特别是反复使用"温阳利水"之法却效果不佳时,是否可以考虑"和阴利水"之法?

《金匮要略·水气病脉证并治》所说的“血不利则为水”提示我们，和阴、活血等法，也是临床上行之有效的利水手法，临证之时，不容忽视。

《伤寒论》并无苓芍术甘汤之名，在这里以对偶统一的思维模式，从苓桂术甘汤的温阳利水法，延伸到苓芍术甘汤的和阴利水法，堪称“于无字句处读书”的典范。

又如关于厥阴病实质的讨论由来已久，确实是见仁见智的问题，本教材作者认为：要分类印定什么是厥阴病，首先应该先行确立衡量厥阴病的标准，然后运用这个标准去衡量厥阴病篇所有的条文方证，凡是符合这个标准的就是厥阴病，不符合的就不是厥阴病。确立衡量厥阴病的标准，要注意运用整体性思维。所谓整体性思维，就是要纵观整个《伤寒论》六经病篇本证的确立标准，而不仅仅局限于厥阴病篇。这样我们就会发现，确立六经病本证的基本原则有两点：其一，必须反映本经的脏腑、经络、气血的生理病理特征。例如三阴病，太阴病就反映了脾脏的生理病理特点，少阴病就反映了心肾的生理病理特点，同样道理，厥阴病就一定要反映肝脏的生理病理特点。换言之，厥阴病篇的56条方证中，只要能够反映足厥阴肝脏生理病理特点的，就应该是厥阴病。如肝火冲逆的厥阴提纲证（326）、肝阳郁遏的厥阴热厥证（339）、肝热下注的厥阴热利证（371、372）、肝寒犯胃的厥阴呕哕证（378）、肝血虚少寒凝经脉的厥阴厥逆证（351、352）等，当属于厥阴病本证。其二，必须反映本经所属阴阳气化的生理病理特征。六经辨证就是三阴三阳辨证，就体现了“阴阳之气各有多少”以及各经阴阳气化方面的特点。例如阳明病，既要反映脏腑“胃家”病变的特征，又要反映“两阳合明”阳热亢盛与阳明主燥的气化特征。再如太阴病，既要反映“腹满而吐，食不下，自利益甚”的脏腑病变特征，又要反映“自利不渴”的太阴为“三阴”、为“盛阴”、“主湿气”的气化特征。至于厥阴病，如提纲证既有“气上撞心，心中疼热”这样的脏腑病变特征，又有“消渴”这样反映厥阴“两阴交尽”阴气最少的气化病变特征。而且还用上热下寒这样的寒热错杂，反映厥阴阴尽阳生的气化病变特征。能够体现厥阴气化病变的，除了厥阴提纲证外，还有厥热胜复（往来）证。标准一旦确立，问题应该迎刃而解。按照上述衡量六经病的两大标准，对厥阴病篇的所有方证进行梳理，然后对号入座，从而确立厥阴病本证。发现除了讲辨证、讲预后、讲愈期的一些条文，厥阴病有五大本证。

于是在这一原则的指导下，就很容易分清哪些属于厥阴病的本证。在阐述这一问题的过程中，作者把自己的思维过程展示出来，就是授人以渔，示人以法，这就是研究生教材以教授方法思路为主的体现。

现存本《伤寒论》以六经辨证为主线，其实在《伤寒论》中还广泛涉及八纲分证、三焦分证、病因分证、气血津液分证和方证分证的内容，这里称作“分证”而不称作“辨证”，是为了和后世医学家所特指的八纲辨证、三焦辨证、病因辨证、气血津液辨证和方证辨证有所区分。《伤寒论》除六经辨证之外的诸多分证方法，虽然比较原始，但将其单独提取出来研究分析，可以看到仲景分辨证候的思路，也可以看到后世诸多成熟的辨证方法，是怎样从《伤寒论》中受到启迪而创立的。或许从中可以找到在中医学术的发展史上，发掘与弘扬、继承与创新的关系，而给今后中医学术的发展和创新有所启示。这就是本教材在六经辨证之外，还要探讨《伤寒论》中的八纲分证、三焦分证、病因分证、气血津液分证和方证分证的原因所在。

中医学原本是远古的人类利用大自然所赋予人类的自身功能——眼耳鼻舌身意，去观察研究自然、观察研究人体的生理病理、观察研究人和自然的关系，而得出的关于自然规律和生命规律的学问，这和西医学利用现代科技手段所研制的仪器，来研究人体的生理病理是完全不同的。因此充分利用医生自身的眼耳鼻舌身等各种感官，去采集病人的症状和体征，也就成了中医辨证的基础和前提。既往人们在学习《伤寒论》时，一般比较注重对其辨证方法和方剂应用的研究，较少注意其中的诊法部分。本教材则将《伤寒论》广泛应用的望、闻、问、切等手段进行了归纳总结，以体现《伤寒论》还是中医诊断学的奠基。

论治包括了治则治法和用方，本教材在"治则治法研究与实践"方面，系统归纳总结了《伤寒论》扶正祛邪、标本兼顾、因势利导、固护阳气、保护胃气、固护津液，以及试探法、救逆法、表里先后治法、治未病法等原则。而其具体治法有汗、吐、下、和、温、清、消、补、涩，以及利尿法等，还有针药并用法，药食并用法等，皆为后世治则、治法之圭臬，至今沿用。作者在分析归纳这些治则治法的同时，也展示了研究这些专题的思路方法，堪为学者效法。

如在讨论汗法时，先从《素问·阴阳应象大论》的记载谈起："其有邪者，渍形以为汗；其在皮者，汗而发之。""善治者，治皮毛，其次治肌肤，其次治筋脉，其次治六腑，其次治五脏，治五脏者，半死半生也。"进而得出结论：外感初起，邪在皮毛，及时运用汗法祛邪外出，就能截断病势，防止传变。而对张仲景承此论用此法治疗太阳表证，载方数首的异同，则引用了清代柯韵伯的说法："发汗利水是治太阳两大法门。发汗分层之次第，利水定三焦之高下，皆所以化太阳之气也。发汗有五法：麻黄汤汗在皮肤，是发散外感寒气；桂枝汤汗在经络，是疏通血脉之精气；葛根汤汗在肌肉，是升提津液之清气；大青龙汤汗在胸中，是解散内扰之阳气；小青龙汤汗在心下，是驱逐内蓄之水气……"。这段讨论，上承《黄帝内经》经典之言，下逮诸家研究精华，向读者展示了恰当引述利用文献的方法，很值得效法。

《伤寒论》并不是研究中药学和方剂学的专著，通篇没有对中药的性味、功效、配伍、毒副作用等进行阐述。但却把这些知识融入了对病、对证的选药组方之中。如果我们能从仲景的临证选药，组方配伍，炮制服用，药后护理等过程中，探索出仲景对药物作用和方剂组成的理解，无疑会对当代正确运用经方、合理应用中药，具有重要的指导意义。

中医所用的药物，来自于大自然中的植物、动物和少部分矿物。中医药学没有用化学成分和分子结构来研究药物的功效和作用，而是从药物作用趋向的升、降、浮、沉，从药物性质的寒、热、温、凉，从药物进入体内和脏腑经络的亲和性——归经的不同，来论述药物的作用，这样就从总体上把握了一个药物的功能特性。晋代皇甫谧《针灸甲乙经·序》说："伊尹以亚圣之才，撰用《神农本草》以为《汤液》……仲景论广伊尹《汤液》为数十卷，用之多验。"可见中医用药发展和进步的轨迹是由单味药的应用上升到多味药所组成的复方的应用。由多味药物所组成的复方，提高了疗效，减少了副作用。《伤寒论》所记载的经典方剂，选药精当，组方严谨，疗效可靠，有极高的临床应用价值。不仅经得起两千年的临床实践检验，也经得起现代的实验研究分析。桂枝汤、麻黄汤、大青龙汤、葛根汤类治疗外感病和痹证；麻杏石甘汤、白虎汤、竹叶石膏汤、三承气汤、白头翁汤类治疗多种热病和热证；柴胡剂治疗热病、消化系统病、精神情志病和妇科疾病；炙甘草汤治疗心律失常；泻心汤类治疗痞证和胃肠功能失调；茵陈蒿汤、麻黄连轺赤小豆汤治疗黄疸型肝炎；大陷胸汤、大柴胡汤、承气汤类治疗多种急腹症；四逆汤类抢救心衰、休克等，在临床都有广泛的应用，确切的疗效。其中许多方剂不仅在中国已经开发生产为成药，而且在日本、韩国、东南亚，乃至欧洲、澳洲、美洲等都有开发和生产。《伤寒论》当之无愧地被称作"方书之祖"，是方剂学发展的基础。

但是由于其成分极其复杂，从成分分析的角度，现代科技水平还远远不能将其研究清楚。而西医学在药物研究方面所走的道路基本是，从植物、动物或矿物中提取出单品，研究其化学结构,作用机制,代谢过程,进而人工提取,或人工合成,然后用于临床。应当说,成分单一,结构清楚,作用明确,疗效确切。但是临床应用既久,由于其成分的单一,致病微生物很容易产生抗药性或适应性,人体也很容易产生耐药性或依赖性,于是其疗效也就随之降低,直至被淘汰。现代科技制造的抗生素类药物,挽救过亿万人的生命,功不可没。但随着临床的广泛应用,"锻炼"了一代又一代的致病微生物,使其不断地变异或提高了适应能力,人们只得不断地寻找和制造新的抗生素,来对付它们。在世界范围内,平均需要10年时间,才可以研制生产出一种新的抗生素,而新的抗生素用于临床,只需2年时间,便会产生耐药菌株,这真可以称得上是"道高一尺,魔高一丈"。因此有西方国家的药物学家已经向人类发出警告:当将来有一天,人类制造的抗生素武器库已经没有任何武器可以对付逐渐变异的、适应能力极强的致病微生物的时候,后抗生素时代就会到来,人类真正灾难也就到来!无数事实已经证实了这些药物学家的警告,这确实不是耸人听闻。

然而中药复方,成分极其复杂,连人类的现代科技都分析不清楚它的成分,那些没有智慧的致病微生物对其作用就更搞不清楚,因此就不可能产生抗药性或适应性,所以应用数千年仍然有效而不被淘汰。近年来国外有人用多种小剂量的化疗药物组合之后治疗艾滋病,称之为鸡尾酒疗法,获得很好的疗效。应当说,这和中药复方应用的思路不谋而合。

既然用成分分析的方法不能够搞清楚中医复方的成分和作用,那么对于多味药物组成的复方治疗作用如何认识,对复方中的每一个药物的作用如何认识,对于每个药物在整个复方中的作用如何认识,这正是中医药界许多先贤今哲一直致力于运用中医药学的理论进行研究和探索的问题。《伤寒论》还可以看成是《中医药剂学》的奠基。在药剂技术方面,它所记述的汤剂、丸剂、散剂,口含剂、肛门栓剂、灌肠剂等的制备过程,方法科学,描述详尽,直到今天,许多技术仍在沿用。煮炙甘草汤和当归四逆加吴茱萸生姜汤时,用到了清酒,这是世界上最早用乙醇提取药物有效成分的记载。使用猪胆汁灌肠治疗便秘,这也是世界上灌肠法应用的最早文字描述。

本教材在"方剂理论与实践"和"药用理论与实践"两部分中,正是这一研究领域研究方法和研究成果的展示。

在"方剂理论与实践"中,本教材从《伤寒论》的组方思路、用方思路、药剂技术讨论起,一直讨论到《伤寒论》主要类方临床应用和实验研究。在用方思路一节,谈到创立新方的问题。本教材的作者说:通过习其方法,悟其规律,思其本质,才能不断提高经方运用水平,演绎出与临床实际相合的新方。以苓桂剂为例,若能将该类方剂作系统归类就不难悟出其组方规则,如心、脾阳虚水停,仲景皆以苓桂剂化裁,因于心阳虚者配大枣、甘草,形成苓桂枣甘汤;因于脾虚者,皆用苓、桂、术三味以温脾运水,又视其水停部位而有配甘草之苓桂术甘汤及配猪苓、泽泻之五苓散。配甘草则全方偏于甘缓留中,能使药力作用于中焦,故可用治水停中焦之证;配猪苓、泽泻则偏于淡渗下泄,可用治水停下焦之证。通过对该类方剂的深入分析,不难悟出组成该类方剂的两个基本规律,一是心、脾阳虚水停的组方皆以苓、桂为主,这是治本之道;二是这类病证用方尚需视水停部位选择相应药物作灵活组合,以治其标,如配白术、甘草之健脾留中;配大枣之补心、脾;配猪苓、泽泻之淡泄等。在悟得上述规律基础上,不难想见,当水停在胸胁、四肢甚至在脑等不同部位时的配伍规则,并以此演化出更多的新方。如此,方能师仲景法而不拘其方,成为真正的经方大家,亦才能真正感悟《伤寒论》原序中"虽未能尽愈诸病,庶可以见病知源"的精神实质。

在这段评析和举例中，作者十分清晰地把如何“师仲景法而不拘其方”的思考过程呈献给读者，使读者不仅能学到知识，更能学到思路和方法。

在类方临床应用部分，列有现代应用、病案例析、临证思路、实验研究，其中尤以临证思路一节颇能启迪思维。如柴胡桂枝汤下的临证思路，作者谈到柴胡桂枝汤作为小柴胡汤与桂枝汤的合方，原为伤寒太阳少阳合病而设。但是现代医家师古而不泥古，通过临床实践和药理研究，大大拓展了此方的临床应用范围，取得了良好的疗效。通过对现代期刊文献的整理，特别是对应用此方有效的113例个案的统计分析，发现其应用虽涉及临床各科，病证纷杂，但也有其应用的基本规律，值得借鉴。病种方面，本方的现代应用大体集中在以下五类：①外感发热：以虚人感冒、反复呼吸道感染为主；②各种原因不明的脘腹、胸胁、肢体的痛证：特别是胸胁、脘腹与头面、肢体并见型的痛证；③部分神经内科性病症：如以特发性症状为特点的癫痫，脑外伤综合征，三叉神经痛，面神经炎等；④部分神经官能症：外感兼情志等夹杂性因素导致的癔性肢体障碍、呃逆、精神紧张、汗出过多等病症。病因方面，从有明确病因记载的85例病因分类统计中，得出如下结果：其本方适应病证的主要病因，气郁占首位，次为风寒，常兼郁热、或夹有湿邪。气郁为首因与少阳为枢，转疏气机有直接关系，而寒为阴邪，其性凝闭，可使营卫、经络、气机不畅，成为其病机的触发因素。气郁、寒滞都可使少阳不利，继发相火怫郁生热和停湿生痰的机转。病位方面，从病位分类统计中，得出如下结果：外感类病位仍以少阳兼太阳居首位（49.4%），内伤类主要涉及肝胆（25.6%）、脾胃（16.1%）。证型方面，从有明确证型记载的证型分类统计中，得出如下结果：本方在临床的应用上已经超出了伤寒太少合病的范围，但仍以外感类较多，并以太少经气不利（24.7%）的病机最多，其次是外感风寒，营卫不和，少阳枢机不利（16.5%），而内伤病变主要牵涉到肝脾的病变，肝郁气滞，气血不和（14.1%）、肝郁脾虚（11.8%）。综合而言，柴胡桂枝汤的应用，一是针对外感荣卫不和、血弱气尽之病机，二是针对脏腑（尤其是脾胃、肝胆）气机不和。外感类，病邪兼夹较多，重心以实为主，但多有体虚受邪的背景；内伤杂病类，以肝郁脾虚，胆郁犯胃为主，邪气兼夹较少，多见于素体肝胆气郁较甚，而脾胃偏虚，复因外感风寒湿引发，而致气滞不畅，木郁侮土，气郁生热，血因气滞，致使病发杂状。

这种在文献研究中运用统计分析的方法，也是很值得效法和学习的。

在“药用研究与实践”中，阐述了《伤寒论》的用药特色、药物炮制、药量研究、药物配伍以及一些其他疗法。在“用药特色”中提出的辨病用药、辨证用药、辨症用药、配伍用药、一药多用等，是在全面研究了《伤寒论》的用药后，总结出仲景用药特色，展现出较多独具特色的用药理论内涵。这些特色用药规则大多是仲景的首创，它不仅继承并丰富了东汉之前的用药理论，而且开启了其后药物应用研究的新纪元。

在“药物配伍”一节的“组药研究”中提出，组药是对药的扩展，但绝不是简单的药物数量增多，而是存在更为复杂的药性组合，其目的是为了进一步拓展药物效用，以适应更加复杂的病情；并进一步举出：药性相近的组药，论中主要有甘温补益的人参、大枣、甘草；苦寒并用的黄芩、黄连、大黄。通过相关药物某一特性的叠加组合，产生了更大的药物效应。不同药性的组药，构成了组药的主要内容，通过不同性味、功效、升降特性进行的组合，不仅起到了对药相反相成的效果，更符合病证需要，加强了疗效。主要包括如下组药：半夏、干姜、黄芩、黄连的辛开苦降组合；黄芩、黄连、芍药、阿胶的甘苦合化组合；乌梅、黄连、黄柏、细辛、川椒的酸苦辛散组合；当归、芍药、桂枝、细辛的辛甘润同施组合；半夏、石膏、麦冬温凉润相济组合；干姜、细辛、五味子的散收并用组合；天花粉、牡蛎、泽泻清利同行组合；生麻黄、杏仁、桑白皮的宣降相因组合等，皆属前人较少论及的精义。

本教材作者认为当代对《伤寒论》方药研究多侧重在方剂方面，对其中用药理论却较少涉及。目前《伤寒论》用药理论的研究内容，在指导思想、研究方法及研究切入点等方面，都存在着相对的不足。从指导思想而看，目前研究多拘泥于用《神农本草经》理论解释论中的用药现象，未能从《伤寒论》本身去辨识用药本质，挖掘其理论内涵。在研究方法上，侧重于理论探讨、临床应用方面。由于方剂在临床应用中更为普及，反而导致了对组成方剂药物研究的困难。当前虽有很多药物研究的方法，但《伤寒论》用药特征大多通过方剂应用得以体现，针对方剂这一复杂系统，如何揭示药物在某方及(或)不同方中的作用特征，变得至为困难，目前尚缺乏相对成熟的、针对复杂系统的研究方法。研究切入点相对零散，不够深入。直接影响了《伤寒论》用药理论内核的挖掘及该理论的继承与发展。针对目前《伤寒论》用药理论研究现状，在未来研究中，应从深入挖掘《伤寒论》本身用药规律入手，应用传统与现代相结合的多学科研究方法，借鉴当前中药研究成就，从药物炮制、配伍及与用药密切相关的证等多角度、深层次进行研究，从而更好地揭示仲景用药规律，继承与发展其用药理论。

这些见解，皆有助于推进关于《伤寒论》药用的研究，也为研究生选择创新性的研究课题提出了方向。

由于《伤寒论》中的重点、难点、疑点、热点问题很多，在选择编写内容时，尽可能选择研究较为深入，论据较为成熟，结论较为可靠的问题来写。对于那些众说纷纭、莫衷一是的问题，或论据不足，难以定论的问题，则不费笔墨，力争做到宁缺毋滥。因此就为再版的修订补充留下了伏笔。参加本教材编写的人员，是各中医药院校多年从事《伤寒论》研究和教学的专家教授，对许多问题都有自己独到的见解，本教材倡导每一个作者都要阐明个人学术观点，亮出个人研究方法和思路，这也就在客观上展示了《伤寒论》研究的当代水平。而本教材主编只是对全书构架，编写思路提出要求，对各位作者的学术见解不作修改，即使是和主编不同的观点，只要能自圆其说，也一律保留。因此本教材虽然是集体编写，但始终把握了百花齐放的原则。

在编写过程中，编委会强调本教材不是以传授知识为主，而是以传授方法为主；不是以交代问题的结论为主，而是以阐述得出这样结论的方法和思考过程为主，问题的结论如何并不重要，重要的是研究问题的过程一定要清晰。这样才能使学生学到方法和思路，提高学生研究问题、解决问题的实际能力。为了强化这一编写思路，本教材特意增入了附篇，撷取典型研究范例，可读性强，有例有析，授人以渔，示人以法，并结合伤寒论理法方药一脉贯通的特点及目前研究的主要研究领域，从理论(版本、原文)、临床、实验及数据库建设四大方面，反映当今研究现状及前沿，突出研究的亮点、热点，同时反映研究的难点、重点，为研究生选题、设计提供经验与思路。

理论研究，以《伤寒论》版本校勘及原文阐释方法为重点。作者选取具有鲜明时代特征和代表性的几大版本作为论述点：系统介绍了汉代王叔和整理的《伤寒论》、唐代孙思邈《千金翼方》收录的《伤寒论》、宋代校正医书局刊行的《伤寒论》、金代成无己《注解伤寒论》，以及日本康治本、康平本及长沙古本、桂林古本等传本的特点与学术价值，让读者循其历史轨迹，对版本流传与承接有所了解，尤其提出了诸多研究难题，可作为今后文献版本研究切入点。

在原文阐释方法例析方面，运用文献学原理、临床佐证、辨证思维等方法，列举了诸多案例，言而有物，证而有信，颇具启发性。通过分析研究相关疑难争论问题，进而探讨原文学习主要途径，旨在提高研修经典的素养。为反映多学科交叉渗透研究，引入"基于数学属性偏序表示原理的《伤寒论》知识发现"案例，以启发思路。

临床研究，提炼概括了方证结合（辨证论治、方证对应）、病证结合（一方一病、一方多病、多方一病）、突出治法、病案统计等当今临床主要研究模式，并对伤寒论临床基地建设列举了优秀案例，重在探讨临床运用思路与方法，且对临床专科建设有一定裨益和启迪。

实验研究，以当今研究主题较集中、发表论文频次较高的研究实例为基础，同时反映当今研究的热点，列举了包括证候模型、复方研究（桃核承气汤、半夏泻心汤、四逆汤、三物白散）成功的优秀案例。论述的重点不放在结果与结论，而在研究过程与思路的探讨。对研究生实验研究选题、设计、实施，以及科研积累具有积极引导意义。

文献与案例数据库建设，是近年来随着计算机运用技术发展与引入而产生的新的交叉研究领域，并取得了一定成果。作为示范与展示平台，本教材介绍了经方临床运用数据库、《伤寒杂病论》医家数据库、《伤寒论》网络课程建设思路与主要技术方法、原创《伤寒论》临床案例库建设成果，对于拓展文献与教学研究具有一定启发作用。

至于本教材最后所附的伤寒学术流派研究、《伤寒论》研究回顾与展望、2009—2013年《伤寒论》相关研究生学位论文选题分析，则是供在读研究生撰写毕业论文选择研究课题时参考的。同时列举了刘渡舟、陈亦人、李培生、李克绍、柯雪帆、姚荷生、郭子光、陈瑞春、杜雨茂、熊曼琪等当代伤寒名家的学术思想与代表著作，以昭示后学。

教材中的亮点随处可见，在这里也仅仅是随机选取点滴，可谓是挂一漏万，以提示本教材的编写思路和学术特点。

各院校在使用本教材时，并不一定在课堂上讲授全部内容，而建议根据各院校的具体情况，选取其中的一部分内容课堂讲授，其余部分则由学生自学。

本教材编写，继承了首届研究生规划教材《伤寒论理论与实践》的基本内容与风格，重点对2009—2013年近5年资料进行收集、归纳，对原教材相关引用资料进行补充、更新；附篇新增当代《伤寒论》研究名家学术思想述要、新技术新方法在伤寒论中的应用；同时修订原教材中相关文字表达，或部分错漏之处。

随着时代发展，科学进步，学术争鸣，未来将会有更新、更多的学术见解和观点呈现。由于一切都在探索之中，加之时间仓促，疏漏或错误不可避免，衷心希望读者和使用本教材的师生多加斧正，以期进一步修订提高。

（李赛美　李宇航）

第一章　《伤寒论》辨证方法研究与实践

《伤寒论》的精华在于其丰富而灵活的辨证论治思维方法，研究生应当通过学习《伤寒论》进一步提高发现问题、分析问题、解决问题的能力。如何进行和展开“研究”呢？我们认为“问题教育”就是最好的形式。本章以六经病证为基本内容，以疑难争论问题为核心内容，从理论与实践两个方面进行分析、论证，揭示《伤寒论》辨证论治的精髓。

第一节　六经辨证研究

六经辨证，是《伤寒论》的基本辨证方法。其通过具体的病脉证治，揭示了既有原则性又有灵活性的辨证思维方法，把中医学朴素而丰富的辩证法思想，融入六经病的论治之中，给后世医家提供了学习中医无穷、广阔的思维天地。

一、伤寒六经实质探寻

创立六经辨证论治体系是《伤寒论》的主要学术成就之一。千百年来，古今中外众多学者十分重视对伤寒六经的研究，并为此做出了不懈的努力。正如恽铁樵所说：“《伤寒论》第一重要之处为六经，而第一难解之处亦为六经，凡读伤寒者无不于此致力，凡注伤寒者亦无不于此致力。”

但是，历代医家对于六经实质的认识不尽相同，可谓见仁见智，众说纷纭。从古至今，有关六经诸说，超过40种。大致归纳，其认识方法大致有以下3种：

1. 以传统中医理论解读　代表学说有①“经络说”：如朱肱提出：“治伤寒者先须识经络，不识经络，触途冥行，不知邪气之所在。”其后汪琥等亦从此说，强调研究六经主要应从经脉走行入手。②“脏腑说”：认为伤寒六经，是为认识外感疾病的需要，在藏象学说的基础上，对人体功能做出的另一层次的概括。首先将脏腑功能分为阴阳两大类：五脏属阴，六腑属阳；然后再根据各脏腑的不同功能以及所属经络不同的循行部位，分为三阴三阳，名之曰太阳、阳明、少阳、太阴、少阴、厥阴，这便是伤寒六经。③“气化说”：源于《黄帝内经》天人相应理论，后由伤寒注家张隐庵、陈修园、唐容川等发挥，用六气特点解释伤寒六经，故亦称“六气说”。即：太阳本气为寒，阳明本气为燥，少阳本气为火，太阴本气为湿，少阴本气为热，厥阴本气为风，并结合标本中气化学说理论分析六经的生理病理以及发病之规律，进而指导临床实践。④“地面说”：为清代著名伤寒医家柯琴所提出，他认为：“夫仲景之六经，是分六区地面，所赅者广，虽以脉为经络，而不专在经络上立说。……请以地理喻，六经犹列国也。”即：内自心胸外自巅顶，前至额颅，后至肩背，下及于足，内和膀胱，是太阳地面；内自心胸至胃及肠，外自头颅，由面至腹，下及于足，是阳明地面；由心至咽，出口颊，上耳目，斜至巅，外自胁内属胆，是少阳地面；自腹由脾及二肠魄门，为太阴地面；自腹至两肾及膀胱溺道，为少阴地面；自腹由肝上膈至心，从胁肋下及于小腹宗筋，为厥阴地面。⑤“六部说”：为方有执提出，他把六经比喻为门类或职能部门，认为六经之经，与经络之经不同。六经者，犹儒家之六经，犹言部也。部，犹今六部之部。天下之大，万事之众，六部尽之矣。人身之有，百骸之多，六经尽之矣，并绘制人体示意图对六经六部受邪加以说明。⑥“形层说”：为俞根初提出，即把人体分成六个层次，借以说明病邪浅深与进退，如太阳经主皮毛，阳明经主肌肉，少阳经主腠理，太阴经主肢末，少阴经主血脉，厥阴经主筋膜。太阳内部主胸中，少阳内部主膈中，阳明内部主中脘，太阴内部主大腹，少阴内部主小腹，厥阴内部主少腹，并将胸腹部位亦分属六经以利于辨证。⑦“八纲说”：如日·喜多村直宽认为，“本经无六经字面，所谓三阴三阳，不过假以标表里寒热虚实之义，因非脏腑经络相配之谓也”。具体而言，凡病属阳、属热、属实者，谓之三阳；属阴、属寒、属虚者，谓之三阴。细而析之，则邪在表而热实者，太阳也；邪在半表里而热实者，少阳也；邪入胃而热实者，阳明也。又邪在表而虚寒者，少阴也；邪在半表里而虚寒者，厥阴也；邪入胃而虚寒者，太阴也。但也有反对意见，认为以八纲解释六经，虽然比较简明易懂，但对六经的实际意义是只见树木不见森林的片面看法，只可作为抽象的概念，不能作具体分析，所以其结果是得半遗全。

基于传统中医理论诠释六经实质，主要依据的是《伤寒论·张仲景原序》："撰用《素问》《九卷》《八十一难》《阴阳大论》《胎胪药录》并《平脉辨证》，为《伤寒杂病论》，合十六卷"。以上各种学说从中医不同角度、不同层面探索伤寒六经实质，均具有积极意义。但单独偏于其中哪一说，都难免囿于片面。目前比较公允的认识是，解释伤寒六经，离不开其所属的脏腑、经络及气化功能，三者互相补充，相互发明，则能比较全面地阐释六经生理病理特点。实际上，我们探讨六经实质的目的，是为了更好地指导临床实践。因此，著名伤寒学家刘渡舟教授对六经“经”字的解释，对于我们如何认识六经本质，有很大启发。刘老认为：认识六经辨证，不是空中楼阁。六经的“经”字，可以从两个角度理解。其一，经者，径也，据经则知邪气来去之路；其二，经者，界也，据经则知病有范围，彼此不相混淆。有了范围，有了界限，就能使我们在辨证时一目了然。如此径、界结合，以释六经之“经”字含义，不仅概念明了，而且对临床具有指导意义。

2. 以西医学理论解释　代表学说主要有：①“病理层次说”：认为三阴三阳实际上是六个大的病理层次的反应。所谓太阳病，属于人体肤表阴阳的失调；阳明病是病在里，多涉及胸中胃肠；少阳病在半表半里，多涉及胆和三焦；太阴病的病位较深，多涉及脾胃；少阴病的病位更深，多涉及心肾；厥阴病则多涉及肝经。这六个大的病理层次里面，又可分为若干较小的病理层次，人们将这种小的病理层次的反应和针对其治疗的方药联系起来，称为汤证。②“病理神经动态说”：认为六经为不同“病理神经动态”的六个病理阶段。太阳即先有抑制转向兴奋；阳明即兴奋期；少阳即兴奋抑制交替期；太阴即抑制期；少阴即功能衰竭期；厥阴即中枢衰败期。《伤寒论》充分地说明“伤寒”病的各种不同体质、不同病灶、不同证候的复杂情况，归纳出其中的规律，而这种规律不仅具有伤寒的特征，而且实际上讨论了其他疾病都可遇到的神经动态。③“高级神经活动说”：20世纪50年代全国曾掀起对巴甫洛夫高级神经活动学说的学习热潮,因此不少中医学者,试图运用这一学说阐释六经证治原理。认为中医学术的理论和经验,有很多部分,可以用巴甫洛夫的学说来解释它的原理,《伤寒论》的六经证治法,也可以用他的学说来证明。例如:大脑皮质内经常发生着两种精神活动过程,即兴奋与抑制。兴奋和抑制,调节适当,就是生理健康的现象,兴奋和抑制反射太过,就是病理变化现象。其中以兴奋太过而发生的症候群,叫做三阳证。太阳病是兴奋反应趋向表部;阳明病是兴奋反应趋向里部;少阳病是神经的兴奋太过,而正气抵抗病毒的能力乍强乍弱。而以抑制太过而发生的症候群,叫做三阴证。轻度的抑制太过为太阴病;高度的抑制太过为少阴病;抑制过于强烈,反会出现兴奋反抗现象的为厥阴病。④"症群说":此说也是受西医学理论影响,首先由陆渊雷提出:"太阳、阳明等六经之名,指热病之证候群,为汤液家所宗。"50年代有不少学者皆执此说,认为六经在《伤寒论》,指热病侵袭人体后发生的各类型症候群,而症候群的名称沿用了当时的流行术语,太阳、阳明、少阳、太阴、少阴、厥阴,由此掌握了一般热病的临床规律和传变,更由此创立了执简驭繁的药治方法。⑤"环节说",这种学说的主要观点是:六经不是六个独立的病,也不是六个独立的症候群,它是疾病变化之中具有不同性质的六个环节。这六个环节分别标志着正邪力量对比的不同情况,它们有机地联系起来,构成了疾病由量变到质变、由开始到终结的全部过程,从而概括出疾病发生发展的一般规律。其中太阳病的主要矛盾在于相对阳虚;阳明病的主要矛盾在于过度阳盛;少阳病的主要矛盾在于气郁不伸;太阴病的主要矛盾在于中阳虚衰;少阴病的主要矛盾在于元阳衰微;厥阴病的主要矛盾在于气机阻滞。⑥"体质说":认为"病发于阳、病发于阴"是对体质的划分。并以机体脏腑功能状态为依据提出六经人假设:认为气血充盛,脏腑健和者为太阳人;胃阳素盛,津液偏欠者为阳明人;胆火偏盛,三焦枢机不利者为少阳人;脾阳不足,不耐寒湿者为太阴人;气血不足,心肾阳虚者为少阴人;肝肾阴虚,相火偏亢者为厥阴人。同时指出:"伤寒六经人之假说归纳了人体千差万别的素质。虽然尚存在介于这些类型之间的体质,但提挈此六种体质,基本上可以驾驭对所有人的辨证论治。"⑦"阶段说":根据人体正气与病邪抗争的状态,按六经次序分成五个阶段:"太阳之为病,正气因受邪激而开始合度之抵抗也。阳明之为病,元气偾张,机能旺盛,而抵抗太过也。少阳之为病,抗能时断时续,邪机屡进屡退,抵抗之力,未能长相继也。太阴、少阴之为病,正气懦怯,全体或局部之抵抗不足也。厥阴之为病,正邪相搏,存亡危急之秋,体工最后之反抗也。"认为一切时感,机体抵抗外邪之情形,不出此五段范围。⑧"病理时相说":从细胞和细胞因子水平探讨《伤寒论》六经学说,认为《伤寒论》是一部临床生理病理学,凡热性病伴全身性机体反应、发展及其转归者均属伤寒。其间显示为炎症、微循环障碍、发热、水电解质代谢和酸碱平衡紊乱、缺氧、休克、毒血症、弥散性血管内凝血以及心力衰竭等不同病理时相。轻者仅演进一、二阶段"不传"而"自止",重者"传经""直中""合病""并病",迅兼数个阶段。⑨"证候抽象说":持这一观点的学者,认为证是六经的基础,六经是证候的抽象。

上述各种不同见解,均是研究《伤寒论》的学者,受到西医学理论或认识的启发,借以探求或解释伤寒六经实质,始于明清以后。这种研究思路,对于六经实质研究,起到了一定的促进作用,作为一种学说是成立的,值得鼓励。但是,单靠从西医学角度解释中医理论,很难全面。就中医理论发展而言,也难免脱离中医自身发展规律。而在深入考证《伤寒论》产生的历史背景、学术渊源的基础上,参《伤寒论》原序所提及的《素问》《九卷》《阴阳大论》等理论为基础的六经实质研究,方能较好地把握好研究方向。

3. 从多学科多角度分析　如①“时空说”：认为《伤寒论》，在总的辨病上，既审查到病在空间上的客观存在，又抓住时间上的发展变化。因此，伤寒六经把外感病分成三阴三阳，旨在空间和时间，不仅明辨了空间上客观存在的“证”，而且又认识了在变化发展时间上的“候”。治疗上都是既掌握了空间，又抓住时间，针对病情，随证治之。②“集论说”：认为仲景学说中的六经一体观，就是把人体的总体系统视为一个集合，而六经中的每一经视为这个集合中的元素，就六经系统中的每一个子系统而言，其所属的脏腑、经络、官窍等，又均为一个集合，因而我们也可以用集合的表示法予以描述。同时，结合集合的有关运算，就可以通过集论的数学模型对仲景学说中的辨证与论治的思维过程予以描述。③“模糊聚类说”：认为中医诊断处方可以说是典型的模糊现象，使用的语言是模糊语言。而控制论中的模糊控制，是建立在模糊数学基础上，运用模糊概念对模糊现象进行识别、控制。因此提出，六经为六种模糊聚类分析，其识别要点，主要应从正邪（抗干扰力与干扰）、病期（时间）、脏腑（病变空间）等因素加以分析。即六经病是正邪、时间和表现于脏腑经络之症状的函数。④“理想模型说”：此说从方法论的角度提出，《伤寒论》六经分证的实质，是运用理想方法建立的理想模型，属于抽象科学。所谓理想模型就是为了便于研究而建立的在思维中可以实现的一种高度抽象的理想形态。因为用单一的脏腑、经络、气化和时空的观点来解释和表述外感热病的发展规律，都有一定的局限性。于是张仲景不自觉地运用了科学抽象中的理想化方法，并且为了强化说理，使自己的抽象思维更加纯化，在《黄帝内经》的影响之下，借用六条经络之名，抓住热病发展过程中的主要矛盾和主要特征，排除种种次要的、非本质的因素干扰，而建立了既有脏腑经络，又有邪正消长阴阳胜复和时间空间概念的六个理想模型——六经分证理论。⑤“多级多路立体说”：认为《伤寒论》的六经辨证分型，是运用理想化方法，组成一级六路的既独立又相互联系的辨证分型体系，作为多级多路分型的总纲。纲明则目随之而立，所以每一经在提纲主症的统领下，以八纲的辨证方法分成若干纵横层次，形成二、三级多路分型体系。在有的经中，还可在此之下分成若干小层次和具体汤证，以组成第四、五级多级多路辨证分型网络。故此认为张仲景在著述《伤寒论》时就充分地运用了“多级多路调节”理论，使外感热病在辨证分型上形成多级多路体系。进而建立起六个层次分明、又相互联系的多级多路体系的辨证论治立体模型。⑥“二值逻辑三维说”：提出这一观点的学者对《伤寒论》三阴三阳进行了数学模型设计，认为阴阳二值逻辑是《伤寒论》的主要思维方法，表里寒热虚实是由阴阳逻辑衍生出来的具体逻辑值，成为三阴三阳辨证论治的主要思路，而三阴三阳提纲的精神恰好与这三组二值逻辑相一致，于是构成了三维立方体的几何模型设计条件。⑦“系统说”：认为人体是自然界里的一个系统，而六经是人体六个相互联系的子系统。而每个子系统由一些要素（成分）组成，包括经络、脏腑、体形、皮部及官窍等。

上述诸说，始于20世纪80年代，受新兴交叉学科的影响而相继问世，随着近代方法论的不断进步出新，借用多学科研究思路分析六经实质，探索其规律性，可谓“有一种新的研究方法出现，便有一种六经之说”。这无疑大大丰富了六经研究的内容，具有一定的理论价值。

总之，历代学者对《伤寒论》六经的认识歧义颇多，造成以上情况的原因固然有多种因素，但其中最重要的因素是混淆了六经、六经病与六经辨证的概念。六经，即太阳、阳明、少阳、太阴、少阴、厥阴，由于六经之每一经又分为手足二经，因而总领十二经及其所属脏腑的生理功能，是生理性的概念。六经病，是以中医基础理论为依据，对人体感受外邪之后所表现出的各种症状进行分析、归纳与概括的结果。它既是外感病发展过程中的不同阶段，也可看作既相互联系又相对独立的症候群,是病理性概念。六经辨证则是一种辨证论治的方法与体系。它是以六经所系的脏腑经络、气血津液的生理功能与病理变化为基础,并结合人体抗病力的强弱,病因的属性,病势的进退缓急等各方面的因素,对外感疾病发生、发展过程中的各种症状进行分析、综合、归纳,借以判断病变的部位、证候的性质与特点、邪正消长的趋向,并以此为前提决定立法处方等问题。

可见,明确六经、六经病、六经辨证的基本概念,则有利于更加深入地探讨六经实质问题。《伤寒论》的六经辨证具有整体性、恒动性、涵盖性、联系性、系统性、科学性等特点。这些特点,就是对《伤寒论》六经实质探讨过程中出现各种学说争鸣的源头,这些争鸣从不同侧面反映出《伤寒论》六经辨治体系在中医学中的重要学术地位。

二、太阳病理论与实践

(一)太阳表证

太阳表证,指太阳病中以表证为主的一类病证。太阳主表,外邪袭表,太阳首当其冲,故虽太阳病证庞杂,初期多以表证为主。太阳表证包括表虚证、以桂枝汤证为代表,表实证、以麻黄汤证为代表,表郁轻证、以桂枝麻黄各半汤证为代表。太阳表证条文较多,疑难问题也较多。正确治疗表证,与及时祛邪于表、防止内传产生变证关系重大;探讨疑难问题,对培养分析、解决问题的思维能力与方法,具有启示作用。下面分别对表虚证、表实证、表郁轻证进行分析。

1. 太阳表虚证　太阳表虚证,从感邪而言,以感受风邪为主;从体质而言,患者一般腠理疏松。感受风邪后,因风性开泄,伤人易见汗出、脉浮缓,故名之为表虚证。表虚证包括桂枝汤证、桂枝加葛根汤证、桂枝加厚朴杏子汤证、桂枝加附子汤证、桂枝去芍药汤证、桂枝去芍药加附子汤证、桂枝加芍药生姜各一两人参三两新加汤证。其中,桂枝汤证为表虚证代表证,其他为桂枝汤加减证,掌握好桂枝汤证治,对于辨治整个表虚证,具有提纲挈领作用;桂枝汤证条文的"阳浮而阴弱"、桂枝汤的功效归属、桂枝加葛根汤证的病机、桂枝加附子汤证的成因等,属于疑难争论问题,下面对桂枝汤证等及主要疑难问题进行分析论证。

(1)桂枝汤证:典型条文为12条:"太阳中风,阳浮而阴弱,阳浮者热自发,阴弱者汗自出,啬啬恶寒,淅淅恶风,翕翕发热,鼻鸣干呕者,桂枝汤主之"。表虚证中论及桂枝汤证条文达十余条,本条为代表,相对详尽地论述了表虚证证治:发热、恶风寒、汗出、脉浮缓是桂枝汤证关键症脉,头项强痛与鼻鸣干呕相比为多见;病机为风邪袭表,营卫不和,肺胃不利,核心病机是风邪袭表,营卫不和。要准确理解和把握桂枝汤证,应重视下面4个问题:

第一,如何理解"阳浮而阴弱"?这对分析表虚证证候与病机、探讨桂枝汤功效归属,有特别意义,也是疑难争论问题。对此,成无己认为指病机,方有执认为指尺寸,程郊倩认为指浮沉等。试析如下:

从紧接该句之后的"阳浮者热自发,阴弱者汗自出"看,既有解释性质,又为进一步说明。风为阳邪,袭于表,卫阳抗邪外出,正邪相争于表而发热,此即"阳浮者热自发";风性开泄,营阴不能内守而外泄,汗出而营阴有伤,此即"阴弱者汗自出",应与病机相关。

从本条未言脉象看,浮取为浮即"阳浮";沉取弛缓即"营弱",应与脉象相关。这样分析是否合理,可结合第2条"太阳病,发热,汗出,恶风,脉缓者,名为中风"。"脉缓者",当为浮缓,而浮脉特征恰恰为浮取有余,按之不足,故解释为脉象是合理的。

尤其值得注意的是,脉象与病机的对应关系:与风邪袭表,营卫不和病机相对应的脉象是脉浮缓;与脉浮缓相对应的病机是营卫不和。由此可见:"阳浮而阴弱",一指病机,二指脉象,是符合临床实际的。

第二,关于桂枝汤归属,历代医家认识不统一。有认为:属于"解表剂"者;有认为属于"和剂"者,提出本方构成一表一里,一阴一阳,谓之"和";有主张属于"补益剂"者,认为本方既非专擅解表,又非和解之剂,应列入补益剂中。三种说法,各有其理,究竟怎样归属其功效更为合适?

从桂枝汤功效主治来看。桂枝汤为群方之冠,相关论述见于太阳病、阳明病、太阴病、霍乱病,12条为桂枝汤首出,先见于太阳病。桂枝汤证条文共27条,除太阳病篇外,阳明病篇2条、太阴病篇1条、厥阴病篇1条、霍乱病篇1条,总计只有5条,而太阳病篇有22条,占据绝对优势。在太阳病篇的22条中,论及与解表相关的达15条。太阳病外的5条条文中,3条谈到"发汗,宜桂枝汤",1条谈"攻表,宜桂枝汤"。根据桂枝汤在这些主治病证中的分布情况,可见桂枝汤解表,当为功效第一要义。

从桂枝汤方药配伍来看。用桂枝名方,显然桂枝功效为重;表虚证病因为风邪袭表,桂枝辛温,擅解肌祛风,当为全方主药;从"阳浮而阴弱"的含义看,因风性开泄,汗出伤营,故芍药当为白芍,白芍酸甘,主要用其敛阴和营。桂芍相伍,为全方配伍及功效核心,极具特色:一辛一酸,一散一收,发汗中寓敛汗之意,和营中有调卫之功,祛邪而不伤正。生姜助桂枝散邪,并能和胃止呕;大枣助芍药和营,并能健脾生津;甘草调和诸药,伍桂姜助阳祛邪,伍芍枣益阴扶正。根据桂枝汤方名及方药配伍情况看,桂枝汤应属于解表剂或扶正解表剂。

《伤寒论》中桂枝汤主要用于5个方面:①太阳中风表虚证。大多数条文论述与此相关。②营卫不和自汗证。见53条:"病常自汗出者,此为荣气和,荣气和者,外不谐,以卫气不共荣气协和故尔。以荣行脉中,卫行脉外。复发其汗,荣卫和则愈。宜桂枝汤"。据条文自注,此时汗出非风寒之邪引起,而是营卫不和导致,营卫不和病在卫。用桂枝汤不是解表,而是调和营卫以止汗。③营卫不和发热自汗证。见54条:"病人脏无他病,时发热自汗出而不愈者,此卫气不和也,先其时发汗则愈,宜桂枝汤。"据条文自注"病人脏无他病""而不愈"及"此卫气不和"说明,发热自汗原因,既非里病,又非表邪,而是卫气不和,营卫失调,用桂枝汤同样取其调和营卫之效。④太阴表证(276条)。可见桂枝汤既可外散表寒,又可内温里寒,既可祛风寒散邪,又可健脾胃扶正,功擅双解表里。⑤霍乱愈而表不解证(387条)。霍乱上吐下泻,最易伤害正气,用桂枝汤治其愈后表不解,可见其扶正解表功力,究其扶正本质,应是调理脾胃之功。

至此,桂枝汤功效归属应该明了:①桂枝汤属于解表剂,是解表剂中的扶正解表剂。②调和营卫功效在杂病中的应用,并不影响其解表剂的归属。

第四,干呕的证候机制。关于桂枝汤证出现干呕的病因病机:一般解释成风邪在表,表气不和,引起里气不和;或者表邪干胃,胃气上逆。两种解释方法,均能成立。但为什么表邪可以引起胃气上逆,其过程如何,最易引起疑问。可试作这样分析:从六经证治看,太阳主表,外邪侵犯人体,太阳首当其冲。从中医病因病机学说看,除太阳主表外,肺也主表,外邪侵犯人体,同样引起肺的病变,桂枝汤证的鼻鸣、麻黄汤证的咳喘等,即是此类。中医学特色在于强调整体观念,人体是一协调统一的整体,这种脏腑间的协调统一是通过经络连属形成的,生理上互相为用,病理上则互相影响。因手太阴肺经之脉,起于中焦,下络大肠,还循胃口……故风邪袭表，伤及于肺，肺脉还循胃口，影响胃失和降，胃气上逆则干呕，严重则呕吐。

第五，注意煎服法。关于桂枝汤的煎服法，《伤寒论》提出“上五味，㕮咀三味，以水七升，微火煮取三升，去滓，适寒温，服一升”，煎法上提出“微火煮取”。中药煎法的一般原则是：解表剂用武火急煎，时间要短；补益剂用文火煎煮，相对于解表剂时间要长一些。桂枝汤属于解表剂，为什么要小火煎煮，自然成了疑问。要解决这个疑问，还要从桂枝汤的主治和功效入手。

上已分析，桂枝汤治疗表证是表虚证，还治疗太阴表证和霍乱愈而表未解证，所以不是单纯的解表剂；也如上分析，桂枝汤方药配伍核心是桂芍相伍，桂枝是解表药，白芍是补血药，而生姜、大枣、甘草三味药中，大枣、甘草都是补气药。即桂枝汤五味药，两味药是解表药，三味药是补益药。这样，桂枝汤的煎法便不能再是单纯解表剂的武火急煎，而应该是用微火煮取。这种微火煮取，又有别于纯粹补益剂的文火久煎。仲景在桂枝人参汤方后注中提出先煮理中汤药物，桂枝需后下，就是明例。20世纪末有人做过观察，桂枝汤武火急煎的效果不如微火煮取的效果，可见其确有道理。而这一点，也间接支持了桂枝汤属于解表剂中扶正解表剂的归属，两者也可以说是互为证明。桂枝汤的功效主治、方药配伍、仲景所用和煎煮法四者是相互关联的，综合起来分析，更有助于认识桂枝汤属解表剂中的扶正解表（表里双解）剂。

桂枝汤临床应用广泛，对内、外、妇、儿、五官、皮肤、骨科等疾病都有治疗作用，主要用于感冒，特别是老年、体弱、儿童感冒；发热，尤其是顽固性低热、不明原因低热；汗出，以顽固性自汗为多；脾胃病，如胃、十二指肠溃疡、慢性浅表或萎缩性胃炎、慢性肠炎；过敏性疾病，如过敏性鼻炎、皮肤过敏等。症状上要注意把握恶风寒、发热、汗出、头痛，或环境气味改变引起鼻塞、流涕、喷嚏、皮肤瘙痒等，舌、苔一般无明显变化，脉象多见浮缓或弱；病机上要注意把握营卫不和、表气不固、脾胃偏弱。总体上，重点掌握两方面：第一，典型症脉为：恶风寒，发热，汗出，头痛，脉浮缓；第二，病位以表为主、病因与风相关、病机多营卫不和。依此用方，一般能收理想效果。

（2）桂枝加葛根汤证：14条：“太阳病，项背强几几，反汗出恶风者，桂枝加葛根汤主之”。本条论述表虚兼项背强几几的证治。根据仲景组方原则，药物应该是桂枝汤加葛根，用桂枝汤解肌祛风、用葛根升津舒经。但若看方后注，发现桂枝加葛根汤方药组成和葛根汤方药组成相同，而葛根汤主治表实证兼项背强几几。这就产生了两个疑难点：第一，怎样解释项背强几几病机？第二，怎样看待桂枝加葛根汤方药组成？试析如下：

第一，关于项背强几几病因病机。方有执认为是邪在太阳，邪侵太阳经输；汪苓友认为是太阳病仍在，涉及阳明，因阳明经脉走颈项；程应旄认为太阳中风兼有燥热，入于太阳阳明经筋；陆九芝认为中风发热，又感寒湿。这些观点归纳起来实为三种：或邪气侵犯太阳、或邪气涉及太阳与阳明、或邪气在太阳、复感寒湿。究竟怎样理解？

其一，从主治证分析来看，本条在太阳篇，条文排序紧接桂枝汤之后，应属桂枝汤证加减证。其二，分析症状群，应将此条与第1条“太阳之为病，脉浮，头项强痛而恶寒”太阳病脉证总纲结合起来，既然头项强痛已为太阳病所有，本条单提就是强调项背强几几症状突出，但仍在表虚证范围内。其三，结合太阳经脉循行及风邪伤人特点分析，足太阳膀胱经脉在体表的主要循行为：起于目内眦，上额，交巅，下项，夹脊，抵腰，过腘，至足；风邪伤人特点《黄帝内经》概括为“伤于风者,上先受之”。所以,风邪侵犯太阳,太阳经输不利,项背强几几应为必见症。其四,分析药物组成及配伍:桂枝加葛根汤即桂枝汤加葛根,桂枝汤主要用于解肌祛风,葛根主要用于升津舒经。综合上述,项背强几几病因病机还是以邪犯太阳,太阳经输不利为确。

至于其他观点:如言涉及阳明,足阳明胃经脉循行于身前,手阳明大肠经脉虽循行过项,但未涉及阳明症状,在已可用太阳病机解释前提下,言与阳明相关未免牵强;言中风兼有燥热、或邪在太阳复感寒湿而用桂枝加葛根汤,都不如太阳经输不利准确。

第二,关于桂枝加葛根汤方药组成。据方后注记载:本方与31条葛根汤方药组成完全相同,且药量一致。分析此类疑难问题,基本方法有两种,一是先用逆向思维法:即通过分析其方药组成,看其功效主治,属于根本方法;二是正向思维法:即通过六经证治所属,分析其方药组成,为一般常用方法。

首先看方药组成。将七味药分成一组药和两单药:即桂枝汤和葛根、麻黄。根据方名,葛根是必有之品,这样麻黄就成了关键。如方中没有麻黄,方药就为桂枝汤加葛根,无疑可以针对表虚兼项背强几几证治疗;如方中有麻黄,主治证的性质就要发生改变,因麻黄得桂枝发汗始峻,针对的不再是表虚,而是表实。既然是表实为何不用麻黄汤加葛根,是因为项背强几几的基本病机是津液不能濡润筋脉,用麻黄汤加葛根有过汗伤正之虞。用桂枝汤加麻黄再加葛根,既可以发汗解表、又避免过汗伤津,同时葛根的升津舒经,芍药、甘草、大枣的益阴缓急更有利于项背强几几解除。结论:两方药的差别,决定了主治证不同。

其次看证治所属。桂枝加葛根汤证为“太阳病,项背强几几,反汗出恶风者,桂枝加葛根汤主之”;葛根汤证为“太阳病,项背强几几,无汗恶风,葛根汤主之”。都治疗太阳病,都有项背强几几、恶风。不同者,桂枝加葛根汤证有汗出,为表虚;葛根汤证无汗出,为表实。桂枝加葛根汤是为表虚兼项背强几几而设,组成应为桂枝汤加葛根;葛根汤是为表实兼项背强几几而设,组成应为桂枝汤加葛根、再加麻黄。

最后,还可以用一种最基本的思维推理法:设想一下,怎么可能同一个作者、在同一本书中、制定出两个方剂名称不同而药物组成和药量相同的方剂呢?

经过上述分析,就可以得出结论:桂枝汤加葛根汤中的麻黄应为衍文。《伤寒杂病论》几经战火,辗转传抄,倒讹脱衍,在所难免,关键在我们如何看待。

桂枝加葛根汤临床应用广泛,多用于治疗颈椎病、落枕、头痛、眩晕、感冒、胃痛、肠炎、胃下垂、高血压、突发性耳聋、特发性震颤、重症肌无力、慢性多发性肌炎等,特别是颈椎病、落枕、头痛、感冒、高血压、胃痛、肠炎的治疗最为常用。使用时要注意把握两方面要点:一是症状以头痛、头项强痛、项背强几几等为主;二是病机要符合营卫不和、津液不布、经脉失养为主。如果或有胃痛、腹痛等胃肠症状,也须符合偏虚偏寒病性。依此用方,一般能收理想治疗效果。

(3)桂枝加厚朴杏子汤证:43条:“太阳病,下之微喘者,表未解故也,桂枝加厚朴杏子汤主之”;18条:“喘家,作桂枝汤,加厚朴杏子佳”。条文从两个方面论述了桂枝加厚朴杏子汤证治:前者为太阳误下,后者为素有喘疾复外感风寒,症状为在表虚基础上以咳喘突出,故用桂枝汤加厚朴、杏仁以解表降气平喘。

本条重点和疑难点在于厚朴与杏仁伍用治疗表虚兼喘的机制,特别是厚朴的作用。一般认为厚朴与杏仁相伍是用来降气平喘,如成无己、喻嘉言等;细分者如柯韵伯认为但加杏仁恐难胜任，故用厚朴以佐之；陈修园详究二药作用，认为杏仁降气，厚朴宽胸，方中加此二味，令表邪从肌腠出于皮毛而解。究竟是但为降气，还是主辅，或是各有所用？治表虚而喘为何用桂枝汤加此二药？此二药相伍意义如何？怎样处理这类疑难问题，在众说纷纭中该如何寻找突破口？试析如下：

桂枝加厚朴杏子汤治疗表虚兼喘，桂枝汤针对表虚，不会引起异议；但作为止咳平喘药，无论从哪个角度看，都应该首推杏仁。道理很简单，杏仁是止咳平喘要药，功专降肺而止咳喘，无论寒热虚实，均可应用。这很自然会出现两个问题：第一，单用杏仁、不用厚朴行不行？第二，为什么不但用了厚朴、而且是厚朴在前、杏仁在后？这种命名方法并不符合仲景遣方用药规律。所以，着力分析厚朴，应该是解决问题的突破口。

首先，对咳喘而言，尤其是久喘、顽喘，治痰为第一要义。因为痰阻气道，非但引起喘咳，甚则引起窒息。风寒在表喘咳，痰的状态一般清稀、量多。痰的产生与为患，与脾、肺密切相关，脾为生痰之源，肺为储痰之器，脾湿是关键。厚朴入脾、肺经，功专化湿，为治湿要药，其苦温之性针对清稀之痰更为适宜；

其次，咳喘严重到喘家程度，胸腹胀满一定是必见症，厚朴为行气除胀要药，中医行气除胀经典方就是以厚朴为君的仲景三物汤；

再次，燥湿化痰，下气平喘本来就是厚朴的优势，同样以厚朴为君的仲景厚朴麻黄汤即是典型应用。

通过这样分析可以看出，厚朴化湿治本，降气平喘治标，对风寒在表之喘家而言，当然优于杏仁单纯止咳平喘。由此可进一步说，治表虚而喘，用药点睛之处在于厚朴杏仁伍用，妙在厚朴在前、杏仁在后，旨在提示不可只着眼于降逆平喘，更重要的是标本同治、以图根治。所以，绝不可以有杏仁而忽视厚朴，而是厚朴必用。值得一提者，是本方中的大枣。从临床实际出发，喘满痰盛时，以不用大枣为宜，因大枣甘温壅滞，有碍除满，供参考。

桂枝加厚朴杏子汤临床应用广泛，特别是外感咳嗽，年老体弱咳喘，支气管炎，支气管哮喘，支气管扩张，小儿支气管炎，慢性支气管炎急性发作，冠心病，心绞痛，胃十二指肠溃疡，习惯性便秘等。使用注意要点：症状上一为恶风寒、发热、汗出，二为咳喘痰清稀，三为胸腹胀满；病机要紧扣风寒在表，营卫不和，肺气上逆。

(4)桂枝加附子汤证：20条："太阳病，发汗，遂漏不止，其人恶风，小便难，四肢微急，难以屈伸者，桂枝加附子汤主之。"因过汗导致在表虚证基础上又出现漏汗，恶风，小便难，四肢微急，难以屈伸，用桂枝加附子汤治疗，而且是"主之"。桂枝加附子汤由桂枝汤加附子而成。显然，桂枝汤用来解表，附子用来扶阳。

本条是疑难点最多的条文之一，争议集中在三方面：一是病因：成无己认为漏汗和恶风均属阳虚，陈修园认为恶风是表证不解，尤在泾、喻嘉言等认为恶风是又感外风；二是证候：唐容川认为是阳旦证；三是病机：成无己认为是亡阳脱液，尤在泾认为是单纯阳虚，张令韶认为是表阳虚弱与阴液亏耗并存。试析如下：

第一，关于病因。漏汗时玄府大开，对风更为敏感，使得恶风症状更重、更突出，这与仲景论述桂枝加葛根汤证、葛根汤证中项背强几几症状一样，是强调，虽不排除再感风邪可能，但不必非得再感风邪才可出现此证。此时漏汗和恶风的病因不能截然分开分析。表虚而汗出恶风，过汗非但伤阴、而且伤阳，特别是阳伤使得卫更难以固表，表虚更重。既有表虚又有阳虚，是此时的病因特点。更重要的，对病因而言，桂枝加附子汤是一个整体。辨证求因，审因论治是中医治法的特色,用桂枝汤解表、附子温阳的各自不同功效来拆分桂枝加附子汤证候的总体病因显然是不适宜的。

第二,关于证候。认为是阳旦证不准确,应该是阳旦证类,因为是桂枝汤加附子。

第三,关于病机。亡阳脱液用桂枝加附子汤力量不够;单纯阳虚在漏汗,小便难,四肢微急,难以屈伸症状上不好讲通;相比之,表阳虚弱与阴液亏耗并存更合适一些。

如果从规范中医证治角度看,以表虚兼阴阳两虚更为合适。表虚证的称谓是公认的,桂枝汤证是表虚证是公认的,桂枝加减证是桂枝汤证类、属表虚兼证是公认的,汗漏不止、小便难、四肢微急、难以屈伸的病机应为阴阳两虚是常识,桂枝加附子汤的主体是桂枝汤,所以,其病机应为表虚兼阴阳两虚。

这也随之带来了一个问题,为什么阴阳两虚只用了一味附子?过汗不但伤阴,而且伤阳,迅速止汗是防止阴阳更伤的关键,表虚而卫阳不固是漏汗的关键,故以桂枝汤解表,用附子温阳,汗止则阴复,扶阳即摄阴。若见阴虚重者,需酌加滋阴柔筋之品,不可拘泥。

桂枝加附子汤临床应用广泛,如自汗,感冒,风湿,类风湿,坐骨神经痛,冠心病,风心病,心绞痛,白细胞减少症,二便不固,溢乳,经漏,带下,血栓闭塞性脉管炎,肾盂肾炎,小儿麻痹,腰椎间盘突出症等。应用要点注意把握:症状上以恶风寒,自汗,疼痛,筋脉拘急,手足不温为主,病机上以表虚兼阴阳两虚为主。

(5)桂枝去芍药汤证、桂枝去芍药加附子汤证:21条:"太阳病,下之后,脉促胸满者,桂枝去芍药汤主之";22条:"若微寒者,桂枝去芍药加附子汤主之。"虽为两条,22条实际是21条的承接。

此两条疑难点甚多。对21条"脉促胸满"的解释:成无己认为是阳气虚,柯韵伯认为是寒邪内结,陈修园认为脉促是数中一止、病机是阳衰致外内之气不能交接,黄元御认为是阳衰胃逆。对22条"微寒"的解释:喻嘉言、张志聪认为是指恶寒,张令韶认为是脉微恶寒。试析如下:

第一,关于胸满。如果是阳气虚、或寒邪内结,仲景一般用附子、干姜、栝楼、白酒、薤白之类。本证主治方是桂枝去芍药汤,桂枝去芍药汤的组成是桂枝汤去芍药,等于减去方中酸敛阴柔之性而加强辛温通阳之用,由此可解释胸满为误下使胸阳不振,失于宣畅所致。用桂枝汤去芍药,既可祛风寒在表,又可振奋胸阳。

第二,关于脉促。此属于重点难点。除上述观点外,又有脉急促、脉急、急促有力等观点,堪称众说纷纭,难以定论。数而时一止、促、急促、急等脉象的共同点是脉数。此类疑难问题的分析,分一般与特殊为宜。

从一般而论,脉数虽有阴、阳、寒、热、虚、实的不同,但多数属热,病情属热,治用辛温之剂,确实不妥。如果属寒,不应是实寒,实寒当为沉迟有力;如果是虚寒,当为阳衰阴盛,虚寒外越,而阳衰阴盛,虚寒外越的治疗,非四逆汤类莫属,桂枝去芍药汤显然难挽垂阳欲脱之势。如果脉象"促"为"弱",与胸满恰为呼应,也正为桂枝去芍药汤所宜。从22条"微寒"用桂枝去芍药加附子汤治疗,正可说明此"脉促"应为"脉弱"。

从特殊而论,可能有此种情况,脉数且有力、或数而时一止。但从胸阳损伤机制看,出现脉急促有力,与病机难符;若果真如此,病机当为正盛邪实,用桂枝汤去芍药的辛温和缓之剂还恐不适宜。

第三,关于微寒。如果是微恶寒,本属表虚证表现,没必要加附子;既然加用附子,就说明与脉弱胸满相比,不是单纯的胸阳损伤,而是出现了阳虚而呈脉微恶寒,当然要加用附子。

由此看,两条条文论述的是误下伤阳的递进关系,轻者为脉弱胸满,重者为脉微恶寒。无论从辨证论治基本原则角度,还是从临床实际应用角度,这样解释是合适的。

桂枝去芍药汤临床多用于治疗心动过缓,心律不齐,支气管哮喘伴肺心病,慢性胃炎,胃下垂等,使用要点为恶风寒,心悸、胸闷且喜温按,脉沉缓,病机以风寒在表,心脾阳虚为主;桂枝去芍药加附子汤多用于治疗胸痹,心悸,哮喘,慢性胃炎,慢性肠炎,风湿、类风湿关节炎,水肿,疝气等,使用要点为恶风寒,心悸,胸闷痛,身体关节痛,胃脘痛,得寒加重,得热则缓,手足凉冷,脉沉弱或微,病机以风寒在表,心脾肾阳虚为主。两方在使用时都不必一定要见到表证。

(6)桂枝新加汤证: 62条:“发汗后,身疼痛,脉沉迟者,桂枝加芍药生姜各一两人参三两新加汤主之。”汗后症状为身疼痛,脉象为沉迟,这是所有表证主治方中出现里虚脉象者。从用桂枝汤加重芍药生姜用量、再加人参来看,病机为外有营卫不和,内有气营不足,故用桂枝汤调和营卫,益气和营。

本条最大难点在于: 从方药组成看,为桂枝汤类方,治疗表虚证; 从脉象看,为沉迟,为典型里寒证。试析如下:

首先看证候及方剂属性: 证候属性与方药功效相对应,功效是通过组成体现的,桂枝新加汤药物组成从方名就可以体现出来,桂枝汤加芍药是加强芍药与甘草酸甘化阴、滋阴缓急以止痛之力; 加生姜是加强与桂枝甘草辛甘化阳、温经通阳以止痛之力,因加量与芍药相同,以保持整方的辛温属性; 人参之用妙在气阴双补,在阴补阴、在阳补阳,更能针对脉沉迟而治。由此看来,本方属于扶正解表剂,重在益气阴而解表,证候性质当为表虚而气营两伤。这样,也就明确了桂枝汤类方出现脉沉迟的机制。

其次要注意与麻黄汤证、附子汤证的鉴别。三者都有身痛,麻黄汤证身痛为头、身、腰、骨节痛,脉浮紧,病机为风寒束表,卫闭营郁; 附子汤证身痛为身体痛,骨节痛,手足寒,口中和,脉沉,病机为肾阳虚,寒湿盛; 本证为身体痛,脉沉迟,恶风寒发热,汗出,病机为营卫不和,气营两伤。从临床角度看,本证身痛以肌表痛为多。三者细别之,不难辨治。

桂枝新加汤临床应用广泛,如于年老体弱感冒,阴虚感冒,阳虚感冒,感冒体弱多汗,头身肌肉骨节痛,面神经麻痹,男女更年期综合征,梅尼埃综合征,痹证,便秘,产后身痛,妊娠恶阻,不安腿综合征,各种虚损性疾病、或病后调理均可酌用本方。使用要点为症状上把握:头身痛,自汗,恶风寒,脉沉迟; 病机上把握气营不足,营卫不和。

2. 太阳表实证 太阳表实证,从感邪而言,以感受寒邪为主; 从体质而言,患者一般体质壮实,感受寒邪,寒性收引,寒主痛,伤人则疼痛突出,常见无汗、脉浮紧等表现,故名之为表实证。表实证包括麻黄汤证、葛根汤证、葛根加半夏汤证、大青龙汤证、小青龙汤证。其中,麻黄汤证为表实证代表证,其他为麻黄汤加减证,掌握好麻黄汤证治,对于辨治整个表实证,具有提纲挈领作用。麻黄汤证条文的“衄乃解”病机、大青龙汤证的“身痛,乍有轻时”、小青龙汤用药加减法中的“喘去麻黄”等,属于疑难争论问题,下面对麻黄汤证等及主要疑难问题进行分析论证。

(1)麻黄汤证: 典型条文为35条:“太阳病,头痛发热,身疼腰痛,骨节疼痛,恶风无汗而喘者,麻黄汤主之”。46条:“太阳病,脉浮紧,无汗,八九日不解,表证仍在,此当发其汗。服药已微除，其人发烦目瞑，剧者必衄，衄乃解。所以然者，阳气重故也。麻黄汤主之。”表实证中论及麻黄汤证证治及禁例的条文达十余条，此两条为代表。

麻黄汤证病因是风寒袭表，寒邪为主，而寒邪伤人，深入营阴，寒又主痛，所以除恶风寒、发热症状外，疼痛症状非常突出，这是表实证的一个特点，出现头、身、腰、骨节痛；更因寒性收引，使腠理闭塞，肺失宣肃，肺气上逆，故咳喘症状也尤为突出，这又是表实证的一个特点。而且，“喘”症是在“而”之后出现。《伤寒论》条文确有这一特点：凡“而”后的症状，都为强调、主要症状。如“太阳之为病，脉浮，头项强痛而恶寒”，“恶寒”就在“而”之后。后世评价恶寒之于表证，“有一分恶寒，便有一分表证”，可见恶寒对诊断太阳病具有极其重要意义。由于这两条相对详尽地论述了表实证证候，历来是学习麻黄汤证的核心条文，特别是35条，准确揭示了风寒袭表的典型表现，后世所提“麻黄八症”作为麻黄汤证诊断要点即由此而来。46条则补述了麻黄汤证典型脉象、服用麻黄汤后出现的症状和病机，使麻黄汤证治论述更加完善。

46条所论服用麻黄汤后，出现“发烦目瞑，剧者必衄，衄乃解”的病机，历来属于疑难问题，这对于临床如何使用麻黄汤、观察服药后反应并及时处置有重要意义。对此，代表性观点有两种：一是成无已认为，邪气不为汗解，郁而变热，血为热搏，肝气不治，故目瞑；热盛于经，迫血妄行而为衄，得衄则热随血散而解。二是尤在泾认为，发烦目瞑乃服药已，卫中之邪得解，而营中之热未除，血为热搏，势必成衄，衄则营中之热亦除。比较两种观点仔细分析，两者论述虽有不同，但基本病机一致，都强调热邪为患，烦是由热导致，肝受血而能视，血为热搏而目瞑，热迫血妄行而衄血，血出则热随血散而愈。

实际上，从临床角度看，这里最重要的有两点：一是“衄乃解”的问题，二是由此而派生的有“衄”时能否用麻黄汤的问题。

首先分析“衄乃解”的问题。“衄乃解”是要有前提的，这个前提是邪不从汗解，便从衄解，衄起代汗泄邪之用。《伤寒论》对此也有明论：“太阳病，脉浮紧，发热，身无汗，自衄者愈”（47条）。理虽如此，但更重要的是必须强调“衄乃解”和“自衄者愈”。“解”和“愈”的标志是什么？一定要脉静、身和、神清、思纳、二便正常，这才是“乃解”和“愈”。否则，如果出现身热不除而加重，或呈舌绛脉数，甚至斑疹隐隐，神昏谵语，是热入营血，病情变重，当清热凉血急救才是。

再分析由此而派生的有“衄”时能否用麻黄汤的问题。第55条谈到：“伤寒脉浮紧，不发汗，因致衄者，麻黄汤主之”。显然指伤寒表实证，不发汗，因而出现衄血，但邪气未除，此时仍属表实证，故可用麻黄汤再汗。已有衄血，能否再用麻黄汤？原则上，有衄血时不要轻易使用麻黄汤。从邪气角度讲，衄血反应邪热较甚，已经迫血妄行，而麻黄汤又属于发汗重剂，麻黄发越阳气之性很强，不注意就会导致变证丛生，反而加重病情；从正气祛邪角度讲，衄已起到一定泄邪作用，虽表实仍在，如果一定要用，最好酌加少量养阴酸敛之品，以防伤正。

麻黄汤仅四味药，其方药配伍历来是后世方剂学的典范。表实证是寒邪束表，卫阳被遏重，虽麻黄发汗解表之力较强，但伍桂枝才更能加强辛温之力，确保发汗解表之用，此即著名的麻黄得桂枝发汗始峻。麻黄汤证痛症非常突出，所以麻桂相伍的另一意义是加强止痛之功。对于麻黄之用，一般多注意其发汗、平喘、利水，而忽视了麻黄止痛功效，不能不说是一损失。《日华子本草》载其“通九窍，调血脉”，《景岳全书》认为“寒邪深入筋骨之间，非麻黄、官桂不能除”,足以证明。麻黄汤证喘症非常突出,麻黄治喘,伍杏仁才能确保宣肺降逆平喘,此即著名的麻黄以杏仁为臂助。甘草甘缓,有止咳喘、缓急功效,用之更为麻黄汤点睛之笔,其调和诸药使之重剂发汗不伤正,伍麻黄杏仁能加强止咳平喘,伍麻黄桂枝能增强散寒止痛的作用。

麻黄汤临床应用广泛,古今以麻黄汤为主方的加减方达40余首,常用于伤寒壮热、长期发热、肺炎、支气管炎、哮喘、肾炎、寒闭失喑、荨麻疹、银屑病、风湿、类风湿关节炎、面瘫等。使用时在症状要注意把握具备表实、疼痛、咳喘,病机要注意把握风寒束表、卫闭营郁、肺气不宣。依此用方,一般能收理想治疗效果。

(2)葛根汤证、葛根加半夏汤证:31条:“太阳病,项背强几几,无汗恶风,葛根汤主之。”32条:“太阳与阳明合病者,必自下利,葛根汤主之。”33条:“太阳与阳明合病,不下利,但呕者,葛根汤加半夏汤主之。”31条论述表实兼项背强几几证治,关于证候属性、项背强几几的病因病机、方药组成等疑难问题在桂枝加葛根汤证治中已涉及,不再赘述。

32、33条论述太阳与阳明合病,阳明症状为下利或呕,治疗用方为葛根汤、有呕时加半夏。太阳为表,阳明为里,下利为阳明病,里病治表,此即著名的逆流挽舟之法。学习和应用此法,有两个问题非常关键:

首先,怎样看待逆流挽舟法的实质。实际上,本法实质即是求本论治。即:虽然是太阳与阳明合病,但阳明的症状是因太阳表邪内迫,引起大肠传导失职而下利、胃失和降而呕吐,病本在表,治表即所以治里。其次,即便如此,临床仍不可硬性模仿,应酌加和胃燥湿之品为宜。

此二方临床应用广泛,如多种原因引起的头痛、偏头痛,颈椎病、风湿肩背痛、感冒、胃肠型感冒、肠炎、慢性鼻炎、面瘫、流行性腮腺炎、缺血性脑梗死、重症肌无力、夜尿、眼睑脓肿等。使用要点为症状上要把握头项强痛、恶寒发热、无汗、或兼有腹泻,脉多浮紧;病机上要注意把握风寒在表,太阳经输不利,胃失和降,肠失传导。在治疗胃肠型感冒时,注意可酌加和胃燥湿之品,切忌固涩,避免闭门留寇。

(3)大青龙汤证:38条:“太阳中风,脉浮紧,发热恶寒,身疼痛,不汗出而烦躁者,大青龙汤主之。若脉微弱,汗出恶风者,不可服之。服之则厥逆,筋惕肉瞤,此为逆也”;39条:“伤寒,脉浮缓,身不疼但重,乍有轻时,无少阴证者,大青龙汤发之。”综合两条所论,大青龙汤证主要症状为恶风寒,发热,无汗,身疼痛,烦躁,脉浮紧,除烦躁表示内有郁热而特别强调外,其余均是风寒外束之象,故用大青龙汤外散风寒,内清郁热。两条开言即提“中风脉浮紧”“伤寒脉浮缓”,39条又有“身重乍有轻时”,这不但引起了后世疑难之争,并由此产生了著名的三纲鼎立学说。探讨此类问题,对如何分析条文、正确理解伤寒学派学说、灵活应用大青龙汤治病有重要意义。下面分别阐述:

第一,关于“太阳中风脉浮紧”“伤寒脉浮缓”。太阳中风脉象应为浮缓,太阳伤寒脉象应为浮紧,两条文恰好给予互换。由此产生的疑难问题主要有:①尤在泾认为脉浮紧为中风表实,脉浮缓为寒欲变热;②柯韵伯认为寒有重轻,伤之重者,脉阴阳俱紧而身疼,伤之轻者,脉浮缓而身重;③成无已、方有执等认为桂枝汤证是风伤卫,麻黄汤证是寒伤营,大青龙汤证是风寒两伤,营卫俱病,伤寒见风脉,中风见寒脉,此即著名的三纲鼎立学说;④现代有观点认为浮缓是浮紧变化而来;又有认为反映了中风与伤寒不能截然分开。试析如下:

首先,中风脉浮缓、伤寒脉浮紧是典型脉象,但不是说不能见到其他脉象,因为患者不按书本长病。《伤寒论》本身这种情况就很多，麻黄汤证脉浮紧，但也有“脉但浮”（37条）、“脉浮而数”（52条），桂枝汤证脉浮缓，但也有“脉缓弱”（42条）、“脉浮”（45条）、“脉浮数”（57条），这些都是正常的。当然其他脉象要看是什么脉象，对表证而言，浮缓、浮紧、浮都可以，沉微就不行。强调典型脉象，是确立诊断标准的需要，不排斥其他脉象，是考虑临床实际情况的需要。

其次，不能孤立看待脉象，要全面审视病情。确立大青龙汤证，应用大青龙汤，要点在于恶风寒、发热、无汗、身痛、烦躁，特别是前三者，说明风寒在表，烦躁说明内有郁热，然后方可应用大青龙汤。为什么中医治病强调望、闻、问、切四诊合参，就因为如果片面强调某一种，往往会延误病情；为什么中医诊断要有舍证从脉，舍脉从证，就因为看谁更能反映疾病本质。

再次，结合上述，就应该知道怎样理解“三纲鼎立”学说了。如果按此学说，风伤卫用桂枝汤，寒伤营用麻黄汤，那么风寒伤营卫，是用桂枝汤？还是用麻黄汤？还是用麻桂合方？即便都用，能解决内热问题么？所以正确的应该是：桂枝汤证的病因是伤于风寒，以风邪为主，桂枝汤治太阳表虚；麻黄汤证的病因是伤于风寒，以寒邪为主，麻黄汤治风寒表实；大青龙汤证的病因是伤于风寒，以寒邪为主兼内有郁热，大青龙汤治表实兼内热。太拘泥无异于刻舟求剑，两者均可又往往易失去诊断标准而无所遵循。

第二，关于“身重乍有轻时”。应该从两方面看待这个问题：一是身重的病机，但这不是主要问题；二是如果身重与少阴证并见，则不能用大青龙汤，这是关键点。身重在六经证治中可多处看到，白虎汤证有身重，病机为热邪伤气；柴胡加龙牡汤证有身重，病机为邪气弥漫三焦；相类者如真武汤证有四肢重，病机为肾阳虚，水气浸渍筋脉。

大青龙汤证的身重，①从《伤寒论》角度看，是风寒在表，内有郁热，用大青龙汤外散风寒，内清郁热；②从《金匮要略》角度看，是“饮水流行，归于四肢，当汗出而不汗出，身体疼重，谓之溢饮”。对其治疗，《金匮要略》提出“病溢饮者，当发其汗，大青龙汤主之，小青龙汤亦主之”，用大青龙汤发汗以除饮。③此条不能忽视是否有虚象，如有虚且重，身重就应该用虚象病机解释。据“无少阴证者”紧接“身不疼但重，乍有轻时”，所以此条身重，应排除虚象可能。

上已述，关键点在如果身重与少阴证并见，不能用大青龙汤。那么，如何判定有无少阴证？如果身重与“脉微细，但欲寐”并见，就要容易得多。除此，可结合45条所提“身重心悸者，不可发汗”，因为其“尺中脉微，此里虚”；50条：“尺中迟，不可发汗。何以知然，以荣气不足，血少故也”。这些都是少阴病证，如果身重与这些表现同见，决不可贸然用发汗峻剂大青龙汤。

大青龙汤由麻黄汤麻黄倍量、再加石膏、生姜、大枣而成。麻黄汤麻黄倍量散寒解表之力更强，故成发汗峻剂；生姜、大枣调和营卫，并能滋汗源，使祛邪不伤正。本方配伍奥妙有两点：一是用石膏，实为配伍点睛之笔。石膏之用，绝非单纯清里热。由于石膏辛寒，故能两擅内外，《名医别录》载其能解肌，发汗，主头痛，身热，皮肤热；《药性论》载其能治伤寒头痛如裂，壮热皮如火燥，烦渴。可见，对大青龙汤证表闭严重，外寒内热来说，石膏非但不碍麻桂解表，而且有利于汗出散邪，同时又能够迅速除表里壮热。二是用石膏就等于加入了麻杏甘石汤，这就决定了本方治疗痰饮咳喘有良效，所以，《金匮要略》将其列在“痰饮咳嗽病篇”。还有不容忽视者，《伤寒论》中石膏用法只提出“碎”，没有提出先煎，但还是应强调先煎，以更有利于药效发挥。

大青龙汤临床应用广泛,如外感高热、外感头痛、流流行性脑脊髓膜炎、支气管炎、支气管哮喘、过敏性哮喘、汗腺闭塞、急性肾炎、慢性肾盂肾炎、身痒等。使用要点为:证候上要把握发热、恶寒、无汗、溺黄、便燥、苔黄、脉实;病机上要注意把握风寒外束,阳热内郁。以此用之,多收良效。

(4)小青龙汤证:40条:"伤寒表不解,心下有水气,干呕发热而咳,或渴,或利,或噎,或小便不利、少腹满,或喘者,小青龙汤主之";41条:"伤寒心下有水气,咳而微喘,发热不渴。服汤已渴者,此寒去欲解也。小青龙汤主之。"两条文互补,论述了表实兼水饮的证治。六经证治条文中,既有病因病机,又有主症次症,又有主方加减,又有药效表现和分析者,为数不多,此两条条文是其一。既堪称集证机治方药效之大全,同时又堪称集疑难问题之大全者。解决好这些疑难问题,对于如何分析理解条文,掌握六经证治方法,准确灵活应用小青龙汤,具有重要意义。

疑难问题主要集中在:第一,如何对待症状口渴和药效口渴;第二,如何看待和处理方后注,方后注药物加减每一内容都是疑难点:①渴去半夏、加栝楼根,②微利去麻黄、加荛花,③噎去麻黄、加附子,④小便不利、少腹满去麻黄、加茯苓,⑤喘去麻黄、加杏仁。这些疑难问题之争在王叔和及林亿时代就已经开始了。试析如下:

第一,关于口渴。口渴症状见于40条,言"或渴",作为或然症;但41条言"不渴",作为主症;随之对药效之口渴予以说明:为寒去欲解征兆。口渴到底是主症还是或然症?是否出现药效之口渴就意味寒去,病情向愈?这类疑难问题分析的突破口在于证候特点和病因病机。

首先,本方证候特点为外有风寒,内有水饮。风寒之邪,重在伤阳,饮为阴邪,易伤阳气,故口渴不是小青龙汤证常见症。这并不是说小青龙汤证没有口渴,当水饮之邪阻遏气机,气不化津,津不上承时可以出现口渴。这就是41条"不渴"作为主症出现、40条"或渴"作为或然症出现的道理。

其次,温阳化饮是治疗水饮的基本法则,小青龙汤整体药性辛温,是表里双解之剂,外能解表散寒,内能温化水饮,所以能恰好针对外寒内饮病机。因此,服汤后出现口渴,主要是麻黄、桂枝、干姜、细辛、半夏的辛温燥烈之性及发汗作用导致,同时存在发热症状的因素。

再次,也是最重要的,虽然条文指出"服汤已渴者,此寒去欲解也",临证时判断是否寒饮已消、病情向愈,必须根据整体病情如恶寒、发热、咳喘、痰量多少及性质等,万不可单凭口渴,以免耽误治疗。

第二,关于方后注。

渴去半夏、加栝楼根:半夏药性辛温燥烈容易伤津引起口渴,这恰好支持了上述"服汤已渴者"的机制分析;因此去之而加清热生津的栝楼根。问题是:痰清稀色白多沫是小青龙汤证寒饮为患的主症,而这恰为半夏所主治。如用栝楼根清热生津之用,制半夏辛温燥烈之弊,扬其燥湿化痰之利;或减少其用量,都不失为保留这味燥湿化痰要药的可行之法。

微利去麻黄、加荛花:饮邪下趋,浸渍大肠可以导致下利,荛花功专逐水,以泻胸胁水饮见长,因其属峻下逐水药,对小青龙汤证或然症之微利显然过于猛烈;麻黄在此方中的作用,一为解表,二为平喘,都发挥主要作用,且麻黄存在并不碍下利治疗,其利尿作用反有利于治利,故去麻黄必要性不大。

噎去麻黄、加附子:噎主要为水饮之邪阻遏气机,肺胃不利。饮邪伤阳,用附子加强温阳作用,有利于宣畅气机而使气道畅达,从此看可视为求本论治。但附子强势为回阳救逆,不是行气降逆散结,故在此基础上若加入行气之品,应能更好。麻黄的宣散之性不是噎产生的根本原因,且还需发挥解表平喘之用,故不宜去之。

小便不利、少腹满去麻黄、加茯苓:小便不利、少腹满加茯苓,非常巧妙。利水可治小便不利,小便通利则腹满消除。麻黄在此方中的主要作用是解表平喘,但其利水作用有利于治疗小便不利,故仍不宜去之。

喘去麻黄、加杏仁:喘加杏仁有利治疗,杏仁是止咳平喘要药。麻黄也有很好的平喘作用,故不宜去之。

不可忽视的是:上述微利、噎、小便不利少腹满、喘都谈到去麻黄,已分析必要性不大。但是不是麻黄一定不能去,也不尽然。如患者患有高血压、心动过速等情况,还是以去之为宜。

小青龙汤临床应用广泛,以咳喘为多,如急、慢性支气管炎,喘息性支气管炎、支气管哮喘、百日咳、肺炎、肺气肿、肺心病等,也有用于胸膜炎、肾炎、结膜炎、泪囊炎、过敏性鼻炎、老年性遗尿、大便秘结等。使用要点为:症状上以喘咳、痰清稀色白多沫、恶寒发热无汗为主,病机上以外寒内饮为主。原则上,麻黄与半夏的用量不宜过大。

3. 表郁轻证　太阳病中,病程较久,微邪郁表,病势轻微的证候为表郁轻证。表郁轻证有桂枝麻黄各半汤证、桂枝二麻黄一汤证和桂枝二越婢一汤证。因为病程较久,症状上多见轻微发热恶寒、热多寒少,一日两三度发;病机上主要为微邪郁表、或兼里有郁热,治宜小汗或微汗解表、或兼清郁热。其中:桂枝麻黄各半汤证的脉象、身痒的机制、汤方命名,桂枝二麻黄一汤证的脉洪大,桂枝二越婢一汤证的脉象等一直是疑难争议问题。分述如下:

(1)桂枝麻黄各半汤证:23条:"太阳病,得之八九日,如疟状,发热恶寒,热多寒少,其人不呕,清便欲自可,一日两三度发。脉微缓者,为欲愈也;脉微而恶寒者,此阴阳俱虚,不可更发汗、更下、更吐也;面色反有热色者,未欲解也,以其不得小汗出,身必痒,宜桂枝麻黄各半汤。"太阳病八九日,说明病程相对已久;症见寒热如疟、热多寒少、一日两三度发,说明邪势已微;病人不呕、大小便基本正常,说明病未涉及少阳、阳明,仍在太阳,属微邪郁表,故用桂枝麻黄各半汤,小汗解表。

此证难点问题有三:

第一,①"脉微缓者,为欲愈"。微,是稍微之意;缓,是和缓之意。脉象逐渐变为和缓,是病情向愈征兆。根据用方为桂枝麻黄各半汤分析,原来的脉象应为浮紧。②"脉微而恶寒者……不可更发汗、更下、更吐也"。微,是极弱似无之意,表明阴阳俱虚,当然不可用汗吐下等祛邪之法。同为"脉微",性质截然相反。这就给我们一个重要启示:临证必须四诊合参,结合本条即必须脉症合参。要确定为病情向愈,必须是随着脉象渐趋和缓,恶寒发热症状由日两三度发逐渐更轻直至消失,这才是向愈;否则与脉微恶寒同见,是病情加重,不及时调治,必变证丛生。

第二,面呈红色、身痒的机制,及与汗出的关系。通过"面色反有热色者,未欲解也,以其不得小汗出,身必痒",说明:即便"脉缓",但"面反有热色",仍为未解,而且出现"身痒",问题的关键是"不得小汗",所以要用桂枝麻黄各半汤微汗解表。这同样给我们一个重要启示:在表证轻微的前提下,不是所有症状都逐渐减弱或消失,完全还可以出现新的症状,比如身痒,这就是疾病的复杂性;更重要的是启示我们身痒的治疗可试用小汗法。

第三,桂枝麻黄各半汤的命名。这一直是难点问题,症结在于对"各半"的理解。其决不是桂枝汤、麻黄汤各占一半,而是:①各自用桂枝汤整方和麻黄汤整方,两者相对药味上没有增损;②各自都用原方药物的1/3量,两者相对药量上没有增损。将相对保持原方原药原量的两个方剂组成一个方剂,形似各半,故名各半汤。

桂枝麻黄各半汤配伍上的特点是:既保留了麻黄汤发汗解表之力,又体现了桂枝汤解表且能扶正之功,更兼药量轻微,对太阳病日久,表证轻微,正气有伤的治疗,较之麻黄汤、桂枝汤均有优势。

桂枝麻黄各半汤因为是桂枝汤与麻黄汤的合方,故临床应用广泛,特别是对年老、体弱、儿童因风寒引起的感冒治疗尤为适宜。应用要点注意症状上以微寒、微热、无汗为主,病机上以微邪郁表为主,以此用之,多能收良效。

(2)桂枝二麻黄一汤证:25条:"服桂枝汤,大汗出,脉洪大者,与桂枝汤如前法。若形似疟,一日再发者,汗出必解,宜桂枝二麻黄一汤。"较之桂枝麻黄各半汤证相比,症更轻:发热恶寒,一日再发;药发汗力更轻:桂枝二麻黄一。属典型的微邪郁表,故用桂枝二麻黄一汤微汗解表。

此条疑难问题集中在服桂枝汤后"脉洪大"。主要争议为:①脉洪大是风多寒少,风邪欲散而寒持之,两皆不得解而热反甚;②脉洪大是邪尤甚。试析如下:

首先,脉洪大原因是服用桂枝汤后出现,显然是过汗导致,不是阳明里热;其次,脉洪大与大汗出并见,大汗出时阳气浮盛,阳气浮盛可以使脉洪大;再次,也是最关键的,服桂枝汤后出现大汗出、脉洪大,再用桂枝汤治疗,说明邪气仍在太阳,证属表虚。如邪较以前甚,"与桂枝汤如前法"难以讲通;如寒邪束表、风寒不解而热反甚,"与桂枝汤如前法"力量更弱,更难以讲通。

此类条文的启示意义在于:症状是多变的,医生要善于分析,特别要善于观察分析不典型症状、不典型脉象,以避免干扰,正确治疗。

本方与桂枝麻黄各半汤临床应用大同,解表之力更轻。

(3)桂枝二越婢一汤证:27条:"太阳病,发热恶寒,热多寒少。脉微弱者,此无阳也,不可发汗。宜桂枝二越婢一汤。"以方论证,病证除发热恶寒,热多寒少外,尚应有轻度口渴、心烦等,因表郁与内热均轻,故用桂枝二越婢一汤小发其汗,兼清郁热。

本条"脉微弱者,此无阳也,不可发汗"一直是疑难争议问题,争议的焦点在于"脉微弱"之"微"是微"甚"之微,还是微脉之"微";"无阳"是表"阳郁轻微",还是"阳衰脱至极"。试析如下:

如不将此句看做倒装句,即此句在"热多寒少"后、"宜桂枝二越婢一汤"前,因为桂枝二越婢一汤解表和清热作用都弱,反映了表郁与内热均轻,故"微"当为微甚之微,"脉微弱"即"脉稍弱";理所当然,"无阳"当为表阳郁轻微。

如将此句看成在"宜桂枝二越婢一汤"后,不排除有"微脉"可能,但"微弱"无间隔、且"微"在前、"弱"在后,与思维习惯、文法不符;从医理上看,脉微不应用汗法,但脉弱可以用汗法,所以还是将其看成"表阳郁轻微"适宜。

本方多用于治疗年老体弱感冒、咳嗽、急性肾炎水肿,流感、上呼吸道感染、支气管炎、慢性肾炎急性发作等。使用要点为:症状上注意把握微恶风寒,微发热,轻咳或浮肿轻微,舌苔薄黄;病机上注意把风寒在表轻微,内有郁热轻微。

（二）坏病虚证

在因太阳误治导致的坏病中，以正气虚为主的一类病证，称坏病虚证。包括心阳虚证、脾虚证、肾阳虚证和阴阳两虚证。坏病虚证的辨证论治体现了仲景对于病情由表入里、由实转虚的辨证思路与治疗方法；坏病虚证的条文中存在许多疑难问题：如心阳虚证中桂枝甘草汤证的病机、桂枝加桂汤的加桂问题等，如何认识、分析和解决这些疑难问题，对于深刻认识疾病本质、提高辨证论治能力，具有启发意义。分述如下：

1. 心阳虚证

（1）桂枝甘草汤证：64条："发汗过多，其人叉手自冒心，心下悸，欲得按者，桂枝甘草汤主之。"一般认为，本条论述由于汗不得法、发汗过多导致心阳受损，出现心下悸，欲得按，证候性质为心阳虚、故用桂枝甘草汤温通心阳。疑难争议问题焦点在于对病因病机的认识：①发汗过多，损伤心阳；②发汗过多，先伤血，后伤心阳；③发汗过多，伤及心之气阴，下焦之气乘虚上奔。此类疑难问题的解决宜先从分析疑难入手，再认识证候性质。

第一，关于疑难问题。心悸与过汗相关，此点无异议。汗生于阴而出于阳；阴阳互根，生理上互相为用，病理上互相影响。如果到了发汗过多程度，很难说只伤阴、不伤阳，也很难说只伤阳、不伤阴，应该是阴阳俱伤，不过是伤阴为主还是伤阳为主的问题。既然桂枝甘草汤体现了辛甘化阳法、此点无异议，本证应该是伤阳为主。伤阳后出现的症状是心悸、欲得按，所以是伤心阳。

为什么中医辨证论治强调刻症，就是强调根据现在病情如何、以正确处方用药。即便是有伤心血过程，也要按照现在的心阳伤为主进行治疗。从处方用药分析，仍以伤心阳为确。

第二，关于桂枝甘草汤证辨治。方药组成为桂枝四两，甘草二两。可见从方药体现出的意义是辛温为主，甘温为辅，所以，除了本方为辛甘化阳基本方外，并未完全失去解表之效。

第三，本方证对于此类疑难问题具有代表性。即此类疑难问题的出现，与证候不完整相关。如果有鉴别诊断内容，就不会出现此类问题。假如有"无眼睑色淡""无气从少腹上冲心胸"，或有"舌淡红"等描述，就不会出现"伤血""下焦之气上奔"等猜测了。同时，证候不完整不排除因为撰写条件的限制和以方可以测证的用意。

本方临床应用广泛，集中在三方面：第一，心血管疾病，如心动过缓、心律不齐、房室传导阻滞、心源性哮喘、充血性心力衰竭；第二，胃脘痛、手足凉等；第三，作为治疗阳虚证基础方。使用要点为：如果针对心病治疗，症状上把握心悸喜按，病机上把握心阳虚；如果作为阳虚证基础方，证候上要把握易形寒、手足不温或胸背寒、气短乏力，脉沉缓弱；病机上以心脾阳虚为主。

（2）桂枝甘草龙骨牡蛎汤证：118条："火逆下之，因烧针烦躁者，桂枝甘草龙骨牡蛎汤主之。"本方由桂枝甘草汤加龙骨牡蛎组成，桂枝甘草汤重在温心阳，龙骨牡蛎重在镇心安神，症状突出为烦躁，所以桂枝甘草汤证为心阳虚烦躁证。这就是运用上述方药组成和条文内容分析证候本质的方法。并可以进一步分析，症状应是在桂枝甘草汤证基础上出现烦躁。即：心下悸，欲得按，烦躁。并由此提出治法：温养心阳，潜镇安神。

本证有两点值得注意：一是突出症状为烦躁，中医有"无热不作烦"之说，但本证为阳虚烦躁；二是桂枝与甘草的用量，桂枝用一两，甘草用二两。桂枝量很小，甘草为桂枝倍量，这就启示：在心阳虚心神不敛，神不守舍时，要注意甘温养阳、而不是辛温通阳，应用本方治疗心阳虚早泄滑精就体现了这一点。

本方现代常用于治疗失眠、预激综合征、心律失常、神经分裂症、神经衰弱、癔症、眩晕、滑精早泄等。症状上注意把握心悸喜按、心烦失眠，病机上注意把握心阳虚。

（3）桂枝去芍药加蜀漆牡蛎龙骨救逆汤证：112条："伤寒脉浮，医以火迫劫之，亡阳必惊狂，卧起不安者，桂枝去芍药加蜀漆牡蛎龙骨救逆汤主之。"本条证候只提惊狂，说明症状以惊狂卧起不安为主；根据方药组成分析：用桂枝汤去芍药加蜀漆牡蛎龙骨，其中桂枝汤去芍药加强温通之用，桂枝甘草温通心阳，龙骨牡蛎潜镇安神，故此证为心阳虚惊狂证。

本条疑难重点在于：①对"亡阳"及"救逆"的认识，②蜀漆的应用，③为何不用桂枝甘草龙骨牡蛎汤加常山，而用桂枝去芍药加蜀漆牡蛎龙骨。试析如下：

关于对"亡阳"及"救逆"的认识：根据主治方中起温阳作用的药物为桂枝汤去芍药，可见亡阳当为程度不重的阳虚；如果是阴寒内盛之阳气大伤，当用四逆类回阳救逆，可见本条救逆当指救"火迫劫之"误治之逆，而非阳衰阴盛之四肢逆冷之逆。

关于应用蜀漆的认识：蜀漆为祛痰之品，从两个方面看为什么要祛痰：第一，阳虚之体、特别是肺脾阳虚，运化水湿失职，易产生痰饮，这就是中医常说的"阳虚易夹痰"；第二，根据临床经验，无论寒湿还是湿热，如果以心神症状为主，酌用祛痰之品常收良效，特别是顽固性心神症状，中医有"怪病治痰"之说，也与此相关。

关于为何不用桂枝甘草龙骨牡蛎汤加蜀漆，而用桂枝去芍药加蜀漆牡蛎龙骨：与桂枝甘草龙骨牡蛎汤证相比，阳气受伤的程度重，单用桂枝甘草力量不足，故用桂枝汤去芍药，以加强温通之力；再加蜀漆、牡蛎、龙骨以涤痰镇心安神。

本方常用治疗心悸怔忡、神经官能症、更年期综合征、精神分裂症、心律不齐、脑病、大动脉瘤、肾上腺中毒、高血压等。使用要点为：症状上以心神症状为主，病机上以阳虚痰凝为主。

（4）桂枝加桂汤证：117条："烧针令其汗，针处被寒，核起而赤者，必发奔豚。气从少腹上冲心者，灸其核上各一壮，与桂枝加桂汤更加桂二两也。"《伤寒论》治法中，针药并用是一特色，本条即属此类。因误用烧针，针处被寒而核起而赤；因心阳虚、下焦阴寒之气上逆而气从少腹上冲心。故用灸法温阳散寒，桂枝加桂汤温通心阳、平冲降逆。

本条"桂枝加桂"，历来为千古疑难。或认为是加"桂枝"，或认为是加"肉桂"，或认为治肾邪上冲用桂枝、治风邪解表用肉桂。试析如下：

首先根据方药功效结合病因病机分析。根据条文所论，本方证病因一方面是烧针发汗伤阳；另一方面是针处受寒，仍伤阳气，以伤心阳为主，导致下焦阴寒之气上逆，故加桂以加强温阳降逆之力。究竟桂枝合适、还是肉桂合适，在两者基原一致前提下，则要以两者各自主要功效定夺。桂枝始出《神农本草经》，第一功能主治上气咳逆，《本经疏证》归纳为六大功效，其一专门谈降气，可见是其长项。毫无疑问，解肌祛风散寒，当然是其主要功效；肉桂功能补火助阳，引火归元，散寒通经，活血止痛。其中补火散寒是其长项，引火归元是其特点，而引火归元与降逆气不可混为一谈。由此可见，针对过汗伤心阳、针处感外寒、下焦阴寒之气上逆来说，用桂枝当然强于用肉桂。

其次根据《伤寒论》方后注及写作方法分析。仔细研究一下，这个问题在《伤寒论》应该得解。

桂即桂枝。①桂枝汤桂枝用三两，此方后注桂枝用五两，较桂枝汤多用二两，其原因是"更加桂二两"，加的是桂枝。②与65条茯苓桂枝甘草大枣汤桂枝用四两相比，欲作奔豚用四两,已作奔豚用五两,仍是桂枝。

桂为桂枝简写。①163条桂枝人参汤证方后注药物煎服法为:“上五味,以水九升,先煮四味,取五升,内桂,更煮取三升”,即是先煮其他药物,然后下桂枝,将桂枝简写成桂。②386条理中丸证治中,涉及用白术者,不再写白术,而直接简写“术”;因117条桂枝已简写桂,386条中用桂枝者也直接简写“桂”。

不过,现代临床也有用桂枝汤加肉桂治疗奔豚取效者。两者毕竟基原一致,并不是绝对不可以用,关键看证候更适合于用哪个。

本方现代用于治疗感冒、头痛、眩晕、耳鸣、呃逆、胃脘痛、神经官能症、膈肌痉挛、心律不齐、心脏病等。使用要点为:症状上要注意把握心悸,气从少腹上冲心,甚则产生窒息感,须臾复止;病机上要注意把握心阳虚,下焦阴寒之气上逆。

2. 脾虚证

(1)厚朴生姜半夏甘草人参汤证:66条:“发汗后,腹胀满者,厚朴生姜半夏甘草人参汤主之”。此类条文的特点是:除了病因外,只有腹胀满症状,《伤寒论》这类条文不少见。这类条文的疑难点在于:怎样认识其证候,如何分析其辨证论治规律,分析的突破口怎样寻找。研究解决这类疑难问题,无论对于《伤寒论》学习,还是对于古典医籍研究,都很有现实意义。试析如下:

首先,腹胀与脾关系最为密切,因为脾主运化,脾运化不利导致气机壅塞而出现胀满。

其次,寒热虚实均可导致腹胀,本证因为应用厚朴、生姜、半夏、甘草、人参治疗,总体上厚朴、生姜、半夏属于行气除胀祛邪之品,甘草、人参属于补益脾胃扶正之品,所以证候属性为虚实相间:虚为脾虚为主,实为气滞为主。这样,就可以概括为:厚朴生姜半夏甘草人参汤证为脾虚气滞腹胀证。

再者,方中厚朴、生姜用半斤,半夏用半升,甘草、人参分别用二两、一两。行气除胀祛邪药物远大于补益脾胃扶正药物,所以:①本证的性质是虚实相间,以实为主;②治疗应该是攻补兼施,以攻为主;③应用此方治疗此类疾病时要注意祛邪药药量应大于扶正药药量。

最后,总结本证辨治:因为是脾虚气滞腹胀,所以主要症状应该以腹胀、餐后加重或疲劳后加重、不硬痛、按之舒为特点,伴有纳差、四肢乏力等。治疗要以健脾除胀为主,注意用药时行气药要大于补脾药,否则非但不除胀满反而使其加重。本证治疗用药点睛之处在于生姜,既可散结除胀,又可开胃醒脾,一箭双雕。

本方现代多用于治疗胃动力不足、功能性消化不良、胃扩张、肠麻痹、肝炎、慢性胃炎、肾炎、术后排便困难等。使用要点为症状上把握腹胀餐后加重、按之舒,病机上把握脾虚气滞,用药要注意补虚药不可量大。

(2)小建中汤证:102条:“伤寒二三日,心中悸而烦者,小建中汤主之。”本条辨治内容有两个特点:一是伤寒初得,未经误治;二是未言发热恶寒表证,初得即见心悸心烦里证。应用上述根据方药组成分析证治的方法,当是里虚而感外邪,里虚为主,外感症状不明显,故用小建中汤温中补虚而宁心除烦,安内以攘外。

本条疑难点和重点在于:一是怎样理解“伤寒二三日,心中悸而烦”,二是如何理解本证病性及病证?三是如何理解小建中汤功效?四是本条辨治给我们的启示是什么?分述如下:

第一,怎样理解“伤寒二三日,心中悸而烦”。在《伤寒论》关于患病时间的论述中,一二日、二三日都是病程很短，可看做疾病初得。得病即见心中悸而烦，说明病情以里证为主，“伤寒”，可看做诱发里证的外在因素。也正因为“伤寒二三日”，病证应该有恶寒发热等表邪仍在的情况，只不过是病情轻微。

第二，根据上述，可以顺理成章地概括小建中汤证病性为表里同病，里病为主。表为风寒在表，里为中焦虚寒、气血不足、气虚为主。症状以心中悸烦、腹中隐痛、喜温按、轻微恶寒发热为主。

第三，如何理解小建中汤功效。首先，小建中汤是桂枝汤倍芍药、加饴糖并重用而成。桂枝汤倍芍药强化了调和气血止痛之力、但会影响其解表之力；但加入并重用饴糖则会纠正这个影响，在强化补益气血止痛之力同时，保证了桂枝汤解表功效。所以，小建中汤是表里双解之剂，以补虚温里为主。其次，对于气虚发热，小建中汤也有很好的疗效。气虚多从脾胃，其发热特征是低热、疲劳后加重，常伴身乏无力，恰好为小建中汤所主。气虚发热后世多从李东垣之补中益气汤，究其根源，当为小建中汤。

第四，本条辨治给我们的最大启示在于：仲景对伤寒的治疗是虚实分治，实人伤寒发其汗，虚人伤寒建其中。只有扶正，才有利于祛邪。这点，可以扩大理解为如对恶性肿瘤晚期的治疗，单纯的放、化疗反而易使患者短时间内体质迅速下降而死亡，如注意采用扶正固本方法，往往会使病情出现转机。

小建中汤现多用于治疗慢性胃炎、胃及十二指肠溃疡、胃下垂、慢性活动性肝炎、男性不育、神经衰弱、再生障碍性贫血、功能性发热、眩晕、头痛、老年抑郁症、疲劳综合征等。使用要点为：症状上注意把握心悸心烦、腹中隐痛喜温按、四肢乏力；如果有表证也是轻微的恶寒发热；病机上注意把握脾虚、气血不足。需提及的是：第一，小建中汤适应证不一必非得有表证；第二，如没有饴糖，可用山药代替。

（3）桂枝人参汤证：163条：“太阳病，外证不除，而数下之，遂协热而利，利下不止，心下痞硬，表里不解者，桂枝人参汤主之。”“数下之”前有“外证未除”，说明可能有里证，但里证不急不重，所以还是应该先治表，后治里为对。但医生屡用攻下，下不远寒，使脾阳受伤而下利不止，并有心下痞硬。此时表证还在，故用桂枝人参汤温中解表。

本条疑难点有二：第一，关于“协热利”：桂枝人参汤证为脾虚寒兼表，下利为脾虚寒；方中桂枝解表，所以应当是风寒在表，怎么会是“协热利”？第二，关于桂枝人参汤方药、功效与主治：虽然桂枝人参汤主治证为脾虚寒兼表，但症状有一不可忽视的表现是“心中痞硬”。脾阳伤、下利严重用人参、白术、甘草正对，但痞硬用之，且甘草四两、人参三两、白术三两，量这样大，怎样理解？分述如下：

第一，关于“协热利”：关键在“协”和“热”字。既谈“协”，即涉及双方，而不是单方。根据条文所论，原本为表里同病，屡用攻下的结果是脾阳伤而表邪未解，仍为表里同病，这是“协”之前提；“热”显然是表热，方中能够解表的是桂枝，桂枝为辛温之品，故“热”是风寒在表而发热。

桂枝人参汤中理中汤用于温里，为主要功效，用来解表者只有一味桂枝，显然较之理中汤为辅助功效。表里同病，里证为主，即脾虚寒为主；表证为次，即恶寒发热为次。所以，“协热利”为脾虚寒（为主）“协”（兼有）“热”（表热）而下利，表现是：里—脾虚寒协表“热”而下利。

第二，关于桂枝人参汤方药功效与主治：上已分析桂枝人参汤证为脾虚寒兼表，理中汤针对脾虚寒下利而治，桂枝一方面利于温脾寒，一方面针对风寒在表、发热恶风寒而治。但心中痞硬也是主要症状，且痞至“硬”程度说明气机壅塞严重，这时用人参、白术、甘草且量大，是否行得通？

这种情况当灵活处理：①此时痞硬的本质为阳气虚，温运失职，气机壅塞，故温阳益气是治本。②桂枝用量也为四两，其辛散温通之性也有利于解除痞硬。③可仿治脾虚腹胀之厚朴生姜半夏甘草人参汤法，为：桂枝、干姜量宜大、人参、白术、甘草量宜小；或酌加枳壳、厚朴类。

本方现代常用于治疗胃肠型感冒、年老体弱感冒、流行性感冒、慢性胃炎、胃及十二指肠溃疡、慢性肠炎、心动过缓、小儿秋季腹泻等。使用要点为症状上要注意把握下利清稀，腹痛腹胀不重、喜温按，或有轻度发热恶寒；病机上注意把握脾虚寒为主。需提及者，使用本方不一定非得有表证；如果气滞明显，可酌减人参、白术、甘草用量，适当加行气除满之品。

3. 肾阳虚证

（1）干姜附子汤证：61条：“下之后，复发汗，昼日烦躁不得眠，夜而安静，不呕，不渴，无表证，脉沉微，身无大热者，干姜附子汤主之。”下后复汗，导致正气大伤；根据脉象沉微，用干姜附子汤治疗，说明阳伤严重；症见身无大热，干姜附子汤采用顿服，说明病情已有虚阳外越，治当急救回阳，以能迅回阳气。

本条最为难能可贵之处在于：在证候上提出的“不呕，不渴，无表证”。“不”，就是要鉴别，要排除其他可能，排他之后的诊断才是确诊，确诊之后的治疗才能确保疗效。《伤寒论》在近1800年前能注意提出疾病的鉴别诊断，可以认为是中医证候鉴别诊断的基础，是对中医诊断学创立的突出贡献。

本条疑难重点有四方面：第一，如何看待“下之后，复发汗”；第二，如何对待“夜而安静”；第三，怎样理解“不呕，不渴，无表证”；第四，“身无大热”的病机。分述如下：

第一，如何看待“下之后，复发汗”。一般认为是汗下失序，所以导致阳气大伤。根据《伤寒论》关于表里同病的治疗原则，一般是先表后里，否则虚里陷邪；但如果里证为急，也可以先里后表，否则贻误病情。如桃核承气汤证治疗要注意先表后里，抵当汤证治疗要注意先里后表。所以，汗下失序可能是原因之一，更重要的是治法不当导致的阳气大伤。

第二，如何对待“夜而安静”。“夜而安静”是与“昼日烦躁不得眠”相对而言。要从两方面看：①天人相应，白昼阳旺，正邪相争，故烦躁不安；夜间阳气难与邪争，故“夜而安静”；②因“昼日烦躁”而“不得眠”，导致正虚神疲，“夜而安静”。所以，无论从哪个角度看，不能忽视“夜而安静”可能是病情加重的反应，更要注意观察，以防万一。

第三，怎样理解“不呕，不渴，无表证”。上已述，实际上这是鉴别诊断。“不呕”代表无少阳证，“不渴”代表无阳明证，“无表证”直言无太阳证。需强调的是，“无表证”完整，“不呕、不渴”不全面。这是条文的一种写作手法，临证时切不可单凭“不呕、不渴”便排除少阳或阳明病。如小青龙汤证就既有口渴又有口不渴，还是要全面审视病情，才可下结论。

第四，“身无大热”的病机。①上已述，本症的出现和应用干姜附子汤顿服，是说明有虚阳外越，毫无疑问，此时用姜附急救回阳，是治疗第一要义。②条文已明言“无表证”，所以发热当为格阳证。③如果结合临床实际，参考麻黄细辛附子汤证治，也有少阴虚寒严重，同时表证未解情况，当仔细辨别。

本方为单捷小剂，加之附子生用，药性峻猛，药力集中，便于迅回阳气，治疗急重病情。

现在临床应用时，一定要用制附子，且一定要注意注明久煎，以避免可能出现毒副反应。

本方现多用于治疗肾阳虚重证，或虚寒胃痛、腰痛、腹痛、腹泻、肝硬化腹水、心衰水肿、肾炎水肿、感染性休克、风湿性关节炎、类风湿关节炎等。使用要点为症状上要注意把握手足厥冷，腰膝冷痛，烦躁不安或精神萎靡，脉沉微；病机上要注意把握肾阳虚重，或肾阳急虚。一般多入复方，很少单独使用，单用宜慎。

（2）茯苓四逆汤证：69条："发汗，若下之，病仍不解，烦躁者，茯苓四逆汤主之。"汗下后病仍不解，显然是治法不当，症状以烦躁为主，应用茯苓四逆汤主治，故一般认为本证为阴阳两虚烦躁证，用茯苓四逆汤回阳益阴。

本条疑难点有二方面：第一，烦躁特点；第二，茯苓、人参之用。分述如下：

第一，烦躁特点。与上条干姜附子汤之肾阳虚烦躁证相比，无论在病因、主症、治疗方面都相似，但本证因为是阴阳两虚烦躁证，故烦躁应不分昼夜，且伴有四肢厥冷，恶寒身蜷，脉微细等。

第二，茯苓、人参之用。茯苓四逆汤由四逆汤加人参、茯苓而成，四逆汤回阳救逆，针对肾阳虚、阴寒内盛。人参用来生津液、补元气、安精神，气阴双补并宁神，是其特点；而本方以茯苓为名，重用为四两，在方中为主药，功能健脾益气长阴，宁心除烦，体现理中之意，也是特色之一。

本方现代多用于治疗急慢性胃炎、急慢性肠炎、心力衰竭、心肌梗死、心律失常、肠结核、食道癌、大汗、癫痫等。使用要点为：证候以烦躁不分昼夜，手足冷凉，脉微细为主；病机以脾肾不足，阴阳两虚为主。

4. 阴阳两虚证

（1）甘草干姜汤证、芍药甘草汤证：29条："伤寒脉浮，自汗出，小便数，心烦，微恶寒，脚挛急，反与桂枝欲攻其表，此误也。得之便厥，咽中干，烦躁，吐逆者，作甘草干姜汤与之，以复其阳；若厥愈足温者，更作芍药甘草汤与之，其脚即伸；若胃气不和，谵语者，少与调胃承气汤；若重发汗，复加烧针者，四逆汤主之。"本条可看做针对误治后产生的各种变证分别采取不同救误方法治疗的典范。掌握的重点及疑难问题有：第一，为什么单用桂枝汤治疗会导致误治？第二，治疗为什么先复阳，后复阴？第三，怎样看待出现的种种不同变证？分述如下：

第一，为什么单用桂枝汤治疗会导致误治？先看误治前患者的表现："自汗出，小便数，心烦，微恶寒，脚挛急"；再对此进行归纳整理，应该为两方面：①微恶寒、自汗、脉浮的表虚一面，②小便数、心烦、脚挛急的阴阳两虚一面，自汗、小便数是表阳虚、肌表失护，里阳虚、膀胱固摄失职；心烦、脚挛急是阴虚、筋脉失养。既然是阴阳两虚，表邪未解，治疗原则就应该为：复阳益阴解表。而医生只看到了表邪未解一面，忽视了出现阴阳两虚一面，所以单用桂枝汤解表，导致了误治。

分析到这种程度最易提出、且最难解的问题是：桂枝汤也是扶正解表剂，其中的桂枝甘草可以益阳，芍药甘草可以益阴，恰好正对病情，怎么能是误治？虽然桂枝汤也属于扶正解表之剂，但其扶正之力不胜任此证的阴阳两虚——小便数、脚挛急说明阴阳两虚的程度相对较重。阴阳两虚之人即便用轻微发汗，也可导致过汗伤正，此即单用桂枝汤会导致误治的主要原因。

第二，治疗为什么先复阳，后复阴？从两方面看：①根据阴阳属性，阳生阴长，阳固阴藏，扶阳是益阴的保证；②从患者的表现看，出现了厥，咽中干，烦躁，吐逆，是以阳伤为急、为主，故先用扶阳,后用益阴之法。

第三,怎样看待出现的种种不同变证?误治后的病情分别为:①阴阳两虚、阳虚为重——先用甘草干姜汤扶阳、后用芍药甘草汤益阴,②胃肠燥热实初结——调胃承气汤证,③肾阳虚重——四逆汤证。说明误治之后可以出现虚实不同的变证,为什么有虚有实,一定和体质及原有病情相关。根据本条所论,从中可以得到这样的启示:误治伤正,以虚为主;即便有实,也要注意扶正和护正,如用调胃承气、而不用小承气和大承气就可以看出这一点;如果反复误治,必定要正气大伤,四逆汤应用可见一斑。

本条辨证论治的另外一重要意义是提出了辛甘化阳法的基本方甘草干姜汤、酸甘化阴法的基本方芍药甘草汤。此二方堪称方小药精,应用得当,同样收桴鼓之效。如用甘草干姜汤治疗肺寒咳嗽、虚寒胃痛,芍药甘草汤治疗虚热胃痛、肠燥便秘,都有可靠疗效。总体看,临床单用不多,多套用在其他复方当中。

(2)芍药甘草附子汤证:68条:"发汗,病不解,反恶寒者,虚故也,芍药甘草附子汤主之。""发汗,病不解",原则上说是原有表证,用发汗法治疗,属正治,但病情没有得到解除;同时也不排除原非表证,用汗法属于误治。"反恶寒",有两种可能:一种是原有恶寒,现恶寒加重,另一种是原无恶寒,现反而出现了恶寒。根据现用芍药甘草附子汤治疗分析,现证属阴阳两虚证,与表证无关;再根据上条甘草干姜汤证和芍药甘草汤证,可补充症状还可能有恶寒,肢厥,咽干,脚挛急,脉微细等,治用甘草附子汤回阳益阴。

和上条甘草干姜汤证和芍药甘草汤证一样,本条的重要意义在于提出了阴阳两虚证的基本治法和组方原则。特别是组方,可以说是将组方之法运用到了极致。仅用三味药,以甘草为核心,甘草与附子配伍,体现了辛甘化阳法,能温阳散寒;甘草与芍药配伍,体现了酸甘化阴法,能益阴缓急;合用之,可成为一切阴阳两虚基本方。

本方组方另一重要的、不可忽视的意义是:甘草不是与干姜配伍,而是与附子配伍,可见温阳为温肾阳,同时甘草和附子都有很好的止痛作用;同理,芍药和甘草相伍,益阴为缓急止痛,也有很好的止痛作用。

由于芍药甘草附子汤证及组方特点,本方在临床中应用广泛,可成为一切阴阳两虚证基本方,特别是阴阳两虚痛证的治疗,更为本方特长。辨证要点以恶寒,肢厥,咽干,肢体挛急,脉微细为主,病机重点体现阴阳两虚。

(3)炙甘草汤证:177条:"伤寒脉结代,心动悸,炙甘草汤主之。""伤寒",在这里只作病因看待,《伤寒论》中有一些条文属于这种情况。"脉结代,心动悸"准确揭示了炙甘草汤证的典型症状及脉象,病机属心阴阳气血俱虚,用炙甘草汤滋阴养血,温阳通脉。

本条是《伤寒论》中极具特色的代表性条文之一。其重要意义在于:

第一,提出了心阴阳气血俱虚证的诊断要点和诊断标准。临床只要见到"心动悸,脉结代",便可以应用炙甘草汤。直至今天,这不但是医生使用炙甘草汤的原则,而且是从事中药新药开发研究心阴阳两虚心悸证的诊断标准。

第二,创立了治疗心阴阳两虚心悸证的代表方炙甘草汤,方中炙甘草、桂枝、人参补阳气以温通血脉,生地、麦冬、阿胶、麻仁滋阴血以养心安神,清酒用来行药势。正因为这种配伍,直至今天,仍然是治疗心阴阳两虚证的权威方。

第三,本方的用药特点在于炙甘草、生地、大枣三味药:

炙甘草,在方中为主药,用量仅次于生地,临床应用时绝不可像调和诸药一样用量平平,其功效也绝不可单纯理解成补中焦温养阳气，在此证中以其如《名医别录》所载“通经脉，利血气”之效，加之补中益气，而恰中病机。补中益气能复脉之本，通利血脉能调脉运行，量不足则不足以成此效。

生地，在此用量为1斤，同样不可以单纯理解为滋阴血，《神农本草经》载其有“通血痹，主伤中”之效，与大枣一起，构成辅佐炙甘草良药，针对本证，亦属求本论治。

大枣，用量为30枚，是仲景《伤寒论》《金匮要略》方中用大枣量最大者。大枣主补中，治少气、少津液，在本证治疗中具有重要作用。但其在方中功效，绝不仅限于此。《神农本草经》载其“主心腹邪气”，《开宝本草》载其“疗心下悬”，这都说明大枣针对“心动悸，脉结代”有标本同治之效。

中医有“不传之秘在药量”之说，很有道理。本证病机为阴阳气血俱虚，便决定了这三味药的药量要用足。

第四，通过炙甘草汤煎服法论述，强调溶媒重要性，这也是《伤寒论》特色之一。用酒煎药，利于发挥药物通阳复脉功效。通过溶媒加强疗效，《伤寒论》中还有很多。如枳实栀子豉汤用清浆水煎药，茯苓桂枝甘草大枣汤用甘澜水煎药，苦酒汤用米醋煎药等。

第五，第178条言：“脉按之来缓，时一止复来者，名曰结。又脉来动而中止，更来小数，中有还者反动名曰结，阴也。脉来动而中止，不能自还，因而复动者，名曰代，阴也。得此脉者必难治。”进一步明确了脉结代的脉象、机制及疾病程度，提示心动悸与脉结代并见，特别与代脉并见，治疗起来困难。这从另一个角度提示，脉结代的治疗，疗程相对长一些。

值得注意者，本方证特征为脉有间歇，核心病机为阴阳两虚，故属实者禁用；脉有间歇一定要分清虚实。如葛根芩连汤证脉也有间歇，但其是脉促，属里热协表邪下利证，伴有下利臭秽，喘而汗出等症，治宜清热止利；令如桂枝去芍药汤证也有间歇脉，但也是脉促，属表虚邪陷于胸而胸阳不振，见脉促胸满，治宜解肌祛风，宣通阳气。同为间歇脉，但有阴阳表里，寒热虚实不同，不可不察。

本方临床应用广泛，现代多用于治疗各种心脏病，心律失常，如病毒性心肌炎、风湿性心脏病、冠心病、心绞痛、心肌病、心房颤动、病态窦房结综合征等；还用于低血压、自主神经功能紊乱、喘咳、汗证、视物昏蒙、青盲、瞳神干缺病等。使用要点：症状以心动悸，脉结代为主，可并见有虚羸少气，自汗盗汗，咽干口燥，大便干结，舌光少苔，或质干瘦小；病机以心阴阳气血俱虚为主。堪称心阴阳气血俱虚心脏病之基本方，也是治疗阴阳两虚证代表方。

（三）蓄血证

1. 桃核承气汤证　106条：“太阳病不解，热结膀胱，其人如狂，血自下，下者愈。其外不解者，尚未可攻，当先解其外；外解已，但少腹急结者，乃可攻之，宜桃核承气汤。”为太阳病不解，表邪内传，导致蓄血证，非经误治，属邪气自然传变。证候除其人如狂，少腹急结症状外，参照124、125、126条所述，当有小便自利，发热，脉沉、沉涩等脉症。临床常见腹胀满痛，大便坚硬、或数日不大便，舌红、苔黄干，脉沉实有力。辨证要点为少腹急结，小便自利，如狂，发热，大便燥，脉沉涩、或沉结、或沉实有力；病机主要为表邪不解，入里化热，与血结于下焦，治用泻热逐瘀法，方中大黄、芒硝荡涤实热，桃仁、桂枝化瘀通经，甘草调和诸药，伍桂枝利于通阳而散结，伍大黄、芒硝利于祛邪而不伤正。与124、125、126条抵当汤丸证相比，本证属于瘀热互结轻证。

本条疑难点在于“热结膀胱”。主要观点有：①血蓄回肠。蓄血必从大便而出。②血蓄胞宫。热结膀胱，熏蒸胞宫之血。③血蓄膀胱。邪热随经入里，犯膀胱之腑。④血蓄下焦。试析如下：

124条抵当汤证与本证性质相同，均为蓄血证，不过是蓄血重证。其病机条文明言“热在下焦”，故以下焦蓄血为宜。如为血蓄回肠，则必限于大便出血；如为血蓄胞宫，则必限于阴道出血；如为血蓄膀胱，则与条文反复强调小便自利相违背。用下焦蓄血解释，则符合少腹急结或硬满，小便自利等病机。

本证辨治需注意以下几点：

首先，瘀热互结程度较轻，有自行下血可能，下血则热随血去，瘀热互结解除，病情向愈。也正因此，临床时决不可等待自行下血以除病，仍宜积极治疗，以免贻误病情。其次，太阳病不解，热结膀胱，主要阐述太阳蓄血形成过程，并非一定有表证。如果有表证，在治疗上原则要注意先解表，表解后泄热逐瘀；

再次，方中甘草之用提示体虚之人有瘀热互结应用本方为宜；最后，空腹服药宜于发挥药物泻下之力，使瘀热互结迅速解除。

本方临床应用广泛，现代多用于治疗周期性精神病、精神分裂症、痛经、经闭、盆腔瘀血证、乳腺疾病、卵巢囊肿、脑血管意外、脑外伤后遗症、慢性肾炎、肾功能不全、糖尿病、高脂血症、风湿性关节炎、慢性前列腺炎、牙痛、头痛等。使用要点为：症状以少腹急结或硬满痛，小便自利，神智失常，舌黯、脉沉涩或沉结为主；病机以下焦蓄血为主。

本病例辨治及用药特点主要为：病症为神志失常，恶露少而带黑块，少腹胀痛，渴喜冷饮，大便干燥，舌黯红，苔黄而干，脉弦滑数，故辨为瘀热互结，治用桃核承气汤加减：黄连、黄芩、栀子泻热，金银花、连翘解毒，桃仁、桂枝化瘀，琥珀安神。

2. 抵当汤丸证　124条：“太阳病六七日，表证仍在，脉微而沉，反不结胸，其人发狂者，以热在下焦，少腹当硬满，小便自利者，下血乃愈。所以然者，以太阳随经，瘀热在里故也，抵当汤主之。”125条：“太阳病身黄，脉沉结，少腹硬，小便不利者，为无血也。小便自利，其人如狂者，血证谛也，抵当汤主之。”126条：“伤寒有热，少腹满，应小便不利，今反利者，为有血也，当下之，不可余药，宜抵当丸。”

此3条所论均为表邪不解，入里化热，与血结于下焦而形成下焦蓄血证。辨证要点为如狂或发狂，少腹硬满疼痛，小便自利，大便燥结，舌紫黯，脉沉结。若血热熏蒸肝胆，则可出现发黄。病机为瘀热互结深重，故治以抵当汤。与106条比较，本证属瘀热互结重证，故方中用水蛭、虻虫破血逐瘀，桃仁活血化瘀、去瘀生新，大黄荡涤实热，推陈出新。四药皆为峻猛之品，故方后注为“不下更服”，意在中病即止，防伤正气。如瘀重而势缓，症见少腹满，大便燥，小便自利，时发热，或时有神智失常，舌淡黯，脉沉涩，则治宜抵当丸峻药缓图。

本证疑难点有二：即124条“脉微而沉”和126条“不可余药”。试析如下：

第一，关于“脉微而沉”。“微”，一般解释为“略有涩滞”，指脉象沉而略有涩滞。根据文意及《伤寒论》条文写作特点，“而”后者均为强调，重点在沉。因为蓄血深重，故脉沉；而恰为蓄血，故“微”当为“结”，紧接其后的125条即明确指出抵当汤脉象为“脉沉结”。

第二，关于“不可余药”。或认为“不可用其他药”，或认为“不可剩余药渣”，即连汤带渣一并服下。根据文意及服法，两解均可成立，但以“不可用其他药”更合适。分析关键在于“不可余药”在文中的位置。如按条文顺序，“不可余药”在“宜抵当丸”前，解释成“不可用其他药”，适宜用抵当丸妥善。如“不可余药”在“宜抵当丸”后，则可释成“连汤带渣一并服下”。

但是,根据《伤寒论》写作特点,如果是服法,则应在方后注中,本句在条文证治论述中,故解释成“不可用其他药”为宜。

抵当汤丸现代多用于治疗脑血栓后遗症、颅内血肿、缺血性中风、顽固性头痛、栓塞性静脉炎、顽固性痛经、子宫肌瘤、增生性骨结核、肠息肉、慢性前列腺炎、急性尿潴留、外伤性癫痫等。使用要点为:症状以神智如常或失常,少腹硬满疼痛,小便自利,大便燥结,舌紫黯,脉沉结为主;病机以血热结深为主。注意汤药应用中病即止,顽固性血热互结以丸药缓图为宜。

(四)水气证

《伤寒论》中记载有丰富的治疗水气病的内容,其中的一些著名方剂,如苓桂术甘汤等至今仍被广泛应用于临床,效如桴鼓。然而,什么是水气病?水气病的临床特点有哪些?仲景治疗水气病有哪些大法?梳理这些问题,对于提高临床辨证论治水平,具有重要意义。

古人对“水气”概念的认识主要有两种,一是认为水气是水之寒气,如成无己注水气上冲时说:“水寒相搏,肺寒气逆”;二是认为水气即水饮,如钱天来注:“水气,水饮之属也”。刘渡舟教授认为上述两种不同的见解,似乎各自说了一半,因为水与寒、水与饮,往往协同发病,水指其形,寒指其气,饮则指其邪,二者相因,故不能加以分割。水气的概念,应是既有水饮,又有寒气,这样去理解,则比较恰当。

谈到水气为患所引起的临床证候,可以说是影响表里内外,多种多样,变化多端。但有两个特点具有一定的特异性,其一是水气上冲之证,可称之为水气病的内在表现特征;其二是水色、水斑及水气,可称之为水气病的外在表现特征。

水气上冲的证候一般是自下而上先犯心下,可见“心下逆满”,即胃脘胀满。随即是“气上冲胸”,若水遏胸阳,则自觉憋闷;肺气受阻,则出现短气、咳嗽;水气凌心,则见心悸不安。水气上冲咽喉,则犹如“梅核气”,咽喉如有物梗塞,吐之不出,咽之不下。水气上蒙清阳,则见头目眩晕,动则为甚;清阳之气不能温养清窍,还可出现耳聋、目障(视物不清)、鼻塞、口中不知滋味等。因此,水气上冲每有眼、耳、鼻、喉等证出现,临证之时务须详查,不可不知此乃水邪为患。

还有一种古人叫做“奔豚气”的水气上冲之证,发病起点在脐下(即少腹),发病之时气从脐下上冲咽喉,来势突然,其行甚速,凡气所过之处,或胀、或悸、或窒塞,皆历历有征。犹以冲至咽喉,每每使人憋闷、窒息、出冷汗,而有如面临死亡的一种恐怖感出现,然少顷则气衰下行,其证也随之而减。

为什么会发生水气上冲呢?水气上冲的证机是和心、脾、肾的阳气虚衰有关,而心阳虚衰,又为发病的关键。心属火,为阳中之阳脏,上居于胸,能行阳令而制阴于下。若心阳不足,坐镇无权,不能降伏下阴,则使寒水上泛,而发为水气上冲。同时,脾气之虚,不能治水于下,水无所制,也易上冲而为患。另外,肾主水而有主宰水气的作用,如肾阳不足,气化无权,不能主水于下,则亦可导致水气上冲。由此可见,水气上冲,实与心、脾、肾三脏阳气之虚有关,其中尤以心脾阳虚不能降伏下阴为前提。而“奔豚气”的发生,多为心阳损伤所致。

在临床上,并不是所有的水气病患者都皆与心、脾、肾三脏阳气之虚有关,根据先天体质及病因的不同,发病可有不同侧重。主要有心阳虚的水气病、脾阳虚的水气病、肾阳虚的水气病等,其临床的证候特点各有何不同呢?

心阳虚的水气病以苓桂枣甘汤证及桂枝加桂汤证为代表。苓桂枣甘汤证为心阳虚奔豚欲发之证。《伤寒论》说“发汗后,其人脐下悸者,欲作奔豚,茯苓桂枝甘草大枣汤主之。”描述的是发汗心阳损伤,心阳虚不能镇守于上,下焦水寒蠢蠢欲动,水气之邪从脐下上冲,而见“脐下悸,欲作奔豚”,故以苓桂枣甘汤温阳利水,补益心阳,健脾筑堤。而桂枝加桂汤证则为心阳虚已发奔豚之证。证见“气从少腹上冲心”,为“烧针令其汗”心阳大伤,导致心阳虚损,君火不明,以致下焦水寒之气乘机向上奔冲,发为奔豚之证,故当以桂枝加桂汤温养心阳,平冲降逆。

脾阳虚的水气病以苓桂术甘汤证为代表。亦多由误治造成。误治脾胃损伤,脾阳虚,运化失职,饮停于中焦,水气上逆。如《伤寒论》所述“伤寒,若吐、若下后,心下逆满,气上冲胸,起则头眩,脉沉紧,发汗则动经,身为振振摇者,茯苓桂枝白术甘草汤主之。”结合临床,概括苓桂术甘汤证辨证要点主要有三个方面:其一,水气上冲之证,及“心下逆满,气上冲胸,头目眩晕”。其二,水液代谢失常之证,常见小便不利,下肢浮肿,渴不欲饮等。其三,舌脉特征,多为舌淡或胖有齿痕,苔白或有水滑,脉沉弦。故治以苓桂术甘汤温阳利水,健脾降冲。

肾阳虚的水气病以真武汤证为代表。《伤寒论》中讲真武汤证有两处记载,一是太阳病篇“太阳病发汗,汗出不解,其人仍发热,心下悸、头眩、身瞤动,振振欲擗地者,真武汤主之。”二是少阴病篇“少阴病,二三日不已,至四五日,腹痛、小便不利,四肢沉重疼痛,自下利者,此为有水气。其人或咳,或小便利,或下利,或呕者,真武汤主之。”可以看出,无论是太阳病发汗太过,还是少阴中寒,凡造成肾阳虚衰,不能制水,水邪泛滥者,皆可导致本证的发生。阳虚水泛,上凌于心,故可见心下悸动;上蒙清阳,则见头目眩晕;阳气者,柔则养筋,阳虚筋脉失养,则可见筋肉跳动、肢体振颤,站立不稳而欲仆倒在地;水寒凝于内,则见腹痛;气不化液,故小便不利;水寒外溢,阴凝重着,故四肢沉重疼痛;下注于肠,故自下利。由于水为阴邪,其性变动不居,可到处泛溢而为患,因而或见之证甚多,若上凌于心肺,可见心悸而咳;上逆于胃,则气逆而呕;泛滥肌肤则肿;上蒙清阳,则头目眩晕。究其病源,却均因于水,故原文说:“此为有水气”。治疗当以温肾阳、利水邪为主。真武汤方中附子辛热,温经回阳以散寒水;辅以白术温运脾气,补土以治水;术附合用,还可温煦经脉以除寒湿;茯苓淡渗,协白术以利水;生姜辛温,可温散水寒;芍药和血脉,缓筋急,且能制约附、姜之辛燥,使之温经散寒而不伤阴。

水气病的外在表现特征主要有水色、水斑及水气。所谓水色,指面部青黯色,或下睑处呈青黯色;所谓水斑,指额、颊、鼻柱、口角等处,皮里肉外,出现黑斑,一般为对称性,类似色素沉着。为什么会出现水色与水斑?主要机制在于心之华在面,水为阴邪,阴邪搏阳,营卫凝涩,而心血不荣。所谓水气,指面部虚浮,眼睑轻肿,或下眼睑如卧蚕状。此外,咳喘伴痰多,痰呈白色泡沫或蛋清状,且于冬季寒冷时复发加重;脉多为弦象,舌苔水滑;其他见症尚有咳逆倚息不得平卧、小便不利等;此皆为阳虚气化失司,津液不化所致。

《伤寒论》治疗水气病以“温阳利水”之“苓桂剂群”为主,代表方为茯苓桂枝白术甘草汤(简称苓桂术甘汤)。为什么治疗水气病的这一类方剂要用“苓桂”冠名?为什么把苓桂术甘汤作为代表方剂呢?首先,这与病机特点有关。针对水气病,有寒当温之,有水当利之,而茯苓桂枝恰恰代表了“温阳利水”之法。苓桂术甘汤由茯苓、桂枝、白术、炙甘草四药组成。方中以茯苓、桂枝为主药,白术、甘草为配伍药。茯苓在方中有四个方面的作用。一是甘淡利水以消阴;二是宁心安神而定悸;三是行肺之治节之令而通利三焦;四是补脾固堤以防水泛,故为方中主药,列于首位。桂枝在本方则有三方面的作用:一是通阳以消阴,二是下气以降冲,三是补心以制水,亦为方中主要药物,列于第二位。此方如有茯苓而无桂枝,则不能化气以行津液,如有桂枝而无茯苓,则不能利水以伐阴。可见苓桂相须相成,而缺一不可。至于白术则协茯苓补脾以利水,甘草助桂枝扶心阳以降冲。诸药配伍精当,疗效确实,故为苓桂诸剂之冠。从此方证衍生而来的诸方,皆称之为"苓桂剂",如苓桂枣甘汤、苓桂姜甘汤、苓桂杏甘汤、苓桂味甘汤、五苓散等,而"苓桂剂"诸方的合称则为"苓桂剂群"。

"温阳利水"是治疗水气病的大法。由于水气病在临床上十分常见,因此很多病症的治疗都有可能通过选用"温阳利水"之法而获得满意效果。《类聚方广义》记载苓桂术甘汤"治饮家眼目生云翳,昏暗疼痛,上冲头眩,睑肿,眵泪多者(眵目糊),加苡仁,尤有奇效。当以心胸动悸、胸胁支满、心下逆满为目的。治雀目证,亦有奇效。"在现代临床上,治疗急慢性支气管炎、支气管哮喘、心源性及肾源性水肿、心功能不全、慢性肾炎、肾积水、梅尼埃综合征、脑震荡后遗症、胃炎、消化性溃疡、肠炎、带下、风湿痹证、自主神经功能紊乱、干渴症等属水饮为患者皆可选用。

治疗水气病除了"温阳利水"之法还有哪些手法?当然还可以有"开鬼门,洁净府"等发汗、利小便等辅助手法,但最值得一提的是与"温阳利水"相对应的"和阴利水"之法。这是刘渡舟教授晚年提出的一个颇具影响的学术观点。刘老认为《伤寒论》中如果只有苓桂术甘汤,而没有苓芍术甘汤与之对应,就像只有真武汤的扶阳利水而无猪苓汤的育阴利水一样,是有失偏颇的。因此在治疗水气证时应既有通阳之法,又有和阴之法。桂枝汤中的桂枝和芍药,有"滋阴和阳"之功,在临床上具二分法之义。因此,仲景在桂枝汤加减法中,既有桂枝汤去芍药,又有桂枝汤去桂枝;既有桂枝汤加桂枝,又有桂枝汤加芍药。这种桂芍相互对用规律,符合疾病变化的客观要求。从这一规律出发,仅有苓桂术甘汤,而无苓芍术甘汤,违背了仲景阴阳兼顾的治疗特色。

那么,苓芍术甘汤出自何处?对该方之法的探讨对于临床而言究竟意义何在?所谓苓芍术甘汤,即《伤寒论》桂枝去桂加茯苓白术汤。《伤寒论》原文第28条说:"服桂枝汤,或下之,仍头项强痛,翕翕发热,无汗,心下满微痛,小便不利者,桂枝去桂加茯苓白术汤主之"。对于本条的理解,历来存在着争论,争论的焦点有二,其一是有无表证;其二在于本方是桂枝汤去桂枝还是去芍药。而刘老认为,方药组成当尊原著,而病机本质在于水遏阳郁不得宣畅。此证汗之不解,下之不愈,乃由于膀胱气化失司,水邪内停,故小便不利;水邪凝结,影响中气不运,所以心下胀满微痛。经脉与脏腑相通,腑病影响了在外之经气不和,故见头项强痛、翕翕发热等证,这属于太阳之邪内陷,以致膀胱气化失职的水饮内停之证,其病理根源在于"小便不利",故以利小便,解阳郁为治。《神农本草经》载芍药有"除血痹,止痛,利小便"的功效。故方中芍药、大枣和血脉以利水;生姜宣散水气,化气行水;茯苓、白术健脾利水;甘草调和诸药以和中州。服药后水邪当从小便而下,故论中有"小便不利"之症,而方后注说服药后"小便利则愈"。

通过上述分析可以看出,"苓芍术甘汤"是与"苓桂术甘汤"相对应,代表仲景治水有"通阳"与"和阴"两大手法。苓桂术甘汤旨在通阳而治胸满心悸,苓芍术甘汤旨在和阴利水而治心下满微痛、小便不利。苓芍术甘汤再加一味附子,便是真武汤模式。可见苓、术必须得芍药才能发挥去水气、利小便之作用。故有"桂枝走表利于上,芍药走里利于下"之说。

因此,我们在临床治疗水气病时,既要熟练掌握"温阳利水"之法,也应了解有"和阴利水"之法,特别是反复使用"温阳利水"之法却效果不佳时,是否可以考虑"和阴利水"之法?

《金匮要略·水气病脉证并治》所说的"血不利则为水"提示我们,和阴、活血等法,也是临床上行之有效的利水手法,临证之时,不容忽视。

(五)结胸证

结胸,是一个古老的证候名。《伤寒论》中是这样描述的:"按之痛,寸脉浮,关脉沉,名曰结胸也"。可见,此处的"结"有邪气结聚为患的含义。作为证候,结胸当指有形之邪结于胸膈,以胸脘部疼痛而硬为主症的一种病证。然而,从现代临床的角度来看,结胸到底类似西医的哪些疾病?现代临床上是否还存在这种病症呢?思考这些问题,对于我们深入理解结胸的实质,以及在临床上更好地应用大、小陷胸汤等名方,均具有积极意义。

结胸证,多因误下邪热内陷,或未经误下,邪热入里与水饮相互搏结而形成。由于人的体质不同,邪陷有异,故结胸证分为两大类型,一名热实结胸,一名寒实结胸。热实结胸又分为大结胸证及小结胸证。寒实结胸证,是水饮寒邪内结心下,症状与热实结胸大体相似,但由于水饮与寒邪相结,故无发热、烦躁等热证。

大结胸证《伤寒论》所描述的典型临床表现为"脉沉而紧,心下痛,按之石硬",后世医家称作"结胸三证"。"疼痛"是结胸的主要特征,《伤寒论》对结胸的描述有"膈内拒痛","心下满而硬痛","心下痛、按之石硬","从心下至少腹硬满而痛不可近"等,可见,"疼痛"或"按之痛"是临床诊断结胸证的关键症状之一。大结胸证在临床上又分为大陷胸汤证和大陷胸丸证。

大陷胸汤证,是水热互结所致的大结胸的典型证候。所谓大结胸,一是指水热互结之势重;一是指水热结聚的范围大,不仅局限在胸间及胃脘部位,表现为"心下痛,按之石硬";更有甚者可扩大到"从心下至少腹,硬满而痛不可近",与现代临床外科所说的"肌紧张""板状腹"十分接近。从心下至少腹说明了病变部位之大;按之硬以石板来形容,以及硬满而痛,不敢用手触摸,又说明了病势之重。大结胸的脉象多见沉紧。沉主里主水,紧脉主实主痛,沉紧脉也是水热结成实而致痛的一种反映。若大结胸证,津伤邪陷,也可兼见大便燥结,数日不下,舌燥少津,口渴,午后三五点钟的时候发热(即日晡潮热)等阳明腑实证。大陷胸汤是泻下水热之峻剂,也是治疗大结胸证的主方。由大黄、芒硝、甘遂组成。大黄、芒硝、甘遂三药互相配合,可破结泻热逐水。其用药量较大陷胸丸为大,且用汤剂,取其速攻力猛。由于本方为泄下之峻剂,故方后注"得快利,止后服",以防损伤正气。《伤寒来苏集》指出大陷胸汤较大承气汤力量峻猛,可用于水肿、痢疾初期的治疗,使用时必视其人之壮实者,乃可用之。若患者平素虚弱,或病后不任攻伐者,当念虚虚之祸。现代临床可用于急腹症,如胆道阻塞性感染、急性胰腺炎、急性肠梗阻、腹膜炎、胸膜炎,以及腹水、水肿等。

为什么大陷胸汤能够治疗急性腹膜炎一类的急性炎症性病变呢?除中医辨证施治因素外,现代药理研究也证明大陷胸汤的主要药物具有相应的药理作用基础,如大黄有增进肠管蠕动的功能,使肠内水分增加,从而起泻下作用。芒硝含硫酸钠,在肠内溶解后成高渗钠盐液,由于渗透压的作用,保持肠内水分,同时扩张肠管,反射性增强肠蠕动而致泻。甘遂主要成分大戟乳脂,有增进肠蠕动而致泻的作用。综合单味药的药理,本方应具有泻下、抗菌、利胆、收敛、消炎等作用。

大结胸证和大柴胡汤证在临床表现和病机上都有相似之处,临证之时,应如何辨别呢?重点可从病位和病机两个方面对它们进行分析。二种病变在病位上都涉及心下、胸胁,都可能见有心下或胁下的症状。然大结胸病是热邪与痰水相结于胸胁,由于有痰水的存在,故心下硬痛是必然症状,其痛可能旁及胁下,其硬亦可能扩展至中下腹部,但必定以心下为病变中心。大柴胡汤证虽有实邪,但其实邪在于肠道,部位偏下。即使腹满而硬,其硬满之处也在中下腹部,而不在心下。因为腑气不痛,浊气不降,胆气不疏,也可能出现心下症状,但不会有心下疼痛石硬的特征。刘渡舟教授说:"大柴胡汤证是热与气结于胃肠,虽可有心下痞满而痛,但按之不硬;而结胸证则是热与水结于胸胁,故既有心下疼痛,又见按之石硬。"

还有一种很容易和大陷胸汤证混淆的病证就是大承气汤证,由于大陷胸汤证时有合并阳明之兆,见到所谓"小有潮热"等症而使得辨证更加困难,临证之时应如何把握其关键的鉴别环节?从病机分析大陷胸汤证为水热互结于胸胁,大承气汤证为邪热与肠中糟粕相结,所以病位自然有别,大陷胸汤证在胸膈胸胁并涉及腹腔,而大承气汤证主体是在胃肠。再看主症,大陷胸汤证病变重心在"心下",硬痛突出,证见心下痛,按之石硬可向整个腹腔蔓延,亦可见到小有潮热;而大承气汤证病变重心是在胃肠,腹满突出,证见腹满痛拒按多为"绕脐痛",典型潮热。曹家达《经方实验录》指出,结胸用大承气汤不愈者,为胸腹间水热之邪未去。可见,大陷胸汤证与大承气汤证的鉴别,具有十分重要的临床意义。

大陷胸丸证,属水热互结的大结胸证,其邪结聚的部位偏上。其证除见胸中结硬或疼痛外,并见汗出、项背强急、俯仰困难等证候。此即《伤寒论》中所说:"结胸者,项亦强,如柔痉状"。水热胶结,势甚于上,影响到了项背的经脉,以致汗出、项强,能仰不能俯,俯仰艰难如柔痉状,故当用大陷胸丸缓下在上之水热。水热去则项背强急得以缓解,故《伤寒论》曰:"下之则和"。大陷胸丸由大黄、葶苈子(炒)、芒硝、杏仁(炒黑)、甘遂、白蜜组成。方用大黄、芒硝泻热破结;甘遂为泻水之峻药,可泻下使水下行;葶苈、杏仁利肺以清泄胸间水热;恐药力太强,泻下迅暴,难以扫尽在上之邪,故制以白蜜之甘缓,且能滋润强急。又本方小制其剂而为丸,只"取如弹丸大一枚",是峻下制之以缓,以攻为和的方法。《伤寒总病论》说:"虚弱家,不耐大陷胸汤,则以大陷胸丸下之。"现代报道用于治疗胸肺疾患合并感染,如胸膜炎、气管炎、哮喘、肺气肿、气胸等病机相符者。

大陷胸丸证有汗出、项强,与桂枝加葛根汤证项背强几几,反汗出恶风很相似,但病因不同。本证是水热结胸,故当见胸中结硬或疼痛,其势偏于上,影响颈项不和而强急;桂枝加葛根汤证是太阳中风表虚而经输不利,故见汗出、项背强几几。病因、证候不同,治法各异,临证时应仔细辨认。

小结胸证为痰与热互结之证,《伤寒论》中说"小结胸病,正在心下,按之则痛,脉浮滑者,小陷胸汤主之。"概括了小结胸病的脉证特点,并以此与大结胸证"从心下至少腹,硬满而痛不可近""脉沉而紧"加以鉴别。大结胸是水热结聚深在胸腹,故脉沉紧;小结胸是痰热结于心下,部位表浅,故脉浮滑。大结胸虽也有心下痛,但不按亦痛,自与小结胸的"正在心下,按之则痛"不同。小陷胸汤由黄连、半夏、瓜蒌实组成。方用黄连苦寒以泻心下热结,半夏辛降善涤心下痰饮,瓜蒌甘寒润滑能清热除痰以开结。小陷胸汤与大陷胸汤都由三味药组成。大陷胸汤用大黄,小陷胸汤用黄连,同可泻热但有强弱之不同;大陷胸汤用甘遂,小陷胸汤用半夏,同有泻利痰水的作用,但有轻重之分;大陷胸汤用芒硝,小陷胸汤用瓜蒌,同为泻利邪结,但又有缓急的区别。所以名为大小,是因为病有大小、轻重、缓急的不同。《伤寒总病论》有服小陷胸汤"微解下黄涎即愈"的说法,刘渡舟教授曾验之临床,确如其言。在现代临床上小陷胸汤可用于治疗近胸膈组织器官炎症性病变,如急慢性胃炎、胃溃疡、十二指肠溃疡;心肺胸部疾病,如冠心病、肺心病、肺炎、气管炎、胸膜炎;与小柴胡汤合用治疗结核性腹膜炎等。

寒实结胸，是因寒痰凝结所致。《伤寒论》说："寒实结胸，无热证者，与三物白散。"那么，这种病证应该见到什么样的临床表现呢？热实结胸当见发热、口渴、心烦、舌苔黄腻或黄燥等热证表现。寒实结胸，则以"无热证"与热实结胸相鉴别，即无发热、烦躁、渴饮、面赤、脉数、苔黄燥等热证。若病在膈上者，可见胸中硬痛；若病在膈下者，当见心下硬痛，或从心下至腹部硬满而痛。由于寒痰凝结，腑气不通，故还常见有大便秘结不下。其治疗用三物白散以温散寒结、除痰逐水。三物白散由桔梗、巴豆（去皮心、炒黑研细）、贝母组成。因本方用散剂，故取名三物白散。方用桔梗、贝母开胸中结滞以消痰；巴豆辛热，攻寒逐水以破结。因巴豆为烈性泻下药，服之易伤胃气，故应"以白饮和服"。临床服用本方后，一般均可出现泻利，这是寒实邪气排出的正常反应。若不利，可进热稀粥一杯，以助药力；而利下不止，则可进冷稀粥一杯以止泻。《外台秘要》记载，仲景桔梗白散（即三物白散）治肺痈，其症见咳而胸满、振寒脉数、咽干不渴、时出浊唾腥臭、久久吐脓如米粥等。现代本方用于治疗支气管炎、支气管哮喘、肺炎等呼吸系统疾病而属于寒实者；寒实性胃痛、肠梗阻、腹水肿胀等，只要辨证相符，亦可选用。

通过以上对各种结胸证临床特征的讨论可以看出，如果从西医角度来看，结胸证实际上属于靠近胸膈的组织或器官，发生急性或慢性的感染性病变，包括急慢性胸膜炎、腹膜炎、胰腺炎、胆道系统感染、肺部感染、气胸等病症。《伤寒论》中对此类病症的诊治有较为详尽的描述，其中的某些治疗方法至今还在有效地应用于临床。

（六）痞证

与结胸热实或寒实不同，心下痞病机的基本特征是气机壅滞。其临床主要表现为患者自觉胃脘部（心下）胀闷不舒，按之柔软不痛。然而，心下痞到底是怎么样形成的？从临床辨证的角度，它到底有几种类型？仲景治疗心下痞创立了哪些主要手法？而以"泻心"命名的5方，在当今临床上常用于治疗哪些疾病？治疗寒热错杂痞的主方半夏泻心汤，是当今临床上最常用的方剂之一，《伤寒论》记载半夏泻心汤证只有"但满而不痛"，在临床上应该如何辨证？这些都是值得我们思考的问题。

我们首先探讨心下痞到底是怎么样形成的？也就是心下痞的成因。根据《伤寒论》第151条"脉浮而紧，而反下之，紧反入里，则作痞。按之自濡，但气痞耳"及第131条"病发于阴，而反下之，因作痞也"的描述，说明素体中气不足，误治脾胃损伤邪气内陷是导致痞证的主要原因。但结合临床观察，可以发现，导致心下痞证形成的原因并非外感误下这一种途径。其他常见的因素如饮食不节，导致脾胃损伤；肝气不舒，影响脾胃失和等。不论何种原因，造成脾胃气机升降失和，中焦气机壅滞，皆可导致心下痞证。

其次，临床所见心下痞，常见有哪几种类型？仲景治疗心下痞创立了哪些手法？主要有两大类，即热痞（治疗以大黄黄连泻心汤为代表方）和寒热错杂痞（治疗以半夏泻心汤为代表方）。

而以"泻心"命名的5方为大黄黄连泻心汤，附子泻心汤，半夏泻心汤，生姜泻心汤和甘草泻心汤。分别治疗热痞、热痞兼表阳不固、痰气痞、水饮食滞痞和痞利俱甚痞。然而，为什么这五方要以"泻心"命名呢？夫脾主升清，胃主降浊。二者在维持人体气机正常运行中发挥重要作用。《素问·六微旨大论》说："故非出入，则无以生长壮老已；非升降则无以生长化收藏。是以升降出入，无器不有"，而人之脾胃属土，位居中央，脾升胃降方能使气机通畅。

若客气犯于脾胃，影响到了脾胃的功能，使脾不能升，胃不能降，机体的气机失常，气滞心下，则生胀满。因此，治疗心下痞当依《素问·阴阳应象大论》"中满者，泻之于内"的原则，采用"清热"或"辛开苦降甘补"等法以消痞散结、消除心下之满，从而恢复中焦气机升降之职，使"中满"得以解除则痞证自愈，故治疗心下痞的上述5方均采用"泻心"来命名。

上述主治心下痞的5个泻心汤，在当今临床上常用于治疗哪些疾病呢？在此，重点应该掌握2个核心方剂，即大黄黄连泻心汤和半夏泻心汤，因为这两个方剂在临床中有十分广泛的应用，具有重要临床价值。其他3方皆由此化裁而来。

大黄黄连泻心汤主治"心下痞，按之濡，其脉关上浮者"，伴见心烦、尿赤、舌苔黄，甚或脉数、吐衄等，具有消痞清热之功效，如今临床上常用的中成药三黄片(大黄、黄连、黄芩)，《外台秘要》黄连解毒汤(黄连、黄芩、黄柏、栀子)，《医宗金鉴》栀子金花汤(黄连解毒汤加大黄)等著名方剂，皆由本方演化而来。但值得注意的是，本方煎服法根据《伤寒论》方后记载，要用"麻沸汤"浸渍，义在取其气而薄其味，作用在于清热以消痞，而不是泻下去实。现代临床上本方多用于治疗各种血症、高血压、神经性头痛、口腔溃疡、糖尿病、动脉硬化、脑血管意外、面神经麻痹、三叉神经痛、急慢性结膜炎、急慢性胃炎、痢疾、结肠炎等，凡具备热实火盛特征者，皆可应用。

半夏泻心汤是治疗寒热错杂痞的主方，也是当今临床上最常用的方剂之一，但《伤寒论》记载半夏泻心汤证原文一条，症状只有一个，即"但满而不痛"，后世医家对此虽有阐发，但见解不一，在临床上使用本方时应该如何辨证？我们曾查阅古今文献记载的半夏泻心汤治疗心下痞有效病案169例(全部为个案)，总结半夏泻心汤临床辨证要点有以下几个方面：其一，中焦气机壅滞见胃脘部胀闷不舒。其二，脾胃气机升降紊乱可见恶心呕逆，肠鸣下利等症候。其三，中焦寒热错杂，胃气不降，虚热上扰，则嘈杂心烦；脾寒不运，则厌食纳呆，便溏乏力。其四，若气机痰阻加重，气血运行不畅可伴有胃脘隐痛。第五，舌淡或胖有齿痕，兼有舌尖或边红；苔黄白而腻；脉以弦滑为主。值得注意的是原文所述心下痞是没有疼痛的，但临床上痛与不痛都可见到，只是疼痛的程度较轻，非结胸"痛不可近"之状。

有一个问题是，半夏泻心汤所主治的心下痞为什么称之为"寒热错杂痞"？寒热错杂是怎么形成的？纵观《伤寒论》叙述半夏泻心汤证简单，并无"寒热错杂"一词，历代注家所述各有发挥，但印证半夏泻心汤证寒热错杂这一病机特征最有利的方法应该是"以方测证"，半夏泻心汤用夏姜辛温而开、以芩连苦寒而降，寒温并用，阴阳并调，以复中焦升降之职。至于寒热错杂的形成目前有两种解释：第一种观点认为，表证误下，脾胃损伤而生寒，邪气内陷而生热。第二种观点认为，寒热错杂痞的形成不一定皆来自于表证误下，杂病内伤导致脾胃损伤，功能失调也可发生本证，即脾胃阴阳失调，阳不得阴，胃气不降而生热；因不得阳，脾气不升而生寒。两种解释从外感误治及杂病内生不同角度揭示中焦寒热错杂形成的机制，二者合一，才能比较全面。

若病变偏重水饮食滞。证见胃中不和，心下痞硬，干噫食臭，胁下有水气，腹中雷鸣，下利等。治疗以半夏泻心汤加重生姜而为君，则名生姜泻心汤，取其兼散水气，健胃导滞之功。若中伤尤笃，客气上逆，痞利俱甚。证见下利日数十行，谷不化，腹中雷鸣，心下痞硬而满，干呕，心烦不得安等。治疗以半夏泻心汤重用甘草为君，则名甘草泻心汤。取其补益中气，以缓客气之逆，寓有"强主弱客"的辨证思想。可见，仲景治疗中焦脾胃寒热失和3方，实乃一法之通变，随证灵活加减用药之典范，给后人以莫大的启迪。

根据我们文献统计,半夏泻心汤所主治的病证涉及西医学领域25个病种,主要有慢性浅表性胃炎、慢性萎缩性胃炎、胃扩张、胃肠神经官能症、胃肠功能紊乱、急性肠炎、慢性肠炎等。还涉及胃溃疡、胃下垂、食管炎、十二指肠溃疡、胆囊炎、肝炎、胰腺炎、湿疹、白塞综合征、梅尼埃综合征等。

以上所述诸泻心汤的临证应用,重点集中在消化系统病症方面,但根据大量的临床实践应用及相关报道,泻心汤的应用并不局限于此。《伤寒论》记载的这五个泻心汤还能加减用于治疗呼吸系统如慢性支气管炎、支气管哮喘等;心血管系统如高血压、动脉硬化、脑血管意外等;精神、神经、内分泌系统疾病如糖尿病、白塞综合征、神经官能症、失眠、情志不遂、面神经麻痹、三叉神经痛、神经性头痛等;其他如儿科、妇科、男科、五官科等多种病症。问题是:为什么治疗心下痞或采用"泻心"之法解除中焦气机壅滞,就能够治疗如此多的疾病呢?这除了强调中医辨证"谨守病机"之外,还能给我们带来哪些更加深层次的思考呢?

脾主升清,胃主降浊;中焦乃脾胃所居,气机升降之枢纽。假若中焦这个升降之枢失调,气机壅滞中焦以后,导致胃气上逆、脾气下陷,则亦可导致如附子泻心汤、黄连汤所述的"上热下寒"等病机特征。

进一步引申则可导致心火不得下降,肾水不得上奉,肺气不得肃降,肝气不得舒展,痰湿阻滞,经脉之气运行不利等。因此得出一个重要启示:临床治疗心肺肝肾等多种疾病,不要忘记可从调畅中焦气机入手,临床辨证施治之际,有"泻心"法可供选择。

近年来,对半夏泻心汤配伍规律及作用机制的研究也在不断深入。我们曾采用多种动物模型,按"辛开"(半夏干姜)、"苦降"(黄芩黄连)、"甘补"(人参甘草大枣)分类拆方,观察半夏泻心汤治疗慢性胃炎、胃肠动力紊乱的作用机制,及调节消化性溃疡(PU)攻击因子与防御因子平衡的作用机制,探讨半夏泻心汤组方原理与Shay平衡学说的相关实质,在此基础上进一步研究半夏泻心汤配伍规律。结果显示,甘补组主效应为增强防御因子及胃肠动力,苦降组则为削弱攻击因子及胃肠动力,辛开组与上述两药组配伍具有增效作用,全方组具有增强防御因子、胃肠动力及削弱攻击因子的双重效应。就本方特色而言,其增强防御因子的效应更为突出。拆方各组中,部分药组之间有相互协同的趋势,而部分药组之间呈制约趋势。综合评价,以全方组最佳,但甘补组疗效颇为显著。针对不同指标,拆方各组显示出不同角度的优势,说明全方组的生物学效应是通过多组分、多环节、多靶点,对机体进行整合调节的结果。

三、阳明病理论与实践

(一)阳明热证

1. 病势转归　阳明病热证的病机为热邪充斥,由于就诊迟早、汗出多少、渴饮程度、津亏程度、体质因素的不同,导致热邪充斥的发展转归各异,故其病势有转为腑实证、血热证、湿热证的不同。其发生与否,关键在于热邪充斥状态是否改变。若热邪与糟粕互结,则转为阳明腑实证;与水湿互结,则转为阳明湿热发黄证;与血搏结,转为阳明血热证。

(1)转化为阳明腑实证:阳明病热证以身热、多汗、恶热、口渴多饮为主证,若胃肠津液得以及时补充,或津液尚未严重偏渗,仍表现为气热充斥内外为主的热证。反之,因汗多津伤,或津液偏渗,周身津液持续耗损,胃肠津液亏虚,则燥热与糟粕结聚,常常导致以燥热结聚为主要病机的阳明腑实证。如第213条"阳明病,其人多汗,以津液外出,胃中燥,大便必硬,硬则谵语,小承气汤主之。若一服谵语止者,更莫复服”。阳明病,“其人多汗”当属热证。若病人于“多汗”之初就诊,当属于典型的阳明热证;如病人就诊较迟,气津明显耗伤,燥热尚未与糟粕互结,则为阳明热盛气津两伤证;如果病人就诊更迟或汗出总量过多,胃肠津亏较重,燥热已与糟粕互结,则转为阳明腑实证。本证系由热证转为腑实,故用“小承气汤主之”。

(2)转化为阳明血热证:阳明病热证,燥热充斥,故身热、汗出、恶热,汗出津伤则渐至口渴乃至多饮,此属其常。若由口渴转为欲漱水而不欲咽,提示燥热由在气分充斥变为与血相搏的状态,转为血热证。热灼血络,迫血妄行,可发衄血。如第202条“阳明病,口燥但欲漱水,不欲咽者,此必衄”。

热证转为血热证,尚有热入血室、血热互结及便脓血等不同的证型。第216条:“阳明病,下血、谵语者,此为热入血室。但头汗出者,刺期门,随其实而泻之,濈然汗出则愈。”阳明病诊断确立,当身热、恶热、汗出等典型症状,不应出现“下血”。若燥热充斥乘血室之虚而转入,则“热入血室”。热灼血络,迫血妄行,非时经血下行;热在血分,易乱心主则“谵语”。“刺期门”使血室之热透出气分,“濈然汗出”而转愈。188条:“伤寒转系阳明者,其人濈然微汗出也。”明确指出阳明燥热充斥表里内外的指征为“濈然汗出”,那么热由血室转出后的“濈然汗出”,恰恰反映燥热处于表里内外的充斥状态。

(3)转化为阳明湿热证:阳明病热证的发热、汗出,属邪热外越之征。邪热外越,未至郁蒸,则不会发生湿热证。若发热汗不出,则邪热与水湿郁蒸,常常可导致湿热发黄。第236条:“阳明病,发热、汗出者,此为热越,不能发黄也。但头汗出,身无汗,剂颈而还,小便不利,渴引水浆者,此为瘀热在里,身必发黄,茵陈蒿汤主之。”既云“阳明病”,必以病初所具发热、汗出、不恶寒、恶热而明确诊断。若病人就诊时发热、汗出持续存在,即“此为热越”,其燥热仍处充斥状态,仍属阳明病热证。若素有水湿,则燥热容易由充斥状态转为与水湿互郁,形成所谓“瘀热在里”。证由病初的汗出,转为“但头汗出”;由口渴转为“渴引水浆”;由小便利转为“小便不利”,即由阳明病热证转为阳明湿热发黄证。符合这种病势转归的尚有第199条。原文云:“阳明病,无汗、小便不利,心中懊憹者,身必发黄。”因湿邪素停,充斥之热邪转而与水湿郁蒸,症见无汗、小便不利、心中懊憹,转为湿热发黄之证。

2. 栀子豉汤证 栀子豉汤证,已于太阳病篇做了重点论述,又重出现于阳明病篇。因为重出于阳明病篇的缘故,栀子豉汤又是一张清热的方子,因此,有的注家就将此方此证列入阳明病本证,在此有必要辨析之。

阳明病篇221条云:“阳明病,脉浮而紧,咽燥口苦,腹满而喘,发热汗出,不恶寒,反恶热,身重。若发汗则躁,心愦愦反谵语。若温针,必怵惕,烦躁不得眠。若下之,则胃中空虚,客气动膈,心中懊憹,舌上胎者,栀子豉汤主之。”不难理解,自“阳明病”至“身重”,属阳明热证,是表热向里热转化过程中尚未定型的一组证候,特点是里而兼表,热而未实,而其热又属无形之热。仲景对这种不典型的阳明热证,尚未指出主治之方,这恐怕与证候的复杂性不无关系。对于这种既有燥热充斥,又有燥热结聚的阳明病证,其施治的确有一定的难度。此类证候,汗、下、温针诸法分别用过,导致了一系列变证的发生。自“身重”以下就是谈汗下温针后的各种变证。而“下之”本身就有三种变证:栀子豉汤证、白虎加人参汤证(222)、猪苓汤证(223)。然而很多注家均把此条栀子豉汤证视为阳明病正治之方,并归属于“阳明热证”中的第一方证。

原文紧承“下之”后称“胃中空虚,客气动膈”,“胃中”,言病涉阳明;“空虚”,言热之无形。无形之热,又兼表证,何以能下?故有表热内陷“客气动膈”之变。“动膈”二字,就明确指出邪陷部位,也就是病位。既是热陷胸膈,且有“心中懊憹”之虚烦主症,自然非栀子豉汤治之莫属了。由此可知,此本是阳明病证“下之”后的一个变证,将“变证”归类于“阳明病本证”,显然是不合适的。

之所以将其归类于阳明病,是本于清代注家柯韵伯之说。柯氏认为:“栀子豉汤主之,是总结上四段证,要知本汤是胃初受,双解表里之方,不只为误下后立法。盖阳明初病,不全在表,不全在里,诸证皆在里之半表间,汗下温针,皆在所禁,将何以治之?惟有吐之一法,为阳明表邪之出路耳。”把栀子豉汤讲成“胃家初受”之方,有些欠妥。一者,胃家即使“初受”,总是病在“胃家”,这与主治“客气动膈”的栀子豉汤,病位不符。二者,既言“不只为误下后立法,”就是说误治前的阳明病证,栀子豉汤可以治之。试问:出现“腹满而喘,发热汗出,不恶寒反恶热,身重”如此里热壅盛之症,仅栀子与豆豉两味药,难道不嫌病重药轻?更不用说药不对证了。其实,细读一下柯注,就会发现他之所以这样讲,是把栀子豉汤看作“吐之一法”了,这才是问题的症结所在。而栀子豉汤决非吐剂,早有定论。

栀子豉汤主治阳明变证而非阳明热证,还可以从222、223条的联系上得到证明。222条白虎加人参汤证的“若”与223条猪苓汤证的“若”,均在语气上说明与221条下后的栀子豉汤证是相连贯的三个变证。三方均属这种不典型阳明热证误下后的救误之方。可以说未下之前,虽属阳明病证,连白虎加人参汤也不能用,更何况栀子豉汤。

正由于概念不清,名实不符,所以在解释中难免自相矛盾。有的教科书虽在标题中把栀子豉汤证列入“阳明病本证”,但于原文“释义”中却说:“若认为腹满为腑实而误用下法,则下后胃中空虚,郁于胸膈之间,出现心中懊憹不安,舌上生苔等症,当用栀子豉汤以清宣胸膈郁热。”既然称栀子豉汤于此是“清宣胸膈郁热”,为何又归属于阳明本证?难道阳明为病不只限于胃肠,还可以包括“胸膈”?

那么,误治前的这种不典型、未定型的阳明病用什么治之比较适宜呢?沈尧封认为“此条当与风温及三阳合病参看,言无形之燥热为病,而胃无宿食也。故未经误治之时,本是白虎汤主治”。考虑外有表证未罢,还是白虎加桂枝汤或张锡纯的白虎汤加薄荷、连翘、蝉蜕,似乎更为适宜。

临床上栀子豉汤可以活用治疗“心中结痛”的胃脘病证(阳明病),但却不可将栀子豉汤证等同于阳明病本证,更不可将栀子豉汤视为治疗阳明病本证之方,因为这是不同的两个概念。按仲景本义,栀子豉汤是主治热陷胸膈之方。正因为病位在于胸膈(偏上),又是无形之热郁,故用豆豉之辛凉升散宣透之品。当热邪进一步深陷于脘腹,则去豆豉而加厚朴、枳实成为栀子厚朴汤(79条),又可从反面证明,栀子豉汤证之病位确在胸膈,而非胃脘,即非阳明。

栀子豉汤列入阳明病篇,条文首冠“阳明病”,就一定是治阳明病之方,是思维简单化的一种表现形式。对古人,尤其是著名注家的观点,不加分析地认同,又是尊古不化的一种表现形式。

3. 猪苓汤证　阳明病篇列出猪苓汤证,仲景意在揭示阳明易从燥化这一病理特征,并通过变证强调“利小便”是阳明病一大治禁。但此证在归类及注释上问题不少,须进行辨析并为之正名。

较统一的认识，是把猪苓汤证的第223条“若脉浮，发热，渴欲饮水，小便不利者，猪苓汤主之。”归属于“阳明病本证”中的“阳明热证”的范畴。有的教科书注释云：“本条是下后津液受伤，阳明余热犹存。”问题在于：若确属“阳明余热”的话，猪苓汤何以能治之？何况224条还有“阳明病”不可与猪苓汤”之禁。可见，把猪苓汤证归类于“阳明热证”有些名实不符。

此证本属221条阳明热证下后，热陷膀胱水气内停的一种变证，已经不是阳明热证的一种“证”。221条阳明中风热证误下导致三种变证，即热陷胸膈的栀子豉汤证、热盛伤津的白虎加人参汤证及热与水结的猪苓汤证。其实，将猪苓汤证归属阳明本病的这种认识是受柯韵伯的影响，柯氏称“栀子汤所不及者，白虎汤继之；白虎汤所不及者，猪苓汤继之，此阳明起手之法。”阳明“起手”怎能“起”到下焦膀胱病呢？病在膀胱的水气病，又怎能与病在胃肠的燥化病相提并论呢？

猪苓汤证既然归类于“阳明热证”，那么“脉浮发热”自然是“阳明余热”了，多数注家均持此说。问题是“阳明余热”，在猪苓汤之治中如何体现呢？且不说二苓、泽泻、阿胶，即使滑石，讲成清“阳明余热”也是勉强的。其实，只要承认猪苓汤证有内热，哪怕是热在下焦膀胱，也会通过经络(膀胱经本布于体表)外蒸升浮于肌表，而出现“脉浮发热”的，如此理顺成章，何必非要讲成“阳明余热”呢？

猪苓汤证的“渴”，注家也责之于“阳明余热”，意为热灼津亏。问题是，仲景治阳明热灼津亏之渴每加人参，而猪苓汤中却用阿胶。更何况猪苓汤乃利水之方，若果是阳明津亏之渴，还能“猪苓汤主之”吗？其实，水气病的口渴，多属气不化津，津难上承。阳虚停水如此，夹热停水也如此。只是水停下焦膀胱的口渴，较之三焦气化失职蓄水五苓散证的“消渴”，程度较轻，仅“欲饮水”而已。这是因为水停下焦，但中、上二焦气化尚属正常，部分津液仍能布输于口舌的。

真正体现阴虚停水的猪苓汤证，是在少阴病第319条“少阴病，下利六七日，咳而呕渴，心烦不得眠者，猪苓汤主之。”，属少阴阴虚热化的证型之一。而阳明病篇的猪苓汤证，在症状上并没有反映出“阴虚”的病机。所以，仲景于阳明病篇列出猪苓汤证的真实用意，不在223条的证治，而在于紧承此条之下的224条的治禁。224条云：“阳明病，汗出多而渴者，不可与猪苓汤，以汗多胃中燥，猪苓汤复利其小便故也。”以“渴”为辨证指标揭示出治禁。在仲景看来，发汗与利小便是导致津液外出阳明燥化的重要原因，于很多条文中论述了小便利与大便硬的病理联系，所以仲景于此强调类似猪苓汤一类的方药，在阳明病，尤其“汗出多而渴”的情况下，应当禁用，揭示了阳明易从燥化的病理特性及严防伤津的治疗特点，体现了《伤寒论》“存津液”的学术思想。

4. 误汗病瘥的思考 《伤寒论》中有关阳明病热证误汗病瘥或转愈的原文有第203和233两条。阳明病热证本自汗出，不当发汗。之所以发汗可有病瘥之机，基本原因有三：一是病者津液尚未严重耗伤。二是正气剧与邪争，燥热处充斥之态，邪有外泄之机。其三是燥热之外泄速，津液之耗伤迟，虽胃肠津伤，但燥热已除。既然阳明病热证确有误汗病愈、转愈的实例，那么阳明病热证也不无自愈、转愈之可能。虽与诸多因素有关，但燥热处于充斥状态乃其发生之前提。若燥热非处充斥状态，则邪热已无外泄出路，必无自行向愈、转愈之机，更无误汗转愈之可能。

第203条：“阳明病，本自汗出。医更重发汗，病已差，尚微烦不了了者，此大便必硬故也。

以亡津液,胃中干燥,故令大便硬。当问其小便日几行,若本小便日三四行,今日再行,故知大便不久出。今为小便数少,以津液当还入胃中,故知不久必大便也。”第233条:“阳明病,自汗出。若发汗,小便自利者,此为津液内竭,虽硬不可攻之,当须自欲大便,宜蜜煎导而通之。若土瓜根及与大猪胆汁,皆可为导。”注家多论便硬之因、导法之用,而对阳明病误汗何能病瘥、向愈,大多避而不谈。我们认为,误汗病瘥、向愈之论,非偶然临证随笔,确有探讨之必要。

第203条之“阳明病,本自汗出”,显指阳明病热证。本当辛寒清热,医反“更重发汗”。尽管属误治,确系“病已差”。虽“尚微烦不了了”,但阳明燥热已去。对此,注家大多避而不谈其因。沈元凯虽有解经之意,但言而又止,未能深入。曰:“阳明病不应发汗,是盖在经者,故医重发其汗而不为大逆也。”(《伤寒大成·卷三》)由于病本汗出加之误汗伤津,虽“病已差”,但其津液损伤并未恢复,即“以亡津液,胃中干燥”。“尚微烦不了了”者,其后不必用药,仅据其肠中津液是否自行恢复,即可判定能否痊愈,故曰“当问其小便日几行”,患病时日三四次,现每日两次,说明其津液由热除前之偏渗状态,恢复到热除后之正常状态,借以阐明“津液当还入胃中”,故推断“不久必大便也”。

本证之转愈,确系误汗之后,其邪热确系随汗而解。尽管阳明病热证由误汗得解者,并非主流且不具共性,但也确系存在,本条原文即是对该类医案的真实记载。

对于误汗后阳明燥热得解,肠中津液未能迅速恢复的证候,仲师详实录于第233条。阳明病热证,系经误汗,虽病未瘥,仅以导法治之病瘥,可证其病转轻,势转愈。仲师强调“小便利”者,是言虽燥热之邪随汗得解,但尚有微热余邪。热虽强弩之末,仍可致津液偏渗,故曰“小便利”者“为津液内竭”。大便虽硬,绝非腑实,故“不可攻之”。只须于病人“自欲大便”时,用蜜煎、土瓜根、大猪胆汁三种选其一,即可导通大便,而不必他药治之,足见其证仅属微热残留,肠津未复而已。尽管多数注家详论便硬之治,而避阳明得解向愈之理不谈,但不可否认,本证确属向愈,至少是转轻。

比较两条原文所论误汗后的证候,肠中之津液能否迅速自行恢复,乃是否采用导法之前提。203条强调小便次数较发汗之前减少,说明津还肠中;233条突出“小便利”,系指与发汗之前相较无变化,表明津尚偏渗。前者属痊愈而便待自通,后者属向愈须导法辅助。两条所论均属阳明病热证误汗痊愈或转愈之病例归类与总结。从仲师以两条原文记述同类内容角度分析,此汗后之转愈或愈,绝非偶然。尽管仲师并未详论误汗病瘥之理,但其详实之载录,为后世探讨其理,提供了病案依据,其贡献不亚于“病常自汗”之用桂枝。

既然,阳明病热证有误汗得解之机,阳明病热证未经治疗也当有自愈之可能。燥热充斥于外为阳明热证的病机特点,而身热、汗出为其必见之症,因汗出津伤而口渴欲饮。其燥热始终处于向外泄越的状态,故其津液也趋日渐耗伤。渴欲多饮,从某种程度上对津液可有所补充。阳明燥热充斥的状态是否能够持续,则与以下诸多因素密切相关。一是源于胃肠的燥热是否处于持续发展增剧状态;二是津液是否有效地得到补充;三是津液是否偏渗膀胱;四是胃肠津液亏耗程度是否严重;五是胃肠是否有宿食停积;六是体内是否素有水湿等。

假设,上述因素均不能成为证候转变的有效条件,阳明燥热充斥状态相对持续而未发生改变,则存在如下可能:

阳明病热证病初,正气处于与燥热剧争之状态,必欲祛邪外出,燥热可随汗向外泄越。邪热随汗而泄,乃邪热得以外出之唯一方式和途径。若津液之消耗与津液之补充处于动态平衡,则阳明燥热充斥之病机状态可相对持续,一般不至发展转变为其他证候类型。

邪热随汗而泄,津液必然耗伤。故邪热泄越之速度、量度,津液耗伤之速度、量度,即成为阳明病热证发展、转归的关键。若邪热泄越速度快于津伤,效度大于证势发展,或津液得以迅速补充,或燥热发展缓慢,大部邪热外泄,则病证转愈。反之,则易向腑实证等方向发展或转变。

5. 实践意义 阳明病热证包括白虎汤证及兼津气两伤的白虎加人参汤证。纵观《伤寒论》原文,属于单纯阳明病热证者比较少,而兼见津气两伤者较多。

确立阳明热证需要明确两个问题:其一是病机符合阳明燥热充斥或兼津气两伤的病机。其二是临床表现符合“外证”的显著特征。证候表现为身热,汗出,口渴或口大渴,烦躁,舌红少津苔黄,脉洪大或洪数等。在诊断方面符合以下两点中的一点即可参考诊断:①壮热,恶热,汗出,口渴,舌红,脉大有力,或兼时时恶风,渴欲多饮者。②身热而渴,汗多,背微恶寒,倦怠少气,舌红少津苔黄,脉洪大。

值得注意的是,阳明热证均有显著的“外证”特征,兼津气两伤者通常口渴较甚,或伴倦怠少气等津气两伤的表现。

白虎汤和白虎加人参汤的临床运用极为广泛,综合分析就会发现,临床所治大多属于伤寒传入阳明,邪从热化,即阳明里热亢盛,充斥表里内外或兼津气两伤者。本方的临床运用已大大超越《伤寒论》的范畴,所治疗的疾病,有各种病原微生物如细菌、病毒、原虫等所引起的感染性的发热;有物理因子引起的发热,如暑热;也有内分泌紊乱和结缔组织疾病,如风湿热、糖尿病等而致的内热。

据临床报道,白虎汤可治疗磋牙。盖因胃足阳明之脉“入上齿中”,阳明手大肠之脉“入下齿中”。阳主动而阴主静,若阳明郁火循经上炎,则齿磋不安。若白虎西现,金飚送爽,则阳明火降,齿磋自安。白虎汤可治疗治头痛。盖胃足阳明之脉“循发际,至额颅”,若热郁阳明,循经上攻,则可出现前额头痛。另有报道以白虎加人参汤治疗痿证。《素问·痿论》说:“阳明者,五脏六腑之海,主润宗筋,宗筋主束骨而利机关也。”若阳明热盛,“壮火食气”(《素问·阴阳应象大论》),则四肢筋脉失养,气不足则痿软无力,津不足则口渴喜饮。故用白虎加人参汤清热益气,并佐天花粉养阴生津,此《素问·痿论》所谓“治痿独取阳明”之证验。

(二)阳明实证

阳明病实证是指通常所说的三承气汤证,即调胃承气汤证、小承气汤证、大承气汤证。三承气汤证均以“大便硬”“不大便”为主要临床特征,即阳明提纲证“胃家实”之谓。

1. 阳明病热证与实证的兼夹与转化 对于阳明病篇存在的热证与实证的兼夹证候,历代注家阐发较少,下面以热证与实证兼夹转化的相关原文为依据,从阳明病动态发展的角度,探讨热证与实证的兼夹及其转化规律。

首先,阳明病热证和实证病机同中有异。阳明病之病机为“胃家实”,即胃肠燥热炽盛。其燥热表现形式决定其证候类型。若燥热表现为“充斥”状态,则发为阳明热证;若燥热与肠中糟粕互结而表现为“结聚”状态,则发为阳明实证。同样,若燥热与血相搏、与湿互郁,则分别可变发为阳明血热证和阳明湿热证。就阳明热证与实证而言,其共性病机为:胃肠燥热炽盛。根本区别是:胃肠燥热之表现形式不同,即“充斥”与“结聚”。虽充斥与结聚形式各异,但均源于胃肠燥热。

胃肠之燥热表现为“结聚”,还是“充斥”,与人体内环境密切相关。胃肠津液之亏虚程度及津液偏渗之轻重,对上述两种状态之发生、发展影响颇大。如第181条曰:“太阳病,若发汗、若下、若利小便,此亡津液,胃中干燥,因转属阳明。不更衣,内实,大便难者,此名阳明也。”亡失津液致胃肠津亏,故导致阳明实证之发生。再如第250条:“太阳病,若吐、若下、若发汗后,微烦、小便数、大便因硬者,与小承气汤,和之愈。”此言津液之损伤及津液之偏渗乃转属阳明腑实之关键因素。故胃肠中津液之亏虚程度,是发生阳明热证与实证之关键。

再者,阳明病热证与实证兼夹确系存在。燥热之“充斥”与“结聚”是相对的,而非绝对的。所谓燥热“充斥”,仅是以“充斥”为主而已,不能排除其内在“结聚”之存在;同样,燥热“结聚”,也仅是以“结聚”为主,同样不能排除其“充斥”的存在。因此,“充斥”与“结聚”,常可互见。当难以区分何者为主时,其证候即属热证与实证之兼夹。如第221条:“阳明病,脉浮而紧,咽燥、口苦,腹满而喘、发热汗出、不恶寒、反恶热、身重。若发汗则躁,心愦愦,反谵语;若加烧针,必怵惕、烦躁不得眠;若下之,则胃中空虚,客气动膈,心中懊憹,舌上胎者,栀子豉汤主之。”一方面燥热“充斥”而表现为发热、汗出、不恶寒、反恶热、咽燥、口苦、脉浮”;另一方面燥热与糟粕“结聚”,腑气壅滞而腹满,肺气失降则喘,燥热结聚则脉紧。据“若下之,则胃中空虚”,可知,病人尚有不大便或大便硬一症。如上,反映燥热“结聚”与“充斥”之并存、并重,足以证明本证乃阳明热证与实证之兼夹。再如第219条:“三阳合病,腹满、身重,难以转侧,口不仁、面垢、谵语、遗尿。发汗,则谵语;下之,则额上生汗、手足逆冷;若自汗出者,白虎汤主之。”原文是论三阳合病后,阳明燥热独盛之证。“身重,难以转侧,口不仁、面垢”反映燥热之“充斥”;“腹满”提示燥热与糟粕之“结聚”。燥热处于“结聚”和“充斥”并存状态。以何为主,当须辨析。故强调若燥热以“充斥”为主,即“若自汗出者”,方可用“白虎汤主之”;否则,不以自汗为突出表现或汗出很少或局限于手足,则恐以燥热与糟粕“结聚”为主,而不宜选用白虎汤。又如第206条:“阳明病,面合赤色,不可攻之。必发热,色黄,小便不利也。”既然考虑攻下,则必属阳明实证。阳明腑实,则不当见面合赤色之症。今面合赤色,则反映燥热“充斥”仍较重。由于燥热“结聚”与“充斥”并存,故仲师曰“不可攻之”。其实,正是由于邪热“充斥”弥漫之病机较重,才会因误下而导致“充斥”之热与水湿郁蒸。若无弥漫“充斥”之燥热,何能与水湿郁蒸?又怎会发生黄疸?

再者,阳明病热证与实证可动态转化。阳明病之热证以身热、多汗、恶热、口渴多饮为主症,若病人多饮而胃肠津液得以及时补充或津液尚未明显偏渗,则可使“充斥”状态相对维持,于就诊时仍表现为以“充斥”为主的热证。反之,由于多汗或小便数或津液无以持续补充,则易使内环境发生显著变化,使燥热与糟粕结聚,发生以“结聚”为主要病机的实证。如第213条:“阳明病,其人多汗,以津液外出,胃中燥,大便必硬,硬则谵语,小承气汤主之。若一服谵语止者,更莫复服。”正因“其人多汗”而使“津液外出”,胃津亏耗,发生燥热由“充斥”向“结聚”的转变,而形成以大便硬为主症的阳明实证,故当以“小承气汤主之”。假若未发生转变,恐仍当以白虎汤或白虎加人参汤主之。假设,燥热若处于“充斥”与“结聚”并存、并重状态,则恐与221条所言病机、证候类似。

最后,分析一下阳明热证与实证兼夹证治疗。典型阳明病热证与实证之治疗,一般当选白虎、承气之属。因阳明热证可向实证转化,其转化过程处于动态,加之病人就诊迟早不同,故临证所见,证必多端。证情虽多,证向实证发展之动态过程和趋势是相对固定的。为阐明其动态辨证之具体问题,暂将此动态过程分为三个相对静止证型。即热证初转之偏热型、热证转实之并重型、热证转实之偏实型。

《伤寒论》既然有麻黄汤与桂枝汤之合方，即桂枝麻黄各半汤；有小柴胡汤与桂枝汤之合方，即柴胡桂枝汤，为何不能有白虎与承气之合方？既然有加桂、加附、加杏朴之诸多加减方；有青龙、柴胡、四逆诸多之加减法，为何不能有白虎、承气加减之法、加减之方？果若有合方之用，诸如第221条和228条之初始证候，恐不至于下后余热留扰胸膈。因此，对于热证与实证的兼夹和转化之辨治，不妨考虑以下变通。其一，热证初转实之偏热型，即以燥热"充斥"为主，而已初具燥热"结聚"之象，可于白虎汤或白虎加人参汤中加入大黄或芒硝出入。其二，热证转实之并重型，即燥热处于"结聚"与"充斥"并重格局，治以清下并举之法，与白虎、承气之合方加减。其三，热证转实之偏实型，即燥热以结聚为主，仍有邪热充斥之病机存在，可于承气类方中佐加石膏或知母。

其实，对于白虎、承气之加减变通，从吴鞠通治疗阳明温病所创用的诸如宣白承气汤、护胃承气汤、增液承气汤、导赤承气汤之中，也不无启示。吴氏创用以上诸方，无一不是对仲师白虎、承气之发展与变通。

总之，阳明病热证与实证存在兼夹，热证可以向实证发展转化，其转化始终处于动态变化之中。虽《伤寒论》确无治疗该类病证之具体治法和处方，但通过探析相关原文，研究仲师治疗思想，参以后世之变通发挥，仍可掌握其动态辨证规律，予以正确辨治。

2. 大便"硬"与"溏"之特殊寓意 《伤寒论》398条原文中，涉及大便"硬"者，有18条；论及大便"溏"者，有8条。于大便"硬"，有"硬""必硬""当硬""则硬""因硬""虽硬"之语；于大便有"溏""必溏""后溏"之文。大便"硬"与"溏"指具体症状，几成定论，注家鲜有异议。若细玩味，除表述症状外，大便硬尚有推断燥屎未成、诊断燥屎已成、寓示大便成形之不同内涵；大便溏又有推断燥屎未成及相对大便不硬之不同寓意。

（1）大便硬之特殊寓意

1）推断燥屎未成：原文中有如"但硬耳""初头硬"之谓多提示燥屎尚未形成，而并非指具体症状。如第215条"阳明病，谵语、有潮热，反不能食者，胃中必有燥屎五六枚也；若能食者，但硬耳，宜大承气汤下之"（宋本，下同）。文中有倒装语法，"宜大承气汤下之"应接在"胃中必有燥屎五六枚也"之后。在不大便、谵语、潮热之情况下，据"不能食"推断腑气不通，证实燥屎已成；反之，据"能食"推断腑气尚通，表明燥屎未成。"但硬耳"乃诊断结论之谓，并非当前症状。果若病人尚能排便，则无判定燥屎成否之必要。

又如第238条"阳明病，下之，心中懊憹而烦，胃中有燥屎者，可攻。腹微满，初头硬，后必溏，不可攻之。若有燥屎者，宜大承气汤"。此言已成燥屎者，可攻。言外之意，未成燥屎者，不可攻。"初头硬"显然是相对"胃中有燥屎者"而言燥屎之未成，若大便"初头硬，后必溏"，则无讨论燥屎成否之必要，更不必强调"不可攻之"了。第251条"若不大便六七日，小便少者，虽不能食，但初头硬，后必溏"。既以"不大便六七日"为前提，则"初头硬"绝非言症状，当系诊断之寓意，提示腑实之未成。

2）诊断燥屎已成：大便"硬"有推断燥屎未成之寓意，同样也有诊断燥屎已成之内涵，不可不辨。

如第208条"阳明病，脉迟，虽汗出不恶寒者，其身必重，短气，腹满而喘，有潮热者，此外欲解，可攻里也。手足濈然汗出者，此大便已硬也，大承气汤主之"。果若大便硬结而能够排出，则无须讨论燥屎形成与否，更不能使用大承气汤。何况大便硬并非诊断燥屎之特异性指征。病者"手足濈然汗出"反映伤津燥化之严重，系燥屎已成之特异性指征，故"此大便已硬"一语，非言大便之硬，而寓燥屎之成。

又如第209条"阳明病，潮热，大便微硬者，可与大承气汤；不硬者，不可与之。若不大便六七日，恐有燥屎，欲知之法，少与小承气汤，汤入腹中，转矢气者，此有燥屎，乃可攻之"。其中之"大便微硬"，并非是指大便硬结之症状。阳明病大便微硬，不可能用大承气汤，至多用调胃承气汤或小承气汤。据后文"若不大便六七日，恐有燥屎"一语，可知本证不大便系当前主症。以汤试诊，目的在于明确燥屎之成否。成则可与大承气汤，否则不可与。也即大承气汤之用，必以燥屎之成为前提，而非以大便微硬为指征。所以，此"大便微硬"非指大便硬之具体症状，而系阳明腑实初成之诊断结论。

再如第251条："若不大便六七日，小便少者，虽不能食，但初头硬，后必溏，未定成硬，攻之必溏；须小便利，屎定硬，乃可攻之，宜大承气汤。"由于病人已"不大便六七日"，故也应从燥屎成否之角度分析。其中三处"硬"字，虽有不同，但均是对病人不大便之内在病机的分析和内结程度的判定。非言症状，乃言诊断。"初头硬"(前已述)，提示燥屎未成。"未定成硬"则是言燥屎之成否未定。"屎定硬"系指燥屎定成。从"屎定硬"则"乃可攻之"且"宜大承气汤"之逻辑关系分析，也能肯定其"硬"当指燥屎已成。

3）寓示大便成形：便硬与正常、正常与便溏均具相对性。便硬与便溏在《伤寒论》一些原文中，有相对意味。即相对于大便溏而言硬，相对于大便硬而言溏。

如第174条"伤寒八九日，风湿相搏，身体疼烦，不能自转侧，不呕、不渴，脉浮虚而涩者，桂枝附子汤主之。若其人大便硬，小便自利者，去桂枝加白术汤主之"。其中，"大便硬"具有相对内涵。风湿为病大多外湿引动内湿，正如仲师在《金匮要略》中所云："湿痹之候，小便不利，大便反快。"内湿停滞，则多大便溏薄，小便不利。而与之相对之"若其人大便硬，小便自利"的"大便硬"，非便硬之谓，而只是大便成形不溏而已，即相对桂枝附子汤主之证的大便溏薄而言。方后注所云："此本一方二法：以大便硬，小便自利，去桂也；以大便不硬、小便不利，当加桂"，也是明证。

又如第191条"阳明病，若中寒，不能食，小便不利，手足濈然汗出，此欲作固瘕，必大便初硬后溏。所以然者，以胃中冷，水谷不别故也"。胃中虚弱，渐进发展，一旦水谷不别，则固瘕必作。固瘕之作大便必溏。固瘕未作，大便未溏，病人以不能食、小便不利、手足濈然汗出为主症。病属"中寒"，非阳明燥结之证，虽大便不溏，但也不会硬结。故"必大便初硬后溏"之"硬"字当具相对意味，即大便成形之意。第384条"下利后，当便硬，硬则能食者愈"中之"当便硬"，也非指大便硬结，否则，何以"硬则能食者愈"。因为既然"愈"，就不当再有大便硬结之症。

（2）大便溏之特殊寓意：

1）推断燥屎未成：燥屎与便溏似乎毫不相干，但《伤寒论》中确有以便溏推断燥屎未成之实例。如第209条"恐有燥屎，欲知之法，少与小承气汤，汤入腹中，转矢气者，此有燥屎，乃可攻之；若不转矢气者，此但初头硬，后必溏，不可攻之"。其中，"但初头硬，后必溏"是指在药物作用下，因燥屎未成，并未发生"转矢气"。仲师以"初头硬"提示本证之趋势将成燥屎，以"后必溏"表明燥屎尚未形成，非指大便稀溏。故告诫医者"不可攻之"。果若以"少与小承气汤"之法，即可通下大便，且致便溏，则"恐有燥屎"之初步诊断，显属误诊。如此有失水准之诊断，恐非仲景所为。

又如第251条(详见前)。既然“不大便六七日”,那么后文之“初头硬,后必溏”即是对燥热与糟粕内结程度之分析与推断。如前所论,“初头硬”之“硬”是指燥屎之未成。与“初头硬”相对应之“后必溏”,当是形容其燥热与糟粕互结之程度轻于“初头硬”。以其互结程度之轻,更彰燥屎之未成。果若真是大便“初头硬,后必溏”,显无讨论燥屎成否之必要,更不会强调“攻之必溏”。因此,本条原文中“后必溏”之“溏”,系指阳明腑实之未成;“攻之必溏”之“溏”,才有便溏之意。

2)寓示大便不硬:即相对硬而言溏。如第229条“阳明病,发潮热、大便溏、小便自可、胸胁满不去者,与小柴胡汤”。其中之“大便溏”,具相对内涵。阳明病已发潮热,大便当硬而未硬,提示邪热程度轻浅,燥热与糟粕互结轻浅。“小便自可”而“不数”,则反衬津液尚未明显偏渗膀胱,也可佐证燥热互结之轻浅。“胸胁满”始终“不去”,则反映邪郁少阳不解之病机,故据表里先后原则,而“与小柴胡汤”。退一步讲,果若真是大便溏,则恐非小柴胡汤所能“与”。

总之,大便“硬”与“溏”,在《伤寒论》原著中有其丰富之内涵,不可脱离原文而一概释为便硬、便溏。“硬”有便硬、不溏之别;“溏”有便溏、不硬之异。硬有燥屎成否之别;溏有燥屎未成之寓。深入探究原文,结合病机病势,领悟其深刻寓意,于《伤寒论》之研究与临证,不无裨益。

3. 实践意义 关于三方的临床运用研究颇多,大多用于治疗阳明燥热与糟粕互结的一类证候。长期以来,多以“痞、满、燥、实”的有无及偏重进行划分,“燥、实”为主者,治以调胃承气汤;“痞、满”为主者治以小承气汤;“痞、满、燥、实”均兼备者,治以大承气汤。从字面上看,似乎讲得很清楚了,但细心玩味,却难以把握。首先,“燥、实”讲的是病机概念;而“痞、满”则突出的是症状概念。那么,病机概念与症状概念无论如何是难以比较的。之所以,有这样的认识,从某种程度上讲,是通过方剂的药物组成所推导出来的结论。因为,用了芒硝,就推断“燥、实”程度重;看到用了厚朴、枳实,就说“痞、满”突出;因为硝、黄、枳、朴都用了,就得出“痞、满、燥、实”兼具的结论。这显然是以方测证的思维,未必符合仲景本义。因为,燥、实本身就有轻重,其重者完全可以使用大、小承气汤。因此,上述结论,既不符合逻辑,也有悖于经旨,更难据此指导临床。

其实,从病机角度,我们可以做如下界定:燥热偏盛者,属于调胃承气汤证;燥结偏重者,属于小承气汤证;燥热燥结俱重者,属于大承气汤证。但如何从临床辨证角度把握,才是问题的关键,这仍然需要我们认真地研究《伤寒论》原著。

从《伤寒论》原著角度,阳明病篇涉及以调胃承气汤治疗的原文8条,其中阳明病篇有3条,分别是207条、248条、249条;涉及以小承气汤治疗的原文有8条,其中阳明病篇有6条,分别是208条、209条、213条、214条、250条、251条;大承气汤治疗的原文却多达很多20条,其中阳明病篇有17条之多。也就是说,仅从阳明病篇看,谈调胃承气汤的最少、谈大承气汤的最多,这并非偶然。

我们从证候形成的角度来分析,就很容易得出结论。其实,通常我们所说的三承气证并非是独立的证候,而是阳明燥热与糟粕互结过程中的三个相对独立的不同阶段。证候从轻到重,由初结到结聚。其证候发展的终点,是最终的燥热与糟粕的结聚,即形成了大承气汤证。由于当时燥热与糟粕的结聚之证临床所见颇多,所以经文所论最详多,原文所列最多,也就容易理解了。另外,由于历史原因,该类患者就诊大多较迟,所以,临床上的重证必然多见，用大承气汤较多也就不足为奇了。

《伤寒论》的原文绝大多数是源自临床的，可以说是对大量病案总结、积累的升华。原著所列的许多原文，都是仲景临证之总结。有些原文是对具有不尽相同临床表现的某病某证临床表现及治疗的归纳，有的则是某一证候诊断标准及治疗的小结。阳明篇有关三承气汤的原文，都是运用该方的标准之一，万不可将不同原文所列症状合列一起，以为主症齐备。那样，临床中将难以见到"编造"出来的患者，更谈不上提高临证水平了。

（1）调胃承气汤的临床运用：调胃承气汤证所适应的证候，应该是燥热偏盛且与糟粕初结。初结，既可以是"开始"，也可以理解为"轻浅"。理解为"开始"者，如原文248条所讲，"太阳病三日，发汗不解，蒸蒸发热者，属胃也，调胃承气汤主之"；理解为"轻浅"者，如原文207条"阳明病，不吐，不下，心烦者，可与调胃承气汤"。因此，是"开始"也好，是"轻浅"也罢，只要在病机、病势上符合"燥热偏盛与糟粕初结"的条件，即可考虑使用调胃承气汤。诊断思路明确，具体的临床诊断上就很容易把握。"初结"或"轻浅"的表现，从病程方面看，可能是发病日数较短，也可能是刚刚由太阳病转入阳明。从临床指征方面看，可能是大便的硬结，也可能是不大便的时间较短，还可能是腹胀满的程度不重。只要符合以上特点，且舌脉符合"实热"特征，即可使用调胃承气汤。

以上所言，系其常法。下面举例说明其活用情况。有报道以调胃承气汤治呕吐。盖"六腑以通为用"，下气不通，上气必逆，此时当"上病下取"，所谓"欲求南熏，先开北牖"，《金匮要略》大黄甘草汤所治疗的"食已即吐"，亦为本法的典型体现。另有报道以调胃承气汤可治疗眩晕，盖因中焦为气机升降之枢，胃经顺降，诸经方有顺降之路，胃经逆升，诸经皆逆。胆足少阳之脉，从头走足，若胃气不降则胆气逆升，胆属木气，胆邪上逆，即可出现眩晕，少阳目眩即胆木逆升之理。今患者胃脘憋胀，阳明不降，从而引起胆邪上逆，出现头晕头痛，此时当正本清源兼顾其标，以调胃承气通降阳明，加代赭、钩藤止其眩晕，可收良效。上述医案说明临床辨证的重要性。谈调胃承气汤治疗腹胀、便秘，大多可以理解，而用其治疗呕吐和眩晕者，似乎难以理解，这恰恰是中医临床灵活辨证之魅力所在。明白了这一点，临床上的所谓疑难问题，都能得到有效的解决。

（2）小承气汤的临床运用：小承气汤证所适应的证候，应该是燥结偏重。所以小承气汤证的条文大多强调"大便结硬"。如213条"阳明病，其人多汗，以津液外出，胃中燥，大便必硬，硬则谵语，小承气汤主之。"250条"太阳病，若吐若下若发汗后，微烦，小便数，大便因硬者，与小承气汤和之愈。"

临床所见，常以不大便数日为主诉，但无论如何，主症与舌脉必须符合燥热与糟粕互结的病机，方可明确诊断而论治之。有报道以小承气汤治疗便秘而致脱肛，盖脱肛一证，既可因于脾气陷，亦可因于胃气逆。气陷者，以其气虚；气逆者，以其气实。阳明壅滞，胃气不降，而胃本下行，实邪阻路，其必奋力攻冲，譬之若流水不畏巨石之阻。胃气愈遇阻则愈欲降，降而不通，则脘腹痞满，大便秘结，若向下攻冲日久，则可导致直肠脱出。若因便秘而导致脱肛，通其阻滞，消除胃气下行攻冲之力，则脱肛自瘥。故临床病情千变万化，切不可思路单一。

另有报道以小承气汤治疗哮喘，盖因肺与大肠相表里，肺气不降可导致大便不通，大便不通亦可引起肺气不降，二者互为因果。病人上有喘促气急，下有大便秘结，下气不畅则上气不降，治当以"上壅者疏其下"之法，用小承气汤轻下大肠实邪阻滞，则肺气自降。临床运用此法时，一定要认真审察患者是否表证已解，若表证未解者，不可轻用之，以免引起外邪内陷之患。由此可见，临证不可拘泥于主诉及证候表现，更没有必要死背某证候的症状表现，因为临床上很难见到与教科书完全一致的病人。为此，掌握辨证分析的方法和技巧，能够从病机、病势角度得出辨证结论，这才是学习的关键。

（3）大承气汤的临床运用：纵观大承气汤的应用，主要有以下三点：一是用于阳明腑实重证，即燥屎已经形成者，如原文208、209、212、220、238、239、242条等。二是用于阳明腑实，燥热内结，真阴将竭。如原文252、253、254条等。三是用于少阴病热化证的真阴将竭之证。如320、321、322条等。本节重点讨论前两个问题。

如何诊断燥屎已成？《伤寒论》中有多处原文谈到燥屎已成的指征，归纳起来，应该是具备以下两点即可明确诊断：第一，符合阳明腑实证的一般表现，如不大便、潮热、谵语，及舌脉符合实热诊断者。第二，具备燥屎已成的特异性指征之一，如手足漐漐汗出、绕脐痛、喘冒不能卧、不能食等能够说明腑气不通或邪热深伏于里的病机者。

如何把握急下尺度？所谓急下，即急下存阴，急下燥热，救护真阴，防止阴竭阳脱的一种治疗方法。其尺度的把握，关键有两点：第一，符合阳明腑实证的一般表现，如不大便、潮热、谵语，及舌脉符合实热诊断者。二是符合阴亡急骤或真阴已经严重耗伤者，如目中不了了、汗出极多等。总之，急下的使用是以挽救生命为目的。从常变思维来讲，大承气汤泻下燥屎是其常，急下存阴是其变。当然，应变之治还有很多，下面仅从应变活用角度举例说明之。

有报道以大承气汤治目睛外露，阳明主阖，其性主降，阳明降则大便通畅，火气下达，若阳明不通，火毒无下行之路，其慓悍之气势必会逆反上冲，悍热上而不下，攻冲于目窍，故目睛突出。病标在上，而病本在下，此时唯有釜底抽薪，攻下阳明，彻其燥热，方能解此焚林劈木之危。

另有报道以大承气汤加味治疗遗尿。盖因肺"通调水道，下输膀胱"，若肺气宣降失职，则可引起膀胱气化不利，从而导致遗尿，而肺与大肠相表里，若大肠传导不利，则可导致肺气宣降失常。患者大便不通，大肠传导不利，从而引起肺气宣降不利，进而导致膀胱气化失常，自主失约而遗尿。层层相因，环环相扣，唯有深谙医理之人，方能独具只眼，辨证精当，立法微妙。以上临床实践，并非以不大便为主诉就诊者，也不符合燥屎已成的诊断。以大承气汤治疗阳明腑实人所共知，但应对复杂多变的临床，则未必人人尽然。因此，必须熟练掌握和运用常变思维，这样才能真正提高临床诊疗水平。

（三）阳明发黄证

如前所论，《伤寒论》中的湿热发黄当属于阳明病本证范畴，有湿热并重和热重湿轻两个证型，其主治方有三个，分别是茵陈蒿汤、栀子柏皮汤、麻黄连轺赤小豆汤。

原文236条、199条之证候为原发阳明病湿热发黄之湿与热并重证候。素体水湿内停，热不能外越而内郁，必然导致邪热与水湿郁蒸而出现湿热发黄证。236条与260条所论证候均以茵陈蒿汤主之，前者证属原发型，后者则为转属型。

湿热发黄之热重湿轻型见于原文261条，原文省略病史，只论证候特征，"伤寒身黄"，并强调"发热"，突出其热重的特点，故用"栀子柏皮汤主之"，本证未以阳明病冠首，而以"伤寒"冠首，故当属转属类型的湿热发黄证。

此外，有一较为特殊的证候，即麻黄连轺赤小豆汤证。对此，大多注家认为是湿热兼表型。其实，原文262条明确讲"伤寒瘀热在里"而"身必发黄"，显然是强调里证的存在，并未谈到表证的问题。而这个"瘀热在里"是发生在外感病初期的，因此其病位较浅，可以从表求治。我们认为，仅仅因为用了发表药物，就说“表证”存在，据药用麻黄而推断此属“阳黄兼表”，似乎囿于“以方测证”思维。这种思维淡化了“从表求治”的概念。其实，表证之“表”，与用麻黄开表之“表”，其概念实质是不同的。前者专指外感表证；后者泛言从表求治。

湿热发黄证的讨论，在《伤寒论》中首见于199条，强调阳明病，无汗，小便不利是其主症，而236条更为明确地指出“不能热越”是发黄产生的根本原因，即发热汗不出。汗不出、溺不利又是瘀热在里，湿无去路，与热瘀蒸的具体表现。只要属于湿热黄疸，一般都会有此类表现，其发病机制也基本相同。

当然，同样是湿热发黄证，由于受感邪、治疗和体质因素的影响，其所形成的证候，不仅有偏热、偏湿的不同，而且还会有偏里、偏表的不同。所以，在治疗思维上就可能会有从里论治、从表求治之差异；在泄邪途径上，就会有从大便、从小便、从汗的不同。

从260、261、262三条原文情况看，仲景详论260，略于261、262。三条原文均谈到身黄。详前略后是仲景写作的重要特点，因此身黄如橘、小便不利、腹微满当属三者的共同症状。虽然分别予以处方，但所治证候性质应该是基本一致的。261条虽言“发热”，262条确强调“瘀热在里”，而“发热”“瘀热”正是三者的共有特征，并非证候鉴别的眼目。从大局看，三者并无显著差异。

茵陈蒿汤具有清热利胆退黄的作用，重用茵陈，且方后注明确说“小便当利，尿如皂荚汁状，色正赤，一宿腹减，黄从小便去也”。说明该方侧重在退黄，以“黄”为辨证治疗及疗效判定的关键，与《神农本草经》所记载茵陈蒿“味苦平，主风湿寒热，邪气，热结黄疸”相合，其祛邪途径是“下”，即大黄的清泄从后阴而下，栀子的清利从前阴而下。

栀子柏皮汤重用栀子，应对的证候是湿热发黄中以身热为突出症状者，治疗的重点是泄热，以身热的减轻与否作为重要观测指征之一，所以用栀子柏皮汤并不仅仅是以黄之消退情况作为疗效判定尺度的，里热之减轻程度是关键。这一点通过《神农本草经》关于栀子、黄柏的记载，也可得到证实。栀子“主五内邪气，面赤酒疱皶鼻，白癞赤癞疮疡”。黄柏“主五脏肠胃中结气热，黄疸，肠痔，止泄利，女子漏下赤白，阴阳蚀疮”。说明栀子治“热”是其优势，黄柏可以治“黄”。栀子柏皮汤本身的配伍完全可以治疗湿热黄疸，不过退黄的机制与茵陈蒿汤有所不同，其祛邪途径主要是“清”。

麻黄连轺赤小豆汤主要作用是散湿退黄，因其证候发生在伤寒病初，表邪入里化热，所以“瘀热在里”的病位相对轻浅，因此，临床上从表求治。原文中提出“瘀热在里”，这个“里”字是与方名中的“麻黄”相对，提示此麻黄之用不是解表而是从表求治。换言之，即是治“里”之“瘀热”。这并不是说麻黄连轺赤小豆汤在临床上不能治阳黄兼表证者，但于此证、此方、此药，阐明麻黄启上源、降水湿、开毛窍、散湿热的治黄药理，则是非常必要的。否则，未免淡化经旨，曲解原义。此外，《神农本草经》记载麻黄“主中风，伤寒头痛，温疟。发表出汗，去邪热气，止咳逆上气，除寒热”。其中，“去邪热气”，即是麻黄发散使邪热外解的依据。

本方与茵陈蒿汤、栀子柏皮汤对比，实质上又指出了治湿热阳黄的另一途径，即从表、从下分消湿热。方名本身就体现了这一治疗思想。结合《金匮要略》看《伤寒论》，麻黄非针对表邪。在《金匮要略》中，仲景运用麻黄从表以治里邪的方证较多。尤其“水气证”的治疗，如“诸有水者……腰以上肿，当发汗乃愈。”方如越婢汤、越婢加术汤、甘草麻黄汤、麻黄附子汤等，均属“发汗”从表以治里水的方例，即《黄帝内经》“开鬼门“之谓也。显然，以上诸方之麻黄，虽然仍可谓之“发汗”，但却非针对外感表证的“解表”，因其所治均属里证，只是邪气郁滞偏表、偏上而已。

综上所述,湿热得去的途径有三,即“下”“清”“散”,正如尤在泾所讲“茵陈蒿汤是下热之剂,栀子柏皮汤是清热之剂,麻黄连翘赤小豆汤是散热之剂。”“下”“清”“散”乃治疗黄疸三法,临证之时须辨证论治,随证选方。

当前临床思维方面存在着一种现象,即“方证对应”问题。其实,这种思维在不同程度上影响和制约中医临床水平的提高的。我们认为,中医治疗问题的解决,如同解决数学问题一样,方法往往应该是多样的,途经也不止是一条。学会用不同方法及途径解决同一问题,是中医人应该具备的临床思维,掌握了这种思路,临床应变能力会有一个质的飞跃与提高。同样是湿热发黄证,可以分别选择不同的途径,使用不同方剂,使邪气从不同途径得以泄除,而病证得解。使用不同的方法可以解决同一临床问题,湿热发黄如此,其他病证也应该如此。其他学科可以做到的,中医临床同样也是可以做。譬如,西医选择治疗高血压的药物的时候,可以从不同途径解决降压问题,从而选择使用不同的降压药物,那么中医治疗同一临床证候,也可以从不同角度切入,选择不同的治法,解决同一临床问题。从不同角度解决同一问题,是值得我们中医人深思的一个问题。如果这个问题得到了解决,那么针对一个病人,不同的中医开具不同的方剂是有一定道理的。

四、少阳病理论与实践

(一)少阳病本证

1. 少阳病的证候和病机特点　少阳病从发病的成因讲,主要分为原发与转属两种。原发性少阳病的发病是由内而外,发于胆腑,外犯经脉,而致火热循经上炎、上冲,所以不仅可见口苦、咽干,而且还可外犯经脉而出现目赤、胸满。转属性的少阳病是由外而内,发于少阳经脉,而内及胆腑、连及脾胃,甚至还可胆郁热结。所以,不仅可见胸胁满闷、往来寒热,而且还可出现嘿嘿不欲饮食、心烦喜呕等。因此,无论是原发类型的少阳病,还是转属类型的少阳病,很容易见到经腑同病的现象。因两者证候特点有差异,故治疗上虽都可使用小柴胡汤加减,但治疗的侧重点确有所不同。

少阳为病容易气郁,易于化火。因为少阳主枢,当少阳受邪,必然导致枢机不利,从而发生气郁;少阳内寄相火,少阳气郁,其化火的趋势显然难以避免,因此在治疗少阳病时,抓住一个“郁”字,一个“火”字,即是抓住了关键。原发性少阳病的特点是胆火上炎,外犯经脉,所以侧重在“火”,而兼顾其“郁”;转属性少阳病的特点是枢机不运在先,内累胆腑在后,所以要侧重在“郁”,而兼顾其“火”。

少阳为病容易内生痰饮,这里主要是转属性少阳病应该注意的问题。因为此类少阳病发于少阳经脉,而内及胆腑、连及脾胃,同时影响三焦气机。而三焦不畅,水液代谢就会失调,即容易生痰、生饮。同时,疏泄失职,也容易影响脾胃功能,导致痰饮水湿的内生。另外,痰饮水湿的停留,又可阻遏三焦气机,导致少阳气机更加郁遏。因此,转属性少阳病的治疗,不能忽略痰饮水湿的存在。

少阳为病容易并发太阳、阳明、太阴之气不和以及心胆不宁的证候。由于三焦气机的条畅和太阳表气的输布有关,胆腑藏精汁,主疏泄的功能正常,与阳明、太阴里气的条畅也有相关,所以少阳受邪,枢机不利,很容易伴见太阳、阳明、太阴之气不和的表现。另外,足少阳经别循胸里,贯心,沟通了心与胆的联系,所以胆腑受邪,也容易出现心胆不宁的证候。

2. 转属性少阳病的辨治

（1）转属性少阳病的诊断：少阳病的诊断问题，首先要搞清原发、转属之不同。就诊断而言，必须把握其早期诊断的要点，才能真正实现早期治疗的目的。

原文101条说“伤寒中风，有柴胡证，但见一证便是，不必悉具”。而对于“一证”到底指的什么，历来存在着争议。由于“不必悉具”提示者早期诊断的必要性和可行性，所以更有必要对这个问题进行讨论，用以指导临床实践。

原文96条、101条等均冠以“伤寒中风”，为讨论少阳病的问题，将这些原文列于太阳篇而不是少阳篇，显然是有重要旨意的。

第一，“但见一证便是”提示早期诊断的意义。理解这个问题，“伤寒、中风”及条文相关原文前后关系是关键。《伤寒论》中96、97、98、99、100、103、104、266条均论述了小柴胡汤的具体应用，大多条文列于太阳篇，从101条和96条的前后文来看“伤寒、中风”是大前提，并且96条“伤寒五六日，中风……小柴胡汤主之”，也即仲师提示医者用动态眼光去观察疾病的机转，即在太阳病伤寒证或中风证或经治疗或未经治疗后，如果尚未见明显传变的指征，同时又无其他变证发生时，如果出现96条所言主症之一者即可使用，而不必等待所有主症全部出现。实际上仲师96条“伤寒五六日、中风”与本条前提条件是密切呼应的。这一点对提高诊断疾病的预见性有着非常重要的指导意义。“一证”足以提示邪入少阳，足以考虑用小柴胡汤治疗。如原文37条“太阳病，十日以去，脉浮细而嗜卧者，外已解也，设胸满胁痛者，与小柴胡汤”。由此可以看出仲师实际上在前文已经有了伏笔。从全书来看，仲师之用小柴胡汤无一处是根据原发性少阳病提纲证之主症使用柴胡汤的，应该说小柴胡汤本身是为转属性少阳病而设的。“伤寒、中风”向少阳病发生转属的动态过程中，能够早期明确诊断，就应该尽早使用小柴胡汤。其目的是要告诫后学，应该掌握在疾病发展的动态变化中，善于观其脉症变化，及时辨清病机趋势，做出早期诊断，予以正确治疗。

第二，如何把握“一证”。“一证”就是一个主症，不能理解为几个，也不能含混其词为“病机”概念，更不能理解为“一大群”，而应是指足以反映病机的主症之一。其中以少阳特定部位受邪的“胸胁苦满”和足以区别太阳病、阳明病热型的“往来寒热”最有诊断价值。转属性少阳病的发生是经脉受邪在先，累及胆腑在后，所以少阳经气不利，是此类少阳病早期的表现。往来寒热是邪在半表半里，正邪分争的反映，也是最具特异性诊断价值的主症。因此，在太阳病向少阳病转属的过程中，两症之一的出现，是早期诊断的眼目。

另外，“一证”问题与原发性少阳病无关。从96条的诸多或然症及其他论述转属少阳病的诸多条文无一处论及提纲证的症状，说明口苦、咽干、目眩一般不会出现在这类转属少阳病的发展传变中的，原文97条讲得非常清楚。“血弱气尽，腠理开，邪气因入，与正气相搏，结于胁下，正邪分争”。指明柴胡证的病变部位在“胁下”（少阳经脉），而“口苦、咽干、目眩”三症，是胆火上炎所导致的，历代注家大多认为系“胆腑病证”，与所谓“四大主症”之病位显然不同。据注家所论表明，“三症”不是病人患柴胡证之时机体病理变化的外在反应，故凭“三症”之一的“一证”是不能诊断柴胡证的。

（2）转属性少阳病的治疗：转属性少阳病的主治方剂是小柴胡汤。小柴胡汤在《伤寒论》中的应用较为广泛，而且非常灵活。主要有以下几个方面：一是，治疗转属性的少阳病，见于原文第96、97、101、266条等；二是，用于治疗阳明为病，少阳证不罢者，如原文229、230条；三是，三阳同病，治从少阳，原文99条；四是，少阳不和，太阴脾虚，采用先补后和之治,如原文100条; 五是,治疗差后复发热,如原文394条。六是治疗阳微结证,如原文148条。由以上可以看出,小柴胡汤不仅是由于转属性少阳病的,它的活用实例很多,且也远不止这些,这就为古今临床使用小柴胡汤提供了非常重要的理论和实践依据。从常变思维角度看,用小柴胡汤治疗转属性少阳病是其常,而以上所言的229、230、99、100、394条等都是以小柴胡汤应对变局的具体体现。概括起来就是小柴胡汤可以和解少阳、扶正祛邪,更关键的是它能畅达枢机,透解郁热,条畅三焦。古今临床的活用,大多是据此发挥的。

小柴胡汤运用的根本前提是符合少阳枢机不运的基本病机,这一点应该是容易掌握的。小柴胡汤加减被运用在多个方面,包括各类发热疾病,消化系统疾病、呼吸系统疾病、心脑血管系统疾病、泌尿系统疾病、妇产科疾病、五官科疾病、皮肤科疾病、肿瘤科疾病、精神情志疾病等,尤其以消化系统疾病、各类发热的加减应用偏多。对消化系统疾病的临床应用中,主要包括肝胆疾病(慢性肝炎、慢性胆囊炎等)、胃肠道疾病(反流性食管炎、消化性溃疡等),在发热中的临床运用,除了最多见的感染性发热外,还可应用于癌性发热的治疗。小柴胡汤还广泛应用于治疗肝郁血虚,气血不和所致的多种妇科疾病,如经期头痛、经期发热、经期感冒、痛经、崩漏、绝经期前后诸证、经行泄泻、经行情志异常、经期鼻衄、妊娠恶阻、妊娠瘙痒、妊娠感冒、产后发热、产后头痛、产后恶露不绝、乳癖等。

3. 原发性少阳病的辨治　原发性少阳病是以胆火上炎为基本病机,临床表现以口苦、咽干、目眩为主症的一类证候。从理论上讲,胆火的上炎,当以清泻胆火为基本治疗方法,《伤寒论》原著中无一处提到原发性少阳病用小柴胡汤治疗。因此,从理论上讲小柴胡汤治疗原发性少阳病是不合适的。但为什么后世大多医家均以小柴胡汤为主方进行治疗呢? 其实有着一定的道理。

如前一节所述,一个问题的解决有若干方法,用不同方法解决同一问题也正是中医辨证论治优势之所在。

对于原发少阳病之"胆火上炎",我们既可以直折,也可以疏解透达。因为少阳为小阳,为嫩阳。少阳之火,不可过折,太过则反伤少阳之阳气。因此,治疗原发性少阳病的理念是:直折勿太过,透解忌不及。大剂量的苦寒直折,容易损伤少阳的阳气,而透解胆腑郁热的治法又恐用药不及而影响疗效。所以说,小柴胡汤加减是很有学问的。加上胆草、丹皮、栀子、大黄,就类似于直折,恐其损伤少阳阳气; 而去掉人参加上淡豆豉、薄荷等,又唯恐透达胆腑郁热之不及。因此,把握尺度是临证的关键。更重要的是,在明确原发性少阳病病机的前提下,所采用治疗理念和祛邪途径的定夺,对于临床疗效的提高有着重要的意义。做到了心中有数,则遣方用药,乃至剂量、剂数,都可精确无误。

(二)少阳病兼证

1. 柴胡桂枝汤证　柴胡桂枝汤证在《伤寒论》中仅涉及一条原文,即原文146条"伤寒六七日,发热,微恶寒,支节烦疼,微呕,心下支结,外证未去者,柴胡桂枝汤主之。"本条为少阳与太阳并病。"发热、微恶寒"是邪气仍在表,微恶寒,说明表邪不重;"支节烦疼"是四肢关节剧烈的疼痛,提示风寒邪气侵袭四肢,为太阳病。"微呕"是胆热犯胃,少阳热邪不重,"心下支结"是胆气内郁,为心下苦满的另一种说法。总体看,少阳邪气不重,太阳邪气不重,少阳病不能汗下,但太阳少阳并病的时候,还是要太阳少阳同时用药,故以两方各取一半的柴胡桂枝汤主之。

后世临床应用该方非常广泛,常用其治疗少阳枢机不利兼营卫不和的多种病证,如太少同感、肝气窜痛、胁痛、胃脘痛、呕吐、痹证等。同时该方也治疗精神抑郁证、胆囊炎、肋间神经痛、胃及十二指肠疾患、慢性鼻窦炎、荨麻疹、产后发热、原因不明的发热而具有少阳兼太阳病机者。所涉及病证非常之多,但归纳起来,有一个共性:就是必须符合少阳枢机不利兼太阳营卫不和的病机,无论轻重与否,皆可考虑本方。还有一种变通用法,尤其对小儿感冒,以小柴胡汤配合解表药,不限定于桂枝汤,薄荷、桑叶、菊花等辛凉解表药物亦可。

临床应注意问题:一个是怎样掌握小柴胡汤和桂枝汤的比例搭配。原著中谈柴胡桂枝汤是两方各取二分之一,其实临床上未必如此。因为邪气侵犯可偏太阳,可偏少阳,也可两者皆重,所以两方比例的搭配应该是围绕病机之所偏而进行的。如果病程短,表证重者,可采用柴胡一桂枝二汤;如果病程长,表证轻者,可采用柴胡二桂枝一汤。另一个是为什么可以治疗非外感类疾病。该方治疗外感病很容易掌握,之所以可以治疗非外感类的疾病,那是因为本方从柴胡汤角度看,可以调畅枢机;从桂枝汤角度讲它可以调和营卫,因此柴胡桂枝汤完全可以用于内伤杂病的治疗。不仅如此,结合患者的素体情况及证候兼夹,还可以与其他方剂进行合方的应用。若素有痰饮则可合用二陈汤;素体表虚多汗,可合用玉屏风散;素体脾胃虚弱、中阳不足可合用理中丸、四君子汤;兼见膀胱水气不化,小便不利,可合五苓散。总之,柴胡桂枝汤的应用非常广泛,试举病例说明。

大量的临床事实证明,柴胡桂枝汤是治疗外感发烧的非常有效方剂。应该注意的是,使用时重用柴胡、黄芩,往往一两剂收功。《刘渡舟临证验案精选》记载刘老以柴胡桂枝汤化裁治疗肩背疼痛(肩周炎)。肩部为少阳、太阳经,背部为太阳经、督脉。柴胡桂枝汤既疏利少阳又调和太阳,并加片姜黄、桃仁、红花、川芎等活血通络之品以化久病络脉之瘀,立法用药之思路,尤当效法。另有报道以柴胡桂枝汤治疗畏寒、肝气窜痛、胁痛、肋间神经痛、荨麻疹、产后发热、原因不明的发热等,柴胡桂枝汤还可用于抑郁症、神经官能症、多发性抽动症的治疗。

2. 柴胡桂枝干姜汤证　柴胡桂枝干姜汤证见于原文147条,伤寒五六日,已发汗而复下之。胸胁满微结,乃邪犯少阳经脉;小便不利,系三焦受邪,气机不利;渴而不呕,少阳郁热伤津之故;但头汗出,是热郁三焦,不得外越,阳热上蒸;往来寒热,心烦者,是因为胆热循经,上扰心神。证属少阳枢机不运,太阴脾寒水停,治用柴胡桂枝干姜汤。

柴胡桂枝干姜汤为和解少阳、疏转气机、温化痰饮之剂,临床适用于少阳枢机失调,气化不利,痰饮内停的病证。后世对柴胡桂枝干姜汤的运用已在《伤寒论》的基础上大为拓展,为我们掌握辨治规律,开拓思路提供了依据。临床上只要抓住少阳疏泄失常,痰饮内结的基本病机,应用柴胡桂枝干姜汤可治疗下列各种疾病:消化系统如胃及十二指肠溃疡、慢性胃炎、肠炎、急慢性胆囊炎、急慢性肝炎等;呼吸系统如肺炎、肺门淋巴结炎、胸膜炎等;神经系统如神经衰弱、癔症、癫痫等;泌尿系统如急慢性肾炎、肾病综合征等;内分泌系统如糖尿病、甲状腺肿大等;妇科如乳腺增生、子宫功能性出血。无论是在哪一方面的运用,都与原著所阐论的脉证相差甚远,包括古今医案,能够与原著完全合拍者几乎没有。因此,在辨证和使用上,就必须抓住少阳枢机不运,脾虚水停的病机,才能准确辨证,从而取得满意的疗效。

怎样抓病机,如何用原著的精神指导临证是每位中医人都关心的问题?纵观当今临床,病证单纯者有之,复杂者亦有之,而后者会更多些。临床上常常会遇到两个或两个以上病机同时存在的复杂证候。就枢机不运而言,兼见郁热者有之,兼见湿热者有之,兼见瘀血者有之,兼见脾虚者有之,兼见阴虚者亦有之等。兼见的病机越多,临床表现就越复杂,也就更难准确地辨证处置。

本证最关键的病机是枢机不运而兼脾虚。其实,枢机不运和脾虚问题的并见,是有其病理联系的。前面谈到过,少阳为病容易生痰、生饮。尤其是转属性少阳病连及脾胃,累及三焦,致痰饮水湿内生。反过来水湿停留,又易阻遏三焦气机。再从97条看,"邪高痛下",也是谈脾胃受累问题。因此,本证的辨证,总体上应该把握"虚人"之"枢机不利"两点;辨证上应该抓住"无热""无实";素体上应该了解脾虚之有无,例如便溏、纳少等;望诊上应该注意脾虚特征的有无,例如面色、舌色等;切诊上应该注意脉象偏虚之有无,尤其是右关。当然,如果患者主症非常齐备,这个问题就容易解决了。我们之所以提出以上技巧,目的在于解决临床上主症偏少的辨证问题。总之,面对复杂的临床,应变是需要技巧的,不仅需要总体把握,而且需要细节的观察。"读经典,做临床",不是虚无的口号,而是需要下大力气,其中四诊技巧提高和辨证思路锻炼是最为重要的。刘渡舟教授"胆热脾寒"理论的提出,对于理解柴胡桂枝干姜汤的运用有很好的启示,常用于治疗慢性肝炎、肝硬化等,凡临床但见肝区不适,口苦纳差的肝胆热郁、气机不疏之证,且常常见到腹胀便溏的脾胃虚寒证者,均可选择柴胡桂枝干姜汤治疗,且疗效斐然。其他疾病,如糖尿病胃肠功能紊乱,往往大便时溏时干,或者数日不大便、或者连续数日大便日数次而泻下不止,治疗极难,用此方治疗则能够调理肝胆肠胃之功能,并用天花粉生津止渴,对糖尿病胃肠功能紊乱或者口渴口苦便溏者,正相合拍。其他如慢性肝炎、胆汁反流性胃炎、腹腔淋巴结肿大等病,均可根据病机择用此方。

3. 柴胡加龙骨牡蛎汤证　柴胡加龙牡汤证见于原文107条。少阳之病,本不能攻下,伤寒八九日,但误用攻下之法,虚其里而导致病邪内陷弥漫全身。误下邪热传入少阳,少阳脉络肝属胆,循胁里,故胸满;误下气虚,少阳相火上扰头脑清窍,心神不宁,故烦而惊惕;气虚不能化水,三焦决渎失司则小便不利;下后伤津,胃中实热,胃中燥上扰神明则谵语;少阳为枢,阳热内郁,全身枢机迟滞,所以一身尽重不可转侧。身重不可转侧,胸胁苦满,皆为少阳证。故治当以少阳为主,用小柴胡汤加减和解少阳,扶正祛邪,加龙骨、牡蛎、铅丹以镇心安神收敛神气而止烦惊,加茯苓、桂枝通阳助气和表利水;加大黄清里泻热而止谵语;用柴胡、桂枝、生姜解表邪而除身重;人参、大枣补中州之虚而和胃气。如此,则治宜和少阳,畅三焦,清阳明,镇肝胆,安魂魄,以柴胡加龙骨牡蛎汤主之。本方中,铅丹为有毒之品,临床应用时可不用,一样可取得效果。

大量的临床实践证实,本方效果颇佳。柴胡加龙骨牡蛎汤具有枢转少阳,通利三焦,调和肝胆,镇惊宁神之功,用治枢机不利,三焦失通,胆火内郁,肝魂被扰,虚实互见的病证。临床主要证候有精神不安或神情呆滞,失眠多梦,胸胁苦满,身重,小便不利,心悸,胡言乱语,便秘,舌质红,苔或黄或白,脉弦等。近代医家常用此方治疗精神或神经方面的疾患,如精神分裂症及癫痫等,多能得满意疗效。

柴胡加龙骨牡蛎汤目前临床上多用于治疗杂病,如癫证、狂证、心悸、郁证、不寐、脏躁、眩晕、遗精、梦游等,只要病机吻合,即可用之。现代临床常用柴胡加龙骨牡蛎汤治疗以下病证:治疗小儿外感,邪在少阳,兼阳明饮食积滞,临床以惊悸、发热、谵语、便闭为主症者;治疗精神疾病,如精神抑郁、躁狂症,精神分裂症等符合该证病机;治疗小儿夜啼,病机符合枢机不利,肝魂被扰者即可;治疗更年期综合征及内分泌失调出现的枢机不运、精神不宁证等。

本证临床实践的记述颇多,而共性的辨证规律有两点。一是少阳枢机不运,二是具备与胆密切相关的神志异常特征。在辨证中尤其要注意烦惊问题。烦惊乃神志证，其义有二。一为惊之甚也，一为心烦而惊。意在突出一个“惊”，即惊恐不安，常表现为一种胆小怕事，易惊易恐之象，与胆的关系十分密切。无论病证的多么复杂或兼夹，辨证总不离少阳胆，不离枢机与肝魂，掌握了这一点，临证从容，应变自如。

《刘渡舟临证验案精选》记述刘老以此方治疗1例癫痫患者。刘老在辨证中抓住肝胆气郁和痰火内扰两大病机。《临证指南医案》提出“(癫痫)或由惊恐……以致内脏不平，经久失调，一触积痰，厥气内猝焉暴逆”而发。患者肝胆不舒，气郁化火，加之津液不布，炼液为痰，痰火相结，猝遇惊恐，气机逆乱，上扰心神，发为癫痫。柴胡加龙骨牡蛎汤于本案病机丝丝入扣，气畅津布，火去痰消，癫痫自愈。临床实践证明，凡病机相同或相近的之惊悸、发狂、胸满、谵语、烦躁等病证，用本方加减治疗均可收到良好效果。

柴胡加龙牡汤还可用于心系疾病的治疗，如冠心病心绞痛、胆心综合征、心脏神经症、室性期前收缩等，凡心系疾病方面属于少阳枢机不利、三焦壅滞而致肝气郁结、心脉失养所引起的心悸、胸痹、心痛诸证，方与证合。若结合舌脉，进行辨证辨病，或健脾养血，或补心滋阴，或化痰通络，或活血化瘀，临床均可取得较为满意的疗效。

4. 大柴胡汤证　大柴胡汤证，见于原文第103、165、136条，其证候的形成，一是由于太阳病“过经”后的误下，二是伤寒表证的自然发展。尽管目前对本证的认识尚存在一定程度的争议，但对其基本病机的认识确基本相同，即少阳枢机不运兼里热炽盛。因此，将大柴胡汤证及其临床应用情况一并讨论，包括以下五个方面。

大柴胡汤的第一个适应证，是少阳胆腑热实证，以103条所讲的心下急、呕不止，及165条所说的心中痞硬，呕吐、下利为主要临床特征。其中，心中痞硬是少阳实热邪气郁结于胆腑的表现; 呕吐是胆腑实火犯胃，胃气上逆所致; 下利是因为胆腑实火下迫肠道。此证不是阳明腑实证，而是一个胆腑的热实证。

大柴胡汤的第二个适应证，是少阳不和兼有阳明里实。主要临床表现是胸胁满而呕，日晡所发潮热，不大便，舌苔黄燥等，见于原文104条的前半段。

大柴胡汤的第三个适应证，是代承气汤用以治疗阳明腑实证和杂病的腹满，杂病腹满之实证。《辨可下病脉证并治篇》说“阳明病，发热汗多者，急下之，宜大柴胡汤”，“阳明病，发热汗多者，急下之，宜大柴胡汤”，“病腹中满痛者，此为实也，当下之，宜大承气、大柴胡汤”，充分说明大柴胡汤可以代替大承气汤来用。

大柴胡汤的第四个适应证，是治疗差后复发热而脉沉实者。大病愈后，因种种原因造成病情复发，又出现发热，仲景用非常简单的方法来治疗差后复发热。脉浮者，汗之; 脉沉实者，泻之; 其他的，都用小柴胡汤。此处重点谈泻下用什么方，《辨可汗病脉并治篇》说: 病后复发热，脉浮的，发汗用桂枝汤，在《辨可下病脉证并治篇》载: 病后复发热，脉沉实的当用下法，用大柴胡汤，不用承气汤。大柴胡汤和枢机、解郁结、泻里实，对于差后复发热，脉沉实者，用大柴胡汤，最适宜。因为它既兼有小柴胡汤的解热效果，又兼有承气汤的泻实作用。

大柴胡汤的第五个适应证，是治热厥属于里热实证者。热厥，是阳热邪气内伏，阳热内郁而不能外达，表现为手足逆冷的证候，患者一般表现为手足逆冷，胸腹灼热，舌红口渴，便干尿赤，不欲近衣等。此类热厥的治疗，里热未成实者，用白虎汤; 里热已成实者，当用大柴胡汤。因为大柴胡汤不仅可泻在里之实热，而且还可和枢机、畅气机，解决热邪内闭、内郁的问题。

现今临床,大柴胡汤可以用于以下情况。第一,治疗急性胆囊炎、急性胰腺炎和胆道结石的急性发作,表现为寒战高热、胆绞痛、黄疸等胆道结石急性发作者,可用大柴胡汤加芒硝、金钱草、海金沙、郁金、鸡内金等治疗,有很好的效果。疼重或胆绞痛重者,可加元胡、川楝子。第二,大柴胡汤加冬瓜子、桃仁、苡仁还可治疗急性阑尾炎。第三,大柴胡汤可以治疗单纯性肠梗阻。"腹满不减,减不足言,按之则痛"即杂病腹满实证,用大柴胡汤来治疗。与大承气汤之用相比,大柴胡汤为更合适。因为,大柴胡汤可以疏通气机,而且可以通腑泻浊,两者结合起来,比单纯用承气汤通腑泻浊导热更加稳妥;第四,大柴胡汤还可应用于高血压或高血压脑出血的治疗。对于高血压急症,可联合清开灵使用,与桂枝茯苓丸、小陷胸汤合用加减可用于治疗难治性高血压等。

在上述所谈的大柴胡汤应用的五个方面中,前两项是大柴胡汤证的本身,而后三项是该方的拓展应用。结合当今临床看,治疗胆道结石急性发作是该证本身临床的应用,而其治疗单纯性肠梗阻和急性阑尾炎则是拓展应用的体现。枢机不运、热结胆腑是本证的病机关键;畅枢机、解郁结、泻里实是大柴胡汤其所具备的基本作用,抓住这个根本,许多临证问题,都能够得到很好的解决。临床辨证不仅知常用常,而且还应达变应变。言其治疗少阳不和兼阳明里实、治少阳胆腑的热实证,一般都容易把握,而在思维、理念指导下的活用,正是我们学习和实践的关键。

5. 柴胡加芒硝汤证

(1)柴胡加芒硝汤证需要讨论几个问题:第104条原文:"伤寒十三日不解,胸胁满而呕,日晡所发潮热,已而微利。此本柴胡证,下之以不得利,今反利者,知医以丸药下之,此非其治也。潮热者,实也。先宜服小柴胡汤以解外,后以柴胡加芒硝汤主之。"目前,大多认为104条是讨论柴胡加芒硝汤证的,也即柴胡加芒硝汤证一个独立的证候。其实问题并非那么简单,该条有以下三点颇有讨论的必要:

首先,"下之以不得利"提示大便不通。《伤寒论》条文中,"利"字一般是指"下利"症状,但有些情况下则是指正常排便,即通利。如大承气汤煎服法中"得下,余勿服"。再如,原文212条中"若一服利,则止后服。"均为通利之意。即在病理情况下"利"自然是指下利的症状,但正理情况下"利"是指正常之"通利"。结合原文来看"下之以不得利"之"利"字是指因为"不得利"而"下"之。此"不得利"必是病理上的症状,才可能考虑"下法"(尽管此处仲景意指庸医)。既然"不得利"是症状,那么"利"也就应当理解为正常的大便通利,故"下之以不得利"一语就是讲医者因为"不得利"(大便不通或大便硬)而"下之"(此处后文所云'医以丸药下之,此非其治也'即是明证)。此处仲景是针对误治而导致病证的复杂变化而采用的治疗步骤,其前后文是有着不可割裂联系的。

再者,"已而微利"并非主症。"已而"一词是承前转后之词,其意为承转前后两事,即什么事情已经过去,现在怎样怎样。"已而"之前的已过去,现今之事为"已而"之后的情况。对于"微利",程郊倩说:"微利者,已而之证也"。喻嘉言只对下利之表现解释说:"微利者,便未硬也"柯琴、成无已对本句均无明确的注释。这个问题可据仲景后文"下之以不得利,今反利者,知医以丸药下之,此非其治也。"之自述文字来找到正确答案。其实本条是讲,在上述"胸胁满而呕,日晡所发潮热"且大便不通利(其理前已述)的病变出现后,医者误以大便不得通利为可下之征才误用下法,因为误下才出现的下利,即仲景原文所讲到的"医以丸药下之"之后的结果。此处下利并非病证之常态表现,而是下法之误,即原文中所讲"此非其治也”。由此可知“已而微利”即误治后不久出现轻度下利之意。“下之以不得利”一语道出“微利”之因，随着误治的结束，“微利”可以自动停止。这对于其后之辨证用药有非常重要的意义。

另外，谈一下本证分步治疗的原因。对于使用小柴胡汤之前究竟是大柴胡证还是小柴胡证，历来有争议。成无已认为：“潮热虽为热实，然胸胁之邪未已，故先以小柴胡汤以解外，后以柴胡加芒硝汤以下胃热。”其注释似乎只道出了表里先后之原则，而本证之情况并非如此简单。陆渊雷认为本证属于大柴胡证，但其论述上说理不足，“但以其呕多，故先宜小柴胡汤解外”这种解释仅以“呕多”为使用原则未免过于牵强。我们认为本证误治前属于大柴胡汤证，误治后采用了变通治法。

《伤寒论》的许多条文有以下特点，即由原病证、治疗过程、现病证、治疗等四个部分组成。本条所论，外感病发展到“胸胁满而呕、日晡所发潮热”且大便不通利，说明邪气侵袭少阳，少阳枢机不利而兼阳明燥热内结。从原文角度分析，“潮热者，实也”无疑是对“日晡所发潮热”之机制的再说明，故在误用下法之前的原病证是一个很典型的大柴胡汤证。“医以丸药下之”实际上是一个误治过程，而现病证的表现与原有的症状没有明显不同，只是大便出现微利。由于误治伤正，所以仲景“先与小柴胡汤以解外，后与柴胡加芒硝汤主之”。第一步，解少阳，扶正气。正气有所恢复，少阳病邪去其大半。第二步，和解少阳，兼泻阳明。

由于本病证经过医者误下，则正气必然受到损伤，“今反利者”实属医之误下后的遗留症状，治疗上如采用大柴胡汤治疗，恐由于人体正气不足且微利，而易导致正气进一步受损，邪去正伤，甚至变证丛生。故应采取变通治疗法，宜先用小柴胡和解少阳，兼扶正气，使里气充实，待邪气得以驱除，正气稍有恢复，再用减量小柴胡汤加芒硝两解之，即“柴胡加芒硝汤主之”。此乃不得已而变通之法。另外，从前后条文看，仲景从96条开始全面讨论小柴胡汤证，至101条论述其灵活使用的一般原则。而从103条至105条讨论的病证已非单纯的病证，其每条原文讨论的病证都是比较复杂的，并且每一条都提出不同的治疗思想。

综上所述，柴胡加芒硝汤之用，系治疗的第二步，并非与证候相对，故104条证候，不能称为“柴胡加芒硝汤证”。

（2）柴胡加芒硝汤的应用：柴胡加芒硝汤为外解少阳，内泻热结之剂。方中小柴胡汤之量甚轻，不用大黄、枳实而仅加芒硝，因大便不硬不须荡涤，而芒硝尤善清泄胃热。临床上凡发病较久，正气偏虚，抑或少阳病未罢将罢，邪初传阳明，阳明病证较轻，或伤寒少阳未解，阳明燥实不甚，证候从往来寒热转为日晡潮热，胸胁满而呕，里有热结或腹满，舌干苔白或黄，脉弦实者，可应用本方治疗。由于本方量小，为和解兼清里之轻剂。可以作为大柴胡汤的替代方来使用，所以后世医家亦广泛运用，并拓展了应用的范围。

五、太阴病理论与实践

（一）太阴虚寒证

六经病的命名是以阴阳气之多少为分类命名原则的，太阴，即阴气较多之意。人体津液、精气、荣血皆属于阴，其中津液为最多，由太阴所主，故为阴中之“至阴”，又称“盛阴”“三阴”。太阴包括手太阴肺与足太阴脾，《伤寒论》主要论述的是足太阴脾的病变。足太阴脾属土主湿，位于中焦，主要功能是主运化，其气以升为顺。所谓“化”，指把水谷中的精微物质，吸收、化生，变为人体所必需的气血津液。所谓“运”，即通过经络把所化生的气血津液输布、宣散到全身各处，以营养五脏六脏。这个过程又称为“升清”。故太阴脾脏又有“后天之本”之称。而太阴为病，则主要表现为脾的运化功能失职。太阴病在证候分类中又有表里之分。里证又可分为里虚证和里实证。太阴虚寒证即是里虚证，是一类以脾阳虚衰而致的脾虚不运、寒湿内盛为主要病理变化的证候。

太阴病，与阳明病对立，前者为虚寒在里的虚寒证，后者为热结于里的实热证。太阴病脾阳素虚，或内有寒湿，复感外邪，又或三阳病误治，伤及脾阳，都可致脾虚不运，寒湿内停。所以太阴病的基本病机以脾脏的虚、寒、湿为特点。临床辨证的眼目则是腹满而吐、下利、食不下、腹痛。273条太阴病提纲证就揭示了这种病变特征。太阴属土主湿，在脏为脾。脾主运化，司大腹。若脾阳不振，运化失职，寒湿内盛，气机不畅，则腹必胀满。即《黄帝内经》所云：“脏寒生满病”。寒湿中阻，升降失调，浊阴不降，则呕吐；清气不升，则下利。脾虚不运，则不欲食。寒凝气滞，脾络不通，则腹自痛。其中腹满和下利两症临床的辨证意义尤为重要。腹满一症，为太阴病与阳明腑实证的共有症状，但究其病理迥然不同。阳明胃家实之腹满，属实热内结，腑气不通所致，此为实性腹满，“腹满不减，减不足言”是其临床特点；太阴虚寒之腹满得温得按或可减轻。下利临床有虚实寒热各端，太阴虚寒下利为脾运失司、寒湿偏渗大肠所致。下利溏薄，质稀，臭秽不明显是其特点。又因其愈利愈虚，愈虚则利益甚，故论中称“自利益甚”。

根据《黄帝内经》“虚则补之”“寒者热之”的治疗原则，太阴虚寒证当以温中补虚为其治疗原则，具体治疗方法以温阳祛寒、健脾化湿为主。基本方药是理中汤、四逆汤一类的温阳之方，即仲景“当温之，宜服四逆辈”之谓。临床多以理中汤为治，方中人参补气健脾，干姜温阳祛寒，白术健脾燥湿，甘草益气和中兼调和诸药。四药配合，中焦之寒，得辛热而去；中焦之虚，得甘温而复，清阳升浊阴降，运化健而中焦治，故曰“理中”。

理中汤一名人参汤，为一方二法，既可制成丸剂，亦可煎汤服用。病缓需久服者，可用丸，“大病差后，喜唾，久不了了者，胸上有寒，当以丸药温之，宜理中丸”；病急或服丸效差者，可改服汤剂。药后，病减者，证明有效可继服，若腹中未热，腹痛未减，疗效不显或无效者，是药轻病重，宜增大服用量，或改为汤剂。临证可对本方进行加味，兼痰饮咳嗽者可加茯苓、半夏，体寒而手足逆冷者可加附子成附子理中汤，兼有外感时可加桂枝成桂枝人参汤，出现虚胀痞满，郁结伤脾可加青皮行气兼以疏肝等。理中汤是临床慢性、虚寒性脾胃病的常用方药，如胃炎、溃疡病、消化不良、慢性肠炎等。理中汤虽着眼于脾胃，但其影响是全身性的，所以也用于胃肠道以外的疾病。如慢性支气管炎、慢性荨麻疹、肺心病、心律失常、慢性肾炎、小儿慢惊风、复发性口腔溃疡、急性面神经炎、多寐、胸痹，甚至阳虚衄血、化疗后白细胞减少等病机属于脾胃虚寒者。值得注意的是，如患者病史长，虽有阴寒理中汤证，却常因阳气浮越而表现出唇红、舌红、善饥、眠差、脉细数等症，极易诊断为阴虚有热，临床须细细区分。

（二）太阴表证

六经所主脏腑与经络皆与肤表相关联，因此，六经病皆当有表证。太阴病表证，以脉浮、发热恶风、肢体痛楚为主要特点，同时兼有太阴脾虚的体质。此为脾阳素虚，寒湿内停，复感外邪所致。原文为“太阴病，脉浮者，可发汗，宜桂枝汤”。（276）

囿于“太阴”二字，又囿于太阳主表的传统理论，大多认为此条当为太阴病兼表证。可是太阴病兼表证属表里同病，是两种病的概念，按仲景治法，宜先里后表或表里同治，不可能径用桂枝汤发汗。而且所谓太阴病，当指“腹满而吐，食不下，自利益甚，时腹自痛”的脾阳虚衰证，治当“四逆辈”，决非桂枝汤“可发汗”所宜。本条“太阴”，应当理解为太阴病体质，如素体脾阳不足，食欲欠佳，不敢纳凉，大便不成形等。所谓太阴表证，是说具有太阴体质的人，感受风寒外邪侵袭后，而形成的既有发热恶寒、头身疼痛、脉浮等表证，又有不欲饮食、大便溏薄、脉浮而缓弱等脾虚证。

有表证就当发汗，但太阴表证，里阳不足，不可峻汗，只宜桂枝汤缓发其汗。桂枝汤中，既有桂枝生姜之温阳，又有芍药大枣之补虚，内调脾胃，外和营卫，可谓一举两得，从而达到扶正祛邪的目的。太阴中风与太阳中风作为六经病而言，虽属于不同的病，但都有表证的一面，所以发汗解表为其共同点。桂枝汤何以既治太阳，又治太阴？诚如曹颖甫曰：“盖桂枝汤一方，外证治太阳，内证治太阴……夫仲师不云太阴病，腹满而吐，食不下，自利腹痛乎？设太阴病遇浮缓之太阳脉，即桂枝汤证矣”。

临床上我们经常遇到这样的病证，嗜食寒凉而成吐利，同时兼有感冒的症状，我们常称之为“胃肠型感冒”。这种情况常是桂枝汤的适应证，服用桂枝汤后，外感得治，吐利得解。

（三）太阴腹痛证

对比三阳病病机的表实热说来，三阴病的病机基本是里虚寒，所以太阴病的基本病机是脾阳虚衰。也就是说，脾脏虚是其基本特征。但是太阴病也有实证，这就是279条所论述的气血瘀阻，脾络不通，临床以腹痛为主症的桂枝加芍药汤和桂枝加大黄汤证。本条的“大实痛”，是《伤寒论》的疑难争论问题，争论的焦点是：大实痛是实在阳明，还是实在太阴？通过这个问题的分析论证，对于启发我们的思维很有意义。

原文云：“本太阳病，医反下之，因而腹满时痛者，属太阴也，桂枝加芍药汤主之；大实痛者，桂枝加大黄汤主之。”既然称为“医反下之”，一般是承气汤之类，误下或致邪陷，或致寒中，导致气血凝滞，脾络不通，因而出现腹痛。证分轻重，所谓轻证，是气血郁滞尚轻，脾络时通时阻，故而腹满时痛。所谓重证，是气血瘀滞较重，脾络闭阻不通，痛而拒按，故称为大实痛。既然病在脾络，故“属太阴也”。

虽然称为“属太阴”，并非病在脾脏，所以不会有诸如“自利益甚”“食不下”等脏寒之症，治疗也不用诸如“四逆辈”、理中汤等温阳之方。而是用桂枝加芍药汤和桂枝加大黄汤，除了桂枝生姜温阳散寒、大枣甘草缓急止痛外，最为重要的是加大了芍药的用量，于是芍药成了方中的主药，芍药属于血分药，在此方的治疗作用无疑是活血通络止痛。如果瘀阻太重而大实痛的话，芍药就显得力不能逮，于是在加芍药的基础上，再加大黄活血逐瘀，通络止痛。

传统观点认为：大实痛就是胃家实，加大黄就是通大便。但是，李克绍先生对此提出了异议，认为大实痛不是实在阳明，而是实在太阴，并在《伤寒解惑论》中分别从胃与脾的生理特点、大黄的功用以及280条三个方面进行了详细的分析，很有说服力。摘录如下：

胃为阳明之腑，脾为太阴之脏，胃，如前所说，系指整个消化管道而言，脾，如《素问·太阴阳明论》所说：“脾与胃以膜相连耳”，系指联系胃肠而能“为之行其津液”的膜。因此，胃家实是胃肠中有宿食粪便留滞，脾家实是胃肠外膜的脉络气血壅滞，二者显然有别。本条的腹满腹痛，究竟是肠内的事？还是肠外的事，要解决这个问题，首先要看腹满腹痛是在什么样的情况下促成的。论中明明说“本太阳病，医反下之，因而腹满时痛。”“因而”是什么意思？是因“医反下之”，可知未下之前，并没有腹满腹痛。那么，之所以腹满腹痛，显然是下后外邪内陷所促成的。外邪内陷，只能使气血壅滞，绝不会陷入肠胃而变成腐秽和硬便。所以本条腹满腹痛，病灶在肠胃之外，不在肠胃之内，是脾实而不是胃实，是毫无疑问的。正如原文指出的那样:"属太阴也"。

邪陷胃肠之外的脉络之间,使气血壅滞所致成的腹满腹痛,也有轻重之分。轻的"寒气客于肠胃之间,膜原之下血不得散,小络引急,故痛。按之则血气散,故按之痛止。"重的"寒气客于经脉(不是小络)之中,与炅气相薄则脉满,满则痛而不可按也。寒气稽留炅气从上,则脉充大而气血乱(即充血肿胀),故痛甚不可按也。"(《素问·举痛论》)痛不可按,就是大实痛。可见大实痛不一定是肠胃中有腐秽宿食,邪气客于肠外的经脉,与炅气相薄,同样可以出现。

最后从大黄谈起。桂枝加芍药汤已经不能解表,那么桂枝加大黄汤就更不能解表,这已不辨自明了。但是加大黄是否为了荡涤肠胃中的腐秽呢?诚如一见桂枝汤就想到解表一样,人们的习惯上,也往往一见加大黄,就想到是下大便。其实,用大黄固然能下大便,但是用大黄不都是为了下大便。《神农本草经》称大黄的作用是:"下瘀血、血闭寒热,破癥瘕积聚、留饮宿食,荡涤肠胃,推陈致新,通利水谷,调中化食,安和五脏。"可见大黄是血分药,善破血滞,兼走肠胃。试看张仲景是怎样用大黄的,治水与血俱结在血室的大黄甘遂汤用之;治热结膀胱的桃核承气汤用之;治热在下焦少腹硬满的抵当汤、丸用之;治吐血衄血的泻心汤用之;治肠痈的大黄牡丹皮汤用之。以上种种,都是为了祛瘀血、通脉络,而不是为了通大便。又如我们临床治两眦赤脉及血贯瞳人用之,治丹毒赤肿、水火烫伤亦常用之,都是为了祛瘀通络,也不是为了泻大便。为什么在气血凝滞,出现大实痛的情况下用一点大黄,却硬要指为通大便呢?

荡涤肠胃中留饮宿食,的确也是大黄的专长,但是留饮宿食在肠胃,并出现了腹满腹痛的话,用大黄就得兼用气分药,如枳实、厚朴、槟榔等。如果不用气分药,而仅靠大黄,那么气分不开,结滞不去,就会腹满不除,腹痛不止。而桂枝加大黄汤,不但没有气分药,而且大黄与辛甘、酸甘合用,大黄又只用二两,温分三服,每服合现代二钱,这样的剂量,是为了通大便吗?

其实,用大黄不是为了通大便,本来用不着我们去争辩,《伤寒论》原文就已经提到了。试看本条之下(280条)接着就说:"太阴为病脉弱,其人续自便利,设当行大黄芍药者宜减之,以其人胃气弱,易动故也。""其人续自便利",就是说,在"医反下之"之后,其人不是腹泻了一两次即止,而是大便继续溏薄快利,这时如果腹满时痛或大实痛而要桂枝加芍药汤或桂枝加大黄汤的话,就要把芍药和大黄的用量再次酌予减少。这是因为"其人胃气弱易动",怕因此而引起腹泻。加大黄竟怕出现腹泻,这能是为了泻肠中的腐秽宿食吗?

那么加大黄究竟是为什么呢?很清楚:加芍药是为了破阴结,通脾络。破阴结是破太阴之结滞;通脾络,就是通"小络引急"。大黄是在加芍药的基础上又加的,所以除了破阴结、通脾络之外,还要泻经脉的"炅气"。

以上通过李克绍先生的分析论证,我们可以体会到:不打破惯性思维和线性思维,是很难对旧的观点和传统的说法提出质疑,乃至学术创新的。见到大黄就认定是泻大便,泻大便就是治阳明,于是"大实痛"就成了胃家实。从表面看,这种认识似乎顺理成章,如果大多数注家都如此认定,那就更成了金科玉律,连一丝的怀疑也不能有。中医的学术创新应该说是比较缓慢的,归其原因,与我们的治学思维僵化、不敢怀疑、迷信权威不无关系。

从临床看,应该说桂枝加大黄汤临床辨证施治的重点仍然是脾络不通导致的各种腹痛,如痢疾腹痛、麻疹腹痛、荨麻疹腹痛等。这里需要强调一点,不是说桂枝加大黄汤不能治疗太阳阳明合病，或桂枝汤证兼大便秘结，甚至就是太阴病兼大便秘结，而是说按照仲景原文的本意不能这样理解问题。尤其是要打破一见大黄就是通大便、就是治阳明的惯性思维，因为这种思维会影响对于大黄药用功能的全面理解，进而影响对大黄的临床灵活运用。

（四）太阴病转归

太阴病的传变无非有两种：一是疾病向愈，一是疾病转重。从阳气较少的少阳病，如果阳气再进一步衰退，就会“三阳为尽，三阴当受邪”。而“三阴当受邪”的第一关就是太阴当受邪，太阴尽管是在三阴之中阳气虚衰最轻的，但终究是“阳去入阴故也”。所以，从太阴开始就要处处维护阳气，只要脾阳恢复，太阴病就会向愈；只要脾阳衰退，太阴病就会转重。也就是说，太阴病传变与否的关键是“脾阳”的进退而已。

太阴病篇的条文很少，其中论述传变的条文有274、275、278三条。下面分别对274和278条进行分析。

1. 太阴中风欲愈候　原文274条云：“太阴中风，四肢烦疼，阳微阴涩而长者，为欲愈。”本条运用一脉一症讨论太阴中风欲愈的脉症特点和判断根据。尽管条文简略，又未出方治，但对于本条的解释仍然有异议和争论。

先讨论分析一症的问题。脾阳虚衰、寒湿内盛是太阴病的基本病机，脾家主湿，又主四肢，复感风寒外邪后，内湿与风寒相搏于四肢，阻遏气血运行，故出现四肢烦疼。只是四肢烦疼，尚未出现“腹满而吐，食不下，自利益甚，时腹自痛”这一系列的脾脏虚寒的证候，相对属于太阴外证，所以容易欲愈。

再讨论分析一脉的问题。“阳微阴涩而长”，显然是指脉象。仲景非常善于运用脉象阴（尺）阳（寸）部位的不同，并结合脉象的差异，来说明医理和判断预后，本条就是例证。阳微之“阳”，指寸部脉。阳微之“微”，当相对、动态地看待，不可认为真正像少阴病阳气大虚的微脉，如果那样的话，就不可能“欲愈”了。所谓相对地看待，是指相对“为欲愈”之前的脉象，太阴外受风寒之邪，所以“为欲愈”之前的脉象应当是脉浮。所谓动态地看待，是指脉象的动态变化，寸部脉由浮而转微（小），脉大则病进，小则病退，由浮转微，说明风寒已轻，外邪将除。阴涩而长之“阴”，指尺部脉。“涩而长”，又要相对、动态地看待，“涩”是相对“长”而言的。脉象短涩，为津液虚竭而血少，现在脉象动态地由“涩”而转为“长”，长则气治，表示脾阳渐旺，正气来复，寒湿得化，故为欲愈。总之，“微”示邪衰，“长”示正复，既然邪衰正复，“欲愈”的转归就是自然的了。

异议一：对于“阳微阴涩而长”的“阳”与“阴”的理解。我们上面是按照脉象的寸尺部位分析讲解的，还有一种解释是按取脉手法分析讲解的，而且大多医家持此观点。认为太阴受风，应当脉浮，今浮取而微，说明邪气渐轻，外邪将解；脉沉取而涩，说明脾虚夹有湿邪，故脉行不畅。后一种观点尽管是多数人的意见，但存在两个问题：其一，言之无据。考古今脉书，有寸尺部位分类阴阳的，有浮沉脉象分类阴阳的，未见有轻取重取诊脉手法分类阴阳的。试问：何为诊脉阳法，诊脉阴法？其二，于理不通。第6条论述太阳温病误治变证时，有“脉阴阳俱浮”之说，若按诊脉手法分类阴阳的观点推理，浮取为阳，脉“阳浮”尚勉强可通。但沉取为阴，脉“阴浮”就应该是沉取为浮。试问：沉取何能得浮？

异议二：关于“太阴中风”的理解。大多数医家的解释是太阴体质（脾虚寒湿）复感风邪，所以称作“太阴中风”。对此李克绍先生又有新的观点，他在《伤寒解惑论》中认为：六经病中的伤寒与中风，除了具有风性疏泄和寒性凝敛分类太阳病两大证型外，还具有风为阳邪和寒为阴邪分类阳热证和阴寒证的意义。凡是证候偏于阳热的，就可以称作“中风”，凡是证候偏于阴寒的就可以称作“伤寒”或“中寒”。并列举《金匮要略》的“五脏风寒积聚病”，本病篇论述的是五脏积聚病阴证阳证的分类证治，而分类冠名用的不是阴阳或寒热，用的就是风寒。同时会通《伤寒论》全书，有机地联系整个六经病篇进行论证。如38条大青龙汤证的“太阳中风”，阳明病篇的“阳明中风”和“阳明中寒”，少阳病篇的“少阳中风”和少阳“伤寒”，尤其是发表专论“论三阴中风”，全方位地论述了三阴病篇各论中冠名“中风”条文原因、脉症的机制以及均为欲愈的转归。

2.“系在太阴”三种转归　原文278条云:“伤寒脉浮而缓，手足自温者，系在太阴。太阴当发身黄，若小便自利者，不能发黄。至七八日，虽暴烦下利，日十余行，必自止，以脾家实，腐秽当去故也。”本条主要论述“系在太阴”时发黄与脾家实的两种不同的转归。脉浮主表(太阳)，脉缓主湿(太阴)，从脉象判断，所谓“系在太阴”，还难以确定为典型的太阴病，自利腹痛等脾阳虚衰症尚未出现，意思是“伤寒”正在向太阴病转属的动态过程中。“手足自温”也说明了这种情况，太阴病虽然是脾阳虚，也会出现手足厥冷的，否则仲景不会讲“当温之，宜四逆辈。”现在是不冷而温，说明阳虚较为轻浅，脾阳尚能布达四肢。在这种动态地传变过程中，可有两种转归：其一，太阴脾家主湿，阳虚气化失常，小便必然不利，湿邪郁滞而发黄，当然属于阴黄。其二，经过七八日，突然发生烦热，且伴频繁地下利，如果此时病人神清气爽，周身轻松，这是脾阳回复，驱湿有权，留滞肠中的腐秽糟粕随下利而去，浊邪尽而利自止，故为疾病向愈之兆。阳明病篇的178条还谈到“系在太阴”的第三种转归，即脾阳回复太过，由寒化热，由湿转燥，会转为阳明病的。本条虽然未出方治，却充分体现了恒动辨证思维。从伤寒到系在太阴是动态的，从系在太阴到发黄是动态的，到暴烦下利是动态的，到阳明病更是动态的。恒动辨证观是中医辨证论治最具特色的辨证思维，《伤寒论》的六经辨证表现得最为突出，如传经、转属、合病、并病等，无不真实而灵活地反映了疾病这种动态演变的趋势和规律，可以说在这方面任何一部医书尚未达到《伤寒论》的水平。

值得进一步探讨的问题是“手足自温”。严格地说，手足自温不是一个症状，我们常人本来就是手足自温的，但仲景在《伤寒论》中除太阳病外，于其他五经病中都谈到手足温，其旨意非常明确，就是动态辨证的需要。而且手足温之“温”，还是一个具有相对性表示阳气多少的“量”的概念，并以此作为辨证的指标，用以判断六经病阳气的进退及定位。如少阳病和太阴病的手足温，三阳比较，少阳阳气较少，因此太阳与阳明病当手足热，相对而言少阳病自然就手足温，99条就以“胁下满，手足温”提示病在少阳。三阴比较，太阴阳虚尚轻，因此少阴与厥阴病当手足厥，相对而言太阴病就手足温，278条就以“脉浮而缓，手足自温”提示系在太阴。总的说来，根据阳气的多少推理，太阳病与阳明病、少阴病与厥阴病是不应当具备手足温的。一旦它们出现了手足温，那就一定是疾病发生了动态的传变，一般而言，是病气由极端(热或厥)而变为中和(温)，亦即趋向阴平阳秘。如阳明病随着其燥热的衰退，手足之热会逐渐降低，而变为手足温的，221条“阳明病，下之，其外有热，手足温……”就是证明。再如少阴病与厥阴病，随着阳气的回复，手足之厥会逐渐变温，368条“下利后脉绝，手足厥冷，晬时脉还，手足温者生，脉不还者死”就是证明。可知，一个简单的手足温，其中蕴含了丰富的辨证思想，尤其是恒动辨证观。

六、少阴病理论与实践

少阴病是以"脉微细,但欲寐"作为提纲证,仲景以一脉和一症(唯独少阴提纲仲景用切诊和望诊观察所得)作为提纲,反映了少阴病是心肾严重虚衰的病理状态。本条既反映了少阴阳气虚衰的病机特点(少阴寒化证),同时也反映了少阴阴气不足的特征(少阴热化证),但是仍然是以心肾阳虚为重点。由于太阳与少阴有经脉相互络属,互为表里,故太少两感证在临床亦属常见。少阴经的循行路线"其直者,从肾上贯肝膈,入肺中,循喉咙,挟舌本",故仲景将咽痛一症列于少阴病篇。

(一)少阴寒化证

《素问·调经论》篇云:"阳虚则外寒",因此,将阳虚化寒所形成的,以心肾阳虚为主要病机所引起的临床表现称为少阴寒化证。根据阳气虚衰程度不同,可分为亡阳证与阳虚证两类,前者运用四逆汤类方以回阳救逆,使用"生附子"为回阳主药;后者运用真武汤、附子汤等方以温阳散寒,使用"炮附子"为温阳主药。少阴寒化证具体分类可分为阳虚寒厥证、阴盛格阳证、阴盛戴阳证、下利脓血证、阳虚水泛证、寒湿身痛证六类。

少阴病提纲证的"脉微细,但欲寐",反映了少阴心肾阴阳虚衰的病机特点,但是仍然以阳虚寒化为重点。因脉微为少阴阳气虚衰的明征,而"但欲寐"这种精神萎靡、似睡非睡、体力衰惫的表现,就是阳气虚衰而不能养神所致,正如《素问·生气通天论》云:"阳气者,精者养神,柔者养筋。"仲景以一脉和一症作为提纲,反映了少阴病是心肾严重虚衰的病理状态,临床只要见此脉证,即可按少阴病论治。仲景在323条所言"少阴病,脉沉者,急温之,宜四逆汤"也揭示了通过脉象即可按少阴病来治疗。虽然只见脉沉,但脉沉尚未至微细或脉微欲绝,说明阳虚程度不重,但之所以强调"急温"是因病入少阴,涉及人体根本,阳亡迅速,死证颇多,故少阴之治,贵在及早。脉沉显示了阳虚征兆,若不及时救治,则吐利、厥逆诸症接踵而至,以致亡阳之变,故即当急温。揭示仲景在少阴病中重视"扶阳气"的治疗学思想。在少阴病篇死证也多是阳亡所致,其预后主要取决于阳气的存亡,故及早正确诊断治疗寒化证,临床意义重大。本条提示少阴病施治宜早,体现了中医"治未病"的预防治疗学思想。

如何全面认识少阴寒化证呢?仲景紧接提纲证后的282条又详细阐述少阴寒化证的辨证要点。欲吐不吐、心烦、但欲寐为少阴寒化、热化证均可见之症,但结合原文所说的"小便白者,以下焦虚有寒,不能制水,故令色白也",可见其应为少阴寒化证无疑。本条提出"自利而渴者,属少阴",对比太阴病篇中提出的"自利不渴者,属太阴",可知此渴与不渴是区分太阴下利与少阴下利的鉴别要点,也体现了邪入太阴,中阳不足,运化失职,寒湿内生与少阴阳气虚衰,气不化津,津不上承的病机特点。其后提出"小便色白者,少阴病形悉具",可见小便清长成为诊断少阴寒化证的重要指征之一,但正常人大量饮水后也可见小便量多色淡,须知此小便清长需与"欲吐不吐,心烦,但欲寐","自利而渴"并见。自利者,津液偏走后阴,当小便量少,故治疗泄泻有"利小便以实大便"之法。而今自利、小便清长同见,提示下元虚惫,肾失固摄,二便失约。口渴与小便清长并见,提示阳不化阴,气不化津。

此外,仲景重视人体是一个有机整体,尤其是太阳与少阴有经脉相互络属,互为表里,强调虚实、寒热、表里的辨别和治疗禁忌,在临床中具有重要的指导意义。如"脉阴阳俱紧",可见于太阳伤寒证(3条),亦可见于少阴亡阳(283条)。主治表闭阳郁重证的大青龙汤(38条、39条),原文反复强调"脉微弱,汗出恶风者,不可服之","无少阴证,大青龙汤发之"。原文

294条则提出“少阴病，但厥无汗，而强发之，必动其血”，少阴病阴阳虚损而见无汗，切不可误为表实，误治可致“下厥上竭”的危候。285、286条原文中“脉细沉数，病为在里，不可发汗”，“脉微，不可发汗”“尺脉弱涩者，复不可下之”，则进一步强调了以脉象为据分清表里的重要性。尤其是防犯虚虚实实之戒。

1. 阳虚寒厥证 本证由少阴阳虚阴盛所致以四肢厥逆为主症的病证。其原因一是由阳气虚弱，失于温煦四末所致，属正虚；二是阳气虚弱，寒饮内停所致，属本虚标实。前者如原文353条、354条、388条；后者为原文324条所言。故本证除了四肢厥逆外，主要证候还有：内拘急，四肢疼或四肢拘急，下利，恶寒，饮食入口则吐，心中温温欲吐，复不能吐，但欲寐，小便清长，口渴，舌淡苔白，脉沉甚或微细等。

另外324条手足寒还提示了要注意虚实的鉴别。阳虚不能温化水饮，容易产生寒饮，而寒饮犯胃，胃气上逆，就需要与痰浊阻胸实证相鉴别。胸中痰邪阻滞者，病程较短，由其“脉弦迟”可知正气不虚，邪结在上，当因势利导，“其高者，因而越之”，治宜吐，可选用瓜蒂散一类的涌吐剂。而少阴病属于肾阳虚，故阳虚为本，寒饮为标，不能用吐法，文中曰“当温之”，亦符合仲景治痰饮病原则“病痰饮者，当以温药和之”，即指用四逆汤温补肾阳，以化寒饮，阳复饮去，诸症则除。

本证的主治方四逆汤，也可以看做主治少阴寒化证的基本方。方中附子生用，回阳力强，且伍干姜相须为用，增强了附子的回阳之功，正如《证治要诀》云：“附子无干姜不热”。用量需随病人病情轻重做出调整，如方后云“强人可大附子一枚、干姜三两”。

临床为更好辨识少阴阳虚寒厥证，除了以上仲景的论述外，可结合其他医家的论述，如《万病回春》载阴证可见“身静而重，语言无声，气少，难以喘息，目睛不了了，口鼻气冷，水浆不下，大小便不禁，面上恶寒如刀刮……”。郑钦安在“辨识一切阳虚症法”中指出：“阳虚病，其人必面色唇口青白无神，目瞑倦卧，声低息短，少气懒言，身重畏寒，口吐清水，饮食无味，舌青滑，或黑润青白色，淡黄润滑色，满口津液，不思水饮，即饮亦喜热汤，二便自利。脉浮空，细微无力，自汗肢冷，爪甲青，腹痛囊缩，种种证型皆是阳虚的真面目，用药即当扶阳抑阴”。《范中林六经辨证医案选》提出“辨识阳虚阴盛证的要点”还包括：舌质淡白，苔润有津；面色晦黯无泽；神疲，恶寒，四肢清冷，口不渴，或渴而不思饮；或喜热饮；大便不结，或虽大便难而腹无所苦，或先硬后溏，夜尿多，脉弱等。吴佩衡提出辨识寒证十六字诀“身重恶寒，目瞑嗜卧，声低息粗，少气懒言”。以上医家所论，均可作为临床辨证少阴阳虚寒厥证的参考。

2. 阴盛格阳证 本证由肾阳虚衰、阴盛格阳所致的在阳虚寒厥证的基础上，以“脉微欲绝”与“身反不恶寒，其人面色赤”为特征的一种病证。治当破阴回阳，通达内外，方用通脉四逆汤加葱白。

本证强调寒热真假的辨识。寒热是对疾病性质的概括，正确辨别寒热至关重要，可直接指导疾病的治疗。如何更好地辨别寒热真假呢？论中11条提出：“病人身大热，反欲得衣者，热在皮肤寒在骨髓也；身大寒，反不欲近衣者，寒在皮肤热在骨髓也”。提示可根据病人的喜恶是辨识寒热真假，但依据病人的喜恶并非辨识寒热真假的绝对标准。如317条开篇即以“里寒外热”概括本证的病机及证候特点。所谓“外热”就是阴盛格阳于外出现的假热。本条中的“身反不恶寒，其人面色赤”就提示了喜恶也可以是假象，这里的“身反不恶寒”属假热一定伴有下利清谷，手足厥逆，脉微欲绝等证。真寒者可“反不恶寒”，真热者亦可见恶寒。如白虎加人参汤证乃阳明热盛，津气两伤所致，也可有“时时恶风”“背微恶寒”，此为真热假寒，与本证的真寒假热正相对应。故辨识寒热真假亦需结合患者的全部脉证，综合分析为是。

临床辨识寒热真假情况复杂，一定要透过现象看到疾病的本质属性，原文提出了大量或然症，提示临床当于众多表现中抓住主要矛盾。如咽痛多因热毒客于咽部或阴虚火旺，虚火上炎，以清热解毒、养阴清热为常用治法。而本条咽痛则是因少阴阳虚阴盛，虚阳浮越导致的虚寒咽痛，治用通脉四逆汤加桔梗回阳救逆利咽止痛，提示了咽痛治以温通的变法治疗思想。

临床上见到的假热之象除面赤、咽痛外，尚可见牙痛龈肿，口疮舌烂，齿血喉痛，大小便不利之病等。郑钦安将阴证而见真气上浮、虚阳外越者称为"阴火"。辨识的关键以阴象为凭，如舌青、唇青、淡白、无神等阴证，且诸证多呈昼轻夜重。

3. 阴盛戴阳证　本证由肾阳虚衰，阴寒内盛，格阳于上所致以面赤，下利重坠不爽，同时兼有脉微、厥逆、倦卧、恶寒，舌淡苔白为主要临床表现。治当温肾通阳，宣通上下，方用白通汤。

本证出现"面色赤"为主证，当与317条通脉四逆汤证合参，原文加减法中，"面色赤者，加葱九茎"，葱白之用就是治疗阴盛格阳的"面色赤"，因葱白具有通阳破阴之功。方名"白通"，其义有二：一所谓"白"，即指葱白；"通"，即指通阳；二是古代把大小便叫通，尿是白的，故称白通，因此有人认为白通汤中当有人尿。白通汤即四逆汤去甘草，干姜减量，加葱白而成。本证不能用四逆汤，四逆汤只能扶阳，不能破阴。用"四茎"就是四根葱白。方中附子、干姜扶阳祛寒，加葱白通阳破阴，能够宣通上下阳气。

315条论述服用白通汤之后，出现药物格拒的反应及其预后的判断。少阴病下利，服白通汤后，应阳复利止，反而出现"利不止，厥逆无脉，干呕烦者"，白通汤非但无效，病情反而加重。其原因在于"干呕，烦"，服药前本无此症，药后出现，则知并非药不对证，而是由于阴寒内盛之体，对大辛大热之药拒而不受，产生格拒，故药入则呕，正如王冰言："凡大寒大热者，必与违其性者争雄，异其气者相格也"。当此之时，应遵《素问·至真要大论》"逆而从之，从而逆之"，"逆者正治，从者反治"，"微者逆之，甚者从之"的治疗原则，变正治之法为从治之法，在白通汤中反佐寒药，即加人尿、猪胆汁咸寒苦降，引阳药入于阴中，来顺从阴寒之性，使热药不为寒邪阻格，以利于白通汤发挥回阳救逆、破阴驱寒之功。药性与病性相从，《黄帝内经》叫做从治法。本证不但阳气将亡，且阴液将竭，故加猪胆汁、人尿亦可滋养不足之阴液。白通加猪胆汁汤方后注云"无胆亦可用之"，提示病至阴盛格阳乃至拒药不纳的危重阶段，进药贵速。而猪胆汁一药常难随手而得，恐人按图索骥，贻误病机，故于方后注特设此句，示人不必拘泥猪胆汁一药，只要有人尿即可，唯在设法速进阴药以消除格拒。反治法，是治法之常；从治法，是治法之变。所以，本方证之治，就是从变法治法的角度，阐述了《黄帝内经》理论的临床运用及其意义。315条最后一句"服汤脉暴出者死，微续者生"，是对预后进行了判断。服汤后，如果脉突然出现浮大躁动之象，是谓"脉暴出"，此乃阴液枯竭，孤阳无依，完全发露于外，为死候，属回光返照，残灯复明之危候；若服汤后，脉由沉伏不至，而缓缓浮起，渐趋明显，是谓"脉微续"，此乃阴液未竭，真阳已回，寒邪已退，符合病情的发展，预后较好。

白通汤与白通加猪胆汁汤的临床应用，只要抓住阳气虚衰的病机特点，同时兼有阳气不通或者格拒的病机，就可以运用。据《皇汉医学丛书·餐英馆治疗杂话》载，本方能治霍乱吐泻、中风卒倒、小儿慢惊、暴卒之病、脱阳之症，皆见奇效。以及盛夏吐利，四肢厥冷，面红如妆，脉微欲绝；或消化不良，久泻脱水，病入少阴等。另外，据临床报道可治阴盛格阳的高血压,阳虚头痛,过敏性休克,雷诺病,虚寒滑脱性下利等证。呃逆不止,因阴寒盛极,虚阳被格导致的胸膈气机逆乱所致者,亦可辨证使用此方。正如叶天士在治疗虚寒呃逆中所说:“有下焦虚寒,阳气竭而为呃者,正以元阳无力,易为抑遏,不能畅达而然。”

4. 下利便脓血证 306、307两条论述了少阴下利便脓血证。少阴病出现下利,属里寒证。少阴病下利清谷,自利而渴属少阴也,可见少阴病有下利,下利后又出现便脓血,这是因为阳虚就要及阴,气病就要及血,少阴病阳虚下利,固摄功能失职,出现便脓血。本证具有以下四个特点:一是下利不止,滑脱不禁;二是脓血杂下,血色发黯,白多红少,味腥不臭;三是伴见腹痛绵绵,喜温喜按;四是无里急后重。

湿热下迫大肠引起的下利便脓血,多见里急后重,属白头翁汤或黄芩汤证等。而此证属于少阴虚寒下利,便脓血,加之肾主二便,为胃之关,肾虚失固,则下利不止,下焦滑脱不能约束,故采用温阳涩肠固脱的桃花汤。

桃花汤中赤石脂用一斤,一半全用,一半筛末。方中主药是赤石脂,赤石脂又名赤红土。因其煎液色若桃花故又名桃花石。本方煎服法独特,赤石脂一半入煎剂,取其温涩之气;一半为末冲服,加强药物的吸着固肠作用,起涩肠固脱之效,取效尤速。干姜温中散寒,粳米益脾胃而补虚。服药后,大便止则小便利,脓血除则腹痛止,可见温涩固脱实为治病求本之法。

本方对久泄、久痢属虚寒滑脱不禁者,皆可使用。治久泄、久痢之法亦有酸收法,与桃花汤治痢属固涩法相比,酸收法的主要特点在于:周身无力,频泻量少,正气虚弱,用酸收法,以酸味药为主,常用石榴皮、乌梅、五味子等酸味药;而固涩法适用于滑脱不禁,肛门下坠,或兼脱肛,是大肠已滑,用固涩法,以涩味药为主药,常用罂粟壳、赤石脂、枯矾、木贼、龙骨等。酸收、固涩均适用于邪少虚多的病证。若见肛门灼热,大便酸臭,舌苔厚腻,脉弦数,则为邪实,误用可致闭门留寇。

308条原文是讲了少阴热性下利便脓血。由于少阴伏热损伤了下焦的阴络所致,其下利便脓血当有里急后重,肛门灼热等一些热象,治则不能用桃花汤,而应用刺法泻热。一些注家认为可刺幽门、交信泻少阴之热。

通过306、307、308条的学习可知少阴下利便脓血有寒热之分,临证需加以辨别。

5. 阳虚水泛证 肾主水液,肾在水液代谢中作用极为重要,为水之下源,故少阴阳虚可致水气泛滥。316条的真武汤证就是肾阳素虚,寒邪直中少阴,水气泛滥所致,以腹痛、小便不利或小便利,四肢沉重疼痛,下利为主证。可伴有肢冷怯寒,颜面晦黯,神疲纳差,舌淡胖,苔白滑,脉沉细或无力。

仲景在《伤寒论》的太阳病篇82条亦论述了真武汤证,证属误治,乃太阳病过汗损伤少阴阳气所致,是由太阳病转属为少阴病,体现了太阳内应少阴的整体观念。而少阴病篇的真武汤证则属自发,起病即是少阴病,经过一段时间后,肾阳日衰,寒邪直中,气化失常所致。少阴阳虚寒盛,根据寒邪程度的轻重会选用四逆汤、附子汤、白通汤等。若不但有寒,还有水停,其主证还有小便不利和四肢沉重,就是水邪的致病特点,就应祛寒扶阳利水,用真武汤治疗。两条虽然病机相同,治法相同,但起因不同,脉症自有差异,前者重在心悸头眩,后者重在四肢肿重。

“少阴病,二三日不已,至四五日”,出现了腹痛、自下利是阳虚寒证。小便不利是少阴阳虚失于蒸腾气化津液。水气泛溢四肢,则四肢沉重疼痛。水饮有流动不居的特点,往往随气机升降,内而脏腑,外而四肢,上中下三焦,无处不到,故水饮为病颇多或然之症。太阳病篇“伤寒表不解,心下有水气”的小青龙汤证中也提出了大量的或然症,与此同理。在《伤寒论》六经病篇中,有五个方证出现了或然症。除此之外,尚有96条小柴胡汤证,317条通脉四逆汤证、318条四逆散证。小柴胡汤证属于少阳病,少阳位于半表半里,外连于表,内连于里,病位涉及广泛,因其主枢机,气机的升降出入均赖于此,另外三焦为决渎之官,水液运行的通路,一旦为病,波及的范围亦较为广泛,因此少阳病或然症比较多。四逆散证属肝气疏泄失常,肝气的疏泄,对机体气血的运行、阴阳的调和、津液的布达影响极大,因此肝失疏泄也会出现比较多的或然症。而通脉四逆汤证,是病及少阴危重状态,往往呈现多脏器损伤,因此会导致多种虚损性的或然症出现。总之,水饮为病、少阳枢机不利、少阴亡阳危证、肝失疏泄,往往症候表现错综复杂。本证属阳虚水泛,治用真武汤。真武汤原名玄武汤,因为避“玄”字之讳就改作“真”字。真武汤用炮附子温阳化气,功在下焦,使水有所主;白术燥湿健脾,功在中焦,使水有所制;生姜宣发肺气,功在上焦,使水有所散。茯苓淡渗利水,佐白术健脾,是于制水中有利水之用;芍药活血脉而利小便,是于利水之中有活血之法,不但主疏泄以利水,且有养阴之功,使附子、白术等燥烈之药不至于伤阴。全方具有温阳利水之功,利水以祛邪,温阳以固本。

本证中小便的改变有二种情况:仲景先言小便不利,后又云小便利,二者出现在同一病证中是否矛盾呢?并不矛盾,因小便是人体排出水液的主要途径,而水液的正常运行,有赖于肾中阳气的气化功能正常。《素问·灵兰秘典论》所言“气化则能出矣”即是此意。阳气虚气化失司,水液代谢失常,最易产生小便不利之症。另外肾主司二便,肾中阳气亦具有收敛固摄之功,若阳气不足,固摄功能失职,则小便利,正如282条言“小便白者,以下焦虚有寒,不能制水,故令色白也”,如377条:“呕而脉弱,小便复利……四逆汤主之”,389条:“既吐且利,小便复利……四逆汤主之”。所谓“复利”,是小便淋沥、不禁。小便复利之机制,以阳虚程度言之,多是阳虚较甚,如成无己曰:“小便复利而大汗出,津液不禁,阳气大虚也”。以脏腑病位言之,多是病涉肾阳。肾阳衰微,失于固摄,关门不约,则小便失禁,如程郊倩曰:“小便复利,少阴寒也”。因此,肾阳虚可见小便不利,亦可出现小便利。可见学习《伤寒论》重视知常达变,肾阳虚既可导致小便不利之常外,又可导致小便复利(小便不禁)之变。可见,阳气一般性虚衰,则多表现为气化失司,症见小便不利;若阳气进一步加重(尤涉肾阳),则多表现为固摄失约,反见小便复利。总之,在小便的不利、复利及阳虚程度的轻与重上,提示了小便一症辨证的常法与变法。

真武汤属于常用的治水方剂,其临床应用范围较广。与小便改变有关的泌尿系统疾病,如慢性肾炎、肾病综合征、急性尿毒症、尿崩症、肾盂结石、输尿管结石等。因少阴为病除了足少阴肾之外,尚有手少阴心,故真武汤临床常常用以治疗心脏病,如充血性心力衰竭、肺源性心脏病、高血压。另外肺系疾病,如慢性支气管炎、肺气肿;胃肠疾病,如萎缩性胃炎、胃下垂、胃及十二指肠溃疡、腹泻、便秘;妇科男科疾病,如闭经、白带、阳痿、遗精;外周血管神经疾病,如面肌痉挛症、肌束颤动证、摆头运动证、老年性震颤、舞蹈病、内耳眩晕症;五官科疾病鼻炎等。临床运用真武汤辨证需要抓住两点:一是肾阳虚弱;二是水气泛滥。

6. 寒湿身痛证　痹证身痛应属于外周肌肉、筋脉、骨节的疾病,不应属于少阴脏腑病变,但仲景列在少阴篇,是因本病与少阴阳气虚弱关系密切。《素问·痹论》言:“风寒湿三气杂至,合而为痹也”。痹证的主要病因为感受风寒湿之邪,当少阴阳气不足时,其最易侵袭人体,寒湿之邪直入少阴,外寒常常引动内寒,外湿常常引动内湿,形成少阴寒湿身痛证。本证由少阴阳虚寒湿留滞于筋脉骨节肌肉所致,以身体痛,骨节痛,手足寒,背恶寒,脉沉为主要临床表现。治用附子汤温阳散寒,除湿止痛。

304条的"背恶寒"较为严重,与阳明病白虎加人参汤证的"背微恶寒"不同,其鉴别要点在于:白虎加人参汤证是阳明热盛,津气两伤,口中干燥而渴;附子汤治阳虚恶寒,故仲景云"口中和","口中和"本来为阴性症状,看似无足轻重,其实仲景用在这里为鉴别诊断,若里有热,会出现口苦、口燥渴,本证"口中和"排除了热证。305条揭示了太阳与少阴辨证差别有表里之分。若身体痛,骨节痛,伴有发热脉浮紧者,为麻黄汤证,属表证。而现伴有手足寒,脉沉,为少阴阳虚阴盛,阴寒凝滞,阳气不能温煦四末所致身体骨节痛,手足寒,属里证。305条的"身体疼痛、骨节疼",需要与太阳表证身疼痛、汗后营血不足引起的身疼痛鉴别。其鉴别要点在于:附子汤证手足寒而不温,脉沉而不浮,而表证身疼痛一定伴有表证的特点,营血不足身疼痛,脉沉迟。从这两个条文可以看出附子汤的主治作用和治疗范围一个是阳虚的背恶寒,一个是手足寒,脉反沉,身体痛,骨节痛。

本证治疗一是用灸法,二是服用附子汤。少阴病背恶寒,阳气已虚,要见微知著,若不及时治疗,严重的少阴病可接踵而至,故用灸法补阳气,避免阳气衰败的形成,同时也给了使用附子汤治疗的时间。方用附子汤,由炮附子、茯苓、人参、白术、芍药五味药组成。炮附子可温经扶阳,为少阴寒化证温阳散寒、回阳救逆的主要药物。剂量较大的附子(方中用二枚附子)可散寒镇痛,用量上甚至大于回阳救逆的四逆汤、通脉四逆汤。附子是治疗风寒湿痹阻、关节疼痛的要药,不论寒湿或湿热均可使用,但治疗湿热尚需要配合清热药,如桂枝附子汤、白术附子汤、甘草附子汤、桂枝芍药知母汤等。白术能健脾利湿,属主药,用量较大,明显是"主风寒湿痹",以寒湿浸淫肌肉关节的"身体痛、关节痛"为主症,提示了治"表"湿的功用与配伍。人参补气以助后天之本,以壮元气之衰。茯苓淡渗利水以健脾。芍药具有益气、止痛、利小便之功,同时亦可以制附子之过,防附子伤阴之弊。芍药在《神农本草经》中谓:"味苦平,主邪气腹痛,除血痹,破坚积、寒热疝瘕,止痛,利小便,益气"。芍药"除血痹""利小便",能够泄孙络之水湿,通经脉之血痹,从而加强利水、活血、止痛的效果。"血不利则为水","无湿不成痹",提示在临床上治疗水肿证、痹证时往往要加用血分药。

(二)少阴热化证

"少阴"为水火之脏,阴阳之本,少阴为病既可出现寒化证,亦可出现热化证。寒化与热化是少阴阴阳的偏盛偏衰。阴虚就容易化热,故少阴为病有热化证,正如《素问·调经论》中言:"阴虚则内热"。少阴热化证主要包括的黄连阿胶汤证(心肾不交)、猪苓汤证(水热互结)、大承气汤证(热灼阴竭)等。其中,少阴病篇的大承气汤证又称为"少阴三急下证",属于疑难争论问题,对于分析思维具有较大的启示作用。

1. 黄连阿胶汤证　303条云:"少阴病,得之二三日以上,心中烦,不得卧,黄连阿胶汤主之。"

"少阴病,得之二三日以上",既可能产生阳虚阴盛证,亦可能产生阴虚阳亢证,若但欲寐,寤少寐多则属前者,若见心烦,不得卧寐则属后者。少阴属于心肾,心在上属火,肾在下属水,正常生理情况下,心火下达于肾以暖肾水,使肾水不寒;肾水亦不断上承以济心火,使心火不亢,如此水火既济,心肾相交,才能达到阴平阳秘的相对平衡状态,从而维持人体正常的生命活动。若肾水亏虚又无以上济心火,于是导致心火独亢于上,阳不入阴而躁扰于外,就会出现“心中烦不得卧”。结合医理和临床,还应该有口干咽燥,舌红少苔,甚则舌质红绛,苔净而光,脉象细数等阴虚火旺之证。

《伤寒论》中同时具有治疗心烦失眠的还有栀子豉汤证,其主治的心烦失眠是由无形邪热,扰于胸膈,主证除心烦失眠外,尚可见烦热胸中窒,甚则身热不去,心中结痛,舌质红苔多淡黄微腻,脉象滑数,治宜清宣郁热;而本证的病机是阴虚火旺,心肾不交所致心烦失眠,临床可见口干咽燥,舌红少苔,脉细数,治宜滋阴清热。

黄连阿胶汤由黄连、黄芩、芍药、阿胶、鸡子黄五味药组成。《长沙方歌括》云:四两黄连三两胶,二枚鸡子取黄敲,一芩二芍心烦治,更治难眠睫不交。可见方中重用黄连清心火以下降,重用阿胶滋肾水以上潮,即中医所谓泻南补北法。本方在用药上还有一个特点,血肉有情之品就用了两味,即阿胶与鸡子黄,阿胶补血养血,鸡子黄养心血而宁神,芍药和营血而敛阴。其中,阿胶应烊化兑入汤剂中,而鸡子黄应生用。正如黄连阿胶汤方后注提出:“上五味,以水六升,先煮三物,取二升,去滓,内胶烊尽,小冷,内鸡子黄,搅令相得,温服七合,日三服”。“小冷”就是把药物凉得凉一些,说明在“内胶烊尽”之后,仲景觉得药液尚热,因此要“小冷”。由此可知,黄连阿胶汤中的鸡子黄一定是生用的。对于药物的煎服方法是六经辨证论治的重要环节,可惜后世医家大多忽视之,应用不当可能会影响疗效。在《金匮要略》百合鸡子汤中的鸡子黄却是熟用的。原文云:“内鸡子黄,搅匀,煎五分,温服”。由此可知,熟用鸡子黄偏于滋养肺胃之阴,而生用鸡子黄偏于滋养心肾之阴。

黄连阿胶汤临床主要运用于治疗精神方面的病症和血证,精神方面的病症如失眠症,狂躁症,忧郁症,高热昏迷,心律失常以及神经衰弱导致的梦遗、早泄、阳痿等。血证如支气管扩张出血,肺结核咯血,肠伤寒出血,温毒下痢脓血,子宫功能性出血、血眼球出血证以及咳血、吐血、尿血、衄血等。还用于治疗甲状腺功能亢进症,室性期前收缩,心律失常,萎缩性胃炎,溃疡性口腔炎,顽固性失音,肝硬化,阳痿,痫厥等。所治病证虽多,而在病机方面,必求心火亢盛于上,肾阴亏虚于下之真谛;辨证之中,症状虽繁,而五心烦热,口干,或潮热盗汗,舌红少苔,脉细数等,非常关键。

2. 猪苓汤证　猪苓汤证在《伤寒论》中有两条,一条在于阳明病篇,另一条在于少阴病篇。阳明病篇的猪苓汤证223条是作为阳明病变证而论述的,其原因是221条阳明病误下后形成的三个变证之一。即阳明病误治后可产生邪热在上焦的栀子豉汤证,也可形成邪热在中焦的白虎加人参汤证,还可形成阴伤水热互结在下焦的就是猪苓汤证,柯韵伯称为阳明起手三法。

223条的“若脉浮发热,渴欲饮水,小便不利”,通常认为是阳明病误治后余热未尽,影响到下焦,热与水饮相结导致。清代伤寒注家柯韵伯认为猪苓汤是治疗阳明病之方,后世大多医家同意这种解释。姜建国认为其“脉浮发热”为热陷膀胱,腑热外蒸,循经达表,更为合理,而非阳明余热,其认为猪苓汤治疗阳明病太过牵强,因224条云:“阳明病,汗出多而渴者,不可与猪苓汤,以汗多胃中燥,猪苓汤复利其小便也”,由此可知,仲景明确指出猪苓汤不但不是治疗阳明病之方,反而是阳明病的禁用方。

少阴病篇319条云:“少阴病,下利六七日,咳而呕渴,心烦不得眠者,猪苓汤主之”。猪苓汤的病机为“阴虚水热互结”,在223条中体现了“水热互结”的特点,但在本条中反映了少阴阴虚有热的病机特点即“心烦不得眠”。少阴阳虚,气化失司而形成水气证,较为常见,易于理解,如真武汤证;少阴阴虚,阴虚则热,但此热是虚热、邪热,非但不能化气,而且常常易与水结，从而形成水热互结下焦的猪苓汤证，因此阴虚亦可以导致水气证。水饮随气机升降无处不到，随着饮停三焦上、中、下焦而发病，饮在上则咳，在中焦则呕，在下焦则下利，水热之邪随上中下三焦变动而不拘。少阴病讲阴阳水火，辨证之理在阴阳水火。有阳虚水泛，寒邪内盛的真武汤证，也有阴虚有热，水气停留的猪苓汤证。

猪苓汤方由茯苓、猪苓、阿胶、滑石、泽泻五味药组成。茯苓、猪苓、泽泻均能淡渗利水，茯苓、猪苓在利水时可交通心肾，茯苓宁心、猪苓入肾，使心肾相交。滑石利水时，亦可清热。阿胶为血肉有情之品，可以滋阴，与茯苓、猪苓、泽泻配伍利水而不伤阴。猪苓汤虽然能滋阴清热，但毕竟偏于利水，故仲景在224条云："阳明病，汗出多而渴者，不可与猪苓汤……"。对于阴液损伤较重的阳明病，汗出多而渴，小便利者，属于白虎汤证，不是津液停留所致的猪苓汤证，不可用猪苓汤治疗，也体现了仲景关于阳明病治疗的一个重要的原则，也是整个《伤寒论》的重要治疗思想，即"存津液"。因此，学习《伤寒论》原文应前后互参非常重要，对于猪苓汤证的条文要结合起来认识，才能把握猪苓汤证的全貌。

猪苓汤在临床用途广泛，据临床报道，主要有下几种疾病：泌尿系统疾病，如慢性肾炎、慢性肾盂肾炎、肾积水、泌尿系结石、膀胱炎、前列腺炎、尿道炎、乳糜尿；消化系统疾病，如肝硬化腹水、蚕豆病、肠炎水泻；呼吸系统疾病，如重症感冒、咳血；传染病，如流行出血热、甲肝、钩端螺旋体病、丝虫病；心血管病，如结核性心包积液；妇科病，如产后尿潴留、经行泄泻、产后泄泻等。猪苓汤具有滋阴清热利水之功，临床运用应抓住阴虚水热互结的病机，临证应以小便不利、渴欲饮水、心烦失眠、微热或低热、舌红少苔或少津、脉细数为辨证要点。

3. 大承气汤证　在少阴病篇关于大承气汤证有三条：320条"少阴病，得之二三日，口燥咽干者，急下之，宜大承气汤"。321条"少阴病，自利清水，色纯清，心下必痛，口干燥者，可下之，宜大承气汤"。322条"少阴病，六七日，腹胀不大便者，急下之，宜大承气汤"。和阳明病篇的三急下证相对比，后世医家将此三条称之为"少阴三急下证"。

320条"少阴病，得之二三日"，由于燥热内盛，伤及阴津出现"口燥咽干者"，就使用大承气汤急下之，结合322条原文，这人当有腹胀、不大便等阳明病之表现，此口燥咽干，则应为少阴之阴受伤，为保存少阴之阴液，要急下阳明之燥热。

321条"少阴病，自利清水，色纯青，心下必痛，口干燥者，急下之，宜大承气汤"。阳明燥热逼迫津液外泄有三种形式：第一是出汗，表现为手足濈然汗出，或腋下出汗，或周身汗出；第二是阳明燥热逼迫津液偏渗于膀胱，表现为大便硬，小便数，也称为旁渗；第三种形式是阳明燥热内盛，有燥屎，但大便稀，泻下清水，仲景谓"自利清水，色纯青"，为津液下渗，又称为热结旁流。此三种形式俱伤津液，伤少阴之阴。心下必痛是胃脘部疼痛，口干燥者是阴液损伤较重之表现，既有少阴阴伤，又有阳明里实，故仲景用大承气汤急下存阴。

少阴三急下证三个条文其临床表现是"口干咽燥""自利清水""腹胀不大便"，这些主证应该综合起来看，也就说如要急下，既得见到阴液不足，又要有阳明里实，急下目的是泻阳明之热，以救少阴之阴。可见，病机直接涉及少阴，因此，少阴三急下证可视为少阴病本证。

阳明三急下证肯定是阳明之热销烁阴液，即先病阳明，后烁阴液。按正常热烁津液的病理发病过程，少阴三急下证的形成也该如此。但有的注家不这样认为，如钱天来云："此少阴之邪复还阳明也。所谓阳明中土，万物所归，无所复传之地，故当急下"。钱氏主张脏邪传腑的观点。张路玉又从伏气学说论之，云："伏气之发于少阴，其势最急，与伤寒之传经热邪不同……故宜急下以救少阴之燔烁也"。归纳诸家的观点主要有二：其一土燥而致水竭。即阳明燥热，销烁真阴，病由阳明波及少阴；其二，水竭而致土燥。即素体阴虚，邪从燥化，致胃家燥热，而胃家燥热又反烁肾阴。其实，尽管少阴阳明先后因果说法不一，但最终病及少阴，肾阴将竭。

众所周知，大承气汤是最为峻猛的攻下方剂适用于阳明里实证；少阴病是虚衰之病，是严重的正衰期，且是死证太多。《素问·三部九候论》："虚则补之，实则泻之。"按常理而言，少阴里虚证是不可以用攻下之法的，正如原文286条言"少阴病，脉微，不可发汗，亡阳故也；阳已虚，尺脉弱涩者，复不可下之。"这里之所以用大承气汤急下，是因为少阴里虚，邪从燥化，转属阳明，若不急下则阳明燥热会进一步消灼肾阴，为保存少阴之阴液，故用大承气泻其燥热，救其阴液，体现了仲景"治病必其本"的治疗学思想，在治法学上却提示了"以泻为补"的治疗思路，值得医者深思。同时，它也体现了《黄帝内经》"伏其所主，先其所因"的基本治疗原则。

（三）太少两感证

太阳主表，少阴主里，太阳与少阴有经脉相互络属，互为表里。太阳表固有赖于少阴里实，少阴里虚易致外邪入里而发病，故阳虚之人感受外邪而发病称为太少两感证。太少两感证是指301条的麻黄细辛附子汤证和302条的麻黄附子甘草汤证。301条云："少阴病，始得之，反发热，脉沉者，麻黄细辛附子汤主之"。"少阴病，始得之"表示病程较短，刚开始发病，出现发热，少阴寒化不当发热，今出现发热，故称之为"反发热"，故从少阴的角度而言，以发热的出现曰反。若少阴阳气充足之人，感受外邪其脉象应该出现浮脉，但现是沉脉，表明其少阴阳气不足，发热为病在太阳，脉沉为病在少阴，故称为"太少两感"。本条当与92条互参，原文云："病发热头痛，脉反沉，若不差，当救其里，四逆汤方"。发热头痛为太阳病，太阳病不应该出现"沉脉"，故从太阳而言，太阳病反见少阴脉，故曰反。通过这两条原文可以看出此人有太阳病之表现"发热"，若阳气充足，抗邪有力，脉应浮，但现在见少阴脉沉，反映了少阴阳气不足而里虚寒。证属太阳，脉为少阴。治宜表里双解，用麻黄细辛附子汤主之，温经发汗。方中麻黄发汗解表，治太阳之表热；附子温少阴之阳；细辛气味辛温雄烈、善于通达内外之特性，既助麻黄以发散表寒，又能助附子以温阳。麻黄、细辛发汗之力强，走而不守。因此，其适合少阴病初起者。

若病程稍久，则用麻黄附子甘草汤，正如仲景在302条麻黄附子甘草汤证所言："少阴病，得之二三日，麻黄附子甘草汤微发汗。以二三日无证，故微发汗也"。其论述少阴病兼表轻证的治疗，"二三日无里证"是辨证的要点。"二三日"与301条原文"始得之"相比，病程稍长一些；"无里证"是指无厥逆吐利等严重的少阴寒化证。本证较之麻黄细辛附子汤证病情更为轻浅，表证不重，里虚亦轻，故治疗称之为"微发汗"。麻黄附子甘草汤，尽管邪轻证微，仍属太少两感，故麻黄与附子所在必用。麻黄辛温发汗，解太阳之表；附子温经扶阳；又因为邪轻证微，去细辛之外散内温，加甘草甘以护正，缓求微汗。本方仲景虽云"微发汗"，但麻黄毕竟是发汗之峻药，临床应用需要控制其用量，否则也会造成发汗太过。

若少阴里阳虚严重，出现了下利清谷，手足厥逆等严重的里虚寒证，即使兼有身体疼痛，此时治疗亦不可用此二方，而应用四逆汤。正如仲景在91条、92条、364条、372条所言。91条云："伤寒医下之，续得下利清谷不止，身疼痛者，当救其里；后身疼痛，清便自调者，急当救表。救里宜四逆汤，救表宜桂枝汤"。92条云："病发热头痛，脉反沉，若不差，当救其里，宜四逆汤"。364条云："下利清谷，不可攻表，汗出必胀满"。372条云："下利，腹胀满，身体疼痛者，先温其里,乃攻其表。温里四逆汤,攻表桂枝汤”。这几个条文均强调了对于严重的里虚寒证伴有表证,应该先采用四逆汤救里的方法治疗。

对于“太少两感”名称亦有医家提出不同的观点,认为301条、302条不应该是太少两感证,如李克绍先生在《伤寒解惑论》一书中讲道:少阴病,始得之,反发热,脉沉者,麻黄细辛附子汤主之。其认为是少阴表证,并没有太阳病。其认为原文首提“少阴病”,并未提两感,发热如果是兼太阳病的话,发热则属于正常现象,不能称“反发热”。命名说“始得之,反发热”,说明这样的发热只是少阴病初得时的暂时现象,不会持久。尤其是“脉沉”,已揭示了这是少阴病非太阳病。故把本条看成太阳病加少阴病,称为太少两感有误。李克绍先生认为“两感”一词,来源于《素问·热论》,原文言“两感于寒,病一日则巨阳与少阴俱病,则头痛口干而烦满”。而本条没有头痛、口干、烦满,只有发热、脉沉。《热论》还言:“其两感于寒而病者必不免于死”。本条属少阴病初期表证的反发热,而不是死证。故用《热论》两感来解释本条有欠妥当。他反对传统的诸如循经传、越经传、首尾传、传足不传手等传经理论。他在《伤寒解惑论》中提出:所谓传经是病气本经相传,转属才是这一经病转为另一经。太阳病属表,但表证却不仅限于太阳病。因六经均有经络循行分布于体表,六经所属之脏腑功能均与肌表息息相通,故六经均可具有表证。基于这种理论,他认为麻黄细辛附子汤证属于少阴表证。

但刘渡舟先生在《伤寒论专题讲座》认为两感在《伤寒例》和《伤寒论》中的六经辨证有所不同。在六经辨证中,太阳和少阴两感机会多一些,头痛发热属太阳病,“脉反沉”是少阴脉。太阳病见少阴脉属两感。另一层含义这里是指感受的寒邪而言,故用麻黄细辛附子汤和麻黄附子甘草汤温经散寒之法,既温少阴,也解太阳,它是偏于寒邪的。在《伤寒例》中的两感都是热邪。“一日太阳受之,即与少阴俱病,则头痛口干,烦满而渴”,这是热,这与《素问·热论》中所讲两感一致。故《素问·热论》中所谓两感与《伤寒论》六经辨证的太阳少阴两感为病是不同的,后者是寒证为主,用麻黄细辛附子汤和麻黄附子甘草汤治疗。因此其与李克绍先生认识有别。

据临床报道,麻黄细辛附子汤常用于治疗心阳不足,阳气鼓动无力所致心系疾病之心动过缓,如病态窦房结综合征、房室传导阻滞、窦性心动过缓、缓慢性心律失常。肺系疾病中常见之咳嗽、哮喘、过敏性鼻炎、慢性阻塞性肺气肿、外感发热、湿疹等疾病。肾系疾病阳气不足不能蒸化水液则会出现水液代谢失常的疾病如水肿、尿频、癃闭、慢性前列腺炎等。肢体经络病如头痛、面神经麻痹、痹证、痿证等,其多因瘀血、痰饮等有形实邪阻滞,或气虚、阳虚而致肢体经络失养所致,本方可统领一身之阳气,阳气通则痰饮、瘀血自消,肢体经络得养。五官科疾病如喉痹、耳聋等。妇科疾病如月经不调。其他类疾病如银屑病、痤疮、头痛、齿痛、暴哑咽痛等。麻黄附子甘草汤临床多用于治疗慢性肾盂肾炎急性发作;合桂枝甘草汤可治冠心病、低血压;加入黄芪、人参可治冠心病合并心律失常等表现为阳虚者。《经方实验录》载此方可治属少阴阳虚的嗜寐证。以上病种虽然繁杂,但临床应抓住其主要病机特点少阴阳气不足,复感外邪所致,因此用麻黄细辛附子汤或麻黄附子甘草汤,散寒通阳、扶正解表,疗效较佳。

(四)少阴咽痛证

咽与人体脏腑经络关系密切,在十二经脉中,除手厥阴心包经和足太阳膀胱经间接与咽喉相连外,其余经脉皆循行于咽部。《伤寒论》六经病中除太阴病外,其他几经病中均出现了咽部症状,如"咽中干""咽烂""咽燥""咽痛""咽干""咽干口燥""咽喉干燥""咽中痛""喉咽不利"等,而关于咽痛的辨证论治仲景专列于少阴病篇,原因是咽部与心肾阴阳、水火升降之间关系非常密切。咽喉位于五脏之上,为饮食气息出入之门户,后天营养精微传输之通路,与十二经脉直接或间接相连,咽喉发病每多伴有脏腑证候,反之亦然。《素问·上古天真论》曰:"肾者主水,受五脏六腑之精而藏之"。肾脏既能生成储藏五脏六腑之精气,又将精气输出,以维持五脏六腑的正常生理功能。若肾精气亏损,或为肾阴虚,阴虚火旺,虚火上炎;或为肾阳虚,阴寒内盛,虚阳上越,扰及咽部而为病。

少阴咽痛可分为以下类型:阴虚咽痛证、客热咽痛证、痰热咽痛证、客寒咽痛证,分述如下:

1. 阴虚咽痛证　本证由少阴病下利损伤阴液,阴虚化热,虚热循经上扰咽喉所致的以口干,咽痛,下利,心烦,胸满,舌红苔少,脉细数为主要临床表现。

310条论述本证咽痛以咽喉干痛、痛势不剧、红肿不甚为主要特点外,尚有下利、胸满心烦。下利是由脾虚不运所致,下利日久伤阴,导致肾燥水涸于下,无以上制心火,故心烦;足少阴肾经"其直者,从肾上贯肝膈,入肺中,循喉咙,挟舌本",咽痛、胸满皆是少阴虚火循经上扰之象。少阴水火失济,阴阳不和,故下利与咽痛上下症状并见,与阴虚火旺证相比较轻。若将此类咽痛误作实热咽痛,误用寒凉可致下利加重。《临证指南医案》记述一病案:张某,阴损三年不复,入夏咽痛拒纳,寒凉清咽,反加泄泻,则知龙相上腾,若电光火灼,虽倾盆暴雨不能扑灭,必身中阴阳协和方息,此草木无情难效耳。从仲景少阴咽痛,用猪肤汤主之。

本证属虚火上炎,不用苦寒之品,而用猪肤汤润燥培土,除烦利咽。猪肤即是猪皮,王晋三曰:"肾应彘而肺主肤",故可"润肺肾之燥,解虚烦之热",亦取金水相生之意。"白蜜"乃润肺燥之品,《名医别录》"养脾气,除心烦,饮食不下,止肠澼"。此二品为血肉有情之品,润肾燥,清虚热,除虚烦,则少阴虚火可降,咽痛、胸满、心烦诸症可平。白粉炒熟入药,有甘缓和中,扶脾止利之效。

猪肤汤临床多用于治疗咽喉疾病,如咽喉疼痛,声音嘶哑,失音;慢性咽炎,慢性扁桃体炎,白喉。除此之外,还用于治疗麻疹、原发性血小板减少性紫癜、白细胞减少症、营养不良性贫血、再生障碍性贫血、慢性肠炎、痔疮、遗精等病证,其病机符合肾阴不足,虚火上炎者,皆可用之。本方还可以作为食疗方,用于一些体质较差人的养生保健。

2. 客热咽痛证　本证由邪热客于少阴经脉,闭阻咽喉所致的咽喉痛,或伴咽喉干痒,或伴痰黏难咳,舌质红,苔黄,脉滑数为主要临床表现。

311条论述客热咽痛,邪热郁于咽部而致咽部轻度红肿疼痛,因其病情轻浅,不兼其他证候,故仅用生甘草一味清热解毒利咽,缓急止痛。若用甘草汤治疗无效,是肺气不宣,客热不解,故用桔梗汤,加上桔梗辛开苦降,宣肺豁痰,咽痛自止。《神农本草经》言桔梗"主胸胁痛如刀刺,腹满,肠鸣幽幽,惊恐悸气",说明它利气散结止痛,功能辛开苦泄。《名医别录》载其"治喉咽痛"。陈修园言"甘草生用,能清上焦之火而调经脉。若不差,与桔梗汤以开提肺气,不使火气壅遏于会厌狭隘之地",盖亦开郁散结之意。

后世对于甘草汤的临床运用比较灵活,《备急千金要方》用本方治肺痿涎唾多,出血,心中温温液液者。《圣济总录》以单味甘草治疗热毒肿,舌卒肿起,满口塞喉,气息不通,顷刻杀人,甘草煎浓汤热漱频吐。《皇汉医学丛书·家塾方与方极》用本方治病急迫,及咽急痛者。《世医得效方》治小儿遗尿,大甘草头,煎汤,夜夜服之。《延龄至宝方》用治小儿尿血:甘草一两二钱,水六合,煎二合,一岁儿一日服尽。《仁斋直指方》诸痛大便秘方,甘草一两,锉碎,井水浓煎,入酒调服,能疏导恶物。近代常用于治疗下列疾病:口腔炎、牙痛、咽喉痛、食道痛、口唇溃疡;声哑、失音、反射性或痉挛性咳嗽等;消化系统疾病,如胃痛、腹痛,以腹肌紧张为应用指征;胃溃疡、十二指肠溃疡、食物中毒,如菌类中毒等;还用于治疗药物过敏;肺痿,痈疽;排尿痛、尿闭、小儿遗尿,小儿尿血;阿狄森氏病;外用于痔核、脱肛等引起的肛周疼痛;阴部瘙痒肿痛;跌打损伤、刺伤、虫螫引起的疼痛,主要采用浓缩液湿布外敷。

桔梗汤,《肘后备急方》言其为喉痹专用神效方,桔梗、甘草煮服即消,有脓即出。《太平和剂局方》之如圣汤即本方,治风热毒气上攻咽喉,咽痛喉痹,肿塞妨闷,及肺痈咳嗽,咯唾脓血,胸满振寒,咽干不渴,时出浊沫,气息腥臭,久久吐脓,状如米粥。《兰室秘藏》桔梗汤治斑已出,时时与之,快咽喉,宽利胸膈咽。桔梗汤现代主要用于:喉痹咽痛、声音嘶哑症;加半夏治失音证;加诃子,名铁叫子如圣汤;咽喉炎、扁桃体炎、食管炎、肺痈咳吐脓血。

3. 痰热咽痛证　本证由痰热客于少阴经脉,扰于咽喉所致以咽痛生疮,声音嘶哑,咽喉干燥,不能言语,舌质红,苔腻或白或黄,脉滑数为主要临床表现。

312条论述此方证的主症有咽中伤,生疮,不能语言,声不出者。咽中伤、生疮是指咽部红肿疼痛,局部溃烂而言,由于咽痛生疮,导致不能语言,声音嘶哑,为痰热痹阻咽喉所致。此为少阴咽痛之重症,甘草汤、桔梗汤不能胜任,治用苦酒汤涤痰消肿、敛疮止痛、利窍通声。

苦酒汤由半夏、鸡子白、苦酒三味药组成,半夏涤痰散结,具疗疮之功,《神农本草经》载其"主喉咽肿痛",《名医别录》称其"消痈肿"。成无己注曰:"辛者散也,润也;半夏之辛,以散逆气结气,除烦呕,发音声,行水气而润肾燥"。盖以其辛能散,故能润也。因此,半夏虽属化痰之品,但在方中取其散结之力。结散邪解,咽部疮疡可愈,声音能出。配鸡子白之甘寒,清热润燥止痛,并制约半夏之温燥,恐其燥同火化而不利于疮疡。再配苦酒(米醋)消肿敛疮,散瘀解毒,并与半夏配伍一散一敛。三药相合,结散痰祛,消肿敛疮,润燥止痛。

后世运用本方,如《备急千金要方》治舌卒肿满口,溢出如吹猪胞,气息不得通,须臾不治杀人方:半夏十二枚,以酢一升,都取八合,稍稍含漱之,吐出。《外台秘要》用本方治喉痹。《太平圣惠方》用本方治咽喉中如有物咽唾不得。《曹氏伤寒发微》载:"喉内戳伤,饮食不下,鸡蛋一个,钻一小孔,去黄留白,入半夏一个,微火煨熟,将蛋白服之,伤处随愈。亦可证咽中伤为刀伤之误,生半夏蛋白之能补疮痛矣"。现代用本方用于治疗:口腔溃疡、咽炎、扁桃体炎、小儿重舌等病证,对咽喉部炎症,水肿溃烂,咽痛,失音均有良效。以痰热郁闭导致口腔、咽喉部溃疡为使用指征。另据报道,对早期疖肿、外伤性肿胀,局部敷蛋清,有止痛、消炎、防止化脓的作用。

4. 客寒咽痛证　本证由寒邪客少阴经脉,扰于咽喉所致以咽痛,咳嗽,恶寒,声音嘶哑,痰涎清稀,苔白为主要临床表现。

313条论述少阴客寒咽痛的证治。本条叙证虽简,只有"咽中痛"一症,但以方测证,可知本条除咽中痛之外,尚可伴有恶寒气逆,欲呕,咳嗽,痰涎多等症。此为风寒客于少阴经脉,并兼痰湿阻络,导致阳气闭郁不伸所致,治用半夏散及汤,以散风寒,化痰开结,则咽痛自止。方名"散及汤",是指既可作散剂吞服,又可作汤剂含咽,后者更宜于局部作用。

半夏散由半夏、桂枝、炙甘草三味药组成。方中半夏辛温涤痰开结。桂枝疏风散寒,助半夏之辛散,通阳气、散结气,并和营阴而止咽中痛,据《神农本草经》记载桂枝"味辛温。主上气，咳逆，结气喉痹，吐吸，利关节，补中益气。久服通神，轻身不老"；《本经疏证》"桂枝利关节，温经通脉，其用之道有六，曰和营、曰通阳、曰利水、曰下气、曰行瘀、曰补中"。喉痹者，一阴一阳结也，故用半夏、桂枝通阳涤痰散结。甘草炙用，取其和中缓急止痛，调和诸药。

半夏散及汤证与苦酒汤证，主药均取半夏散结为治，半夏散及汤佐以桂枝、甘草辛甘通阳，解阴阳气机郁结之喉痹，苦酒汤以其证有溃疡而取润敛之鸡子白、苦酒佐之，防其过燥伤阴。参合桔梗汤证，可知仲景治少阴咽痛之一大法在于开郁散结。半夏散及汤、苦酒汤服法是"少少含咽"，可知此两方是使药物直达病所而发挥治疗作用。

后世运用此方，如《类方准绳》半夏桂枝甘草汤，治暴寒中人咽痛，即本方。《外台寿世方》暴寒中人，伏于少阴经，旬日始发为咽痛者，俗名肾伤寒，用半夏、桂枝、甘草，姜汁调涂颈上及脐内，再用附子片贴足心。《肘后方》治霍乱腹胀，半夏桂枝等分为末，水服方寸匕。现代临床报道，以本方为基础，可加减化裁治疗证属寒邪郁闭的如下病证：咽痛、咽炎、咽喉炎；声带水肿；扁桃体炎、扁桃体周围炎、化脓性扁桃体炎；口腔溃疡；食道癌初期进食噎塞等。

咽痛临证常见于外感热毒郁结或阴虚化热，虚火上炎。以清热解毒、养阴清热为常用治法。仲景在少阴病篇专论咽痛一证，也提示咽痛多与少阴热毒或阴虚有关，如甘草汤、桔梗汤、猪肤汤之治。但咽痛亦有其他类型如少阴客寒咽痛、虚阳上扰之咽痛，因此，其所列举的治法又多有变通：半夏散及汤散寒涤痰开结止痛，可治疗外感风寒痰湿阻络的寒实咽痛；通脉四逆汤加桔梗回阳救逆利咽止痛，可治疗少阴阳虚阴盛，虚阳浮越导致的虚寒咽痛。提示了咽痛治以温散、温通的变法治疗思想。

七、厥阴病理论与实践

（一）厥阴病实质

厥阴包括手、足厥阴经脉及心包、肝脏，并分别与手、足少阳相表里。从经络而言，手厥阴心包经起于胸中，出属心包，贯膈历络上、中、下三焦；足厥阴肝经起于足大趾外侧端，由内踝前沿下肢内侧上行到阴股，入毛中绕阴器，抵小腹，夹胃属肝络胆，上贯膈，布胁肋，循喉咙后上连目系，出前额，与督脉会合于巅顶。心包又称膻中，是心之外围，近君火而藏相火，代心君用事，与三焦相表里。肝主藏血，内寄相火，在六气主风，五行属木，故称风木之脏；主疏泄而性喜条达，与胆互为表里，与脾胃的关系极为密切。

"厥"，有极、尽之意。《素问·至真要大论》云："厥阴何谓也？岐伯曰：两阴交尽也"。故厥阴是六经的最后一经，也是阴尽阳生之经。厥阴为风木之脏，喜舒畅条达而恶抑郁，其疏泄功能与气机的运行、升降出入关系密切。厥阴体阴用阳，内寄相火，上是心包近君火，下是肝木亲肾水，中与脾土相配合。厥阴功能正常，则一身气机调畅，肝阳不亢，肾水不寒，胆木生发之机旺盛，胃纳脾运，从而维持了人体的正常功能。

厥阴病是六经病证的最后阶段。若病入厥阴，则肝失条达，气机不利，易致阴阳失调，又因厥阴具有阴尽阳生，极而复返的特性，故厥阴病常以上热下寒，寒热错杂为主。正如《诸病源候论》所说："阴阳各趋其极，阳并于上则热，阴并于下则寒。"

"何谓厥阴病？"一直是《伤寒论》研究争论的问题之一，至今仍无定论，所以厥阴病篇历来有"千古疑案"之称。我们认为：要分类认定什么是厥阴病，首先应该先行确立衡量厥阴病的标准，然后运用这个标准去衡量厥阴病篇所有的条文方证，凡是符合这个标准的就是厥阴病，不符合的就不是厥阴病。

1. 确立本证的标准 厥阴病是六经病证发展过程中的末期,病位在里,病情复杂,寒热不一。厥阴病的病因来路有二:主要来自传经之邪,继发于他经病变之后。诸如三阳病失治、误治,损伤正气,邪陷厥阴者;或太阴、少阴病迁延失治,而进一步发展为厥阴病。其次是邪气直中厥阴而病,多由厥阴本虚,邪气太盛所致。

确立衡量厥阴病的标准,要注意运用整体性思维。所谓整体性思维,就是要纵观整个《伤寒论》六经病篇本证的确立标准,而不仅仅局限于厥阴病篇。这样我们就会发现,确立六经病本证的基本原则有两点:

其一,必须反映本经的脏腑、经络、气血的生理病理特征。例如三阴病,太阴病就反映了脾脏的生理病理特点,少阴病就反映了心肾的生理病理特点,同样道理,厥阴病就一定要反映肝脏的生理病理特点。换言之,厥阴病篇的56条方证中,只要能够反映足厥阴肝脏生理病理特点的,就应该是厥阴病。如肝火冲逆的厥阴提纲证(326条)、肝阳郁遏的厥阴热厥证(339条)、肝热下注的厥阴热利证(371条、372条)、肝寒犯胃的厥阴呕哕证(378条)、肝血虚少寒凝经脉的厥阴厥逆证(351条、352条)等,当属于厥阴病本证。

其二,必须反映本经所属阴阳气化的生理病理特征。六经辨证就是三阴三阳辨证,就体现了"阴阳之气各有多少"以及各经阴阳气化方面的特点。例如阳明病,既要反映脏腑"胃家"病变的特征,又要反映"两阳合明"阳热亢盛与阳明主燥的气化特征。再如太阴病,既要反映"腹满而吐,食不下,自利益甚"的脏腑病变特征,又要反映"自利不渴"的太阴为"三阴"、为"盛阴","主湿气"的气化特征。至于厥阴病,如提纲证既有"气上撞心,心中疼热"这样的脏腑病变特征,又有"消渴"这样反映厥阴"两阴交尽"阴气最少的气化病变特征。而且还用上热下寒这样的寒热错杂,反映厥阴阴尽生阳的气化病变特征。能够体现厥阴气化病变的,除了厥阴提纲证外,还有厥热胜复(往来)证。

2. 厥阴病本证的内容 标准一旦确立,问题应该迎刃而解。按照上述衡量六经病的两大标准,对厥阴病篇的所有方证进行梳理,然后对号入座,从而确立厥阴病本证。发现除了讲辨证、讲预后、讲愈期的一些条文,厥阴病有五大本证。

第一,厥阴上热下寒证(326条)。也就是厥阴提纲证,以"气上撞心,心中疼热,"反映出木火亢盛、肝气冲逆的脏腑病理特征;以"消渴"反映出厥阴"两阴交尽"的气化病理特征;并以整个条文证候的寒热错杂,反映出厥阴阴尽阳生的气化特征。而且提纲证又是厥阴病篇仅有的四条冠以"厥阴病"的条文之一,毫无疑问应该属于厥阴病本证。

第二,厥热胜复证。这是厥阴病篇特有的一组证,331条、332条、333条、334条、336条、341条、342条,诸条均讨论的是厥热胜复证。如前所言,厥热胜复证最能反映厥阴阴尽生阳的气化特征,与厥阴位于阴阳之界、主持阴阳之枢、转换阴阳之气有密切的关系。厥热胜复证的论述尽管仲景未出方药,但是,厥热往来的特异现象、阳复太过"必便脓血"的描述、"期之旦日夜半愈"的预后等,均无可置疑地证明这就是厥阴病本证。

第三,厥阴厥逆证。包括热厥证和寒厥证。厥逆证尤其是热厥证,最能反映厥阴由阳入阴、由表入理、阴中有阳、阴尽阳生的气化病理特征。

厥阴病热厥证最具代表性的是339条,原文云:"伤寒热少微厥,指头寒,嘿嘿不欲食,烦躁。数日,小便利,色白者,此热除也。欲得食,其病为愈。若厥而呕,胸胁烦满者,其后必便血。"本条是说明厥阴与少阳互为表里、阳气内外出入病机最好的条文。少阳主外,厥阴主内,阳气外而不内则发热,病属少阳;阳气内而不外则厥逆,病属厥阴。本条"热少"提示阳气外出不多;“微厥”提示阳气内郁亦轻。说明病机变化介于少阳与厥阴之间,既然已经“指头寒”了,从厥阴而言,当属厥阴病,只是热厥轻证而已。“数日”后,讨论的是这种动态病机变化的两种转归。一是阳热由厥阴转出少阳,疾病向愈。一是阳热由表入里,由阳入阴,热深厥深,指头寒发展为手足厥,形成典型的厥阴病。可知,本条以“厥”为眼目,充分阐明了厥阴为阴尽生阳、主阴阳枢机以及阴中有阳、寒中包火的气化病理特征。

厥阴寒厥证,主要是当归四逆汤证和当归四逆加吴茱萸汤证,原文云:“手足厥寒,脉细欲绝者,当归四逆汤主之。”(351条);“若其人内有久寒者,当归四逆加吴茱萸汤主之。”(352条)。肝主藏血,俗称血脏,所以厥阴肝脏为病,必然反映血分的病变。证以“手足厥寒”为代表,辨以“脉细”为眼目,方以“当归”血分药冠名,重要的是在寒凝经脉的前提下,若肝脏“久寒”,又加以归经厥阴、善于温肝的“吴茱萸”,这一切都无可辩驳地证明了此方证确实属于厥阴病本证。

第四,厥阴下利证。主要是白头翁汤证。原文云:“热利下重者,白头翁汤主之。”(371条)“下利,欲饮水者,以有热故也。白头翁汤主之。”(372条)肝主疏泄,对于人体气机运动有着至关重要的作用,所以一旦厥阴肝病,必然导致气机疏泄失常,而“下重”一症正是肝气犯胃、胃肠气机郁滞的表现。白头翁与秦皮归肝经、入血分、解热毒、治热利。以方测证,所治之“热利,”必是脓血利,病机与血分有关,应该是肝热下注大肠损伤肠络所致。总之,白头翁汤证应该属于厥阴病本证。

第五,厥阴呕哕证。主要是吴茱萸汤证。原文云:“干呕,吐涎沫,头痛者,吴茱萸汤主之。”(378条)“头痛”是一个有着重要辨证意义的症状,阴经一般不走头部,所以太阴病与少阴病不具备“头痛”症。唯独厥阴经例外,厥阴经与督脉会于巅顶,所以厥阴病会有“头痛”的,其病机是厥阴肝寒循经上逆。吴茱萸既归阳明经,又归厥阴经,这就是阳明中寒证治以吴茱萸汤,而厥阴寒呕证也治以吴茱萸汤的原因所在。可知,厥阴病篇378条的吴茱萸汤证是典型的厥阴病本证。

以上所讨论的就是厥阴病五大本证,而这五大本证的确立的根据,就是用以衡量厥阴病的两大标准,即符合厥阴的脏腑经络与气化的生理病理特征。在厥阴病本证中,最为特殊、最为突出、最能显示厥阴病特点的则是厥热胜复证。

3. 厥阴病篇的布局　一旦确立了厥阴病本证,就会发现厥阴病篇条文的论述是非常有规律的,方证亦并非“杂凑”。更为重要的是会发现一种症候辨证方法——类似证鉴别法。将本证,尤其是厥、利、呕三大本证,混论于大量的类似证之中,目的是将疑似的方证相类以鉴别之。可见,厥阴病篇应该说主要是由本证与类似证组成的。

会通全书,就会发现类似证鉴别法,是六经辨证的重要的辨证方法,也是张仲景非常善于运用的辨证方法。纵观六经病篇,除了少阳和太阴病篇因为内容太少无类似证外,其他病篇均有类似证。例如太阳病篇的太阳类似证就有“病如桂枝证”的瓜蒂散证和“头项强痛,翕翕发热”的桂枝去桂加茯苓白术汤证。不但太阳病有类似证,属于“坏病”的痞证也有大量的类似证,围绕“心下痞硬”,设有大柴胡汤、桂枝人参汤、五苓散、十枣汤及赤石脂禹余粮汤等类似证。再如少阴病篇,围绕少阴寒化证的“四肢厥逆”,就设有“吐利厥逆”的吴茱萸汤和“四逆”的四逆散等类似证。非但《伤寒论》,《金匮要略》更是运用类似证鉴别法进行辨证论治的典范。大多数病篇将表面症状相似而病机实质有别的病症归类在一起混而论之,目的显然就在于同中辨异。如“肺痿肺痈咳嗽上气病脉证治”“腹满寒疝宿食病脉证治”“消渴小便不利淋病脉证并治”“惊悸吐纽下血胸满瘀血病脉证治”等。

所以，厥阴病篇的布局，是以本证为核心，以类似证为外围，以寒热错杂、厥热胜复、厥逆、下利、呕哕五组证候为基本内容，进行辨证论治的。按原文顺序梳理如下：

（1）概述内容。六经病篇开始，按仲景写作的体例，基本是这个病篇的该书内容，厥阴病篇也不例外，326~330条共5段条文属于概论，主要是厥阴病的提纲证、分类、欲解时、辨证与治疗禁忌。而冠以“厥阴”的四段条文就在于此部分。326条的提纲证自然属于本证。

（2）厥热胜复证。331~336条共6段条文基本论述的是厥热胜复证。其中有一个特殊情况，那就是341、342两条也是讨论厥热胜复证的，却与厥逆证混论在一起，似乎应该列于336条之后才更为合理。

（3）厥逆证。337~356条，共有19段条文论述厥逆证，可能是因为厥逆证最能体现厥阴病阴尽阳生的特点，所以讨论厥逆证的条文比较多。在这部分内容中，除了开始的337条论述“凡厥者，阴阳气不相顺接，便为厥。厥者，手足逆冷者是也。”这个关于厥证的概念性条文外，主要分两部分，一部分是厥阴病亡阳证的预后，343~349条。另一部分则是厥逆证的辨证，而辨证又以339条的厥阴病热厥证和351、352条的厥阴病寒厥证为核心内容，讨论了大量的类似证，例如蛔厥的乌梅丸证（338条）、热厥的白虎汤证（350条）、寒厥的四逆汤证（353条、354条）、痰厥的瓜蒂散证（355条）、水厥的茯苓甘草汤证（356条）。以上诸方证，虽然也可有“四肢厥逆”的临床表现，甚至是主症（如四逆汤证），但是与厥阴无关，之所以列入厥阴病篇，原因只能是作为类似证以鉴别辨证。

（4）寒热错杂证。357~359条共3段条文。这三段条文是介于厥逆证和下利证之间的，既有厥逆，又有下利。但是三段条文所罗列的麻黄升麻汤和干姜黄芩黄连人参汤，均是寒热并用之方；所论述的脉症，又是寒热错杂之证。联系到厥阴病上热下寒的提纲证，似乎应该是与之类证而鉴别的，因此这两个方证可以看做厥阴病上热下寒证的类似证。

（5）下利证。360~375条共16段条文。这部分内容在论述中有一个明显的特点，就是每段条文的开始均是以“下利”打头的，用意十分清楚。另外，这部分内容可以分作两个部分，一部分是预后的内容，360~369条。自370条以后论述的是关于下利辨证论治的具体的方证。在5段条文的四个方证中，仍然以厥阴病热利的白头翁汤证为核心，分别列出少阴寒化下利的通脉四逆汤证、四逆汤证，以及热结旁流的小承气汤证，还有“下利后更烦”的栀子豉汤证。

（6）呕哕证。376~381条共6段条文。其中，3段条文未出方药，而出方药的3个方证中，仍然以厥阴病本证的吴茱萸汤证为核心，分别列出少阴病寒化证“呕而脉弱”的四逆汤证和“呕而发热”的小柴胡汤证，作为呕哕证的类似证，与厥阴病的呕哕证相类而鉴别。

通过以上厥阴病篇条文方证的梳理和分析，不难看出整个厥阴病篇主要是由厥阴病五大本证和与之相应的类似证组成的。不但条理有序，而且还充分体现了张仲景的惯用写作体例和擅长的辨证方法。最为重要的是，我们基本找到了厥阴病之所以成为“千古疑案”的原因所在，那就是思维方法问题。

（二）厥阴病寒证

厥阴病寒证包括寒厥证（当归四逆汤与当归四逆加吴茱萸生姜汤证）和寒呕证（吴茱萸汤证）。厥阴肝血亏虚，寒凝经脉，症见手足厥寒，脉细欲绝者，予当归四逆汤养血散寒，温通经脉；若“其人内有久寒者”，则用当归四逆加吴茱萸生姜汤。若厥阴肝寒犯胃，浊阴上逆，症见干呕，吐涎沫，头痛者，治以吴茱萸汤暖肝温胃散寒，泄浊和胃降逆。

1. 厥阴病寒厥证　在厥阴病篇所论述的条文方证中，属于寒厥证的比较多，但是属于“厥阴病”的寒厥证，只有351和352两条。即351条：“手足厥寒，脉细欲绝者，当归四逆汤主之。”352条：“若其人内有久寒者，当归四逆加吴茱萸生姜汤主之。”这两段条文，从脉证内容和叙述语气看，是连贯在一起的，因此可以将其视为一段条文进行分析。“手足厥寒”是主症，亦是重点；“脉细欲绝”是辨证的要点；“内有久寒”是补充说明。

主症“手足厥寒”有一定的辨证意义，我们联系《伤寒论》中关于手足发凉一症的前后论述，就会发现大凡论述手足冷（148条），手足寒（305条），微厥（366条，339条），包括351条的“手足厥寒”，其病机要么属于阳郁，要么属于阳虚，很少属于亡阳“脏厥”的。而大凡论述“手足厥逆”“四肢厥逆”“四逆”的则不然，基本属于亡阳“脏厥”。由此可知，351条所论述的“手足厥寒”，但从证候语言描述上分析，应该是阳虚之厥。而正因为是阳虚之厥，所以其治疗不用大辛大热的附子干姜组成的四逆汤回阳救逆，而是用气味辛温的桂枝细辛组成的当归四逆汤温经通阳。证候描述与组方用药相为呼应，说明“手足厥寒”虽然属于寒厥，但非亡阳之厥，属阳虚之厥。显然，厥阴病之厥与少阴病的之厥相对比，还是有自身的特点的。

“脉细欲绝”之“细”应该是辨证的眼目所在，“细”主血虚，这就说明手足厥寒的病机与经脉血分有关。五脏之中，手厥阴心包络主血脉，足厥阴肝脏主藏血，这又说明厥阴为病往往与血脉关系密切。结合“欲绝”主阳虚，那么，我们就可以判定此“厥”的病机是：寒中厥阴，凝滞经脉，血虚失养，阳虚失温。同时证明“手足厥寒”之厥，不但与阳气有关，也与血分有关。既然与血分有关，就一定与厥阴有关，这就是确定此厥属于厥阴病的根据之一。

当归四逆汤名为“四逆”，意思非常明确，就是主治“手足厥寒”。前冠“当归”，当归属于血分药，方中7味药，除了当归之外，还有芍药，通草，大枣，也属于血分药，共同养血活血。甚至桂枝也入血分，具有温通血脉的功用。这就足以说明所治之厥必与厥阴血分有关。而更为有力的证明，就是“久寒”加吴茱萸生姜。尤其是“吴茱萸”，入厥阴经，为温厥阴之要药，所以，“加吴茱萸”本身，说明其“久寒”应该是厥阴肝脏虚寒，也就是说是经脏同寒，故在当归四逆汤的基础上，再加吴茱萸以经脏同温。

确定厥阴病有两大原则，其中之一就是只要能够反映厥阴脏腑生理病理特点的证候，就应该归属于厥阴病。通过以上分析得知，当归四逆汤与当归四逆加吴茱萸生姜汤证，确实反映了厥阴肝脏的生理病理特点，所以应该属于厥阴病本证。

当归四逆汤和当归四逆加吴茱萸生姜汤后世医家临床应用极为广泛，综合分析所治最多的是外周肢端血脉疾病和妇科疾病。外周肢端血脉疾病，如雷诺病，脉管炎，冻疮等。妇科疾病，如痛经，闭经，月经不调等。而辨证遣方的主要思维有三点：厥阴肝脏，经脉血分，以及“手足厥寒”。比如雷诺病的辨证思维，一是主症为“手足厥寒”，二是病机符合寒凝经脉血行障碍。虽然在症状的表象上与厥阴肝脏无关，但与主治症状有关，与经脉血分有关。再如妇科疾病的辨证论治，中医有“女子以肝为先天”之说，这是在“肾为先天之本”理论的基础上，又进一步强调女子生理病理与肝脏的密切关系。肝脏虽位于胁下，其经脉却走少腹环绕阴器，而女子的“经水”本身又属血分。所以，无论从哪种角度讲，妇科疾病尤其是寒性病，属于厥阴病的情况比较多。临床上只要抓住“厥阴”“血分”和“寒”三者，就可以放胆地运用当归四逆汤。

2. 厥阴病寒呕证　虽然并未有冠以“厥阴病”三字，但是378条“干呕，吐涎沫，头痛者，吴茱萸汤主之”，应该是典型的厥阴病。本证以干呕吐涎沫为主症，反映了肝胃气逆，寒浊上泛的基本病机。

从脏腑相关论证之，手厥阴心包络一般与呕吐证关系不大，而足厥阴肝脏则不然。肝脏与脾胃同居中焦，不但脏腑的位置颇为相近，关键是脏腑之间的功能十分密切。这就是生理上肝主疏泄，可助脾胃消化（木克土）；病理上肝失疏泄，可致肝气犯胃，肝脾不和（木乘土）。一旦厥阴为病，如肝寒犯胃，胃寒生浊，浊阴上逆，就会发生呕吐。

从经络循行论证之，"头痛者"就是辨证的眼目。众所周知，阴经为病一般是不会有头痛的，因为阴经不走头部。但是唯独厥阴经例外，厥阴经与督脉会与巅顶，所以三阴病中，只有厥阴病具有头痛，而且一般是痛在巅顶。

从条文表述论证之，同样是吴茱萸汤证，在《伤寒论》中三见，而唯独厥阴病篇的吴茱萸汤证讲到"头痛"，这绝对是有用意的，因此也是绝对具有脏腑定位的辨证意义的。阳明病篇的吴茱萸汤证，也属于阳明病本证，而且同时还具有与阳明热证对举的意义。阳经走头，阳明为病，虽然可以具有头痛，但是仲景就是不讲头痛，只强调"食谷欲呕。"如此看来，阳经为病该讲头痛的偏偏不讲，阴经为病不该讲头痛的偏偏要讲，仲景辨证的旨意昭然若揭。

从组方用药论证之，吴茱萸汤不但以吴茱萸名方，而且吴茱萸也是主药。前面讲过，吴茱萸除了入阳明胃经，还归厥阴肝经，属于温肝阳，散肝寒，降肝逆之要药。吴茱萸汤具温、降、补三功，而吴茱萸就具有温与降两大功能。从方药证治的角度讲，阳明病篇的吴茱萸汤治疗阳明病本证，而厥阴病篇的吴茱萸汤自然是治疗厥阴病本证。总而言之，378条所论述的吴茱萸汤证，应该属于厥阴病本证，因为它真实地反映了厥阴肝脏的生理病理特点。

吴茱萸汤不但是经方中的名方，也是治疗中焦虚寒的常用方，在《方剂学》中与理中汤、小建中汤并列，其临床意义不言而喻。

（三）厥阴病热证

厥阴病热证包括热厥证与热利证（白头翁汤证）两种。

热厥由邪热炽盛，深伏于里，阳郁不达所致。临床以"厥者必发热，前热者后必厥，厥深者热亦深，厥微者热亦微"等为辨证要点。治宜清下，无形邪热内盛者用白虎汤辛寒清热，有形燥热内结者可予承气汤类方苦寒攻下。热利证属厥阴热毒炽盛，下迫大肠，壅滞气机，蒸腐营血；临床以热利下重，便脓血，口渴欲饮水为主症；治用白头翁汤清热解毒，凉肝止利。

1. 厥阴病热厥证　厥阴病篇阐述热厥的条文较多，有阐述机制的，亦有阐述证治的，但真正属于"厥阴病"热厥证的条文只有一条，这就是339条："伤寒热少微厥，指头寒，嘿嘿不欲食，烦躁。数日小便利，色白者，此热除也。欲得食，其病为愈。若厥而呕，胸胁烦满者，其后必便血。"本条虽然未出方药，但是其辨证的意义极大，尤其是对于厥阴与少阳阳气进退的表里关系，阐述得十分透彻。

热厥证属于真热假寒证，其病机是阳热内郁，不能外达，即张仲景所谓"阴阳气不能顺接"。热厥证的发病与演变是有一定规律的，一是"厥者必发热，前热者后必厥"。说明热厥往往与发热是有联系的，而且热与厥是有前后次序的。二是"厥深者热亦深，厥微者热亦微"。说明热与厥在病情轻重、病势深浅上是同步的，成正比例的。无论是不是厥阴病的热厥，都应该具备这种规律。

由于339条未出方药，因此很难从方药上进行分析确立，只能从证候上进行分析论证。本条有两个辨证的要点：其一，嘿嘿不欲食，烦躁，呕，胸胁烦满。可以肯定地说，这些症状均是少阳病与厥阴病共有的，而且是最能反映两经生理病理特点的症状。问题分析到这里，尚不能够确定339条就是厥阴病，因为少阳病也会具备这些症状。

而能够确立厥阴病的症状，应该是条文前面的“微厥”和后面的“厥。”因为只有“厥，”才真正反映出了厥阴阴尽生阳、阴中有阳的气化特点。厥阴体阴而用阳，所谓用阳最为重要的就是肝脏的疏泄功能。一旦疏泄失常，必致阳气内郁；一旦阳气内郁，必致手足厥冷。

厥阴与少阳互为表里，阳气由里出表，就由少阳所主，少阳属阳病，故以发热为标志；阳气由表入里，就由厥阴所主，厥阴属阴病，故以厥逆为标志。本条的“微厥指头寒，”说明当前病机动态进退于少阳厥阴之间，正因为如此，所以“数日”后有两种转归：一是所郁之阳由里出表，热越于外，要么转出少阳，要么热除病愈。而本条重点讲的是后一种转归，即“厥而呕”，由“微厥”发展到“厥”，厥阴特点显露，显然是阳热由表入里，由阳入阴，从而转为厥阴病。

在证候方面，确立厥阴病的另外一个最为有利的证据是条文最后的一句话“其后必便血”。“便血”就是出现了血证，而肝主藏血，是为血脏，厥阴热盛，热迫血行，自然容易导致出血现象。厥阴病篇血证较多可以作为旁证，如厥热胜复证阳复太过热迫血行的“必便脓血”（341条，334条），“必发痈脓”（332条）。厥阴病预后阳复太过迫血妄行的“必清脓血”（336条，367条）等。

“厥而呕”，反映了厥阴气化为病（阴中有阳）的特点；“必清脓血”，又反映了厥阴脏腑为病（肝主藏血）的特点。再联系条文中“嘿嘿不欲食，烦躁，胸胁烦满”这一系列厥阴肝脏的症状，足以证明，339条所论述的“厥”不但属于热厥，还确实属于厥阴病热厥证。

339条未出方药，似乎不会有什么实践意义，其实不然。首先，会通全书，即联系《伤寒论》的前后条文方证，还是能够找到治疗厥阴热厥证的适宜方药，如四逆散就是。厥阴热厥证的病机是厥阴阳热内郁，四逆散本身就是治疗“四逆”的，方中柴胡芍药均入肝经，柴胡枳实，疏达肝脏气分之郁；芍药，疏达肝脏血分之郁，真正体现了“木郁达之”的治疗思想。柴胡枳实芍药三味，药性寒凉，又具有清泄肝热之功。如果肝热太盛，加丹皮、栀子即可。

四逆散与治疗少阳病的小柴胡汤相比较，就会发现四逆散用药具有两个的特点：一是枳实，加大了“达之”的力量，说明厥阴为病邪气郁滞较重；二是芍药，体现了治血分的旨意，说明厥阴为病邪气必及肝血。虽然少阳病与厥阴病有些症状是共有的，但是，病在胆与病在肝，病在腑与病在脏，病在阳与病在阴，是有明显区别的。

339条所显示的阳热进退于少阳与厥阴之间的这种动态辨证，提示临床运用透邪外出治法的重要性。例如治疗热证，我们常常将治疗思维局限于“热者寒之”的基本治法上，而很少整体动态地分析这个“热者”究竟是如何形成的，究竟向何处发展，除了“寒之”之外，还应该采取哪些治法。对此少阴病篇的四逆散治“四逆”，给了我们很好的启示。同样，厥阴病篇的厥阴热厥证，也给了我们很好的启示。

2. 厥阴病热利证　厥阴似乎与下利证关系不大，这只能说手厥阴心包络与下利证关系不大，而足厥阴肝脏就不能说与下利证没有关系。且不说肝经走少腹布下焦，肝主疏泄影响三焦气机，以及肝与脾的功能相关，就足以说明厥阴肝脏为病，肯定会导致下利证。

伤寒注家常说厥阴病篇主要是厥利呕哕几大证，可知厥阴病篇论述下利证的条文比较多，从360条到375条所讨论的都是以“下利”为首论的下利证，这么多的下利证，真正属于厥阴病本证的下利却并不多，应该说只有371、373两条白头翁汤证，其他的下利证，包括四逆汤证（372条），通脉四逆汤证（370条），小承气汤证（374条），均是厥阴热利证的疑似证。将它们放在一起列述，其类别的意思不言自明。

371条："热利下重者，白头翁汤主之。"373条："下利，欲饮水者，以有热故也。白头翁汤主之。"仲景的写作体例，大凡两段条文论述同一方证时，一般是前条为主，后条补充。如38，39条的大青龙汤证，40，41条的小青龙汤证，白头翁汤证亦是如此，371条主述，373条补充。"热利"是本证的重点，既揭示主症，又阐明病性。"下重"是本证的辨证要点，而"欲饮水"应包括舌红苔黄尿赤等热症，所以说"以有热故也。"

伤寒注家及当代医家都认为本证之下利，应该是脓血利，而且脓血红的多白的少，甚至纯下鲜血。但是原文却并没有像桃花汤证那样指出"下利脓血"。既然如此，又是根据什么确认本证的"热利"一定是脓血利？其实，只要将这个问题分析清楚了，确定厥阴热利证的理由也就了然了。

应该说注家的认识是正确的，"下重"与方药就足以证明了这一点。先分析"下重"，"下重"就是后世说的里急后重，这是气机不利的病症，说明大肠气机郁滞。虽"急"而不利，颇符合肝脏的特点。显然是肝热下注，失于疏泄所致。联系四逆散证的"泄利下重"，知大凡肝之病，每每会出现"下重"的。

另一个证据则是白头翁汤，方中四味药，同是苦寒药，如果按气血分类，两味气分药，两味血分药。这与同是治疗"热利"的葛根黄连黄芩汤比较，最大的区别是，葛根黄连黄芩汤纯清气分之热，而白头翁汤则兼清血分之热。尤其是白头翁，入肝经，凉血分，解热毒，伍以秦皮，正是治疗厥阴热利证的良药，以白头翁名方，正寓有此意。

可知，之所以确定厥阴热利证，也是根据肝脏的生理病理特点进行分析而得出来的结论。

正是受了《伤寒论》的影响，白头翁汤后世才广泛应用于痢疾的治疗，《中医内科学》痢疾病中的"疫毒痢"，主治方药就是白头翁汤，就足以证明了这一点。包括用于治疗具有下利脓血特点的溃疡性结肠炎，应该说都属于白头翁汤临床应用之常法。其实，白头翁汤最有辨证论治意义的是临床的异病同治。

有临床报道，应用白头翁汤治疗眼结膜炎，当然一定是红肿热痛，属于肝火上炎的。还有报道，应用白头翁汤治疗乳腺炎，当然也一定是红肿热痛，属于肝经火旺的。前者的辨证论治，根据五脏应五窍的理论，即肝开窍于目；后者的辨证论治，根据经络循行分布的理论，即肝经走胸胁。这就是"异病"为什么能够"同治"的道理所在。只要认定白头翁汤证确实属于厥阴病本证，只要吃透白头翁汤入肝经，清肝热，凉血分的组方用药特点，临床上就会清晰地辨证厥阴病，灵活地运用好白头翁汤。

（四）厥阴病寒热错杂证

厥阴病寒热错杂证又包括乌梅丸证，干姜黄芩黄连人参汤证，麻黄升麻汤证三个方证。因上热下寒，蛔虫窜扰，气机逆乱所致之蛔厥证，治以乌梅丸清上温下，安蛔止痛；乌梅丸也可用于寒热错杂之久泄久痢证。若上热下寒，寒热阻格，临床以食入口即吐，便溏下利等为主症者，治以干姜黄芩黄连人参汤清上温下，辛开苦降，调和脾胃。若上热下寒、正虚邪陷、阳郁不伸，临床见咽喉不利、唾脓血，泄利不止，手足厥逆，寸脉沉而迟、下部脉不至者，予麻黄升麻汤清上温下，寒热并用，补泻兼施，发越郁阳。

《伤寒论》论述了较多的寒热错杂证，如黄连汤证，栀子干姜汤证，附子泻心汤证等，关键是，在厥阴病篇就论述了三种寒热错杂证。有人说338条的乌梅丸证也算是寒热错杂证，这是不合适的，因为张仲景明确讲这是“蛔厥”证，当然其病机是上热下寒。厥阴病篇的寒热错杂证，不一定全是厥阴病，就像太阳病篇的方证不全是太阳病一样（太阳病仅占1/3左右）。

厥阴病篇的三种寒热错杂证，应该说只有厥阴提纲证属于厥阴病本证，其他两证均属于疑似证，目的是与厥阴提纲证类比而鉴别，即辨证而论治。

按道理不必进行分析，厥阴病提纲证肯定是厥阴病本证。但是厥阴病比较特殊，其他病篇的提纲证都是对本经病的高度概括，而厥阴为病的临床表现比较复杂，寒热错杂，厥热胜复，厥利呕哕，很难进行综合归纳，因此，厥阴病提纲证只能选择一种相对能够体现厥阴特点突出的证候。必须指出的是，无论选择哪一种证候，一定要符合确立厥阴病的两大原则。

1. 厥阴病蛔厥证（乌梅丸证） 326条：“厥阴之为病，消渴，气上撞心，心中疼热，饥而不欲食，食则吐蛔。下之利不止。”先分析“消渴”，太阴病是“自利不渴”，少阴病是“自利而渴”，唯独到了厥阴病，不下利也口渴，而且是“消渴”，也就是说口渴的程度颇重。以口渴为中心，将三阴病前后联系起来看，结论只能是本条以“消渴”揭示厥阴为“两阴交尽”的气化特点。

再分析“气上撞心”，这是一个气机冲逆的症状，而且这种气的冲逆发生在中焦，显然是肝失疏泄气机横逆上冲所致。连同“心中疼热”，肝火犯胃不言自明。胃火亢盛消谷则“饥”，肝胃不和则“不欲食”。以上这几个症状，又充分体现了肝脏的生理病理特点。

由此可知，厥阴提纲证无论是从气化方面分析，还是从脏腑方面分析，均符合确立厥阴病的两大原则，选择寒热错杂证作为厥阴病的提纲证是非常适宜的。

同样道理，之所以不能认定同属厥阴病篇的、同为寒热错杂证的干姜黄芩黄连人参汤证和麻黄升麻汤证为厥阴病本证，其根本原因就是两证根本不能反映厥阴的气化与脏腑的特点，所以只能属于厥阴病的疑似证。干姜黄连黄芩人参汤证属于胃热脾寒证，麻黄升麻汤证属于肺热脾寒证，两证与太阴脾肺阳明胃腑两经三脏相关，确实与厥阴肝脏无涉。如果说厥阴病篇的寒热错杂证，当然包括以上两证。如果说厥阴病寒热错杂证，那只能是提纲证。

提纲证是不出方药的，因此厥阴提纲证没有方药，伤寒注家柯韵伯主张用乌梅丸治之，首先指出：“乌梅丸为厥阴主方，非只为蛔厥之剂也。”后世医家大多赞成此说，如吴鞠通云：“乌梅丸寒热刚柔同用，为治厥阴，防少阳，护阳明之全剂。”陈修园也认为乌梅丸“味备酸甘焦苦，性兼调补助益，统厥阴体用而并治之，则土木无忤矣。”乌梅丸之所以能够治疗厥阴寒热错杂证，主要的根据有两点：其一，主药乌梅味酸入肝，善于滋养肝阴，正应“消渴”之治；其二，方中寒热药并用，能够清上温下，正应寒热错杂之治。但是有一点必须说明，乌梅丸原是治疗蛔厥证的，而蛔厥病机的重点是下寒，因此方中热性药偏多。厥阴提纲证则不然，病机的重点是上热，所以在具体运用中应当减少热性药。

后世乌梅丸的临床应用，治疗蛔虫是比较少了，但是受到338条“又主久利”的影响，较多用于治疗慢性泄利，如慢性肠炎，慢性痢疾等。按《伤寒论》所论，此当然属于乌梅丸辨证论治之常法，而临床乌梅丸最多的是灵活应用于各种内伤杂病。如精神神志病癫狂，痫证，癔症，梅核气等；妇科病崩漏，带下，闭经，不孕症等；男性病阳痿，前列腺肥大等；眼科病角膜炎，角膜溃疡等；还有肋间神经痛，糖尿病，支气管炎，慢性胃炎，中耳炎等。纵观乌梅丸临床之用，可知本方适宜本虚标实，寒热并见的慢性疾病。无论治疗何种疾病，大都与厥阴的脏腑功能和经络循行有关，如神志，目睛，胸胁，少腹，阴器，月经等，这就是异病同治的机制所在。

为了与厥阴病本证的寒热错杂证疑似而鉴别，仲景又在厥阴病篇附了不属于厥阴病的寒热错杂证,即357条的麻黄升麻汤证与358条的干姜黄芩黄连汤证。

2. 麻黄升麻汤证 原文云:“伤寒六七日,大下后,寸脉沉而迟,手足厥逆,下部脉不至,喉咽不利,唾脓血,泄利不止者,为难治,麻黄升麻汤主之。”本条是《伤寒论》中病机最为复杂,用药最为繁杂的方证。虽然也是上热下寒,但属于肺热脾寒,而不是厥阴病的肝热脾寒。也就是说,脾寒是相同的,而上热则肝肺有异,因此有疑似鉴别辨证的必要。就临床表现而言,更有疑似鉴别辨证的必要。比如“手足厥逆”,本来就是最能反映厥阴病气化特点的症状之一。再比如“唾脓血”,厥阴肝脏本为血脏,其为病最容易发生出血的症状。但是“寸脉沉而迟”与“喉咽不利”,证明热郁上焦肺脏,而非中焦肝脏。何况,又没有“消渴”这一反映厥阴“两阴交尽”特点的症状。

至于麻黄升麻汤的组方用药,具有这样的特点:药物虽多,但杂而不乱;寒热并用,却主次分明;攻补兼施,且井然有序,与阳郁邪陷、肺热脾寒、虚实夹杂的病机正相吻合。尤其是用药还有一大特色,就是药味多,药量小。方中14味药,用量超过一两的仅仅有三味药,其他药大部分竟用六铢。提示了临床治疗像麻黄升麻汤证这样寒热错杂、虚实夹杂的疾病,用药宜多,用量宜小。因为麻黄升麻汤证的成因和病机十分复杂,临床上像这种复杂的疾病还是比较少见的,所以麻黄升麻汤临床的运用率并不高,但这并不能说麻黄升麻汤没有多少临床实用价值。相反,我们要细心地研究它的脉症特点,琢磨透它的组方用药思路,否则,一旦临床遇到类似的疾病就会束手无策。

3. 干姜黄芩黄连人参汤证 原文云:“伤寒本自寒下,医复吐下之,寒格更逆吐下,若食入即口吐,干姜黄芩黄连人参汤主之。”本条论述素有下寒,复又误治,导致热陷于上,阳伤于下,寒热格相,胃热脾寒的证治。本方证就组方用药而言不如黄连汤,但是本证的目的在于疑似鉴别,所以在组方用药方面就比较简洁。虽然在方药上简单了,而在证候的叙述方面却有两点值得重视,一是“寒格”,仲景在《伤寒论》中谈到很多上热下寒证,唯独在本条提出了关于此证的基本病机,即寒热上下格拒。另一个是“食入口即吐”,寒则朝食暮吐,热则食入即吐,故以此提示胃热呕吐的特点。

总之,麻黄升麻汤证与干姜黄芩黄连人参汤证,一个属于肺热脾寒,一个属于胃热脾寒,与厥阴提纲证的肝热脾寒,再加上蛔厥证和久利证,在厥阴病篇形成一系列的上热下寒证,不但说明了疑似鉴别的必要,而且提示了疾病病机的复杂性,对于现代常见的慢性、反复发作性疾病说来,有着较大的指导意义。

(五)其他厥证

厥阴病篇除了属于厥阴病本证的厥证外,仲景还阐述了诸多非属厥阴病的厥证,这些厥证是以厥阴病厥证疑似证的形式出现的,其目的是类比而鉴别。这些厥证虽然不属于厥阴病本证,但是,也有其自身的意义,值得研究。

由于厥证最能反映厥阴“阴尽生阳”“阴中有阳”的气化特点,所以,厥阴病篇讨论厥证的条文特别多,从病机理论,到方药证治,极其详细周全。

1. 病机分析 其他的疑似证,如下利呕哕,只是单纯地罗列讨论具体的方证,没有概括性的理论阐述,唯独厥证专门先行列述理论性的条文,以揭示厥证的概念和病理。厥阴病篇的写作顺序从326条到330条共5段条文,与其他经病篇一样,属于全篇的概述部分。331~336条共6段条文讨论厥热胜复证。可是337~356条共20段条文讨论厥证,虽然其中夹杂了几条厥热胜复和预后的条文,但仲景显然是将厥证作为厥阴病篇的重点证候。

337条既是厥证的起始条文，又是厥证阐述理论的条文。原文云："凡厥者，阴阳气不相顺接，便为厥。厥者，手足逆冷者是也。"本条讲了两个意思：一是厥证的病理，二是厥证的特征。

关于厥证病机的解释，注家们的意见并不一致，分歧主要集中在"阴阳气"的"阴阳"两字上。成无己、方有执、尤在泾从经络解释之，经络虽然分阴经阳经，阴经阳经虽然会于指端，但是阴经不会只走阴气，阳经不会只走阳气，所以"阴阳气"的不相顺接，不能等同于阴阳经的不相顺接。沈目南从厥阴与阳明解释之，黄昆载从太阴与阳明解释之，两位注家均从一经与另一经的关系进行说明，但分析问题的视野太过局限，很难将各种厥证的病机解释清楚。陈平伯从四肢与五脏解释之，提出"阳受气于四肢，阴受气于五脏，阴阳之气相贯，如环无端"。这种注解较为晦涩难懂。其实阴阳的概念是宽泛的，所以这里的"阴阳气"之"阴阳"，可以理解为"表里"。如此将"阴阳气不相顺接"讲为"表里气不相顺接"就比较好理解了。而且关键还在于表里的"阳气"。因为"厥"是外周手足的病症，手足离脏腑中心的位置最远，而阳气生成于脏腑（里），宣发于四肢（表），一旦里阳虚衰，无以宣发；或是里阳内郁，难以宣发，都会导致手足发凉而为四逆。前者如四逆汤证，后者如四逆散证。

2. 热厥辨证　厥阴病篇虽然比较详细地讨论了厥阴病寒厥证的辨证论治，并且举出了两个方剂，即当归四逆汤和当归四逆加吴茱萸生姜汤。但是，在厥证中最能体现厥阴"阴中有阳"特点的还是热厥证。因为热厥证是外寒内热，是寒包火，是真正的"阴中有阳"。而且厥阴肝脏又主疏泄，"体阴而用阳"，一旦疏泄不及，用阳失常，阳气内郁，难以外达，必致"四逆"。这就是339条阐述的由介于少阳厥阴之间的"热少微厥指头寒"发展为厥阴病热厥证"厥而呕"所提示的真正旨意。

在337条讲厥证概念和病机之前，仲景于335条讲厥热关系，但实质上讨论有关热厥的辨证。原文云："伤寒一二日至四五日厥者，必发热；前热者，后必厥。厥深者热亦深，厥微者热亦微。厥应下之，而反发汗者，必口伤烂赤。"热厥的辨证在此讲了三个要点：一是"厥者必发热"，"厥"虽然属于寒证，但是热厥与寒厥不同，热厥在发病的过程中一定是要有发热的。二是"前热者后必厥"，这是讲热厥的发病程序。"厥"对于热证说来，应该说是疾病发展过程中的最后阶段，是阳盛格阴，是真热假寒。所以说，"热"是"厥"之渐，"厥"是"热"之果。因此，热厥一定是由先发热逐渐发展为厥的。三是"厥深者热亦深，厥微者热亦微"，这是讲热厥的发病规律。热厥既然是热邪内郁、阳难外达所致，自然是外在厥冷的程度愈重，说明内里热郁的程度愈重；相反，外在厥冷的程度愈轻，内里热郁的程度愈轻。条文最后谈的是热厥的治法和误治后的变证。之所以专门讲热厥的辨证，恐怕与热厥最能体现厥阴病"阴中有阳"的特性不无关系。

3. 厥证辨治　厥阴病篇所附的厥证有蛔厥证、热厥证、寒厥证、痰厥证、水厥证5种，从338条的蛔厥证到356条的水厥证，基本上讨论的是关于厥证的辨证论治。其中339条的厥阴热厥证和351、352条的厥阴寒厥证属于厥阴病本证，其他厥证均属于疑似证，目的是与厥阴病本证类比以鉴别之。

（1）蛔厥证：338条云："伤寒脉微而厥，至七八日肤冷，其人躁，无暂安时者，此为脏厥，非蛔厥也。蛔厥者，其人当吐蛔。今病者静，而复时烦者，此为脏寒。蛔上入其膈，故烦，须臾复止；得食而呕，又烦者，蛔闻食臭出，其人常自吐蛔。蛔厥者，乌梅丸主之。又主久利。"所谓蛔厥，是指上热下寒，蛔虫扰动，气血逆乱，阴阳气不相顺接而致的四肢厥逆。本条是采用与脏厥对比的形式而写的，其中蕴含了厥证的常变辩证关系，显然，四逆汤所治的脏厥是厥证之常，乌梅丸所治的蛔厥是厥证之变。与脏厥对比而言，蛔厥有三大临床特点：一是不会脉微而厥，即使厥也不会达到肤冷的严重程度；二是不会躁只表现为烦，而且其烦是阵发性发作的；三是临床最为突出的症状是其人当吐蛔。乌梅丸寒热并用，清上温下，改善机体上热下寒之环境，体现治本；乌梅之酸、连柏之苦、热药之辛，针对蛔虫畏酸苦辛之特性，体现治标。如此标本兼治，蛔动得止，气血得平，阴阳顺接，厥逆痊愈。正因为如此，后世医家将乌梅丸列为治蛔驱蛔之首方。

其实，后世乌梅丸较少用于治疗蛔厥证，临床意义比较大的是"又主久利"四字。凡言"久利"，即属于反复发作的、长期的、甚至是带有滑脱性的慢性下利证，这种下利由于发病时间长，对于机体阴阳气血的干扰和损害比较大，病机往往不但寒热错杂，而且虚实夹杂。既然寒热虚实夹杂，就正应乌梅丸之治。乌梅滋养阴液，酸收固脱；黄连、黄柏，清热燥湿，厚肠止利；桂枝、附子、干姜、川椒、细辛，温通阳气，散寒止利；人参、当归，调补气血。正因为仲景在条文中补充了"又主久利"，打破乌梅丸治虫之方的框框，开拓了我们临床运用乌梅丸的思路，从而使之乌梅丸广泛的运用于内伤杂病。如慢性胃炎、慢性肠炎、慢性肝炎、糖尿病、慢性支气管炎、神经官能症、神经衰弱、慢性胆囊炎、崩漏、带下、癫痫、慢性角膜炎、耳源性眩晕、化脓性中耳炎等。

清代伤寒注家柯韵伯提出乌梅丸可以用于治疗厥阴提纲证，后世医家大都表示赞同。只是厥阴提纲证以上热为主，乌梅丸用药以温阳为主，所以临床运用乌梅丸时应该减少方中的热性药，以便使之更加适应病情。厥阴提纲证中"消渴"一症值得重视，"自利不渴者属太阴"，"自利而渴者属少阴"，厥阴病即使不下利亦渴，而且是"消渴"，以此说明厥阴病"两阴交尽"阴气最少的特点。乌梅丸以乌梅为主药，乌梅味酸直入厥阴，养阴治疗"消渴"，仅从主药而言，乌梅丸确实可以治疗厥阴病。

（2）热厥证：350条云："伤寒脉滑而厥者，里有热，白虎汤主之。"本条"厥"为主症，脉滑为辨证要点。按厥证辨证之常法，"厥"当属寒。但假若确是寒厥，脉当沉微，甚至脉微欲绝，而本证脉滑，"滑"属阳脉，阴症见阳脉，属于脉症相反。凭脉滑知"里有热"，是热邪内结，阳不外达，故手足厥冷。真热假寒，治当寒因寒用，用白虎汤清透热邪。里热得清，阳气外透，厥逆自愈。学习此条应该联系前面168、169条白虎加人参汤证的无大热、时时恶风、背微恶寒。由无大热至恶风恶寒，乃至手足厥逆，反映了热邪内结由轻到重的病理过程，诚如335条所云"厥深者热亦深，厥微者热亦微"。如此我们就可以通过仲景的前后论述得出这样的体会：一是大热并不可怕，就怕大热内结，因为如此病机非顺而逆，预后凶险；另一方面真热假寒，增加了临床辨证的难度。二是大热之治，尤其是热厥之治，不但要运用清热之法，更为重要的是要善于运用透热之法，只有这样才避免"前热者后必厥"。应该说，就辨证论治而言，《伤寒论》中所有的白虎汤证（包括白虎加人参汤证），唯独本条的意义最大。非但本证，仲景在诸多大热证中，如麻杏甘石汤证、大陷胸汤证、承气汤证，均论述有无大热或微热，其用心之深，用意之远，决非后世机械教条的所谓"白虎四大证"能够比拟。

（3）寒厥证：353条云："大汗出，热不去，内拘急，四肢疼，又下利厥逆而恶寒者，四逆汤主之。"354条云："大汗，若大下利而厥冷者，四逆汤主之。"按照辨证的常法讲，四逆汤主治少阴病的"四逆"证，在少阴病篇已经论述完备。而在厥阴病篇又重新复述四逆汤证，并且紧承厥阴病寒厥的当归四逆汤和当归四逆加吴茱萸生姜汤证之后而论之,其类证鉴别的意思不言而喻。

(4)痰厥证: 355条云:"病人手足厥冷,脉乍紧者,邪结在胸中,心下满而烦,饥不能食者,病在胸中,当须吐之,宜瓜蒂散。"《伤寒论》共论述了两条瓜蒂散证,均作为疑似证而类比鉴别的。166条主旨是为了与太阳病疑似鉴别,所以开篇就讲"病如桂枝证"。而本条是为了与厥阴病厥逆证疑似鉴别,所以开篇就讲"病人手足厥冷"。胸阳与表阳关系密切,所以《黄帝内经》说"卫出上焦"。既然如此,一旦痰浊阻遏胸中,必然会影响卫阳的功能,卫阳功能失常,一方面营卫不和,出现类似太阳表病的症状,这就有了与太阳病本证类证鉴别的必要。另一方面,痰阻阳郁,卫阳难以通达四肢,导致手足厥冷,这又有了与厥阴病厥证类比鉴别的必要。

应该说,疑似证的类比鉴别是仲景最为常用的临床辨证方法。《金匮要略》的通篇布局,主要采用的就是类证鉴别法。《伤寒论》也同样如此,几乎六经病篇都论述有疑似证。可惜的是,后世医家由于不太了解仲景的这种辨证思路,乃至产生了不少的争论问题。如少阴病篇的四逆散证和吴茱萸汤证,有的教材就将其列入少阴病本证,可是在条文的具体解释中,又难以自圆其说。问题最大的是太阳病篇的痞证,其实真正的痞证应该是五泻心汤证,"泻心"二字就是针对"痞"的,意思非常明确。围绕五泻心汤证的其他证,如赤石脂禹余粮汤证、五苓散证、旋覆代赭汤证、桂枝人参汤证、大柴胡汤证,甚至包括十枣汤证,虽然在证候表现中均可出现"心下痞硬",却不是痞证,应该属于痞证的疑似证,目的是为了与真正的痞证类证以鉴别。而医家不理解仲景的这种写作特点和辨证旨意,于是将以上方证也视为痞证,这样辨证思路就陷入混乱。

(5)水厥证: 356条云:"伤寒厥而心下悸,宜先治水,当服茯苓甘草汤,却治其厥。不尔,水渍入胃,必作利也。"在《伤寒论》中,茯苓甘草汤证与瓜蒂散证的写作目的是相同的,两方证均出现过两次,均现于太阳病篇和厥阴病篇,均作为疑似证而论述的。所不同的是,在太阳病篇瓜蒂散证是与太阳病类证而鉴别的,茯苓甘草汤证是与五苓散证类证而鉴别的。但是,在厥阴病篇两方证同是作为厥阴病厥证的疑似证而鉴别的。

茯苓甘草汤证与五苓散证疑似鉴别时,因为是蓄水的辨证鉴别,所以是以"渴"作为核心指标的;而本条与厥阴病的疑似鉴别,因为是四逆的辨证鉴别,所以是以"厥"作为核心指标的。

以上5种厥证,全部是围绕"手足厥寒"的当归四逆汤和当归四逆加吴茱萸生姜汤证类证而鉴别的。其"厥"的机制全部是"阴阳气不相顺接"。所不同的是,只有厥阴病的当归四逆汤证和少阴病的四逆汤证的"厥"属于阳虚失温,而其他"厥"则属于阳郁难温。若从辨证论治的变法思维而言,后者阳郁难温所致厥证的意义更大。

(六)辨下利呕哕证

1. 下利证

(1)下利辨证: 第358条论欲作自利的先兆。伤寒四五日,出现腹中疼痛,是邪气传里,阳气不足,阴寒凝滞所致。若患者自觉腹中有气向下行,或伴肠鸣漉漉作响,这是寒湿下趋,欲作泄利的征兆。

(2)实热下利证: 第374、375条论实热下利证。

第374条论燥实内阻,热结旁流的下利证治。下利有虚实、寒热之分。本证之下利与谵语并见,且仲景明确指出“有燥屎也”,说明其下利属燥实内阻,热结旁流。其下利特点是“自利清水,色纯青”,所下之物为清稀黑水、臭秽难闻,多伴腹满硬痛、潮热、舌红苔黄燥、脉实等症。治用小承气汤导滞通便泻热。此属通因通用法,使燥热结滞去则下利谵语自止。若病重而势急者,也可用大承气汤治之。

第375条论热利后余热留扰胸膈的证治,属热利病后的调理治法。前述热利诸证,必伴见身热,心烦,口渴等症,经治疗后下利虽止,但心烦更甚,此乃余热未尽,留扰胸膈所致。按之心下柔软,不硬不痛,提示有形实邪已去,故称“虚烦”。证属无形邪热留郁胸膈,多伴见身热不去,胸中窒,舌红苔薄黄,脉数等症。治宜栀子豉汤清宣郁热而除烦。

(3)虚寒下利

1)虚寒下利证治:第370条论阳虚阴盛下利的证治。应联系少阴病篇317条,此乃脾肾阳气衰微,阴寒内盛,格拒虚阳浮越于外所致。“下利清谷”,谓下利稀薄清冷,且夹杂未消化的食物残渣,为脾肾阳气俱衰之征;阳气衰微,失于温煦则手足厥逆,这些皆为里真寒之象。阴寒内盛,格拒虚阳浮越于外,可见身反不恶寒或发热;虚阳外越,失于摄纳则汗出,此又属外假热之象。“里寒外热”,是对本证里真寒而外假热病机的概括,与317条相比,本条除阴盛格阳外,又见汗出,则有残阳欲脱之虑,其病势更危,当急予通脉四逆汤破阴回阳,通达内外。

2)虚寒下利转:360、361、362、367、368这5条论虚寒下利转归。

第360条辨厥阴寒利阳复将愈的脉证。厥阴寒利,阳气虚弱,阴寒内盛,临床必伴无热畏寒,口淡不渴等阴寒征象。今反见微热口渴,则提示阳气渐复,阴寒消退。“微热而渴”,是言四肢温暖,发热和口渴的程度都很轻,非大热大渴的阳热证可比。阳热证脉必沉实或洪大,此证“脉弱”,与微热口渴综合分析,为邪退阳复,但正气尚未充沛之象;若经恰当调护,其病将向愈。

第361条辨厥阴寒利,阳复向愈和阴盛未解的脉证。本条应和360条互参。厥阴虚寒下利,脉必沉紧迟弱,无热而寒,无汗。今见脉数,是“阴病见阳脉”,提示阳气复而阴寒退;若再伴“微热汗出”,则为阳复阴退之确征,故推断疾病将“自愈”。假如数日后,下利未止,数脉去而紧象复现,则是阳复不及,阴邪复盛之征,故判断其病“为未解”。

第362条辨虚寒下利寸口无脉的救治及预后。患者下利不止、手足厥冷、寸口无脉,此属阳气衰微欲绝,阴寒独盛于内外,病情极危之候。此时用汤药恐缓不济急,宜速用灸法温经回阳,具体穴位如关元、气海、神阙、百会等。若灸后厥回手足转温,脉搏微续自还,则为阳复阴退,其病可治。相反,灸后肢厥不回,脉仍不出,则提示阴寒极盛,阳气已绝;假若反而出现微喘,此乃肾气衰于下,肺气脱于上之危候,故断为死候。

临床诊脉多独取寸口。某些危重疾病在寸口无脉之际,还可诊足部的少阴脉和趺阳脉来判断预后吉凶。少阴脉在太溪穴处,诊之以候先天肾气;趺阳脉在冲阳穴处,诊之以候后天脾胃之气。若诊得少阴脉微弱无力,但趺阳脉应指明显、搏动有力者,此即“少阴负趺阳”之意。见此脉则提示先天之本肾阳虽衰,但后天之本脾胃阳气尚存,化源未竭。故其病虽危而尚可救治,是为顺证,反此则为逆。

第367条论虚寒下利阳复向愈及阳复太过的变证。虚寒下利,若见脉数、口渴,是阳复阴退之征。如果阳复适度,其下利将向愈。假使下利未愈,而脉数、口渴依然,则是阳复太过,变为邪热,热伤下焦血络,就可能出现大便脓血。“以有热故也”,是自注句,揭示阳复太过化热的病机。

虚寒下利的转归和预后取决于阳气的恢复。然“阴平阳秘，精神乃治”，任何形式下的阴阳偏盛偏衰皆属病态。虚寒下利经过治疗，阳气恢复适度，阴邪渐退，阴阳趋于平衡，则病退向愈。反之，若阳复太过，则化为邪热，又会造成阳热变证。

第368条辨下利后脉绝肢厥的预后。下利多耗伤阴液。下利后而脉搏沉伏不见，手足厥冷者，乃阳随阴脱之征。若经积极救治，观察一昼夜后，如果脉搏渐起，手足转温者，此为阳气来复之象，预后尚好。反之，一昼夜后脉仍不还(无脉)，四肢厥逆不回，甚则全身皆冷者，则阳复无望，生机已绝，必死无疑。

下利后肢厥脉绝有两种情况：一是起病急骤，正气暴脱，阳气暂时不续，如猝病暴利之霍乱等；一是久病下利，逐渐发展至阴阳耗伤殆尽者。本条所论当属前者，因其暴病暴利，阳随阴脱，但真元之气未耗散，若救治得法，多可挽回。后者病势发展虽缓，但属久病痼疾，真元之气已衰败，虽积极救治，亦多难挽回。

本条未出治法方剂，根据病机，仍当急救回阳，可外用灸法，内服四逆加人参汤类方。

2. 呕吐证

(1)阳虚阴盛证：第377条论阳虚阴盛呕吐的证治。呕吐而脉弱，是正虚气逆；小便复利，谓小便通利而清长，“以下焦虚有寒，不能制水”(282条)，此乃阳气虚弱，固摄无权所致。该证属阳虚阴盛，阴寒上逆之呕吐无疑。此时见身有微热者，又有阳复、阳亡两种可能。若属阳气来复，必见手足温暖；本证却伴四肢厥逆，则说明此身微热并非阳复，而是阴寒内盛，格拒虚阳浮越于外的真寒假热证。阳气衰亡于下，寒浊逆于上，阴寒盛于里，虚阳浮于外，病势危重，故曰“难治”。故急予四逆汤回阳破阴，挽其散越之虚阳。

本证用四逆汤并非专治呕逆，主要针对阳衰肢厥者设，其阳回阴退则呕逆必自止。结合317条，此属阴盛格阳于外之真寒假热证，亦可选用通脉四逆汤加生姜治疗。

(2)邪传少阳证：第379条论厥阴病转出少阳的证治。厥阴与少阳相表里，在一定条件下，二者病变可相互转化。如少阳病进可传入厥阴，厥阴病退也可转出少阳，本条乃厥阴病转出少阳之例。其“呕而发热”，即在厥阴病变过程中，出现心烦喜呕，往来寒热等少阳证，则提示病邪自阴出阳，“脏邪还腑”。病至少阳，故当用小柴胡汤和解少阳，扶正达邪治之。

(3)呕吐治禁：第376条论痈脓致呕的治疗禁忌。呕吐是临床常见病证，导致呕吐的原因众多，性质不同，必须审证求因，辨证论治，切不可一概见呕止呕。“呕家有痈脓者”，谓内生痈脓而导致的呕吐。究其病位，痈当生于胃。痈脓的发生，皆由毒热内壅，血败肉腐而成。脓成痈溃，则随胃气上逆而呕出。故内痈患者见呕吐脓血是正气逐邪，邪毒外出的正常反应。治宜因势利导，施以解毒排脓之剂，促使脓尽痈消则呕吐自止。若见呕止呕，逆其病势，阻抑了邪毒的出路，则势必闭门留寇，酿生他变。

本条以痈脓呕吐者不可治呕为例，说明临床治病必须审因论治，治病求本，应遵循因势利导的原则，具有普遍的指导意义。如误食毒物，或痰浊、宿食等在上脘而致呕吐者，都不可止呕，还应采取涌吐法，以助邪之外出。

3. 哕证

(1)胃虚寒哕证：第380条论误治伤阳，胃寒致哕证。太阳表证本宜汗解，医者不辨，却误施“大吐、大下”之法，严重地损伤正气，而表证未解；医者不察，又重发其汗，则使中阳大伤，病仍不除。此证一误再误，正气大虚，内外皆寒，表气遏郁不舒，当有恶寒发热，无汗等症。

医者不明，却施以水疗法试图取汗解表，一则中阳虚弱无力化水，二则水饮更遏胃阳，终致胃虚气逆而发生哕逆。"所以然者，胃中寒冷故也"，是自注句，说明哕证的病机是胃中虚寒。

本证哕逆的病机是"胃中寒冷"。原文未出治方，根据病机，治法不外温中补虚，降逆止哕，仲景吴茱萸汤、理中汤、旋覆代赭汤等方皆可随证选用。

（2）里实哕证：第381条论里实哕逆的辨证思路及治则。哕即呃逆，又称"哕逆"，皆由胃气上逆动膈而致。临床以气逆上冲，喉间呃呃连声，声短而频，令人不能自制为主症。"伤寒"指原发病，谓此由太阳病表邪入里而成。哕由胃气上逆，然致哕原因颇多，临床须审证求因，治病求本，不可仅见哕而止哕。在哕逆的同时伴见腹部胀满，则知此为实邪内阻，气机壅塞而胃气上逆，当以通利祛实为治疗原则。

里实腹满的原因颇多，又应如何辨证分析？仲景提出"视其前后"的辨证思路，即从了解病人二便情况入手。如见其小便不利者，则属邪入膀胱气化不行，水饮湿浊内蓄不化；若见其大便闭结，则是阳明燥结而腑气不通。两者皆属里实致哕，治疗之法，当根据通利祛实的原则，结合二便情况区别对待，"知何部不利，利之即愈"。即小便不利者，当淡渗利水，通利小便；大便不通者，当攻下泻实，导滞通便。总之，应以祛除实邪为原则，盖实邪去则胃气降，腹满消而哕逆自止。原文未出治方，利小便者宜五苓散，通大便者宜承气汤类方。

哕证有虚实之异，两者预后差别极大，应注意区别。实证哕逆，多声响亮而高亢，连续不断，伴腹满，脉实等，治以祛邪为主，预后较好。虚证哕逆，多声低微而气不得续，或间隔时间较长，伴息微肢冷，脉弱等，治以扶正为主，预后较差。若在大病久病严重阶段出现哕逆，则为胃气衰败之征。如《素问·宝命全形论》说："病深者，其声哕。"

（七）辨厥阴病预后

1. 正复向愈证　第327条根据脉象判断厥阴中风的预后。厥阴中风，谓风阳邪气直中厥阴而病者。厥阴病本属阴证，其脉当沉迟细弱。今厥阴中风，若脉见浮而稍弱、轻缓柔和之象，是阴证见阳脉，提示阴邪消退，阳气渐复，邪退而正复，故判断其病"为欲愈"。反之，若脉见沉微不浮，则提示厥阴正气衰微，抗邪无力，正难胜邪，故推断其病"未愈"。根据脉象判断邪正消长，进而推测疾病的预后，是中医脉诊的重要内容。《伤寒论·辨脉法》曾云："凡脉大、浮、数、动、滑，此名阳也；脉沉、涩、弱、微，此名阴也。凡阴病见阳脉者生，阳病见阴脉者死。"本条仅从脉象之浮与不浮辨厥阴中风的预后，临证还须结合其他伴见症状综合分析，才能做出正确的判断。例如脉象不是浮而稍弱、轻缓柔和，而是浮大无根，或久病暴出浮脉，且伴见全身症状恶化等，则显然不是正复向愈之兆，而是虚阳欲脱的危候。

第329条论厥阴寒证，阳复口渴的调护方法。厥阴寒证，本无口渴。今见口渴欲饮水，则提示阴寒渐退，阳气来复；因阳气乍复，胃中津液暂时不及上承，所以出现口渴欲饮。此时不需再用药物治疗，但须注意调护。如果调护得宜，其病可自愈。"少少与之"，是说饮水不宜过多，可予少量多次频饮法，以滋助津液，待胃气调和，津能上承，则渴饮自除。反之若恣情多饮，则必伤胃阳，又会导致胃中停饮而生他变。

2. 正衰危重证　第343条辨厥阴阳衰阴盛危证。"伤寒六七日"，邪气由表入里，内陷厥阴。出现脉沉微，手足厥冷，是阳气衰微，阴寒内盛之象。此时更见烦躁不宁，则为虚阳躁动欲脱，心神涣散无主的脏厥危证无疑，当速用艾灸厥阴经穴法急治之。若灸后厥愈手足温暖者，则是阳回阴退之征，尚有生机；反之，灸后手足厥冷依然，则表明阳气已绝，生机已断，预后不良。本证阳衰阴盛，病势重危。原文仅言"灸厥阴"，临床除艾灸太冲、行间、章门等厥阴经穴外，也可灸关元、气海、神阙、百会等任脉、督脉经穴。在施灸的同时，配合内服四逆汤类方回阳救逆，则效果更佳。

第344条辨厥阴阴盛阳脱之危候。“伤寒”指原发病，言病因来路，此时已发展为厥阴病。厥阴寒证见发热，有阳复和阳越两种情况。若为阳复之发热，必伴利止而厥回，病将向愈。今虽发热，但下利不止，四肢厥冷不温，可知其发热并非阳气来复，而是阳衰阴盛，虚阳外越，与317条通脉四逆汤证“里寒外热”的病机相同。若伴见“躁不得卧”，则是虚阳欲脱，阳亡神散的危候，此与脏厥“其人躁无暂安时”同义，故断为“死”证。

第345条辨厥阴阳亡阴竭的危候。本证“伤寒发热，下利”，手足厥逆与344条的病机相同，是厥阴阳气衰微，阴寒内盛，虚阳浮越所致。唯不同的是本证无“躁不得卧”，而有“下利至甚”。其下利达到最严重的程度，阴液势必耗竭于下；“厥不止”，是厥逆持续发展，日益加重，可知阳气即将亡绝。病至阳亡阴竭，终致阴阳离决，则预后险恶，必死无疑。

第346条辨厥阴有阴无阳的危候。“伤寒六七日不利”，言原发病及病程，邪气内陷，虽见手足厥冷，但未下利，谓邪陷厥阴但病情尚轻。现在却出现发热、下利、汗出等，是病情突变，应仔细分析。厥阴寒证见发热，若为阳气来复，必微热渐生，厥回利止。今突然发热与下利并见，且汗出不止，绝非阳回之佳兆，实为阳亡之危征。究其病机，乃阴寒极盛于里，格拒虚阳浮越于外，且有大汗亡阳虚脱之势，预后凶险，故断为“死”证。“有阴无阳故也”，属自注句，是仲景对本证阴盛阳亡病机的概括。本证发热下利，汗出不止，必伴见四肢厥逆，下利清谷，舌淡苔白，脉沉微欲绝等。若见下利稀黄臭秽，喘而汗出，舌红苔黄，脉数有力等，则属热利，与该证有本质的区别。

八、六经辨证临床运用研究

《伤寒论》六经辨证方法对临床各科疾病的辨治具有普遍的指导意义，六经辨证的适用范围完全可以概括临床众多杂病的主症病机，因而可广泛应用于临床。

（一）热病

热病，指人体感受了风、寒、暑、湿、燥、火六淫之邪而发生的各种不同热型的发热性疾病，包括了伤寒、温病、温毒、温疫等，基本上涵盖了西医学的各种急性发热性传染病。

外感热病是临床上常见病、多发病，一年四季均有发生，男女老幼皆可罹患。且其发病大多来势急骤，发展迅速，病情较重，多数病种还具有传染性，在一定的条件下可在人群中传播蔓延，甚至造成大的流行。其临床表现主要是发热、恶寒、头痛、高热、斑疹、抽搐、出血、昏迷，甚至危及生命。对外感热病的辨证，《伤寒论》一书以六经辨证为纲领，阐述了外感热病的发生发展和传经变化过程，特别是太阳、阳明、少阳三阳经，对外感热病的治疗具有重要的指导意义。比如临床上的流行性出血热，是由虫媒病毒引起的自然疫源性传染病，它以发热、出血、肾脏损害为主症。本病流行广，病死率高，目前尚乏特异性疗法。病虽属中医学温病范畴，但在中医文献里，对本病的治疗必用解表退热法，本法运用则首推《伤寒论》，因为《伤寒论》六经辨证对解表退热原来就具备了辨证论治的优势。据报道采用《伤寒论》的柴胡桂枝汤和小柴胡汤解表退热对本病的治疗可取得显著疗效，尤其是柴胡桂枝汤，临床证实，它不仅能退热、调和营卫、疏通气血、有利于减少蓄血证之发生，且能缩短疗程。

据阎绍华、王迎春、刘明等报道：1983—1985年，由沈阳、南阳及黑龙江三地区研究组共收治流行性出血热数百例，其中大部分运用了六经辨证进行治疗，取得一定效果。本病的发热期以太阳表证居多，有属半表半里柴胡桂枝汤证的，亦有小柴胡汤证的，如在表之邪不解或汗出不彻或误治，其热邪则易于内陷，这是本病特点。一旦内陷，变证迭起，其势凶猛，例如有邪热内陷，内有水饮，热邪即与水结，邪气鸱张，而见心下痛，按之石硬，从心下至少腹痛不可近，项强如柔痉状，不大便，尿少，舌燥而渴，日晡小有潮热。此时外无大热是邪热已入里；水与热结在胸腹，则按大结胸证需急用大陷胸汤以逐水荡实；若邪热内陷与痰结于心下即为小结胸证；如本病初期误汗、误下后，热邪内陷而无水饮，与燥屎内结于肠，则为阳明腑实证，即为承气证；若邪热内传入里，邪热与瘀血互结在下焦少腹部位，则为蓄血证。此证热与血结，热郁血滞，多见于少尿期，为出血热少尿期危重型的主要病理基础。此时之尿少、尿闭为瘀热互结下焦，膀胱蓄血，气化不利所致。亦有邪热里结而表尚未解的大柴胡汤证和饮邪内外泛溢，水气攻窜的十枣汤证。总之，出血热之主要病理改变在于毒热内陷，蕴结脏腑，浊邪壅盛，阻滞三焦，气化不行。依据《伤寒论》六经辨证论治的原则及出血热的病理特点，分别其病位、病变性质、病机，因势利导、使内陷之邪外出。实践证明，此种方法对于缓解高血容量综合征，解除和防止发生肺水肿、脑水肿等综合征，降低血钾，使肾周围水肿减轻，改善肾的血流量，有利于肾损害的恢复起到了一定作用。

此外，临床发现，本病在冬季或初春起病之初，患者大多具有恶风寒重，甚则寒战，发热轻，无汗，头痛，骨节酸痛明显，脉不浮，3~4天后出现小便不利，面目浮肿，舌红，脉数等表现，证属素体郁热，外感风寒，治当散寒泄热，以仲景越婢汤加丹参治疗则疗效显著。针对出血热病机与热郁于里，清气不升，浊气不降有关，特别是少尿期气机阻滞，邪无出路尤为关键，采用大承气汤加味亦为常用之方。

临床上，出血热转入少尿期，出血及肾损明显，症重者颜面浮肿、咯血、咳血、衄血、尿血、柏油样大便，下腹部压痛明显等。这些临床表现与《伤寒论》蓄血证类似，所以，及时正确运用桃核承气汤，可使病情缓解，出血减轻，迅速进入多尿期，使病情稳定，趋向恢复。对出血热危重型，症见心下硬满疼痛拒按，潮热便秘，尿少或无尿，舌红绛，苔黄干或灰燥，脉沉弦或滑数等，可用大陷胸汤治疗。若治疗无明显效果，经辨证分析属于邪毒蕴结中下焦，血脉瘀阻，腑气不降，浊气上逆，水道不通，水浊上泛为患，亦符合《伤寒论》膀胱蓄水证及蓄血证的论述，故采用五苓散合桃核承气汤化裁治疗，亦会收到良好效果。另外，出血热后期每多阴津损伤，筋脉失养而出现脚挛急疼痛，行走困难，则可用芍药甘草汤以酸甘养阴和营、缓急止痛。

除流行性出血热外，临床上常用小柴胡汤治疗外感病表现为少阳郁热证；中暑常见的身热汗出，口渴、脉洪大用白虎汤以辛寒清热；太阳病表邪入里化热而致邪热壅肺，见身热、咳嗽气喘、胸痛等用麻杏甘石汤辨治等，均可按《伤寒论》六经辨证论治之，临床都有大量的辨治范例，其治亦不出六经辨治热病的范围。

六经辨证、卫气营血及三焦辨证是古代医家研讨外感热病的理论概括，其名称虽异，却有许多共同之处。《伤寒论》中所论及的许多治法是针对当时所遇到的外感热病，其中也包括了温病性质的热病；而且热性病在邪热亢盛时，伤寒与温病有共同的表现，其治疗方法有许多互通之处，所以在治疗温病时也往往使用《伤寒论》中的方剂。由此也可以看出《伤寒论》和温病学之间的密切关系。故三种辨证方法结合就可了解疾病发展的病期、病性及病位，可为临床有效的治疗提供客观而完整的辨证方法。

正因为如此，历史上已经有医家在统一寒温辨证方法上做了尝试，如俞根初的《通俗伤寒论》是以伤寒统外感诸病,而雷少逸的《时论病》是以时病统伤寒、温病。近年来凸显出两大发展趋势,即辨证方法统一化和病证诊疗规范化。尤其是统一外感热病辨证体系为众多医家学者所关注。但在辨证方法能否统一?如何统一?一直是寒、温学派争论和关注的焦点。万友生主张寒温统一,认为以八纲统六经、三焦、卫气营血和脏腑的辨证论治体系,能适应当前热病临床实践的需要。杨麦青主张以西医学为中介,进行“寒温统一”。他通过记叙了50年代末,沈阳麻疹流行合并肺炎心血管病用温病法抢救无效,经沈阳名老中医陈会心指导,用真武汤回阳托邪,抢救危重患儿取得良效,以及80年代初沈阳市传染病院中西医结合诊治流行性出血热时,用柴胡桂枝汤解表,用桃核承气汤攻下的明显疗效为例说明,“伤寒、温病实为同病,伤寒、温病(指学说)终必趋同为一”。他在《伤寒论现代临床研究》一书中提出“以西医学为中介,进行伤寒、温病统一规范,完成证的科学化”。姜建国认为六经辨证从实质内容上突破了外感病的范围,并非单纯的外感病的辨证纲领。卫气营血辨证是由表及里的辨证,这种横向层次的辨证,更能从本质上体现外感病的演变规律,主张用卫气营血辨证统辖外感病的辨证。

总之,统一外感热病辨证方法是中医学的必然之路。现代科学的发展趋势是整体化,要求运用综合的方法,使原来不相联系的概念和理论有机地结合起来逐渐成为各门学科的共同语言、共同概念和共同认识方法。伤寒、温病同属外感热病,就更有必要统一起来,使多种外感热病所产生的证候,通过统一的辨证方法求得一致的认识,以便运用规律性的治法与方药,提高疗效,总结经验,促使外感热病学朝着现代化的要求发展。怎样把伤寒与温病的辨证方法统一起来呢?最根本的办法是找出它们的共同特点和规律,从而确立一个适合外感热病的辨治施治体系,而且这个辨证体系必须概念明确,必须是一个公认的,能切实指导临床实践的,收效显著的辨证新体系,能够反映外感热病各个不同阶段的病理变化和演变过程,能够确定病位的深浅,亦能够作为确立治疗法则的依据。这样一个体系的建立,还需要更加深入细致的工作,以及大量的临床观察验证。

(二)内科病

《伤寒论》所论述的疾病,包括每经的兼变证、疑似证,绝大多数属于内科杂病范围。石寿棠谓:“汉张太守著《伤寒论》一书,立一百一十三方,三百九十七法,随病之变迁用之,千变万化。灵妙无穷,万病皆当仿之为法,不可仅作伤寒书读也。”清代柯韵伯亦在《伤寒来苏集》中所指出:“仲景之六经,为百病立法,不专为伤寒一科,伤寒杂病,治无二理”;程郊倩亦说:“仲景之六经,是设六经以赅尽众病”。由是可知,《伤寒论》中六经辨证不仅为阐述外感病的规律而创设,而且对临床各科的辨证均有普遍指导意义。六经辨证可应用于呼吸系统、消化系统、心血管系统、泌尿系统、神经系统、内分泌等众多疾病之中,现从其应用的范围及途径、思路等作以下几点加以论述:

辨证当从整体出发,综合分析,才不致为个别现象所迷惑。以头痛为例,三阳病三阴病均可出现头痛,它既是某病中的一个症状,亦是内科常见的一个病。如不结合全身情况,辨其或为三阳,或为三阴,若一味头痛医头,显然不会收到效果。李西方等对140例顽固性头痛患者进行六经辨证,观察血瘀证在六经头痛各型中的分布,试图探讨六经顽固性头痛与血瘀证的关系,找出中医辨证的规律。他们以《伤寒论》“六经辨证”为法,认为头痛以六经不同而有不同表现:太阳经头痛,痛多在后脑下连于项;阳明经头痛,痛在前额;少阳经头痛,痛在两侧连及目部;太阴经头痛,头痛晕沉,闷痛如裹,或伴腹泻自汗;少阴经头痛,头痛连齿;

厥阴经头痛,痛在巅顶。中医认为头为诸阳之会,手足三阳经皆上会于头,五脏六腑清阳之气亦皆上荣于头。因此不仅外邪侵袭可引起头痛,而且内伤七情、脏腑功能失调均可引起经络受阻,气血被遏而致头痛。血瘀头痛可见于六经的各种类型和各个发展阶段,可出现于局部(头部),也可出现在全身。刘燕平以仲景《伤寒论》"六经辨证"为法,从六经的生理病理分析头痛产生的机制,并以经方为用,分经诊治。太阳主一身之表,足太阳膀胱经循项背,上行巅顶,风寒之邪外袭,邪客太阳经,循经上犯故见头痛。胃为阳明之脉,为多气多血之腑。其经脉起于鼻(迎香穴),旁纳太阳之脉,夹口,环唇,上耳前,循发际,至额颅。温热之邪循经上攻,是时头痛暴作。少阳为三阳之枢,其经脉起于目锐眦,上抵头角,下耳后,入耳中,出走耳前,至目外眦后方。一旦患怒气结,邪犯少阳,经络阻塞,开阖不利,其头痛必发。足太阴脾经为后天之本,主身之肌肉,以阳气为本运化水湿风湿之邪"始虽外受,终归脾胃",内困中阳,脾运失司,郁滞不化,上扰清窍,清阳不得舒展,故见头痛发作。足少阴肾经为先天之本,元气之根。元气不足,阳虚阴盛,无以固表卫外,故极易复感外邪。风寒之邪乘虚而入,寒凝收引乃致头痛大作。足厥阴肝经起于大趾丛毛之际,上循过阴器,抵小腹,夹胃,属肝,络胆,上贯膈,布胁肋,循咽喉之后,上入颃颡,连目系,上出额,与督脉会于巅。病在厥阴经,无论外感内伤,寒热虚实,均可使肝气上逆、风痰上扰而致巅顶疼痛,临床颇为常见。以上两例均说明辨治疾病,必须从整体出发,即使是一个症状、一个病,都可联系到六经的不同表现,联系着人体的有机整体。

咳嗽乃肺系疾病最常见的临床症状之一,杨广栋、宋卫华等以六经辨证为纲并分类,对咳嗽进行了系统的论述。一为太阳病咳嗽:头身疼痛,发热,无汗,肺气不宣而作咳喘,治当以麻黄汤辛温发汗,宣肺平喘;外邪束表,内有寒饮留,则以小青龙汤外散风寒,内化肺饮;风热壅肺而见咳嗽之证,麻杏石甘汤诸药合用,温清宣降;外受寒邪,内有热邪郁结,肺气不利而咳嗽,当以大青龙汤散表寒,清里热;中风表虚当以桂枝汤解表调和营卫。二为阳明病咳嗽:分为阳明中风和阳明中寒。阳明中风入里化热,热邪上逆于肺,肺失宣肃所致,白虎汤化裁用以清阳明经郁热。阳明中寒、寒饮内虚射肺所致,此为肺寒之咳,头痛、咳、呕,为浊气上逆所致选用吴茱萸汤温中散寒降逆治本。三为少阳病咳嗽:小柴胡汤治咳嗽,邪正兼顾,平调少阳枢机之不利,上焦得以宣通,肺气宣肃之功复。四为太阴病咳嗽:脾为湿困,痰湿袭肺则咳,治疗上当究其生痰之源,以治痰为本,二陈汤、理中汤(丸)、六君子汤均为对症之方。五为少阴病咳嗽:其人素体阴虚而水湿不得化,水与邪热互结下焦,犯肺则咳,治以猪苓汤利水而解水热互结之势;肾阳虚衰,阳不化水,则水饮内停,停滞于肺,则肺失宣降,咳嗽乃生,以真武汤温阳化气行水,治邪之来路,是方标本兼治,对肾阳虚衰、寒饮上犯之咳为对证良方。六为厥阴病咳嗽:病机为气机郁滞、阳郁于里,而致阴阳气不相顺接,故见四逆之证,柴胡调阳气外达之机,枳实行秽浊下行之机,白芍调阴气内敛之机,甘草调中央以运四旁,四药合用,切合病机。

据六经分证,活用经方辨治各种常见病。例如下利一证,六经病均可出现,但其治疗方法则按寒热虚实的不同而选用六经不同的方药。章浩军等用六经辨证治疗溃疡性结肠炎,在临床观察中发现:本病初发型或急性暴发型,多见于六经的三阳证;而慢性复发型、慢性持续型又以三阴证为常见。病在三阳,反映邪实正气不衰;病居三阴,则体现正虚邪恋不去。三阳热利证重心在阳明,邪在太阳、少阳均需内犯阳明方能导致泄利。三阴之利关键在太阴,少阳、厥阴之证都与太阴密切相关,病在太阴脾。若从寒化则易伤少阴肾之阳气而致太阴少阴寒利证；从热化又可内耗厥阴肝之血液，而成厥阴热利证；厥阴上热下寒，正虚邪实可以出现久利不止；太阴脾虚，又易招致厥阴肝气来犯，而见少阴痛利时作。因此，本病的发展变化规律与六经传变理论“实则阳明，虚则太阴”相符，运用六经辨证可以执简驭繁，便于指导临床治疗。治疗选方上，三阳热利治用黄芩汤合葛根汤；太阴少阴寒利治以附子理中汤加减，厥阴热利治以白头翁汤加减，厥阴久利治用乌梅丸加减，少阴痛利方选四逆散加味。又如呕吐一证，六经病证中均可出现呕吐。如太阳病呕吐、麻黄、桂枝汤主之，二方无止呕之药，可达表解而呕止；水逆证用五苓散主之，以达化气行水故呕止。肝寒犯胃温中散寒降浊，清升浊降呕自除。并有太阳少阳病误治而成之痞证，亦有出现呕、干呕，干噫臭，腹中雷鸣下利等症，仲师审证求因，各随其症而治之。

娄绍昆以六经辨证治疗慢性萎缩性胃炎，太阳太阴合病治宜调和营卫，益气和胃，用桂枝新加汤加减治之；表现为少阳病的治宜调畅少阳气机，清化痰热，利水降逆，以小柴胡汤、小陷胸汤、苓桂术甘汤等加减治疗；表现为阳明少阳合病的治以清热除烦，开结化痰，顺气降逆为主，以栀子豉汤、半夏厚朴汤、小柴胡汤加减治之；若表现为太阴病虚寒证的，治宜温中补气，以黄芪建中汤加味；表现为少阴病阴虚火旺的病证，治宜滋阴泻火，辛通止痛，本黄连阿胶汤合麦门冬汤方之意而治；若厥阴太阴合病则治宜暖肝温胃，通阳降逆，本吴茱萸汤合理中汤方意用之。

对于疑难病，根据主症，辨六经，随证治之，可以得到长远的疗效。成人斯蒂尔病是一种发病原因与机制不明确的自身免疫性疾病，主要以高热、皮疹、关节疼痛和白细胞升高等为临床表现。本病病情反复、诊断困难、疗效欠佳，西药治疗以非甾体类药物、糖皮质激素与免疫抑制剂等为主。李赛美针对主症，辨六经驭病机：标本进退，谨守扶正祛邪，初期从整体分析，用柴胡桂枝汤合附子理中汤、麻黄升麻汤治疗，以和少阳、开太阳、温太阴、补少阴、调厥阴。待正气稍有恢复，则标本兼顾，在温补少阴用通脉四逆汤的同时，顾及气阴不足，用桂枝新加汤；又虑温燥太过，肺热内郁，酌用大青龙汤合四逆散；阳虚及阴，合用炙甘草汤。其后继续从太阳、少阳论治，复用柴胡桂枝汤。最后开太阳、温太阴用桂枝人参汤。以六经辨证，投以伤寒方治疗，使高热得退，皮疹改善，疼痛缓解，病情得以有效控制。

近代运用六经辨证治疗疑难病的报道甚多，并已出版了多种专著。更可喜的是，已不单是验案资料的汇集，而是对运用经方的思路和方法进行了深入探讨。不囿于“怪病多痰”“怪病多瘀”等传统观念。运用经方也不求证之全，只要病机相符，用之有道，就应“但见一证便是，不必悉具”。从思路上，既可运用一种方法，亦可将几种方法同时运用。这种思路对发扬仲景学说、运用经方于各种疑难病，均有一定的启发，对开拓临床思路有重要作用。

内科疾病中如糖尿病、肾病、高血压、帕金森病等都是较为难治的病证，以六经辨证的理论为指导，已大大打开了中医对这些疑难杂病辨治的思路。

李赛美将《伤寒论》六经辨证体系融入糖尿病整体、全程辨治过程，取得一定临床疗效，认为六经辨证是所有辨证体系的基础，因而糖尿病可按六经辨证进行诊治。①糖尿病进程演变与六经病转归息息相关，糖尿病由初发至中期而晚期，与六经病之由表入里，由轻转重，由腑传脏，由实及虚，由热转寒之动态发展、转归具有一致性；②六经病变证，往往表里相兼、寒热错杂、虚实夹杂，更能体现糖尿病及合并症多样、复杂的病症特点；③糖尿病病变部位涉及面广，损及多器官、多层面，作为全身性疾病，与六经辨证体系的整体、综合特点具有良好的适应性；④《伤寒论》中八法之运用，尤其仲景创立的寒温并用、攻补兼施、表里同治之大法，经方加减及合用之灵活性，为糖尿病及合并症辨治带来巨大的运用空间，是其他辨证体系所不能比拟的。

对于肾脏病，六经辨证的运用也颇有特色。杜雨茂等把《伤寒论》中的六经辨证体系系统地运用于肾脏病的研究，著有《杜雨茂肾病临床经验及实验研究》一书，该研究不仅使张仲景的六经辨治体系在肾脏病中的辨治具体化，而且又借现代的系统总结观察及动物试验研究，论证了肾病六经辨治思路与方法的科学性，使中医长期的经验思维得到了补充与发展。该书按正气的强弱和邪气的盛衰定虚实，察病邪留着的部位辨表里，审病邪的病情属性分寒热，视病势的进展测预后，进而确定治法、选方用药，形成理、法、方、药一线贯穿的辨证方法，确能切合肾脏疾病。其弟子张喜奎则进一步对六经辨治肾病做了更深入研究，编著《肾脏病六经辨治》一书。该书首将《伤寒论》的六经辨证成功用于肾脏疾病的辨治，为了说明六经辨证与今日肾脏疾病的对应性，认为仲景六经辨证方法的形成和特点对肾脏疾病十分贴切。具体可从6个方面加以体现：肾脏疾病辨证方法、临床发病和传变不越六经范畴；对照肾脏疾病的发病和传变，同样符合六经辨证；肾脏疾病的病理变化符合六经特征；六经之治法完全可以概括肾脏疾病之主要治法；六经辨证的治疗原则亦适合于肾脏疾病；六经方药适合于肾脏疾病。又如张振忠认为肾脏病的六经传变规律，可分为不越六经序传、越经传、表里传、直中、合病、并病等。就肾脏病而言，急性发作期时常见恶寒、发热、头身疼痛等太阳经证；继之出现小便不利、水肿等蓄水证，病情进一步发展，可出现往来寒热、口苦咽干等少阳证；也可因扁桃体发炎、皮肤疮毒久治不愈或久用激素，阴虚生燥而传于阳明；进一步损伤正气，首先出现脾气不足，此时病入太阴；若病在太阴未能及时治疗，又过用温燥，皆可传入少阴，以体质的不同从而出现寒化和热化两种不同的证型。此期为全身性的功能不足，证见"脉微细，但欲寐"，多见于各种肾脏疾病的中后期。若病仍不解邪毒炽盛，正虚不复，损伤脏腑，败坏气血，其病情虚实互见，寒热错杂，标示着病已深入厥阴，预后欠佳，多见于慢性肾功能不全及肾衰竭期。太阳病期可分为经证和腑证：经证多以麻黄连翘赤小豆汤、越婢汤、防己黄芪汤化裁，腑证时表证已解，则以五皮饮合五苓散加减化裁。少阳病期治宜和解少阳枢机，方用柴苓汤化裁；阳明病经证治宜清热解毒法。偏于表偏于上者，证见咽痛、皮肤疮疡等，以五味消毒饮合四苓散化裁；偏于里偏于下，证见小便淋沥涩痛等，以四苓散合八正散化裁；腑证则可兼见大便秘结、烦热而渴，方以己椒苈黄丸化裁；太阴病期治宜益气健脾，方以理中丸、参苓白术散加减治疗；少阴病寒化证多为脾肾阳虚，治宜温阳利水，方用真武汤化裁，热化证多为肾阴亏虚，治宜滋阴利水，方用猪苓汤化裁，如见少阴阴阳俱虚，治宜阴阳双补，方以济生肾气丸合六味地黄丸化裁，更有太少两感，可采用麻黄附子细辛汤加减治疗；厥阴病期肝寒浊逆型以真武汤合黄连苏叶汤化裁，肝寒胆热型以小柴胡汤加桂枝、吴茱萸治疗，下焦寒热错杂，瘀血阻滞型可以桃核承气汤化裁治疗。

边显飞把高血压患者的症状分别对应六经病的特点，采用六经辨证体系治疗高血压，灵活运用经方，临床效果极佳。太阳病：阳气不足，膀胱气化不利，水液失布，或水液泛滥，流于全身导致水肿，或反逆于上，则吐涎沫而头眩，小便不利。痰饮水湿内停，血行不畅而致血压升高，导致眩晕。治以温阳化气、利水降压，方用五苓散。阳明病：阳明肠腑邪热燥结，燥屎结于肠道，腑气不通，浊邪熏蒸清阳所致脏腑功能失调，中焦气机紊乱，痰热互结，消灼津液，而出现便干、便秘；腑气不通，浊邪上犯，蒙蔽清窍则可见神志昏迷。治以荡涤肠胃，理气降压，方用承气汤类。少阳病：少阳肝胆经气不利，郁而化火或胆木失荣，痰热上扰发为高血压。

治以调治少阳，疏肝降压，方用小柴胡汤。太阴病：中焦虚寒，脾胃气虚，气虚则清阳不升，浊阴居空，清窍被蒙，头为诸阳之会，清阳不升则头昏、眩晕、头痛、眼花、视物旋转。升清降浊，必以脾胃为枢纽。中洲亏虚则清阳精微不能上养清窍，浊阴上犯则头晕作矣。治以补中益气，温中降压，方用补中益气汤。少阴病：分少阴寒化和少阴热化；少阴寒化：少阴阳气衰微，阴寒内盛，阳欲虚而阴寒盛，阴寒盛而阳欲虚，四肢不得阳气温煦，阴盛格阳，阴阳离决。虚阳外越，血压升高，甚则休克昏迷。临床上以回阳救逆，温阳降压为治疗原则，应急投四逆汤。少阴热化：邪热深入少阴，肾阴亏损，心火偏亢，导致心肾不交，水火不济，亢而无制因而出现心烦不得眠。阳水不足，阴火有余，不能潜阳。阳气不潜，阴火亢盛于上，血压升高。临床以养血滋阴，泻心降压为治疗原则，方选黄连阿胶汤。厥阴病：浊阴之邪循肝经上犯清窍，则头晕耳鸣；足厥阴肝经与督脉会于巅顶，寒邪夹浊阴之气横逆犯胃，时而循经上逆，清阳被扰，故头痛反复发作，痛连巅顶。中焦虚寒，脾阳不振，则畏寒喜暖、四肢发凉；寒凝中焦，脾被湿困，胃不受谷，则食入即吐、时吐清涎，舌质淡、苔白腻，治以暖肝温胃，升清降浊，方用吴茱萸汤。

在难治性疾病帕金森病的中医治疗方面，汤湘江等学者以《伤寒论》的六经辨证理论为指导，认为帕金森病以六经辨证而言，病在厥阴，厥阴以其肝和心包的脏腑经络气化为基础，为两阴交尽，一阳初生之地，有寒热相杂的特点，“厥阴之上，风气治之”，肝主藏血濡养筋脉，厥阴脏虚筋失濡养则筋脉拘紧；肝主疏泄，疏泄太过肝风内动则发为颤病，帕金森病的这两大主症均是厥阴病的重要病机，脏气亏虚，不能主持，寒热相激，阴阳相荡而风起颤动也。敛肝息风养血濡筋是厥阴病的独特治法，乌梅丸重用乌梅，以酸补肝，集大寒大热于一身，可治阴阳相荡之风也；连梅汤养血濡筋清厥阴之热可治筋脉拘紧。因此，通过长期的临床观察和探索，以张仲景《伤寒论》厥阴病主方乌梅丸加减和吴鞠通《温病条辨》连梅汤加减，分别治疗帕金森病厥阴寒热相杂风动证和厥阴阴伤虚热筋脉拘紧证取得了较好疗效。

（三）妇科病

六经辨证是张仲景在《伤寒论》中最早创立的一种辨证论治方法，其不但适用于外感疾病与内伤杂病的辨证及治疗，而且实用于妇科病的辨证及治疗。妇科病主要为经、带、胎、产等方面的病证，而中医对妇科病的认识也围绕脏腑和奇经八脉功能的失常，气血的失调，冲任的亏损等方面展开。六经辨证也是以脏腑经络为基础，与脏腑及八纲辨证相结合，故六经辨证同样可以应用于妇科疾病。临床应用六经辨证于妇科疾病有不同形式，有从病变部位联系六经者，有从病机症状联系六经者，亦有以方药运用为主联系六经者。更多的研究还是如何拓展《伤寒论》方药的应用范围，以经方运用于妇科病的治疗。

六经辨证是以六经的生理病理为基础，人体经络和脏腑功能失常所产生的疾病可用六经辨证方法有效地进行治疗。中医学者多联系经脉脏腑功能及其病理变化进行辨治妇科疾病。以太阳经为例，太阳包括足太阳膀胱与手太阳小肠二经，以及其所属的膀胱与小肠二腑。太阳主表，统摄营卫，为六经之藩篱，太阳病为外感疾病的初期，当外邪袭表，出现头项强痛、恶寒、脉浮等的太阳经病。因太阳统摄营卫，而桂枝汤可调和营卫，柯琴曰：“此为仲景群方之魁，乃滋阴和阳、调和营卫、解肌发汗之总方也。”阴阳失调，营卫失和，气血不和是妇科病产生的主要原因之一，因此本方广泛地应用妇产科经、孕、产后疾病，既能解表和营，调和阴阳，又能温通经脉，调畅气血，营卫和则正能胜邪，气血调则妇科诸疾可愈。临床以营卫失调为病机辨治妇科病，不必拘泥是否有外感症状，只要属于营卫不和、卫强营弱之证，均可用桂枝汤。在《金匮要略·妇人妊娠脉证并治第一》曰:"妇人得平脉,阴脉小弱,其人渴,不能食,无寒热,名妊娠,桂枝汤主之。于法六十日当有此证。"这是用桂枝汤原方治妊娠恶阻,本方起到调和脾胃,资助营卫,达到调和表里内外、阴阳上下的作用。张仲景在文中注明"无寒热,名妊娠"六字,以说明本证并没有发热恶寒等表证,而是用桂枝汤治妊娠恶阻。当然,有的妇女就是因为经期受寒,寒邪不解,乃至营卫失和,出现表虚寒之证,亦常用桂枝汤加味以和营调卫,气血双调。另外,临床上常见之妊娠身痒,即是由于素体肝肾不足,冲任亏虚,孕后冲任养胎,因孕重虚,冲为血海,任主胞胎,冲任不调,营卫不和,肌肤失养发为身痒,故采用桂枝汤合养血之品治疗,以调和营卫、补益冲任,每获良效。班秀文治黄某经行感冒,患者1年来每逢经期则感冒。证属经行正虚,荣弱卫强,腠理不密,邪得乘虚而入,仿桂枝汤治之,嘱每于经前服3剂,坚持半年,病不再发(班秀文.六经病变与妇科病变的联系[J].浙江中医学院学报,1983,(5):28-30)。太阳病有经证(表证)、腑证(里证)之分,太阳之腑为膀胱,如太阳经证不解,邪热内传膀胱,邪热与水或血相结,就有太阳腑证蓄水证或蓄血证等之分,蓄血证是以邪热与瘀血结于下焦,妇科疾病常出现类似于蓄血证之病变,出现少腹急结或硬满、其人如狂或发狂、小便自利等;妇女以血为用,常见的月经及胎产病变,如属邪热与瘀血相结引起的经行错后,少腹硬痛,均可按蓄血证之法辨证施治。如班秀文治一产后妇女,恶露量少,色黯红,夹有紫块,少腹硬痛,按之加剧,潮热,口渴,大便3天未解,苔薄黄干,脉沉实。证属瘀血内停,邪热积滞,按活血祛瘀、通便泄热之法,治以桃核承气汤加味。服1剂后,大便通,少腹疼痛减轻(班秀文.六经病变与妇科病变的联系[J].浙江中医学院学报,1983,(5):28-30)。

又如少阴经,其经脉络属心肾二脏,兼水火二气,足少阴肾主藏精、主水,为人体阴阳之根,先天之本,元阴元阳之所在,对人体的生长发育繁殖起重要作用。手少阴心在五行属火,主血脉,主藏神。足少阴肾在五行属水。正常生理情况下,心在上属火,肾在下属水,心火下温肾水,使肾水不寒,肾水上济心火,使心火不亢,即心肾相交,水火既济,以维持人体的阴阳动态平衡。心为君主之官而主血脉,《素问·评热病论》:"月事不来者,胞脉闭也。胞脉者,属心而络于胞中,今气上迫肺,心气不得下通,故月事不来也"。《素问·奇病论》云:"胞络者,系于肾"。胞宫与心肾相连,受心肾所主宰。《素问·上古天真论》亦云:"女子七岁,肾气盛,齿更发长;二七而天癸至,任脉通,太冲脉盛,月事以时下,故有子"。故心肾功能的正常与否,与妇女的经带胎产关系十分密切。若心阳虚弱,不能推动气血的运行,则有经闭不行等之变。肾为作强之官,伎巧出焉,肾中精气盛则太冲脉血海充盛,任脉通畅,月事以时下,反之,肾气亏损,则经闭不行或崩中漏下;肾主水,为封藏之本,若肾阳虚衰,火不暖土则水湿不化则易形成湿浊带下,甚至有堕胎、早产之变,治之多用温肾利水化湿之法,真武汤、附子汤、五苓散则为常用之方。

厥阴为六经之末,涉及足厥阴肝经和手厥阴心包经,而肝与妇科病关系密切。厥阴肝经循阴器而络于肝,肝藏血而有血海之称,且肝与冲脉的关系紧密,冲脉始于胞宫,冲为血海,任主胞胎,冲脉的气血盛衰与肝的疏泄藏血功能有关。女子以血为用,肝的疏泄藏血功能正常,肝肾精血充足,则冲脉得养,气血调节正常。若肝的疏泄藏血功能失常,必影响气血、影响冲任,导致妇科疾病的发生,故肝与妇科疾患关系密切。故妇人之病,多见气血之变,主要在于肝郁气滞,阴阳气血不调,小柴胡汤具有和解少阳,调和气血,扶正祛邪,疏利肝胆,平衡阴阳,调畅气机之功,故临床应用于妇科疾病的治疗。

六经辨证运用于妇科疾病，临证之时，只要切合病机，不论证候表现如何，即可用《伤寒论》辨证方法论治。如《伤寒论》吴茱萸汤证分布在阳明、少阴、厥阴三经之中，能治阳明寒呕，少阴吐利，手足逆冷，烦躁欲死和厥阴头痛。头痛、干呕、吐涎沫三证，皆因浊阴上逆所致。虽证候有异，实则病机相同，故抓住病机，是为关键。梅国强治一月经延期，经来腹痛患者。痛牵引阴部及两股内侧，甚或全身恶寒，乳房胀痛，呕逆难以进食，一般须卧床数日，方可恢复。以吴茱萸汤加减。嘱每次行经前数日服药，经停则止。治疗5个周期而愈（梅国强. 拓展《伤寒论》方药临床应用的途径. 中国中医药报，2004-8-19）。黄煌用麻黄细辛附子汤治一多囊卵巢患者，证见皮肤粗糙，肤色黄黯，月经后期、量少，白天嗜睡，困重乏力，入夜难以成眠，下肢轻度浮肿，唇舌黯淡，苔白腻，脉沉。医者见唇色淡、面黄黯、嗜睡、脉沉，为一派阳虚征象，故用麻黄细辛附子汤调理效佳。

脉证是作为《伤寒论》辨证论治的主要依据，这对妇科疾病的辨治具有重要意义。妇科临床常见的很多病证，与《伤寒论》方证相一致，如桂枝汤所治之头项强痛、恶寒发热、汗出等表虚证；小建中汤所治的里虚腹痛；吴茱萸汤所治的呕吐痰涎、头痛、食谷欲呕；小柴胡汤所治之往来寒热、热入血室等证，临床就可以按有是证用是方治之。此外，临床据脉证选用论中方药的亦有大量例子，妇女更年期综合征出现"上热下寒"，方参用黄连汤治疗；妇人痛经见寒热错杂，方参用乌梅丸治疗；由于血虚寒凝所致的各种病证，如月经后期、闭经、痛经、原发或继发性不孕、人工流产后四肢厥冷及产后身痛，可选用当归四逆汤；妊娠失眠见头晕目眩，心烦心悸，口苦咽干，但不多饮，脉细数，苔少，舌红等，用黄连阿胶汤治疗等，临床之例不胜枚举。

（四）儿科病

《伤寒杂病论》成书的东汉末年，中医儿科学尚处于萌芽时期，许多理论与临床尚不完善。虽然《伤寒杂病论》没有专篇记载儿科的相关理论与治法，然而对儿科的发展却有主要指导意义。第5版统编教材《中医儿科学》指出"东汉末年张仲景在医学上的成就，对儿科学的发展有深远的影响和现实指导意义。师仲景法，用仲景方，治疗多种儿科疾病。"（江育仁.中医儿科学[M].北京：人民卫生出版社，1987）《伤寒论》所述理论与方药同样适用于小儿疾患，然而小儿本身生理病理特点又明显有别于成人，六经辨证理论与经方的应用也呈现出独有的特征。

太阳主一身之肌表，而小儿体质脆弱，"肺常不足"，极易感受外邪的侵袭。外邪袭表，首当其冲常常出现太阳病。《伤寒论》太阳病中的中风、伤寒、温病的相关方证均可用于儿科外感的辨证。由于受邪轻重、体质差异而风别表现出中风、伤寒、温病的区别，但其都应具备太阳病的主要脉证。在脉法上，小儿三岁以内寸口脉位甚短，常采用"一指定三关"持脉法，小儿脉息较成人快，主要以浮沉迟数而辨表里寒热，以有力无力而别虚实，与《伤寒论》中"脉缓"为中风，"脉阴阳俱紧"为伤寒有一定区别。

儿科中，桂枝汤所治的太阳中风证，以发热，恶寒，头痛，自汗，脉弱为主证，用桂枝汤加减治之；太阳伤寒证以发热身疼，无汗而喘为主证，以麻黄汤为主治之；表寒里热之证，以大青龙汤为主方适当化裁；而麻黄杏仁甘草石膏汤运用于儿科的证候颇多，肺热咳喘而外邪不甚者，不问其有汗无汗，均可以本方加减治疗。小儿"发病容易，传变迅速"，高热、口渴、腹泻的协热下利证也常多见，应以葛根黄芩黄连汤为主方治疗。

小儿由于"脏腑柔弱"，一旦患病，变化迅速。在外感疾病过程中，同样也符合《伤寒论》

所述的六经传变规律。小儿脾胃发育未臻完善，运化功能不健，加之饮食不知自节，常常体内素有积滞。在太阳病失治、误治后，极易转变为以"胃家实"为特点的阳明病。如身大热，口大渴，汗大出，脉洪大者为典型的阳明外证，可以白虎汤或白虎加人参汤治疗，临床上小儿乙型脑炎常常出现这一证型；若患儿表现为壮热谵语，腹满，大便闭结，面赤气粗，舌苔黄腻干燥者，多为阳明腑实证，可以酌用《伤寒论》三承气汤加减。

儿科的"纯阳"学说是儿科生理特征的高度概括，指小儿在生长发育、阳充阴长的过程中，表现为生机旺盛，发育迅速，犹如旭日初升，草木方萌的生理现象。"纯"指小儿初生，胎原之气尚未耗散，非指"独阳""盛阳"，这与《伤寒论》六经辨证的少阳非常相似。著名儿科专家刘弼臣教授根据儿科理论与临床实践以及张锡纯"盖小儿虽为少阳之体，而少阳实为稚阳"，提出小儿"少阳学说"涵盖小儿"纯阳"和"稚阴稚阳"理论，并且强调"少阳为枢"理论在儿科辨证论治中的重要价值。《伤寒论》原文第96条"伤寒五六日中风，往来寒热，胸胁苦满，默默不欲饮食，心烦喜呕……小柴胡汤主之"，六经辨证中少阳病辨治在儿科方面主要以往来寒热、呕逆不食为主要证候，舌苔薄腻微黄，脉弦数为主要舌脉表现。少阳证候复杂多样，《伤寒论》原文第101条"但见一证便是，不必悉具"儿科中也不例外。辽宁中医名家张岫云指出："临床按六经辨证，不必诸症悉具……如少阳证原文……临床上只要抓住'往来寒热，胸胁苦满'这两个主要症状就可以按少阳证辨证施治，其他症状作为参考。"

《伤寒论》六经辨证中，太阴病里虚寒证常见"腹满而吐、食不下，自利益甚，时腹自痛"，小儿生理"肺常不足、脾常不足"，常肺脾同病，或单见脾胃虚寒证，腹痛吐泻而无发热者，治法"当温之"，以"四逆辈"理中汤为基础方加减治疗。

小儿生理上"阳常有余，阴常不足"，病理上"易虚易实、易寒易热"。《伤寒论》六经辨证中，少阴病属心肾两脏，有寒化热化之别，与小儿生理病理特征类似。《伤寒论》少阴下利，多属肾阳虚弱，阴寒内盛，津液耗散所致，以四逆汤为大法，并用通脉四逆汤、白通及白通加猪胆汁汤等。小儿患此证，则见面色皖白，筋纹青淡，目眶凹陷露睛，舌质淡苔白，脉沉细无力，无神欲寐，便泻完谷不化或有腥气，肢冷或自汗等象。少阴病热化证是《伤寒论》少阴病另一特征，以黄连阿胶汤为主方，小儿病中见口燥咽干，舌赤红或光红无津如猪腰色或镜面舌，脉多细数可以辨证治疗；另外，小儿发热日久，肾水亏耗，心火独亢之证，临床常见于肺炎或麻疹合并肺炎，出现壮热烦躁，气急鼻煽，声哑哭泣无泪，面色筋纹青滞，舌光红，脉细数，也可以应用。

《伤寒论》六经辨证中，厥阴病为肝脏功能失常，所见阴尽阳生、厥热胜复、寒热错杂的病证。厥阴病的主方乌梅丸，又为中医学中驱虫剂的代表方剂，不仅用于小儿蛔虫的治疗，也作为其他寄生虫病中调和肝脾的基础方剂，对小儿寒热错杂之证，如久热、久泻、久痢等也可广泛应用。原文第371、373条"热利下重""下利欲饮水"的白头翁汤证，即热痢证，常用于小儿湿热痢疾，表现为高热，口渴饮水，痢下赤白相杂，腹痛里急后重，日十余次或数十次，食少神萎，舌红苔黄腻，脉浮滑数者。

由上可见，《伤寒论》六经辨证所述内容，对于儿科学的病因病机、辨证论治、立法方药等方面，确有深远影响与现实指导意义。

（五）五官科疾病

中医将人体视为一个有机的整体，五官并不是独立存在的，它们与内在的脏腑、人体的经络有着千丝万缕的联系，正如《灵枢·五阅五使》中指出"鼻者，肺之官也；目者，肝之官也；

口唇者，脾之官也；舌者，心之官也；耳者，肾之官也”。又如《灵枢·邪气脏腑病形》中提到“十二经脉、三百六十五络，其血气皆上于面而走空窍，其精阳气上走于目而为睛，其别气走于耳而为听，其宗气上出于鼻而为臭，其浊气出于胃，走唇舌而为味”。而六经辨证恰恰又基于脏腑辨证以及经络辨证，所以六经辨证可以广泛应用于临床治疗五官科的疾病。

太阳者，或经或腑，或为诸阳主气，或为六经藩篱，或为巨阳，或为开，可谓名相繁多，而七篇大论则以一“寒水”概之，而《四圣心源》中也有“寒者，太阳水气之所化也。在天为寒，在地为水，在人为膀胱。太阳以寒水主令，足太阳膀胱，水也，手太阳小肠，火也，火水异气，而以寒水统之，缘水位于下而生于上。离中之阴，水之根也。离阴降而下交坎位而化水，水降于火，是以丙火化气于壬水。火化而为水，则热从寒化，故太阳之气，水火并统，而独以寒水名也”。这些都说明太阳在水液运行方面有重要的作用。倘若太阳受邪，膀胱气化不利，水湿停蓄，循手太阳膀胱经分支进入耳中，壅塞清道，致耳窍不利而鸣，其还伴有小便不利、水肿、口渴口干等，均为膀胱气化不利，水湿内蓄所致。

肝开窍于眼，足少阳胆经起于目锐眦，肝胆互为表里，故临床中的视神经炎经诊断确属小柴胡汤证，可以用小柴胡汤加减治疗。视神经炎在中医学中属于暴盲范畴，单眼或双眼发病，常因外感六淫或七情五志，肝火上炎，灼伤目系，或肝气壅滞，上扰清窍，神光受遏。临床表现为患者视力突然下降，甚至失明，部分患者可有眼球疼痛并伴有胸胁疼痛、头晕目眩、口苦咽干、舌质黯红、苔薄白、脉弦细等。正如《伤寒论》中所说：“伤寒中风，有柴胡证，但见一证便是，不必悉具。”

临床中，像这样以六经辨证为纲、采取经方治疗五官科疾病的例子还有很多，此处不一一赘述，在使用时旨在取其法和意，而不在用其方，如小柴胡汤旨在于疏解少阳枢机，可以在其基础上更其药而不变其意，结合五官各自的生理病理特点，灵活地加减化裁，才能取得令人满意的临床效果。

（李宇航　王　军　张国骏　田雪飞　李金田　何赛萍　王树鹏　柳成刚）

第二节 《伤寒论》其他分证方法

《伤寒论》仲景虽然以六经分证辨治伤寒为主，但也兼用了其他分证方法，如八纲分证、三焦分证、脏腑分证、病因分证等，并且把它们与六经分证有机地结合起来，从而使辨证结论更加精确多彩。

一、八纲分证

八纲即阴、阳、表、里、虚、实、寒、热八个纲领。“八纲”概念的明确称谓，一般认为系清·程钟龄最早提出的，他在《医学心悟》中说道：“病有总要，寒热虚实表里阴阳八字而已。”《伤寒论》中虽然没有明确提出“八纲”名称，而八纲的具体运用实始于《伤寒论》，正如明·陶节庵在《伤寒全生集》中一再强调：“夫伤寒三百九十七法，无出于表里虚实，阴阳冷热八者而已，若能明此八者，则三百九十七法，可得一定之胸中也。”又曰：“大抵伤寒，先须识证，察得阴阳表里虚实寒热亲切，复审汗下和解之法，治之庶无差误。”明·徐春甫更是明确提出“纲领”二字，如其在《古今医统》中说“表里虚阴阳实寒热八字，为伤寒之纲领。”

八纲是从各具体证候的个性中抽象出来的带有普遍规律的共性原则，其中阴阳是总纲，表、里、寒、热、虚、实为六要。凡病必分阴阳，凡病必有病因、病位、病机的基本变化，故对于任何证候的辨证，从证候的总体类型上而言，辨证必须首分阴证与阳证，具体则有病位分阴阳，表里是也，病因分阴阳，寒热是也，病机分阴阳，虚实是也。这种辨证方法，就叫八纲辨证，也叫八纲分证。而《伤寒论》在六经分证的过程中，实际上无处不贯穿着八纲分证的基本原则。

（一）辨阴阳

阴阳为八纲中的总纲，是辨别疾病总体属性的两大纲领。《素问·阴阳应象大论》中说："善诊者，察色按脉，先别阴阳。"《素问·太阴阳明论》中云："阳者，天气也，主外；阴者，地气也，主内。故阳道实，阴道虚。"仲景继承和发展了《黄帝内经》的学术思想，总结疾病共性规律，将阴阳辨证具体落到了实处，将临床纷繁多样的病证，首先分为阴证与阳证，并进一步根据阴阳的多少，又分为三阴证、三阳证，即太阳病证、少阳病证、阳明病证、太阴病证、少阴病证、厥阴病证。由此，形成了后世所谓的六经辨证。

1. 阴证阳证辨　阴证阳证的产生，一般取决于邪气侵犯的浅深及正气抗邪的强弱，对此仲景在《伤寒论》提出了辨别伤寒病属阴证阳证的总诀。他在第7条中说到："病有发热恶寒者，发于阳也；无热恶寒者，发于阴也。"即风寒阴邪犯人、郁遏阳气，则必觉恶寒，若机体正气尚旺，则能御邪于阳经，阳经之阳气奋起抗争与寒邪相争，则势必出现发热反应；若机体正气不足，则邪气会越过阳经，直犯阴经，而阴经阳气已虚，无力与寒邪抗争，则不能产生激烈抗争的发热反应。所以临床上大致可以恶寒之时是否伴有发热，作为阴证阳证之辨别要点。

阳证，即为阳经病证，即包括太阳、阳明、少阳三阳经之病证，皆以六腑病机为根据，一般阳气亢奋，正邪斗争激烈，临证多现表证、热证、实证。而三阳之间又有同中有异，即太阳病，多为病情初起，正气虽盛，但病势表浅，正邪抗争之机始动而未亢，现症以发热和恶寒并见、头身体痛为主；阳明病，多是病情急重阶段，正邪抗争至极，斗争最为激烈，现症以身热不恶寒、汗出反恶热为突出表现；少阳病，多是病情僵持阶段，正气相对虚怯，病邪郁阳化热，现症则以口苦、咽干、目眩为特点。

阴证，为阴经病证，即太阴、少阴、厥阴三阴经之病证，皆以五脏病机为根据，一般正气不足，抗病力低下，多为衰退状态，临证多表现里证、寒证、虚证。而三阴之间，亦同中有异：即太阴病，为正虚之初，病多局限于中焦地带，多属脾虚寒湿之证，现症以腹满不食，吐利不渴为特征；少阴病，多为病重后期，则正衰较重，虚寒虚热，故现症以精神不支、脉象细微为主要特点。厥阴病，多为病重末期，为阴阳错杂、正邪动荡阶段，故现症或为极寒，或为极热，或阴阳转化、寒热错杂，或阴阳胜负等。

2. 阴阳同病辨　由于临床病变复杂多样，除独立的阴证、阳证外，还可出现多经相兼、阴阳同病者。《伤寒论》中主要论述了如下两种情况：

（1）阴阳俱虚者，如第29条："伤寒脉浮，自汗出，小便数，心烦，微恶寒，脚挛急，反与桂枝欲攻其表，此误也，得之便厥，咽中干，烦躁，吐逆者，作甘草干姜汤与之，以复其阳；若厥愈足温者，更作芍药甘草汤与之，其脚即伸。"此为素体阴阳俱虚者，为原发病；第68条"发汗，病不解，反恶寒者，虚故也，芍药甘草附子汤主之。"此为继发阴阳俱虚证。

（2）阴阳两感者，如第91条："伤寒医下之，续得下利，清谷不止，身疼痛者，急当救里；后身疼痛，清便自调者，急当救表。救里宜四逆汤；救表宜桂枝汤。"此为伤寒太阳少阴两感者；第386条："霍乱，头痛，发热，身疼痛，热多，欲饮水者，五苓散主之"，此为霍乱太阳太阴同病者。

3. 阴阳转化辨 临床疾病的发生发展会因失治误治，或正邪消长，而致疾病发生阴阳属性的不同转化。一种是阳证转阴。即证候本是阳证，治不得法，损伤正气，导致阳虚转阴之变，此类病证甚多。如第82条"太阳病发汗，汗出不解，其人仍发热，心下悸，头眩，身瞤动，振振欲擗地者，真武汤主之"即是太阳病，治疗不当，阳虚转为少阴病者，此属病进；二者是由阴转阳。即证本是阴证，因阳复太过，转为阳热之证，如第187条"伤寒脉浮而缓，手足自温者，系在太阴。太阴者，身当发黄，若小便自利者，不能发黄。至七八日，大便硬者，为阳明病也"，即是太阴病阳复太过，转为阳明病者，此属病退。

4. 阴阳互格辨 阴阳二气互相消长，其不仅有阴盛则阳病，阳盛则阴病的一般变化，还有阴阳的一方强盛过极，导致另一方无以内守而格拒于外的特殊病变。如《伤寒论》中，有阴盛格虚阳于外的通脉四逆汤证：第317条："少阴病，下利清谷，里寒外热，手足厥逆，脉微欲绝，身反不恶寒，其人面赤色，或腹痛，或干呕，或咽痛，或利止，脉不出者，通脉四逆汤主之。"还有阳热过极，格虚阴于外的白虎汤证：第350条："伤寒脉滑而厥者，里有热也，白虎汤主之。"

5. 阴阳自和辨 仲景通过大量的临床实践认识到，机体对于阴阳的失调，在一定的范围内可以通过自我调节而达到重新平衡，从而使阴证或阳证自行消失。其中，一种是对阴阳偏虚的自复，如《伤寒论》第58条"凡病，若发汗，若吐、若下、若亡血、亡津液，阴阳自和者，必自愈。"第71条"太阳病，发汗后，大汗出，胃中干，烦躁不得眠，欲得饮水者，少少与之饮，令胃气和则愈"，这些因发汗不当所致的一时性阴津不足，由于已无病邪致病，故可结合病情准确判断，尔后待机体自我调节，或助以少量饮水即可恢复，不必过用滋阴之法。

另外，《伤寒论》之辨阴阳法，还对脉象等进行了阴阳划分，此属诊察范围，兹不赘述。

（二）辨表里

表和里是对病变所犯部位的深浅划分，对病势轻重的辨别有相对意义。《伤寒论》运用表里的概念，又有广义相对和狭义绝对之分。相对广义的表里，是区别六经之间的相对浅深，即三阳相对三阴而言，三阳属表、三阴属里，而三阳之间，太阳主表、阳明主里、少阳主表里之半；三阴之间，则太阴主表、少阴主里、厥阴主表里之半。绝对狭义的表里，则是对整个躯体结构的浅深分别，即外在之躯壳属表，内在之脏器属里，而躯壳与脏器之间的胸腹腔隙乃属半表半里。置于有学者提出六经唯太阳为表，其他五经相对太阳而言皆属于里的说法，当然只是基于对伤寒病，因首犯太阳，而后继传其他五经的一系列客观事实，所得出的有限结论。

1. 表证里证辨 表证与里证的产生，是基于邪犯机体所在部位或地带的浅深来加以认定的。

"人体划分表里，首先是根据躯体组织的内外关系，一分为二的，因此，大体的划分，应是以外在之躯壳与内在之脏器为分界的，及躯壳为表，内脏为里，而躯壳与内脏之间的地带，则是半表半里。然后，躯壳、内脏又各自相对再分浅深，因而还要区分表中之表与表中之里、里中之里与里中之表的不同，半表半里之中，也有偏半表与偏半里的精细分别。这样就使表里的相对性与表证、里证的具体划分形成了整体分层的有机联系。”（刘英锋，吴科，黄波. 统一表证分类，沟通辨证纲领：理论问难篇[J].中华中医药杂志，2014，29（7）：2093-2096）

表证“乃外邪所犯在人体躯壳外周之诸症的统称，其具体包括邪犯皮毛、肌肉、腠理、经脉、血脉、筋脉、骨节、苗窍、营卫等各表浅地带。”其通常出现在外感病邪初犯人体的早期，其病机特点是正邪双方交争于机体的浅表地带。

如《伤寒论》第1条“太阳之为病，脉浮，头痛项强而恶寒”，太阳风表证（外干之邪侵犯太阳之经所系的皮毛、肌肤、经脉等表浅地带）的主要证候。

值得注意的是，表证不是一个单独的证型，而是类证概念，即凡属邪犯体表者皆属之。太阳主表，故邪犯太阳，表证居多，而他经受邪，固然以里证为常，然也有病发于表者，所谓太阳主表，但并不能统揽一切体表部位，如除外太阳经脉的他经经脉受邪，则各归其属，因此六经都有经脉、体窍受邪，则六经都有表证。所谓“六经各有表里，六经各有表证”。

就《伤寒论》范围，如第234条“阳明病，脉迟，汗出多，微恶寒者，表未解也，可发汗，宜桂枝汤。”此阳明肌肉风湿之表证也，可借用桂枝汤（加茵陈之类）缓汗解表。第265条“伤寒，脉弦细，头痛发热者，属少阳。少阳不可发汗，发汗则谵语，此属胃，胃和则愈，胃不和，则烦而悸。”此风寒直犯少阳经脉之表证也，可借用柴胡桂枝汤（去黄芩、人参，加川芎、蔓荆子之类）疏气通经解表。第274条“太阴中风，四肢烦疼，阳微阴涩而长者，为欲愈。”联系第276条“太阴病，脉浮者，可发汗，宜桂枝汤。”此太阴中风夹湿游走四肢之表证也，可借用桂枝汤（以秦艽代桂枝更佳）疏风胜湿解表。第302条“少阴病，得之二三日，麻黄附子甘草汤，微发汗。以二三日无（里）证，故微发汗也。”此风寒乘阳虚直犯少阴经脉之表证也，故须以麻黄配附子，助阳达卫、温经解表。第351条“手足厥寒，脉细欲绝者，当归四逆汤主之。”对比第352条“若其人内有久寒者，宜当归四逆加吴茱萸生姜汤主之。”可知此属此风寒乘血虚直犯厥阴经脉之表证也，故须以桂枝配当归、细辛，养血助营、通经解表。

另外，由于感邪的性质与体质的反应不同，同一个经的表证类中，会有不同类型的具体病证。如《伤寒论》太阳病表证中，有感受风寒而肌肤凝闭的太阳伤寒（麻黄汤）证，有感受寒风而肌肤开泄的太阳中风（桂枝汤）证，还有感受风热而肌肤蕴蒸的太阳温病（可以银翘散）证，再参考《金匮要略》痉湿暍病篇，第11条“太阳病，其证备，身体强，几几然，脉反沉迟，此为痉，栝蒌桂枝汤主之。”为感受风燥、经脉失柔的太阳痉病证；第14条“太阳病，关节疼痛而烦，脉沉而细者，此名湿痹。……”为感受风湿、经脉痹阻的太阳风湿（麻黄杏仁薏苡甘草汤）证，第27条“太阳中暍，身热疼重，而脉微弱，此以夏月伤冷水，水行皮中所致也。一物瓜蒂汤主之”此为外受风暑、内伤饮冷的太阳中暍证等。

此以太阳一经为例，可见风寒热湿燥暑之六气表证俱备，若推而广之，六经皆当如此。

里证与表证相对，是病变地带居于人体内在脏器诸症的统称，其具体包括五脏六腑、奇恒之腑等各内深地带。因此，里证范围相当广泛，几乎凡非表证者，都涵盖其中。对此，《伤寒论》中各经病篇均有相关脏腑的病证论述，也就是说，六经各有表证，也各有里证，即便是主表的太阳经，其病也不例外。例如：

太阳里证：太阳表邪不解，随经入里，结于下焦膀胱，其中有蓄水证与蓄血证之别。

阳明里证：为里热炽盛，病在胃肠，其中，有胃热充斥的白虎汤证，还有燥结肠间的承气汤证。

少阳里证：邪由少阳之半，内传胆腑，火气郁结，则成“少阳之为病，口苦、咽干、目眩也”

(263),“……呕不止,心下急,郁郁微烦者……与大柴胡汤,下之则愈。(103)

太阴里证:为邪入于里,病变在脾肺,而伤寒又以脾为重心,故有以腹满不食、吐利不渴等为特征的中焦虚寒——理中汤证为主证。

少阴里证:为少阴心肾两脏功能衰退的病变,以“脉微细,但欲寐”为辨证要点,包括了心肾阳虚、寒水盛泛的寒化证和少阴肾阴不足、心火亢盛的热化证两大类型。前者主用四逆汤、真武汤之类,后者主用复脉汤、黄连阿胶汤之类。

厥阴里证:主要为厥阴肝脏病变,其证候夹杂多变,如其提纲“厥阴之为病,消渴,气上撞心,心中疼热,饥而不欲食,食则吐蛔,下之则利不止”即是邪入厥阴,肝气逆乱,相火内动,犯脾乘胃的病证。

2. 表里同病辨　病邪犯人,既可犯表,也可犯里,还可表里两犯,故表证和里证可以单独存在,也可相兼出现,并且是导致病情复杂的缘由之一。故《伤寒论》中有大量的篇幅论述了表里同病,如太阳病三篇,大部分内容即是表里同病之证。

对于表里同病者,特别要注意辨明表证和里证的轻重缓急,以决定治疗的重点与先后。一般情况下,里证不急、不重者,当先治表。如第106条“太阳病不解,热结膀胱,其人如狂,血自下,下者愈。其外不解者,尚未可攻,当先解外。外解已,但少腹急结者,乃可攻之,宜桃核承气汤。”即是太阳病,外感风寒,内有热结,当先解表,后乃攻里。若里证急重者,当先治里,如91条“伤寒,医下之,续得下利清谷不止,身体疼痛者,急当救里;后身疼痛,清便自调者,急当救表。救里宜四逆汤,救表宜桂枝汤。”92条“病发热头痛,脉反沉,若不差,身体疼痛,当救其里,四逆汤方”;若表里证俱不急或俱急者,当表里同治,如桂枝人参汤证、小青龙汤证等,俱是伤寒太阳之表兼太阴之里,同病同治的例子。

3. 表里转化辨　病势有出入进退,病位有表里证转化,《伤寒论》中也用了较大篇幅讨论这类问题,具体有如下两种情况:

一是由表入里,即证候从表证转化为里证,标示着疾病由浅入深,病情加重,此除疾病的自然转归,如疾病传经等外,多与失治误治有关。如64条“发汗过多,其人叉手自冒心,心下悸,欲得按者,桂枝甘草汤主之”。为太阳病发汗过多,损伤心阳,使证候从表入里。61条“下之后,复发汗,昼日烦躁不得眠,夜而安静,不呕,不渴,无表证,脉沉微,身无大热者,干姜附子汤主之。”乃太阳病误用汗下,少阴肾阳大衰,病由太阳转入少阴,由表入里等,《伤寒论》中比比皆是。

二是由里出表,即证候从里证转化为相对较浅者,与温病不同,伤寒一般不出表,但里虚证若治疗得法,护理得当,可由虚转实,由里出表,如87条“伤寒脉浮而缓,手足自温者,系在太阴。太阴者,身当发黄,若小便自利者,不能发黄。至七八日,大便硬者,为阳明病也”。乃是太阴病转出阳明的例证。

(三)辨寒热

寒热是辨别疾病病因性质的基本大纲,因此,《伤寒论》十分重视其运用。特别要说明的是,此中的寒热,是概指病因属性的阴阳大类,不能与具体的六气(风寒热湿燥火)之寒热完全等同。故八纲之寒热是寒性、热性之谓,六气之寒热是寒气、热气之称。

1. 寒证热证辨　寒证与热证,是由机体阴阳偏盛偏衰的整体势态构成的。

寒证属于感阴伤阳,或阳虚阴盛,导致机体功能活动低下的证候。《伤寒论》中论述较多,且六经皆可出现。现择例介绍如下:

太阳寒证：如风寒外束的麻黄汤证，寒风外袭的桂枝汤证，寒水停蓄的五苓散证等。

阳明寒证：如寒伤阳明的有第191条“阳明病，若中寒，不能食，小便不利，手足濈然汗出，此欲作固瘕，必大便初硬后溏。所以然者，以胃中冷，水谷不别故也。”为寒中胃肠、欲作谷瘕证（可与香砂平胃散）。

少阳寒证：少阳单纯寒证较少，仅如第265条“伤寒，脉弦细，头痛发热者，属少阳。”为风寒外犯少阳经脉之证，可以后世的柴芎汤（小柴胡汤去芩、夏、参，加芎、蔓、辛等）治之。

太阴寒证：太阴病本多寒证，其中有脾阳不振、寒湿中阻的理中汤证，还有营气不充、寒滞脾络的建中汤证，前者以腹满不食、吐利不渴为特征，后者以腹痛拘急、得食缓解为特点。

少阴寒证：少阴病之寒化证，乃是阴盛阳衰所致，其中有阳气骤衰、阴寒内盛的四逆汤证与通脉四逆汤证，还有阳气渐虚、水湿内停的真武汤证与附子汤证等。

厥阴寒证：寒中厥阴，肝失温煦，即成寒厥，如第351条“手足厥寒，脉细欲绝者，当归四逆汤主之。”此寒厥血分；第378条“干呕，吐涎沫，头痛者，吴茱萸汤主之。”此寒厥气分。

热证属于感阳伤阴，或阴虚阳亢，导致机体功能活动亢奋的证候。《伤寒论》中论述也有不少，且六经皆有涉及。现择例介绍如下：

太阳热证：如温邪外犯太阳之表，即成太阳温病，如第6条“太阳病，发热而渴，不恶寒者，为温病。”可用后世的银翘散治之。

阳明热证：阳明病热证较多，且有不同的病机类型，如有热郁胸膈的栀子豉汤证，热斥内外之白虎汤证，热结腑实的三承气汤证等。

少阳热证：少阳病也多热证，所谓“少阳之为病，口苦、咽干、目眩也”，即提示易病火证的特点。如第264条“少阳中风，两耳无所闻，目赤，胸中满而烦者，不可吐下，吐下则悸而惊。”即是风从火化之证，可借用黄芩汤加减治之。

太阴热证：太阴病典型的热证较少，《伤寒论》中仅以兼证的姿态出现。如第279条“本太阳病，医反下之，因而腹满时痛者，属太阴也……大实痛者，桂枝加大黄汤主之。”此为太阳表寒兼太阴滞热证；又如第247“趺阳脉浮而涩，浮则胃气强，涩则小便数，浮涩相搏，大便则难，其脾为约，麻子仁丸主之。”此为阳明兼太阴，阴虚燥热证。

少阴热证：少阴病之热化证，乃为心肾阴亏火旺所致，如第303条“少阴病，得之二三日以上，心中烦，不得卧”者即是。

厥阴热证：热中厥阴，肝气下迫，可成热利，如第371条“热利下重者，白头翁汤主之。”此为厥阴风热下迫肠间之证，第374条“下利，谵语者，有燥屎也，宜小承气汤。”此为厥阴燥热下迫肠间之证。

2. 寒热错杂辨　阴阳失调，若病变单纯，寒证和热证可以单独出现，但若病变复杂，则寒证和热证可兼夹出现，此即形成寒热错杂之证。《伤寒论》中就论及较多的错杂病证。概括而言，主要有两类情况，其一，是寒热各现于表里之中，此多见于表寒里热相兼证，如大青龙汤证、桂枝二越婢一汤证等。其二，为同为在里，既有热，又有寒，此多见于上热下寒相兼证，如第173条“伤寒，胸中有热，胃中有邪气，腹中痛，欲呕吐者，黄连汤主之。”即是。还有如半夏三泻心汤证、麻黄升麻汤证、干姜黄芩黄连人参汤证等，也是类似的寒热错杂证。

3. 寒热转化辨　疾病寒化和热化之后，并非一成不变，而是在一定条件下可以相互转化，临证应予把握。《伤寒论》论述寒热互化大致有两类情况：

第一类是由寒化热。其中又有两种情况，一是感寒郁阳化热者，即阳盛之人，外感风寒，郁阳化热，病位也多由表入里。如太阳伤寒证不解，渐入阳明，病证可从麻黄汤证逐步转至大青龙汤证、麻杏石甘汤证、白虎汤证等。二是本为阴寒之证，经治过程中因温药太过，使病证由寒变热，病位也多由阴出阳。如太阴病的转出阳明、厥阴病的阳复太过，变为阳热证等皆是。

第二类是由热变寒。多由阳热之证过用寒凉攻泄，或素体阳虚而入里寒化。如219条"三阳合病，腹满身重，难以转侧，口不仁，面垢，谵语遗尿。下之则额上生汗，手足逆冷。"此中即有阳明无形热斥之证，误用下法，致使中阳受伤，病邪由阳陷阴，病势由实热转虚寒。

4. 寒热真假辨　病变在通常情况下，表象和本质是较为一致，容易辨识，但在病走极端危重之时，则可能出现寒热真假不一的现象，即本为寒极反有热象，或本为热极反现寒状，这是若误诊误治，则有生死之忧，对此《伤寒论》十分重视，设有专门的论述。

首先，第11条"病人身大热，反欲得衣者，热在皮肤，寒在骨髓也；身大寒，反不欲近衣者，寒在皮肤，热在骨髓也。"在总体上提出了以病人内在的喜恶，鉴别病证的寒热真假的基本办法。其次，在不同方证上，又进行了具体探讨，如第350条"伤寒，脉滑而厥者，里有热，白虎汤主之。"便是真热假寒之辨，其外在的四肢逆冷，乃是假寒，而脉滑是内在真热；而317条"少阴病，下利清谷，里寒外热，手足厥逆，脉微欲绝，身反不恶寒，其人面色赤，或腹中痛，或干呕，或咽痛，或利止脉不出者，通脉四逆汤主之。"又是真寒内极而外现假热之辨。

（四）辨虚实

虚实是辨别邪正盛衰的病机大纲，主要反映病变过程中人体正气的强弱和致病邪气的盛衰。《素问·通评虚实论》之"邪气盛则实，精气夺则虚"，提出了虚实划分的基本原则，而《伤寒论》则对虚实判定的具体指标进行了详尽论述与落实，并展示了六经虚实辨证的一般规律。

1. 实证虚证辨　实证，以邪气盛实，正气不虚，正邪斗争有力为特点；虚证，多指人体正气不足之证。

六经病证皆有虚实变化，但一般而言，病在三阳者，多实而少虚，病在三阴者，多虚而少实。故三阳病变，以实证为常态、以虚为变例，三阴病变则相反。

太阳病证：以实证为常，多为外邪初犯人体，正气奋起抗邪，邪正双方交争于体表的病机，其证以寒热、无汗、头痛、脉浮等为主要表现，典型如第3条太阳伤寒证："太阳病，或已发热，或未发热，必恶寒，体痛呕逆，脉阴阳俱紧者名为伤寒。"即显示了营卫与风寒抗争与体表的特点。其虚证则仅见于过汗伤表等特殊情况，如第20条"太阳病，发汗，遂漏不止，其人恶风，小便难，四肢微急，难以屈伸者，桂枝加附子汤主之。"为卫阳表虚漏汗证。

阳明病证：实证更为突出，多是燥热内盛、经气亢奋的病机，故以"阳明之为病，胃家实是也"为提纲，其证以身热、汗自出、不恶寒、反恶热为基本表现特征，具体还分别有无形之胃热与有形之肠实的不同，前者如白虎汤证、栀子豉汤证等，后者如大承气汤证、小承气汤证、调胃承气汤证等。其虚证则仅见中阳素弱，而寒邪中胃等特殊情况，如阳明病篇第243条"食谷欲呕者，属阳明也，吴茱萸汤主之。"为阳虚胃寒之证。

少阳病证：有实中夹虚正气相对不足之势，即其虽不似阳明病证邪气盛实，但仍以少阳枢机不利，胆中相火怫郁为核心病机，故常以"口苦、咽干、目眩"为其通现特点，其少阳伤寒之类中，又有胆腑结实、脘腹急痛的大柴胡汤证与元气兼虚默默不食的小柴胡汤证的不同。

太阴病证：以虚证为主，多见中焦脾虚之证，病变较为局限，其典型的证候表现为"腹满而吐，食不下，自利益甚，时腹自痛"。其中又有兼寒湿突出的理中汤证，有兼气滞明显的厚朴生姜半夏甘草人参汤证，前者必"自利不渴"，后者多腹胀矢气。其偏实证则仅见于风湿、风寒初犯其表的轻浅病证中，如第274条"太阴中风，四肢烦疼，阳微阴涩而长者，为欲愈。"和第276条"太阴病脉浮者，可发汗，宜桂枝汤。"此属太阴风湿之证；又如第278条"伤寒脉浮而缓，手足自温者，系在太阴。太阴当发身黄；若小便自利者，不能发黄。至七八日，虽暴烦，下利日十余行，必自止，以脾家实，腐秽去故也。"此属太阴风寒之证。

少阴病证：虚证最为深重，以心肾阴阳气血虚衰病机为主，故以"脉微细，但欲寐"等正气不支的特点为总体提纲，具体还有阴虚为主与阳虚为主的不同。其中少阴热化证即以心肾阴虚，水不制火为主，必伴见心中烦、不得眠等虚热表现；而另一类少阴寒化证，则是心肾阳衰，火不制水为主，必伴见恶寒身蜷、下利清谷等虚寒表现。其偏实证可见于外邪初犯其表的轻浅病证中，如第303条"少阴病，咽中痛，半夏散及汤主之。"此凉燥初犯其经脉苗窍之表者；又如第311条"少阴病，二三日咽痛者，可与甘草汤；不差者，与桔梗汤。"此温燥初犯其经脉苗窍之表者。

厥阴病证：病至厥阴极期，多呈虚实并见，但与少阳对比，其以虚中夹实、虚多实少为特点。故以发厥为外部特征，如第337条云"凡厥者，阴阳气不相顺接，便为厥。厥者，手足逆冷是也。"其虚致厥，有血虚、气虚之分。如第351条"手足厥寒，脉细欲绝者，当归四逆汤主之。"与第378条"干呕，吐涎沫，头痛者，吴茱萸汤主之。"，即是其虚中夹实，一血一气之别。厥阴也有实证之变例，如第373条"下利，欲饮水者，以有热故也，白头翁汤主之。"即是肝经风热下迫肠间的纯实病例。

2. 虚实并见辨 《黄帝内经》云："邪之所凑，其气必虚"，"正气存内，邪不可干"，正邪是作为互为对立双方，在疾病变化过程中会互为进退、紧密相连，因此，临证不仅可见实证和虚证相对单纯的，而虚实夹杂者亦较多见，这在《伤寒论》中也有较多反映。概括而言，可分为四大类型：

表虚里实：如附子泻心汤证"心下痞，而复恶寒汗出者，附子泻心汤主之。"即是表有阳虚里有热实之证，其卫阳虚弱则恶寒汗出，热壅胃脘则心下痞烦。

表实里虚：多为正虚于内，受邪于外者。如麻黄附子细辛汤证"少阴病，始得之，反发热，脉沉者，麻黄附子细辛汤证主之。"即是少阴内有阳虚，外受风寒之表实里虚证。再如92条"病发热头痛，脉反沉，若不差，身体疼痛，当救其里，四逆汤方。"更是太阳少阴合病，大虚大实并见之重证。

里证之虚实并见：多为因邪实内盛，耗伤正气者。如第168条"伤寒，若吐若下后，七八日不解，热结在里，表里俱热，时时恶风，大渴，舌上干燥而烦，欲饮水数升者，白虎加人参汤主之。"即是阳明热盛伤津之证；又如第320条："少阴病，得之二三日，口燥咽干者，急下之，宜大承气汤。"即是少阴燥热劫液之证，若用后世之增液承气汤，则更优于急下存阴之治。

表里皆有虚实者：多为病至厥阴，阴阳错杂所致。如第357条"伤寒六七日，大下后，寸脉沉而迟,手足厥逆,下部脉不至,咽喉不利,唾脓血,泄利不止者,为难治。麻黄升麻汤主之。”即是表里寒热虚实夹杂之证(麻黄升麻汤:麻黄、升麻、当归、知母、黄芩、葳蕤、芍药、天门冬、桂枝、茯苓、甘草、石膏、白术、干姜)。

3. 虚实转化辨　疾病随着正与邪的斗争进退,证候虚实就会发生转化。一般而言,由实转虚,多因失治误治有关,标志着病情进一步加重,《伤寒论》中有较多论述,如69条“发汗,若下之,病仍不解,烦躁者,茯苓四逆汤主之。”67条“伤寒,若吐若下后,心下逆满,气上冲胸,起则头眩,脉沉紧,发汗则动经,身为振振摇者,茯苓桂枝白术甘草汤主之。”皆是寒实表证,因汗不得法或误与攻下,伤其阳气,转成虚寒里证之例。

由虚转实,多因正气来复,能与邪抗争的结果。如第187条“伤寒脉浮而缓,手足自温者,是为系在太阴。太阴者,身当发黄;若小便自利者,不能发黄。至七八日,大便硬者,为阳明病也。”此为太阴病转出阳明之例。

但亦有阳复太过,转生邪热者,如《伤寒论》第341条“伤寒发热四日,厥反三日,复热四日,厥少热多者,其病当愈。四日至七日,热不除者,必便脓血。”即是厥阴寒厥,阳复转热之例。

4. 虚实真假辨　虚证实证亦有真假,临证之时尤须注意。《伤寒论》中给予了论述,如真实假虚证辨,252条“伤寒六七日,目中不了了,睛不和,无表里证,大便难,身微热者,此为实也,急下之,宜大承气汤。”此为大实有羸状之真实假虚证。再如第338条“伤寒脉微而厥,至七八日肤冷,其人躁无暂安时者,此为脏厥,非蛔厥也。蛔厥者,其人当吐蛔。”本条论述了肾脏阳气虚极之脏厥,其虚阳欲脱,反见其人躁无暂安时之假象,故与实证之蛔厥相鉴别。

综上所列,不难发现,《伤寒论》虽无八纲分证这名,但却是早已将其八纲分类原则付诸实事,并与六经辨证紧密结合,形成了六经各有表里寒热虚实变化,又有各有所主与所变的病证分类框架,从而使六经辨证具有极大的统括性和实用性。

二、三焦分证

三焦辨证,通常认为是清代吴鞠通在《温病条辨》中正式系统提出的辨证方法。是根据《黄帝内经》有关三焦部位的划分,结合温病的发病及传变特点,将温病的病变类型分为上焦病证、中焦病证和下焦病证,然而实际上早在《伤寒论》中就开始使用,在论病中虽无三焦分证之名,但却有三焦辨证之实,而且所涉范围较广,不局限五脏。下面结合具体经文列举如下:

(一)上焦病证

上焦病证是指病变主要侵犯胸膈以上部位的病证,在《伤寒论》中主要有如下几种情况:

太阳心胸病证:如第21条“太阳病,下之后,脉促胸满者,桂枝去芍药汤主之。”此太阳风寒表证误用攻下,外邪欲陷心胸,胸阳奋起抗争之证,故与桂枝汤去芍药,增强通阳宣上、托邪外达之力。

阳明胸膈病证:如第228条“阳明病,下之,其外有热,手足温,不结胸,心中懊憹,饥不能食,但头汗出者,栀子豉汤主之。”此阳明里热,下之后,余热郁绕胸膈之轻证。

少阳胸胁病证:如第37条“太阳病,十日以去,脉浮细而嗜卧者,外已解也。设胸满胁痛者,与小柴胡汤。”联系第230条曾言:“……胁下硬满,不大便而呕,舌上白胎者,可与小柴胡汤。上焦得通,津液得下,胃气因和,身濈然而汗出解也。"可知小柴胡汤证的"胸满胁痛"是邪阻上焦胸腔气机之故,需用小柴胡疏气达上则愈。

太阴肺热病证: 如第63条"发汗后,不可更行桂枝汤。汗出而喘,无大热者,可与麻黄杏仁甘草石膏汤主之。"此太阳表寒发汗热不解,化热内传于肺之证。

少阴心虚病证: 如第64条"发汗过多,其人叉手自冒心,心下悸,欲得按者,桂枝甘草汤主之。"此太阳表寒发汗过多,心阳气虚之证。

厥阴心包病证: 如第112条"伤寒脉浮,医以火迫劫之,亡阳,必惊狂,卧起不安者,桂枝去芍药加蜀漆牡蛎龙骨救逆汤主之。"此太阳表寒误火,导致火郁痰扰心包之证。

(二)中焦病证

中焦病证是指病变主要侵犯膈下脐上部位的病证,在《伤寒论》中主要有如下几种情况:

阳明胃热病证: 如第221及222条"阳明病……发热汗出,不恶寒,反恶热,身重。……若渴欲饮水,口干舌燥者,白虎加人参汤主之。"此阳明里热炽盛,燥伤胃津之证。

少阳胆实证: 如第165条"伤寒发热,汗出不解,心下痞硬,呕吐而下利者,大柴胡汤主之。"此伤寒内传少阳胆腑,热气郁结之证。

太阴脾虚证: 如第159条"伤寒服汤药,下利不止,心下痞硬。服泻心汤已,复以他药下之,利不止,医以理中与之……理中者,理中焦……。"此中说明伤寒失治误治,确可内陷中焦,形成寒伤脾阳的理中汤证者。

另外,还有伤寒误下导致的许多结胸、痞证也都与邪陷中焦有关。如: 第154条"心下痞,按之濡,其脉关上浮者,大黄黄连泻心汤主之。"第138条"小结胸病,正在心下,按之则痛,脉浮滑者,小陷胸汤主之。"病位均与少阳膲膜有关,而病机则一为无形相火壅滞,一为有形之痰火交结。

(三)下焦病证

下焦病证是指病变主要侵犯脐以下部位的病证,在《伤寒论》中主要有如下几种情况:

少阴肾虚证: 如第282条"少阴病,欲吐不吐,心烦,但欲寐,五六日,自利而渴者,属少阴也,虚故引水自救。若小便色白者,少阴病形悉具。小便白者,以下焦虚有寒,不能制水,故令色白也。"此寒伤肾阳,下焦气化不利之证,当与四逆、真武之类治之。

厥阴肝风下迫证: 如与乌梅丸治之的腹痛久利,为厥阴寒热错杂,脾虚肝乘之证; 又如第373条:"下利,欲饮水者,以有热故也,白头翁汤主之。"为厥阴肝经风热,下迫大肠之证。

另外,一些伤寒内传导致的下利、蓄血病证也都与邪陷下焦有关。如第159条"伤寒服汤药,下利不止,心下痞硬……此利在下焦,赤石脂禹余粮汤主之"者,为下焦肠虚不固,虚关乎肾也; 第124条"太阳病六七日……其人发狂者,以热在下焦,少腹当硬满,小便自利……抵当汤主之"者,为下焦血蓄胞中,瘀关乎肝也。

由此可见,《伤寒论》中在对伤寒病的论述中,也已经初具了三焦分证的辨证框架,而其详寒略温的证治内容,正可与后世吴鞠通的温病三焦辨证相互启发,互为补充。

三、病因分证

大凡疾病的产生,总是有一定的致病因素干扰机体一定部位的生理功能,从而导致一定的异常机转,从而出现异常现象的结果。疾病或为外感六淫,或为内伤七情,或为饮食劳倦,或为跌打损伤所致。因此,病因诊断,也是辨证的重要一环。病因分证系以病因为纲的证候分类方法。其适用与临床各科疾病。《伤寒论》作为着重外感致病的专著，论中特别注重对外感病因致病特征的认识，也论述了一些与外感病变易于夹杂而致的其他病因，形成了较为独到的病因分证体系。

（一）外感六淫

《伤寒论》根据病因分类首先将外感病分为中风、伤寒、温病、湿痹和中暍五大类，并以此作为进一步深入辨证的基础。

1. 中风　以外受风邪为主的病证。风性善于兼夹他气而致，在《伤寒论》中，一般中风多兼有寒而成寒风之气。如第2条“太阳病，发热，汗出，恶风，脉缓者，名为中风。”第12条“太阳中风，阳浮而阴弱，阳浮者，热自发，阴弱者，汗自出，啬啬恶寒，淅淅恶风，翕翕发热，鼻鸣干呕者，桂枝汤主之。”便是其典型代表。不过，这是风伤太阳的一般特点，因为“太阳之上，寒气治之”，故风易夹寒而至，但若风伤于他经，则又各有不同。如第190条“阳明病，若能食，名中风”，是风伤阳明易从燥化，故成风燥而能食；如第264条“少阳中风，两耳无所闻，目赤，胸中满而烦……”，是风伤少阳易从火化，故成风火上犯而现耳聋目赤，胸中烦满；如第274条“太阴中风，四肢烦疼……”是风伤太阴易从湿化，故成风湿游走而四肢烦疼；如第290条“少阴中风，脉阳微阴浮者，为欲愈。”否则，“少阴病，二三日咽痛（而红）者，可与甘草汤；不差者，与桔梗汤”（311条），或“少阴病，咽中痛（而淡），半夏散及汤主之”（313条），前者为从少阴热化者，后者是风从少阴寒化者；如第327条“厥阴中风，脉微浮，为欲愈；不浮，为未愈。”若见“呕而发热者，小柴胡汤主之”（379条），是风伤厥阴更从风化，故风气外浮转出少阳而见呕而发热，因势利导，治所必然。

2. 伤寒　以外受寒邪为主的病证。寒性凝闭，不能自动，多随风气而伤人，故论中所述伤寒，多为寒中夹风之气，常称风寒。如太阳病篇3条“太阳病，或已发热，或未发热，必恶寒，体痛呕逆，脉阴阳俱紧者，名为伤寒。”35条“太阳病，头痛，发热，身疼腰痛，骨节疼痛，恶风无汗而喘者，麻黄汤主之。”即是其犯于太阳的经典代表，而凝闭之寒犯于太阳，还会产生随阳气之亢抑而有郁热、动水的变化，故有大青龙汤证、小青龙汤证的不同派生。同样，寒邪为患，不仅限于太阳，而是六经可犯。故在阳明病中可见“不能食，名中寒”（190条），在少阳病中可见“脉弦细，头痛发热者”（265条），在三阴则有如太阴腹满而吐之理中汤证，少阴下利肢厥之四逆汤证，厥阴呕逆头痛之吴茱萸汤证等寒伤里阳的典型方证，而如桂苓诸方证、附苓诸方证等寒动内水之病证更是层出不穷，不必尽述。

3. 温病　以外受热邪为主的病证。在《伤寒论》中虽未如温病学论述详尽，但亦做了必要鉴别性举例，如第6条“太阳病，发热而渴，不恶寒者，为温病。若发汗已，身灼热者，名风温。风温为病，脉阴阳俱浮，自汗出，多眠睡，鼻息必鼾，语言难出。若被下者，小便不利，直视失溲，若被火者，微发黄色，剧则如惊痫，时瘛疭。若火熏之，一逆尚引日，再逆促命期。”第113条“形作伤寒，其脉不弦紧而弱，弱者必渴。被火，必谵语。弱者，发热脉浮，解之当汗出愈。”扼要论述了温邪致病的特点，与伤寒、中风不同，并对误用辛温、苦下、火疗等治法出现之小便不利，直视失溲，谵语，惊痫，瘛疭等种种坏病传变，做了重点论述，对后世温病学的兴起起到了重要的启示作用。

4. 中暍　又称中热，即伤暑。以外受暑邪为主的病证。《伤寒论》中对此似乎没有提及，但借鉴姊妹著作《金匮要略》所设专篇“辨痉湿暍脉证第四”，则能找到相关内容，如第25条“太阳中暍，发热恶寒，身重而疼痛，其脉弦细芤迟。小便已，洒洒然毛耸，手足逆冷，小有劳，身即热，口开，前板齿燥。……”提出了寒暑病证；第26条“太阳中热者，暍是也。其人汗出恶寒，身热而渴也。”提出了暑热病证；第27条“太阳中暍者，身热疼重，此以夏月伤冷水，水行皮中所致也。”提出了暑湿病证。上例以不同的证型显示暑为杂气，有寒热之兼、燥湿之偏，临证还需辨别分治。

5. 湿痹　以感受湿邪为主的病证。湿其性重浊黏滞，本喜伤胸腹肠胃，但得风气相合，则能流走躯体四肢，合寒则更能滞于肌肤、筋骨、关节之间，而从六经所犯，则以太阴为常，他经为变。如第174条“伤寒八九日，风湿相搏，身体疼烦，不能自转侧，不呕，不渴，脉浮虚而涩者，桂枝附子汤主之。”第175条“风湿相搏，骨节疼烦，掣痛不得屈伸，近之则痛剧，汗出短气，小便不利，恶风不欲去衣，或身微肿者，甘草附子汤主之。”皆是风寒湿气，痹阻经脉，以太阴为主的典型病证，两者同中之异，前者为外寒引发，由太阳传及太阴，病在一身肌肉之间，故以桂枝汤去芍药加附子，解表兼温通，后者为久病不除，太阴殃及少阴，病入筋骨关节，故以甘草、附子配白术，温通更助阳。若湿痹病至少阴为主之时，可参照少阴病中附子汤证的辨治。

至于《金匮要略》论及的太阳湿痹麻黄加术汤证、阳明湿痹麻杏苡甘汤证，则相对是其病中之变例，而以少阳湿痹、厥阴湿痹，仲景未单独论及，但结合后世经验，少阳湿痹可参考以柴胡桂枝汤证治变化，厥阴湿痹可参考以当归四逆汤证治变化，涉及多经为病者，桂枝芍药知母汤的证治变化，也是一个不可不重点参考的常见类型。

另外，关于六淫之邪的转化，在前文“八纲分证”的“寒热转化”一节中和本节前文的“三焦分证”“病因分证”中已有论述，其中最具有代表性条文如63条“发汗后，不可更行桂枝汤，若汗出而喘，无大热者，可与麻黄杏仁甘草石膏汤。”和183条“问曰：病(阳明伤寒)有得之一日，不发热而恶寒者，何也？答曰：虽得之一日，恶寒将自罢，即自汗出而恶热也。”突出显示了伤寒表寒向温热里证转化的经典范例。

（二）疫疠致病

疫疠是中医对急性、烈性传染病的总称，它不同于六淫，具有发病急骤，病情危笃，症状相似和传染性强的特点。《伤寒论》中外感致病因素，除明确论述了六淫之外，还论及了疫疠致病。如《伤寒例》中说“凡时行者，春时应暖而反大寒，夏时应热而反大凉，秋时应凉而反大热，冬时应寒而反大温，此非其时而有其气，是以一岁之中，长幼之病多相似者，此则时行之气也。”论述了疫疠产生的原因和致病特点，并进一步论述了疫疠的推算“夫欲候四时正气为病，及时行疫气之法，皆当按斗历占之。”“从春分以后，至秋分节前，天有暴寒者，皆为时行寒疫也。”另外，《伤寒论》中还论述了霍乱病证，此亦与疫疠有关。

（三）内伤诸因

《伤寒论》虽然着重论述外感病因，但亦涉及了如下内伤之因。

1. 宿食之积　为以往停积胃肠的不化食物，若与燥热相合，则会结成燥屎阻滞肠道，形成阳明腑实之证。如241条“大下后，六七日不大便，烦不解，腹满痛者，此有燥屎也。所以然者，本有宿食故也，宜大承气汤。”256条“阳明少阴合病，必下利，其脉不负者为顺也。负者失也，相互克贼，名为负也。脉滑而数者，有宿食故也，当下之，宜大承气汤。”

2. 酒食之积　过食的酒饮，具有湿热两性，久积则助长湿热之患，如17条“若酒客病，不可与桂枝汤，得之则呕，以酒客不喜甘故也。”便为酒积内蕴湿热之象。

3. 虫积　虫聚而寄生人体之内，以肠道蛔虫最为常见。《伤寒论》中论述了蛔虫所致的蛔厥证，即第338条“伤寒脉微而厥，至七八日肤冷，其人躁无暂安时者，此为脏厥，非蛔厥也。蛔厥者，其人当吐蛔。令病者静而复时烦者，此为脏寒，蛔上入其膈，故烦，须臾复止，得食而呕，又烦者，蛔闻食臭出，其人常自吐蛔。蛔厥者，乌梅丸主之，又主久利。”此为肠道积虫，上窜胆腑，引发厥阴肝气逆乱。

4. 劳复　因病后复劳而再次发病。《伤寒论》列专篇“阴阳易差后劳复病”，对此类病因论述颇详，如393条“大病差后，劳复者，枳实栀子豉汤主之。”此为病后因劳而复发积热证。398条“病人脉已解，而日暮微烦，以病新差，人强与谷，脾胃气尚弱，不能消谷，故令微烦，损谷则愈。”此为病后脾胃之气未复而小有低热之证。

（四）医误之因

医药的治疗在与以偏纠偏，补偏救弊，但诊断不明，无的放矢，则会以偏助偏，病上加病，因此，医药处置不当，适足以成为导致续发病变的继发病因，现代称之为医源性病因，古人称之为医误之过。《伤寒论》中在探讨了内外致病因素的同时，就用了较大篇幅讨论了医生误治导致的多种病证，其内容涉及诸多方面，现择要介绍如下：

1. 误汗　汗法为驱散体表邪气之法，为伤寒外感的第一常法，使用机会较多，因而用之不当的机会也较多，具体则有五种不同情况：一是发汗发汗太过，如20条“太阳病发汗，遂漏不止，其人恶风，其人恶风，小便难，四肢微急，难以屈伸者，桂枝加附子汤主之。”64条“发汗过多，其人叉手自冒心，心下悸，欲得按者，桂枝甘草汤主之”等，俱是发汗太过，损伤正气，致病变化。二是发汗不彻，如185条“本太阳病，初得病时，发其汗，汗先出不彻，因转属阳明也。”是汗出不透，病邪不得及时消解，因而病势进一步发展深入。三是汗之失序，如93条“太阳病，先下而不愈，因复发汗，此表里虚，因致冒，冒家汗出自愈。”乃是应先下而却后汗而致等。四是错用发汗，即不当汗而汗，如294条“少阴病，但厥，无汗，而强发之，必动其血。”是里病误汗，徒伤正气。另有，还有以热治热者，如6条“太阳病，发热而渴，不恶寒者，为温病。若发汗已，身灼热者，名风温。风温为病，脉阴阳俱浮，自汗出，多眠睡，鼻息必鼾，语言难出。”是风热表证，汗取辛温，助长里热。

2. 误下　下法为攻逐里实之峻法，用之得当，有中病即愈之神效，但若使用不当，则可引起正伤邪陷的严重后果。因而，《伤寒论》对此有较大量的论述，如第34条“太阳病，桂枝证，医反下之，利遂不止，脉促者，表未解也，喘而汗出者，葛根黄芩黄连汤主之。”此是太阳表证，误用下法，致使病邪入里化热者。第163条“太阳病，外证未除而数下之，遂协热而利，利下不止，心下痞硬，表里不解者，桂枝人参汤主之。”此乃表证误下，伤及脾阳寒邪中陷之变。另有下之过早者，如131条“病发于阳，而反下之，热入因作结胸；病发于阴，而反下之，因作痞也。所以成结胸者，以下之太早故也。”此乃本有内实痼疾者，复感外寒新病，形成内外夹杂之证，因未循先表后里、先外后内，而先用下法，导致里实未能速除，而正伤表邪乘陷，形成内外合邪而变生怪异的坏病。

3. 误吐　吐法是一种通过采用催吐以排出内邪的治疗大法，对于有形之邪壅阻上焦胸膈者，确能起到因势利导、逐邪速去的效果，但因催吐反应，易伤胃气，用之不当，亦可造成病情逆变，甚则出现不良后果，如120条“太阳病，当恶寒发热，今自汗出，反不恶寒发热，关上脉细数者，以医吐之过也。一二日吐之者，腹中饥，口不能食；三四日吐之者，不喜糜粥，欲食冷食，朝食暮吐。以医吐之所致也，此为小逆。”即是表证化热，医者对无形郁热过用吐法，徒伤胃气的变证实例。

4. 误火 火法在汉代时期，曾是用于驱寒治病的常用方法，其包括烧针、温针、灸法、火熏、熨法等，这些方法对于虚人中寒的一些病具有一定疗效，但若不分表里虚实，泛而用之，则会因使用不当，出现助火伤阴等病变。如第111条“太阳中风，以火劫发汗，邪风被火热，血气流溢，失其常度。两阳相熏灼，其身发黄，阳盛则欲衄，阴虚小便难。阴阳俱虚竭，身体则枯燥，但头汗出，剂颈而还，腹满微喘，口干咽烂，或不大便，久则谵语，甚者至哕，手足躁扰，捻衣摸床。”即是寒风郁热，以火治热，耗阴助火之变。另外，117条“烧针令其汗，针处被寒，核起而赤，必发奔豚。气从少腹上冲心者，灸其核上各一壮，与桂枝加桂汤更加桂二两也。”则是用火之际，操作不当，针处被寒，内扰阳气的特殊反应。

5. 误清 清法是以寒凉药物清除体内热邪的方法，若见有发热，不辨其表里虚实，即用清法，则可能犯以寒治寒之误，会致伤中损阳，甚至出现亡阳败中之变。如333条“伤寒脉迟六七日，而反与黄芩汤彻其热。脉迟为寒，今与黄芩汤，复除其热，腹中应冷，当不能食，今反能食，此名除中，必死。”是厥阴寒厥发热，误用黄芩汤清热，导致胃气衰败之死证一例。

6. 误用冷水潠灌 冷水潠灌是用物理方法降温的治法，有一时的表面退热效果，但用于表证发热，会加重表寒的郁闭，则属使用不当，易助生变证坏病。如141条“病在阳，应以汗解，反以冷水潠之，若灌之，其热被劫不得去，弥更益烦，肉上粟起，意欲饮水，反不渴者，服文蛤散。”此为表寒郁热，误用水潠，变生水郁肌肤的怪病。

总之，基于上述种种误治后变化，《伤寒论》总结性地提出了按照“坏病”对待处理，不可固守常法，而应重新予以辨证论治。即如第16条所云：“太阳病三日，已发汗，若吐、若下、若温针，仍不解者，此为坏病，桂枝不中与之也，观其脉证，知犯何逆，随证治之。”

四、卫营气血津液分证

营卫气血津液分证，是根据营、卫、气、血、津、液的生理病理理论，分析、判断、辨别病变之病机类属的辨证方法，《伤寒论》外感辨证体系中也都有所运用，大致介绍如下：

（一）营卫病辨证

1. 营卫郁滞证 营卫周行体表以抗御外邪，伤寒外感始发于表，而营卫必先受之。其代表例证就是太阳伤寒的麻黄汤证。正如第1条“太阳之为病，脉浮，头项强痛而恶寒。”第3条“太阳病，或已发热，或未发热，必恶寒，体痛，呕逆，脉阴阳俱紧者，名为伤寒。”第35条“太阳病，头痛发热，身疼腰痛，骨节疼痛，恶风，无汗而喘者，麻黄汤主之。”即综合反映了太阳风寒外束，营卫为之郁滞的病机特征：寒郁卫阳，卫失宣达，不能温煦肌肤则恶寒，卫阳剽悍，必蓄积反抗则继而发热；寒滞营阴，营失流行，不能畅达经脉则身痛，“寸口脉浮而紧，浮则为风，紧则为寒。风则伤卫，寒则伤荣。荣卫俱病，骨节烦疼（脉浮而紧），当发其汗也。”（辨脉法第一），故方配麻黄以宣其卫，配桂枝以通其营，营卫宣通，则表寒自退。

2. 营弱卫强证 寒性凝敛，风性疏泄，伤寒寒重，则郁滞营卫，中风风胜，则疏泄营卫。寒为阴邪，喜伤卫阳，卫先不行，营随滞止，故太阳伤寒，卫病为主，营病为从，其治必以麻黄为君，桂枝为配。风为阳邪，喜伤营阴，营先泄弱，卫继浮越，故太阳中风，营弱为本，卫强为标，其治必以桂枝为君，更配芍药，使其从缓取汗，佐以收敛。其代表例证就是太阳中风的桂枝汤证。如第12条“太阳中风，阳浮而阴弱。阳浮者，热自发；阴弱者，汗自出。啬啬恶寒，淅淅恶风，翕翕发热，鼻鸣干呕者，桂枝汤主之。”即集中反映了太阳寒风外袭，营卫不和的病机特征：风性鼓动，卫阳浮越，身热自发；风性消散，营阴走泄，其汗自出；少营不充、浮卫不固，风中夹寒，乘袭肌肤，各恶其有余之气，则恶寒恶风；寒随风走，上扰鼻窍则鼻鸣，中逆胃脘则干呕；营弱卫浮，其应于脉则自然浮中带虚——不紧而缓。

3. 营卫俱虚证　营卫主行于体表，而抵御外邪，故病多外感犯表、正邪相搏，此以实证为主，但若外感误治伤表，损及营卫，或素有气血内伤而殃及营卫，则也有出现营卫不足的虚证变例。如太阳病篇第68条："发汗，病不解，反恶寒者气，虚故也，芍药甘草附子汤主之。"此为太阳中风，误以峻汗之剂，导致外邪虽去，但在表之营卫受伤，救治与芍药甘草汤柔养营阴，用炮附子温固卫阳。又如：第53条"病常自汗出者，此为荣气和。荣气和者，外不谐，以卫气不共荣气谐和故尔。以荣行脉中，卫行脉外，复发其汗，荣卫和则愈，宜桂枝汤。"此为内伤性荣卫不和病证，可以桂枝汤为底方，加黄芪、麻黄根之类治之。

（二）气病辨证

1. 元气虚衰证　《伤寒论》中之元气虚证，主要集中在心、脾、肾三脏。具体有：

太阴脾气虚证。如273条"太阴之为病，腹满而吐，食不下，自利益甚，时腹自痛。若下之，必胸下结硬。"277条"自利不渴者，属太阴也。"主要为脾阳不足，寒湿内生之证。

少阴阳气不振证，如281条"少阴之为病，脉微细，但欲寐也。"（317）"少阴病，下利清谷，里寒外热，手足厥逆，脉微欲绝……通脉四逆汤主之。"主要为少阴心肾，元气亏虚，阴寒内盛。

2. 气虚不固证　《伤寒论》气虚不能固摄津液之证，多与阳气有关，主要见于3种情况：

（1）表虚肌肤不固证。如20条"太阳病发汗，遂漏不止，其人恶风，其人恶风，小便难，四肢微急，难以屈伸者，桂枝加附子汤主之。"此乃太阳病发汗太过，阳虚不能助卫固表之证。

（2）中虚津液不摄证。如396条"大病差后，喜唾久不了了，胸上有寒，当以丸药温之，宜理中丸。"即是脾肺气虚，津液不摄而溢于口之证。故治当温化阳气，布津摄液。

（3）下虚不能制水。如282条"少阴病，欲吐不吐，心烦，但欲寐。五六日自利而渴者，属少阴也，虚故引水自救，若小便色白者，少阴病形悉具，小便白者，以下焦虚有寒，不能制水，故令色白也。"此即少阴肾之阳气不足，不能蒸化水液而下走之证。

3. 阳气下陷证　多见于三阴，中阳亏虚，清气下陷所致的下利病症。如第325条"少阴病，下利，脉微涩，呕而汗出，必数更衣，反少者，当温其上，灸之。"此肝肾阳气虚弱，阴寒下陷，可与温灸头顶百会，以急升督阳。第357条"伤寒六七日，大下后，寸脉沉而迟，手足厥逆，下部脉不至，咽喉不利，唾脓血，泄利不止者，为难治。麻黄升麻汤主之。"此中乃有肝脾中气受伤，寒邪下陷肠间之机。

4. 阳气浮脱证　多见于三阴阳气衰极的危重阶段，如第297条"少阴病，下利止而头眩，时时自冒者死。"是下利日久，阴竭于下，阳脱于上之重证。299条"少阴病，六七日，息高者死。"是肾气绝于下，肺气脱于上之危候等。

5. 气机郁滞证　伤寒喜伤阳气，包含对阳气的阻滞。因此，《伤寒论》中论及了多种气机郁滞之证，如第66条"发汗后，腹胀满者，厚朴生姜半夏甘草人参汤主之。"为脾虚气滞腹胀证。318条"少阴病，四逆，其人或咳，或悸，或小便不利，或腹中痛，或泄利下重者，四逆散主之。"是阳气郁遏不达四末的气厥之证等。

6. 气机闭阻证　无形之邪阻滞阳气，有形之邪闭阻阳气。《伤寒论》中多见于三阳经无形之气与痰水食屎之物相结，如第254条"发汗不解，腹满痛者，急下之，宜大承气汤。"此阳明燥屎相搏，肠气闭结之证；第103条"太阳病，过经十余日，反二三下之，后四五日……呕不止,心下急,郁郁微烦者,为未解也,与大柴胡汤,下之则愈。”此少阳痰火相搏,胆气闭结之证。

7. 气机上逆证 伤寒伤阳,多令气郁下陷,但若阳郁化热或内动水饮痰湿有形之邪,则会阻碍体内气机升降,继发气机应降反升或升发太过所致的病证,《伤寒论》中有关证治如下:

(1)肺气上逆证。如小青龙汤证,乃是寒动水饮,逆阻肺气证。而第63条“发汗后,不可更行桂枝汤,若汗出而喘,无大热者,可与麻黄杏仁甘草石膏汤。”则是邪热壅肺,气机上逆证等。

(2)胃气上逆证。如半夏泻心汤证,为水火交痞,胃气不降。吴茱萸汤证,为寒饮上逆,胃气不降。

(3)冲气上逆证。第161条“伤寒发汗,若吐若下,解后,心下痞硬,噫气不除者,旋覆代赭汤主之。”为胃虚不降,冲气上逆。如第117条“烧针令其汗,针处被寒,核起而赤,必发奔豚。气从少腹上冲心者,灸其核上各一壮,与桂枝加桂汤更加桂二两也”此发为奔豚,多是心阳不足,下焦阴寒之气循冲脉上逆所致。

(三)血病辨证

1. 血液亏虚证 血虚之证,在《伤寒论》多见于厥阴病中,如347条“伤寒五六日,不结胸,腹濡,脉虚复厥者,不可下,此亡血也,下之死。”此为厥阴血虚受寒致厥之证,可引用金匮方当归生姜羊肉汤。

2. 瘀血内蓄证 主要见于阳明多血之经与厥阴藏血之经。如237条“阳明证,其人喜忘,必有蓄血。所以然者,本有久瘀血,故令喜忘。屎虽硬,大便反易,其色必黑,宜抵当汤下之。”此为阳明蓄血证,其以其人喜忘,大便干黑而反易解为现症特点;而第125、126条“太阳病,身黄,脉沉结,少腹硬,小便不利者,为无血也;小便自利,其人如狂者,血证谛也,抵当汤主之。”“伤寒有热,少腹满,应小便不利;今反利者,为有血也,当下之,不可余药,宜抵当丸。”为经太阳传变而成的厥阴蓄血证,其以其人如狂,少腹硬满而小便反利为现症特点;

3. 血分瘀热证 《伤寒论》中之血分病证,除有蓄血证外,还有热入血室的瘀热病证,如第145条“妇人伤寒,发热,经水适来,昼日明了,暮则谵语,如见鬼状,此为热入血室,无犯胃气及上二焦,必自愈。”此为伤寒郁热,陷入血室,与血相搏,成为瘀热上扰心包之之证。

4. 血分虚热证 少阴阴虚血热证,如294条“少阴病,但厥无汗,而强发之,必动其血,未知从何道出,或从口鼻,或从目出者,是名下厥上竭,为难治”等。可与后世大补阴丸治之。

5. 血虚感寒证 《伤寒论》中之血寒证主要见于厥阴病证,如第351条“手足厥寒,脉细欲绝者,当归四逆汤主之”。此寒凝经脉之表也;第352条“若其人内有久寒者,当归四逆汤加吴茱萸生姜汤。”此兼气分之里也。

(四)津液病辨证

《伤寒论》因详寒略温,论及津液病变中,单独论述津液亏虚者较少,而论及津液气化异常的痰饮水湿病证较多。

1. 津液亏虚证 《伤寒论》中单独论述津液亏虚证,主要见于阳明病篇和少阴热化证。

阳明热盛津伤,有新久之别,如196条“阳明病,法多汗,反无汗,其身如虫行皮中状者,此以久虚故也。”是素有阴津不足,复加阳明热邪。而168条“伤寒若吐若下后,七八日不解,热结在里,表里俱热,时时恶风,大渴,舌上干燥而烦,欲饮水数升者,白虎加人参汤主之。”及

222条“若渴欲饮水,口干舌燥者,白虎加人参汤主之”,为胃中燥热,耗伤津气证。阳明三急下、少阴三急下的大承气汤证等,则是肠中燥结,耗伤阴液之证。

而少阴热化证,第303条“少阴病,得之二三日以上,心中烦,不得卧,黄连阿胶汤主之。”则是少阴水不济火,阴虚火旺之证。

2. 津液内停证 ①痰证类。痰可停聚于人体的任何部位,但《伤寒论》中,主要关乎少阳膲膜病变,需针对其所停的地带及与六气所合不同,采用治法亦异,如第138条“小结胸病,正在心下,按之则痛,脉浮滑者,小陷胸汤主之。”此为痰热互结于心下(中焦膲膜),治以辛苦通降;第141条第166条“病如桂枝证,头不痛,项不强,寸脉微浮,胸中痞硬,气上冲咽喉不得息者,此为胸有寒也,当吐之,宜瓜蒂散。”此为风痰上壅胸中(上焦)膲膜,治以酸苦涌泄,因势利导;“……寒实结胸,无热证者,与三物小陷胸汤,白散亦可服。”此为寒痰凝结于胸膈(上中焦膲膜),治以苦温开泄。②饮证类。《伤寒论》中所述之饮证,主要关乎太阳、少阳。如39条“伤寒表不解,心下有水气,干呕,发热而咳,或渴,或利,或噎,或小便不利、少腹满,或喘者,小青龙汤主之。”是有太阳寒饮上停,横射于肺也,治以温化;如152条“太阳中风,下利呕逆,表解者,乃可攻之,其人漐漐汗出,发作有时,头痛,心下痞硬满,引胁下痛,干呕短气,汗出不恶寒者,此表解里未和也,十枣汤主之。”是太阳热饮上停,流走于胸胁,治以逐泄。③水证。《伤寒论》中所述之水证种类较多,几乎涉及六经。如第74条“中风发热,六七日不解而烦,有表里证,渴欲饮水,水入则吐者,名曰水逆。五苓散主之。”是水蓄太阳膀胱也;第73条“伤寒汗出者……不渴者,茯苓甘草汤主之。”是水停于阳明胃中也;第131条“病发于阳而反下之,热入,因作结胸……结胸者,项亦强,如柔痉状。下之则和,宜大陷胸丸方。”是水热停于少阳胸中也;第67条“伤寒若吐若下后,心下逆满,气上冲胸,起则头眩,脉沉紧,发汗则动经,身为振振摇者,茯苓桂枝白术甘草汤主之。”是太阴寒水中停也;第316条”少阴病,二三日不已,至四五日,腹痛,小便不利,四肢沉重疼痛,自下利者,此为有水气,其人或咳,或小便利,或下利,或呕者,真武汤主之。”是少阴阳虚水泛也;第356条“伤寒厥而心下悸者,宜先治水,当服茯苓甘草汤,却治其厥;不尔,水渍入胃,必作利也。”是厥阴水逆心包也。④湿证。是证多见于太阴脾虚,寒湿内生证,如259条“伤寒发汗已,身目为黄,所以然者,以寒湿在里不解故也。以为不可下也,于寒湿中求之。”

另外,《伤寒论》中还论述了气营俱虚、气血双亏、气阴两伤等者,如62条“发汗后,身疼痛,脉沉迟者,桂枝加芍药生姜各一两人参三两新加汤主之。”乃是发汗太过,致气营俱虚证。177条“伤寒,脉结代,心动悸,炙甘草汤主之。”是心之气血双虚证。397条“伤寒解后,虚羸少气,气逆欲吐,竹叶石膏汤主之。”乃是余热未清,气阴两伤之证等。

五、方证分证

1. 方证对应的形成 《伤寒论》之原貌系前论后方,即主要条文是与方分离的,但其方与证是一一对应的,如其在第317条后曰:“病皆与方相应,乃服之。”这一思想被孙思邈所推崇,其在《千金翼方》整理《伤寒论》时进行了“方证同条,比类相符”的工作,即将后面之方移到了相应的条文之下,形成了今日《伤寒论》原文框架。

仲景在《伤寒论》中,为了叙述方便,确实在有些条文中使用过以方名证的文法,如第34条“太阳病,桂枝证……”第166条“病如桂枝证……”第101条“伤寒中风,有柴胡证……”第149条“伤寒五六日,呕而发热者,柴胡汤证具……”等说法。而后世部分注家则由此发现了方证相应的重要性，如日本医家吉益东洞在《类聚方》中说："伤寒论唯方与证耳。"清代医家柯琴亦说："须知其因脉证而立方"，"见麻黄证，即用麻黄汤是仲景大法"，进而将"方证"明确提出并推而广之，并试行在六经大框架下，以方汇证，归纳整理原著中的证治内容，并在著作加以运用，逐渐形成了方证理论，以至当代的《伤寒论》各版教材亦流行冠以"某方证"如麻黄汤证、承气汤证等，来分类表达有关证治分类的内容。

2. 方证分类的作用 方证，亦称汤证，《伤寒论》中，有诸多脉证，而针对不同的脉证，而有相应的治则治法，出示了不同的方剂，即"观其脉证，知犯何逆，随证治之"，这就出现了若干有证有方的条文，形成了证与方连，方随证立的局面，这些有证有方的条文，即被称为"方证"，又称"汤证"。方证分证结构是对六经分证辨证的进一步充实与细化。

《伤寒论》整体以"六经病"分类，所谓的"太阳病""阳明病""少阳病""太阴病""少阴病""厥阴病"，并非某一个具体的病名，而是病证的大纲目。正如陈亦人教授所说："六经病是对疾病共性的概括和分类，不是独立病种"，是故"六经病"之下分设"病证"，而"病证"之下再分"方证"，也即每一个"经病"又包括若干种病证，再针对具体不同的脉证，又有各自相应的治法，进而对应不同的方剂，这就形成了不同的方证。

如太阳病中，大体可分为中风证、伤寒证、表郁轻证等。中风证中，又据不同情况，可有主症的桂枝汤证，兼证的桂枝加葛根汤证，桂枝加厚朴杏子汤证，桂枝加附子汤证、桂枝新加汤证等。伤寒证中，又有主症的麻黄汤证、兼证的葛根汤证、大青龙汤证、小青龙汤证等。表郁轻证中又有桂枝麻黄各半汤证、桂枝二越婢一汤证、桂枝二麻黄一汤证等。

再如阳明病热证从大的方面，可分为经证和腑证，经证又有栀子豉汤证、白虎汤证、白虎汤加人参汤证、猪苓汤证等。腑证又可分为轻下的小承气汤证、峻下的大承气汤证和下的调胃承气汤证、润下的麻子仁丸证、导下的蜜煎导方证等。

从纵的方面看，形成了病、证、方证条理井然的层次结构，以识病辨证为核心，以方药治疗为归宿，将识病辨证与论治用方用药有机结合，使辨证进一步深化、论治能击中要害，最终使治疗方案落到了实处。

3. 一方多证的问题 上虽提到各经病大目之下再分病证、病证之下再分方证，这种纵向关系，似乎使证与方有紧密的对应性。但从方证之间的横向方面看，方证关系似乎又不完全受六经辨证框架所约束，且不论"辨霍乱病脉证并治"和"辨阴阳易差后劳复病脉证并治"两篇中的方证，本不在六经辨证框架之内。而即便在六经辨证框架之内，还存在一方在多经的不同病证中使用的现象，也就是说经病、病证、方证之间，证与方并非唯一对应关系。同一经病可有不同的病证和方证，已如前所述，而同一方证亦可见于不同经的病证中，如承气汤证既可见于阳明病阳明腑实证中，又可见于少阴病水竭土燥证中。如小柴胡汤证既可见于少阳病有中、亦可见于阳明病中和厥阴病中；桂枝汤证既可见于太阳病，亦可见于太阴病、霍乱病和内伤杂病，并不完全受太阳病约束。对此，柯琴在《伤寒来苏集》中说："仲景之方，因证而设，非因经而设。见此证，便用此方，是仲景活法。"证与方之间，是以病机和方剂作用而紧密相连、大体对应的，如桂枝汤针对营卫不和可调和营卫、解肌祛风，针对风寒表证可轻汗，针对脾胃失和可和里，桂枝汤证也就有了不同的概念，如12条的桂枝汤证是太阳中风证，取其调和营卫、解肌祛风之效。而54条的桂枝汤证是杂病中营卫不和证，单独取其调和营卫之效。57条之桂枝汤证是太阳伤寒轻证，取其轻发其汗的作用。此外，取其和里之功，还将其用于妊娠恶阻，如《金匮要略》有"妇人得平脉，阴脉小弱，其人呕不能食，无寒热，名妊娠，桂枝汤主之。”

总之,中医辨证观察发现,同一种经病可有不同病证和方证,而不同经的病,有时又可见同类的方证,因而导致同病异治和异病同治的特点,而其中的内在联系即是方证相类,从此观之,伤寒学告诉我们,中医诊病,对病无常法,对证有常方,因而中医精髓就是要突出“观其脉证,知犯何逆,随证治之”的个性化诊疗原则,如此就能在应对不断变化着的疾病中,知常达变,使临床疗效大大提高。

(刘英锋　张喜奎)

第二章 《伤寒论》诊法研究与实践

中医诊法,虽然早在《黄帝内经》及《难经》中就有了较为系统的论述,但《伤寒论》将其系统性的方法,进行了实践性的发挥和具体的深化,使中医诊法上升到了一个更新的高度,从而为辨证论治提供了可靠的依据,也为后世《中医诊断学》的独立成科奠定了坚实基础,现依四诊方法框架简要介绍如下:

第一节 望 诊

《伤寒论》中望诊内容丰富,涉及了对神、色、形态、舌、分泌物及排泄物等进行观察,并将其纳入了辨证诊断的有效资料。

一、望神

神是生命活动的整体化综合性反映,狭义则特指人的精神、意识、思维活动。《伤寒论》中之望神,主要体现在对病人精神状态、意识是否清楚、语言动作是否协调、反应是否灵敏等方面。

1. 神情 ①但欲寐,指似睡非睡、似醒非醒的疲惫状态,为阳气衰退,精神不支所致。多见于少阴病虚寒证,见第281、282条等。②烦躁,烦为心烦,心神不宁。躁为体躁,坐卧不宁。多为阳热内盛,心神被扰所致。多见于阳明燥热证,如第4、269条等。但特殊情况下,亦可见于特殊的阴证,如阴气将绝或阳气将亡,以至神气浮越的危重证候,如第338、344条等。③默默,指表情沉漠,默不欲言的状态,为阳气怫郁,精神不振所致,多见于少阳气滞火郁证,如第96、97、339条等。

2. 神识 ①谵语,即神志不清而独语如见鬼状。为热邪内实,蒙扰神明所致。如:第212条,阳明腑实,浊热蒙扰重证;第145条,热入血室,瘀热蒙扰重证。②狂乱,即神志错乱,忘言忘行,如第125、124条,为太阳传变证下焦蓄血,上攻心包,故而躁狂妄动(其轻者如狂,重则发狂)。又如第112条“伤寒脉浮,医以火迫劫之,亡阳,必惊狂,卧起不安者,桂枝去芍药加蜀漆牡蛎龙骨救逆汤主之。”为太阳变证,上焦寒痰,郁闭包火,故令惊狂不安。③循衣摸床,神志不清,以手无意识乱摸的状态,为热伤阴分为或热扰血分,多见于中焦阳明燥热逼入下焦肝肾,阴津将竭之危候。

3. 眼神 《伤寒论》特别观察到目珠转动是否灵活、视物是否清楚与神志关系较大。

①直视,为目光转动不灵,如6、86、210、212条等,为阳热亢极,阴津将竭,目失所养之危重证。②目中不了了,为视物不清,目光朦胧,如252条等,为腑实燥热,暗伤肝肾阴血之兆。③目瞑,即目光羞怯,目合不欲睁。多是药力与正气相合,与邪相争,病邪将退,病将欲解的先兆等。

二、望色

1. 面赤　即面色发红。《伤寒论》中有三种情况:一是满面通红,是阳明热斥之象,如第206条之面合色赤。二是面缘发红,是外寒郁闭,阳气怫郁在表,如第48条之面色缘缘正赤等。三是面色红如桃花,游移不定,为虚阳上越之戴阳,如第366条之面少赤及第317条之面色赤等。

2. 面黄　即面目及全身皮肤发黄,主要见于四种情况:一是阳明湿热发黄,黄而鲜明,如第199、236、260条等。二是太阴寒湿发黄,黄而晦滞,如第259条等。三是瘀血发黄,黄带紫黯,如125条等。四是火毒发黄,黄带茶红,如111条等。

3. 面青黄　面色青中带黄,多是阳气大虚,肝木乘土之证,如第153条。

4. 面垢　即面如油垢,多见于阳明邪热上熏于面,如第219条等。

三、望体态

1. 蜷卧　指病人身体蜷缩而卧,多见于阳衰阴盛之征,如第288、289、295、298条等的少阴寒化诸证。

2. 叉手冒心　即病人双手交叉扪按于胸前,多是心阳不足的表现,如第64、75条的桂枝甘草汤证。

3. 喘　《伤寒论》中述喘较多,皆为肺气失降的表现,具体原因则有不同,如第43、18条之桂枝加厚朴杏子汤证,为风引气逆之故,多伴鼻鸣、咽痒而咳之症;第35条之麻黄汤证,为寒闭不宣之故,多伴无汗、身紧而咳;第41条之小青龙汤证,为饮阻气逆之故,多伴噎膈、喉梗而咳之症;第63、162条之麻杏石甘汤证,为热壅气逆之故,多伴身热、汗出、息粗之症。

4. 喘冒不能卧　即气喘而伴头蒙,为热蒸浊气上冲之征,如第242条,为阳明腑实,肠中浊热上冒于肺之故。

5. 瘛疭　即手足抽掣痉挛,为热极动风之征,如第6条,即太阳温病,误用辛温,助热伤阴,内传厥阴,引动肝风。

6. 身振摇、肉瞤动,欲擗地　即身体振摇、肌肉跳动,以至不能稳定站立。为阳虚水泛,筋脉失用之证,如第67、82条的真武汤证等。

7. 欲得近衣与不欲近衣　以病情喜恶判断寒热本质的方法。

如第11条“病人身大热,反欲得衣者,热在皮肤,寒在骨髓也;身大寒,反不欲近衣者,寒在皮肤,热在骨髓也。”此为鉴别寒热真假;第289条“少阴病,恶寒而蜷,时自烦,欲去衣被者,可治。”以预知少阴病寒,阳气来复者。第121条“太阳病吐之,但太阳病当恶寒,今反不恶寒,不欲近衣,此为吐之内烦也。”辨识太阳病吐后,胃热后遗者。

8. 息高　即呼吸浅表,吸少呼多,为虚阳上浮之危候,如299条“少阴病,六七日,息高者,死。”即为肾气下绝,肺气上脱之证。

9. 肿　《伤寒论》论及三种肿,一是身肿,如第175条之“身微肿”,为阳虚之人风湿相搏于肌表者。二是耳周肿,如231条之“耳前后肿”,是阳明中风兼及少阳,引动湿热,上攻清窍者。三是阴头肿,如392条之“阴头微肿”,系阴阳易病,服用烧裈散后,湿热得从下出的效验反应。

10. 四肢拘急　多为阳虚失充,寒引筋脉所致。如第20条“四肢微急,难以屈伸”,即太阳表寒,汗出过多,阳虚不充者。而第388、390条“四肢拘急,手足厥冷者”或“汗出而厥,四肢拘急不解”者,则因于厥阴吐利伤津,阳虚不充,筋脉失柔之类。

11. 脚挛急　即小腿拘挛,为阴营失润之征,如29条“脚挛急”,乃表汗伤津,阴营失润者,故宜芍药甘草汤。

四、望舌

东汉时期,医界对舌诊技术的发明尚未成熟,因此,《伤寒论》对舌诊的运用也不普遍,仅局限于舌苔的有无与润燥等突出变化。

1. 舌苔白滑　即舌上苔白而水滑泛津,为阳气大虚,寒湿凝聚之兆。如第129、130条之“舌上胎滑”与“舌上白胎滑”者,即肝脾阳虚,寒湿血分,凝聚脏结之证。

2. 舌上燥　即舌上干燥无津,为燥热伤阴,津消液耗之兆。如第137、168条之“舌上燥”“舌上干燥”为阳明气分,燥热伤津之证,故以白虎加参汤清热生津治之;第222条之“口干舌燥”,为少阴阴分,燥火劫液之证,可与大承气汤急下纯阴权宜救之(后世增液承气更是正治之法)。

3. 舌上苔　指舌上出现明显的苔垢。为热郁蒸腾水湿之象,如第221条“舌上胎者”,为阳明郁热胸膈的栀子豉汤证。第230条“舌上白胎者”,为阳明少阳兼病,寒郁水火于胸胁,故可以小柴胡汤兼治。

五、望分泌排泄物

1. 望涎沫　①吐涎沫,即口中时有清细涎沫泛吐而出,为中焦寒饮上逆之征。如第378条之“干呕,吐涎沫,头痛者”即肝寒夹饮,上于犯胃所致,故以吴茱萸汤温降;②唾涎沫,即口中涎水连绵不绝而时时欲唾。为中焦湿饮上溢之征。如第为396条“大病差后,喜唾久不了了者”,即为脾肺虚寒,湿饮不化之所致。

2. 望大便　①便硬,即大便干结,为内有燥热之征,如第213、214、215条等之大、小承气汤证,为阳明腑实,燥屎阻结之证。②便血,为大便拉纯血的现象,为热伤阴络之征,如第216条之“下血谵语者”,为阳明热入血室;而第124条“其人发狂……少腹当硬满,小便自利者,下血乃愈”则是下焦蓄血,与抵当汤,瘀热得从下出的向愈反应。③大便带脓血,为解大便之中,夹有脓血出。有两种类型,一是虚寒漏血,一是热腐伤络。如第306、307条的桃花汤证“下利不止,便脓血者”,即是久利伤肾,收摄无权所致;二是热盛生毒,腐败营血,如258条“若脉数不解,而下不止,必协热而便脓血也。”即阳明热毒,下迫肠间之证。④下利青水,乃大便所下为青色稀水。为热结旁流之征。如321条之“自利清水,色纯青”是燥极结甚,水粪分流之急证;⑤大便黑泽,即大便色黑光泽而不秘,为瘀热远血,如第237条“阳明证……喜忘,屎虽硬,大便反易,其色必黑”,为阳明血蓄腑中,故宜抵当汤顺势下之。

3. 望小便　①小便清,即小便淡黄不深,为里热未盛之征,如第56条“伤寒不大便六七日,头痛有热者,与承气汤。其小便清者,知不在里,仍在表也”即是一运用之例。②小便白,即小便清白无色,为下元虚寒,不能蒸化之征。“小便色白”,如第282条所言“小便白者,以下焦虚有寒，不能制水，故令色白也。”③小便黄，即小便深黄如汁。为湿热蕴结之征。如236条之阳明发黄茵陈蒿汤证。④小便下血，即尿中带血或血从尿道出。多为火在下焦，灼伤膀胱血络使然。如第293条“少阴病，八九日，一身手足尽热者，以热在膀胱，必便血也。”即少阴火热下移膀胱之证，可考虑后世的导赤散加黄柏、知母之类。另有第106条之太阳热结膀胱而少腹急结、其人如狂者，若见“血自下，下者愈”，则也是瘀热下出的向愈反应。

（刘英锋　张喜奎）

第二节　闻　　诊

闻诊是通过听声音和嗅气味，来诊断疾病的一种方法。《伤寒论》中对闻诊应用主要有如下几个方面:

1. 声音　①声不出，即言语声音嘶哑，不能发声。多为咽喉壅阻使然。如第312条“咽中伤生疮，不能语言，声不出者”，为少阴痰火，上壅咽喉，故以苦酒汤敛火消痰。②谵语，即神志不清而独语如见鬼状。为热邪内实，蒙扰神明所致。如: 第212条，阳明腑实，浊热蒙扰重证; 第145条，热入血室，瘀热蒙扰重证。第211条之发汗过多、第284条之误用火法，而出现谵语者则是热盛阴伤并重，神明更无安宁的反映。③郑声，神气不支，语言重复而低微的样子。是正气虚散，神明无主之证，如210条“夫实则谵语，虚则郑声。郑声重语也。直视谵语，喘满者死。下利者亦死。”即是热耗气阴，心气虚散之危重之证。

2. 呼吸　①鼻鸣，说话时，鼻中鸣响。为风伤鼻窍，出气不畅。多见于风寒束表，经窍不利之征，如第12条之太阳中风证等。②鼻鼾，病人在昏睡状态中，呼吸伴作鼾声。为痰热上壅清窍之征，如第6条太阳温病，发汗后转见“脉阴阳俱浮，自汗出，身重，多眠睡，鼻息必鼾，语言难出”者。乃误以辛温，助热动痰，上蒙心包之证，应以白虎汤加僵蚕、竹沥之类救治。③咳嗽，总为邪气犯肺，肺失宣畅。《伤寒论》中论述较多，而具体病机有不同。如有第40、41条之表寒里饮之小青龙汤证，有第284条之少阴虚热，误汗动火证; 有第316条的阳虚水泛，水气犯肺证，有第319条之少阴阴虚水逆，水气犯肺证; 有第96条之少阳伤寒，郁火干肺证，有318条之厥阴伤寒，肝郁乘肺证。有第198条之阳明燥热，上干于肺证等。④喘:(见前)。

3. 噫气　即嗳气，指气从胃中逆行上出，其声沉长。多见于中气虚弱，胃气不降之证。如第161条的旋覆代赭汤证为胃虚气逆者，第157条的生姜泻心汤证为寒热错杂，气虚饮阻者。

4. 哕　即呃逆，指气逆上冲咽喉，呃呃连声不能自已。为冲气上逆胸膈使然，具体还有寒热虚实之异。具体有以下四种: 一为胃中虚冷，饮水中阻，气逆作呃者，如第226条“若胃中虚冷，不能食者，饮水则哕。”与第194条“阳明病，不能食，攻其热必哕。所以然者，胃中虚冷故也。以其人本虚，故攻其热必哕。”二为湿热阻隔，中焦气机失降。如98条“得病六七日，脉迟浮弱，恶风寒，手足温，医二三下之，不能食，而胁下满痛，面目及身黄，颈项强，小便难者，与柴胡汤。后必下重，本渴饮水而呕者，柴胡汤不中与也。食谷者哕。”231条“阳明中风，脉弦浮大而短气，腹都满，胁下及心痛，久按之气不通，鼻干不得汗，嗜卧，一身及面目悉黄，小便难，有潮热，时时哕，耳前后肿，刺之小差。外不解，病过十日，脉续浮者，与小柴胡汤”等。

三为邪实内结，气机阻滞，胃气上逆证，如381条“伤寒，哕而腹满，视其前后，知何部不利，利之则愈。”四为胃气将绝，冲气上逆自危证，如232条“脉但浮，无余证者，与麻黄汤；若不尿，腹满加哕者，不治。”

5. 腹中雷鸣　指肠中作响，沥沥有声。多见于脾胃虚弱，寒热错杂，水谷不别，走于肠间，如157、158条的甘草泻心汤、生姜泻心汤证等。

（刘英锋　张喜奎）

第三节　问　诊

问诊是收集病情资料的一种重要方法，《伤寒论》十分重视，论述亦详，现简要介绍之。

一、问病史

问既往病史，对于了解病人体质偏向，综合辨证依据具有重要意义，《伤寒论》中主要论及有淋家（第84条）、疮家（第85条）、衄家（第86条）、亡血家（第87条）、汗家（第88条）、喘家（第18条）、风家（第11条）、病胁下素有痞（第167条）、病人旧微溏（第81条）及酒客（第17条）等，这些对于辨别、预测同一病种的不同传变转归或治疗效应，提供了重要依据。

问发病过程，是《伤寒论》中的重要内容之一。主要通过对起病情况和患病日数的了解，帮助判断病情的传变趋势与可能。如“太阳病，十日已去”（第37条），当是疾病发生变化之期，应仔细分析，若脉浮细而嗜卧者，是病将欲解的先兆；若胸满胁痛者，则是邪入少阳；若脉但浮者，当是邪仍在太阳等。再如病人发热七八日，时间较长，可考虑是否里有实热（第257条）。还有太阳病误吐，若是在一二日，则病情较轻，后果不甚严重，若在三四日吐之者，则邪气较深，病情严重（第120条）等，类此情况《伤寒论》中内容丰富，不胜枚举。

问治疗经过，《伤寒论》中特别重视问误治情况，如误汗、误吐、误下、误火等，请参见前面病因分证中的详细举例，此不作复述。

二、问症状

是《伤寒论》中最主要的问诊内容，现分别介绍如下。

（一）问寒热

1. 发热恶风寒　即病时发热恶寒同时并见者，是外邪袭表，营卫失和，正邪交争的反应，多见于起病之初、病在太阳者。如太阳病篇第2、3、12、35、38条等多次论及。具体则还有以下不同：恶寒重、发热轻或已发热或未发热者为伤寒（第3条）；发热轻、恶风多者为中风（第2条）；但若发热多恶寒少，并无里证者，则是卫阳奋起、风寒见减的表郁轻证（第23、27条），否则发热重、恶寒轻，而伴口渴者则为温病初期（第113条）。

若在病中，尤其是在误治之后，发热恶寒与内症同见者，则要注意表里同病的问题。其中最主要的有以下两大类情况：一是与里热证并见，如第38条的大青龙汤证和第63条的麻杏甘石汤证，皆为表寒兼里热的代表，前者为表寒重于里热，故为不汗出而烦躁者，后者为里热重于表寒故为汗出而喘、无大热者。二是与里寒证并见，如第163条的桂枝人参汤证、第92条的太少两感证皆为表里俱寒的代表，前者为太阳表寒误下兼并太阴里虚，病势尚缓，故可表里并治，后者为太阳少阴合病两感，病势已急，必须但与四逆汤先救其里，若仅见其寒热而与攻表，则有汗出亡阳之虞，不可不知。

2. 但寒不热　病人但恶寒而不发热，且持续存在，多是阳气本虚，寒发于阴的表现，正如第7条所示“病有发热恶寒者，发于阳也；无热恶寒者，发于阴也”。三阴中寒无不如此。但要注意，阳经表寒，尚有个别恶寒初始未及发热的短暂情况，但绝无脉沉、肢凉、下利等里寒依据，结合病期，不难鉴别。

3. 但热不寒　即但发热而不恶寒者，为热气偏盛之外征。具体还有不同的热型与不同的主病意义。①身热不恶寒反恶热。是里热已盛的表现，第182条称之为阳明通例之外证，故第221条阳明郁热之栀子豉汤证、第222条阳明亢热之白虎汤证和阳明湿热之猪苓汤证，均是此种。②潮热。即发热定时而盛。《伤寒论》中的潮热，多指发热于日晡（申酉时，为阳明旺时）益盛，为阳明腑实已成的特有标志，如第208、209、220条之大、小承气汤证等皆是如此，而第229条的小柴胡汤证和第137条之大陷胸汤证，也因病机波及阳明而呈现“小有潮热”的特点。③身微热。或曰无大热，有虚实不同见证，若热势不高，久按之而热甚，多是内有实热所致，如242条的阳明腑实证和136条之大结胸证等即有此类表现。反之，久按之则热不显，伴有里虚者，多是虚阳外越的表现，如第61条的干姜附子汤证、366条的下利戴阳证等皆是。

（二）问出汗

1. 无汗　为当汗出而不得汗者。常人在常温下为隐汗，在天热、运动或过多衣被而体温稍高时即会明显有汗，此为当汗而得汗。故病症无汗多指身发热而不得汗者。于《伤寒论》中其病症无汗有如下几种：①肌表郁闭，汗无以出。如第31条之葛根汤证、第35条之麻黄汤证。第38条之大青龙汤证等，皆为太阳寒束肌表、毛窍闭塞之证。②津液内虚，无以为汗。如第196条“阳明病法多汗，反无汗，其身如虫行皮中状者，此以久虚故也。”为阳明津虚风燥之证。③热为湿郁，津气不布。如第199条“阳明病无汗，小便不利，心中懊憹者，身必发黄。”及第261条栀子柏皮汤证，为阳明湿郁发黄之证。

2. 有汗　即出汗明显多与常人者。具体因汗出的范围、程度与时间不同而类型有异。①全身汗出。自汗，即无论醒时还是眠时均有汗出。有里热外蒸与卫表不固两类机制。里热外蒸类，如第182、203条等，伴身热不恶寒，反恶热者，即是阳明热盛，迫津外泄之证。卫表不固类，还有不同的病机类型：如第2、12、13、95、29条等，与发热恶风并见者，即是太阳中风，风疏营卫之证；如第52、54条，病常自汗出，而内无他病者，又是本自营卫不和之证；如第20条，见于发汗太过之后，遂漏不止者，是卫阳表虚，腠理不固之证，须用桂枝加附子汤温固肌表。盗汗，即入睡或闭目之后汗出，醒后或睁眼自止。其于内伤病中，多为阴虚内热，而于外感病中，则乃因里热怫郁所致。如第201条之阳明病“必盗汗出”，268条三阳合病，“目合则汗”等，皆属阳明有热而未盛，故未达到周日汗出的程度，故仅于目合之后，郁热渐积至盛而作。②局部汗出。汗出在某一局部，其与出汗全身在辨证上具有较大的不同意义。头汗，是热为寒、饮、水、湿郁而上蒸的特征，如第148条阳微结之小柴胡汤证，是热为寒郁；第147条之柴胡桂枝干姜证，是热为饮郁；第136条之大陷胸汤证，是热为水郁；第236条之茵陈蒿汤证，是热为湿郁。额汗，是热独于上的表现。其一是湿热郁于上，不得发越，为发黄之先兆，如200条。其二是阴竭于下，虚阳上浮，多伴四逆，如219条。手足汗出，为脾胃受病的特征，且有虚实寒热之异。若与不大便伴见，多是阳明腑实内结，燥热伤津的表现，如208、220条等，是使用大承气汤的标志之一。若与不能食、小便不利、大便初硬后溏并见，多是阳明中寒，如191条等。

3. 汗量 ①微汗，是指汗出量少，或曰其漐漐汗出。为里热初成之兆。其最具代表性的如第188条手足漐漐汗出，昭示阳明里热已成；第134条则显示胸胁水饮郁热之兆，如第152条之悬饮证，为热与饮结。②多汗，汗出量大，多是阳明里热亢盛，迫津外泄所致，如196条、小承气汤证（第213条）、大承气汤证（253条）等。③大汗，即通身汗出，流漓不断，主大虚或大实之证。如26条白虎加人参汤证，为阳明燥热亢极伤津；20条之桂枝加附子汤证，为卫阳虚弱，不能收摄。353条之四逆汤证，则系阳衰阴盛，阳气外亡。

（三）问疼痛

1. 头痛 《伤寒论》中头痛，多见于表证，亦可见于里证。太阳头痛，强痛连项，与发热恶寒并见，如第1、8、13、35条等；病在少阳，头颞抽痛，脉弦而细，如第265条；阳明头痛，痛在前额，伴见大便难、小便赤，如第56条等。厥阴头痛，痛连巅顶，呕吐涎沫，则属肝寒，如378条；病在膲膜，伴胁下引痛，如152条之悬饮证。

2. 咽痛 咽为呼吸之门户，故咽痛牵涉多经，且有虚实寒热之不同，如第140条为太阳寒结咽喉，第198条为阳明风热，上犯咽喉，311条为少阴温燥客咽，313条为少阴凉燥客咽，312条为少阴痰热内结，282条为少阴虚阳上浮等。

3. 胸痛 多是阳热郁结脘膈之证，如第123条之调胃承气汤证和第78条之无形邪热扰动胸膈证等。

4. 胁痛 或曰胁下痛。常为邪入厥阴、少阳，经脉郁滞之证，如第37、231条之小柴胡汤证。第152条的饮邪结于胸胁之悬饮证，但还有他经发病殃及而来者，如第98条之胁下满痛而发黄疸者乃脾虚湿阻，郁及肝胆，第160条胁下痛久而成痿者，乃阳虚寒凝，心病及肝证等。

5. 心下痛 即上腹部痛，多是邪实结阻中焦证。如第135条、137条为水热互结的大结胸证，第138条为痰热互结之小结胸病；另有第321条之少阴病阴伤燥结的大承气汤证。

6. 腹痛 指胃脘以下、耻骨毛际以上部位的疼痛，《伤寒论》中论述，较多与阳明及太阴有关。腹满痛，伴见不大便等者，是阳明腑实内结之证，如第241、154条；时腹自痛，伴有下利纳差者，是太阴脾虚证，如第273条等。另外，腹痛亦可见于其他诸多证候，如307条之少阴下焦滑脱不禁证，317条之少阴阴盛格阳证，316条之少阴阳虚水泛证，386条之霍乱，100条之小建中汤证等。

7. 腰痛 论中仅见于第35条，为寒客太阳经脉所致。

8. 身疼痛 即身体疼痛、身疼。为经脉受病之征。多为阴邪犯表，阻滞经脉所致。如第35、38、46、50、91、92、372条等，俱是风寒束于太阳经脉之证，为身痛之常例。而于第383条之霍乱中见，则是表里同病之故；于第85条久患疮疡中见，则是血虚不能充养血脉之故；于第62条发汗后见，则是营伤经脉失养之故；于第305条少阴阳虚寒湿历节中见，则是阳虚不能温煦经脉之故。皆为身痛之变例。

9. 四肢痛 脾主四肢，故四肢痛多为太阴受病之征。如第274条之太阴中风，出现四肢烦疼，是风湿外犯太阴之表；第316条之少阴阳虚水泛，出现四肢沉重疼痛，是水气外渍肌肉经脉。

10.骨节疼痛 骨为肾所主，故本主少阴受病，如第175条之骨节疼烦，为风湿相搏，乘少阴阳虚，而深入留着于关节之证，第305条之骨节痛，为寒湿相合，乘少阴阳虚，而痹着肢体关节。然太阳与少阴互为表里，故太阳经脉表证病重也会累及骨节。如第35条之麻黄汤证中见"骨节疼痛"，即太阳感寒较重而病由经脉累及骨节之证。而第192条之阳明病中也见"骨节疼"者，则是湿痹肌肉较重而一时累及骨节的变例情况。

11.疼痛的性质 ①满痛。即胀满疼痛，情况较为复杂，一般而言，满痛多属实证，见胁痛、心下痛、腹痛诸条。②重痛。即沉重疼痛，多是有水湿证，如316条。③掣痛。即抽掣而痛，不得屈伸多为风湿浸渍关节证，如175条。④烦痛。疼痛酸楚持续不止而令人不耐其苦之状，多见于风湿袭扰、痹着肢体关节，如第274条、175条。⑤拒痛。疼痛拒按，为大实之征，如第134条、136条之心下硬痛之大结胸证。⑥时痛。疼痛时作时止，为正虚之征，如第273条之时腹自痛之太阴营虚内寒证。

(四)问头身胸腹其他不适

1.头重 论中仅论及阴阳易之病中，有头重不欲举，乃精亏热郁之证，见第392条。

2.耳聋 即两耳无所闻，有虚实两类。实为少阳中风，化火上扰证，见第264条。虚为汗后伤阳，肾虚气浮，见第75条。

3.目眩 即两目视物旋转，多是邪入少阳，风火上干清窍所致，如263条。

4.目中不了了 视物不清，系真阴将竭之表现，如252条阳明腑实，伤及肾阴之重证。

5.心悸 亦作心下悸、心中悸、心动悸等。为心火受扰之征。具体有虚实寒热之异。①火气受伤类，如第49条为伤寒误下，损伤心阳之证(真武汤主之)，第64条桂枝甘草汤证为发汗过多，心气受损证。②水饮上凌类，如第356条之茯苓甘草汤证，为寒水中停，上逆凌心；第96条之真武汤证，为少阴阳虚，水气泛逆证；第96条之小柴胡汤证，为寒郁少阳，水道不利。③水不济火类，第102条之小建中汤证中的心中悸，为脾营亏虚，心神失养证；第177条之炙甘草汤，为心血空虚，累及阴阳者。

6.胸腹部不适 ①胸中烦，即胸中烦扰不宁，多为外寒郁火于上之征。如第96条小柴胡汤证中见，为少阳寒风，郁火上扰；第153条之太阳病误治，化火上扰所致。②胸中满，即胸中满闷不适。多为上焦脏气被郁之征。如第36条麻黄汤主治的"喘而胸满者"，为寒束肌肤，肺气壅滞证；第21条桂枝去芍汤主治的"脉促胸满者"，为太阳病伤寒误下，心阳被遏证；第107条柴胡加龙骨牡蛎汤主治的"胸满烦惊"者，为少阳伤寒误下，火郁心包，枢机不利之证；第310条猪肤汤主治的"胸满心烦"者，为少阴虚燥，心火上壅。③胸中窒，指自觉胸中有堵塞感，为气郁胸膈之证，如第77条栀子豉汤主治之"烦热胸中窒者"，为阳明热气郁滞之证。胸中痞硬，即自觉胸中堵塞板闷。痰食壅阻胸膈，如第166条瓜蒂散证。④胸胁满，即胸胁部位满闷不舒，多与少阳枢机不利有关，如第96条之少阳寒风郁火(小柴胡汤)证、第147条之寒饮郁火(柴胡桂枝干姜汤)证。

7.心下痞 胃脘部堵闷不舒，为中焦气机升降不利的共性特征，而具体机制则有多种类型。《伤寒论》中对此有较多论述，如有半夏泻心汤主治寒热错杂之痞(第144、157、158条)，有大黄黄连泻心汤主治火壅胃脘之痞(第154、155条)，有五苓散主治水停心下之痞(156)，有旋覆代赭石汤主治痰气交阻之痞(161)，及桂枝人参汤主治脾胃中虚之痞(163)等。

8.身重 即自觉身体沉重。为气血运行不旺之征，其具体类型则有阴邪阻滞与阳气不运的虚实不同。

阴邪阻滞者，一为水湿阻滞，如第107条柴胡加龙骨牡蛎汤主治之“一身尽重，不可转侧者”；一为湿热郁困，如第221条栀子豉汤主治之失眠懊侬者，为湿郁热气证；第219条三阳合病之腹满身重者，为热重夹湿证。

阳气不运者，一为阳气不足，如49条“若下之，身重心悸者”；一为气津受伤，如第39条大青龙汤发汗太过之“身不疼但重”；一为精气亏虚，如第392条之阴阳易后“其人身体重，少气”者。

9. 腹胀满　自觉腹中胀闷不舒。具体类型也虚实不同。①邪实为主类，有无邪燥热壅滞腑气者，代表如第221、189条之栀子豉汤证等；有有形燥屎内阻，腑道不通者，如第381、208、255条之大、小承气汤；有寒湿中阻，胃肠不行证，如第195条欲成谷疸者（可与香砂平胃散）；有阳明兼少阳，湿热蕴结者，如第231条“腹都满，胁下及心痛”发黄者（可与小柴胡汤合甘露消毒丹）；有伤寒化热，肝热乘脾者，如第108条“名曰纵，刺期门”者。②正虚为主类，有太阴阳虚，中寒夹湿者，如第273条提纲病证（理中汤主治）；有医过伤正，脾虚气滞者，如第66条厚朴生姜甘草半夏人参汤证；有脾肾阳虚，寒邪直中者，如372条太少两感证，需急与四逆汤先救其里。

（五）问饮食口味

1. 口渴与饮水　直关津液之虚实，间系阳气之亢卑。①口不渴，阴津未伤，多为寒证，如第41、61、73、141、174、277条，皆虽发热而不渴，为或邪未入里，或内有寒饮者。②口渴喜冷，多是阴津已伤之表现，如6条发热而渴，为太阳温病者，如第168条口大渴，舌上干燥者，为阳明燥热伤津者。③消渴，而饮不解渴。一则见于厥阴病，虚风耗津者，如326条“消渴…心中疼热”之厥阴提纲证。一则见于水蓄膀胱，津不上承者，如第71条之“渴欲饮水，水入即吐”之太阳水逆证。④但欲漱水不欲咽，是苗窍风燥的标志，如202条“阳明病，口燥，但欲漱水不欲咽者，此必衄。”是燥在经脉苗窍，里无大热也。⑤不发热而渴，反自利者，为少阴下虚不能化气蒸津上潮也，也必见小便色白为证。

2. 食欲与食量　直关脾胃之虚实，间系阳气之盛衰。①能食，是胃气尚旺。病而能食者，多是病尚在表或胃阳偏亢，如第190、198条之阳明中风，易从热化；第192条之阳明风湿，胃阳抗邪，易从外解。消谷善饥者，则是阳明胃热已亢的标志，如257条“发热七八日……脉数不解，合热则消谷喜饥”者，为阳明胃火盛（可以后世清胃散）。②不能食，是胃气受抑，多是胃中有寒。如98、190、191、194、226条等，皆胃中虚冷，并食谷饮水则哕，可与吴茱萸汤变通，或用后世之厚朴温中汤之类。③不欲食，为胃气不开之象。多见于少阳厥阴伤寒气郁，木不疏土之证，如96、97、148条之少阳小柴胡汤证和339条厥阴阳郁（四逆散证）。④饥而不欲食，是胃中嘈杂似饥，口中无味少食。一为阳明气滞郁热证，如228条之栀子豉证，一为厥阴肝木乘土证，如第326条之厥阴提纲证。⑤饮食如故，即虽病已久，饮食以如以往，没有突出变化。除表证未传入里之外，若有里证而饮食不变者，则是在血分，不在脾胃气分也，如129条之脏结证之类。⑥当不能食，今反能食，即一派衰寒之象中本应不能食而反见能食，是胃阳暴衰而反现假象，如332、333条之除中之证。⑦当能食，今不反能食。即一派亢热之象中本应能食而反见不能食，是胃肠大实而反现假象，如215条阳明腑实重证之急下之证。

3. 口味　①口苦，多与火邪有关。首见于少阳病相火上炎者，如263条少阳提纲病证。二见于阳明郁热化火上熏证，如221条栀子豉汤证。三见于阳明兼涉少阳者，如189条阳明中风从湿从热化证（可与甘露消毒丹）。②口不仁，即食不知味，多是阳明热盛湿蒸之证，如219

条三阳合病“腹满身重……口不仁而面垢”，湿热两甚之证，可以白虎(加术)汤。③口中和，指口中不苦、不燥、食能知味，为虽病而里无寒热，胃气尚和之征，如304条之少阴寒湿，痹在骨节，不在里也，故宜用附子汤温经通痹。

(六)问睡眠

1. 失眠　即不得卧、不得眠、不得卧寐等。为阳气不潜，心神不藏之兆。具体则有：①少阴肾水亏于下，心火亢于上，如303条之黄连阿胶汤证。②少阴水结于下，火游于上，如319条之猪苓汤证。③阴血亏虚，心神失养，如86条之衄家发汗直视不眠者(可与后世的阿胶鸡子黄汤)。④热郁胸膈，上扰心神，如76、221条之栀子豉汤证。⑤胃津不充，虚热扰心神，如71条大汗出，胃中干者(可与后世益胃汤调养)。⑥阴盛格阳，虚阳上浮，如300、344条之“下利，厥逆，躁不得卧者”(可急与参龙黑锡丹以救万一)。

另外，有昼日烦躁不得眠，夜而安静者，则是阴阳暴争而非脱证，急与附子干姜汤急煎顿服，则可转危为安。

2. 喜卧嗜睡　倦怠欲卧或睡意过浓。为阳气不振，心神被困之象。具体则有：①但欲寐，为似睡非睡、似醒非醒的疲惫状态，为少阴心肾虚衰之证，如281、282条之少阳提纲阴阳气血不足之证(可与龟鹿二仙膏加减)。②蜷卧，身体蜷曲而静卧，为阳衰阴盛之征，如第288、289、295、298、300条四逆汤主治之少阴寒化证。③多眠睡、但欲眠睡，是头脑昏蒙，时时眠睡之状。多为热合痰湿，蒙绕心神所致，如第6、268条温病入里与痰相搏或寒从热化与湿相合之证(可与后世菖蒲郁金汤贺至宝丹之类)。④嗜卧，头目不爽，困倦欲卧，为清阳不振之征，如第231条潮热嗜卧、身目悉黄，为阳明湿热蒙困清阳之证；而第37条病后无余症，仅脉细而嗜卧者，如神情安静，则是邪去而正未复，需虚安静养的将愈佳兆。

(七)问二便

1. 问大便情况　大便情况直接关乎胃肠与脾，间接关乎肝胆与肾。

(1)不大便，即大便不能解出，又称不更衣、大便难等。是胃肠腑气不畅的常征。具体因机则有：阳明燥屎，阻结肠腑者，如56、179、181、212、220、239、241、252、322条等大、小承气汤证。少阳枢机不利，津液不得下布者，如230条少阳兼阳明之小柴胡汤变通证。阳明蓄血，阻滞气道者，如257条之抵当汤证。少阳腑实，殃及胃肠者，如第137条之水热互结的大结胸证。阴虚便燥证，如214条阳明津虚液燥证(可与后世增液汤)。

(2)大便硬，大便干结。具体因机也有多种。津液不足，胃肠干燥，以致大便缺少水分而干结，如第233条阳明病发热汗多，津液内竭者；203条阳明病病后热除而便硬者。脾虚胃热，大便燥结，如247条尿数便结之脾约者。气滞腑气不得顺降，大便滞留肠间太久，如第148条小柴胡汤主治之阳微结而大便干者。

(3)大便初硬后溏，一是阳明湿热内结、燥屎未成，如第251条久之不大便而以小承气汤试下者；一是胃中虚冷，湿阻气机，如第191条之不能食、欲作固瘕者。

(4)大便溏或下利，多为脾胃虚弱，或内寒湿盛之征。如第273、277条太阴提纲证，自利不渴者，为寒伤脾阳，内湿自生之证；如第81条病人旧微溏者，为平素脾虚气弱之证。然也有胃肠湿热滞下者，如第123条阳明湿热蕴结，腹微满，大便反溏当与后世枳实导滞汤之类。

(5)下利清谷，即下利清冷，夹有完谷不化食物。多是脾肾阳衰，命火不能温脾土之征，如第91、225、364、389、317、370条当用四逆汤辈的少阴虚寒重证。

(6)下重，下利时腹中拘急，肛门坠胀。为肝气下迫之征。如第365、371条热利下重、脉沉弦者为肝风夹热下迫肠间，故主用白头翁汤；如第98条四逆、腹中痛者，为肝气郁滞，木不疏土，故主用四逆散；如第318条湿热中阻，误与柴胡汤，脾伤气陷，肝木下乘，本当与后世的柴胡平胃散则较妥。

2. 问小便情况

（1）小便不利，包括小便难、小便少。为水液输布、气化异常的重要特征，因此与中焦脾胃、下焦肾与膀胱之病变关系尤为直接。具体病证类型有：太阳水蓄下焦，膀胱气化不利者，如71、156、127条等小便少而小腹胀急之五苓散证。太阳水蓄中焦，小肠分化不利者，如28条心下满微痛之桂枝汤去桂加茯苓白术汤证。阳明湿热内蕴，阻滞气化者，如134、199、200、236条小便不利而身必发黄之茵陈蒿汤证类。阳明湿热互结，阻滞下焦气化，如223条猪苓汤证。阳明中寒，水湿不化，如191、195条阳明中寒，欲作固瘕之证（可用香砂平胃散）。少阳枢机不利，三焦水道不畅，如147条胸胁满微结、小便不利之柴胡桂枝干姜汤。太阴风湿历节，阳虚湿停为水者，如175条小便不利而汗出短气之甘草附子汤。少阴阳虚不化，水气内停外溢者，如第316条之真武汤证。虚寒滑脱不禁，津液不足，如第307条“小便不利，下利不止便脓血者，桃花汤主之。”燥热内盛，津液不足，如111条太阳火逆证。

另在有些病下利在治疗过程中，会出现小便数少的变化，这又是津还腑中，而大便将行之前兆。如第59条。

（2）小便已阴痛，如第88条之汗家重发汗，为阴津虚亏，阴茎失养所致。

另外，《伤寒论》中之问诊，还涉及了问情绪如烦躁、恐惧及问妇女月经等。

（刘英锋 张喜奎）

第四节 切 诊

主要分脉诊和按诊两部分，《伤寒论》的切诊丰富多彩，现择要介绍如下。

一、脉诊

《伤寒论》十分重视脉诊，其专列“平脉法”及“辨脉法”两篇，今日所学的条文中脉证并举者达148条，占全部条文的1/3以上，同时，张仲景对诊脉十分细致，其在序中对当时医生“按寸不及尺，握手不及足，人迎趺阳，三部不参，动数发息，不满五十”的做法极为不满，给予无情痛斥。

张仲景的诊脉方法与今日略不同，以寸口为主，兼及趺阳及少阴脉。

前已述及，《伤寒论》的脉学十分丰富，就单一脉象而言，除去相兼脉，有24种之多，每一种脉象多有常脉，限于篇幅，不能一一详细介绍，现仅就其主病情况略述如下：

1. 浮脉 ①主表证，最为多见，如第1条，即定了表证表脉，凡伤寒、温病、中风、太阳蓄水及其他经兼表者，多见此脉，如第201、227、223条等阳明兼表，第276条太阴兼表。②邪壅上焦，如140条“脉浮者，必结胸”等。③正胜邪去，如116条之火逆欲自解、290条之少阴中风、327条之厥阴中风等。④正气浮越，如132条之“结胸证，其脉浮大者，不可下，下之则死”及29条之“伤寒脉浮”等。其复合脉多与紧、数、芤、大、细、弱、滑、动数等相合。

2. 沉脉　①主阳虚阴盛之里虚寒证，如323条之四逆汤证、301条之麻黄附子细辛汤证及305条之附子汤证等。②主阳热郁于里，正邪相搏，故脉沉而有力，如148、218条等。其多与迟、实、弦、结、紧、滑、微、等相合。

3. 迟脉　①阳气虚，鼓动无力，如338条。②营血虚少，如62、50条。③实邪内阻，腑气不通，如208条。④热入血室证，如143条。⑤风邪在表不解，如234条等。其相兼脉在《伤寒论》上有二，一是弦迟，二是脉迟浮弱。

4. 数脉　①主表证，风寒证如52、57条。②主里热，116、257、268条等。③主胃中虚冷，虚阳躁动，如120、122、134条等。④主阳复太过，323、367条。其多与急、微、滑等相合。

5. 滑脉　①内热深伏之热厥证，如350条脉滑而厥者，里有热。②痰食燥屎停滞，如256条脉滑而数者，有宿食也。138条小结胸病，正在心下，按之则痛，脉浮滑者。多与数、浮、沉等相合。

6. 涩脉　①主气虚血少，气虚推动无力，血少则脉道不充，如212条脉涩者死。②发汗不彻，邪气郁遏，脉道不利，如48条。③风湿内阻，脉道不畅，气血运行不利，如174条。

7. 虚脉　①主津伤血虚，脉道不畅。如347条。②风客肌表，营阴不足，如240条。

8. 实脉　①主邪气盛实，如240、245、394条。②主胃气将绝，脉失柔和，如369条。

9. 长脉　主阳气来复，如274条，脉阳微阴涩而长者，为欲愈。

10. 短脉　主津亏阳亡，如211条，发汗多，若重发汗者，亡其阳，谵语，脉短者死。

11. 洪脉　①主药后大汗，阳浮于外，如25条。②主热入阳明，气血翻涌，如26条。

12. 大脉　①主阳明热盛，鼓动气血，如186条。②厥阴热盛，邪热方张，如365条。③大则为虚，如30条“大则为虚。”132条。

13. 小脉　主少阳邪气渐退，正气来复，如271条，少阳脉小者，欲已也。

14. 微脉　①主阳气虚衰，鼓动无力，如286、315、338、343条等。②阴阳俱虚，阳虚推动无力，阴虚脉道不充，如23、160、385条等。③邪气壅滞，脉道不利，如124条之太阳蓄血证。④阳气回复，正胜邪祛，如245、287条。其多与弱、细、沉、涩等相兼。

15. 紧脉　①主风寒在表，如3、16、38、46、47、50、55、151条等。②主里有寒，如283、287、361、129等。③邪传少阳，如266条。④主里有饮邪，如67、355条。⑤里热内伏，如135条之水热互结，189、221、201条之阳明里热内伏，腑实已成证等。其多与沉、浮、小、细等相兼。

16. 缓脉　①主太阳中风，如2条。②主表寒里热，如39条。③主脾虚生湿证，如187、278条。④正复邪退，如23条。

17. 芤脉　主阴虚血少，如246条。

18. 弦脉　①主邪陷少阳，如265、140、142条。②主阴津未竭，如212条之脉弦者生。③主痰饮，如324条。④主痛证，如100条之阳脉涩，阴脉弦，法当腹中急痛。

19. 弱脉　①主正气虚弱，脉气不充，鼓动无力，如280、377条。②表邪入里化热，脉从紧转弱，如251条。③厥阴阳复，邪退阴消，如360、365条。

20. 细脉　①主阳气郁闭，气血不畅，脉道不充，如148条。②主阴血亏虚，如281条。③正复邪退，如37条。

21. 动脉　主痛证，如134条“动则为痛。”

22. 促脉　①主表邪内陷，正气与之相搏。如140条是正气欲抗邪外出之欲愈候。21条是下后表邪内陷，胸阳被遏证。34条是下后邪气内陷。②阳虚阴盛，虚阳相搏，如125条。

23. 结脉 ①主邪气盛结,阻塞脉道,如125条,是瘀血发黄证。②气血虚弱,真气不相接续,如177条。

24. 代脉 气血衰弱,无力接续,如277条之脉结代,心动悸,炙甘草汤主之。

另外,《伤寒论》中还论述了诸多脉象和兼脉,在"平脉法"及"辨脉法"两篇,还大量论述了趺阳及少阴脉的脉象和主病等。

二、肢体切诊

1. 按手足 《伤寒论》中按手足诊法颇详,如手足温、手足自温(187、278、228、98、153、288、368条)为太阴表证特点;足心必热(110条)为阳明湿热下流特点;一身手足尽热(293条)为热移膀胱特点;指头寒(339条)、手足寒(305、324条)、手足厥寒(351条)、手足厥(197条)、手足冷(148条)厥阴感寒特点;手足逆冷(219、309、295、337条)、手足厥冷(340、343、367、387、355条)、手足厥逆(317、357、349条)、四逆(296、298、318、330条)为少阴虚寒等。

同时,《伤寒论》还特别着重手足温度的变化,尤其是在阳衰厥逆中,更是以手足转温与否,来判断病情的预后及辨证用药的指导,意义重大。如第292条之少阴病"手足不逆冷",说明阳气未衰,第30条之少阴病"两足当热",说明阳气来复。

2. 按肌表 ①肤冷,即全身皮肤温度皆低,多见于真脏阳气虚衰证,预后较差,如第338条。②肤瞤,即,全身皮肤跳动。多是阳虚失温所致,如第82、153条等。③一身手足尽热,指全身发热,在病变过程中,少阴病突然出现上症,为热入膀胱之表现,如第293条。④蒸蒸发热,即热气自内达外,用手按之愈久,热势愈高,是里热内蕴所致,多见于调胃承气汤证,如第248条。⑤身灼热,热势较高而干燥,按之烙手,多是温病误治伤阴而成,如第6条。⑥身体枯燥,身体皮肤枯燥,为气血亏虚不能充养肌肤所致,如第111条。⑦身凉,全身皮肤稍低于正常,或基本正常,说明发热已退,见于第143条。⑧四肢拘急,或四肢微急,即手足拘强,伸缩不利,多是阳气虚弱,筋脉失养所致,如第388、390、20条。⑨身微肿,即身体微有水肿。若伴全身骨节疼烦,近之则痛剧,多是风湿所致,如第175条。

三、腹诊

腹诊,是中医诊察疾病的重要方法之一,即通过四诊的方法,收集腹部的症状和体征,进一步测知内在脏腑的病变,为后续的治疗判定基础,为辨证论治的可靠依据。它与中医切诊中切胸腹方法有所不同,收集资料的方法非为按压一种,但按切方法又是其常用方法,故将其放在切诊中讨论。

腹部的症状和体征往往与胸胁紧密相连,腹诊的内容亦包括胸胁在内。肝、胆、脾、胃、肾、大小肠、膀胱、子宫等诸多脏器位居于此,又是诸经循行的道路,故腹证(腹部的症状和体征)诊察和分析,无论对疾病的诊断、治疗,还是预后的判断,均十分重要。早在《黄帝内经》及《难经》中即有较为详细的记述。

《伤寒论》腹诊的内容十分丰富,并将腹诊贯穿于疾病防治中判病位、析病因、辨病机、定治疗、断预后等各个环节,不同部位的腹象反映了不同脏腑的病变,而同一部位、不同表现的腹象,又有不同的病机。

如64条"发汗过多,其人叉手自冒心,心下悸,欲得按",即是先用问诊,了解患者的用药情况,知是发汗过多。继用望诊,观察患者的动作,再用手按之,了解其有心悸及是否喜按。

66条“发汗后,腹胀满”,亦是先用问诊,了解其治疗经过,得知病因,再用望诊和按诊,观察患者局部的情况,尔后做出判断。

另如157条“伤寒汗出解之后,胃中不和,心下痞硬,干噫食臭,胁下有水气,腹中雷鸣,下利者,生姜泻心汤主之。”即是先用问诊,初步了解病史以及目前患者的主诉,知其病在发汗之后,目前最主要的痛苦为胃脘部痞闷不舒、下利。再用望诊观察患者局部的情况,外观无异常。用按诊知按之濡,轻有抵抗,用闻诊听到患者嗳气和腹中雷鸣,嗅出其嗳出之气中有食物的气味,从而判断此为寒热错杂、水食不化之痞证,决定用生姜泻心汤主之等。

可见,腹诊的方法仍不脱四诊的范畴,基本内容包括望外观、问症状、听声音、嗅气味、按腹力、测腹温、压痞硬、诊压痛、扪动悸等。即用望、闻、问、切的基本方法诊察胸腹部的症状和体征,从而为辨证施治提供了可靠的依据。现以举例的形式分部位作一介绍:

1. 胸胁部病象辨析　胸胁当以肝胆疾患为主,胆附于肝,其经脉布两胁,故胸胁部病象多与肝胆有关,此在《伤寒论》中比比皆是;

如96条之“胸胁苦满”、104条“伤寒十三日不解,胸胁满而呕”、99条“伤寒四五日,身热恶风,头项强,胁下满”、230条“阳明病,胁下硬满”、266条更是将其作为转入少阳的一个标志“本太阳病不解,转入少阳者,胁下硬满”等,皆将其作为病在肝胆尤其是邪入少阳定位判断的标准。

如146条“伤寒六七日,发热微恶寒,肢节烦疼,微呕,心下支结,外证未去者,柴胡桂枝汤主之。”本证有发热恶寒、肢节烦疼,根据其有无腹证,判断病情是否变化,从其“心下支结”,断为邪入少阳,这是常规,但常中有变,临证尚须注意以下几个问题:

第一,辨邪之兼夹。胸胁病象,若是病在少阳胆腑,应据证辨明病邪是否有兼夹。如266条“本太阳病不解,转入少阳者,胁下硬满,干呕不能食,往来寒热,尚未吐下,脉沉紧者,与小柴胡汤。”147条“伤寒五六日,已发汗而复下之,胸胁满微结,小便不利,渴而不呕,但头汗出,往来寒热,心烦者,此为未解也,柴胡桂枝干姜汤主之。”此两条所述,外均有往来寒热,内亦均有胸胁满之腹证,病属结在少阳无疑,但后者胸胁满而“微结”,伴小便不利、但头汗出、口渴等,当是夹有水饮。

第二,辨邪之在气在血。如143条“妇人中风,发热恶寒,经水适来,得之七八日,热除而脉迟身凉。胸胁下满,如结胸状,谵语者,此为热入血室也,当刺期门,随其实而取之。”本条“胸胁下满”,当是病在肝胆。再据其经水适来及如结胸状,即按之疼痛、谵语等,其肝胆之邪非在气分,而在血分。

第三,排除假象,辨邪结脏腑。有两种情况:一是胸胁病象为病邪已涉肝胆,但邪非自肝胆。如98条“得病六七日,脉迟浮弱,恶风寒,手足温。医二三下之,不能食,而胁下满痛,面目及身黄,颈项强,小便难者,与柴胡汤,后必下重。”本条之证,有“胁下满痛,面目及身黄”,颇似邪结肝胆,但仔细分析病情,则知病在脾虚寒湿,为太阴发黄,故误投小柴胡汤,后必下重;二是胸胁病象只是疾病的一个症状,其病与肝胆无涉,如悬饮证的“引胁下痛”等即是,该证主要病位在胸,以胸疼、拒按为主,临证当注意辨别。

2. 心下部位病象辨析　心下,多指胃脘部,其病多与脾胃有关,其腹证较多,《伤寒论》论述亦广。

结胸与痞证,其腹证都有心下部位之塞滞满闷,也多由误下所致,如131条说“病发于阳,而反下之,热入因作结胸;病发于阴,而反下之,因作痞也。"结胸证为内有有形邪实,痞证为内无有形邪实,如何别之?其腹证不同:按之病者,是结胸也,如128条"按之痛,寸脉浮,关脉沉,名曰结胸也。"大结胸不按自痛,不难别之,尤其是小结胸,平时不痛,但亦有按之痛之特征,如138条"小结胸病,正在心下,按之则痛,脉浮滑者,小陷胸汤主之。"结胸证不仅按之则痛,且典型的结胸证按之硬,甚则按之石硬,如135条"伤寒六七日,结胸热实,脉沉而紧,心下痛,按之石硬者,大陷胸汤主之。"按之不痛、柔软者,则是痞证,如151条"脉浮而紧,而复下之,紧反入里,则作痞,按之自濡,但气痞耳。"149更是将二者之腹证之异明确点出"若心下满而硬痛者,此为结胸也,大陷胸汤主之。但满而不痛者,此为痞。"

结胸与脏结二者非常相似,都有"按之痛,寸脉浮,关脉沉",二者如何区分?一是病史和腹证不同,167条"病胁下素有痞,连在脐旁,痛引少腹,入阴筋者,引名脏结,死。"病程较长,且痛引少腹入阴筋。二是伴见症状不同,结胸多不能食,且无下利,脉实,而脏结"如结胸状,饮食如故,时时下利,寸脉浮,关脉小细沉紧,名曰脏结。"

同是按之自濡,但气痞耳,可见于热痞,如大黄黄连泻心汤证、寒痞之理中汤证、寒热错杂痞之三泻心汤证、痰气痞之旋覆代赭汤证、水痞之五苓散证等,论中据其兼证不同,一一仔细辨证,此不赘述。

3. 腹部病象辨析 《伤寒论》中有关腹证的辨析十分详尽,现举例析之。

(1)据有无腹胀辨腹痛。如小建中汤证有"腹中急痛",阳明腑实证特别是大承气汤证亦有"腹满痛",但小建中汤证腹虽痛而无腹胀,大承气汤证则有腹胀满,是其辨也。

(2)据有无腹痛辨腹胀。阳明热证,三阳合病之白虎汤证有腹满,大承气汤证亦有腹满,但大承气汤证为内有有形邪实,故腹痛拒按,白虎汤证多无腹痛、拒按。

(3)据拒按与否辨虚实。321条"少阴病,自利清水,色纯青,心下必痛"口干燥者,可下之宜大承气汤。273条"太阴之为病,腹满而吐,自利益甚,时腹自痛,若下之,必胸下结硬。"二者都有下利、腹痛,但前者腹痛必是拒按,后者,必腹痛隐隐,喜温喜按,一虚一实,自可明断。

(4)据腹痛之部位辨病邪。137条"太阳病,重发汗而复下之,不大便五六日,舌上燥而渴,日晡所小有潮热,从心下至少腹硬满而痛不可近者,大陷胸汤主之。"239条"病人不大便五六日,绕脐痛,烦躁,发作有时者,此有燥屎,故使不大便也。"二者均有不大便五六日、腹痛,但后者腹痛部位局限于脐周,前者部位广泛,从心下至少腹硬满而痛不可近者,故断前者为水热互结之结胸,后者为燥屎内结之腑实。

4. 少腹病象辨析 一者,据少腹病证辨病位病性。如127条"太阳病,小便利者,以饮水多,必心下悸;小便少者,必若里急也。"是以腹诊来判断病位者,前者"心下悸",且小便利,无少腹里急,是水停中焦。后者少腹里急,小便少,为水停下焦。355条"病人手足逆冷,脉乍紧者,邪结在胸中,心下满而烦,饥不能食,病在胸中。"340条"病人手足逆冷,言我不结胸,小腹满,按之痛者,此冷结膀胱关元也。"二证皆有手足逆冷,前者心下满而烦,无小腹满,为邪于上焦。后者小腹满、按之痛,是冷结膀胱关元;二者,据少腹病证辨蓄水蓄血。太阳蓄水蓄血,均有少腹病象,二者腹诊不同,一般情况下,蓄血证少腹硬而满,按之较硬,如106条桃核承气汤证"少腹急结"、124条抵当汤证"少腹当硬满"及125条"少腹硬"等,而蓄水证则为"必苦里急"。再者,小便利与不利,亦是其主要区别点。

另外,《伤寒论》还以腹诊来判断疾病的预后,如65条“发汗后,其人脐下悸者,欲作奔豚。”从脐下悸可推测病将奔豚发作。再如167条“病胁下素有痞,连在脐旁,痛引少腹,入阴筋者,引名脏结,死。”是从病人胁下之痞结连结于脐周已入阴筋,预后不良。

如上所述,《伤寒论》之腹诊,不仅论述了有关腹证的特点,且将腹诊融入了辨证论治的各个环节,形成了独特的诊察方法,其对后世影响深远。

（刘英锋　张喜奎）

第三章《伤寒论》治则治法研究与实践

《伤寒论》的治则治法以扶正祛邪为主，标本兼顾，因势利导，以有效地祛除邪气；同时，注意固护阳气、胃气和保护津液不受损伤。综合前人的经验和自己的临床体会，创立了辨证论治的体系，并能够把“辨病”和“辨证”很好地统一起来，为后世医家“辨病与辨证相结合”的思想奠定了基础。其治则，大致分为以下几种：治未病，扶正祛邪，保胃气、存津液，扶阳气，表里先后，观其脉证、随证治之等原则。而其具体治法有汗、吐、下、和、温、清、补、涩等法。

第一节 《伤寒论》主要治则

《伤寒论》六经病证是邪正斗争的反映，其发病过程也是正邪斗争的过程，因此六经病证治疗原则，不外乎扶正与祛邪两方面，亦是治病求本的必要途径。六经病证的病理变化，大体说来，责之于阴阳的偏盛偏衰，阴阳二气失去平衡，故扶阳气、存阴液的学术思想，始终贯彻于治疗过程之中，从而达到邪去正安之目的。

一、治未病

“未病”和“治未病”的概念最早见于《黄帝内经》。《素问·四气调神大论》曰：“是故圣人不治已病治未病，不治已乱治未乱”。《素问·刺热》云：“病虽未发，见赤色者刺之，名曰治未病。”《灵枢·逆顺》云：“上工治未病，不治已病，此之谓也。”张仲景将“治未病”思想发展、完善，并具体化。未病先防、既病防变是仲景治未病思想的主要表现形式。

（一）未病先防

即在未病之前采取各种措施积极预防，防止疾病的发生。具体来说，就是指在未病之前，要慎于摄生，以免病邪侵入人体引起疾病。疾病的发生不外乎邪气和正气两个方面，只有在人体正气虚弱，不足以抵抗外邪时，邪气才能乘虚而入，导致疾病的发生，即《黄帝内经》所云“邪之所凑，其气必虚”之意。

仲景十分重视未病先防。如小柴胡汤证，以往来寒热、胸胁苦满、默默不欲食、心烦喜呕为主症，并无虚象，而在组方中，除柴胡、黄芩、半夏、生姜祛邪外，尚有人参、甘草、大枣一组扶助正气的药物，此非对病证而设，而是针对少阳病机而投。尽管证候未见虚象，但“血弱气尽，腠理开，邪气因入”的结果，是邪入半表半里位，易于波及太阴伤脾，故提前用药，主动扶正，以达祛邪目的，体现了扶正与祛邪的辩证关系。此种治法正好体现仲景所论“见肝之病，知肝传脾，当先实脾”思想。又如《伤寒论》277条：“自利不渴者，属太阴，以其脏有寒故也，当温之，宜服四逆辈。”在治疗上，用四逆辈来温中补虚。考虑到太阴下利，自利益甚，随着下利的加重，很容易由单纯的脾阳虚发展到脾肾两虚，最后就转为少阴下利。所以在尚未出现少阴病时即用四逆汤类方论治。

（二）既病防变

即已病后，在疾病的进程中，选定适当部位，不误治机，采取多种手段积极治疗，以防止疾病的发展和传变。仲景十分重视预防疾病的传变，指出在治疗疾病时要注意防传变、阻截病传途径，先安未受邪之地，既病防盛，已盛防危，瘥后防复。

1. 防传变，阻截病传途径　张仲景提出了一系列传变规律及治疗方案。如传变规律有循经传、越经传、表里传，也可出现合病、并病、直中等情况。这一系列规律可视为“既病防变”的重要体系。对表病有欲传里之势者，要清楚地认识到并及时治疗，并强调误治对疾病传变的严重危害，同时也启示用药须当审慎，以免伤正助邪，致病情生变。

《伤寒论》第4条：“伤寒一日，太阳受之，脉若静者，为不传。颇欲吐，若躁烦，脉数急者，为传也。”此凭脉辨证，知邪传与不传。脉浮而紧，为太阳正脉，若脉静则是不传他经；若颇欲吐，或躁烦，而脉数急，是邪机向里已著，势必传经为病也。《伤寒论》第5条“伤寒二三日，阳明少阳证不见者，为不传也”。上条举太阳以脉言，此复举阳明、少阳以证言，次第反复，互相发明，申述阳明少阳二经之证，至二三日不见，可知其脉浮紧而证情亦未发生变化，治亦从于太阳。余如《伤寒论》第269条、第193条、第138条、第196条等均体现了仲景对疾病传变的卓越预见性，常常以一脉一症，测知病情是否传变。

张仲景治病务示于早，阻截传里，以消患于“萌芽”。如《伤寒论》第8条：“太阳病，头痛至七日以上自愈者，以行其经尽故也；若欲作再经者，针足阳明，使经不传则愈。”其着眼于即将受邪之阳明经，在太阳经之邪尚未传至以前，以针刺法疏通经气，增强抗邪能力，阻挡病邪再传，扭转其势，外出于表而自愈。《伤寒论》第36条、32条、33条均为感邪较盛而引起的太阳阳明合病，仲景治之一用麻黄汤，一用葛根汤，一用葛根加半夏汤，如此施治，意在发汗解表泄邪，挫其邪势，控制传变。《伤寒论》第101条有“伤寒中风，有柴胡证，但见一症便是，不必悉具”之法。示人治少阳证，只需见到一部分主症，即可用小柴胡汤，不必待症悉具而用之，争取治疗的时机，防止病证深化。如《伤寒论》65条：“发汗后，其人脐下悸者，欲作奔豚，茯苓桂枝甘草大枣汤主之。”汗伤心阳，下焦寒水欲往上冲，及时用茯苓桂枝甘草大枣汤主之，重用茯苓祛除聚集欲上冲之水邪，早治以防水邪上冲。《伤寒论》第109条：“伤寒发热，啬啬恶寒，大渴欲饮水，其腹必满”乃“肝乘肺”所致，故刺期门。《伤寒论》第97条云：“血弱气尽，腠理开，邪气因入，与正气相搏，结于胁下，正邪分争，往来寒热，休作有时……小柴胡汤主之。服柴胡汤已，渴者，属阳明，以法治之。”叙述了小柴胡证病因为“血弱气尽，腠理开，邪气因入”，正邪处于“分争”之中，用小柴胡汤来治半表半里之邪，同时，依据六经传变理论提出，如若服小柴胡汤后出现“渴”，说明邪已转入阳明，当从阳明论治。

《伤寒论》太阳篇有约占全书1/2的条文讨论误治后的变证及其证治，以此强调误治对疾病传变的严重危害。仲景不厌其烦地告诫医者，某病“不可下”，某病“不可汗”，某种治法“为逆”；某种治法“不为逆”；如第36条、第86条、第92条等都从治法上示人必须谨慎从事，免生他变。

仲景对用药以及对药物的煎服极为审慎，以免伤正助邪，致病情生变。正确服药不仅可保证、提高疗效，而且可预防变生他病，具体可以从如下几个方面论述：①速祛病邪。如桂枝甘草汤，干姜附子汤皆“顿服”，治宿食在上脘的瓜蒂散要“快吐”，俱在速祛病邪；当用汤者绝不能用丸，故《伤寒论·辨太阳病脉证并治中》有“伤寒十三日，过经谵语者，以有热故也，当以汤下之”之训。若以丸药下之则“非其治也”。因汤者荡也，丸者缓也。②固护正气，防伤正气。麻黄汤服用要求：“温服八合，覆取微似汗……不可过汗”。大青龙汤强调“取微似汗，汗出多者，温粉粉之，一服汗者，止后服……”十枣汤用枣汤调服以顾护胃气，三物白散“强人服钱匕，羸者减之”，又如131条中大陷胸丸取用白蜜和丸，变峻剂为缓攻。治“伤寒六七日，结胸热实”的大陷胸汤，嘱“得快利，止后服”，阳明汗多口渴者禁用猪苓以护阴，服大承气汤“得下，余勿服……”等，以防过服伤正。③药量递增。如服用治悬饮的十枣汤应“平旦温服之，不下者，明日更加半钱”等，使补之可受，下之能耐，各得其所，不至适得其反。又如服用麻子仁丸治脾约证“饮服十丸，日三服，渐加，以知为度。”这从一个侧面体现了仲景治疗学的量效观。防止加剧。④先期服药。如《伤寒论》第54条：“病人脏无他病，时发热、自汗出而不愈者，此卫气不和也。先其时发汗则愈，宜桂枝汤”，先用药取汗，即于不热无汗之时发汗，则邪去而卫和自愈也。否则，汗液方出而复用发汗，必致大汗淋漓而祸生坏病。由此可见仲景治病投药时效观之一斑。⑤提高疗效。如桂枝汤煎服法：“服已须臾，啜热稀粥一升余”。以热稀粥以养胃气而发汗，扶正防变促愈。三物小白散服后，根据病情“不利，进热粥一杯”，“利甚不止，进冷粥一杯”，服乌梅丸时“禁生冷滑臭等食”。252条当归四逆汤加吴茱萸汤。177条中炙甘草汤，针对病中寒邪阻脉的特点，用清酒和水混合煎药，取其活血通阳利脉之作用。65条中茯苓桂枝甘草大枣汤又取甘澜水“去水寒而不助水邪之性”用甘澜水煎。393条中枳实栀子豉汤方用清浆水，312条苦酒汤方后“纳半夏着苦酒中”，338条乌梅丸方后“以苦酒渍乌梅一宿”，262条麻黄连翘赤小豆汤方后，用潦水煎药等。

《伤寒论》中此类的规律分析贯穿整个六经病证的过程，为临床医生运用六经辨证规律、发挥药物防传变，阻截病传途径作用开辟了一条很好的途径。

2. 先安未受邪之地　“见肝之病，知肝传脾，当先实脾”。其预防病势发展的主要措施是以整体观为理论依据，掌握疾病的传变规律，治疗疾病之未传而防变。如《伤寒论·辨太阳病脉证并治上》第8条：“太阳病，头痛至七日以上自愈者，以行其经尽故也。若欲作再经者，针足阳明，使经不传则愈。”患太阳病七日以上，是太阳本经行尽，而值正气来复之时，故有自愈之可能。若病证不愈，邪气有向阳明传经之趋势，则可预防性针刺阳明经穴位，使其经气流通，抗邪力增强，并削减邪气里传之势，从而促进疾病的痊愈。如《伤寒论·辨太阳病脉证并治上》第24条：“太阳病，初服桂枝汤，反烦不解者，先刺风池、风府，却与桂枝汤则愈。”此太阳病用桂枝汤者，因表邪太盛，阻于经络，药不胜病，不仅未见汗出病减，反增风邪势力，“势必内热而生烦也”（喻嘉言语）。故先刺风池、风府以开太阳经气之闭塞，削其在经之邪势，再服桂枝汤，如此针药并投，速去其邪，防病内传。又如柯琴谓大青龙汤方中“用石膏以清胃热，是仲景于太阳经中预保阳明之先着，加姜枣以培中气，又虑夫转属太阴矣”。《伤寒论·辨少阳病脉证并治中》第96条：“伤寒五六日中风，往来寒热，胸胁苦闷……小柴胡汤主之。”邪入少阳，胆火内郁，枢机不利，当和解少阳，用柴胡、黄芩、半夏等疏肝利胆，为何还用了人参、大枣、甘草来补中益气呢？《医宗金鉴》解释：“以柴胡解少阳在经之表寒，黄芩解少阳在腑之里热；犹恐在里之太阴正气一虚，在经之少阳邪气乘之，故以姜、枣、人参和中而预壮里气。”《伤寒论》第102条、第105条均言里虚而邪欲入之证，仲景则以小建中汤建立中气，中气立则邪自解而不内传，第371条、第93条、第94条等表里同病，里病属虚属寒者，先治其里。另外，仲景对“自利不渴”的太阴病的治疗，提出“当温之，宜服四逆辈。”太阴病证属“脏有寒”，法当理中汤治之，然仲景不言理中汤却言“四逆辈”，何也？因太阴病“自利益甚”，尚可损及少阴阳气，使病情发展，用“四逆辈”一则对病势较缓者可用理中汤治在太阴；二则对病势急者又可用四逆汤为少阴设防。

这些都是先安未受邪之地的明证。这种“先安”性治法，对截断病势传变，保护未受病脏腑，较之必待传变而后议治法，更有价值。

3. 既病防盛　在病证急剧发展、危象即将显露的特殊情况下，为防止病情转盛而采取的防治措施。具体可以体现在以下两个方面：一者，急救回阳。在伤寒病过程中，人体阳气最易受损，甚则衰脱而生他变。所以仲景对阳气虚衰之候，常施以急救回阳之法，绸缪于未雨。如323条曰：“少阴病．脉沉者，急温之，宜四逆汤”，通常应用四逆汤当见“下利清谷”或“四肢厥冷”或“恶寒蜷卧”等少阴虚寒证方可使用。今仅见脉沉为何用四逆汤“急温之”则是仲景提示我们对阳虚证要及早治疗，以免延误病机，尽管上述诸证未必悉具，但脉沉是表明阳气太虚，阴寒极盛，因虚寒本质已经毕露，若不急温，那么吐利厥逆，烦躁等急证，就会接踵而至，所以仲景提出“急温之”不但可以提高疗效，而且有防止病势增剧的积极意义，其防微杜渐的思想更明。又如少阴阳虚不能温煦四末，常见于手足逆冷，此即“寒厥之为寒也，必从五指而上于膝”，然据“厥……令人暴不知人，或至半日远至一日乃知人”和“是以少气之厥，令人妄梦，其至迷”以及“少阴之为病，脉微细，但欲寐也”等论述，可知少阴阳虚阴阳之气不相顺接的进一步发展，可以出现神志昏厥。仲景之所以处处强调“手足厥冷”或“逆冷”，而不述其神志昏厥，意在提示医者于阳衰苗头初露即应挽转，不待神志昏厥，病情危重，预后不良之际“而方震栗”。其见微知著的思想，于此又可略见一斑。又如对真阳大衰，阴寒内盛，阴阳离决先兆已出的干姜附子汤证。仲景遣方用药无不体现其“急”，附子生用，且不先煎，煎煮时间短，使破阴回阳之力更强，宗四逆汤而不用甘草之缓，且一次顿服，以速回真阳，防阴阳离决之势于未然。

二者，急下存阴。阴即人体内的精血、津液，是人体生命活动的物质基础，“存得一分津液，便保得一分生机”。仲景在重视回阳防脱的同时，还重视救阴存液。如阳明三急下证，表现出热盛燥结，里实速耗津液之势，欲挽救将竭之阴津，必须釜底抽薪，急用峻下的大承气汤，直折燥热之锐势，从而达到急下存阴的目的。但其中253条、254条所表现的症状“发热汗出”“腹满痛”与212条的大承气汤证相比并不甚急重，但结合临床表现可以看到燥热里结，速耗阴津之势已经显露，若此时因循守常，等到痞满燥实坚俱全而出现了盛候时，才考虑用下法，必然会失去治病的良好时机，使燥热燔灼，燎原莫制，真阴竭尽，病必不治。至于少阴三急下证亦不过“口燥咽干”，“自利清水，色纯清，心下必痛，口干燥”与“腹胀不大便”而已，骤视之，亦不急重，但就疾病的本质而言，实乃燥热结实，灼伤少阴阴液，阴亡液竭之势急在顷刻，若不识此，彷徨四顾而待，则势必有“乱已成而后治之”之晚，仲景于此通权达变，背城借一，急下存阴。体现了张仲景“治未病”治疗思想。故《伤寒论选读》云：“急下之证固多凶险，而急下之法则不必将病情凶险而后用之。”

4. 已盛防危　病症都有一个从量变到质变的过程，若能防微杜渐，在关键时刻及时把握救治之法，则可转危为安。已盛防逆就是在疾病的危重期，为防止病情逆转、危及生命而采取的治疗措施。这是“治未病”思想更深层次的体现。六经中，病入少阴、厥阴，阳衰阴盛之象明显，病情极易突变而陷入阳亡阴竭的危险境地，此时的失治、误治或片刻的犹豫徘徊都有可能危及病人的生命，所以已盛防危在疾病后期治疗中起着至关重要的作用。如仲景在少阴、厥阴篇设诸"死"证，目的不在辨出死候而束手受败，而在以死相警，示人早图救治。病至危笃，往往阴阳势将离决，而调顺阴阳乃是当务之急。如《伤寒论》第389条治阴盛格阳，阳亡液竭证的通脉四逆加猪胆汁汤及第315条治少阴戴阳证的白通加猪胆汁汤，二者均于大辛大热之剂中加猪胆汁或更加人尿，一则益阴和阳，既可补益吐下之液竭，又可防姜附燥热劫阴之弊；二则借其性寒以引阳药入阴，减少或制约阴寒太盛对药物的格拒，防病情逆变。这些都是仲景"病盛防危"思想的体现。

5. 瘥后防复　瘥后防复即是在疾病初愈，采取各种措施，防止疾病的复发，这也是张仲景"治未病"思想的一个重要内容。疾病初愈，虽然症状消失，但此时邪气未尽，元气未复，气血未定，阴阳未平，必待调理方能渐趋康复。若不注意调养将息，或适逢新感病邪，不但可以使病情重发，甚者可危及生命。《伤寒论》于六经病篇之后，设有"辨阴阳易差后劳复病脉证并治"，如398条"病人脉已解，而日暮微烦，以病新差，人强于谷，脾胃气尚虚，不能消谷，故令微烦，损谷则愈"。原文393条"大病瘥后，劳复者"等。指出伤寒新愈，若起居作劳，或饮食不节，就会发生劳复、食复、复感之变，教人应慎起居、节饮食、勿作劳，做好疾病后期的善后治疗与调理，方能巩固疗效，防止疾病复作，以收全功。所以，病后调摄，防病复作，亦不失为治未病内容的延伸。

《伤寒论》中提到的瘥后复证有阴阳复、劳复、更发热和食复四类，但临床上并非只见到这些，所有疾病痊愈后都应防复。复发的原因有正气未复、余邪未尽、外感、病邪内生、房劳、劳作、饮食不节及环境乃至气候等，其症状涉及心肺、肝胆、脾胃肠、肾及膀胱等，其治法则有汗、吐、下、和、温、清、消、补、涩及节制饮食乃至改变环境等。瘥后防复意在强调要重视对疾病后期的调养护理，只有将合理的调护和有效的治疗结合起来，才能增强和巩固疗效。

二、扶正祛邪

扶正祛邪是中医学的基本特点之一，也是中医学认识疾病和治疗疾病的基本原则，其理论源于《黄帝内经》，扶正祛邪观形成完整理论和实践体系则始于《伤寒论》。《伤寒论》对临床各科均有极高的指导价值，辨证论治是临证灵活选用经方，驾驭扶正祛邪治则的关键，在运用这一原则时，仲景不仅重视组方的攻补相辅，更强调了正气和邪气在疾病发展过程中的转变。疾病的过程实质上是人体正气与致病邪气之间矛盾双方相互斗争的过程。疾病在其发展过程中，正邪之争每因病人体质、治疗经过、感邪轻重，乃至环境、气候等因素，而表现出"证"的差异，因此，对疾病的具体治疗，即是通过辨治达到正复邪退，控制正邪双方对比的格局，向有利于正气的方向发展，使正气复，邪气祛，重新恢复人体正常的生理状态——阴阳平衡。因此，扶正和祛邪是治疗疾病的重要基本原则之一，也是治病求本的重要形式。在人、病、治三者之中，应以人之正气为重，盖人体正气在发病、传变、预后等方面均起举足轻重的作用。正气不足固然要扶正，而邪气亢盛、正虚不显时，在使用祛邪方法时也要处处顾护正气，而且即使邪正俱实，使用祛邪治疗的最终目的还是保存正气。

"虚则补之，实则泻之"是扶正与祛邪治则运用的基本标准。三阳病多邪气盛，所以总的治则是祛邪。如太阳病，邪盛于表，则以发汗祛邪为主；阳明病，邪盛于里，则以清、下二法为要，清气分之无形邪热，下胃肠燥结之有形实邪；少阳病邪郁于半表半里，则以和法疏解宣散达邪。汗、吐、下、和均属具体的祛邪治法。《伤寒论》三阴证多正气虚，所以总的治则是扶正。如太阴病脾阳虚弱，少阴病心肾两虚及厥阴病的血虚肝寒等证，均采用温补的治法。仲景临床运用扶正祛邪法则时，细致地观察和分析正邪双方相互消长的盛衰情况，并根据正邪在矛盾斗争中所占的地位，决定扶正与祛邪的主次、先后，扶正避免留邪，祛邪谨防伤正。在扶正祛邪大原则基础上，仲景并非等量齐观，而是处处突出重视正气的学术思想，并强调尽量发挥人体自身正气的抗病能力。《伤寒论》方中扶正治法者约占2/3，仅回阳救逆健脾和中者就达23方。即使是祛邪之剂也谨防伤正，再三叮嘱中病即止，不可药过伤正。

以下，我们分别论述《伤寒论》扶正祛邪治则的具体运用：

（一）配伍用药，煎服方法，顾护中焦正气

中焦脾胃为阴阳气血生化之源。胃气的充沛与否与维持机体的正常功能和防病祛疾有着十分密切的关系。如《伤寒论》第270条："伤寒三日，三阳为尽，三阴当受邪，其人反能食而不呕，此为三阴不受邪也。""其人反能食而不呕"是脾胃健旺之征，脾胃健旺可使疾病早期痊愈而不致恶化。因此，对疾病的治疗应重视保胃气。病在太阴、阳明，或损及脾胃脏腑，治疗时固然应以恢复脾胃功能为首任，病在他经、他腑、他脏，治疗时也应时刻以胃气为念。特别是在使用祛邪治法时，为保护胃气不受损伤，仲景一方面常在祛邪方中配以甘草、大枣、粳米、人参等补益脾胃之品，在使用苦寒药物时，时时谨防伤正。如"凡用栀子汤，病人旧微溏者，不可与服"，"太阴病，脉弱，其人续自便利，设当行大黄、芍药者，宜减之，以其人胃气弱、易动故也。"以上为苦寒伤胃之剂，当视人胃气强弱而施之例。另一方面在调护上也是处处体现此大法，如在太阳病证中仲景立麻黄汤与桂枝汤二方以开泄腠理，逐邪外出。强调汗法应以汗出邪去为度，谨防大汗亡陷，过汗伤津，使汗出有度，邪去阴阳自和，则疾病向愈。如使用桂枝汤，除应"啜热稀粥一升余以助药力"以养胃气而滋汗源之外，还"温覆令一时许，遍身漐漐，微似有汗者益佳"，且"若一服汗出病差，停后服，不必尽剂"；治疗期间当禁"生冷、肉面、臭恶、五辛酒酪"等食物。服用麻黄汤、大青龙汤，都要求"取微似汗"；用大承气汤"得下，余勿服"；大陷胸汤"得快利，止后服"；十枣汤"得快下利后，糜强自养"；瓜蒂散，"不吐者，少少加，得快吐，乃止"。以上为使用汗、吐、下祛邪方法时，勿使过剂伤胃之嘱。大病差后，由于"脾胃气尚弱，不能消谷"，故应注意饮食调摄，以养胃气。

总之，从预防，到治疗，到愈后，均应注意中焦正气。

（二）祛邪不可伤正，邪甚祛邪即扶正

在三阳病证重在祛邪大原则的基础上，仲景并非等量齐观，而是在组方时处处突出祛邪不伤正的学术思想，以强调发挥人体自身正气的抗病能力。

如麻黄汤证乃卫阳郁闭与寒邪束表，治疗目的以宣肺为主。解表散寒从外而治，通宣卫阳从内而治。方中麻黄散在表之寒，以宣肺气，杏仁降肺气，一宣一降对应肺之宣发肃降生理而起平喘之功。桂枝配甘草，辛甘化阳，振奋激发调动内在正气（营）由内趋外，祛除寒邪。桂枝汤证乃邪犯营卫。病由卫及营，由皮毛及肌肉，内应于脾，治必由里而外，务使脾阳内动，津液充盈，则肌邪可外解。故桂枝汤治法名为"解肌"，药物配以人参、大枣、炙甘草。

仲景重视扶正祛邪，但亦不拘泥于扶正。当碰到邪实重症时，则采用急攻以存正的治法，从而达到祛邪以扶正的目的，体现了祛邪即扶正、邪祛正自安的治疗思想。

如太阳病篇大青龙汤证乃风寒外束较重，有阳郁化热之势。故仲景重用麻黄，服用量变麻黄汤"温服八合"为"温服一升"，以重剂祛邪解表，防病之变，以存正气。《伤寒论》对三承气汤的选用,可见其以下法祛邪精妙之处。在阳明病篇,少阴病篇,针对病症的危急程度,仲景用峻剂"存其正"。仲景急攻中的量、性、味、法的变化,体现出祛邪的灵活治则,体现出扶正的良苦用心。

(三)扶正祛邪,多法同用

针对虚实夹杂之证,补泻并用乃治法之常,但仲景之具体运用,又在方药配伍诸方面呈现出丰富多彩的治疗方法。《伤寒论》112方中,攻补兼施的方剂就达31首,扶正法可与多种祛邪法同用:①与解表法并用。主要针对表虚兼里虚或表虚证。如表虚兼阳虚漏汗不止的桂枝加附子汤证;表虚兼阴虚、筋脉失养"脉迟身痛"的桂枝新加汤证,"表虚兼内寒,协热而利"的桂枝人参汤证,还有素体少阴不足、复感外邪的少阴表证的麻黄细辛附子汤与麻黄附子甘草汤证等;②与清热并用。根据病情不同,又有温阳、养阴、益气与清热并用之别。清上温下法,临床用于上热下寒证,主治方有黄连汤、干姜黄芩黄连人参汤,方中既用干姜、桂枝等温药,又用人参、白术、甘草、大枣等补药,如此温补之品与寒凉清上之品相合,共奏温清并举之功。养阴清热者,如少阴热化证之黄连阿胶汤,一补肾水,一清心火,交通心肾;清阳明里热,益气生津,扶正祛邪双管齐下如白虎加人参汤。益气清热如栀子甘草豉汤,在热郁胸膈兼"少气"的情况下,加一味炙甘草,则可发挥清热除烦和益气和中的双重作用;如久病伤津,余热未尽调以清解兼施,扶正清余邪的竹叶石膏汤。③与渗利并用。根据病情不同,又有温阳、健脾、滋阴之品与渗湿利水药并用之别。温阳利水者,如胃虚水停所致心下悸、口不渴,治以茯苓甘草汤。健脾利水者,如苓桂术甘汤治疗太阳病误用吐下致脾虚水停证,方中茯苓、白术健脾利水,桂枝、炙甘草通阳化气行水。滋阴利水者,如水热互结、邪热伤阴证的猪苓汤,方中阿胶滋阴润燥,合清热利水之品,利水而不伤阴,滋阴而不敛邪;④与消法并用。补益药与行气除满药配伍。如发汗后腹胀满的厚朴生姜半夏甘草人参汤证,其乃太阳表证发汗不当,损伤脾阳,运化失职,痰饮内生,气滞于腹,壅而为满之证。故其并非单纯的虚证,亦非单纯实证,乃虚实夹杂之候。方中厚朴行气宽中;生姜、半夏降逆和胃,化痰除湿;人参、炙甘草补益中焦,为消补并用之法;⑤与通利并用。补益药与通络散寒药配伍。如当归四逆汤及当归四逆加吴茱萸生姜汤通补合用,通则寒散脉利,补则营血得养,对血虚寒凝,脉道不利证有养血通络之功;⑥与降逆并用。补益药与降逆散寒药配伍。如为中焦虚寒、浊阴上逆而设的吴茱萸汤,取人参、大枣补虚温中,与降逆散寒之吴茱萸、生姜合用,共同发挥温中和胃,降逆止呕之功效;⑦与消痰降气并用。补益药与消痰降气药配伍。伤寒误治,表解而胃虚气逆,痰饮停聚,致心下痞硬,噫气不除者,主以旋覆代赭汤,和胃降逆,化痰下气;⑧与辛开苦降并用。补益药与辛温、苦寒药配伍。如半夏、生姜、甘草泻心汤证,其共同病机为寒热错杂于中,脾胃不和,气机升降失常,痞塞不通。因此方中用干姜、半夏温中散寒止呕,黄芩、黄连泄热消痞,人参、甘草、大枣培土和中,共同起到和中降逆消痞的作用。

仲师对于邪实正虚者多补泻同用。如治误下正伤,里实未去证的柴胡加芒硝汤,方中人参与芒硝同用,人参既能补益正气,与芒硝同用亦不助邪气;而芒硝则软坚破结,与人参配伍则无碍胃气,两者相反相成,取桴鼓相应之效。治虚实混淆的柴胡加龙牡汤,方中人参与大黄同用,以及治疗水饮证的十枣汤,方中大枣与峻下逐水药物共用,其理亦然。

(四)辨急、缓适宜,权宜扶正祛邪

仲景补法之具体运用,在方药配伍诸方面呈现出丰富多彩的治疗方法。《黄帝内经》"虚则补之","损则益之",补法的作用在于补益气血不足,协调阴阳偏盛。仲景在外感病中善用权宜之补，以扶正为主，或扶正寓祛邪，或先扶正后祛邪，以防恋邪。

扶正寓祛邪，此法用于里虚较甚而兼有外邪的病症。只有正气恢复，才有御邪之力。如《伤寒论》102条小建中汤证、177条之炙甘草汤证均为扶正寓祛邪之法，正盛邪自退。先扶正，后祛邪适用于里虚较甚而兼外邪，经单纯扶正治疗后，邪未退净者，如《伤寒论》100条："伤寒，阳脉涩，阴脉强，法当腹中急痛，先与小建中汤。不差者，小柴胡汤主之。"此为中阳不足而感寒，木土不和致腹痛，治宜先用小建中汤温中、培土、抑木，不愈者，再用小柴胡汤和解达邪。扶正与祛邪兼施适用于里虚不甚兼外邪，成久病伤正，余邪未尽之证的谪治方法。如《伤寒论》170条："伤寒，脉浮、发热、无汗，其表不解，不可与白虎汤。渴欲饮水，无表证者，白虎加人参汤主之。"为阳明热盛津伤的治疗，应用白虎加人参汤，清解里热，益气生津，扶正祛邪双管齐下。又如397条："伤寒解后，虚羸少气，气逆欲吐，竹叶石膏汤主之。"展示了久病伤津，余热未尽之症的调理善后方法，是清解兼施，扶正以清余邪。还有猪苓汤、麻黄、细辛附子汤等均为扶正祛邪兼施的法则。

《伤寒论》运用扶正祛邪时，似乎重在扶正，祛邪之目的也在扶正，因而在祛邪时，须谨防伤正。若邪气强盛正气亦旺时，方可单纯祛邪，邪去则正自安。但要注意固护正气，用之有度，切勿伤正。

三、保胃气，存津液

保存阴液对热病的治疗及其预后是极为重要的，因为热病过程中，最容易出现伤津耗液的病理变化，同时，阳热之邪又必须借助于充足的阴津方可制胜。广义伤寒乃热病之属，在其发展过程中，即使所受之寒邪亦每可化火伤阴。然仲景立论，于扶阳气、驱寒邪诸法，历历在目，而存津液三字之秘旨，则潜移默化，渗透于字里行间，常为人所忽视。《伤寒论》存津液之秘旨，首在于"存"。"存"有保存、生存之意。欲使其"存"，必先祛邪，盖邪气不去，终为津液之害，故《伤寒论》多寓存津液于祛邪法中，此与单纯以甘寒或咸寒养阴之法，大相径庭矣。然病若以津伤液耗为主者，则养阴之法又不可偏废。

仲景之存阴液，并非一个具体治法，而是作为一种治疗思想，以贯穿于《伤寒论》全书。

（一）祛邪谨防伤津

汗、吐、下及利小便之法，是《伤寒论》常用的祛邪方法，用之得当，邪去正安，否则，可引起不同程度的正气损伤，特别是津液损伤。《伤寒论》中有很多内容是为救逆而设，足证当时滥用汗、吐、下法之弊。为减少治逆，仲景在使用祛邪方法时，小心谨慎，预为设防，以存正气。

例如表证初期，邪在太阳之表，此时虽无内热伤津，但在行辛温发汗之时，却必须"取微似汗"，"不可令如水流漓，病必不除"(《伤寒论》12、35、38条)。此外，尤须严格掌握其禁忌证，如38条大青龙证中指出："若脉微弱，汗出恶风者，不可服之。服之则厥逆，筋惕肉瞤，此为逆也。"此云大青龙证若见脉微弱、汗出恶风的表里阳气俱虚征象者，当禁汗法。误用或伤津，或损阳，变证丛生。故仲景继38条之后，复申禁汗9条(49、50、83~89条)，以全禁汗之义，并告诫医者，"欲知其用，先知其禁"，可谓用心良苦。

下法可以泻热存阴，但在一般情况下，仲景使用下法也是极有分寸的。例如，在用作下法的主要方剂后面，均有"得下，余勿服"之类的说明。甚至在游移于燥热盛与未盛、燥屎坚与未坚之际，欲与大承气汤，宁可先与小承气汤作试探性治疗。如此既不延误病情，又可免除妄下之灾。慎下之外，复言禁下之戒，如“伤寒呕多，虽有阳明证，不可攻之”（204条）；“阳明病，心下硬满者，不可攻之”（205条）；“阳明病，面合色赤，不可攻之”（206条）之类。此与慎用汗法乃同一匠心，即在顾护正气的前提下予以祛邪，在存津液上下功夫。

利小便法，乃为水气内停而设，其主症为小便不利。但小便不利亦有因津少而致者，此时切勿妄施渗利。如第59条说：“大下之后，复发汗，小便不利者，亡津液故也，勿治之，得小便利，必自愈。”又如第224条：“阳明病，汗出多而渴者，不可与猪苓汤，以汗多胃中燥，猪苓汤复利其小便故也。”本条属胃热炽盛，阴津耗损，化源不足而致的小便不利，故连育阴润燥，清热利水之猪苓汤亦在禁用之列，但清热育阴，以充化源之法，尽在不言之中。

（二）祛邪兼以益阴

在伤寒初期或中期，病有伤阴之势，或已有伤阴迹象者，治疗时，祛邪之法虽势在必行，但必须兼予益阴。例如太阳中风证，其主要病机为风邪袭表，卫强营弱；其主症为发热恶寒，自汗出脉浮缓，故所用桂枝汤中，既用桂枝、生姜疏风调卫，又用芍药、炙甘草、大枣益阴和营，服时啜热粥亦是阴液之助。此方由于阴阳兼顾，阴以助阳，阳以护阴，故迄今仍不失为治疗营卫不调的有效方剂，是用发汗祛邪之手段，而达敛汗存阴之效果。又因本方在和营中有调卫之功，于发汗中寓敛汗之意，故除治太阳中风之外，所用甚广，柯韵伯常用本方治疗虚疟虚痢，自汗盗汗，随手而愈，皆取其调和阴阳之用。

再如第57条：“伤寒发汗已解，半日许复烦，脉浮数者，可更发汗，宜桂枝汤。”是证属太阳伤寒，但因已经发汗治疗，津液有所耗伤，不宜再行峻汗，故取桂枝汤而舍麻黄汤。此外，如伤寒表实证兼相背强几几者，不用麻黄汤加葛根而用桂枝汤加麻黄、葛根（即葛根汤），亦是顾护津液之意。

（三）祛邪旨在存阴

根据人体邪正盛衰情况，抓住有利时机，积极祛邪，便是有效的存阴，此亦为《伤寒论》存津液之要。它与慎用祛邪方法构成相辅为用的两个侧面。例如汗法，在一般情况下本应慎用，但在表闭严重的情况下，仲景却有峻汗之设。例如38条大青龙汤证：“太阳中风，脉浮紧，发热恶寒，身疼痛，不汗出而烦躁者，大青龙汤主之。”本证由于风寒外束较重，阳气内郁而欲化热伤津，其人因不汗出而烦躁，此时用大青龙汤峻汗，后人喻之为“龙升雨降”。这种峻汗，粗看似乎暂时损耗了人体部分津液，实则是发汗存津。盖汗后表解热退，人体阴阳自和。如不及时峻汗，病邪不去，必致酿热伤津。

再如下法，仲景对下法的使用是极有分寸的，但是，在腑实明显或腑实危重之时，仲景又有急下之设，这与上述峻汗的用意类似，是通过及时地祛邪以达到保存津液的目的。因为燥热内结，燔灼莫制，不亡胃津，必耗肾液，终必使津液消耗殆尽，真阴枯涸无存。究其治法，乃“扬汤止沸，莫如釜底抽薪”。急下之后，燥结得去，烈焰消散，津液自有生存之望，此即人所乐道之“急下存阴”法。

（四）养阴兼顾祛邪

伤寒后期，多入三阴，其中以少阴较为常见，少阴为水火之脏，如邪从火化，则极易灼伤真阴，《伤寒论》多以血肉有情之品滋填真阴，或育阴而辅以泻火、利水等法，以攻补兼施，其代表方如黄连阿胶汤、猪苓汤等。这一部分的方和法被后世温病学家加以继承和发展，终形成了比较完善的热病后期养阴疗法。例如论中第303条：“少阴病，得之二三日以上，心中烦，不得卧，黄连阿胶汤主之。”黄连阿胶汤为滋阴降火法的运用开创了先河，主治阴虚阳亢之证。方中一面用黄芩、黄连泻火坚阴；一面用芍药、阿胶、鸡子黄滋填真阴，其中黄连用至四两，独冠一方，仍是祛邪以扶正之意。再如论中第319条："少阴病，下利六七日，咳而呕渴，心烦不得眠者，猪苓汤主之。"猪苓汤为阴虚水热互结而设，此方以猪苓、茯苓、泽泻、滑石清热利水，而用一味阿胶以滋真阴，组成滋阴利水之剂。滋阴碍湿，利水伤阴，今滋阴与利水合用，乍看起来，似乎不伦不类，然而实有相辅相成之妙。滋阴者，扶其正；利水者，祛其邪，俱寓存阴之意。否则，若只顾其阴伤而不与利水，则津液无以宣化，俱停为水，水停愈多，津液愈少，犹清泉而注入污浊之中，污浊遍野，而能为人所用者反少矣。

（五）寓存阴于扶阳

寒为阴邪，易伤人体阳气，与温病相比，伤寒后期多见亡阳之证，因此，扶阳气历来被认为是伤寒救逆的重点。

阴阳相互依存，相互转化。均以对方的存在而存在。因此，在伤寒的发生发展过程中，阳虚可致阴液不足，阴液受伤，也可致阳气耗伤。如亡阳之变，多缘于吐利汗出，阴伤过甚；而在一定条件下，亡阴之变又缘于阳气衰微，固摄无权。若因阳气衰微、固摄无权而致亡阴之变者，治疗上必须以扶阳为先，通过扶阳气以存阴液。如论中第358条："伤寒脉微而复利，利止亡血也，四逆加人参汤主之。"此条所称"亡血"，是指津液高度耗损，以致无利可下，当此阴竭亡阳之时，有形之阴不能速生，无形之阳所当急固，阳固则阴液可以渐复，如用益阴之法，则恐缓不济急也。再如论中第20条："太阳病，发汗，遂漏不止，其人恶风，小便难，四肢微急，难以屈伸者，桂枝加附子汤主之。"桂枝加附子汤用以治疗阳虚漏汗不止之证。本证阴阳并虚，但其阳虚与津少之辩证关系是，阴伤由于汗漏不止，汗漏由于阳虚不固，故治法扶阳即所以固表，固表即所以敛汗，敛汗即所以存津液，因此方中不用滋阴之品，但于桂枝汤中加附子扶阳固表。另桃花汤之温涩固脱止利等，亦是扶阳气以存阴液之明证。

四、扶阳气

由于阳气在六经发病、传变、生死预后等方面具有重要作用。所以"扶阳气"贯穿全论，是贯穿在《伤寒论》六经病中的基本思想之一，故温病学家吴鞠通指出"伤寒一书，始终以救阳气为主"。尽管论中未有扶阳等明确字眼，但从其辨证原则、处方用药等皆不离以扶阳立法，可以说扶阳法是贯穿整本《伤寒论》的主要治则。《伤寒论》中"扶阳气"包含预防思想和治疗思想。

《伤寒论》中扶阳气诸法，如太阳病的大青龙汤证（38条），应用大青龙汤，若见脉象微弱，心阳不足，则不宜施此发表清热之猛剂，以防其有亡阳之祸。阳明病中胃气虚寒，浊阴上逆的吴茱萸汤证（245条），重用生姜散寒止呕，吴茱萸温中降逆。少阳病柴胡桂枝干姜汤证（152条），用桂枝、干姜、甘草振奋胃阳，温化水饮，是都注意到了扶阳气这一重要环节。至于病入三阴，扶阳气就显得更为重要，现不予赘述。在疾病发展阶段，仲景常按阳气盛衰存亡，来作为判断疾病的转归及预后的标志。如"少阴病，下利，若利自止，恶寒而蜷卧，手足温者可治"（228条），是下利为少阴病阳虚之候，若利自止，手足转温，则为阳气来复，阴寒渐退，阴证转阳之佳兆，虽恶寒蜷卧仍在，犹有可治之机。"少阴病，恶寒而蜷，时自烦，欲去衣被者，可治"（289条），本属阳虚阴盛之证，见恶寒蜷卧后，继见自烦，欲去衣被，证明阳强阴弱，故云可治。若病情恶化，真阳衰败，独阴无阳，则属不治，如"少阴病，恶寒，身蜷而利，手足逆冷者，不治"（295条）更有阴寒极盛，阳气太衰，虚阳欲脱而死者，如"少阴病，吐利，躁烦四逆者,死”(296条)。又如“伤寒六七日不利,便发热而利,其人汗出不止者死,有阴无阳故也”(346条),是病阴寒太甚,虚阳外越,下利而又汗出不止,证有暴脱之险,故亦直断为死证。因此,在观察病情进退变化时,如厥阴病热多厥少,病趋好转;厥多热少,其病为进;但厥不热,病情危重。这说明阴阳盛衰消长的关系上,阳气的来复和存在,对疾病的转归是一种决定性因素。

根据“寒者热之”“虚则补之”的原则,以甘温辛热的药物为主,治疗感受阴寒邪气,阳气虚损(重在阳虚里寒)病证。在阳气未虚之前。治宜顾护阳气,当阳气已伤则应用扶阳的药物扶助阳气,使疾病痊愈。包含了预防思想和治疗思想。《伤寒论》扶阳气运用广泛,主要体现在以下诸多方面:

(一)解表以护阳

寒邪最伤阳气,寒伤表阳,必会导致阳气郁滞,流通受阻,进而出现损害,故有寒必须祛之,《伤寒论》太阳病篇开篇桂枝汤解肌祛风、调和营卫而和阳气,麻黄汤解散风寒以保护阳气。趁邪未致损害阳体,及时发汗,宣通郁滞之阳,卫阳得通,抗邪有力,达至正复邪祛的目的。总的看来其宗旨都是在扶阳气。《伤寒论》91条:“伤寒,医下之,续得下利清谷不止,身疼痛者,急当救里;后身疼痛,清便自调者,急当救表,救里宜四逆汤,救表宜桂枝汤。”强调在少阴里证,太阳表证同病时,先顾及少阴,当少阴里虚证治疗痊愈之后,当积极治疗表证,故曰“急当救表”。因为表证不解,又有传里伤阳的可能。解表以扶阳之意图明显。如《伤寒论》301条,因素体阳虚,复感风寒,唯身体又无力祛邪外出,邪有里陷少阴之机而出现“发热,脉沉”的太少两感证时,仲景主以麻黄附子细辛汤治之。仲景立此方之妙在于面对太阳受风寒之邪,内有少阴阳气不足时,既要散寒但又不可专事发汗,以免汗多更损已亏之阳,故用麻黄散寒同时配以附子温扶肾阳,更借细辛之辛散走窜发散少阴之邪出太阳,由里出表,三药合用,共得温扶阳气,解表散邪之功。《伤寒论》302条,若少阴得病时间稍长,阳气虚损,但未见明显虚寒下利、脉微等“里证”,仲景则用配以甘草的麻黄附子甘草汤,散寒温阳扶正。

(二)扶阳气并以解表

适用于既有太阳之表,又有阳虚之里的病证。如桂枝去芍药加附子汤证(22条),是太阳病误下,表证未解,阳气损伤较重,见胸满微恶寒等证,故取桂枝、生姜宣散解表;甘草、大枣益气和中;加附子温经扶阳;因胸满,恐芍药酸苦阴柔,易于敛邪,故删去不用。又如桂枝加附子汤证,是太阳病发汗太过,使表阳虚而汗漏不止,但汗后表证尚在,奈阳虚津液又伤,故取桂枝汤加附子,用桂枝汤调和营卫,附子温经扶阳;阳复津回,诸证可愈。又如少阴兼表即所谓太少两感的麻黄附子细辛汤证(301条),见“反发热、脉沉”,是既有少阴阳虚,又兼太阳外感,故治用麻黄外解表寒,附子温经扶阳,细辛温散少阴之寒邪,三药合用,于扶阳中促进解表,解表中顾护阳气。

(三)温经脉以宣痹

适用于风寒湿痹。如桂枝附子汤证(179条),是卫阳不固,风寒湿邪留着肌肉之间,阻碍气血运行所致,见“身体疼烦,不能自转侧,不呕,不渴,脉浮虚而涩”等证,故治以温经宣痹,用桂枝附子汤,以桂枝祛风;重用附子温经扶阳,散寒湿而止痛,助卫阳以固表;甘草、生姜、大枣辛甘发散,调和营卫,使风湿之邪从外而解。又如甘草附子汤证(180条),是证病机相同,但较桂枝附子汤证更深一层,见“骨节疼烦,掣痛不得屈伸,近之则痛剧,汗出短气,小便不利，恶风不欲去衣，或身微肿"，故亦适用上法，本方以附子辛热温阳散寒，桂枝通阳化气、祛风通络，桂附同用，可固表止汗，则恶风可愈，白术苦温健脾燥湿，以"治风寒湿痹"（《神农本草经》），寒湿得除，则疼痛可止，桂枝、附子、白术同用，更有温阳化气之功，阳气通则无小便不利、短气身肿之患，甘草调和诸药，而补益中焦，是治疗风湿之良方。若阳虚寒湿身疼者，如附子汤证（304、305条），是因少阴阳虚，水寒不化，浸渍于筋脉骨节之间所致，见"口中和，身体痛，骨节疼，脉沉"等证，用附子汤，重用炮附子并配人参，以温补元阳而祛寒邪，白术、茯苓健脾燥湿，芍药和营以通血痹，共奏温经扶阳、健脾除湿之效。

（四）温通脏腑阳气

根据不同脏腑阳气亡失的情况，扶阳法又有其相应的侧重面：一是扶心阳，如发汗太过，损伤心阳，心悸欲得按，桂枝甘草汤（64条）主之；误用火疗而复下之，心阳虚兼烦躁者，桂枝甘草龙骨牡蛎汤（118条）主之；火逆亡阳，惊狂卧起不安者，桂枝去芍药加蜀漆牡蛎龙骨救逆汤（112条）主之。主要通过桂枝甘草合剂以复心阳之虚。二是扶肝阳，如厥阴寒滞肝脉，血虚寒凝，手足厥寒、脉细欲绝者，当归四逆汤（351条）主之。肝者体阴用阳，以归芍养血和营而增肝体之用。三是扶脾阳，如中虚腹痛，小建中汤（100条）主之；脾虚气滞腹胀，厚朴生姜半夏甘草人参汤（66条）主之；脾气虚寒而表邪不解致协热而利，桂枝人参汤（163条）主之；中虚水停，水气上冲致头眩、脉沉紧，用苓桂术甘汤（67条）主之。主要通过饴糖、人参、白术、桂枝、炙甘草等扶助脾阳。脾为后天之本，脾阳既复，则气血生化有源。四是扶肾阳，如少阴阳虚水气上泛下渍，心悸头眩、四肢沉重疼痛、下利，真武汤（82、316条）主之；少阴阳衰，寒湿凝滞于经脉骨节，导致身体痛、手足寒、骨节痛、脉沉等证，附子汤（305条）主之。因肾中之阳为一身阳气之本，故须用附子大辛大热破阴回阳，以复肾阳。肾阳得复，则水湿之寒得以温化，诸证皆瘥。此外，凡阴盛阳衰，出现四肢厥逆，恶寒蜷卧，精神萎靡，下利清谷，呕不能食，食入则吐，口不渴，或渴喜热饮，小便清白，舌质淡，苔白滑等一派阳虚里寒之象者（282、283、228、323、352、387、388条），皆为真阳竭绝，生死反掌易辙之时，须大辛大热的四逆汤回阳救逆，才能使阴霾消散，阳气复用。但阳衰阴盛证有轻重缓急之分，四逆汤的临床运用亦应随以加减，所谓方以法成，法随证变，全在灵活变通。如证属阳气衰亡，阴液内竭，见"恶寒脉微而复利，利止亡血"（384条）之象，则治宜回阳救逆、益气生津，用四逆加人参汤；若四肢厥逆，下利清谷，身反不恶寒，脉微欲绝，面色赤，或腹痛，或干呕，或咽痛（317条），是少阴阳衰阴盛，格阳于外，急宜破阴回阳，通达表里，用通脉四逆汤，即本方重用姜附，意在速破内凝之阴寒，急回外越之阳气；若吐利俱止，汗出而厥，四肢拘急不解，脉微欲绝（389条），是阳亡液竭，阴阳离决之势将成，病至如此，非大辛大热之剂不能收拾危局，但孟浪用之，又恐劫烁阴液，或躁动浮阳，于是用通脉四逆加猪胆汁汤以益阴和阳，兼以降逆；若下利，手足厥逆，面色赤，脉微而沉（314条），是阴寒内盛，阴阳格拒之候，则宜用白通汤，即本方去甘草，用干姜、附子、葱白宣通上下，以防厥脱，因本证回阳宜速，故去甘草之甘缓；若在白通汤证基础上阴阳格拒更甚，见利不止，厥利无脉，干呕烦者（315条），则于本方内加人尿、猪胆汁，名"白通加猪胆汁汤"，咸寒苦降，从阴引阳，而使热药不致为阴寒格拒，更好地发挥回阳救逆的作用。

（五）扶阳与益阴并重

适用于阴阳两虚的病证。如茯苓四逆汤证（69条），是发汗或下后，表阳里阴俱虚，但以阳虚为主。阳虚而心神浮越，阴虚而阳无所附，故证见"烦躁"。以方测证，还可出现脉沉微，恶寒,肢厥,下利等。治宜回阳益阴,用茯苓四逆汤,干姜、生附子使阳气得复,则阴霾四散,人参壮元气、补五脏,配姜附于回阳中寓益阴之意,益阴中有助阳之法。阳虚而阴液不继者,多取此方。茯苓用量较大,在于养心宁神,炙甘草补益中气,配伍极为严密。若发汗后阴阳两虚,见恶寒,脚挛急,脉微细等证,扶阳益阴法中,用芍药甘草附子汤(68条),以附子之辛热温经复阳,芍药、甘草酸甘化阴,可臻阴阳双补之妙。若炙甘草汤证(177条),是心阴阳气血亏虚之人外感寒邪诱发“脉结代,心动悸”,以炙甘草汤主之,在于滋阴补血、通阳复脉。其用生地、麦冬、麻仁、阿胶、大枣等柔药补血养阴,并以炙甘草、人参、生姜、桂枝、清酒等刚剂益气通阳行血,两组药物刚柔相济,不仅使阴阳并调,而且体现了张仲景“阴阳自和,必自愈”的治疗原则。

(六)施用灸法以回阳

在《伤寒论》中,阳气虚衰的疾病仲景多以汤药为治,但间有使用灸法的。如“少阴病,下利,脉微涩,呕而汗出,必数更衣,反少者,当温其上,灸之”(325条)。是本证不仅阳气虚衰,阴血不足,而且阳虚下陷,阴寒气逆,其病理机转以阳虚为急,故用温灸以回其阳。再如“伤寒六七日,脉微,手足厥冷,烦躁,灸厥阴”(343条)。是病至六七日,当为阳气来复之期,但见脉微,手足厥冷,为阳气衰微,阴邪独盛之证,更见烦躁,浮阳已近离决险境,此时如用汤药扶阳,诚恐缓不济急,故当急用灸法回阳,以散阴邪,而复阳气。

总之,疾病的治疗在于调整阴阳的偏盛,扶正祛邪。由于病有多种,治法各殊,但其目的是在扶正祛邪的前提下,重在使人体阴阳达到平衡一致。《伤寒论》反复强调了“阴阳自和者必自愈”(58条)这一见解,体现着平衡阴阳是仲景的治疗准则,扶阳气乃其具体运用。如上所述,阳气的虚衰,反映了阴邪的偏盛,而扶阳气又在于抑阴,使机体阳虚阴盛的状态逐步趋向于阴阳和平。

五、表里先后

表里先后缓急,是《伤寒杂病论》在疾病表里同病时,因发病有先后、病候有轻重、病势有缓急等不同情况而厘定的治疗原则。其中又包含治表、治里、先治、后治、缓治、急治、并治、独治等多种治法。《伤寒论》云:“本发汗,而复下之,此为逆也。若先发汗,治不为逆。本先下之,而反汗之为逆。若先下之,治不为逆”(90条)。是六经病证,多由初犯太阳之表,而后及其里,故其治疗大法,则先治其表,后治其里。此与《黄帝内经》“先治其本”(《素问·标本病传论》)的含义类似。但在特殊情况下,亦有先里后表的治法,此与“急则治其标”的治则略同。本条虽是汗下先后的治疗原则,实则说明表里先后缓急的治疗大法。

(一)先表后里

一般情况下,外感病初犯太阳,然后由表入里。根据《素问·标本病传论》先病为本、后病为标的理论,则为先治其表,后治其里。尤其是在表里同病、里为实热证时,先表后里更为治疗常法。《伤寒论》云:“太阳病,外证未解,不可下也,下之为逆,欲解外者,宜桂枝汤”(44条)。是病证在表,治当汗解;里实之证,治当攻下。今表证未解,宜用桂枝汤解表,而不可滥用攻下之法。太阳与阳明合病或并病,在表证未解时,不仅禁用下法,而且还禁用清法。如170条说:“伤寒脉浮,发热无汗,其表不解,不可与白虎汤。渴欲饮水,无表证者,白虎加人参汤主之”。说明伤寒脉浮,发热无汗,证属太阳伤寒,法当发汗解表;若兼内热,亦当宗发表清里两解之法,不可误用白虎汤。否则寒凉冷伏,徒损中阳,促使表邪内陷,造成变证。故

"其表不解"既昭示"先病为本",宜先解表,又郑重提出此为白虎汤及其类证之禁例。再者,太阳与其他里实热证同病,若表邪势盛时,亦当先表后里。如"太阳病不解,热结膀胱,其人如狂……其外不解者,尚未可攻,当先解其外;外解已,但少腹急结者,乃可攻之,宜桃核承气汤"(106条)。此为太阳表邪化热入里,与瘀血结于下焦,蓄血证轻,表证未解,故应先解其外。外邪已解,蓄血证在,即可用桃核承气汤攻下瘀热。又如悬饮兼表,"太阳中风,下利,呕逆,表解者,乃可攻之。其人漐漐汗出,发作有时,头痛,心下痞硬满,引胁下痛,干呕,短气,汗出不恶寒者,此表解里未和也,十枣汤主之"(152条)。此为外有表邪,里停水饮,表里同病。循例当先解表,表解之后,方可攻逐水饮,切不可先后失序,致生变证。再如热痞兼表,"心下痞,恶寒者……不可攻痞,当先解表,表解乃可攻痞,解表宜桂枝汤,攻痞宜大黄黄连泻心汤"(164条)。是表里同病,热痞兼表,治法当先解表,后治里,表解乃可攻痞。否则,先行攻痞,不仅有郁遏表邪之弊,而且也有引表邪内陷之嫌。表里同病,汗下先后,秩序井然,先后失序,涉人生死,不可不慎。如"结胸证,其脉浮大者,不可下,下之则死"(132条)。盖结胸为邪结胸中,属上焦之分,若寸脉浮,关脉沉者,为病在里,则可下之;若脉浮大,心下虽结,但表邪尚多,未全结也。误用下法,必重虚其里,外邪复聚,难以遏制,而必死矣。

(二)先里后表

同样表病,若发病原因、机制略同,而续发证候(里证)有属虚寒性质者,据脏腑为本、肌表为标,正气为本、邪气为标之理,治法又有先里后表之原则。如《伤寒论·辨太阳病脉证并治》云:"伤寒,医下之,续得下利,清谷不止,身疼痛者,急当救里;后身疼痛,清便自调者,急当救表。救里,宜四逆汤;救表,宜桂枝汤"(91条)。"太阳病,外证未除,而数下之,遂协热而利,利下不止,心下痞硬,表里不解者,桂枝人参汤主之"(163条)。以上两者,同为表证误下而表证不解,下利不止。但前者病为脾阳衰微,火不暖土,已属少阴虚寒重证。虽有表证,亦当先救其里,后解其表,是里急治里之治法。后者下利不止,心下痞硬,是下后脾阳受伤,不能转输水谷,运化精微所致。病情略轻而病势稍缓,故主用桂枝人参汤温里解表。此法虽偏治于里,但仍属表里两解之治法。尤其是91条,仲景还将其写进《金匮要略》首篇。《脏腑经络先后病脉证第一》中"问曰:病有急当救里救表者,何谓也?师曰:"病,医下之,续得下利,清谷不止,身体疼痛者,急当救里;后身体疼痛,清便自调者,急当救表也"。类似于91条的条文还有92条、372条、364条,可以互参。由此可见,表里同病,里为虚寒证时,先里后表为治法之常。然亦有表里同病,里为虚寒证不急不显,而先治其表者。如《伤寒论·辨太阴病脉证并治》谓:"太阴病,脉浮者,可发汗,宜桂枝汤"(276条)。此属例外情况,不可不知。

又有表里同病,里实之证较为重急,亦可采用先治其里、后治其表的权宜之法,此即"急则治其标"也。如(伤寒论·辨太阳病脉证并治)谓:"太阳病六七日,表证仍在,脉微而沉,反不结胸,其人发狂者,以热在下焦,少腹当硬满,小便自利者,下血乃愈。所以然者,以太阳随经,瘀热在里故也。抵当汤主之"(124条)。此表里证具,而蓄血里证重而势急,见少腹硬满,或疼痛,其人发狂,虽"表证仍在",亦宜急用抵当汤破血消瘀。

(三)表里同治

临床发病,往往有表里证具,而权衡其证候轻重大致相等者,此当采用同治之法。如《伤寒论·辨太阳病脉证并治》云:"伤寒六七日,发热,微恶寒,支节烦疼,微呕,心下支结,外证未去者,柴胡桂枝汤主之"(146条)。是伤寒病过六七日,邪气已入少阳,而太阳外证未罢。发热,微恶寒,支节烦疼,为太阳桂枝证;微呕,心下支结,乃少阳柴胡证。太少同病,证亦轻微,表里不解,故用小剂量柴胡桂枝汤之复方,调和营卫,以解太阳之表;和解枢机,以治少阳之里,两阳双解。又如《伤寒论·辨少阴病脉证并治》谓:"少阴病,始得之,反发热,脉沉者,麻黄细辛附子汤主之"(301条)。此为少阴兼表,太阳少阴同病。少阴病是里虚寒证,一般不发热,今始得之,而有发热,故谓之"反发热",以别于单纯太阳表证。太阳病,脉必浮,现在脉不浮而沉,沉脉主里,乃少阴里虚寒证确据。脉证合参,知是少阴兼表证。虽是少阴为主,然里虚尚不太甚,故当表里同治,用麻黄细辛附子汤温经解表。

表里同治之法,有根据证情而侧重于表者,亦有倾向于里者,则治法亦相对有所差异。前者如《伤寒论·辨太阳病脉证并治》谓:"太阳中风,脉浮紧,发热恶寒,身疼痛,不汗出而烦躁者,大青龙汤主之"(38条),此为表寒里热证。寒实于表,阳郁于里,产生内热而引起神志不安,以"不汗出而烦躁"为主症,因表证偏重,故治法表里双解而偏重于表,用大青龙汤。方即麻黄汤倍麻黄,减杏仁,合姜枣以解表寒;用石膏以清内热。后者如桂枝人参汤,亦属解表温里、表里同治之法,则是温里为主。

(四)标本先后

大致而言,《伤寒杂病论》所论病证,病候有标本之分,病势有缓急之殊,治法有先后之异,如前面所述各条。然考病势最为严重而急者,无过于中满、大小便不利等。故仲景列举此类证候,以明治法为急其所急,而应缓其所缓者。如《伤寒论·辨少阴病脉证并治》云:"少阴病,六七日,腹胀不大便者,急下之,宜大承气汤"(322条)。"少阴病,自利清水,色纯青,心下必痛,口干燥者,急下之,宜大承气汤"(321条)。少阴津液干涸,本不应下,但因腑实证急,故又宜急下。又如《伤寒论·辨厥阴病脉证并治》谓:"伤寒哕而腹满,视其前后,知何部不利,利之则愈"(380条)。此条腹满是实热积于中,哕逆是胃气逆于上。如大便不通,当用通下结热法;如小便不利,则用导水通利法,皆是实热重证治法。以上所举为实热重证。若虚寒危急之证,亦有不乏其例。如"下利,腹胀满……先温其里……温里宜四逆汤"(372条),此与"下利清谷,不可攻表,汗出必胀满"(364条)。皆属三阴虚寒、脾肾阳危之证,虽有表证,而以救里为急。凡此据后病为标之义,皆可属于急则治其标之例。《伤寒杂病论》中,还论及新病与痼疾的先后治疗法则。如《金匮要略·脏腑经络先后病脉证》云:"夫病痼疾加以卒病,当先治其卒病,后乃治其痼疾也"。按中医学理,旧病为本,新病为标,若新病势急,当治其标。本条所言,即说明久病势缓,不能急治;卒病势急,稍缓则生变化。因痼疾难拔,卒病易治,故有痼疾加卒病者,当先治其卒病,后治其痼疾。若卒病痼疾势均较急,则又可采用卒痛同治、标本兼顾之法。如《伤寒论·辨太阳病脉证并治》说:"喘家作,桂枝加厚朴、杏子佳"(18条),便是一例。

六、观其脉证,随证治之

疾病是不断发展变化着的,临床必须始终以脉症为凭,审察病机的变化而随证以法治疗。故张仲景《伤寒论》第六条:"观其脉证,知犯何逆,随证治之"。指运用望、闻、问、切四诊审视病情变化,判断病机之关键,或虚或实,或寒或热,或表或里,或虚实、寒热、表里错杂,最后依据所辨之证,立法处方用药。这是医圣所创立"坏病的治则"更是仲景辨证论治思想的集中体现。

(一)既辨证又辨病

《伤寒论》各篇章皆冠以"辨……病脉证并治"之名,总体体现了张仲景的临床诊治思路,从症到病，然后再由病到证。即：首先辨主症来识别病，然后再在病中分辨具体的证。病是纲，证是目，症是辨病辨证的基本要素。并在此思路下总体结合脏腑经络确定病位，气血水辨病理层次而创立了较为完善的辨证论治体系，最后强调通过辨证而达到治病的目的，即辨证以治病。正如岳美中先生所指出："只认识到疾病发展中一时期，一阶段中的主要矛盾，而不顾始终起作用的基本矛盾，那是只重视现象而忽视本质，把辨证论治庸俗化了。……反之，要是一味强调疾病的基本矛盾，而忽视不同阶段的主要矛盾，那就是孤立地、静止地看问题，把复杂的事物简单化，难免把辨证论治机械化了。两者都有片面性。"

（二）治病求本

《素问·阴阳应象大论》曰："阴阳者，天地之道也，万物之纲纪，变化之父母，生杀之本始，神明之府也。治病必求于本。"求本就是辨别阴阳。张仲景以阴阳学说为指导，并将其运用于辨证论治中，创立了六经辨证，"六经"就是把阴阳各分三份，即三阴、三阳，所以六经是由阴阳演化出来的系统概念。进行六经辨证，应当首先辨病发于阳还是病发于阴，故《伤寒论》第7条言："病有发热恶寒者，发于阳也；无热恶寒者，发于阴也"，该条是辨别阴阳的提纲。张仲景以调和阴阳作为基本治疗法则。《素问·生气通天论》曰："凡阴阳之要，阳密乃固，两者不和，若春无秋，若冬无夏，因而和之，是谓圣度。故阳强不能密，阴气乃绝，阴平阳秘，精神乃治，阴阳离决，精气乃绝。"诸病的产生，其根本原因在于阴阳失衡，治疗的目的就是调和阴阳，使其恢复"阴平阳秘"的状态。故《伤寒论》58条曰："凡病，若发汗，若吐，若下，若亡血，亡津液。阴阳自和者，必自愈。"治病必求于阴阳之本。该理论在《黄帝内经》中首先提出，并且在《伤寒论》中得到了具体的应用。

（三）标本缓急

"急则治其标，缓则治其本"，一般情况下重在治本，当出现标证较急时，则应"急则治其标"，如少阴三急下证。《伤寒论》320条："少阴病，得之二三日，口燥咽干者，急下之，宜大承气汤。"321条："少阴病，自利清水，色纯青，心下必痛，口干燥者，可下之，宜大承气汤。"322条："少阴病，六七日，腹胀，不大便者，急下之，宜大承气汤。"前两条为少阴阴亏，阳明燥实，真阴欲耗，病重势急之证，故出现口燥咽干的肾阴亏虚之证。后一条中腹胀是燥屎内结，肠腹阻滞，土实水竭之表现。此时不可增液养阴，扬汤止沸，急当泻下阳明燥实，釜底抽薪，急下存阴。肾藏元阴元阳，为一身阴阳之根，虽肾阴伤损为本，阳明燥实为标，但治标的目的仍在于固本。病有标本，症有缓急，我们在临床施治时当辨清标本缓急，确定治则治法。

（四）同病异治与异病同治

《伤寒论》以辨证论治贯穿始终，其中"同病异治，异病同治"亦是辨证论治的主要体现之一。

1. 同病异治　如《伤寒论》中治疗喘症的方证主要有四个：麻黄汤证、桂枝加厚朴杏子汤证、小青龙汤证和麻杏石甘汤证。《伤寒论》35条："太阳病，头痛，发热，身疼，腰痛，骨节疼痛，恶风，无汗而喘者，麻黄汤主之。"麻黄汤是治疗太阳伤寒表实证的主方，其病机为卫遏营郁，肺合皮毛而主表，表闭无汗，影响肺气的宣降，故作喘，以麻黄汤发汗解表，肺气恢复宣降功能，喘自愈。《伤寒论》18条："喘家，作桂枝汤，加厚朴、杏子佳。"素有喘疾复感风寒，或新感引动宿喘，以桂枝汤解肌发表、调和营卫，加厚朴、杏仁降气平喘。《伤寒论》40条："伤寒表不解，心下有水气，干呕、发热而咳，或渴，或利，或噎，或小便不利、少腹满，或喘者，小青龙汤主之。"41条："伤寒，心下有水气，咳而微喘，发热不渴。服汤已，渴者，此寒去欲解也，小青龙汤主之。”小青龙汤证的病机是外寒内饮，寒饮迫肺，肺气上逆，故见喘。以小青龙汤外散表邪，内化水饮，饮去肺气降，则咳喘止。《伤寒论》63条：“发汗后，不可更行桂枝汤。汗出而喘，无大热者，可与麻黄杏仁甘草石膏汤。”162条：“下后，不可更行桂枝汤；若汗出而喘，大热者，可与麻黄杏仁甘草石膏汤。”麻杏石甘汤治疗邪热阻肺之喘，麻黄、石膏并用，石膏用量为麻黄的两倍，可见本方以泄热平喘为主。从喘症的辨治中可以看出仲景采用辨病与辨证相结合的方法，但处方用药更重视病机的变化即证的变化，依证立法，依法处方，则切中病机，药到病除。

2. 异病同治　《伤寒论》243条：“食谷欲呕，属阳明也，吴茱萸汤主之。得汤反剧者，属上焦也。”肝胃虚寒可致胃气上逆而出现阳明胃寒的呕吐；309条：“少阴病，吐利，手足逆冷，烦躁欲死者，吴茱萸汤主之。”少阴病兼有胃寒的吐利，兼手足逆冷，烦躁欲死，此因胃寒频繁呕吐而出现，与阴寒极盛、真阳欲绝之四逆汤不同；378条：“干呕吐涎沫，头痛者，吴茱萸汤主之。”肝寒循经上逆而出现厥阴头痛，以巅顶痛为特点。三条论述证候各异，但肝胃虚寒，浊阴上逆的病机是其共同点，故阳明寒呕、少阴吐利、厥阴头痛均治以吴茱萸汤。如82条：“太阳病，发汗，汗出不解，其人仍发热，心下悸，头眩，身瞤动，振振欲擗地者，真武汤主之。”316条：“少阴病，二三日不已，至四五日，腹痛，小便不利，四肢沉重疼痛，自下利者，此为有水气，其人或咳，或小便利，或下利，或呕者，真武汤主之。”两条论述病症由来即证候不同，但证同属于脾肾阳虚，水湿泛溢，故同用真武汤主之。再看《伤寒论》18条：“喘家作，桂枝汤加厚朴、杏子佳。”《伤寒论》43条：“太阳病，下之微喘者，表未解故也，桂枝加厚朴杏子汤主之”细读此两条，可知桂枝加厚朴杏子汤可用于以下四种情况：第一，其人素有喘疾，本次患太阳中风证，引动宿疾，予桂枝加厚朴杏子汤；第二，其人素有喘疾，本次患太阳中风证虽未引动其宿疾，但亦应予桂枝加厚朴杏子汤，以顾其宿疾；第三，其人无喘之宿疾，此次患太阳中风证，喘之兼症突出，故用桂枝加厚朴杏子汤；第四，其人素无喘疾，医者治疗太阳中风证时，予桂枝加厚朴杏子汤，加厚朴、杏子的目的旨在加强桂枝汤发散力量。一方四用，更是异病同治典范。

（五）随证加减

《伤寒论》中在方后附有随症加减用药的方证共有七个，即：小柴胡汤、小青龙汤、四逆散、通脉四逆汤、真武汤、理中汤、枳实栀子豉汤。如小柴胡汤为少阳病主方，主要病机为少阳经脉受邪，枢机不利，因少阳属半表半里，故其枢机不利，会出现表里上下之不同证候。仲景在方后以七个“若”举例说明了出现不同症状时的加减用药。结合同病异治，异病同治及随症加减等，可见仲景将辨病、辨证、辨症相结合，并以辨证为核心，灵活加减用药，对临床用药有很大的指导意义。

（鲁法庭）

第二节　《伤寒论》的主要治法研究与应用

早在《黄帝内经》中就记载有许多治法及其理论依据。张仲景在《伤寒论》中首次全面系统地运用了汗、吐、下、和、温、清、消、涩、补等若干治法，为后世医家提供了使用范例。

一、汗法

汗法，是通过开发腠理，调和营卫，发汗解表，祛邪外出。有关汗法，《素问·阴阳应象大论》记载:“其有邪者，渍形以为汗；其在皮者，汗而发之……故善治者，治皮毛，其次治肌肤，其次治筋脉，其次治六腑，其次治五脏，治五脏者，半死半生也。”由此可知，外感初起，邪在皮毛，及时运用汗法祛邪外出，就能截断病势，防止传变。仲景承此论用此法治疗太阳表证，载方数首。正如柯韵伯《伤寒来苏集》曰:“发汗、利水是治太阳两大法门，发汗分层之次第，利水定三焦之高下，皆所以化太阳之气也。发汗有五法：麻黄汤汗在皮肤，是发散外感寒气；桂枝汤汗在经络，是疏通血脉之精气；葛根汤汗在肌肉，是升提津液之清气；大青龙汤汗在胸中，是解散内扰之阳气；小青龙汤汗在心下，是驱逐内蓄之水气。”可见麻黄汤，桂枝汤，大、小青龙，葛根汤为五大发汗之剂，功效同中有异。此外，桂枝麻黄合剂、桂枝越婢合剂亦为汗法之剂。

汗法适用于病邪在表之太阳表证。如太阳病提纲即第1条“太阳之为病，脉浮，头项强痛而恶寒。”即为太阳表证的具体表现，是汗法的适应证候。由于人体素质禀赋及致病因素的不同，其证候表现、病理机转有所差异，故太阳病中又有太阳中风、太阳伤寒、温病之分。三者的辨治方法，自当有别。

1. 解肌发汗　此法适用于太阳中风表虚证。其症可见头痛发热，汗出恶风，鼻鸣干呕，脉浮而缓等(原文12~13、95条)。此为风寒袭表，卫外不固，营阴外泄所致。法用解肌发汗、调和营卫，以桂枝汤为代表方剂。

2. 解表发汗　此法适用于太阳伤寒表实证。其症可见头痛发热，身疼腰痛，关节疼痛，恶寒无汗而喘，脉浮而紧等(原文35~37、46、51~52条)。此为风寒束表，卫阳被遏，营阴郁滞，肺气失宣而致。法用辛温发汗、宣肺平喘，以麻黄汤为其代表方。

3. 升津发汗　此法适用于太阳伤寒兼经输不利之项背拘急证。如31条:“太阳病，项背强几几，无汗恶风，葛根汤主之。”此为风寒束表，经输不利而致，治当升津发汗，葛根汤主之。此法还可用治太阳表邪内迫阳明之下利证，取发汗解表、升津止利之效，如原文32条。

4. 蠲饮发汗　此法适用于太阳伤寒兼内有寒饮之咳喘证。其症可见发热恶寒，无汗干呕，咳而微喘，脉浮紧等(原文40~41条)。此为寒邪外束，水饮内停而致，法当蠲饮发汗，即外散寒邪、内蠲水饮，以求表里双解，方用小青龙汤。

5. 开郁发汗　此法适用于太阳伤寒兼内有实热之烦躁证。其症可见38、39条所述之发热、恶寒、身疼痛，不汗出而烦躁，脉浮紧等。此为风寒外束，阳热内郁之证，法当开郁发汗——外散风寒，内清郁热，方用大青龙汤表里双解。

6. 扶正发汗　此法适用于太阳中风兼营阴不足之身痛证。如63条“发汗后，身疼痛，脉沉迟者，桂枝加芍药生姜各一两人参三两新加汤主之。”其证为属营卫不和兼气营不足，为表里同病，故治当调和营卫、益气和营，扶正祛邪并用，主以桂枝新加汤。

7. 温阳发汗　此法适用于太少两感证。证见恶寒重发热轻，四肢不温，头痛无汗，脉沉等(原文301~302条)。此为本虚标实之少阴阳虚外感，法当温阳发汗，宜麻黄细辛附子汤或麻黄附子甘草汤。20条之太阳伤寒汗后伤阳，而致表邪不除，阳气复虚，方用桂枝加附子汤以复阳发汗亦属此例。

8. 小发汗法　此法适用于太阳病表郁轻证。其症以发热恶寒，热多寒少，如疟状，身痒，脉浮为特点。其病邪仍居其表,法当发汗而解,然因邪郁日久,表证已轻,外邪亦微,故当小发其汗,可据病情差异,选用桂枝麻黄各半汤、桂枝二麻黄一汤、桂枝二越婢一汤。

汗法的注意事宜:①微汗为宜:仲景对于汗法的运用,无论是解肌之剂桂枝汤,抑或发汗峻剂麻黄汤、大青龙汤,均强调全身湿润,汗出极微为宜,切不可大汗淋漓,以免伤阳损阴。②中病即止:汗法的运用应以表解为度,若一服汗出病解,当停后服,不必尽剂。过服必伤及气血阴阳,变生他证。③汗法禁例:论中明确指出凡太阳伤寒证、湿热内蕴证、里热亢盛证均禁用桂枝汤(原文16下、17、19条)。凡里虚、中寒、血少津亏等,即原文所述咽干、淋家、疮家、衄家、汗家、亡血家等(原文49~50、83~89条)虚人外感均不可使用麻黄汤等峻汗之剂。若非汗不可,则须配合滋阴养血等扶正之法慎重从事。④依证定序:应当结合临床病情的表里先后缓急来确定治疗次序。一般而言,表里同病者,当先用汗法解表,表解之后方可治里,如桃核承气汤证兼表证、白虎汤证兼表证等。若表里同病,里证较急者,则当先治其里证,而后解表,如抵当汤证兼表证、四逆汤证兼表证等。若表里之邪均盛,单治其一,病情难愈者,当表里同治,用汗法的同时兼加治里的药物,如大青龙汤解表兼清热、小青龙汤解表兼化饮等。

二、吐法

吐法,是通过发越上焦阳气,涌吐人体上部痰涎、宿食等实邪,因势利导,达到祛邪外出的治疗方法,适用于病位在上焦胸部之病证,正合《素问·阴阳应象大论》"其高者,因而越之"之训。吐法属峻猛逐邪之法,容易耗伤正气,因此适合上焦邪实而正不虚之证。

有形之邪阻于胸膈之中,上焦气机壅滞,出现一系列病症,当用吐法治之。痰食阻滞胸膈,影响营卫正常功能,出现发热汗出恶风等类似桂枝证,但"头不痛,项不强,寸脉微浮,胸中痞硬,气上冲咽喉,不得息者,此为胸有寒也,当吐之,宜瓜蒂散。"(原文166条)有形邪实阻滞上焦,营卫不达四末,出现手足不温,如324条"少阴病,饮食入口则吐,心中温温欲吐,复不能吐,始得之,手足寒,脉弦迟者,此胸中实,不可下也,当吐之。"355条"病人手足厥冷,脉乍紧者,邪结在胸中,心下满而烦,饥不能食者,病在胸中,当须吐之,宜瓜蒂散。"治当因势利导,涌吐痰食,通畅阳气。方选瓜蒂散,瓜蒂极苦,赤小豆酸平,正合《黄帝内经》"酸苦涌泄为阴"之意,仲景又恐伤其胃气,而以香豉汁合服,借谷气以养胃。

吐法属逐邪之法,作用峻猛,与汗下等逐邪之法类似,故适用应注意以下事宜:①中病即止:吐法伤津耗气,易于损正气,故"汤中病便止,不必尽剂"(辨可吐第十九)。②虚邪禁吐。少阳中风,风热之邪上扰,上焦经气郁滞,出现胸中满烦,不可用吐法(原文264条),否则损伤少阳胆气,胆气虚损,则生惊悸之变。③正虚当忌。津血一体,血亡则津伤,吐法更伤津液,所以"诸亡血、虚家,不可与瓜蒂散"(原文166条)。吐法损阴伤阳,阳气不足则亦不可吐,如23条脉微恶寒,表里俱虚者禁吐;324条肾阳虚弱,水液上溢,膈停寒饮者,当以温药和之,以姜附类温助脾肾之阳,则寒饮自消,故不可吐。

三、下法

下法,是通过荡涤肠胃,使停留在体内的有形积滞(如宿食、燥屎、积滞、结痰、停水、毒物等)从魄门排出体外,达到逐邪愈病的治疗方法。《黄帝内经·素问》所论之"中满者,泻之于内","其实者,散而泻之","留者攻之","热淫于内,治以咸寒"等理论,均为仲景下法的依据。《伤寒论》发挥了《黄帝内经》的理论思想,把泻下理论与临床实践融为一体,创立了诸多行之有效的治法与方剂，阐明了泻下法的适应证、禁忌证，以及注意事项，一直被历代医家所重视和沿用。

凡燥屎内结、冷积不化、瘀血内停、结痰停饮等正盛邪实之证，皆可运用攻下法。但因病性有寒热，正气有虚实，病邪有兼夹，故下法之中又有寒下、温下、润下、逐水等不同，需辨证而行。下法的分类与运用如下：

1. 苦寒泻下法　适用于燥屎内结，腑气不通之阳明腑实证。根据燥实内结的性质、程度之不同，又分为以下四种：①峻下燥实：适用于阳明腑实燥结之重证。症见潮热谵语，大便秘结或热结旁流，腹胀满硬痛或绕脐痛拒按，手足濈然汗出等（原文212、215、220、238等条）。治宜大承气汤，攻下实热，荡涤燥结。②通腑和下：适用于阳明热实内结，腑气不通证。症见潮热或发热微烦，腹大，大便硬，甚者神昏谵语，脉滑而疾等（原文213~214、250条）。治宜小承气汤，泻热通便，消滞除满。③软坚缓下：适用于阳明腑实初结，燥热内盛，气滞不甚证。症见蒸蒸发热，口渴心烦，腹胀满，大便不通等（原文207、248、249条）。治宜调胃承气汤，泻热和胃，润燥软坚。④急下存阴：适用于阳明、少阴急下证。其症既见阳明燥热极盛之大便燥结，大便难，腹满痛，心下痛，又见阴液将竭之"目中不了了，睛不和"，"发热汗多"，口燥咽干等（原文252~254、320~322条）。治以大承气汤釜底抽薪，急下存阴。

2. 泻热逐水法　适用于水热互结之热实结胸证。症见胸胁、心下、少腹硬满而痛，按之石硬，大便秘结，脉沉紧等（原文134~137条）。治宜泻热逐水破结，方用大陷胸汤（丸）。

3. 攻逐瘀血法　适用于瘀热互结的蓄血证。症见少腹急结或硬满疼痛，如狂、发狂，小便自利（原文106、124~126条）。或症见喜忘，屎虽硬，大便反易，其色必黑（原文237条）。轻者治宜活血化瘀，通下里热，方用桃核承气汤。重者治宜破血逐瘀，攻下里热，方用抵当汤（丸）。

4. 峻下水饮法　适用于饮停胸胁，胸阳不宣，气机壅滞之证。其症如152条所述"其人漐漐汗出，发作有时，头痛，心下痞硬满，引胁下痛，干呕短气，汗出不恶寒"，治宜攻逐水饮，方用十枣汤。

5. 温下寒实法　适用于水寒互结的寒实结胸证。症见胸胁或心下硬满而痛，大便不通，但无发热、烦渴、苔黄燥等热证（原文141条）。治宜温寒逐水，涤痰破结，方用三物白散。

6. 缓通润下法　适用于胃热肠燥津亏的脾约证。症见大便硬，而腹无所苦，小便数等（原文247条）。治宜泻热润肠通便，方用麻子仁丸。

7. 外导通便法　适用于津伤便秘证。症见虽有便意而大便难以排出者。因燥屎结于肠道，迫于肛门而致，治宜滋津润燥，导下通便，方用蜜煎导，或土瓜根、大猪胆汁方。

8. 和解泻下法　适用于少阳郁热兼阳明里实之证。症见潮热或寒热往来，胸胁苦满，郁郁而烦，呕不止，心下急，大便难或下利不畅等。重者治以大柴胡汤，和解少阳、通下里实（原文103、136、165条）；轻者治宜和解少阳，泻热去实，方用柴胡加芒硝汤（原文104条）。

仲景在论述下法运用的同时，指明了下法的临床禁忌。诸如伤寒呕多，病势向上，虽有阳明证，不可攻之（原文204条）；阳明病，心下硬满，邪结偏高者不可攻之（原文205条）；阳明病，面合色赤，阳明热郁经表者，不可攻之（原文206条）；阳明病，兼表邪未结者，不可攻之（原文189条）；阳明病，胃中虚冷者，不可攻之（原文194条）。

下法注意事宜包括：①运用下法，要考虑正邪两方面，正邪具实者，攻下可行；邪实正虚者，攻邪则伤正，补正又留邪，此时可考虑攻补兼施之法，如温阳攻下、养阴攻下、益气攻下等。后世医家根据仲景的治疗思想，创制了温补脾阳，攻下冷积之温脾汤；温肾润肠通便的济川煎；行气逐水之舟车丸；攻补兼施之新加黄龙汤等方剂，丰富了下法的内容。②攻下之法，最易伤胃气，应得效即止，不可多用、滥用。

四、和法

和法，是通过和解或调和作用，以达到祛除病邪、治愈疾病的一种治法。它不同于汗、吐、下三法的专事攻邪，也不同于补法的专事扶正。关于和法，《黄帝内经》没有对此专门论述，但已经包含了"和"的思想，如《素问·上古天真论》篇提出"和于阴阳"，其他篇章亦不乏"和"的思想。和法，多见于后世对《伤寒论》相关病证的应用分析。成无己在《伤寒明理论》中论述治法时说，伤寒邪在表可以用汗法，邪在里可以用下法，如果邪不在表里，则"当和解则可以矣"。由此可知和解是专治伤寒邪在半表半里的一种方法。所谓和解，意为"调和"，即调整人体功能，使之归于平复之意。戴北山有类似见解，他说："寒热并用之谓和，补泻合剂之谓和，表里双解之谓和，平其亢厉之谓和"。

和法适用于凡伤寒邪在少阳、肝脾不和、寒热错杂，以及表里同病。和法根据其作用和适应证的不同而有和解少阳、调和肝脾、调和寒热、表里双解四种。

1. 和解少阳　适用于少阳枢机不利之少阳郁热证。症见往来寒热、胸胁苦满、默默不欲饮食、心烦喜呕，以及口苦、咽干、目眩，脉弦细等（原文96、263、265条）。由于少阳位于半表半里，既不宜发汗，又不宜吐下，唯有和解一法最为恰当。故仲景创制了专治少阳病的小柴胡汤，以祛邪为主，兼顾正气，和解少阳，调达枢机。若少阳病兼有他证者，则应在和解少阳的同时，兼顾他证的治疗，和解法与他法并施。如兼有太阳表证者，治宜和解发汗，方用柴胡桂枝汤（原文146条）；兼有阳明里实者，治宜和解泻下，方用大柴胡汤，柴胡加芒硝汤（原文103~104、165条）；兼有水饮内停者，治宜和解化饮，方用柴胡桂枝干姜汤（原文147条）；兼有烦惊谵语者，治宜和解安神，方用柴胡加龙骨牡蛎汤（原文107条）。

2. 调和寒热　适用于脾胃不和，升降失常，寒热错杂，互结中焦，而致心下痞满，恶心呕吐，肠鸣下利之痞证。以心下痞、呕逆较著者，治以半夏泻心汤和中降逆消痞（原文149条）；兼有水饮食滞，以干噫食臭为主者，治以生姜泻心汤，和胃降逆，散水消痞（原文157条）；脾胃虚弱较甚，以下利日数十行，谷不化为主者，治以甘草泻心汤，补中和胃，消痞止利（原文158条）。此外，173条上热下寒之腹痛欲呕证，治用黄连汤清上温下，调和止痛；359条胃热脾寒之寒格吐利证，治当清胃温脾，治以干姜黄芩黄连人参汤；338条肠寒胃热之蛔厥证，治以乌梅丸寒温并用，扶正安蛔等亦属此法。

3. 调和肝脾　适用于肝脾不和，阳气内郁的病证。症见四逆，或咳，或悸，或小便不利，或腹中痛，或泄利下重等（原文318条）。治宜疏肝和胃，透达郁阳，方用四逆散。

4. 表里双解　适用于表里同病。其证有表寒里热、表里俱热、表里俱寒、表里俱实、表里俱虚等。当根据具体病情，解表与治里合用，以表里双解。诸如大青龙汤之外散风寒，内清郁热，用治表寒里热证（原文38~39条）；葛根芩连汤之解表清里，用治表里俱热的下利证（原文34条）；大柴胡汤之和解少阳，内泻热结，用治少阳兼阳明里实证（原文103、165条）等。

和法方剂的特点。首先，从用药特点来看，由于其适应证的病因病机的复杂性，以及其病证的善变性，用药常常采用性味相反之品。纵观和剂之方，均有寒温并用、辛开苦降、攻补兼施、阴阳并调的药物应用原则。如小柴胡汤之苦寒之柴胡、黄芩，辛温之生姜、半夏，甘补之参、枣、草，共奏和解少阳之功。

再者，从煎煮方法来看，无论是小柴胡汤及其加减方，还是半夏泻心汤、甘草泻心汤、生姜泻心汤等调理肝脾之剂，其煎煮之法，均要求“去滓，再煎”。此煎服方法，从现代制药工程学来说，因浓缩而增强了药汁的浓度，提高了临床用药质量和临床疗效。小柴胡汤证，呕吐较甚而发热，所用药物煎后去渣再煎浓缩，旨在增强药力，又防止因用量过多而不易受纳，饮入易吐之弊端。究《伤寒论》煎后取汁、去渣再煎的汤方均有呕吐之症。另外，此法可减小药物副作用。能减少柴胡发表之力，去半夏之毒性。张锡纯云：“小柴胡汤证，原忌发汗，其去渣重煎煮，所以减柴胡发表之力，欲其但上升而不外达也。”（《医学衷中参西录·医论》）再者，此法能使各药物气味更加融溶，药性专一。后世深究仲景小柴胡汤精义，有“用小柴胡汤必去渣复煎”之说，如喻昌云：“盖少阳经用药有汗、吐、下三禁，故但取小柴胡汤以和之……故去渣复煎，使其药性合而为一，漫无异同，俾其不至偾事耳。”（《尚论后篇》）徐灵胎曰：“去渣再煎者，此乃和解之剂，再煎则药性合和，能使经气相融，不复往来出入。”（《伤寒论类方汇参》）王晋三观点与徐灵胎一致，曰：“去渣再煎，恐刚柔不相济，有碍于和也”。（《绛雪园古方选注》）可见古圣不但用药之妙，其煎法亦有精义。

和解之法，和其不和也。故凡病兼虚者，补而和之；兼滞者，行而和之；兼寒者，温而和之；兼热者，凉而和之；兼表者，散而和之；兼里者，攻而和之。凡邪在肌表，未入少阳；或邪已入里，阳明热盛者，皆不宜使用和法。

五、温法

温法，即用温热药物扶助阳气，祛散寒邪，以治疗里寒证的方法。《素问·至真要大论》所云之“损者益之”“寒者热之”“治寒以热”，及《素问·阴阳应象大论》之“形不足者，温之以气”，都是此治疗大法确立的依据。仲景据此，创制诸如小建中汤、当归四逆汤、理中汤、四逆汤等多首温里方剂，其应用颇广。

温法具有温里助阳、散寒通脉等作用，适用于脏腑的沉寒痼冷、寒饮内停、寒湿不化，以及阳气虚衰等病证。温法在《伤寒论》中应用较多，为治疗太阴、少阴、厥阴三阴病证的主要方法。

由于寒邪所在部位不同，寒邪与阳虚的程度不同，因而温法中又有温中祛寒、温经散寒、回阳救逆等之区分，以及温法与其他治法的配合运用。

1. 温中散寒　适用于太阴病脾阳虚弱下利证。症见腹满而吐，食不下，时腹自痛，自利甚，口不渴等（原文273、277、386条）。方用理中汤（丸），温中健脾，散寒除湿。

2. 温中降逆　适用于阳虚阴盛，浊阴上逆证。此证或因胃中虚冷，或因肝寒犯胃，浊阴上逆而致。其症可见243条之“食谷欲呕”，309条之“吐利烦躁，手足逆冷”，或兼378条之“干呕吐涎沫，头痛”等，治宜吴茱萸汤，温降肝胃，泄浊通阳。

3. 温中解表　适用于脾气虚寒，表邪未解证。症见发热恶寒，头痛等表证，兼见下利不止，心下痞硬之里证，即所谓“协热而利”（原文163条）。方用温中解表之桂枝人参汤。

4. 温经散寒　适用于血虚寒凝厥证。此证为素体血虚，阳气不足，复感寒邪，凝滞经脉所致，症见351条手足厥寒、脉细欲绝，或见四肢关节疼痛、身疼腰痛，或见月经衍期，量少色黯，痛经等。法用温经散寒，养血通脉，宜当归四逆汤。

5. 回阳救逆　适用于少阴阳衰阴盛甚至阴盛格阳或戴阳证。症见精神萎靡，恶寒蜷卧，四肢厥逆，下利清谷，小便清长，脉沉微等（原文91~92、323、353~354等）。治宜回阳救急之四逆汤；若见格阳证，法用回阳破阴，宣通内外，宜通脉四逆汤，甚则通脉四逆加猪胆汁汤；若见戴阳证，宜用白通汤破阴回阳，宣通上下，甚者以白通加猪胆汁汤治疗。

6. 回阳益阴　适用于少阴阳虚阴伤之证。症见四逆，下利烦躁，脉微细等（原文69条），治宜回阳益阴之茯苓四逆汤。再如385条之“恶寒脉微，下利，利止亡血”之证，此亡阳脱液而致，法当回阳救逆，益气生津，宜四逆加人参汤。

7. 温阳除湿　适用于少阴阳虚寒湿身痛证。其症如304、305条所述之口中和，背恶寒，身体痛，手足寒，骨节痛，脉沉，方用附子汤，温阳散寒除湿。

8. 温经除湿　适用于风湿痹证。此证为阳不外固，风寒湿邪痹着于肌表而致，症见身体疼烦，不能自转侧，不呕，不渴，脉浮虚而涩（原文174条），治宜桂枝附子汤，以温经助阳，祛风除湿。

9. 温肾利水　适用于阳虚水泛证。此证为少阴阳衰，水邪泛滥而致，症见心下悸，头眩，身瞤动，小便不利，四肢沉重等（原文82、316条）。治用真武汤温肾利水。

10. 温涩固脱　适用于少阴虚寒下利便脓血证。症见下利不止，便脓血，小便不利，腹痛等（原文306、307条）。法用温阳固脱，涩肠止利，宜桃花汤。

11. 温经解表　适用于少阴阳虚兼表证。此为少阴阳虚，复感外寒，而致太少两感，表里同病，其症如301条所述，少阴病，始得之，反发热，脉沉，方用麻黄细辛附子汤，温经发汗，表里双解。

12. 温经固表　适用于表虚漏汗证。此证为太阳病过汗，导致阳虚漏汗而表证未解。症见汗漏不止，恶风，小便难，四肢微急，难以屈伸（原文20条）。方用桂枝加附子汤，温阳固表敛汗，调和营卫解表。

13. 温阳化饮　适用于水饮内停诸证。如67条心下逆满，气上冲胸，起则头眩，脉沉紧之脾虚水停证，治用苓桂术甘汤，温中健脾，利水化饮；73、127条心下悸，口不渴之胃虚水停证，治以茯苓甘草汤，温胃散水；65条心阳不足，肾水欲动之脐下悸，欲作奔豚证，治以苓桂甘枣汤，温通心阳，化气利水等。

温法的注意事项包括：①有的放矢。运用温法治疗里寒病证，首当辨别寒证所在部位，属于何脏何腑，做到有的放矢。②辨明真假。温法的运用尤其要注意辨清寒热之真假，勿被假象迷惑。若真寒假热之证，误用温法，犹如抱薪救火，火上加油，变生险候。③温不可过。温法常用附子、干姜等辛温燥热之药，虽有温阳散寒之功，亦有刚燥伤阴之弊，临床必须把握病情因人、因时、因地制宜，且要中病即止，不可过剂。

六、清法

清法，是通过清热泻火，以清除火热之邪，治疗里热证的一种治法。《素问·至真要大论》说：“热者寒之”“温者清之”“治热以寒”，是清法的立论依据。《伤寒论》依据《黄帝内经》之理，将清法运用于六经病证，创制了诸多的清热之剂。如白虎汤、栀子豉汤、竹叶石膏汤、白头翁汤等。

清法主要适用于里热证的治疗。在《伤寒论》中，清法主要见于太阳病篇和阳明病篇相关的条文中。由于里热所在部位之不同，加之临床兼夹有异，故其证候表现，病理机转有所差异，而清法的临床应用也不尽相同。清法的分类与运用如下：

1. 清宣郁热　适用于余热留扰胸膈，郁而不宣之虚烦证。症见虚烦不得眠，反复颠倒，心中懊憹，或胸中窒，心中结痛，饥不欲食，但头汗出等（原文76~78、221、228条）。法用清宣郁热，宜栀子豉汤。若兼少气者，为郁热耗气致，宜加炙甘草，益气补虚，方名栀子甘草豉汤（原文76条）；若兼呕者，为郁热扰胃，宜加生姜，和胃止呕，方名栀子生姜豉汤（原文76条）。若兼脾虚气滞腹胀满者，治宜清宣郁热，宽中消满，方用栀子厚朴汤（原文79条）；若兼中焦虚寒食少便溏者，治宜清上温中，方用栀子干姜汤（原文80条）。

2. 清热生津　适用于阳明热证。主要症状有身大热，多汗出，烦渴欲饮，脉浮滑或脉洪大等（原文176、219条）。此证多为胃热炽盛，弥漫全身，津液伤损而致，治宜白虎汤辛寒清热，透邪保津；若津伤为甚，大渴欲饮者，宜用白虎加人参汤辛寒清热，益气生津（原文168~170、222条）；若热病愈后，虚羸少气，气逆欲呕者（原文397条），宜用竹叶石膏汤清热生津，益气养阴。

3. 清热利水育阴　适用于阳明热证之下焦水停伤阴证。症见发热，渴欲饮水，小便不利，脉浮等（原文223条），或少阴阴虚，水热互结证，症见下利，咳而呕渴，心烦不得眠（原文319条）。方用猪苓汤，清热利水育阴。

4. 清热止利　适用于六经病之热利证。其证有三：一是里热夹表邪下利证，如34条所见身热、下利、汗出而喘、脉促等。此为太阳病误下后，既有表热未解，又有里热下利，即所谓"协热下利"。治用葛根芩连汤，清热止利，表里双解。其二是太阳少阳合病，如172条，此条所述应为少阳阳明合病，邪偏少阳，热迫大肠而致之热利，其下利必有黏液，并见肛门灼热，腹痛甚则里急后重。宜用黄芩汤，清少阳之热而止下利。三是厥阴热利证，症见热利下重，渴欲饮水，甚则下利脓血（原文371、373条）。此为厥阴肝经湿热，热毒下迫大肠所致热毒痢疾。治宜白头翁汤，清热解毒，凉血止利。

5. 清热宣肺　适用于邪热壅肺之喘证。症见如63、162条所述"汗出而喘，无大热者"，用麻杏石甘汤清热宣肺，降气平喘。

6. 清热化痰　适用于痰热互结的小结胸证。症见心下满闷，按之则痛，脉浮滑等（原文138条）。此因伤寒误下，邪热内陷，热与痰结而成小结胸证。法用清热化痰开结，宜小陷胸汤。

7. 泻热逐水　适用于水热互结的大结胸证。症见心下痛，按之石硬，脉沉紧，甚则从心下至少腹硬满而痛不可近，舌上燥渴，日晡所小有潮热等（原文134~137条）。此为邪热内陷与痰水相结，邪深热重，病势急重，法用大陷胸汤泻热逐水破结。

8. 泻热消痞　适用于热痞证。症见心下痞，按之濡，其脉关上浮等（原文154条），此为太阳病误下，邪热内陷，聚于心下部位之热痞证。法用清热消痞，宜大黄黄连泻心汤。本方服法，采取麻沸汤渍之，须臾绞汁，取其轻扬清淡之用，以清宣心下胃脘无形邪热，避其苦寒泻下，是用法之妙也。

9. 清热退黄　适用于湿热发黄证。其症见身如橘子色，小便不利，腹满，口渴，头汗出，身无汗，齐颈而还等（原文236、260条），此湿热发黄兼腑气壅滞之证，治当泻热利湿退黄，方用茵陈蒿汤；若湿热发黄，热重于湿，而见身黄发热之证，治宜清热利湿退黄，宜栀子柏皮汤（原文261条）；若湿热发黄兼表证未解，治宜散热利湿退黄，方用麻黄连轺赤小豆汤（原文262条）。

10. 清热利咽　适用于少阴客热咽痛证。症见咽痛，轻度红肿，痛轻不重，无寒热兼证（原文311条)。此为少阴感受外来邪热,客于咽部而致,法用甘草汤清热解毒以利咽;若客热不除,咽痛不愈,可用桔梗汤,清热宣肺以开喉痹。

11. 清热滋阴　适用于少阴阴虚阳亢不寐证。其症见心烦不寐,伴有口燥咽干,舌红少苔,脉细数等(原文303条),当用黄连阿胶汤清热滋阴,交通心肾。

12. 清温并用　即清法与温法并用,此法在《伤寒论》中应用较多。主要适用于寒热错杂证。如80条热扰胸膈兼中焦有寒的证,此证为上焦有热,中焦虚寒而致,方用栀子干姜汤清上温中;173条上热下寒,升降失调,症见腹中冷痛,欲呕吐,以黄连汤清上温下,和胃降逆;359条胃热脾寒,寒热格拒所致"食入即吐"者,当用清胃温脾之干姜黄芩黄连人参汤;此法的应用还可见于寒热错杂之痞证,蛔厥证等。

清法一般是在表证已解,热已入里,而且里热虽盛,但尚未结实的情况下使用。若邪气在表,应当解表,如170条"伤寒脉浮,发热无汗,其表不解,不可与白虎汤。"以及164条热痞兼表证等;里热已成腑实,则宜攻下;表邪未解,热已入里,又宜表里双解。总之,应用清法必须目的明确,方能准确中病。使用注意事项:一是要辨别热证所在部位。二是辨别热证真假,勿为假象迷惑。如少阴病,阴盛格阳之时,出现真寒假热,不可误用寒凉。三是辨别热证的虚实。四是要注意清法所用药物属寒凉之品,久服每易败胃或内伤中阳,必要时应配伍健脾和胃之品,以使祛邪而不伤阳碍胃。

七、补法

补法,是通过滋养、补益人体气血阴阳,适用于某一脏腑,也可几个脏腑,或气、血、阴、阳之一,或全部虚弱的一种治疗方法。《素问·三部九候论》说:"虚则补之";《素问·至真要大论》说:"损者益之";《素问·阴阳应象大论》说:"形不足者,温之以气;精不足者,补之以味",都是指此而言。仲景依此创制了诸如炙甘草汤、小建中汤、黄连阿胶汤等具有补益作用的方剂。

补法是通过补养的方法,恢复人体正气的一种治法,适用于各种虚证。《伤寒论》中补法的内容甚多,有补阴、补阳、补气、补血、气血双补、阴阳双补之分,以及补法与他法合用者。

1. 补气法　适用于气虚证的治疗,一般多用于脾胃气虚之证,仲景常用人参、白术、炙甘草等药。《伤寒论》112方中用人参的方剂有22方,用炙甘草的方剂有70余方。仲景补气多合用桂枝汤类方,以调和脾胃,补益中气。如102条治疗中气不足的小建中汤;62条治疗气营不足的桂枝新加汤等。

2. 补血法　适用于血虚证的治疗。仲景常用当归、芍药等药。如351条所述之血虚寒凝厥逆证,治以当归四逆汤养血散寒。

3. 气血双补法　是治疗气血双亏的方法。62条所述之表证未尽,营卫不和,营气不足证,治用益气养营,调和营卫,方选桂枝加芍药生姜各一两人参三两新加汤,即以桂枝汤加重芍药用量,另加人参益气生津,诸药合用,益气血,和营血,双补气血,适用于汗后营气不足身痛证。

4. 补阴法　适用于津液亏损,阴液不足所致之心、肾、肺、胃、肝等脏腑阴津亏损,及其阴虚内燥、阴虚内热等证,为治疗阴虚证的正治法。治法如下:①滋阴清热:适用于阴虚火旺之不寐证。即303条所述阴虚阳亢,心肾不交证,方选黄连阿胶汤。方中阿胶、白芍、鸡子黄,滋肾阴、养心血，以补阴涵阳；黄芩、黄连以清心火，与芍药配，酸苦涌泄以清火。诸药合奏滋阴清热之功。②养阴柔肝：适用于阴虚筋脉失养之拘急证，症见29条所述之心烦，微恶寒，脚挛急，治以滋阴养血，柔肝缓急之芍药甘草汤。其用芍药酸寒，益阴补血而柔肝；甘草甘平，补脾益虚而缓急，二者相合酸甘化阴。③润燥清热：适用于少阴热化证之阴虚咽痛者，以甘润平补之剂猪肤汤为代表。猪肤即猪皮，味甘而微寒，能滋阴润燥，清少阴浮火；白蜜、米粉养胃润燥，合之甘平凉润，滋阴清热，益胃和脾（原文310条）。④养阴清胃：适用于病后余热未清，气阴两伤证（原文397条），代表方为竹叶石膏汤。在竹叶石膏汤中，竹叶、石膏甘寒清热；人参、麦冬益气生津、滋液润燥；甘草、粳米养胃益气；半夏降逆和胃；麦冬、半夏相伍，滋而不腻。此方为清热养阴和胃之始方。

5. 补阳法　适用于阳虚证的证治。然阳虚证又有肾阳虚、脾胃阳虚、心阳虚等，故治法小异。①温补心阳：适用于心阳虚证的治疗，以桂枝甘草汤为代表方。桂枝入心助阳，甘草益气补中，温补心阳，适用于过汗伤阳之心下悸证（原文64条）。桂枝甘草龙骨牡蛎汤，以桂枝、甘草，辛甘温补心阳，龙牡潜镇安神，适用于火逆而致心阳虚损烦躁证（原文118条）。若火劫发汗，心阳大伤，症见惊狂，卧起不安者，宜桂枝去芍药加蜀漆牡蛎龙骨救逆汤，温通心阳，潜镇安神（原文112条）。若心阳不足，阴寒上乘，发作奔豚者，用桂枝加桂汤，温通心阳，平冲降逆（原文117条）。若心阳不足，肾水欲动，出现脐下悸，欲作奔豚者，方用苓桂甘枣汤，温通心阳，化气行水（原文65条）。②温补中阳：适用于中焦虚寒证。以温中补虚之理中汤为代表方。方中以人参、甘草补脾益气，和中补土；干姜、白术，温中散寒，健脾燥湿，合之共温补脾胃，壮中焦之阳气之功。属于此法的还有小建中汤、桂枝人参汤等。③温补肾阳：适用于少阴阳衰阴盛诸证。以四逆汤为代表法。仲景在此方的基础上，加减化裁，衍化出通脉四逆汤，通脉四逆加猪胆汁汤，白通汤与白通加猪胆汁汤，四逆加人参汤，茯苓四逆汤，以及干姜附子汤诸方。所有这些方剂均以温补肾阳为主要功效，用治肾阳虚衰的种种病症。

6. 阴阳双补法　适用于阴阳两虚证。例如177条所载炙甘草汤，该方既可益气通阳复脉，又能滋阴补血养心，为阴阳双补之剂，主治心阴阳两虚之“脉结代，心动悸”。68条的芍药甘草附子汤，方中芍药、甘草，酸甘化阴；附子、甘草，辛甘化阳，共奏扶阳益阴之效，主治阴阳两虚的脉微细，脚挛急，恶寒之证。同属此法的还有69条治疗阴阳两虚，以阳虚为主烦躁证的茯苓四逆汤。

7. 攻补兼施法　适用于正虚邪实证。当正气虚弱感受外邪时，则补法又需与祛邪诸法合用。例如，麻黄细辛附子汤与麻黄附子甘草汤温经解表，主治少阴阳虚兼表证（原文301~302条）；桂枝人参汤温中解表，主治太阴虚寒兼表证（原文163条）；厚朴生姜半夏甘草人参汤健脾行滞，主治脾虚气滞证（原文166条）；真武汤温肾利水，主治肾虚水泛证（原文82、316条）；附子汤温肾扶阳，散寒除湿，主治少阴阳虚，寒湿内盛证（原文304~305条）；乌梅丸清上温下，攻补兼施，主治寒热错杂，虚实并见的蛔厥证与久利证（原文338条）等。

使用补法须注意：①依证进补：采用补法，当辨证施治，虚证当补，但必须辨清气血、阴阳、表里、寒热及脏腑虚实，补之有理，用药有据，方能做到“效如桴鼓”。②补不可滥：补法用之得当，可收到“立竿见影”之效。然无虚不可滥补，以防因补而致阴阳气血偏移，从而变证纷出。如“内有湿热”“大实羸状”“年少体壮”等情况，不可滥用补法，以防出现“虚虚实实”之误。

八、涩法

涩法，是以固涩药为主组成，具有收敛固涩作用，治疗气、血、精、津液滑脱散失之证的方法。《素问·至真要大论》"散者收之"为其立论依据。

涩法在《伤寒论》中主要应用于滑脱不禁的下利不止证和表虚不固的汗漏证。涩法包括：

1. 涩肠固脱　适用于下元不固，统摄无权的下利不止证，如159条所述"此利在下焦"的下利不止，滑脱不禁，方用赤石脂禹余粮汤，涩肠固脱止利。338条用乌梅丸主治的寒热错杂久利证。以及306条的脾肾阳衰，固摄无权的下利便脓血，治以桃花汤温涩固脱。

2. 固表止汗　适用于卫阳不足，肌表不固的汗漏不止证。如20条的桂枝加附子汤。

使用涩法需注意：①涩法是为正气虚弱，耗散滑脱之证而设。内虚是本，滑脱是标。运用时，当根据患者耗散种类与程度的不同，配合相应的补益药，使之标本兼顾。②涩法是为正虚无邪者设，故凡外邪未祛，如热病汗出、痰饮咳嗽、火扰精泄、伤食泄泻、热痢初起或血热崩漏等均非本法所宜。误用则有"闭门留寇"之弊，转生他变。

九、利小便法

利小便法，是通过温阳化气，通利小便，使湿从小便排出的一种治法，是治疗水饮内停证的主要方法。《素问·汤液醪醴论》之"洁净府"正是对此法而言。此法论中应用丰富，诸如茯苓甘草汤、五苓散、猪苓汤、真武汤、茵陈蒿汤等。

此法适用于水湿壅盛之证。"小便不利"为其主要表现和适应证候。观其病因病机，或脾虚生湿，或肾虚水泛，或三焦壅滞，决渎无权，或膀胱气化不利，水道不调，均与水湿为病相关。温脾肾之阳，畅三焦之机，化膀胱之气，均可使水湿有其出路，此乃仲景治水湿之大法。利小便法包括：

1. 温阳利水　适用于阳虚水停诸证。具体分为：①温通心阳，化气利水：如65条苓桂甘枣汤主治心阳不足，肾水欲动之脐下悸，欲作奔豚证。②温中健脾，利水降冲：如67条苓桂术甘汤主治脾阳不足，水饮内停之"心下逆满，气上冲胸，起则头眩，脉沉紧"。③温中健胃，利水散饮：如73、127、356条茯苓甘草汤主治胃阳不足，水停中焦心下胃脘部悸动不安，推按则水声辘辘，口不渴，脉弦而苔白滑。④温肾助阳，化气利水：如82、316条真武汤主治少阴阳虚，水气泛滥致心下悸，头眩，小便不利，四肢沉重疼痛等。

2. 化气利水　适用于太阳蓄水证。此证由于太阳表邪不解，随经入腑，膀胱气化不利所致。其症以小便不利为主同时伴有小腹满，渴欲饮水，发热恶寒，脉浮等（原文71~74条）。治以通阳化气，利水渗湿之五苓散。方中桂枝能入膀胱温阳化气，可助利小便之功。

3. 清热育阴利水　适用于阴虚水热互结证。此证或因阳明里热伤阴，兼有水气不利；或因少阴阴虚有热，兼水饮内停。症见223、319条之小便不利，脉浮发热，渴欲饮水，心烦不得眠等，治以清热滋阴利水之猪苓汤。

4. 清热软坚逐水　适用于差后腰以下有水气的证治。其证由于湿热壅滞，膀胱气化不利，水蓄于下焦所致。症见395条所述之"腰以下有水气"，兼有腹肿满，或膝胫足跗肿胀，或小便不利等，方选牡蛎泽泻散，以逐水清热，软坚散结。

5. 清热利湿　适用于阳明湿热发黄证。此证由于湿热蕴结，熏蒸肝胆，兼腑气壅滞所致，症如236、260条所述身黄如橘子色，发热，无汗或头汗出，小便不利，尿色深黄，口渴，腹微满等，治宜茵陈蒿汤，清热除湿，通腑泄黄。

此外，《伤寒论》中还有一些兼利小便的治法，如适用于少阳病兼水饮内结证的柴胡桂枝干姜汤，其功效以和解少阳为主，兼温化水饮；以及适用于少阳邪郁而出现神志症状的柴胡加龙骨牡蛎汤，其功效以和解泄热，重镇安神为主，兼有利小便之功。

利小便法是排出体内水湿之邪，治疗水湿内停病证的主要方法。由于此法在祛邪愈病的同时，容易伤及津液，故津伤较重的病证应当慎用或禁用，且要做到中病即止，以免过剂伤津耗液。如224条所论猪苓汤的禁例。

利小便法属中医"八法"中消法的范畴。所谓消法是通过消食导滞，行气活血，化痰利水，以及驱虫的方法，使气、血、痰、食、水、虫等所结成的有形之邪渐消缓散的一种治疗方法。适用于饮食停滞、气滞血瘀、癥瘕积聚、水湿内停、痰饮不化、虫积等。消法所治主要是病在脏腑、经络、肌肉之间渐积而成，病势较缓，且多虚实夹杂，必须渐消缓散而不能急于排出的病症。消法在《伤寒论》中的运用，除利小便法之外，还有桃核承气汤、抵当汤（丸）的消瘀破结法；乌梅丸的安蛔驱蛔法；小陷胸汤的化痰开结法；厚朴生姜半夏甘草人参汤的健脾行滞，消补兼施法等。

十、试探法

试探法，是在某些病证原因一时不明，病情复杂，病势急重的情况下，使用的一种治疗诊断方法。西医学中某些疾病，如肠伤寒、疟疾等，在实验室检查、血液病原学诊断依据一时不足时，也往往采用这种治疗方法。《伤寒论》早在一千七百多年前就提出了试探法，这对人类医学治疗学，不能不说是一个重大贡献。因此，回顾和讨论《伤寒论》对试探法论述的条文，是有其积极意义的。

《伤寒论》第75条："未持脉时，病人叉手自冒心，师因教试令咳，而不咳者，此必两耳聋无闻也，所以然者，以重发汗虚故也。"未持脉，见病人两手交叉于心胸，从望诊上考虑病人为心阳虚损之证，然仅此诊断心阳虚，理由尚不充分，故令病人咳嗽，若病人耳聋无所闻，则由此诊为汗后阳虚。此乃因少阴之络交会于耳，"南方赤色，入通于心，开窍于耳，藏精于心"（《素问·金匮真言论》），重发汗后，心阳虚损必耳聋。这就是诱导性的试探问诊方法，对于初习医者，尤其值得认真吸取。

疾病的发生发展错综复杂，变化多端，一旦在临床诊断和治疗过程中遇到困难，即可用试探法。《伤寒论》第243条："食谷欲呕，属阳明也，吴茱萸汤主之；得汤反剧者，属上焦也。"食谷欲呕的病证有在胸、胃之分，寒、热之别，临床症状相似，但病因病理、病变部位却不同。若属胃气虚寒、浊阴上逆之呕逆，吴茱萸汤自能获得显效；若属上焦有热，胃失和降之呕逆，试投吴茱萸汤后而"反剧"，乃以热疗热，胃肠拒而不受故也。

试探法的运用，就整部《伤寒论》而言，主要集中在阳明病篇。盖阳明为多气多血之脏腑，脾胃同居中州。胃主受纳，腐熟水谷；脾主运化精微物质。胃主燥，以降为顺；脾主湿，以升为健。胃在脾的作用下，游溢精气以灌溉四旁，营养四肢百骸，经络脏腑。病入阳明，多从燥化。若燥化太过，胃热亢盛，则表里寒热之邪皆聚于胃，故论中谓"阳明居中，主土也，万物所归，无所复传"（原文184条）。若燥热之邪与肠中糟粕搏结而成燥屎，影响腑气通降，则可出现潮热，谵语，腹满硬痛或绕脐痛，大便秘结，手足濈然汗出，脉沉实有力，舌苔黄燥或焦裂起刺等阳明腑实重证,治疗须用通里攻下之法,大小承气汤是其代表主方。故于阳明病中,讨论试探法的运用方法,主要体现在讨论大小承气汤的运用方法上。

《伤寒论》第209条:"阳明病,潮热,大便微硬者,可与大承气汤,不硬者,不可与之。若不大便六七日,恐有燥屎,欲知之法,少与小承气汤,汤入腹中,转矢气者,此有燥屎也,乃可攻之;若不转矢气者,此但初头硬,后必溏,不可攻之,攻之必胀满不能食也。欲饮水者,与水则哕。其后发热者,必大便复硬而少也,以小承气汤和之。不转矢气者,慎不可攻也。"胃肠燥屎已成,腑气不通,可与大承气汤荡涤燥结。若大便不硬,虽有潮热,亦不可用大承气汤妄行攻下。若六七日不大便,潮热,腹满痛等证不明显,欲知肠中是否有燥屎,可用小承气汤试探之。服小承气汤后,转矢气者,表明肠中燥屎阻结,乃可攻下;若服后下转矢气者,是燥屎未成,且大便先硬后溏,则不可攻,妄攻必脾胃受损,腹胀满不能食。其有因误下而欲饮水者,是胃气受损,故水入则哕。亦有下后伤津而热邪不去,因而大便复硬者,但大便虽硬而少,此时可用小承气汤和之。

大承气汤适用于阳明燥热结实之证,潮热,腹满硬痛,大便硬结是其特点。若潮热,腹满痛或大便硬结等证不明显,病情处于疑似之间,为审慎起见,可以小承气汤试探为法,以防变证,损伤脾胃。是欲用大承气汤而以小承气汤为之试探之法也。

试探法不仅用于对疾病的诊断治疗,且对判定疾病的预后转归亦有一定作用。如332条:"伤寒始发热六日,厥反九日而利,凡厥利者,当不能食。今反能食者,恐为除中。食以索饼,不发热者,知胃气尚在,必愈。恐暴热来出而复去也,后三日脉之,其热续在者,期之旦日夜半愈……后三日脉之,而脉数,其热不罢者,此为热气有余,必发痈脓也。"厥阴病,先发热六日,后厥九日,厥多于热,此属虚寒之厥利,当不能食,而反食,恐为胃气垂绝的除中证。此时食以索饼之法以试探之,其结果有四:一是食后不发热(微热)。知胃气尚在,病有好转之机;二是食后陡然发热,发热后突然衰竭而不发热,则是胃气衰败之象,证名除中,病情凶险;三是食索饼后,后三日诊察之,若发热仍在,表明阳气恢复。因厥热时间相等,阴阳趋于和平,故断为次日夜半愈;四是食饼三日后,热仍不退,且脉数,知阳气有余,热邪偏盛,气血壅滞,复为热邪熏灼,可发痈脓。

试探法在浩瀚的中医古医籍中,首载于《伤寒论》,其不仅用于疾病的诊断、治疗,还可判定预后、转归。故应予深入探讨。

十一、救逆法

救逆法,是指疾病在发生发展过程中,因失治误治后,根据病情的病理变化,而从新厘定的一种治疗方法。《伤寒论》有关救逆法的条文约占2/5以上。因此,讨论救逆法在《伤寒论》中的运用,对于我们今天的临床工作与理论研究,是有所裨益的。

讨论救逆法,必须弄清楚什么是逆治。这里所说的逆治,就是误治(不是与从治相对而言的逆治)。逆治的原因,多为临床表现复杂,疾病被假象所掩盖,医者未详察其情,辨证不细,治不中窾,汗下失序所致。如"本发汗而复下之,此为逆也,若先发汗,治不为逆。本先下之而反汗之,为逆,若先下之,治不为逆。"(原文90条)是疾病有表里缓急之分,治有汗下先后之不同。如果辨证失误,表里先后误施,病必不愈,有的还会出现变证。如"太阳病,当恶寒发热,今自汗出,反不恶寒发热,关上脉细数者,此医吐之过也。……腹中饥,口不能食……不喜糜粥,欲食冷食,朝食暮吐……此为小逆。"(原文120条)是太阳病治当汗解,而误用吐法，导致脾胃受伤，运化失健，胃津亏损。因脾胃一时受伤，而表证却因之而解，故为“小逆”。有太阳病误吐致变内热生烦的，如“太阳病吐之，但太阳病当恶寒，今反不恶寒，不欲近衣，此为吐之内烦也。”（原文121条）是误吐后胃津受损，气液耗伤，致内热虚烦而生之证。还有因误治而危及生命的，如“太阳病，发热而渴，不恶寒者，为温病。……若被下者，小便不利，直视失溲；若被火者，微发黄色，剧则如惊痫，时瘛疭；若火熏之，一逆尚引日，再逆促命期。”（原文6条）是温病的证候，不同于太阳中风与伤寒。发病原因由外感温邪或邪热内蕴所致，其病理机转及临床表现随温邪所伤部位及机体状况而异。治疗忌用辛温发汗。医者若失于辨证，误作太阳中风伤寒治，而施用汗、下、火等法，就会出现鼻息必鼾，语言难出，小便不利，直视失溲，微发黄色，剧则如惊痫，时瘛疭等危重证候。一次误治，尚可苟延时日，若再次误治，则病人就会有生命危险，即所谓“促命期”了。可见为人医者，须知识广博，穷极医理，知常达变，于细微处见真功夫，辨证二字最为重要。

救逆法，是较一般治疗更为复杂的方法，因所救之逆，都是失治、误治等原因而造成的疾病。疾病经过误治以后，证情不变，而仍宗原方治疗的一种方法。如“伤寒五六日，呕而发热者，柴胡汤证具，而以他药下之，柴胡证仍在者，复与柴胡汤……。”（原文149条）伤寒五六日，见呕而发热的柴胡证，则应用柴胡汤治疗。如误以他药下之，或因病人正气较强，下后柴胡证仍在，病势未变，可再用柴胡汤治疗。又如“凡柴胡汤证而下之，若柴胡证不罢者，复与柴胡汤，必蒸蒸而振，却发热汗出而解。”（原文101条）是病在少阳，当以小柴胡汤和解，而反用下法，如若病人正气较旺，误下后少阳证仍在，仍可与小柴胡汤治疗。唯因误下后正气受损，抗邪乏力，但正气得药力之助，奋起抗邪，正邪交争，必蒸蒸发热，振振而寒，及至正胜邪却时，遂发热汗出而解。可见此法运用，注意病人正气强弱与否是其关键。

随证施治，是根据疾病误治后的病因病理变化，对证候进行分析归纳，判断其病变部位、性质，邪正盛衰等状况，而后立法处方的治疗方法。如“太阳病三日，已发汗，若吐，若下，若温针，仍不解者，此为坏病，桂枝不中与之也。观其脉证，知犯何逆，随证治之。”（原文16条）太阳病经过数日，已用发汗、吐、下、温针等法治疗，而病仍不解，此为坏病。坏病证候错综复杂，难以用六经证候称其名，治疗原则须以脉证变化而定，不可拘泥于成法。当观其脉证，并须知其所犯的何种误治，而随证施治。仲景这一可贵的辨证论治思想，虽见于坏病条中，实则对所有疾病的治疗，都具有指导意义。如“发汗后，不可更行桂枝汤，汗出而喘，无大热者，可与麻黄杏仁甘草石膏汤。”（原文63条、162条）是太阳病发汗太过，或汗不如法，或误用下法，致使邪热内传，热壅于肺，迫津外泄而汗出，气逆不降而见喘。疾病证候因汗下后发生了质的变化，故不可再用桂枝汤，而应以麻杏甘石汤清宣肺热，则喘汗可止。他如发汗过多，致心阳虚心悸之桂枝甘草汤证（原文64条）；火逆下之，致心阳虚烦躁之桂枝甘草龙骨牡蛎汤证（原文118条）；伤寒脉浮，医以火迫劫之，致心阳虚惊狂的桂枝去芍药加蜀漆牡蛎龙骨救逆汤证（原文112条）；及发汗吐下后，虚烦不得眠，胸中烦热懊侬之栀子豉汤证（原文78条）等，皆可为“随证治之”之范例。

对于坏病，仲景提出了不少好的救逆措施，也从某个侧面提供了很多预防坏病发生的经验。在伤寒六经中，有许多疾病的传变及坏病形成与否，与误治有一定关系。如“病发于阳而反下之，热入因作结胸；病发于阴而反下之，因作痞。”（原文131条）“太阳病，若发汗，若下，若利小便，此亡津液，胃中干燥，因转属阳明”（原文181条）等，皆由太阳病初治不善，病情发生了传变所致。有鉴于此，就应在疾病的太阳病初起阶段，慎用或禁用吐、下、利小便的方法，即使发汗也不可太过，以免过汗伤津，使胃中干燥而转属阳明。再如“太阳中风，脉浮紧，发热恶寒，身疼痛，不汗出而烦躁者，大青龙汤主之。若脉微弱，汗出恶风者，不可服之，服之则厥逆，筋惕肉瞤，此为逆也。”（原文38条）说明大青龙汤主要用于外感风寒、内有郁热之表里俱实证。发热恶寒，身疼痛，不汗出而烦躁，脉浮紧是其辨证要点，见斯证用斯药，不必徘徊瞻顾。但当脉微弱，汗出恶风者，则不可用大青龙汤。因脉微弱是里阳虚，汗出恶风是卫阳虚。如果误服，势必出现大汗亡阳，手足厥冷，筋肉跳动等坏病证状。由此，我们得知，临床上必须把握病机，充分认识到疾病的发展规律，及其六经所属脏腑经络互相影响、互相制约的关系，既要知其常，也要知其变。病发之后，务先治其未病之脏腑，本经之病争取在本经早期治愈，这样，就能在一定程度上防止坏病形成或疾病向他经传变。

（张喜奎）

第四章 《伤寒论》方剂研究与实践

《伤寒论》载方一百一十三首，皆为仲景博采众长，古为今用，勤于实践之杰作。其组方应用充分体现了审证求因、谨守病机、辨证立法、据法定方的特点。其用药配伍严谨、制方药少而精，是临床广泛应用、疗效卓著的有效方剂，被历代医家尊为“群方之祖”，为中医方剂学的发展做出了重要贡献。

仲景之方，剂型丰富多样，远远超越前期医方成就，包括了汤、散、丸、栓、灌肠剂等各种类型，且药物选择精当，用量斟酌，几近锱铢必较，“方后注”中，仲景还详尽叙述了方剂的制备和服用方法。而其根据病情演变对方药进行的加减变化，更示人以方剂配伍之圆机活法。

《伤寒论》方剂理论经受了近两千年的反复检验，其组方思路既体现出据证立法、依法组方的方证对应原则，更包含因人、因时、因地制宜的灵活组方风格，这种既有原则性又有灵活性的组方特点，演绎编织出一幅变幻无穷的中医“方谱”，也蕴含着创方、用方理论的科学内涵。因此，探寻《伤寒论》的组方思路与规律，不仅有利于促进经方的应用、提高临证组方的水平，亦有利于辨证论治思维能力的培养，更有利于仲景学说的丰富、发展。

值得强调的是，对《伤寒论》方应用思路的研究不应仅着眼于方与病、证、症的契合，更应注意其中煎服、护理等方法。二者相辅相成、相得益彰。为提高临床疗效奠定基础。

通过对仲景遣方用药的分析，可以看出《伤寒论》组方、用方过程是环环相扣的“系统工程”，从针对不同病证的药物选择，到临床所需的各类剂型及其制作工艺等，都蕴含着丰富的内涵。而《伤寒论》中有关溶剂、用量、剂型等内容，也在继承此前药剂学成就的基础上，更有较多的发展与补充，形成了相对成熟的药剂学理论，是《伤寒论》方剂研究中不可或缺的重要组成部分。

从类方的视角研究《伤寒论》方，不失为科学且巧妙的选择。作为认识仲景组方、用方思路的方法与路径，类方研究通过对基础方为首的一类方剂的分析，不仅可进一步明晰该类方剂的核心结构及组方思路，抓住纷繁复杂类方的本质，更可通过对基础方与衍化方之间演化规律的揭示，找到方剂加减化裁的规律，为创立新方提供方法学指导，从而实现“熔古化新”。

第一节 组方思路

方剂不是药物的无序堆砌，任何一张方剂都在一定原则指导下构建而成。在《伤寒论》组方过程中，这一特征体现得尤为突出。通过对《伤寒论》所载方剂的分析，不难还原其组

方的规则与思路,揭示组方的科学内涵:

1. 合理配伍 配伍是组成方剂的基本原则。《素问·至真要大论》曰:"主病之谓君,佐君之谓臣,应臣之谓使。"《伤寒论》的组方形式虽有单行的例子,如甘草汤,但更多的是以药物组合的形式出现。如治疗伤寒表证的麻黄汤,以麻黄发汗解表为君药,桂枝助麻黄发汗解表为臣药,杏仁助麻黄平喘为佐药,甘草调和诸药为使药。通过中药组合应用不仅可较好地应对复杂的病情,更可增强疗效、减轻毒副作用,这就形成了组方的独特形式——配伍。

一者,功效配伍。①增强效应。主要以君、臣药的形式出现。通过功效相似药物配伍以增强方剂整体效应。如白虎汤中的石膏、知母,四逆汤中的附子、干姜等;②互补效应。如半夏泻心汤方中黄芩、黄连相配清其热,干姜、半夏辛温宣开,散其寒。黄芩、黄连与干姜、半夏功效相异,两组药物相配既可清热又可散寒宣通,扩大了治疗范围。③共奏新效。小柴胡汤为邪在少阳、枢机不利而设,方以柴胡配黄芩,柴胡透泄外散,黄芩清泄里热,两相配合,共奏和解少阳之效,其配伍效应是单以柴胡或黄芩无法达到的。④监制毒性。药物通过合理配伍可以达到减毒增效的作用。如附子多伍以甘草,《名医别录》载甘草有"解百药毒"的功效,甘草甘缓调和诸药可制附子燥烈之性。《伤寒论》中有较多生姜配半夏的例子,通过配伍生姜既能减轻半夏毒性,又能增强其降逆止呕功效。大陷胸丸配以白蜜,既可使药力缓和作用于上部,又可缓和甘遂猛烈之毒性;十枣汤中大戟、芫花、甘遂三药药性峻烈,逐水之力甚著,往往易致邪去正伤,故以大枣煎汤送服,以顾护胃气,使邪去而正不伤;三物白散中巴豆辛热有毒,对胃肠有强烈的刺激作用,仲景以"白饮和服",实则以米汤监制其毒性,顾护胃气。

二者,性味配伍。①性味相辅。组方过程中借相关性味相互辅助、共同配伍,达到实现某一效应的目的,如苦寒泻火、甘温补气、辛甘发散、酸苦涌泄等。论中如辛甘化阳之桂枝、甘草相配;酸甘化阴之芍药、甘草相配;酸苦合化之乌梅、黄连、黄柏相配等。②性味相制。将两种或几种性味迥然不同的药物,有机组合融为一体,使其相互制约、相互调节,从而达到特殊的治疗效用。寒热并用,如黄连汤之黄连与桂枝、干姜相配;辛散与酸敛相配,如小青龙汤之干姜、细辛与五味子等。

2. 灵活加减 仲景组方的基本原则是按照君、臣、佐、使的思路合理配伍,从而针对某种病证组方遣药。但邪有风寒暑湿之分,禀赋有寒热虚实之别,邪之中人,因人而异,所以病证有常有变。《伤寒论》在配伍的基础上,常根据病证的变化灵活加减,以求提高疗效。其加减形式包括:

一是在主症不变的情况下,随兼夹症的变化,对方剂进行适当的加减,使加减后的复方更具针对性。如栀子豉汤治虚烦、心中懊憹。少气者,加甘草(栀子甘草豉汤);呕者,加生姜(栀子生姜豉汤);大下后,身热不去,微烦者,去豆豉加干姜(栀子干姜汤)。其他如小柴胡汤加减、通脉四逆汤加减等,都具有这一特征。

二是药量的加减变化。通过药量加减,可使加减后的汤方更能适合病情轻重、病势缓急的变化。如四逆汤有破阴回阳之功效,若出现"下利清谷,里寒外热,手足厥逆,脉微欲绝,身反不恶寒,其人面色赤"的少阴阴盛格阳之证。仲景则在四逆汤的基础上加重附子用量,名通脉四逆汤。两方虽药味相同,但通过药量的变化,使方证更加相符。

综上所述,仲景根据病证转化及病证轻重缓急,借助药物加减这一组方思路以求应变,实现了方、证的最佳契合及方剂效应最大化。也是"观其脉证,知犯何逆,随证治之"的最好体现。

3. 方证相应　中医认识和治疗疾病的基本原则是辨证论治，证是疾病的病因、病性、病位以及邪正之间关系的概括。仲景组方，总是在四诊所得脉证基础上，明确病证属性，确定治则、治法，组成相应的方剂，即凭脉辨证，法随证立，方从法出。方与证之间，借"理法"这一纽带来维系。以"理法"为基础，结合药物性味理论进行组方，实现方与证之间的紧密对应，如麻黄汤证、小柴胡汤证、四逆汤证等，从而形成了《伤寒论》独有的"汤证"概念。

方证相应原则指导下，也有同病异治，异病同治之用。如结胸病既有用陷胸汤者，亦有用三物白散者，皆因其证之不同；吴茱萸汤既用于治疗阳明寒呕、少阴吐利，也用于厥阴头痛等病，即为异病同治之例。

4. 治未病　"治未病"理论源于《内》《难》，包括"未病先防，既病防变"，是中医理论体系中独具特色的组成部分。仲景禀《内》《难》之旨，在组方过程中很好地体现了"治未病"思想，通过创建有效复方，使这一理论得以付诸实践。就其内容而言，既有通过合理组方以防疾病内传者，亦有防乘侮他脏者，更有通过祛邪之法以护阴血、阳气等记载。如小柴胡汤之用参、草、枣，并非用以补虚，而意在甘温益脾，厚土以防胆木乘犯；再如小青龙汤，方用麻黄、桂枝、干姜、细辛、半夏等大队辛散温化之品，配以五味子、芍药之酸敛，意在防辛散过度，耗散肺气。此外，如十枣汤之用大枣防脾胃损伤等，都无不体现出组方过程中防疾病传变、防攻邪伤正的"治未病"思想。

"治未病"理论指导下的组方过程不仅较好地将《内经》《难经》相关理论付诸实践，对后世组方起到了示范作用，而且极大地丰富了中医组方的理论内涵。

5. 顾护脾胃　脾胃乃后天之本，仲景组方时刻不忘顾护脾胃。如发汗解表之桂枝汤、大青龙汤之伍生姜、大枣、甘草等，以资化源；阳明热证，治以清、下，虽以祛邪为主要目的，然在清热攻下方中，实寓有保存胃阴、顾护胃气的要着。三阴之病，证多属虚寒，治以温阳为主，然细究仲景治疗三阴虚寒之方，不难发现，方中皆蕴补益中焦脾胃之法，体现了《伤寒论》以脾胃为中心、执中州以灌四旁的组方理念。其中治太阴病之方自不待言，即如治疗少阴病、厥阴病的主方等，皆体现出这一组方的独特思路，如四逆汤方中干姜、甘草即寓复中阳以救肾阳之意；乌梅丸不仅以较多温脾胃药入方，且以蜜作丸，以助胃气，就全方而言，更系土木两调。

综上所述，仲景治疗不同病证之方剂，在组方时大多伍用了护脾胃之药，充分体现了"顾护脾胃"的组方思想。

（都占陶　周春祥）

第二节　用方思路

经方用药简练、配伍精当、效专力宏，广为历代医家推崇。临床用之得当，每可收"一剂知，两剂已"之良效。探讨经方应用思路不仅对正确应用经方有益，亦利于经方应用范围的拓展，更能丰富《伤寒论》理论，具有较高的实用价值与深远的历史意义。概而言之，经方灵活应用思路包括如下方面：

1. 辨识主症　《伤寒论》阐述了每一经方相对固定的适应病证，相关病证亦即"汤证"，如麻黄汤证、桂枝汤证等。每一汤证都有其特殊的证候表现，其中又有“主症”“次症”“或然症”等不同。临床大多并非诸“症”全现，应辨清主症选择用方，正如仲景所言“但见一证便是，不必悉具”。因主症往往代表了证的特征，常为疾病重心之所在、病机之关键，据此遣方用药，用之多验。

主症辨识清楚，常可助医者获得线索以锁定用方，如麻黄汤证主症为发热恶寒、无汗、脉浮紧，见此等证即可投之，而“喘”则为次要症，见与不见均可用之。在病证复杂，辨识困难时，依据经方主症，常可获“柳暗花明”般启悟。如刘渡舟教授治疗火灾烟雾中毒，在病（和）证未能明辨时，依据相类症状，联想到“呕而发热者，小柴胡汤主之”，“正在心下，按之则痛，脉浮滑者，小陷胸汤主之”，遂用柴陷合方，应手取效。

辨主症用经方，极大地简化了辨证过程，方便了经方应用，开阔了医者视野，但值得指出的是，抓主症，尚须结合病机，方是辨主症之本意。

2. 谨守病机 《伤寒论》条文简略，所述病证信息与现代临床描述完全相同者并不多见。往往需要我们前后文互参，从中分析与方剂相吻合的内在病机，把握病机与方药之间的联系，不必拘执一脉一证。如桂枝汤，其所治病证表现多样，用方时只需抓住营卫不和之本质，不论外感、内伤皆可用之；再如乌梅丸，不仅治蛔厥，又可治久利，因其寒热错杂、虚实并见的病机相同，虽脉证各异，然亦可用之。

总之，临床应用《伤寒论》之经方重在抓住病机，不拘于疾病症状、脉象、体征之不同，是拓展经方灵活应用思路之一。

3. 随证化裁 《伤寒论》制方严谨，但每方都有其特定的适用范围，因临床病症复杂多端，欲实现运用经方以尽愈诸疾之目的，就需对方剂进行化裁。《伤寒论》经方化裁一是用治兼症，如黄芩加半夏生姜汤，兼顾在胆热迫肠基础上出现的呕吐；二是针对病证轻重缓急需要的化裁，如由治阳虚表郁重证的麻黄附子细辛汤化裁出治疗阳虚表郁轻证的麻黄附子甘草汤；三是为适应疾病表里、虚实等病性之变化进行的化裁，如理中汤与桂枝人参汤，白虎汤与白虎加人参汤等。

除《伤寒论》自身记载的汤方化裁外，后世根据病证兼夹、病情轻重、病势缓急，对经方进行化裁也很多，使经方的应用范围更趋广泛。以小柴胡汤为例，小柴胡加五味子汤、小柴胡加牡丹皮汤、小柴胡加地黄汤、小柴胡加茯苓汤等，均乃观病之动静，对经方做出的合理化裁，为经方应用提供了可借鉴的思路。

4. 调整用量 《伤寒论》用方过程中往往根据患者体质和病情轻重，灵活调节药物用量，以获得最佳治疗效果。如通脉四逆汤与四逆汤即是根据不同体质增减方中药量的实例；而桂枝麻黄各半汤与桂枝二麻黄一汤则是以调整药物比例以适应病情轻重的实例；还有“小促其间”“半日许令三服尽”等斟酌药量的灵活方式。

5. 合方运用 临床上复杂病证多见，常需借经方合用或经、时方合用，方能对证。合方并非方剂的杂乱组合，而是合之有度，《伤寒论》通过较多合方的应用，为后世展示了合方时应当遵循的思路。

临床上当两种以上病证兼见（如合病、并病，或坏病）时，由于病情错综复杂，仅以一方治之往往难能奏效，常需对复杂病情证与证的轻重、主次做出区分后，决定组合方的用量。如桂枝二越婢一汤、柴胡桂枝汤等。

在复杂疾病病理演变过程中，亦可基于多种病机相合，进行经方与经方甚至经方与时方的合理加减组合。《伤寒论》中也有多处相关内容，如大柴胡汤就可看做小柴胡汤与承气汤相合加减而成，取柴胡剂之和解与承气汤之通下而组方，用于少阳阳明合病。

加减组方是《伤寒论》方在应用过程中为适应复杂病证变化而采用的用方手法，通过对方剂加减规律的揭示，不仅可为临床化裁、应用经方提供支撑，还能借此拓展经方应用思路。

6. 创立新方　经方具有"方小、药精、效宏"的特点，历千年而不衰，除配伍严谨、选药精当等特征外，它还是中医治则治法的"化身"，所谓"法随证立""方随法出"。方是法的载体，法是方的根本，由此使得载有治病大法的经方可以不断流传。同一证因病因、体质、生活环境不同，遣方用药可能发生变化。与此相对，同一方，亦会因性别、年龄、体质差异，在用量及煎服方法等方面有所不同。因此，所谓经方，实际并非简单地照搬原方药物，而是应在辨证论治基础上，遵循《伤寒论》制方精神，灵活化裁，创立新方，此时即便不用经方，但确属师仲景法而不泥其方，此即"使方而不使于方"之意。在研究《伤寒论》方过程中，通过习其方法，悟其规律，思其本质，才能不断提高经方运用水平，演绎出与临床实际相合的新方。

以苓桂剂为例，若能将该类方剂做系统归类就不难悟出其组方规则，如心、脾阳虚水停，仲景皆以苓桂剂化裁，因于心阳虚者配大枣、甘草，形成苓桂枣甘汤；因于脾虚者，皆用苓、桂、术三味以温脾运水，又视其水停部位而有配甘草之苓桂术甘汤及配猪苓、泽泻之五苓散，配甘草则全方偏于甘缓留中，能使药力作用于中焦，故可用治水停中焦之证，配猪苓、泽泻则偏于淡渗下泄，可用治水停下焦之证。通过对该类方剂的深入分析，不难悟出组成该类方剂的两个基本规律，一是心、脾阳虚水停的组方皆以苓、桂为主，这是治本之道；二是这类病证用方尚需视水停部位选择相应药物做灵活组合，以治其标，如配白术、甘草之健脾留中；配大枣之补心、脾；配猪苓、泽泻之淡泄等。在悟得上述规律基础上，不难想出，当水停在胸胁、四肢甚至在脑等不同部位时的配伍思路，并以此演化出更多的新方。如此，方能师仲景法而不拘其方，成为真正的经方大家，亦才能真正感悟《伤寒论》原序"虽未能尽愈诸病，庶可以见病知源"的精神实质。

其实，后世的许多大家已为我们展示了丰富的领悟规律、演绎新方的实例，如温病四大家之一的吴鞠通，在承气汤基础上化裁创立了宣白承气汤、导赤承气汤、牛黄承气汤及增液承气汤等，无不体现出这一思想精髓。

7. 重视调护　服药方法及护理的正确与否直接影响着疗效的发挥。临床有辨证用方准确而疗效却不显者，究其原因，时由服法及护理不当造成。正因如此，方剂应用过程中应重视其服法及护理，并视之为用方理论的有机组成部分。概括《伤寒论》方剂服法及药后护理的相关内容，主要包括如下方面：

《伤寒论》对某些方药确定了服用时机，以利于更好地发挥药效。"平旦空腹服"即晨起空腹服用，如十枣汤，用后更利于峻下作用发挥。"先食服"即食前服，如桃核承气汤，因其病位在下，食前服药便于药力直达病所。桂枝汤治自汗，仲景强调"先其时发汗"，即在出汗前服用，意在使药力于邪未盛时发挥调和营卫作用。苦酒汤不拘时"少少含咽之"，意在持续作用于咽喉部位，更利于"咽中伤，生疮"的痊愈。

运用经方，除应注意服药方法外，还应注意仲景强调的方后护理内容。作为方药应用的重要组成部分，应同服法一样等同对待。

服药后，为更好取得方药效应，还须采取相应措施，以保证药物效用的正常发挥。如桂枝汤啜热粥并覆取微汗，麻黄汤服后覆取微似汗，不须啜粥等。

服药后既应注意其"宜"，更当避开其"禁"，如此方能取得良好药效。如服桂枝汤、葛根汤、乌梅丸等方后，均忌食生冷、黏滑等食物，以防阻碍胃气，恋邪不去。

综上所述，药物服用方法及服后护理亦是用方的重要环节，应当重视，以利于进一步提高临床疗效。

（都占陶 周春祥）

第三节 药剂技术

《伤寒论》不仅制方法度严谨、药简力宏，而且药剂技术亦颇为丰富，从剂型选择到药剂调配等无不蕴含深意、示人以规矩。

剂型与方药疗效有着密切关系。一方面，具有寒热温凉不同属性的药物，需赖不同剂型以更好地发挥其药效，正如《神农本草经》载："药性有宜丸者，有宜散者，宜水煮者，宜膏煎者，并随药性，不得违越"。另一方面，疾病的表里、虚实、寒热、缓急、轻重、上下等需赖不同剂型方能更好地发挥疗效。

仲景注重剂型与方药的相关性。《伤寒论》将汤剂、丸剂、散剂、膏剂、栓剂、灌肠剂、含咽剂等多种制剂类型与理法方药融汇为一体，实现了剂型的辨证施用：汤剂，是最常应用的剂型，或解表、或通腑、或补益，具有起效迅速，直达病所的优势，适应了伤寒病变多样、发展迅速特点。如麻黄汤解表发汗，大承气汤急下推荡腑实，四逆汤回阳救逆等；丸剂，取其"缓也"，用其"缓化"，如大陷胸丸用治病位偏上的热实结胸，以丸药缓攻，下行之力较缓，且作用在上部，以逐在上之水邪；散剂有"散也"之意，能散布阳气、散结聚之邪，如五苓散，取其助脾气之转枢，以散水气；至于膏剂，虽无其名，但有其实，猪肤汤即是此例，偏于滋补，为现代膏剂之雏形；栓剂则见于阳明病篇外导通下的蜜煎方；灌肠剂见于导下法之猪胆汁方；含咽剂见于少阴咽痛篇苦酒汤，仲景强调"少少含咽之"即是其意。上述栓剂、灌肠剂及含咽剂应是仲景依据病证需要灵活创制的新剂型。

总之，《伤寒论》重视剂型与方剂效应之间不可分割的关系，体现出据证候而定剂型的制剂学特色，这一思想使得《伤寒论》组方、用方理论更臻完美。

一、药剂调配

《伤寒论》药剂调配主要表现在药物煎煮方面，涵盖溶剂的选择、溶剂用量及药物的特殊煎法等方面。

1. 溶剂的选择 《伤寒论》中，使用最广泛的溶剂是水，除少数生物碱、油脂等外，一般成分都易溶解。书中除使用普通水外，还用了一些特殊水溶剂，如苓桂枣甘汤之甘澜水，得重扬后不助水邪；麻黄连轺赤小豆汤之潦水，具流动而不聚湿之功；大黄黄连泻心汤之麻沸汤，取方中寒凉之气，薄苦泄之味，功偏清上部无形之热；枳实栀子豉汤之清浆水，以助开胃止呕，清热除烦。书中依据不同病证，结合方剂药物，灵活应用各种特殊水溶剂。

除了用水,《伤寒论》还使用了不少经酿造或其他方法加工而成的溶剂,主要有:炙甘草汤之清酒,助行药力,和血温经;苦酒汤之苦酒,酸收敛疮;蜜煎导之蜜,润下通便;另有白饮,缓和药性,顾护脾胃等。

从上述内容不难看出,仲景认识到溶剂是影响药物制剂质量、调节药物效应发挥的重要因素,这一观念对后世认识溶剂与方效关系,合理选择溶剂具有启发意义。

2. 煎煮时间　古代煎药不以时间计量,可能是与古代计时工具相对缺乏有关。《伤寒论》通过控制溶剂使用量及煎煮过程中的挥发量,巧妙地解决了这一问题。就《伤寒论》而言,一般是煎去溶剂总量的1/2,即在煎煮过程中以挥发溶剂的一半为标准,例如甘草干姜汤、芍药甘草汤"以水三升,煮取一升五合";有煎去溶剂的1/2稍多,如桂枝汤"以水七升,微火煮取三升";有煎去溶剂的2/3,如桂枝人参汤"以水九升,先煮四味,取五升,内桂,更煮取三升";有煎去溶剂的3/4,如茵陈蒿汤"以水一斗二升,先煮茵陈减六升,内二味,煮取三升";更有煎去4/5者,如炙甘草汤"以清酒七升,水八升,先煮八味取三升"。除以上以挥发量计算煎煮时间外,还有一种特殊的煎煮法,即煮米熟汤成为度,如白虎汤、桃花汤等,白虎汤中粳米与石膏同用,一则以益胃生津,一则以防寒凉药物伤胃之弊;桃花汤用粳米一斤,为用粳米量最大的一方,米熟汤成间接说明了煎煮时间长短。

仲景巧妙地通过溶剂的量变间接地掌控了制剂的时间,这一方法比较客观。当然,这一方法折射出的不仅仅是该方法本身的相对客观与科学,而是进一步强调了时间在制剂过程中的重要性。这一做法为后世针对不同病证、不同药物选择煎煮时间提供了参考。

3. 特殊用法　汤剂是《伤寒论》方剂的主要剂型。"汤者荡也",具有吸收快、药力大、奏效著以及可以随证化裁变化等优点。仲景对汤剂的煎法非常讲究,善于根据病情与方药的不同而选择煎法。如浸渍法、急煎法、久煎法、去滓再煎法等。此外,对某些药物有特殊煎煮要求,如先煎、后下、烊化等。以先煎为例,用麻黄的大青龙汤、麻黄附子甘草汤等方均注以"先煮麻黄,去上沫"的字样,缘麻黄煮出之沫有"令人烦"的副作用,先煮去之可减轻"心烦"的症状;再如葛根汤"先煮葛根",系因葛根药用块根,纤维密集而坚硬,非久煮则药力不出;又如桂枝去芍药加蜀漆牡蛎龙骨救逆汤,方取蜀漆先煎,意在加强其涤痰散邪作用。

后下之法《伤寒论》用之亦多,如大承气汤中大黄通过后下,能保证其气锐行速之攻下效用。柴胡加芒硝汤之后下芒硝、桃花汤之后下赤石脂,皆为保证有效成分不致受到损失而设。后下之法更被用于质轻辛散之品的煎煮,如桂枝人参汤后入桂枝,后下则辛散之性得以保全,其气锐先行解表之用得以发挥。此外,论中更有小建中汤之纳饴、黄连阿胶汤等之阿胶后入烊化,皆因其性黏腻,若与他药同煎,则易糊化,影响药效。

综上所述可见,《伤寒论》特殊煎法的目的一是为了保持药性以增强药效,二是为了减少药物毒副作用,三是根据药物品性而设。对某一特殊煎煮方法而言,其目的又各自不同,需区别对待。

二、作用特点

《伤寒论》除蕴含丰富的药剂技术外,更含有丰富的药剂学理论。书中已认识到不同药剂技术具有不同的作用特点,通过使用相关药剂技术,既可改变药物性能,亦能提高方药效应,更趋缓和毒副作用。

1. 改变药物性能 《伤寒论》大黄黄连泻心汤、附子泻心汤均治无形邪热郁滞于胃脘的热痞证，以麻沸汤浸渍取汁，意在取其气而薄其味，所谓“取气”是取其寒凉之气，以清热郁；所谓“薄味”是少取其苦泄之力。徐灵胎《伤寒类方》曾做出精辟评述：“此又法之最奇者，不取煎而取泡，欲其轻扬清淡，以涤上焦之邪。”附子泻心汤意蕴尤深，方中大黄、黄连、黄芩用热水浸渍，附子单独煎煮，尤在泾曰：“方以麻沸汤渍寒药，别煮附子取汁，合和与服，则寒热异其气，生熟异其性，药虽同行，而功则各奏，此先圣之妙用也。”

2. 调节作用部位 太阳病篇热实结胸证有大陷胸汤证及大陷胸丸证之分，大陷胸丸治疗时改汤剂为丸剂与抵当汤易汤为丸的用意有别，缘其非为病轻势缓而设。大陷胸汤证水热互结的病位居中，而大陷胸丸证水热互结的病位较高，此时易汤为丸目的在于避免汤剂之荡涤而径走肠胃，丸剂则可更好地祛除在上之水热，此点从丸剂中甘遂用量不减、大黄增量且并用泻肺行水之葶苈子可窥见一斑。大陷胸丸既运用剂型的改变来促成药物作用于胸膈之上，复通过葶苈子、杏仁、白蜜的配伍变泻胃肠水热为泻肺膈水热之用，这与三药的引经入肺不无关系。仲景方术灵活巧妙，变大陷胸汤为大陷胸丸，药物作用部位亦随之发生变化，由泻胃肠水热之剂转为泻肺隔水热之剂。

3. 促使药力和合 《伤寒论》中方剂大多只煮一次，然亦有特殊者，如和解少阳的小柴胡汤、大柴胡汤、柴胡桂枝干姜汤均需要去滓再煎，和胃消痞的半夏泻心汤、生姜泻心汤、甘草泻心汤亦取该法。上述六方或以和解少阳之枢，或以和胃消痞，通过去滓再煎，能使药性和合，更好地发挥和解之功。徐灵胎《伤寒类方》于小柴胡汤方后注云：“去渣再煎煮，此方乃和解之剂，再煎则药性和合，能使经气相融，不复往来出入，古圣不但用药之妙，其煎法俱有意义。”从《伤寒论》中我们可以看到仲景在使用大剂量的柴胡剂时，均去滓再煎，小柴胡汤、大柴胡汤、柴胡桂枝干姜汤中柴胡用量均是半斤，也即八两，而半斤以下的柴胡剂则取普通煎煮法，不必去滓再煎。因此，柴胡剂要求去滓再煎，一方面如徐灵胎所言，意在取药性和合之用，另一方面当与柴胡大量使用有关。

半夏泻心汤证原系小柴胡汤证误行泻下，损伤中阳，少阳邪热乘虚内陷，以致寒热错杂，而成心下痞。本方即小柴胡汤去柴胡、生姜，加黄连、干姜而成，因病已去太阳、少阳，故去疏散之柴胡、生姜。痞因寒热错杂而成，故加寒热平调之黄连、干姜，变和解少阳之剂，为调和肠胃之方。三泻心汤去滓再煎，务使药性和合，有利于方剂寒热并调、攻补同施。

纵观三柴胡汤及三泻心汤取去滓再煎，而此六方又重在调和肝胆、脾胃及中焦、少阳枢机之“不和”，由此可见去滓再煎的作用特征及适应病证，亦体现了制剂与病证之间的密切关联。

4. 缓解峻烈之势 仲景组方常据证情轻重缓急而有汤、丸、散剂等区分。如太阳蓄血证乃热与血结于下焦之证，但因瘀热轻重及病势缓急而有汤、丸之别。抵当汤证不仅瘀热甚重，且病势较急，故治当急治其里，泻热逐瘀；抵当丸证瘀热虽重但病势较缓，治宜攻逐瘀热，峻药缓图。两方药味组成完全相同，但丸剂中水蛭、虻虫剂量减少1/3，桃仁加5个，且改汤为丸，使峻猛荡涤之剂成缓消渐削之方。脾约之证是脾转输津液的功能为胃热所约束，津液不能还于胃肠中，肠燥乏润则见大便干结，治以泻热润肠通便的麻子仁丸，细细玩味，实系丸中有方，因丸中配用大黄、厚朴、枳实三味，即小承气汤，因其与大队滋润药配伍，且制成丸剂，减弱其通泻之力，寓峻药缓图之意，常用于虽不大便十日而腹亦无所苦，其热壅气闭较轻之人。

综上所述,《伤寒论》药剂技术十分丰富,也为后世的发展奠定了基础。书中阐明的药剂技术与病证相关的制剂思路直到现在仍有效地指导着临床实践,随着现代制剂研究的深入,其中的科学内涵必将得到更加深刻的揭示。

(都占陶　周春祥)

第四节　临床应用

一、桂枝汤类方

桂枝汤类方是以桂枝汤为基础方化裁而成的一类方剂,如桂枝汤、桂枝加葛根汤、桂枝加厚朴杏子汤、桂枝加附子汤、桂枝新加汤、小建中汤、桂枝加桂汤、桂枝加芍药汤、桂枝加大黄汤、桂枝甘草龙骨牡蛎汤等。分析这些方剂的衍化不仅可以反映仲景临床辨证论治的思维过程,而且体现了《伤寒论》用药的严谨精当和临床应用的灵活多变。

在该类方剂中,桂枝汤是基础方,具有解肌祛风,调和营卫之功,外感内伤皆有所宜。该类方的适应证,多属太阳中风的兼证或变证,仲景针对兼变证的病机病情而灵活化裁,药随病机而增减,方随证候而变化。如在桂枝汤基础上加葛根曰桂枝加葛根汤,主治太阳中风兼经输不利证;加厚朴、杏仁名桂枝加厚朴杏子汤,主治太阳中风兼肺气上逆证;加炮附子称桂枝加附子汤,主治太阳病发汗太过而阳虚汗漏证;重用芍药、生姜,加人参则名桂枝新加汤,主治太阳病发汗太过而气营两虚身疼痛证;再加桂枝二两曰桂枝加桂汤,主治阳虚奔豚证;倍芍药、加饴糖名小建中汤,主治伤寒二三日,心中悸而烦者;白芍用量比桂枝汤量加一倍之桂枝加芍药汤,主治太阳病,医反下之,因而腹满时痛者等。以下择其要者介绍桂枝汤、桂枝加葛根汤、桂枝加厚朴杏子汤诸方的现代应用情况。

(一)桂枝汤

《伤寒论》桂枝汤的适应证主要有三:太阳中风表虚证;太阳病发汗或误治后,表证仍在者;杂病营卫不和如自汗、发热证。主治证候虽多,但皆有中风表虚,腠理不固,或营卫失和的病机。临床以恶风寒发热,汗出,头痛,鼻鸣干呕,脉浮缓为主症。

该方用桂枝为君,辛甘性温,发表散寒,温通经脉,助阳化气;芍药为臣,敛阴护营,和血脉,以缓桂枝辛散之性,二者相伍散中有收,邪正兼顾。生姜辛温,发散风寒,温中止呕,佐桂枝散寒祛风;大枣、炙甘草皆味甘,佐芍药和里,酸甘化阴,滋养阴液,敛阴和营;合桂枝辛甘化阳,调助卫阳。诸药相配,发中有敛,敛中有散,发散而不伤正,敛阴而不留邪;在外有和营卫之功,在内则有调理气血阴阳之用,可广泛用于气血不和,营卫阴阳失调诸证。正如著名伤寒学家柯韵伯所云:"此为仲景群方之魁,乃滋阴和阳,调和荣卫,解肌发汗之总方也。凡头痛发热,恶风恶寒,其脉浮而弱,汗自出者,不拘何经,不论中风、伤寒、杂病,咸得用此发汗。若妄汗、妄下、而表不解者,仍当用此解肌。"

【现代应用】

1. 感冒发热　桂枝汤是临床治疗感冒的常用方剂,尤其是体弱者反复感冒属表虚营卫失调,用本方随症施治,疗效确切。表寒重加羌活、防风;阳气虚者,加黄芪、附子;暑月受风寒而属阴暑者,加香薷、附片、砂仁、扁豆等。近年还用本方治疗空调病。

2. 咳嗽　本方加杏仁、桔梗、百部,治疗急性支气管炎咳嗽咯痰,见表虚证者,疗效较好;加杏仁、川贝母、枳壳、沙参、玄参、桔梗、蝉蜕等,治疗喉源性咳嗽;合玉屏风散治疗过敏性咳嗽。

3. 汗证　桂枝汤除治疗风寒袭表、表虚自汗证以外,还广泛应用于杂病汗证属营卫不和者。汗出多者,加浮小麦、煅龙牡;精神紧张即汗出为甚者,加五味子、酸枣仁;气虚易外感者合玉屏风散;阳虚畏寒者,加附子、细辛。

4. 失眠证　用本方加郁金、炒黄芩、龙骨、远志、柏子仁、天冬等,可治疗顽固性失眠。

5. 心律失常　本方合生脉散治疗心律失常。窦性心动过缓者加附子、细辛、红花;心动过速者加川芎、葛根、香附、丹参、柏子仁、石菖蒲;痰浊内盛加半夏、远志,胸痹心痛者加瓜蒌、薤白、郁金等。

6. 肠易激综合征　本方对肠蠕动有双向调节作用,能改善肠道功能。本方加葛根、白术、枳壳、山药等,治疗肠易激综合征疗效明显。

7. 痹证　本方为基础,寒盛加肉桂、细辛、独活、寄生;湿盛者加薏仁、木瓜;偏热可合三妙散,加防己、忍冬藤、秦艽;痛甚加制川乌、制草乌等,治疗痹证疼痛有效。

8. 梅尼埃病　本方加泽泻、车前子、茯苓、白术、代赭石、菊花等,治疗梅尼埃病,获效颇佳。

9. 奔豚　桂枝加桂汤用治奔豚,气"从少腹起,上冲咽喉",具有和血温通降逆的作用,对于少腹寒气向上冲逆而出现的动悸、疼痛,用之可以平降。

10. 肋间神经痛　本方加白芷、乳香、没药、元胡,治疗肋间神经痛。

11. 颈椎病　本方加羌活、葛根、白术、黄芪、鸡血藤、丹参、蜈蚣、全蝎、桑寄生等,治疗颈椎病有效。

12. 面神经麻痹　本方加僵蚕、蝉蜕,防风、全虫等,治疗面神经麻痹,证属外感风寒,郁滞经络者。

13. 不安腿综合征　本方加丹参为主方,治疗不安腿综合征。瘀血阻络加当归、赤芍、桃仁、川芎、地龙,湿滞经脉加木瓜、防己、薏苡仁,气血虚者加黄芪、熟地黄、鸡血藤,年老精亏者加山茱萸、枸杞子、菟丝子、鹿角胶、川牛膝、杜仲,血虚寒凝经脉加当归、细辛、木通、附子、木瓜等。

14. 过敏性疾病　过敏性鼻炎是一种外界过敏性抗原引起的以鼻痒、喷嚏、流清涕等为主要表现的疾病,属中医"鼻鼽"范畴;本方加细辛、防风、黄芪、杏仁、苍耳子、蝉衣等,治疗过敏性鼻炎,疗效显著。本方随症加味,可用于治疗寒冷性荨麻疹;加当归、黄芪、何首乌、蝉蜕,治疗妇女经期风疹块、妊娠期荨麻疹。

15. 皮肤瘙痒症　本方加鸡血藤、蝉蜕、防风、独活、羌活等,治疗老年顽固性皮肤瘙痒症、冬季皮肤瘙痒。

16. 多形红斑　本方加当归、川芎、红花、羌活、防己、制川乌、吴茱萸等,治疗多形红斑。

17. 冻疮　用桂枝汤加黄酒、麻黄、细辛、生黄芪、附子、丹参、红花等,水煎内服配合熏洗,治疗冻疮。

18. 妇科疾患　本方具有的温经散寒、温通冲任、调经止痛、畅达气机的疗效,临床广泛用于妇科诸病。加香附治女子经初潮痛经、营卫不和者及妇人经期腹痛属寒者;加竹茹、黄芩、苏梗,治妊娠恶阻者;加当归、黄芩,治产后阳浮阴弱之发热者;加艾叶、当归、川芎、白术等,治疗慢性盆腔炎。用本方加郁金、佛手、当归、生地为基础,肝火盛加丹皮、山栀;心肾不交加黄连、五味子、麦冬;脾气虚加黄芪、党参;痰湿蕴结加白豆蔻、薏苡仁;失眠多梦者加炒酸枣仁、柏子仁、合欢皮;头痛头晕加葛根、决明子;另加浮小麦、柴胡可治疗更年期综合征心烦、多汗、潮热等。

19.儿科疾患 桂枝汤解肌发表,滋阴和阳,调和营卫,适当加味,可以治疗儿科多种疾病。加青蒿、白薇治小儿外感发热;加木香、槟榔治小儿腹痛;加防风、白术治过敏性鼻炎;加浮小麦、牡蛎治小儿多汗症;加丹参、太子参治小儿心肌炎;加益智仁、桑螵蛸、菟丝子、乌药、白果、石菖蒲等,治小儿遗尿症;加杏仁、生龙牡、山萸肉等,治疗小儿神经性尿频等。本方合玉屏风散,阴亏加玉竹、百合、石斛、麦冬等,腹痛者重用芍药加白糖;厌食甚加鸡内金、焦山楂、炒麦芽等,治疗小儿厌食症有效。本方合玉屏风散加灵芝、山楂、白砂糖,制成灭菌口服液,治小儿反复呼吸道感染者。

【医案例析】

1.妊娠恶阻案 赵某,女,28岁,护士。患者受孕2月余,恶闻食臭,每食即吐,心烦,时吐痰涎,质稀薄,脉细缓,苔薄白,舌质如平。证属胎气上逆,胃失和降,拟桂枝汤调阴阳,和营卫。处方:桂枝5g,白芍5g,炙甘草5g,生姜10g,大枣10g。3剂。

按语:桂枝汤治疗妊娠恶阻。取桂、草辛甘化阳,芍、枣酸甘化阴,桂、姜和胃降逆止呕而效。可见本方除解肌祛风,调和营卫作用外,尚有调和阴阳,和胃降逆之功,若平素脾胃虚寒,加之妊娠,因阴阳一时失调而出现呕吐不食等妊娠反应,即使无寒热表证,也可用该方治疗。清代《本经疏证》言,桂枝的功效有六,其中即有"平冲降逆"也。有认为桂枝乃解表药,仅用治外感;或以其色赤活血而碍胎,不敢用于孕妇,则大谬矣!(班秀文.从太阳经辨治妇科病[J].中国中医药报,2013,8:15)

2.夏月感冒案 俞某,女,43岁,教师。初诊(1984年8月29日):身热恶风3天,汗多、全身疼痛、咽痛,曾服速效伤风胶囊、板蓝根冲剂2天,证情反见加重。检查见咽壁滤泡增生,咽壁轻度充血,舌正苔薄,脉浮数带滑。重按无力。证属夏季贪凉,感受风寒,营卫不和。拟桂枝汤加减。处方:桂枝10g,炒白芍15g,炙甘草6g,生黄芪15g,炒防风10g,细辛4.5g,连翘10g,2剂。患者服1剂药后,恶风发热消失,汗出少,身疼痛已轻,2剂后基本恢复正常。

按语:本案为立秋与处暑之后感冒,气候炎热如盛夏,且有咽痛咽红,王叔和云:"桂枝下咽,阳盛则毙。"用桂枝汤岂非负薪救火?柯师认为,患者咽痛,发热恶风、汗出身痛是新感风寒,营卫不和所致。《金匮要略》曰:"夫病痼疾。加以卒病,当先治其卒病,后乃治其痼疾也。"从局部和性体来看,全身症状突出,为当务之急,当先治新,兼顾宿疾,"凡有是证,当用是药"的原则,用桂枝汤调和营卫,发散风寒,身疼痛严重加防风、细辛散寒止痛,汗多加黄芪益气固表,芍药的用量大于桂枝,咽痛加连翘透达利咽。察证明确,投药得当,故2剂诸恙悉除。(俞惠英,胡又常.柯雪帆应用经方医案六则[J].黑龙江中医药,1985,(5):15)

【临证思路】

桂枝汤作为《伤寒论》第一方,号称群方之冠,是临床运用最广泛的方剂之一。本方在外有祛邪和营卫之功,在内则有调气血滋阴和阳之用,故可用于外感、内伤诸疾,证属营卫不和、气血阴阳失调者。正如古人徐中可所云:"外证得之解肌和营卫,内证得之化气调阴阳"。现代临床在使用范围上早已超越仲景所论,涉及内、外、妇产、儿科等临床各科,不仅用于外感病,亦广泛用于多种内伤杂病。虽然临床使用范围极广,病证繁杂,但均具备表虚营卫不和,或气血阴阳失调的基本病机。临床以自汗出,恶风寒、发热,头痛,鼻鸣干呕,舌质淡红、苔薄白,脉浮缓弱等为审证要点。

病情比较单纯者,往往使用原方药味;若病情繁杂有兼夹者,可在原方基础之上酌情化裁。如表邪重者,加防风、荆芥,头痛甚者加川芎、羌活、白芷等,头项强痛者加葛根,自汗多或盗汗者加龙骨、生牡蛎,气喘咳嗽胸满者加厚朴、杏仁、苏子,痰多者加半夏、陈皮、白芥子,呕吐者加半夏,身体疼痛重者加细辛、独活、羌活、秦艽、川乌等,气虚者加人参、黄芪,体虚易外感者合玉屏风散,阳虚者加附子等。方中之芍药,一般用白芍,如欲活血通经则可用赤芍。

临证使用本方,重在领悟仲景"桂枝本为解肌"之意。应把握解肌祛风,调和营卫与发汗解表之区别。本方"服已须臾,啜热稀粥一升余,以助药力",再"温覆令一时许",意在借"遍身漐漐,微似有汗",收营卫调和之功。是与桂枝二麻黄一汤、桂枝麻黄各半汤、麻黄汤证之不同。

【实验研究】

桂枝汤的作用十分广泛,不少资料报道其具有抗炎、解热镇痛、镇静作用。体外实验表明,对幽门螺旋菌、幽门弯曲菌、金黄色葡萄球菌、伤寒杆菌、结核杆菌,流感病毒均有较强的抑制作用,能明显抑制多种感染性及非感染性炎症的发生发展,对多种发热动物模型皆有显著的解热效果。桂枝汤对4-甲基邻苯二酚(4-MC)诱导的心脏交感神经有抑制作用。认为桂芍比为1∶1和1∶2时药效最佳,与美托洛尔相似。本方还能够显著增加家兔心肌血流量,直接兴奋心脏,增强心肌功能。此外,桂枝汤具有显著的双向调节作用。包括对动物体温、汗腺分泌、免疫功能、血压、肠蠕动以及胃动素、胃泌素含量等的双向调节作用等。

(二)桂枝加葛根汤

桂枝加葛根汤证见于《伤寒论》第14条。临床在太阳中风见症的基础上,以头项强痛项背紧束不适、强滞不柔和、俯仰不能自如为特征,仲景称之为"项背强几几"。此因风寒邪气较重,深入太阳经隧,经气郁滞、输津不利而筋肉挛急所致。故用桂枝汤加葛根汤,解肌祛风,升津舒筋。

桂枝汤加葛根汤即桂枝汤加葛根而成。葛根甘辛性平,借辛散解肌透邪之力,助桂枝、生姜辛温解肌发散风寒表邪;又善升发鼓舞胃中清阳之气上行而输津液、濡筋脉、缓挛急。更有芍药、甘草、大枣酸甘化阴,益阴缓急。全方共奏解肌祛风,升津舒筋缓挛之效,适用于太阳中风,经输不利之项背强滞证。

【现代应用】

1. 外感病项强证　外感表虚证见"项背强几几"是本方的主要适应证。临床多用本方治疗感染性疾病、传染性疾病具备该病机、证候者。用桂枝加葛根汤治疗病毒性痉挛性斜颈症、结核性脑膜炎、流感等病具备项背强几几者。

2. 颈椎病　上肢麻木加姜黄、桑枝、川芎;头痛眩晕加天麻、丹参、羌活;恶心呕吐加半夏、代赭石、竹茹;气虚加党参、黄芪;血虚加当归、鸡血藤;寒甚加细辛、制川乌;湿盛加苍术、薏米;肝肾亏虚加杜仲、寄生、菟丝子、怀牛膝;兼瘀者加川芎、红花、桃仁、水蛭、全虫、地龙;痛剧加玄胡、制乳香等。

3. 颈部肌筋膜炎　根据该病颈项部僵硬感、紧张感或有重物压迫之沉重感,晨起或气候潮湿寒冷时加重的特点,用本方加黄芪、川芎、姜黄、制乳没,治疗获效颇佳。

4. 肩周炎、落枕　本方是治疗肩周炎、落枕的常用效方之一。一般加威灵仙、羌活、川芎，姜黄等。

5. 头痛　本方加川芎、白芷、细辛为基础，风邪甚加荆芥，防风；痰湿者加半夏、石菖蒲；瘀血者加丹参、桃仁、红花、全蝎；肝火盛者加石决明、菊花；寒凝者加吴茱萸、藁本等；治疗血管神经性头痛。

6. 缺血性眩晕症　本方加菊花、桑叶、天麻、石决明、钩藤、川芎、当归，治疗脑缺血性眩晕症。

7. 糖尿病周围神经病变　本方加当归、全蝎，治疗糖尿病周围神经病变。

8. 药物性肝损害　本方能明显改善药物性肝损害患者的临床症状。

9. 面瘫（面神经炎）本方既能解肌祛风以散邪，又能疏通阳明经络以解痉，敷畅营卫，生津滋脉为特长。本方具有双向调节作用，散中有补，通中能润，祛邪扶正。

10. 小儿下利（急性细菌性痢疾）桂枝汤通阳和营以解在表之邪，加葛根升提透达，使内陷之邪由表而出，此即"逆流挽舟"之法。

11. 其他疾患　本方化裁，治疗冠心病心肌缺血、雷诺病、药物性皮疹、胃痛等病证。

【医案例析】

项背拘急案　刘某某，男，41岁。患病已三月，项背强紧，顾盼俯仰不能自如，自汗出而恶风。问其大便则称稀溏，每日二三次，伴有脱肛与后重等症。切其脉浮，视其舌苔白润。辨为桂枝加葛根汤证，其大便溏薄，肛肠下坠后重，则为阳明受邪升清不利之象，为"太阳阳明合病"。处方：桂枝15g，白芍15g，葛根16g，生姜12g，炙甘草10g，大枣12枚。

服药后，不须啜粥，连服7剂，诸症霍然。

按语：本证在项背强急的同时，并见下利、下坠与脱肛，实补原方之所略也。后世用本方治疗外感不解，又有下利之证，每获效验。刘渡舟老认为，本方用于治疗风寒背部痹痛，以及下颌关节炎等，亦有较好疗效。（陈明，刘燕华，李芳. 刘渡舟临证验案精选[M]. 北京：学苑出版社，1996：140）

【临证思路】

桂枝加葛根汤具有解肌祛风，调和营卫，升津舒筋之功。风寒外束，营卫失和，经输不利是本证的基本病机。临床以项背强滞、疼痛，头痛，恶风寒，发热，汗出，舌淡红、苔薄白，脉浮缓等为审证要点。本方主治太阳中风表虚证兼项背强几几者，并可用于治疗符合本方病机、主症的多种杂病具备项背强滞、疼痛，属太阳经气郁滞，筋肉拘挛者。例如感冒、痉病、肩凝证、落枕、痹证、头痛、肌肉抽动、眩晕等。从现代临床应用情况看，使用频率最高者是颈肩项背部疾患，如颈椎病、肩周炎、颈部肌筋膜炎等，这与张仲景所云"项背强几几"的主症一致。

使用本方葛根量宜大，一般15~30g。具体应用时，还须随症化裁。如表邪重者加防风、羌活，头痛重者加川芎、白芷、羌活、藁本，无汗者加麻黄，眩晕者加天麻、钩藤、石决明、菊花，恶心呕吐者加半夏、竹茹、代赭石，痛甚者加细辛、玄胡、制乳没、全虫，气虚者加黄芪、党参，血瘀者加桃仁、红花、地龙、水蛭等。

【实验研究】

1. 抗炎镇痛作用　马氏等研究发现，桂枝加葛根汤对冰醋酸所致小鼠扭体反应、小鼠福尔马林致痛、兔神经根周围炎症因子等模型具有明显的抗炎镇痛作用。

2. 对Ⅰ型变态反应的影响　赵氏研究发现，通过建立Ⅰ型超敏反应实验动物模型，发现桂枝加葛根汤可抑制组胺及5-羟色胺致小鼠毛细血管通透性增加，对组胺所致小鼠足跖肿胀具有抑制作用。

（三）桂枝加厚朴杏子汤

桂枝加厚朴杏子汤见于《伤寒论》第18、43两条。18条为太阳中风引发宿疾喘咳；43条为太阳病误下，表邪未解，邪气内迫而肺气上逆。两者发病的诱因虽不同，但风寒束表，肺气上逆的病机却相同。临床皆以恶风寒发热，汗出头痛，气喘胸满，咳嗽咯痰稀白为特征。治以发表解肌，宣肺降气。

本方由桂枝汤加厚朴、杏仁组成。方用桂枝汤解肌祛风，调和营卫，治太阳中风表虚证；厚朴苦辛温，降肺气而平咳喘，兼燥湿化痰；杏仁苦辛温，苦泄降气，平喘止咳化痰。诸药相合，表里同治，共奏解肌祛风，调和营卫，降气化痰，定喘止咳之功。适用于太阳中风兼肺寒气逆之喘咳证。

【现代应用】

1. 感冒咳嗽　本方加蝉蜕、百部、紫菀、白前为基本方，痰多者加桔梗，表寒甚者加荆芥、防风；久咳者加粟壳。

2. 支气管炎　本方为基础，咳喘痰多合三子养亲汤；咳痰不利加前胡、桔梗、枳壳；痰黏稠者加黄芩、瓜蒌；治疗急、慢性支气管炎。

3. 支气管哮喘　本方加细辛、地龙、半夏、苏子、前胡，治小儿支气管哮喘急性发作、婴幼儿喘息性支气管炎。

4. 肺炎　本方加橘络、苏子、半夏、白术、茯苓，治疗肺炎、迁延性肺炎。

5. 心脏疾患　本方随症化裁，治疗慢性肺心病，疗效较好；加苏子、葶苈子，治疗风心病左心衰竭。

6. 婴儿腺病毒肺炎　本方治疗小儿外感风寒，恶寒发热、气喘咳嗽、咯痰等症有效。

7. 其他疾患　本方加黄芩、蝉蜕、白茅根，治疗过敏性鼻炎，证属营卫不和，卫外不固，肺气上逆者效佳。

【医案例析】

1. 支气管哮喘案　李某，男，13岁，2003年10月7日初诊。既往有支气管哮喘病史，每于冬春季或受凉感冒后发病。1周前洗澡受凉，哮喘发作，咳嗽，气喘，咳少量白色稀痰，夜间喘促尤甚，在某医院给予青霉素、氨茶碱、强的松治疗后，白天已无喘息，但夜间仍有喘鸣，气促，胸闷症状。症见：精神差，食欲不振，面色少华，形体偏瘦，时感恶寒怕风，咳白色稀痰，双肺闻及散在哮鸣音，舌淡苔白，脉浮细缓。辨证属于营卫不和，肌表不固，肺失肃降，拟桂枝加厚朴杏子汤加减：桂枝10g，白芍10g，炙甘草5g，生姜10g，大枣10g，厚朴10g，杏仁10g，紫菀10g，款冬花10g，3剂。10月12日复诊，患者喘息渐平，咳嗽咳痰消失，周身温暖，已不恶寒怕风，精神食欲转佳，夜间仍有胸闷气急感，听诊双肺哮鸣音减少，舌淡红、苔薄白，脉细缓。患者表证已解，当以健脾补肺为治。拟桂枝人参汤加味：桂枝10g，党参15g，白术10g，炮黑姜10g，炙甘草10g，山药20g，扁豆10g，杏仁10g，7剂。嘱禁食生冷，避免感冒受凉。1个月后随访，哮喘未再发作。

按语：此患者平素体弱，而有哮喘痼疾；复因感受风寒，肌表不固，新感引发痼疾，正与仲景所云“喘家作”相合。故予桂枝加厚朴杏子汤，痰多色白又加紫菀、款冬花。药证相符，3剂后喘咳渐平；继以桂枝人参汤加味，健脾补肺善后，诸症自除。（周嵘.经方治喘验案四则

[J].中医杂志,2008,49(2):188)

2. 发热咳嗽案　李某,女,50岁。既往有多发性大肠溃疡病病史,有丁胺卡那、头孢类、青霉素类、环磷酰胺等过敏史。2010年10月初受凉后出现发热,体温最高38.5℃,伴咳嗽,阵发性连声干咳,痰黏难咯,鼻塞流涕。查体:双肺呼吸音粗,右下肺可闻及少量湿啰音,心率94次/分,律整,各瓣膜听诊区未闻及病理性杂音。查胸片提示肺部感染。门诊予静滴洛美沙星后未能缓解,仍发热咳嗽咯痰,故于10月8日转入病房。住院期间予阿奇霉素、左氧氟沙星静滴及对症治疗,效果不佳。黄仕沛教授查房,见患者神疲体倦,面色少华,形体消瘦。每天下午及晚上发热,体温波动于37.5~38.2℃之间。咳嗽咯痰难出,痰稠色白,恶寒。先以小柴胡合麻杏石甘汤。四天发热未退,咳嗽仍频。黄教授再次查房,见其不时拭汗,且恶寒明显,天气虽热,仍穿厚衣,口中淡,苔白不渴。

即处以桂枝加厚朴杏子汤:桂枝15g,白芍15g,生姜15g,大枣15g,炙甘草15g,北杏仁15g,川厚朴20g(后下)。嘱配两剂当晚服完,每隔两小时服一次,分四次服,服药后服半碗热粥以助药力,并盖被取汗。

服上药一剂尽后,觉全身温暖,恶寒感顿减,当晚退热,病者自行停后服,翌日复发热。仍以桂枝汤倍增其量,并加厚朴杏仁,两剂。将息如前法。发热咳嗽已全退,恶寒汗出已。

按语:本案发病正值中秋节后,广州地区仍如炎夏。患者发热久不退,恶寒明显,自汗津津,黄教授查房时,见其不断以毛巾拭汗,舌淡苔薄白,口中和。此桂枝证无疑,又有咳嗽气逆,故以桂枝加厚朴杏子汤。(何莉娜,潘林平,杨森荣.黄仕沛经方亦步亦趋录[M].北京:中国中医药出版社,2011)

【临证思路】

桂枝加厚朴杏子汤解肌祛风,调和营卫,降气定喘,止咳化痰;属表里双解之剂。风寒外束,腠理不固,肺失宣降,肺寒气逆是本证的基本病机。临证以喘息胸满闷,咳嗽痰稀白,恶风寒发热,汗出,舌淡苔白,脉浮缓或滑为审证要点。该证既可以是新病,表证未罢,邪气入里犯肺;也可以是新感引发宿疾,新旧同病。中医临床多用于咳嗽、喘证、哮喘、痰饮等,证属中风表虚而肺失宣降者。从现代临床应用情况看,本方使用频率最高者是呼吸系统疾病,如上呼吸道感染、急慢性支气管炎、支气管哮喘、肺炎、肺气肿、肺心病等,尤其是呼吸系统的慢性疾患,常因复感外邪而发作加重者,具备本证病机者,这与张仲景所指出"喘家作"的主症及发病过程一致。

使用本方厚朴可用至6~12g,杏仁可用至6~10g,其他诸药可参考桂枝汤用量。具体应用时,还须随症化裁。例如喘甚者加苏子、白芥子、莱菔子、葶苈子;咳嗽甚者加前胡、桔梗、紫菀、款冬花、粟壳;痰多属寒者加半夏、细辛、干姜、陈皮,属热者加栝楼、贝母、黄芩、桑白皮;脾虚湿盛者加白术、茯苓;阳气虚者加制附片、黄芪。

【实验研究】

研究表明,本方具有:①平喘作用。可以直接作用于气道平滑肌,解除平滑肌痉挛状态;通过抗过敏、抗气道炎症等作用治疗过敏性哮喘。②止咳化痰作用。有较强的镇咳祛痰作用,可延长咳嗽潜伏期。③免疫抑制作用。使胸腺指数、脾脏指数均降低;对细胞免疫、体液免疫有一定的抑制作用。④抑制引起慢性气道炎症的细胞因子、炎症介质的产生。能够抑制肿瘤坏死因子和内皮素的分泌产生,可以减轻气道的炎症反应,降低气道的高反应性。

(四)桂枝汤衍化方

1. 桂枝加龙骨牡蛎汤 东汉·张仲景《金匮要略》

组成:桂枝、芍药、生姜各三两,甘草二两炙,大枣十二枚,龙骨、牡蛎各三两。

功效:调阴和阳,固摄阴精。

主治:阴阳两虚虚劳证。

2. 桂枝加黄芪汤 东汉·张仲景《金匮要略》

组成:桂枝、芍药、生姜各三两,甘草二两炙,大枣十二枚,黄芪二两。

功效:宣达阳气,祛湿固表。

主治:黄汗日久,营卫失调,湿盛阳郁不宣者。

3. 桂枝去芍药加麻黄细辛附子汤 东汉·张仲景《金匮要略》

组成:桂枝、生姜各三两,甘草二两,大枣十二枚,麻黄、细辛各二两,附子一枚炮。

功效:通阳散寒,温中化饮。

主治:阳虚阴凝,水饮不消之心下坚硬痞结证。

4. 黄芪桂枝五物汤 东汉·张仲景《金匮要略》

组成:黄芪三两,桂枝三两,芍药三两,生姜六两,大枣十二枚。

功效:通阳固表,补气蠲痹。

主治:血痹。

5. 瓜蒌桂枝汤 东汉·张仲景《金匮要略》

组成:瓜蒌根二两,桂枝三两,芍药三两,甘草二两,生姜三两,大枣十二枚。

功效:调和营卫,滋养经脉。

主治:痉病之柔痉。

6. 乌头桂枝汤 东汉·张仲景《金匮要略》

组成:乌头大者五枚、熬、去皮,蜜二斤,桂枝三两,芍药三两,甘草二两,生姜三两,大枣十二枚。

功效:调和营卫,散寒止痛。

主治:寒疝兼表证。

7. 桂枝去芍药加皂荚汤 唐·孙思邈《备急千金要方》

组成:桂枝、生姜各三两,甘草二两,大枣十二枚,皂荚一个。

功效:通肺化痰。

主治:肺痿,吐涎沫不止。

8. 桃仁桂枝汤 元·张璧《伤寒保命集》

组成:桂枝、芍药、生地各二两,桃仁五十个,甘草一两,生姜三片,大枣一枚。

功效:通阳散寒,活血止痛。

主治:经前腹痛。

9. 疏邪实表汤 明·童养学《伤寒六书纂要辨疑》

组成:桂枝三分,赤芍、白术各一分,防风、川芎、羌活各八分,生姜三片,大枣二枚。

功效:解肌发表,疏风散邪。

主治:冬月正伤寒。

10. 半夏桂枝汤 清·吴鞠通《温病条辨》

组成: 半夏、白芍药各六钱,秫米一两,桂心四钱,炙甘草一钱,生姜三钱,大枣二枚。

功效: 调和营卫,降逆化浊。

主治: 温病邪退,营卫不和,饮食不进,舌滑者。

二、麻黄汤类方

麻黄汤类方是指以麻黄汤为基础衍化的一类方剂。包括麻黄汤、大青龙汤、小青龙汤、麻黄杏仁甘草石膏汤、麻黄连轺赤小豆汤、麻黄附子细辛汤、麻黄附子甘草汤等。

麻黄汤类方皆以麻黄为主药组成。由麻黄、桂枝、杏仁、甘草组成者名麻黄汤,具有辛温发汗解表、宣肺平喘之效,主治太阳伤寒表实证。麻黄汤倍用麻黄,加石膏、生姜、大枣即为大青龙汤,辛温发汗解表、清解里热而除烦,主治太阳伤寒兼里热烦躁证。麻黄汤去杏仁,加芍药、细辛、干姜、五味子、半夏即为小青龙汤,辛温发汗解表、温肺化饮止咳,主治太阳伤寒表不解,兼寒饮犯肺之咳喘证。麻黄汤去桂枝加石膏,即为麻杏甘石汤,具有清宣肺热之效,主治邪热壅肺之喘咳证。麻黄汤去桂枝加连轺、赤小豆、梓白皮、生姜、大枣,名麻黄连轺赤小豆汤,具有解表散邪、清热祛湿之效,主治伤寒湿热发黄证。麻黄汤去桂枝、杏仁加附子,名麻黄附子甘草汤; 去桂枝、杏仁、甘草加附子、细辛,名麻黄附子细辛汤; 此二方皆具扶阳解表之效,主治阳虚外感证。下面择其要者介绍麻黄汤、大青龙汤、小青龙汤的临床应用研究情况。

(一)麻黄汤

麻黄汤证属风寒束表,卫阳被遏,腠理闭塞,营阴郁滞,肺气失宣。临床以恶风寒发热,头身疼痛,腰疼、骨节疼痛,无汗而喘,舌苔薄白,脉浮紧为主症。

本方以麻黄辛温发汗解表,宣肺平喘为君药; 桂枝祛风解表,温经散寒为臣; 杏仁宣肺降气,平喘止咳,既助君臣药疏散表邪,又增强麻黄降气平喘之效,为佐药; 炙甘草补益中焦,化痰止咳,更能调和诸药,兼具佐使之用。药仅四味,配伍有序,共奏发汗解表、宣肺平喘之功,为太阳伤寒表实证之主方。方中麻桂相须,药性温燥,发汗祛邪之力颇强,故为辛温发汗之峻剂。临床只宜用于伤寒表实证而正气不虚者。

【现代应用】

1. 感冒、发热　麻黄汤治疗普通感冒、流行性感冒发热、肺炎、急性乳腺炎初期等。流感伤寒表实证,具有疗程短,见效快的优点。无并发症者单用本方即可,有肺炎并发症者加鱼腥草、大青叶、板蓝根、金银花、连翘。本方治疗小儿上呼吸道感染、扁桃体炎等外感疾病发热者。

2. 咳嗽、气喘、哮喘　本方加味治疗外感后顽咳,疗效较好。痰多者加胆南星、法夏; 痰黄黏稠者加黄芩、石膏; 咽痛声嘶者加诃子、天花粉; 痰黏难咯者加玄参、麦冬、沙参; 乏力多汗者加黄芪、糯稻根、防风; 原方加干姜、半夏、苏子、桔梗、茯苓治疗小儿支气管炎、支气管哮喘、鼻炎、花粉症等; 麻黄汤加细辛单纯口服、单纯煎煮蒸气吸入、口服配合煎煮蒸气吸入3种用药途径治疗哮喘。

3. 寒冷性荨麻疹　本方合玉屏风散加当归、蝉蜕、地肤子、白芍等,治疗寒冷性荨麻疹。以皮肤干燥、无汗为表现的疾病,如湿疹、荨麻疹、银屑病等。银屑病患者,合桂枝茯苓丸。若汗多、怕热时,再加生石膏、制大黄。

4. 遗尿、尿频　肺为水之上源,肺气失宣往往影响下焦膀胱功能。利用麻黄汤发表宣肺之功，治疗遗尿、尿频证属太阳经气不利、肺气失宣者。气虚者加黄芪，肾阳虚者加益智仁、桑螵蛸等。

5. 水肿　利用麻黄汤宣肺发汗散水，治疗肾炎水肿、肾病综合征腹水、肝硬化腹水，证属风寒阳水者。水肿明显者加泽泻、车前子、益母草、茯苓、猪苓等利尿药。以浮肿为表现的疾病，如肾炎。

6. 痛证　肩周炎、强直性脊柱炎、坐骨神经痛、关节炎、颈椎病等。本方加薏苡仁、雷公藤为基本方，随症化裁治疗类风湿关节炎。用麻黄汤去杏仁加牛膝，治疗急性腰扭伤，效果明显。太阳伤寒偏头痛，风寒夹湿侵袭，无从达泄，法宜解表开闭，散寒除湿，以麻黄汤加味主之。肌肉痛、浮肿者，加白术；关节痛再加附子。

7. 缓慢型心律失常　本方对缓慢型心律失常有较好的治疗作用。气虚加人参、黄芪，心虚胆怯、失眠多梦加酸枣仁、柏子仁、茯苓，心血不足加熟地黄、当归、阿胶，心阳不振加附子、鹿角胶、肉桂，血瘀者加丹参。

8. 妇科疾病　以盆腔器官无力脱垂为表现的疾病，如子宫脱垂、难产、尿失禁等。用麻黄汤加蒲公英、金银花、漏芦，治疗急性乳腺炎，疗效确切。

9. 其他疾病　用麻黄汤加味，治疗无汗症、继发性闭经、突发性耳聋、多寐证。以及运动不遂、多发性硬化、帕金森病、急性脊神经炎、脊髓膜瘤等。

【医案例析】

1. 发热案　刘某，男，50岁。隆冬季节，因工作需要出差外行，途中不慎感受风寒邪气，当晚即发高烧，体温39.8℃，恶寒甚重，虽覆两床棉被仍洒淅恶寒，发抖，周身关节无一不痛，无汗，皮肤滚烫而咳嗽不止。视其舌苔薄白，切其脉浮紧有力，此乃太阳伤寒表实之证。《伤寒论》云："太阳病，或已发热，或未发热，必恶寒，体痛呕逆，脉阴阳俱紧者，名为伤寒。"治宜辛温发汗，解表散寒。方用麻黄汤：麻黄9g，桂枝6g，杏仁12g，炙甘草3g。1剂。服药后，温覆衣被，须臾，通身汗出而解。

按语：《伤寒论》云："太阳病，或已发热，或未发热，必恶寒，体痛呕逆，脉阴阳俱紧者，名为伤寒。"患者因感受风寒邪气，当晚即发高烧，体温39.8℃，恶寒甚重，虽覆两床棉被仍洒淅恶寒，发抖，周身关节无一不痛，无汗，皮肤滚烫而咳嗽不止。视其舌苔薄白，切其脉浮紧有力，此乃太阳伤寒表实之证，遂投以麻黄汤治愈。（陈明，刘燕华. 刘渡舟验案精选[M]. 北京：学苑出版社，2007）

2. 迎风流泪案　章某，女，44岁，1995年12月21日初诊。双目流泪，迎风加剧4年。患者于4年前始出现上述症状，屡经诊治其效不彰，异常痛苦，特来诊。询知每到冬季上症加剧，梦多，饮食及二便正常，舌脉正常。阳明脉走目内眦，手太阴经脉走眉头陷中，此与阳明、太阴脉络瘀滞有关。治拟通清阳，开太阴，参以和络。处方：粉葛根15g，炙麻黄6g，光杏仁10g，桂枝6g，炙甘草6g，白芍12g，桃仁10g，泽泻15g，卷柏15g，细辛3g。7剂，水煎服，日1剂。12月28日复诊：服上药后流泪减少，目珠有胀感，遂于上方加炒枳实10g，又服7剂。1996年1月4日三诊：流泪续减，但仍梦多，原方加夜交藤15g，续服7剂。1月21日四诊：流泪减少，寐佳，继进前法7剂。

按语：该患除流泪外，余症无多，据经脉循行及冬季加剧，断为肺经寒束，经脉瘀滞，肺不宣发，津液不稀，阳明络瘀，经道不通之证。故以麻黄汤宣肺开郁，加细辛通阳畅络，以开手太阴肺经之脉，促其宣散布津；以葛根通阳和络，开阳明经道；桂枝配白芍调和营卫，解肌舒经；佐桃仁、卷柏活血化瘀；泽泻通利水道，促肺肃降，使津液布散、下排，给邪以出路。药后即效，并随证略有加减，以应病机，连服30余剂而诸症止，但未能续服巩固，以致复发，且舌质殷红，蕴热之象已露，故去桂枝加生石膏30g，以宣清肺热，除气分郁毒；加生地以凉血解毒，活血开瘀。连服50余剂，终获佳效。（张喜奎，王旭丽. 陈亦人教授医话[J]. 国医论坛，2002，17(3)：11）

【临证思路】

麻黄汤是中医辛温发汗的代表方，同时具有宣肺平喘之效，《伤寒论》用于太阳伤寒表实证。分析伤寒表实证的病机及临床主症包括两个方面。其一是风寒束表、卫阳被遏，腠理闭塞，营阴郁滞，经气不利；患者表现为恶风寒发热，无汗，周身疼痛。其二是肺气被郁，宣降失司，表现为气喘咳嗽等。现代临床除把握病机用于表寒证、肺寒气逆证、关节肌肉寒湿疼痛证外，还利用其发表散邪作用，主治皮肤疾患如风疹、瘙痒等；利用其宣肺散水作用，治疗水肿、遗尿、尿频等。

应用本方以恶风寒、发热，无汗，头痛、周身疼痛，气喘咳嗽，口不渴，舌淡红，苔薄白，脉浮紧或数为主症。原方用量一般麻黄9~15g，桂枝6~10g，杏仁9~12g，炙甘草3~6g，水煎服。

【实验研究】

研究证实，麻黄汤解热、促进汗腺、泪腺、唾液腺腺体分泌作用；有明显的祛痰、镇咳作用；能扩张支气管、缓解支气管平滑肌痉挛，而有较强的平喘作用。有抗炎、抗菌、抗病毒作用；有抗过敏和调整免疫功能的作用。

（二）大青龙汤

大青龙汤证以风寒束表，卫气闭遏，营阴郁滞，阳郁里热为基本病机。临床以脉浮紧或浮缓，发热恶寒，身体疼痛或沉重，无汗，而烦躁为主症。

大青龙汤即麻黄汤倍用麻黄，加石膏、生姜、大枣而成。重用麻黄配桂枝、生姜辛温峻汗以开腠理而散风寒外邪。石膏辛寒以清里热而除烦，且麻黄配石膏，可发散内郁之热向外透泄。炙甘草、大枣和中以资汗源，又可兼制石膏寒凉伤中之弊。七味相合，共成解表清里之表里双解剂。

本方发汗峻猛，故仲景多次强调用此方的禁忌和药后调理及注意事项。临证使用应以伤寒表实里热重证且正气不虚为前提，"若脉微弱，汗出恶风者"，则不可服之。从临床来看，年老体弱、产妇、久病、大病患者，或心功能不全、失眠、高血压、糖尿病患者、肺结核低热者，用之宜慎。误服大青龙汤导致的心悸、多汗、虚脱等，可用真武汤、桂枝甘草龙骨牡蛎汤救治，或饮用甘草红枣生姜红糖浓汤。

服药后仍以微汗邪解为佳，不可令大汗；且得汗即止，不可过剂，以免致大汗亡阳。如果汗出过多不止者，则速用温粉外扑，以敛汗固表。

【现代应用】

1. 感冒、高热　临床应用本方最多者是外感表寒高热无汗兼里热证。应用大青龙颗粒剂治疗感冒风寒表实兼郁热者。本方可治疗呼吸道、消化道感染所致的急性发热。治疗小儿上感、流感、支气管肺炎、腮腺炎、乙脑和肠伤寒等疾病高热者。

2. 支气管炎及哮喘　本方治疗喘息性支气管炎证属风寒束表，热邪伏肺者。

3. 无汗证　利用本方的峻汗发表作用，治疗继发性无汗证，暑热无汗症。

4. 急性肾炎　利用本方发汗散邪、宣通肺气之功，治疗急性肾炎水肿。

5. 皮肤病 用本方加味治疗痤疮、环状红斑、荨麻疹等病，属寒邪外束，里热郁滞者。

6. 手肿臂疼证 用本方治疗臂疼手肿，酸楚不支等病，属于水寒之邪，郁遏阳气，不得宣泄，气滞水结者。

7. 瘟疫（流行性脑脊髓膜炎） 本方用于证属太阳少阴两感，且壮热无汗，舌润苔白，脉浮或细弱，肢冷者。

8. 其他疾患 本方还被用于治疗流行性脑脊髓膜炎、过敏性鼻炎、闭经等疾病，证属寒邪束表，卫阳被遏，营阴郁滞者。

【医案例析】

嗜睡案 张某，女，36岁，嗜睡近10年。患者无明确诱因近十年睡眠逐渐增多，现每日睡眠13小时左右，白日亦哈欠连天，时时欲睡。自觉疲倦，头目不清，前额拘紧，时偏头疼，腹胀嗳气，双下肢肿胀。平素无汗出，急躁易怒，纳可，二便调，月经量少。刻诊见：患者肥胖，肤白，皮肤干涩，舌边尖红苔薄白，脉沉缓。脉证合参，姜建国教授将此案辨为腠理闭塞、水湿郁滞，阳气不宣。以大青龙汤加减，疏方如下：

生麻黄12g，桂枝15g，炒杏仁10g，细辛6g，生石膏30g，生黄芪30g，大腹皮30g，泽泻15g，炮附子10g，生姜3片，大枣3枚，炙甘草3g。上药3剂，水煎服，每日1剂。嘱患者只需煎药一次，顿服后温覆取微汗。

二诊：患者自诉药后头及前胸微有汗出，睡眠时间减少，疲倦、头目不清、前额拘紧等症均有好转，现仍腹胀、急躁，舌边尖红苔薄白，脉沉缓。前方开腠宣阳之功已奏，应守方继进，兼以理气健脾，上方去泽泻、大腹皮，加云苓30g，炒枳壳30g。更服4剂，服法如前。三诊：患者自诉药后周身微汗，嗜睡消失，每日正常睡眠7~8小时，白日亦精神清爽，下肢已无肿胀，现微感腹胀、便干、舌淡红苔薄白，脉沉。此时腠理已开，水湿已化，阳气已宣，停用大青龙汤，以理气除胀之法调理善后。

按语：讨论嗜睡是指不分昼夜，时时欲睡，或醒后复睡，随醒随寐的病症。本案嗜睡证乍看与《伤寒论》、《金匮要略》原文无关，但姜建国教授认为表闭、湿郁、阻遏的病机并无二致，以大青龙汤发其汗，鬼门一开，水湿即去，卫气伸展，自能正常循行于阴阳之间，可谓不醒神而神自清，充分体现了中医辨治之精髓。（尚云冰. 大青龙汤治疗嗜睡验案1则[J]. 陕西中医学院学报，2013，36（6）：65）

【临证思路】

大青龙汤辛温发汗解表，清热除烦。属表里双解之辛温发汗峻剂，适用于太阳伤寒表实重证而兼里热者。临床应用主要把握两个方面：其一风寒邪气外束太阳，腠理闭塞，经气郁滞较重的伤寒证；症见恶寒发热、头痛周身疼痛或困滞沉重，不出汗，脉浮紧或浮缓。其二邪热内郁之里热，症见心烦郁闷，躁扰不安，口渴尿黄，舌红脉数等。尤其以不汗出而烦躁为审证要点。尽管现代临床应用范围很广，但都必须具备表寒里热这一基本病机。

大青龙汤用量重点是麻黄与石膏，麻黄可用10~18g，生石膏20~60g。其他诸药可用6~10g。可根据表里寒热轻重适当调整发表、清里药用量，或随症化裁。如里热甚者除重用石膏外，酌加知母、银花、连翘、黄芩、黄连等；表寒重者，酌加防风、白芷、羌活、苏叶等；痰多喘咳者，酌加栝楼、贝母、苏子、葶苈子、桑白皮等；有水气者，酌加白茅根、茯苓、猪苓、泽泻等。

【实验研究】

1. 作用机制的研究 田连起等对大青龙汤抗甲型H1N1流感病毒及解热的药效物质基

础研究。其抗流感病毒有效物质部位组方对小鼠血清中的TNF-α、IFN-γ及IL-10有升高作用,对IF-6有降低作用,以纠正炎症因子在全身的过度表达,从而降低全身的炎症反应;说明大青龙汤可以增强全身免疫,同时又能抑制病变肺脏的过度免疫,全面协调免疫机制使其达到平衡,从而激发机体发挥抗流感病毒作用。

2. 药效研究 戴琪,邱千,邵晓虹等对大青龙汤抗病毒有效物质部位血清药化研究及大青龙汤颗粒药动学及其抗病毒有效部位群血清药化研究。结果表明,大青龙汤抗病毒有效部位正丁醇萃取物大多有效成分是以原型或其代谢产物进入体内发挥药效作用,从而进一步阐释了该经典方剂抗病毒的药效物质基础。

(三)小青龙汤

小青龙汤见于《伤寒论》40、41条,同时也见于《金匮要略》痰饮病篇。风寒束表,寒饮内停犯肺是其基本病机。临床表现主要有两方面:其一风寒束表之伤寒表实证,如发热恶风寒,头身疼痛,鼻塞流清涕、无汗,舌淡红,脉浮紧等。其二寒饮内停证,如咳嗽咯痰稀白量多,或气喘胸闷,或哮喘痰鸣,或下利,或浮肿、小便不利等,尤以寒饮犯肺之咳喘比较突出。

小青龙汤是麻黄汤去杏仁加芍药、细辛、干姜、五味子、半夏而成。方用麻黄为君药,辛温发汗解表,宣肺平喘利水。桂枝辛甘温,既助麻黄发汗解表散风寒,又温阳化内饮;干姜辛热温里化饮;细辛辛温,温肺散饮,兼助麻桂解表散风寒,共为臣药。半夏辛温,燥湿化饮,降逆和胃;五味子酸收,敛肺止咳,又防诸药辛散太过耗伤肺气;芍药配桂枝以调和营卫,又酸寒益阴以防伤阴;同为佐药。炙甘草益气和中,调和诸药,兼佐使之用。诸药相配,辛散解表中佐以和营,温燥化饮中兼有酸收,而为外散风寒,内蠲水饮的表里双解剂。

【现代应用】

1. 咳嗽、哮喘 以痰液清稀为特征的咳喘,如急性支气管炎、支气管哮喘、慢性支气管炎常因外感风寒而急性发作,属中医痰饮、咳嗽等范畴,咳嗽重者加杏仁、桔梗,痰多者加贝母,大便干者加莱菔子、瓜蒌,痰少咽痒者加前胡、桔梗,有里热加黄芩、石膏。本方对支气管哮喘急性发作期及变异性哮喘有效。

2. 肺炎 本方加黄芩、杏仁、鱼腥草,治疗肺炎属外寒内饮者;本方可加味治疗小儿寒喘型喘憋性肺炎,与单纯西药组比较在控制病情、缩短病程、改善喘息症状方面都有明显优势,具有不易复发、食欲恢复早,体质恢复快等优点。

3. 慢性阻塞性肺病 本方可加味治疗慢性阻塞性肺病急性加重期。痰清稀量多者,合三子养亲汤;痰黄黏稠者,去桂枝、干姜、细辛,加蒲公英、全瓜蒌、桑白皮、黄芩、鱼腥草、海浮石;气虚易感冒者合玉屏风散,咳甚者,加杏仁、炙紫菀、款冬花、百部;胸满喘促便秘者,合厚朴三物汤。

4. 慢性肺源性心脏病 小青龙汤治疗肺心病急性发作期寒饮伏肺者,疗效较好。

5. 过敏性疾病 以鼻涕、眼泪清稀量多为表现的疾病,如花粉症、过敏性鼻炎、病毒性结膜炎、泪囊炎等。加减治疗过敏性鼻炎。前额头痛者加白芷,发热者加生石膏。本方加乌梅、银柴胡、防风、甘草、黄芪,治疗多种顽固性过敏疾病,如过敏性哮喘、过敏性荨麻疹等。

6. 病窦综合征 治疗病窦综合征属阳虚阴盛者。阳虚明显加附片、补骨脂;气虚者加炙黄芪、党参;气阴两虚者加西洋参、麦冬;痰湿痹阻加薤白、瓜蒌、石菖蒲;有瘀血加赤芍、丹参、红花;并发期前收缩加苦参、当归;尿少浮肿加茯苓、白术。

7. 水肿 以浮肿和局部水肿为表现的疾病,如特发性水肿、声带水肿、渗出性中耳炎、鞘膜积液、急性肺水肿等。本方化裁治疗胸腔积液、渗出性胸膜炎、肾小球肾炎、类风湿关节炎、坐骨神经痛、尿频、见水欲尿症等病证。

8. 肠易激综合征　本方加味治疗肠易激综合征属外寒内饮者。

【医案例析】

1. 悬饮案　陈某某，女，59岁，美国华侨。1986年9月17日就诊。患者咳嗽痰多反复发作四月余，伴胸痛一周。入院前曾在美国求治数间医院，用多种抗生素及止咳药无效。咳嗽渐甚，痰多质稀，近一周伴右侧胸胁疼痛，咳嗽气促，病情加重，故专程从美国回祖国治疗。诊时神疲乏力，咳嗽痰多，质稀色白，卧则气短，右胸胁疼痛，咳唾转侧左侧亦有引痛，口渴喜热饮，舌淡偏暗、苔白略滑，脉细滑。体温37.1~37. 5℃，脉搏：96~100次/分，呼吸：22次/分，血压：100/60mmHg。右胸稍隆起，叩诊过清音，左下肺呈浊音；右侧语颤强，左侧语颤减弱，双肺呼吸音减弱，以左侧为甚；右下肺闻及湿性啰音。痰培养：肺炎双球菌；白细胞11.4×10^9/L，中性0.77，淋巴0.22。胸透及X线片示：双肺纹理增粗，左胸膜增厚粘连，左肋膈角变钝，见有移动性液体，左膈活动受限，右肋膈角稍钝，密度增高，左上肺陈旧性肺结核。

中医诊为悬饮，即饮停胸胁，脉络受阻，肺气不利。治悬饮，常用十枣场类方。患者病久体虚，恐不堪峻逐，故拟温肺化饮，给予小青龙汤加减：炙麻黄、五味子、桂枝各10g，干姜、炙甘草各6g，细辛3g，法半夏、杏仁各12g，白芍、桃仁、云茯苓、丝瓜络各15g煎服，每日1剂。

服药3剂，咳嗽、胸痛等症明显减轻，咯痰少，可平卧。以此方加减进服20余剂，呼吸平顺，卧起行走自如，咳嗽、胸痛等症均愈，出院时查各生理常数均正常。为巩固疗效，带本方数剂，加用理中丸以调理善后。

按语：本案病久不愈，水气内停而成悬饮，得小青龙温肺化饮为主，诊时虽无明显“外寒”表现，用之亦效。由此可知，小青龙汤应用广泛，不一定“外寒”“内饮”皆具，只要有饮邪即可用之，此实乃仲景“病痰饮者，当以温药和之”之意。（熊曼琪，彭万年.小青龙汤临证治验[J].新中医，1989，(4)：18）

2. 急性肺水肿伴心衰案　李某，男，22岁，1991年9月8日初诊。自幼患哮喘，反复发作，常因气候变化，寒温不节而发病，严重时使用激素、氨茶碱等不能控制症状，输氧亦不能减轻缺氧状态。因突遭溺水之灾而诱发，生命垂危，李老应邀前往诊治。刻诊呼吸困难，张口抬肩，唇绀，呛咳，痰不易咯出，颜面及双下肢浮肿，脉弦数，舌质紫暗苔白微腻，查双肺有干湿性啰音，化验：白细胞13×10^9/L。X线片提示支气管炎合并感染，急性肺水肿伴心衰。中医辨证，寒水迫肺，痰阻血瘀。处方：炙麻绒、桂枝、杏仁、葶苈子、桃仁、瓜蒌、法夏、厚朴各10g，泽泻、茯苓各30g，细辛、甘草各3g。上方连进3剂，身微汗出，溲通，咳止喘平，肿满自消。后照原方加减化裁，续服，诸证顿失如常人。

按语：此病乃寒水迫肺，气血津液受阻，变生病害物质，痰饮与瘀血阻于心肺，气机不畅，发为喘肿，单化痰饮而瘀血不去，若只活血化瘀则顽痰结聚，因采用痰瘀同治之法，采用小青龙加茯苓、泽泻、厚朴化饮止咳平喘，葶苈子、瓜蒌协桃仁化痰逐瘀，强心通肺利水以消肿，药能中的，故能救危急于顷刻。（王俊槐.李培生运用经方诊治急症的经验[J].中医杂志，1993，34(2)：81）

【临证思路】

小青龙汤辛温解表，温肺化饮，适用于伤寒表证不解，里有寒饮及寒饮犯肺者。仲景《金匮要略》尚用于寒饮咳逆倚息不得卧和溢饮水肿。现代临床多遵循仲景原义，主要用于呼吸系统多种疾患，如上呼吸道感染、急慢性支气管炎、支气管哮喘、喘息性支气管炎、肺炎、慢性阻塞性肺病、肺心病，胸膜炎、顽固性咳喘等；此外尚用于过敏性疾病，如过敏性鼻炎、荨麻疹、过敏性哮喘等。尽管临床应用范围很广，但都具备表寒里饮这一基本病机。应用本方，当以恶寒发热，无汗头身疼痛，鼻塞流清涕，咳嗽咯痰稀白量多，或气喘胸闷，或哮喘痰鸣，或下利，或浮肿、小便不利，舌淡红或淡胖，苔白滑，脉浮紧或弦紧、滑等为主症。

小青龙汤诸药用量，麻黄、桂枝一般在9~12g，细辛3~6g，五味子可用10~15g，半夏可用10~12g。原方大多用水煎剂，也可用散剂；现代临床有本方的糖浆剂和颗粒制剂。在具体使用时，还可随症化裁。如表证重者，加荆芥、防风；咳嗽甚者，加杏仁、紫菀、款冬花、百部等，痰多者，加苏子、白芥子、瓜蒌、贝母等，有热者，加石膏、蒲公英、黄芩、桑白皮、鱼腥草等，胸满喘促者，加杏仁、厚朴、枳实，气虚者加炙黄芪、党参，阳虚明显加制附片、补骨脂；尿少浮肿加茯苓、泽泻、车前子。

刘渡舟教授指出：小青龙汤是治疗寒饮咳喘的一张名方。张仲景用它治“伤寒表不解，心下有水气”，以及“咳逆倚息不得卧”的寒饮之证。然而应该指出，此方乃辛烈走窜的峻剂，具有伐阴动阳之弊，如果用之不慎，往往会发生问题，反而促使病情加重。为此，必须掌握小青龙汤的辨证，其辨证的关键，首先辨气色：患者面部多呈现黧黑之色；其次辨脉：脉见弦、见沉，然须注意，凡尺脉迟，或尺脉微，是为心肾先虚，荣气不足，血少故也。这样，就不要滥用小青龙汤而发虚人之汗；再其次辨舌，舌苔多呈水滑，辨痰涎：咳嗽必然多痰，痰咯较爽。辨咳喘：咳重而喘轻或喘重而咳轻或咳喘皆重；辨兼证：兼噎、呕、少腹满而小便不利、发热、头痛等证。小青龙汤证的咽喉应该是淡白的，或水肿，这是应用小青龙汤一个很好的依据。本方服后口干，但不可饮用冷水。体质羸瘦者，不可多服本方。

【实验研究】

研究证实，小青龙汤具有平喘、祛痰作用：能明显降低哮喘小鼠BALF中炎性细胞数量，影响细胞因子水平变化，从而改善哮喘气道炎症，降低气道高反应性；抗过敏作用：对组胺、5-HT、乙酰胆碱引起的皮肤过敏反应有抑制作用，对苦基氯所致鼠耳增厚的迟发型超敏反应也有显著的抑制作用。增强肾上腺皮质功能；能扩张血管，降低血液黏稠度，改善血液流变性。

（四）麻黄汤衍化方

1. 麻黄加术汤　东汉·张仲景《金匮要略》

组成：麻黄三两去节，桂枝二两去皮，甘草二两炙，白术四两，杏仁七十个去皮尖。

功效：解散风寒，祛湿蠲痹。

主治：风湿在表证。

2. 麻杏薏甘汤　东汉·张仲景《金匮要略》

组成：麻黄半两去节，杏仁七十个去皮尖、炒，薏苡仁半两，甘草一两炙。

功效：解表化湿。

主治：风湿，一身尽疼，发热，日晡所剧者。

3. 小青龙加石膏汤　东汉·张仲景《金匮要略》

组成：麻黄、芍药、桂枝、细辛、甘草、干姜各三两，五味子、半夏各半升，石膏二两。

功效：化饮解表，平喘除烦。

主治：寒饮夹热喘咳证。

4. 射干麻黄汤 东汉·张仲景《金匮要略》

组成:射干十三枚,麻黄四两,生姜四两,细辛、紫菀、款冬花各三两,五味子半升,半夏八枚,大枣七枚。

功效:散寒宣肺,降逆化痰。

主治:寒饮郁肺哮喘证。

5. 厚朴麻黄汤 东汉·张仲景《金匮要略》

组成:厚朴五两,麻黄四两,石膏如鸡子大,杏仁半升,半夏半升,干姜二两,细辛二两,五味子半升,小麦一升。

功效:解表化饮,清泄肺热。

主治:表证未解,寒饮犯肺,内有郁热气逆喘咳证。

6. 三拗汤 宋·陈师文《太平惠民和剂局方》

组成:麻黄、杏仁、甘草各等分,生姜。

功效:解表散寒,宣肺平喘。

主治:感冒风邪,鼻塞声重,头痛目眩,四肢拘蜷,咳嗽痰多,胸满气短。

7. 升麻麻黄汤 明·童养学《伤寒六书纂要辨疑》

组成:麻黄四分,桂枝、甘草各三分,杏仁、白芷、防风各八分,升麻五分,羌活、川芎各一钱,生姜三片,葱白二茎。

功效:发汗解表,疏风散寒。

主治:冬月正伤寒。头痛发热恶寒,脊强脉浮,头痛如劈,身热似焚者。

8. 五虎汤 清·李用粹《证治汇补》

组成:麻黄,杏仁,石膏,甘草,桑白皮,细辛,生姜。

功效:解表散寒,清肺平喘。

主治:哮喘痰盛,表寒里热者。

9. 麻黄定喘汤 清·张璐《张氏医通》

组成:麻黄八分,杏仁十四粒,甘草四分,厚朴八分,款冬花、桑白皮、苏子各一钱,黄芩、半夏各一钱二分,生银杏七枚。

功效:发汗平喘,降逆化痰。

主治:治疗寒包热邪,哮喘痰嗽,遇冷即发者。

10. 加味麻黄汤 清·林佩琴《类证治裁》

组成:麻黄,桂枝,杏仁,甘草,半夏,橘红,苏叶,生姜,大枣。

功效:发汗散寒,宣肺止咳。

主治:伤寒咳嗽,恶寒无汗,脉紧者。

三、葛根汤类方

葛根汤类方是指皆以葛根为君药的葛根汤、葛根加半夏汤、葛根黄芩黄连汤三方。葛根汤具有发汗解表散寒,升津舒经缓挛之效,是主治太阳伤寒表实而项背强几几的专方;该方同时兼具升阳止利之功,故还用于太阳与阳明合病自下利者。葛根汤加半夏即葛根加半夏汤,具有发汗解表散寒,和胃降逆止呕之效,主治太阳与阳明合病,不下利,但呕者。葛根黄芩黄连汤具有解肌清热止利之效,表里双解,主治表里同病,协热下利,喘而汗出证。

（一）葛根汤

葛根汤证分别见于《伤寒论》第31、32条。31条为太阳伤寒，风寒较重，深入经隧，而经输不利。临床在伤寒表实证基础上，以项背强几几为主要特征；用葛根汤发汗解表，升津舒经。第32条为太阳伤寒，表邪较重，内迫阳明大肠而见下利。虽曰“太阳阳明合病”，但由表邪内迫所致，故用葛根汤发汗解表，升阳止利。

葛根汤方由桂枝汤减少桂枝、芍药用量，加葛根、麻黄而成。此方重用辛甘性平之葛根为君药，既可发表解肌散外邪，又可升津液濡经脉而舒缓筋挛，同时升发鼓舞脾胃清阳之气而止泄利。麻黄、桂枝为臣，辛温发汗解表，更助葛根发表散邪。生姜辛温，助君臣之用。芍药益阴敛阴，以防君臣药发散太过耗阴之弊；与甘草相配，酸甘化阴，缓解筋肉之挛急。大枣、炙甘草益中焦、顾胃气而滋化源，且调和诸药，共为佐使。全方不仅具有发汗解表，升津舒经之效，且可升清阳，止泄利。故适用于太阳伤寒表实，邪束较重，经输不利的项背强几几证和太阳伤寒，邪迫阳明之下利证。

【现代应用】

1. 颈椎病、肩周炎　颈椎病是临床最常见的以颈项部强滞不舒为特征的疾病，应用葛根汤化裁治疗颈椎病属表实者。应用本方时须重用葛根，颈痛严重者加羌活、乌蛇，上肢麻木伴恶心眩晕者加红花、半夏、蜈蚣，痛甚者加细辛、全蝎。本方加味治疗肩周炎。

2. 荨麻疹　本方化裁治疗荨麻疹有效。无汗口渴者加知母，有汗口渴者加生石膏、西洋参、天花粉；汗出而口不渴者，此属阳明中风，加重桂枝用量；疹团片大而色淡，为气虚无力鼓邪外出，加人参或党参；周身瘙痒剧烈难忍者，重用葛根，加蝉蜕、白鲜皮、生黄芪；若瘙痒昼轻夜重，阴虚者加生地黄、牡丹皮；若迁延不愈者加炙黄芪、当归。

3. 自发性寰椎半脱位　本方内服，配合牵引可治疗儿童自发性寰椎半脱位。

4. 头痛　头昏重，如脑梗死、高血压、脑动脉硬化症、醉酒。偏头痛，证属寒邪刻于太阳经脉，经气不利之候者。

5. 腰肌劳损　本方治疗腰肌劳损药效突出，常加苍术，附子，偏一侧者加生大黄，有小便不利或心悸者加茯苓。

6. 头面部疾病　头面部的慢性炎症，痤疮、毛囊炎、牙周脓肿、牙髓炎、鼻窦炎、过敏性鼻炎等。以五官感觉失灵为表现的疾病，如突发性耳聋、面神经麻痹、颞下颌关节紊乱综合征。偏头痛，证属寒邪刻于太阳经脉，经气不利之候者。头面部疮疖、暴聋、牙痛、头痛、便秘者，加大黄，川芎。鼻炎、鼻窦炎，加川芎，辛夷花。本方治疗周围性面瘫效佳。

7. 月经病　以月经不调为表现的疾病，如多囊卵巢综合征、月经逾期、闭经、痛经，合当归芍药散。

8. 急性乳腺炎　本方为主治疗急性乳腺炎，效果满意。发热者加石膏、黄芩；胁肋胀痛者加枳壳、青皮；苔厚腻者加草果仁、槟榔；便秘者加大黄；患处红肿者加王不留行、夏枯草、蒲公英。

9. 流行性肌张力障碍综合征　本方配合西医疗法治疗流行性肌张力障碍综合征。本方内服，配合牵引可治疗儿童自发性寰椎半脱位。

10. 其他疾患　本方治疗流感、局限性硬皮病、病毒性痉挛性斜颈、高血压、春季小儿病毒性肠炎等疾病。

【医案例析】

高血压案　马某，男，57岁。2002年12月20日初诊。患者1990年患脑梗，经救治后基本恢复，仅下蹲时右下肢痛且软。近20天血压持续在170/100mmHg左右，加大降压药（西药）量亦不效。现自觉头晕、头痛，项强，目胀，眼冒金花，小便不利，脉沉拘紧有力，舌淡黯。辨证属寒邪凝滞，血脉收引，血行瘀涩，治宜发汗散寒，以消寒凝。方宗葛根汤主之。处方：葛根15g，麻黄9g，桂枝10g，芍药10g，生姜6片，炙甘草8g，大枣6枚。2剂。水煎服。2小时服一煎，温覆令汗。得汗则停后服。2002年12月24日诊：服药后得汗，头晕、头痛、项强等症已除，唯小便不利（前列腺肥大）。脉转弦缓，拘紧之象已减未除，舌淡黯，血压145/95mmHg。继予散寒解痉息风中药。处方：葛根15g，麻黄6g，桂枝9g，防风10g，赤白芍（各）12g，桃红（各）12g，钩藤15g，地龙15g，全蝎10g，蜈蚣15条，怀牛膝15g，琥珀2g（分冲）。7剂。常法煎服。长期调理。

按语：中医治疗高血压病的临床报道甚多，多从肝热、肝阳、痰热、阴虚、阳虚、阴阳两虚等立论，以汗法温阳散寒解痉治之者鲜见。此案并非新感，其脉沉拘紧，且无恶寒、无汗、身痛之表证，乃寒凝于里。纯属里证，何以汗之？因寒痹于里，故汗之以祛邪。高血压病可因外周血管痉挛、外周阻力增高而引发，此与寒凝血脉收引凝涩，出现脉弦紧拘滞的痉脉，机理是相通的。散寒发汗，解除寒邪之凝涩，可由痉脉而转为舒缓，推想可降低外周血管阻力，从而降低血压。此案以葛根汤为主加减，温阳散寒解痉，更辅以发汗三条件：连续服药、啜热粥、温覆，令其汗出。汗后，寒凝解，经脉利，脉转缓，血压反可下降。惜未再诊，但亦可说明寒凝所致之高血压，汗法有一定效果。至于汗后的治疗，再随其病机的转变而变。方中蜈蚣、全蝎实为止痉散，用以息风解痉，此痉非抽搐之痉证，乃指寒凝血脉痉挛之痉，二者病机相通。解痉则血脉舒缓，血压自可降低。二药剂量均为李士懋教授常用剂量，其中蜈蚣一味以生全蜈蚣入药，均从未见毒性反应。（吕淑静，王四平，吴中秋. 李士懋应用葛根汤治疗杂病验案举隅[J]. 江苏中医药，2010，42（9）：41）

【临证思路】

葛根汤以发汗解肌散邪，升津舒经缓挛为主要功效，兼可升阳止利。临床应用该方以风寒外束较重，太阳经输不利为主要病机；以头项或项背部强急不舒，无汗为用方要点，可伴见恶寒发热，头疼身痛，或下利，舌淡红、苔薄白，脉浮紧等。无论外感病或者内伤杂病，只要具备太阳经输不利病机者，皆可应用本方化裁施治。

葛根汤用于体格强健，肌肉厚实，脉象有力，体力劳动者或青壮年多见；面黄黯或黯红，皮肤粗糙干燥，背部及面部多有痤疮；易有头项腰背拘急疼痛，耳鸣耳聋、痤疮、皮肤疮癣等；月经紊乱等。

体形瘦弱、体弱多病、瘦弱面白多汗、心功能不良及心律不齐者慎用，服用本方后，如有心悸多汗、有虚弱感者，需减量或停服。本方宜餐后服用。

【实验研究】

研究证实，葛根汤具有明显的解热作用。能显著扩张脑血管，降低脑血管阻力、增加脑血流量。能降低心肌张力指数；抑制血小板聚集，对实验性血栓形成有显著的抑制作用。有抗炎、止痛作用。对金黄色葡萄球菌、大肠杆菌、志贺痢疾杆菌有一定的抑制作用。有抗变态反应、抗过敏及免疫调节作用；能促进正常产褥期妇女乳汁的分泌；能有效缓解缩宫素复合寒冷刺激诱导的子宫平滑肌痉挛；有明显的止泻作用。

（二）葛根黄芩黄连汤

葛根黄芩黄连汤见于《伤寒论》第34条。为太阳病误下后，表证未罢，邪气化热内陷，下迫大肠之热利而设。本证外有未尽之表热，内有热迫之下利，故又称之为“协热下利”。证属表里同病，故治以表里双解。

本方重用葛根半斤为君药，其性平偏凉而味辛甘，轻清升发，既解肌表之邪热，又升清阳，起阴气而止下利。黄芩、黄连苦寒，清里热，坚阴厚肠而止下利，共为臣药。炙甘草补脾和中，顾护胃气，且调和诸药而为佐使。四药相配，能外疏表邪退表热，内清里热止下利，而为解表清里之剂。该方虽为表里双解之剂，然从用药及证候来看，似以清热治里为主，解表为辅。故适用于里热下利较重，表热较轻的证候。

【现代应用】

1. 腹泻　本方用于各种肠炎泄泻而属表里皆热者。呕吐者加苏梗、半夏、藿香、竹茹；腹痛甚者加芍药、川楝、延胡索、木香；湿热甚者加白头翁、金银花、栀子、黄柏、秦皮等。本方加秦皮、厚朴、槟榔、木香、白头翁等为基本方，治疗慢性溃疡性结肠炎以实证为主而偏于湿热者。加味保留灌肠治疗溃疡性结肠炎；口服或灌肠治疗小儿病毒性肠炎、小儿秋季腹泻、小儿麻疹下利等属湿热者。

2. 细菌性痢疾　本方加味治疗急性菌痢。里急后重加木香、槟榔，腹痛者加白芍，发热加石膏、金银花；热毒甚者加白头翁、黄柏、秦皮；便血多者加仙鹤草；食积者加神曲、麦芽；头身重困、呕吐者加藿香、紫苏梗、苍术、厚朴、制半夏等。

3. 病毒性心肌炎　本方加板蓝根、苦参、陈皮、石菖蒲、茯苓、郁金为基础方，治疗病毒性心肌炎，获得较好效果。肢体酸痛者加独活、羌活、木瓜；心悸脉结代者加丹参、珍珠母、龙骨；胸闷气憋者加瓜蒌、薤白等。

4. 糖尿病　本方主要适用于糖尿病属胃肠湿热者。根据兼证随症化裁，葛根用量为20~50g，因其既可清泄肺胃实热，又能生津养液，对糖尿病患者的口干口苦症状有明显改善；黄连用量在6~12g，黄芩可用15~20g，其苦寒之性弱于黄连，对清肺胃实热较佳。

5. 消化道出血　本方加味治疗上消化道出血属脾胃湿热者。

6. 发热　用本方治疗多种原因引起的发热，如小儿流感、上呼吸道感染等，皆有较好的退热效果。

7. 肠伤寒　本方是治疗伤寒及副伤寒的有效方剂。湿重者加佩兰、姜半夏；热重者加栀子、淡竹叶；腹胀腹痛者加柴胡、川厚朴、白芍；呕恶者加姜半夏、竹茹；便秘者加桃仁等。

8. 口疮舌炎　本方加减治疗小儿口疮、神经性舌炎。

9. 麻疹　本方治疗小孩发麻疹时兼见下利者。

10. 脱肛　本方治疗证属湿热之邪阻滞胃肠，气机升降失常之脱肛者。

11. 其他疾患　本方加味，治疗湿热内蕴、蒙蔽清窍之眩晕，湿热下注之带下，湿热蕴滞之脱肛，肛裂等。以头晕困重为表现的疾病，如糖尿病、高血压、冠心病、心律失常、颈椎病等。

【医案例析】

痤疮案　患者，男，25岁，2013年5月8日初诊。面部痤疮满布半年余，胸部亦有少许分布，瘙痒难忍，搔抓后部分化脓，饮食、睡眠、小便正常，大便干结，两日一行，脉缓，苔薄白，质绛。观患者面部痤疮满布，瘙痒化脓，为湿热毒邪兼风，壅遏阳明经脉部所致，故以清热燥湿疏风为法，拟葛根芩连汤合五味消毒饮加减，处方：葛根10g，黄连10g，黄芩10g，甘草6g，金银花10g,野菊花10g,蒲公英30g,紫花地丁30g,紫背天葵10g,重楼10g,虎杖25g,木香10g,枳实20g。7剂,每日1剂。

2013年5月15日二诊:原有痤疮吸收良好,部分化脓者已结痂,有少许新发而痒,睡眠不安,心烦,大便偏干,两日一行,脉弦缓,苔白厚,质绛。守原方加酸枣仁50g,炒栀子10g,淡豆豉10g,7剂,每日1剂。其后以上方略事加减,前后共服药2个月余,2013年6月19日来诊时诉:化脓痤疮均已结痂脱落,皮损周边皮肤色红而微痒,其余痤疮吸收良好,未见新发,余无不适,续服原方2周,并嘱其勿使用化妆品,症状大减,疗效满意。

按语:拓展葛根芩连汤之运用范围,用于治疗杂病,当以阳明经脉循行、阳明胃肠及其表里相关脏腑间的整体恒动联系为基石,准确把握阳明经(腑)热证和湿热证的主证、病机,灵活加减;若遇病症兼夹者,可在辨证的基础上,复方以治,如兼少阳证或其病变部位在阳明经脉与少阳经脉相交处者,可合用小柴胡汤加减等。如是,则理法井然,运用自如。梅老师常教诲,常法不效,或疗效不满意者,当思其变法,切不可"不念思求经旨,以演其所知,各承家技,始终顺旧"。(周贤,刘松林. 梅国强葛根芩连汤拓展运用思路[J]. 中医杂志,2015,56(19):1640)

【临证思路】

葛根黄芩黄连汤辛凉透表解肌,苦寒清热止利,虽属表里双解之剂,但仍偏于清热而治里。主治表里皆热,里热下利证。《伤寒论》之下利,包括泄泻和痢疾两类病证,本方适应于里热或者湿热内盛所致者。临床以下利急迫、稀黄臭秽、肛门灼热;或痢下赤白黏液,腹痛里急后重,发热口渴,喘而汗出,尿黄,舌质红、苔黄或黄腻,脉数或滑数、弦数等为用方指征。具体使用过程中,尚可随证化裁。热毒炽盛者,加金银花、连翘、大青叶、蒲公英;湿浊内盛者,加藿香、薏仁、滑石、泽泻、茯苓;赤白痢下,加白头翁、秦皮、马齿苋;腹痛里急者,加赤芍、白芍;腹胀后重明显者,加木香、陈皮、槟榔;恶心呕吐者,加半夏、生姜等。

本方适用于体格比较壮实,肌肉相对发达厚实,有肥胖倾向,唇舌黯红,满面油腻;大便不成形或腹泻;全身困重,尤其以项背强痛不舒为特征;体检多见血糖高、血压高;应酬多、工作压力大的中年男性。

【实验研究】

研究证实,葛根芩连汤具有解热、抗菌(金黄色葡萄球菌、各型痢疾杆菌、伤寒杆菌、肺炎双球菌、大肠杆菌),抗病毒(人轮状病毒、呼吸道合胞病毒、腺病毒、流感病毒)作用;有止泻和缓急止痛作用;有抗缺氧,抗疲劳,抗心律失常,降低血糖,免疫调节等多种药理作用;能改善脂肪变、炎性因子浸润;能够降低血清转氨酶水平、改善血脂代谢紊乱。

(三)葛根汤衍化方

1. 葛根解肌汤 东晋·葛洪《肘后备急方》

组成:葛根四两,芍药二两,麻黄、大青、甘草、黄芩、石膏、桂枝各一两,大枣四枚。

功效:解肌发汗,清热消癍。

主治:温毒发癍。

2. 葛根解肌汤 北宋·陈师文《太平惠民和剂局方》

组成:葛根四两,麻黄去节三两,肉桂去粗皮一两,甘草、芍药、黄芩各二两,大枣一枚。

功效:发汗风寒,清热解肌。

主治:伤寒、温病、时行寒疫。

3. 解肌汤　明·童养学《伤寒六书纂要辨疑》

组成：葛根一钱，桂枝三分，芍药、黄芩各一钱，麻黄四分，甘草三分，大枣二枚。

功效：解表清热。

主治：瘟病大行，头痛壮热。

4. 葛根汤　清·程国彭《医学心悟》

组成：葛根二钱，赤芍药、升麻、秦艽、荆芥各一钱，苏叶、白芷各八分，甘草五分，生姜二片。

功效：解肌祛风，升津散热。

主治：阳明经病，目痛鼻干，唇焦漱水不欲咽，头痛发热。

四、苓桂类方

苓桂类方是指以茯苓、桂枝为主药组成的一组方剂，具有通阳化饮利水功效，适用于水饮内停病证。包括茯苓桂枝白术甘草汤、茯苓桂枝甘草大枣汤、茯苓甘草汤、五苓散诸方。

《伤寒论》中，太阳病治疗不当，伤及心、脾、肾阳，失于温运气化，致水饮内聚，或停中焦、或蓄下焦，水气上逆，则出现小便不利、心悸、逆满、头眩等症。仲景取茯苓淡渗利水、宁心定悸，桂枝通阳化气、平冲降逆之效，组成苓桂类方的治疗体系。其中茯苓桂枝白术甘草汤用于心脾阳虚，水停中焦的饮阻气逆证；茯苓桂枝甘草大枣汤用于心阳亏虚，寒水妄动于下焦之欲作奔豚证；茯苓甘草汤用于胃阳不振，中焦蓄水证；五苓散主治表证未罢、膀胱气化不行之太阳蓄水证。现代临床对苓桂类方的应用虽远远超出仲景所论范围，但仍未脱离水饮内停的基本病机。这里主要介绍茯苓桂枝白术甘草汤、五苓散的应用及研究情况。

（一）茯苓桂枝白术甘草汤

茯苓桂枝白术甘草汤证见于《伤寒论》67条，心脾阳虚，水饮内停，饮阻气逆是其基本病机。临床以心下逆满，气上冲胸，起则头眩，或胸胁支满，目眩心悸，短气而咳，小便不利，舌淡苔白滑，脉沉紧等为主症。治以温阳健脾，化饮利水。

【现代应用】

1. 梅尼埃病　用于本病属脾虚失运，痰饮内停之眩晕、呕吐者。一般加泽泻、法半夏、生姜；心悸者加炒枣仁、远志、柏子仁；耳鸣者加菖蒲、磁石；呕吐甚者加赭石、旋覆花；头痛加川芎、白芷；纳呆加鸡内金、焦山楂、神曲；气虚者加党参、黄芪。

2. 眩晕　以眩晕为表现的疾病，如耳源性眩晕、高血压性眩晕、神经衰弱性眩晕、低血压症。

3. 脑血管病变　如脑动脉硬化症、椎-基底动脉供血不足证属脾虚痰湿内盛者，使用本方化裁。痰湿盛者合二陈汤；痰蒙清窍者加石菖蒲、泽泻；痰热者合黄连温胆汤；肝阳上亢者加天麻、钩藤、石决明、龙骨、牡蛎；气血亏虚加黄芪、当归；阳虚水泛者合真武汤；瘀血内阻者，加丹参、土元、葛根、红花等。

4. 呼吸系统疾病　以咳嗽、痰多、胸闷、短气为表现的呼吸道疾病，如慢性支气管炎、支气管哮喘、百日咳、胸膜炎等呼吸系统疾患，责之于痰饮内停者，用本方化裁治疗，均有一定效果。用本方加苏子、杏仁、紫菀、款冬花、制半夏、陈皮为基本方，寒甚者加麻黄、细辛、干姜；咳痰多白沫者加白芥子、防风；气滞者加厚朴、枳壳、莱菔子；气虚者加炒党参、黄芪；咳喘甚者加白果、沉香。咳逆上气而头昏眼花者，加五味子。

5. 阻塞性睡眠呼吸暂停低通气综合征　临床表现为夜间睡眠打鼾，频繁发生呼吸暂停，多梦遗尿,白天困倦嗜睡等。辨证多属阳虚痰湿内盛,本方合四逆汤、瓜蒌薤白半夏汤化裁治疗。

6. 循环系统疾病 以心悸、胸闷、气短为表现的循环系统疾病,如风湿性心脏病、冠心病、高血压性心脏病、肺源性心脏病、心律失常、心包积液、心脏神经症、心脏瓣膜病、心肌炎、低血压等,辨证属于心脾阳虚,痰湿内盛,水气凌心者,运用本方辨证加味。如本方加丹参、半夏、鸡血藤、黄芪,治疗冠心病心绞痛;合生脉散治疗低血压;加人参、瓜蒌皮、黄芪、丹参,治疗窦性心动过缓;加泽泻、天麻、川牛膝,治疗高血压;加干姜、苦参治疗心肌炎;加黄芪、陈皮治疗心肌病。本方加川芎、当归、仙灵脾、红景天等,治疗病窦综合征属心脾阳虚之痰饮水气凌心者。本方合生脉饮、葶苈大枣泻肺汤为基础方,并随证加味,治疗慢性充血性心力衰竭。

7. 慢性胃炎 本方治疗慢性胃炎具备脾阳虚痰湿证者。脾气虚明显加党参、山药、薏米、黄芪;湿盛气滞者加砂仁、厚朴;有热者,加黄连、黄芩;刺痛加元胡、蒲黄、五灵脂。本方合左金丸治疗胆汁反流性胃炎。

8. 术后胃瘫综合征 本病是胃大部切除术后造成脾胃受损,脾失健运,水饮内停中焦所致,故用苓桂术甘汤加莱菔子温阳健脾化饮,治疗术后胃瘫综合征。

9. 消化性溃疡 本方加姜半夏、陈皮、吴茱萸、生姜,治疗十二指肠球部溃疡并不全性幽门梗阻呕吐,证属中阳不振,痰饮内停,胃失和降者。

10. 肠炎泄泻 本方加太子参、车前子为基本方,腹泻重者加乌梅、芡实、石榴皮、煨诃子、米壳;腹胀加木香,呕吐加陈皮、制半夏,四肢不温加炮干姜。治疗小儿秋冬季腹泻。

11. 肝性胸水 本方加大腹皮、桑白皮、桔梗、丹参为基础,气虚者加党参、黄芪,脾虚便溏者加炒山药、白扁豆,黄疸者加茵陈,肝癌者加半枝莲、白花蛇舌草等,治疗肝性胸水。

12. 泌尿系统疾病 本方随症加味治疗尿路结石,肾小球肾炎、肾病综合征等,证属阳虚水湿内盛者。如加制附片、党参、车前子、泽泻、大腹皮,治疗急性肾炎水肿,证属脾阳不振,水停泛溢肌肤者;加黄芪、金钱草、郁金、鸡内金、海金沙、石韦、怀牛膝等,治疗尿路结石。

13. 妇科疾病 用本方为主,随症加味治疗妇科病如带下、妊娠恶阻、羊水过多、产后尿潴留、盆腔炎等,证属脾虚湿盛者,获效满意。如脾虚甚加人参、薏苡仁,肾阳虚者加鹿茸,肾阴虚加龟甲,湿热者加茵陈、黄柏,热毒者加野菊花、白花蛇舌草;治疗顽固性带下病,效果甚好。本方加藿香、砂仁、法半夏、生姜、苏梗,治疗妊娠恶阻;加生姜、砂仁、桔梗、党参、怀山药、大腹皮、黄芪、扁豆、桑寄生等,治疗妊娠肿满;加当归、白芍、生姜皮、大腹皮、桑白皮、鲤鱼等,治疗急性羊水过多等。

14. 便秘 心脾阳虚,水气上乘阳位,水气不化,津液不行的大便秘结而小便不利者。

15. 眼科疾病 以目眩为表现的眼科疾病,如白内障、结膜炎、病毒性角膜炎、视神经萎缩及中心性浆液性脉络膜、视网膜病变等。

16. 其他疾患 本方治疗视神经乳头水肿;加桑白皮、益母草、附子、麻黄、防己等,治疗阴囊水肿;加泽泻、猪苓、菖蒲、僵蚕、路路通等,治疗慢性分泌性中耳炎;加党参、干姜、泽泻,治疗脑梗死后口中流涎、吐涎,嗜睡等,属阳虚水湿内盛者。

【医案例析】

失眠案 某某,男,40岁,住湖北省威宁县某集镇,干部。1967年6月某日就诊。发病数年,长期失眠,经常彻夜不能入寐,每夜必赖安眠药以睡。形容消瘦,心悸、胸闷、短气,咳唾白色泡沫,脉结。乃水饮内结,阻遏卫阳,阳不交阴;治宜温阳祛饮;拟苓桂术甘汤合二陈汤加味。药用:茯苓15g,炒白术10g,桂枝10g,炙甘草10g,制半夏10g,陈皮10g,牡蛎15g(先煎)。水煎服,日2次。嘱其停服安眠药。第4日复诊,服上方1剂后,当晚停服安眠药即已入睡,连服3剂,感稍舒。要求加大药力,遂于原方以甘遂易甘草。药用:茯苓15g,炒白术10g,桂枝10g,制半夏10g,牡蛎15g(先煎),陈皮10g,甘遂1.6g。水煎服,日2服,甘遂研末分2次冲服。每服大便泻水数次,连服三剂诸症皆退而停药,唯脉之结象仍在,乃饮邪所结之巢囊未除,病将复发,后果然。

按语:水饮内结,阻遏胸阳则胸闷,滞碍息道则短气,水气凌心则心悸,饮邪犯肺则咳嗽唾白色泡沫,津液内聚为饮,无以充养肌肤,故其形容消瘦。饮邪结聚于内,卫气行于阳不得入于阴,以致无法成寐而失眠。方用白术、甘草、茯苓健脾行水;半夏、陈皮燥湿祛饮;桂枝温阳化饮,加牡蛎潜阳以交阴,故服药即能入睡。(李今庸.经典理论指导下的临床治验(七)——辨治失眠、胃痛验案[J].中医药通报,2015,14(1):13)

【临证思路】

苓桂术甘汤原为脾阳亏虚,水饮内停,浊阴上逆而设。《金匮要略》又用于治疗痰饮证,是痰饮温药和之的代表方。现代临床应用范围极广,如中医用于痰饮、咳喘、眩晕、水肿、胸痹、泄泻、心悸、多唾、带下等多种病证,虽涉及西医学呼吸、消化、循环、泌尿、神经、内分泌等多个系统的疾病,但脾阳亏虚,痰湿水饮内停是其基本病机。临床应用本方,当以眩晕呕恶、纳呆,心悸,畏寒肢冷,脘腹痞满,舌质淡或胖,苔白滑,脉沉紧或弦细、滑等为审证要点。

临证应用本方时,尚应根据具体病情及其兼夹情况,随症加味。例如咳嗽痰多者,可合二陈汤加苏子、白芥子;胸满喘逆者,加厚朴、葶苈子;心悸脉结代者,加人参、五味子;水肿甚者加泽泻、猪苓、车前子;胃气上逆呕吐者,加半夏、生姜、代赭石、旋覆花;气滞腹胀满者,加厚朴、木香、砂仁、大腹皮;兼血瘀者,加泽兰、桃仁、红花、水蛭;肝阳上亢者,加龙骨、石决明、钩藤、菊花、牛膝;气血亏虚者,加黄芪、党参、当归、白芍;阳虚寒甚者加制附片、干姜、吴茱萸等。

【实验研究】

研究证实,本方能明显延长缺氧条件下小鼠的存活时间,对氯仿所致小鼠的室颤有明显的抑制作用,能缓解异丙肾上腺素所致大鼠的心肌缺血,对家兔实验性心衰的心力恢复有促进作用,对大鼠心脏有负性频率作用,对犬急性心肌缺血有改善作用;对心肌缺血再灌注损伤具有防治作用。可抑制急性缺氧所致家兔心钠素和抗利尿激素的释放。增强免疫功能作用,能够明显增加正常小鼠和免疫功能低下模型小鼠碳粒廓清指数和吞噬活性,促进抗体生成和淋巴细胞转化、分裂,能够明显增强小鼠的免疫功能,改善免疫功能低下模型小鼠的免疫功能。有较好的镇静作用、祛痰止咳、抗炎、抗过敏及健胃作用。

(二)五苓散

五苓散证主治太阳病蓄水证及霍乱热多欲饮水者。太阳表邪未解,内传太阳之腑,以致膀胱气化不行,遂成太阳病之蓄水证。其证以小便不利、口渴欲饮水为主症,同时伴头痛身热,脉浮或浮数等。由于水蓄不化,津不上承,故饮后渴仍不解,且饮入之水无出路,愈饮愈蓄,故下腹拘急,甚则水入即吐,而成"水逆"之蓄水重证。用五苓散通阳化气行水,兼解表邪。

霍乱乃饮食失节、寒热不调或感受时邪,损伤脾胃,升降逆乱所致。临床以上吐下利,吐泻并作为主症。若因湿阻气化不行,清浊不分,邪在阳分、病证偏表,而"热多欲饮水者"者,则予五苓散外疏内利，通阳化气而两解表里。

五苓散方重用泽泻为君，取其甘淡性寒，直达肾与膀胱，利水渗湿。臣以茯苓、猪苓增强利水渗湿之力。白术苦甘温燥，健脾培土而运化水湿；桂枝辛甘性温，外解太阳之表邪，内助膀胱之气化，共为佐药。五药合用，通阳化气，利水渗湿，并解表邪。使气化水行，小便通畅，表里诸症得解，则蓄水、霍乱吐利自除。

【现代应用】

1. 尿路感染　以本方加车前草、土茯苓为主，热淋者加蒲公英、败酱草，劳淋者加山药、熟地黄、山茱萸，治疗慢性尿路感染。

2. 尿路综合征　又称无菌性尿频，排尿不适综合征，属淋证范畴。用本方合四逆散加减治疗尿路综合征。本方加金樱子、桑螵蛸、益智仁，治疗神经性尿频。

3. 尿潴留　属"癃闭"的范畴，病机为水蓄膀胱，气化不利。用五苓散原方、或配合针刺足三里、中极、三阴交、阴陵泉等穴，治疗肛肠等病术后尿潴留。本方加大腹皮、通草、竹叶，水煎口服或鼻饲；配合电针中极、气海、关元、三阴交等穴，治疗急性脑卒中后尿潴留。本方加黄芪、泽兰、乌药、车前子等，治疗产后尿潴留、阑尾切除术后尿潴留。

4. 肾小球肾炎　本方加苍术、大腹皮、白茅根为基础方，浮肿严重者加薏苡仁、土茯苓，伴气促、咳嗽者加麻黄，病程较长及蛋白尿不消者加丹参、蝉蜕、泽兰等治疗急性肾小球肾炎。

5. 慢性肾功能不全　以本方加黄连、槐花为基本方，尿素氮高者加栀子，肌酐高者加制附片、大黄，严重贫血者加黄芪、当归，尿蛋白者加益母草、蝉蜕、玉米须等，治疗慢性肾功能不全；同时显示五苓散在有效改善肾功能基础上对电解质紊乱有双向调节作用。

6. 输尿管结石　本方加白芍、海金沙、鸡内金、金钱草、甘草为主，血尿者加白茅根、阿胶，湿热甚者加滑石、木通，病久肾虚加牛膝。

7. 糖尿病肾病水肿　治疗前后24h尿量、24h尿蛋白定量、总胆固醇指标皆有显著改善。

8. 糖尿病神经源性膀胱　属膀胱气化失常者。用五苓散加白茅根、益母草、酒大黄、水蛭为主方；气虚加黄芪、党参，阳虚加淫羊藿、巴戟天，阴虚加山茱萸、知母，尿路感染加金银花、黄柏。

9. 特发性水肿　本方加黄芪、薏苡仁为基础方，阳虚甚者，重用桂枝、加附片；阴虚者去桂枝、加生地、枸杞、阿胶；脾为湿困者，重用茯苓、薏苡仁、白术，加山药、苍术。

10. 高血压　本方加石决明、郁金，治疗原发性高血压有效。随着血压的下降，患者心烦、失眠、头痛、头晕、耳鸣、肢体麻木均消失或减轻。

11. 心包积液　本方加葶苈子、桑白皮、大腹皮、牵牛子等，治疗扩张型心肌病并心包大量积液；可用于癌性心包积液并胸水。

12. 充血性心力衰竭　本方合真武汤为主，气短、气喘甚者加黄芪；紫绀甚或肝肿大者白芍易赤芍、加当归、丹参；咳甚者加杏仁、葶苈子、五味子。

13. 泄泻　利用五苓散"利小便而实大便"之功，而治疗肠炎腹泻之属湿泄者。

14. 慢性结肠炎便秘　本方加槟榔、枳实、木香、莱菔子、火麻仁、大黄等，治疗慢性结肠炎便秘证，近期、远期均有很好效果。显示五苓散不只是利尿剂，可以调节津液的代谢，纠正环流障碍、水液停滞、津液不足等病理改变。对水液代谢具有双向调节作用。

15. 肝硬化腹水　本方加赤芍、丹参、郁金、生黄芪、全瓜蒌等，治疗肝硬化伴腹水，对临床症状改善、肝功能恢复和腹水消退均有良好作用且不易复发。

16.结核性胸腔积液　本方加瓜蒌、大腹皮、鸡血藤、杏仁、麻黄、黄芪、葶苈子，配合西药抗痨治疗结核性胸腔积液，不仅缩短了胸水的消失时间，也提高了对抗痨治疗的依从性，还避免了胸腔穿刺抽液造成的创伤性痛苦及蛋白质丢失。

17.椎基底动脉供血不足　本方加黄芪、葛根、升麻、白芍、丹参、僵蚕、地龙，治疗老年椎基底动脉供血不足性，能改善眩晕症状，显著降低患者全血黏度和血浆纤维蛋白原水平，对老年椎基底动脉供血不足具有较好的治疗效果。

18.眩晕　本方为基础，肝阳上亢加白芍、钩藤、牛膝、珍珠母，痰湿中阻加半夏、天麻，气血亏虚加黄芪、党参、当归，肾精不足加枸杞子、桑椹子、女贞子、何首乌。治疗各种眩晕，效果明显。

19.高脂血症　本方加山楂、神曲、泽泻，治疗原发性高脂血症。

20.高尿酸血症　本方加车前子、川萆薢、丹参、大黄，治疗单纯控制高嘌呤饮食无效的高尿酸血症。

21.外科疾患　根据"血不利则为水"，用本方加防己、生黄芪、车前子、丹参、红花、三七等，治疗外伤及骨折后肢体软组织肿胀。本方合四物汤防治筋膜间室综合征、合防己黄芪汤治膝关节滑膜炎、合通窍活血汤治脑震荡后遗症等。本方加甘草、金银花治疗脓疱疮，加滑石、浮萍、甘草，可治疗剥脱性角质松解症。

22.妇科疾患　治疗经行泄泻、经行浮肿、胎水肿满、妊娠小便不通、产后癃闭、带下等病，属水湿内盛者。

23.男科疾患　治疗前列腺增生症、慢性前列腺炎，淋病、阴囊水肿等男科疾病，属膀胱气化不行，水湿内盛者。五苓散加川楝子、小茴香为基本方，阴寒盛者加吴茱萸、制附片，水湿盛者加车前子、通草，疼痛明显者加玄胡、木香、橘核；治疗小儿睾丸或精索鞘膜积液（水疝）。

24.眼科疾患　本方加减治疗眼科疾病如眼睑非炎性水肿、角膜基质炎（混睛障）、青光眼（绿风内障）、中心性浆液性视网膜脉络膜病变（视瞻昏渺）、视网膜脱离（暴盲）、眼挫伤、视神经乳头水肿、黄斑水肿、假性近视、玻璃体混浊、夜盲症、急性泪囊炎等。

25.皮肤疾患　以多汗渗出增生为表现的疾病，如扁平疣、黄色瘤、脂溢性皮炎脱发、多形性红斑、水痘、带状疱疹、顽固性湿疹、手足水疱性湿疹、口腔黏膜白斑等。

26.其他疾患　本方治疗癫痫病、煤气中毒后遗症、黄疸、痄腮，本方合小半夏汤加代赭石，治疗梅尼埃病眩晕、呕吐等病。

【医案例析】

1.尿崩案　王某，男，7岁，1975年7月13日就诊。患儿多饮多尿，在当地医院检查尿比重为1.007，诊断为"尿崩症"，治疗无效。诊见神色、脉象无异常，唯舌色淡，有白滑苔，像刷一层薄薄不匀的浆糊似的。因思此证可能是水饮内结，阻碍津液的输布，所以才渴欲饮水，饮不解渴。其多尿只是多饮所致，属于诱导性，能使不渴少饮，尿量自会减少。因与五苓散方：白术12g，茯苓9g，泽泻6g，桂枝6g，猪苓6g，水煎服。上方共服两剂，7月14日其家长来述，症状见轻，又与原方两剂，痊愈。

按语：《伤寒论》中用五苓散有以下几种症状："脉浮，发热，渴欲饮水，小便不利者"，"水入则吐者"，"伤寒汗出而渴者"，下后"心下痞，其人渴而口燥烦，小便不利者"，霍乱"热多欲饮水者”,说明五苓散对于人体的水液代谢有明显促进作用,由于本方的药性偏于温,所以凡由于水液代谢失调所形成的各种症状,而又宜于温性药的,都可以考虑应用本方。(李克绍. 伤寒解惑论[M]. 山东: 山东科学技术出版社,1978: 127)

2. 口渴案 王某,男,46岁,某房产公司职工。2004年2月某日初诊。患者口渴饮水已近半年多,在本地检查血糖阴性,未服西药。中药治疗用清阳胃热之白虎汤,滋阴泻火之玉女煎; 养阴生津参麦饮; 滋阴补肾六味地黄丸等,均未能控制症状。就诊时仍然手持矿泉水瓶,2~3分钟喝一口,车厢内矿泉水瓶若干。视其面容红润光泽,饮食量中等,不喝酒不吸烟,夜寐欠佳,除偶尔应酬打麻将至晚上12点或凌晨1点,多数时间在10点左右睡觉,性生活正常,小便清,大便成形,舌苔薄白润,舌质正红。脉缓而软,不弦硬,血压正常。药用: 白术6g,茯苓10g,猪苓10g,泽泻10g,桂枝6g。嘱服3剂,日1剂,水煎2次稍温服。3日后复诊,服上药口渴有所减少,未见不良反应,舌质稍红润,脉缓稍弦,守上方加桔梗10g,杏仁10g,郁金6g,夜交藤10g。嘱其日1剂,水煎稍温服。

半个月后,即2005年元宵前后来电告之,服药半月,日1剂,共计15剂,口渴基本正常,上班半天,喝1~2次水,约100ml左右,其余在饭后喝一点水漱口,询问是否还要继续服药。建议其每周服2~3剂,巩固疗效,且不可乱进补品。2005年3月某日来电,告之口渴完全正常,早已停药。

按语: 从本案口渴来看,一未见表证,因其前段治疗未说明表证和发汗的情况; 二是用许多滋阴生津之品未能控制口渴,可以排除津液不足,亦非胃燥。由此推论,本案口渴,应属水不化气,津不上承之咎,所以用五苓散化气利水,使之津液能够上承布化,故而能治口渴; 三是本案舌苔白润,这是重要的临床指征,无津伤液少见之症。口渴虽多有热,但五苓散的桂枝、白术有温热之性味,似有“反治”之意,其实仍属“从治”之法。(陈樟平. 陈瑞春医案遗稿[J].辽宁中医杂志,2010,37(8): 1590)

【临证思路】

五苓散通阳化气利水,兼解表邪,《伤寒论》主治太阳蓄水证及霍乱吐利偏表者;《金匮要略》尚用于“脐下悸,吐涎沫而颠眩”者。临床多用于小便不利、呕吐、泄泻、水肿、痰饮、眩晕、黄疸、癃闭、水疝等病证,属膀胱气化不行,水湿内盛者。无论有无表证,外感内伤皆可化裁使用。从现代应用情况看,五苓散的应用范围涉及泌尿、循环、消化、呼吸、神经、内分泌、生殖等各个系统,病种涉及内、外、妇、儿、五官各科,以内科肾系疾病为主。虽然应用范围极广,但皆与水液代谢有关,均具阳气不振,气化失司,水湿内盛的病机。临证使用五苓散,当以小便不利,呕吐,口渴,水肿,便溏泄泻,舌淡,苔白滑、腻,脉浮数或沉弦、细等为审证要点。

原方泽泻用量最大,二苓、白术等量次之,桂枝量最小,临证当掌握此特点。泽泻一般用12~15g,桂枝用6~9g。现代临床用汤剂水煎服者居多。根据具体病情随症化裁,如水肿明显者重用泽泻、二苓,加薏苡仁、车前子、防已; 呕吐剧烈者加半夏、生姜; 气虚者加黄芪、党参、白术; 阳虚者加附子、肉桂、干姜; 气滞者加陈皮、木香、枳壳、台乌药、大腹皮等; 湿热者加茵陈蒿、黄柏、金钱草; 瘀血者,加泽兰、益母草、水蛭。

本方有纠正脱水的作用,但对于重度脱水及伴有严重电解质紊乱者,不能单纯依靠本方,须结合补液等其他纠正水电解质紊乱的措施。少数患者服用本方后,可以出现腹泻或便秘,可减量或停服。吐水者宜用散剂,无上消化道症状者可用汤剂。服用五苓散后宜饮热开水,取微汗为宜。平时忌食冰冷食物。

【实验研究】

研究发现,五苓散对人体和实验动物都有明显的利尿效果;对慢性乙醇中毒所致的多种代谢异常都有一定的对抗效果;对酒精性肝损伤有明显的保护作用;有明显的降压作用;对实验性肾功能不全有一定的防治作用;在体外和体内对尿石形成均有明显的抑制活性,而对尿路结石具有防治作用,可明显抑制草酸钙晶体的形成;促进高尿酸血症和肾功能异常动物尿酸排泄并发挥其肾保护作用。进一步研究证实五苓散提取液对肾性高血压大鼠具有利尿、降压作用,且不造成电解质紊乱。预防及治疗给药均能抑制高脂模型大鼠血清总胆固醇(TCH)、甘油三酯(TG)、低密度脂蛋白胆固醇(LDL-C)含量及LDL-C/HDL-C比值的升高。对阿霉素肾病大鼠的足细胞形态及基底膜电荷屏障有一定保护作用。此外,还有止泻作用。

(三)苓桂衍化方

1. 茯苓泽泻汤　东汉·张仲景《金匮要略》

组成:茯苓半斤,泽泻四两,桂枝二两,甘草二两炙,白术三两,生姜四两。

功效:化气利水,和胃止呕。

主治:饮阻气逆证。

2. 茵陈五苓散　东汉·张仲景《金匮要略》

组成:茵陈蒿十分,五苓散五分。

功效:清利湿热,退黄。

主治:黄疸湿重于热者。

3. 茯苓汤　宋·陈言《三因极一病证方论》

组成:茯苓四两,桂心、白术各三两,炙甘草二两,生姜三片。

功效:温通心阳,化气行水。

主治:痰饮停积胸中,胸胁支满,目眩。

4. 桂苓甘露散　金·刘完素《宣明论方》

组成:茯苓、泽泻各一两,炙甘草、石膏、寒水石各二两,白术、猪苓、肉桂各半两,滑石四两。

功效:清暑泄热,化气利湿。

主治:中暑受湿。

5. 四苓散　元·朱震亨《丹溪心法》

组成:猪苓、茯苓、泽泻、白术各等分。

功效:健脾化湿。

主治:大便溏泄,小便赤少。

6. 防风四苓散　明·秦景明《症因脉治》

组成:防风,猪苓,茯苓,泽泻,白术。

功效:利水渗湿。

主治:水谷偏走渗大肠。大便溏,小便不利。

7. 姜术汤　明·王肯堂《证治准绳》

组成:干姜、茯苓、白术、半夏曲各一钱,桂枝、甘草各五分。

功效:温阳化饮,利水渗湿。

主治:停饮怔忡。

8. 茴楝五苓散 清·吴谦《医宗金鉴》

组成: 桂枝,猪苓,茯苓,泽泻,白术,小茴香,川楝子。

功效: 温阳化饮,理气利湿。

主治: 水疝,小便不利。

9. 苓姜术桂汤 清·吴鞠通《温病条辨》

组成: 茯苓五钱,桂枝三钱,炒白术三钱,生姜三钱。

功效: 宣通阳气,健脾除湿。

主治: 寒湿损伤脾胃中阳。

五、抵当汤类方

抵当汤类方包括桃核承气汤与抵当汤、抵当丸三方,因其皆主治瘀热互结之蓄血证,故有"蓄血三方"之称。三方皆有桃仁、大黄相配,具有破血逐瘀功效,体现了"血实者,宜决之"之法。三方证病机均为瘀热内结,然有轻重缓急之异。其中桃核承气汤活血逐瘀而通下瘀热,主治太阳蓄血轻证; 抵当汤破血逐瘀而泻热,主治太阳蓄血重证及阳明蓄血证; 抵当丸泻热逐瘀,峻药缓攻,适用于太阳蓄血重症而势缓者。

(一)桃核承气汤

桃核承气汤证见于《伤寒论》第106条。太阳病表邪未解,邪气随经入里化热,与血结于下焦,形成本证。瘀热内结,则小腹急迫结硬; 瘀热扰心,神明难安,则神志错乱,其人如狂; 此外尚可见发热便秘,舌红瘀紫,脉沉涩滞等。随正邪的盛衰、瘀结轻重而有两种转归: 一是血结轻浅,正能胜邪,则邪热随瘀血而去,病可自愈,故曰"血自下,下者愈"; 二是瘀热内结较深,血不能自下,蓄滞于里,此时非破血逐瘀而不能祛。唯其时表证未解者,应暂缓攻下,宜遵先表后里原则,待表证解除以后,纯为蓄血内结者,才可用桃核承气汤泻热逐瘀。

桃核承气汤即桃仁、桂枝合调胃承气汤组成。桃仁苦甘平,活血通瘀,大黄苦寒,泻热荡实、活血逐瘀。二味相配,瘀热同治,共为君药。桂枝辛温,宣阳行气,通行血脉,助君药逐瘀活血; 芒硝咸寒,软坚散结,助君药泻热荡实,而为臣药。炙甘草护胃安中而缓峻烈,并调和诸药,兼为佐使。诸药合用,共奏泻热逐瘀之功,适用于太阳蓄血之轻证。

【现代应用】

1. 精神病 以狂躁为表现的疾病,如精神分裂症、抑郁症、躁狂症等。"其人如狂"是桃核承气汤的主症之一。临床多据此将本方应用于多种精神紊乱疾病,有一定效果。如原方加木香、生山楂、益母草、丹参治疗经期先后精神紊乱症,有效率为88.37%; 加青皮、柴胡、枳壳、乌药、远志、郁金、枣仁等,治疗精神分裂症; 加石菖蒲、郁金、琥珀、合欢皮,治疗产后精神分裂症; 加麦冬、丹参、柏子仁、三七、琥珀等,治疗外科术后精神失常等,皆获疗效。本方亦可治疗脑外伤后精神障碍。

2. 脑血管疾病 本方为主治疗脑血管疾病,如脑水肿、流脑、脑震荡后遗症、脑出血、高血压等。有促进颅内血肿吸收,降低颅内压之效。呕恶者加姜半夏、竹茹,头剧痛者加天麻、白芷、羚羊角、钩藤,眩晕加天麻、白术,痰涎壅塞者加胆南星、法半夏、川贝母,昏迷者加石菖蒲、郁金,送服安宫牛黄丸。本方加丹皮、黄芩、石菖蒲、郁金、山栀、全瓜蒌,口服、鼻饲或灌肠给药,治疗脑出血术后高热、肺部感染、腹胀便秘以及偏瘫失语等并发症。

3. 头痛(三叉神经痛) 本方加川芎治疗三叉神经痛,证属瘀血头痛者。

4. 糖尿病及并发症　本方加玄参、生(熟)地黄、麦冬、黄芪等,治疗2型糖尿病疗效满意,在降糖幅度和临床主要症状的改善方面均较好于优降糖;同时对便秘、手脚麻木感等症状也有不同程度的改善。

本方加生黄芪、丹参、沙参、太子参,可治疗糖尿病肾病。本方加黄芪、生地黄、玄参、麦门冬,水煎口服,或由胃管注入,可治疗糖尿病并发脑梗死。

5. 肾脏泌尿系疾病　治疗糖尿病肾病、急性肾衰竭、肾病综合征等。本方加当归、牡丹皮、白芍为基础方,伴脾气虚者加党参、白术,腰酸痛者加山茱萸、生地黄、菟丝子,尿行不畅者加金钱草,尿浑浊者加萆薢,治疗小儿特发性血尿,获效满意;加丹参、地龙、天花粉、苍术、黄柏为基础方,治疗复发性乳糜尿。用本方加减治疗反复发作、迁延不愈的慢性肾盂肾炎;便溏者去芒硝,尿频尿急者加滑石,少腹拘急者重用桂枝、加台乌药。本方加黄芪、附子、泽泻、益母草、女贞子,可治疗慢性肾衰竭。

本方加白芍、牡丹皮、栀子、泽泻、竹叶、木通、茅根、银花,治疗出血热少尿期,显示本方具有清热解毒、通腑利尿作用,能促进胃肠蠕动排出部分水及有毒的代谢产物,减轻腹腔脏器组织水肿和肾间质水肿,改善肾血流灌注,有促进利尿作用,有助于改善肾功能,缩短少尿期,也可减少心衰、肺水肿并发症的发生。

本方合薏苡附子败酱散为主,随症加味,治疗慢性前列腺炎属血瘀湿热者。少腹阴囊会阴部疼痛加乌药、橘核、川楝子;腰膝酸软、小便频数,夜尿多者,加补骨脂、桑寄生;性功能减退加仙灵脾、锁阳、蜈蚣;偏阴虚者加女贞子、旱莲草;疼痛明显加制乳没、延胡索;前列腺质硬有结节或肿大者,加三棱、皂角刺。

本方加金银花、蒲公英、赤芍、延胡索等,治疗热毒结聚,积于下焦。以下腹部疼痛、便秘为表现的男科疾病,如前列腺炎、睾丸炎、前列腺肥大等属下焦湿热久治不愈,伴痰瘀结聚而见小便急、频、难、不畅,可用桃核承气汤随症加入补肾化瘀利尿之药治疗。

本方为主,气虚加黄芪,尿血加白茅根,湿热加黄柏、蒲公英,肾绞痛加延胡索、白芍,肾积水加当归、茯苓,治疗泌尿系结石。

6. 肝胆系统疾病　本方加茵陈、金钱草、赤芍为基本方,随证加味治疗急性黄疸型肝炎高胆红素血症,总有效率为92.86%;本方合五苓散治疗肝硬化腹水,效果较好。

本方加赤芍、菖蒲、郁金、茵陈为基本方;气虚加人参,便秘者重用大黄、芒硝,便溏者去芒硝,热甚者加黄芩、黄连;治疗肝性脑病,分别观察患者治疗前后精神、神志症状、血氨、脑电图变化,显示本方治疗具有显著的改善效果。

本方合保和丸可治疗脂肪肝。加黄芩、黄连、枳实为基础方,痛甚者加芍药、延胡索,发热者加栀子、金钱草;治疗胆囊炎。

7. 腹部急症　根据太阳蓄血、热结少腹的病机,本方加味,治疗化脓性阑尾炎、胰腺囊肿术后高热、中毒性菌痢、肝硬化腹水并消化道出血等急危重症。用桃核承气汤加枳实、厚朴为基础方,气滞重者加莱菔子、木香、川楝子,呕吐剧烈者加生姜、代赭石、旋覆花,体虚者加火麻仁、郁李仁、杏仁,治疗粘连性肠梗阻。

8. 骨伤科疾病　大量资料显示临床应用本方或随证化裁内服、或保留灌肠,是治疗脊柱骨折后发热、疼痛、腹胀痛、大便秘结的有效方法。腹胀腹痛甚者加枳实、厚朴、莱菔子、木香,瘀热甚者加当归、红花、黄柏、牡丹皮、乳香、没药,小便赤涩不利者加木通、车前子、泽泻等。本方加归尾、泽兰、薏苡仁、茯苓、枳壳、牛膝内服,可消除胫腓骨骨折术后患肢水肿。

9. 妇科疾病　以下腹痛、盆腔瘀血为表现的疾病，如难产、产后恶露不止、胎盘残留、急性盆腔炎、输卵管结扎术后综合征、阴道血肿、异位妊娠、痛经、闭经等均有一定疗效。盆腔静脉瘀血综合征属典型的胞宫瘀滞。本方加丹参、元胡为主，兼腰骶酸痛、小腹下坠等肾虚症状者加川断、狗脊、杜仲；湿热下注者加椿白皮、败酱草、车前子；血热者加生地、赤芍、焦地榆。

本方为基础，按月经周期用药治疗子宫内膜异位症临床疗效肯定。气滞者加香附、青皮，疼痛明显者加元胡、皂角刺，湿热者加黄柏、苦参，肝肾不足者加女贞子、桑寄生、沙苑子。不仅能改善痛经等症状，同时具有调经、助孕、副作用小等特点。

本方随症加味，治疗产后下肢深静脉血栓形成，并可缩短疗程，减少抗栓药物剂量，避免了运用大剂量溶栓药物引起出血的危险。本方加味治疗闭经、痛经、经前期紧张综合征、产后发狂、产后腹痛、产后发热、盆腔炎、子宫肌瘤、不孕症、乳痈等妇科常见疾病，证属瘀热互结者。

10. 酒渣鼻　因瘀血、热邪郁于经脉，循经上冲面部所造成的酒渣鼻用本方有效。

11. 其他疾患　加苍术、牛膝为基本方，治疗风湿热痹。关节肿甚加生薏米、滑石，发热恶寒加金银花、连翘，高热汗出加生石膏、知母，关节疼甚加姜黄，气虚加黄芪、党参，血虚加白芍、当归，血瘀重加红花、地龙、鸡血藤。本方为主，可治疗急性期痛风性关节炎。本方还可治疗以头面部充血为表现的疾病，如麦粒肿、翼状胬肉、痤疮、毛囊炎、牙龈出血、龋齿疼痛、脱发、肩周炎等。

用本方泻下瘀热可治疗慢性荨麻疹。加当归，逐瘀泻热，可治疗阿托品中毒。

老年性便秘多属虚中夹实，必兼有瘀，瘀阻肠道血行不畅更加重便秘。故用本方加当归、杏仁、炙紫菀、瓜蒌仁、桔梗、枳实、莱菔子为基础方，气虚者去莱菔子加黄芪、生白术；热结津伤者去桂枝加生地，阳虚者去枳实、莱菔子加肉苁蓉，血瘀甚者加穿山甲、丝瓜络。

【医案例析】

1. 受惊发狂案　沈石顽之妹，年未二十，体颇羸弱。一日出外市物，骤受惊吓，归即发狂，逢人乱殴，力大无穷。石顽亦被击伤腰部，因不能起。数日后，乃邀余诊。病已七八日矣，狂乃如故。石顽扶伤出见。问之，方知病者经事二月未行。遂乘睡入室诊察，脉沉紧，少腹似胀。因出谓石顽曰，此蓄血证也，下之可愈。遂桃核承气汤与之。桃仁30g，生军15g，芒硝6g，桂枝6g，枳实9g。翌日问之，知服后下黑血甚多，狂止，体亦不疲，且能啜粥，见人羞避不出。乃书一善后之方与之，不复再诊。

按语：按“瘀血在上则善忘，瘀血在下则发狂”，患者因出外市物，骤受惊吓，归即发狂，后知病者经事二月未行，遂乘睡入室诊察，脉沉紧，少腹似胀。此蓄血证也，下之可愈。遂桃核承气汤与之。（曹颖甫.经方实验录[M].福州：福建科学技术出版社，2004）

2. 糖尿病案　何某，女，38岁，服务员。因“口渴多饮、多食、多尿反复3年半，加重半年”于1987年4月25日入院。患者1987年10月出现口渴多饮，多食多尿，经查空腹血糖为16.1mmol/L，诊断为2型糖尿病，经用消渴丸、降糖灵以及中药治疗后，诸症好转，但口渴多饮，多食多尿反复发作，停药或减药则血糖升高。半年前自行减用降糖药，又致口渴多饮，多食多尿加重，而入我科住院治疗。入院时病人口渴多饮，多食多尿，汗出较多，视物昏花，双下肢麻木疼痛，神疲乏力，大便干结，三四日一行，舌质黯红，舌苔薄黄，舌下静脉青紫，脉弦略涩，查血糖为14mmol/L，尿糖（+++），证属瘀热互结，气阴两虚。治以桃核承气汤加味，药用桃仁12g,桂枝9g,大黄10g,芒硝6g(冲服),甘草6g,北芪20g,生地15g,玄参15g。服药2周后,口渴多饮,多食多尿明显改善。大便通畅,每日1次,余症好转,复查血糖为11mmol/L,尿糖(+),继用前方出入半月余,口渴已平,饮食小便正常,诸症转愈,复查血糖6mmol/L,尿糖(-),于5月29日出院,出院后续服本院制剂三黄降糖片每次10片,1日3次维持,后随访病情稳定,查血糖基本控制在正常范围。尿糖、空腹血糖、餐后血糖均为阴性,继用三黄降糖片巩固疗效。

按语: 桃核承气汤是《伤寒论》中泻热逐瘀的代表方剂,用于治疗血热互结的蓄血证。熊教授通过临床观察,2型糖尿病患者早期或高血糖未控制时,常有多饮、多食、多尿,大便干燥,便秘等症状,认为本证的病机为胃热肠燥所致,而且胃肠燥热,灼伤阴血,血脉涩滞不行,络脉瘀阻,以致瘀血燥热相互搏结。瘀血既是糖尿病病理产物,又是其致病因素。因此,辨为瘀热互结,治用桃核承气汤,然胃肠燥热,每易灼伤阴津,加之消渴之病,阴虚为本,燥热为标,故临证仿增液汤之意,常加养阴清热之生地、玄参兼顾其阴虚之本,既可除“三多”之症及便秘之苦,又可正对阴虚燥热之病机。(邓烨.熊曼琪教授学术思想与临床经验研究[D].广州中医药大学,2012: 18)

【临证思路】

桃核承气汤是中医泻热逐瘀的代表方剂,在现代临床的应用范围十分广泛,病种涉及内、外、妇、儿、骨伤、五官等临床各科而证属瘀热互结者。概括桃核承气汤的临床应用思路: ①发病因素不必局限于太阳病不解,外感六淫、七情不遂、饮食劳倦、药食虫毒、外伤术后等均可致病。②病位不必拘泥于下焦,病机凡属瘀热内结者,无论三焦脏腑、或是脑窍肢体,皆可应用。③临床应重点掌握以下几点: 精神神志紊乱,如烦躁少寐,如狂或发狂等; 大便秘结; 少腹急结,或腹痛,发热,小便黄赤,闭经或经血紫黯夹瘀块; 舌红紫黯、或瘀斑瘀点,舌苔黄,脉沉、弦、数、涩等。其“瘀”“热”见症是辨证的关键。

临床运用多原方药味不变,桃仁、大黄用量宜大,约12~15g,余量稍小。亦可随症化裁,一般可酌加青陈皮、枳实、枳壳、木香、川芎等行气药; 如大便不硬,减少大黄,去芒硝,疼痛剧烈加元胡、白芍; 热重者加丹皮、栀子; 瘀重者加地龙、穿山甲等; 气血亏虚者加黄芪、党参、白术、当归等。给药途径以水煎口服为主,亦可鼻饲、灌肠给药。

【实验研究】

研究证实,桃核承气汤能够降低全血比黏度、血浆比黏度、还原血黏度,而改善血液流变学; 具有抗凝血作用,能够显著延长出凝血时间,抑制血小板凝聚,抑制体外血栓形成; 有显著的解热和抗炎效果,抑制脓毒症的炎症反应; 具有明显的降血糖、降血脂作用; 有利尿和改善肾功能的作用; 有较强的抗惊厥作用; 有显著的泻下作用; 能够调节机体免疫功能,提高机体的抗病能力; 有明显的抗肿瘤作用,还有抗肾间质纤维化的作用。

(二)抵当汤

抵当汤破血逐瘀,泻热祛实,是治疗蓄血重证的代表方。《伤寒论》中主治证有二: 一为太阳蓄血重证,见于第124、125条,乃太阳表邪循经入里化热,与血结于下焦所致。临床以少腹硬满,其人发狂或如狂,周身肌肤发黄,小便自利,脉微而沉或脉沉结为主症。其二为阳明蓄血证,见于237、257条,此乃阳明邪热与肠中宿有之瘀血搏结而成。其主症为喜忘、大便质硬色黑易解,或消谷善饥,大便秘结。太阳蓄血和阳明蓄血见证虽异,但瘀热内结的病机则一,故皆用抵当汤破血逐瘀,泻热祛实治之。

抵当汤中水蛭味咸苦，虻虫苦寒，二味虫类药相配，直入血分，破血逐瘀之力尤峻；大黄苦寒、泻热逐瘀通经，桃仁苦平，活血化瘀，兼润肠通便。药仅四味，则集动、植物破血逐瘀药之大成，力峻效猛，用之可直抵病所、攻而荡之，故名“抵当汤”。服药后可使内结之瘀热随下而祛，故服汤后以大便通下为见效的标志；若药后“不下”，则当“更服”之；反之，若便通瘀热得下，则不可再服，恐过剂伤正。

【现代应用】

1. 脑血管疾病　本方加黄芪、川芎，治疗缺血性脑病，能够显著改善患者半身不遂、口眼歪斜、偏身麻木、语言障碍、头痛头晕等症状和体征。可治疗急性脑梗死。本方合五苓散加葛根、川芎、丹参、牛膝、益母草、黄芪等，水煎口服，或鼻饲或高位灌肠给药，治疗急性出血性脑病，临床综合疗效及日常生活能力改善、颅内血肿吸收方面均优于对照组。另可用于防治老年痴呆症。

2. 精神病　其人发狂，精神紊乱是抵当汤的主症之一，临床多据此将本方运用于精神系统疾病，具有良好效果。本方或随症化裁，治疗闭经如狂者、周期性经期精神错乱、精神分裂症、健忘症有效。

3. 糖尿病及其并发症　根据抵当汤证“合热则消谷善饥”，而运用本方化裁治疗糖尿病及其并发症，获得一定疗效。本方合白虎汤加麦冬、黄连，治疗糖尿病属瘀热内结者。

本方加黄芪为主，随症化裁治疗糖尿病晚期并发症如中风、胸痹、血证、水肿、眩晕等，取得比较满意的疗效。

4. 妇科疾病　抵当汤广泛用于妇科多种疾病而证属瘀血内结者，诸如盆腔肿块、卵巢囊肿、子宫肌瘤、闭经等。

本方加金银花、当归、赤芍、泽泻、冬瓜子、木通，治疗产后栓塞性静脉炎，效果满意。本方去虻虫加延胡索、蒲黄、土鳖虫、五灵脂、滑石、车前子、木通、没药，治疗子宫内膜异位症。本方去虻虫加穿山甲、丹参、三棱、莪术、肉桂、牡丹皮、败酱草、忍冬藤、红藤等，治疗因输卵管炎引起的不孕症。

5. 男科疾病　本方加西洋参、穿山甲、生牡蛎、鸡内金、生甘草为基础，湿热重加黄柏、知母、车前子、木通、泽泻等；肝郁气滞加柴胡、沉香、牛膝、陈皮、郁金、龙胆草、牡丹皮等；肾阳虚加肉桂、巴戟天、附子、山茱萸、鹿茸、生地黄等治疗前列腺增生症，疗效满意。本方合白虎汤、大承气汤化裁，水煎内服与灌肠相结合，治疗急性睾丸炎获效。

6. 外科疾病　本方合四妙勇安汤加萆薢、牛膝为主，湿盛者加防己、木瓜，热毒者加地丁、野菊花、蒲公英，久病者加黄芪、党参；腰酸加菟丝子、川断；肢冷麻木者加桂枝等；治疗下肢深静脉血栓属中医脉痹，营血瘀滞、脉络痹阻者。

本方加甘草，治疗腹部手术、腰椎骨折、骨盆骨折等外伤后便秘，疗效颇捷；加穿山甲、泽兰、全蝎、制南星、片姜黄、川续断、土鳖虫、路路通等，治疗腰椎间盘突出，属湿热痰瘀阻络者，效果满意。

7. 血吸虫病，脾大　本方治疗血吸虫病，脾大有效。

【医案例析】

产后视力减退案　刘某，女，31岁。产后受风引起目疼，以致视力逐渐下降已2年余。病变先从右眼开始，视力从1.2降至0.1。经眼底检查发现眼底水肿，黄斑区呈棕黑色变化，被诊断为“中心性视网膜炎”。经过治疗，右眼视力恢复到1.0，但左眼视力又从1.5下降至0.1，用中药石斛夜光丸后，视力有所上升，左眼达0.8，右眼至1.2。但患者自觉后背疼痛，右侧少腹亦疼痛，每临月经，两腿发胀，腰腹剧痛。而且精神紧张，惊怖不安，少寐善忘，舌质黯绛，舌边有瘀斑，脉弦滑。根据上述脉症，辨为下焦蓄血，气滞血瘀，瘀浊上扰，乃用逐瘀活血之法治疗。大黄9g，桃仁15g，虻虫6g，水蛭6g，丹皮9g，白芍9g。服药大约六七小时，出现后脑部跳动性疼痛，同时小腹疼痛难忍，随即大便泻下颇多，小便赤如血汁，而后诸症逐渐减轻，顿觉周身轻松，头目清晰。此后转用血府逐瘀汤加决明子、茺蔚子，又服6剂后，视力恢复如常人，以眼科检查，黄斑棕黑色病变已基本消失。

按语：患者产后受风引起目疼，以致视力逐渐下降已2年余，因产后多瘀多虚，又感受风邪，导致瘀血阻滞脉络，精明失养，后经治疗视力恢复。但又出现自觉后背疼痛，右侧少腹亦疼痛，每临月经，两腿发胀，腰腹剧痛。而且精神紧张，惊怖不安，少寐善忘，舌质黯绛，舌边有瘀斑，脉弦滑。根据上述脉症，辨为下焦蓄血，气滞血瘀，瘀浊上扰。与抵当汤方证相合，故用抵当汤加味而愈(陈明，张印生. 伤寒名医验案精选[M]. 北京：学苑出版社，2008)

【临证思路】

抵当汤属中医破血逐瘀峻剂，现代临床主要用于脑梗死，脑出血，精神分裂症，妇科闭经、周期性精神紊乱、盆腔炎、子宫内膜异位症，子宫肌瘤、卵巢囊肿，以及前列腺增生等疾病，证属瘀热结聚较重、无论病位在上在下，皆可用之。临床以小腹结硬胀痛，腹内包块疼痛，大便闭结或便硬色黑反易，烦躁、谵语发狂或健忘，发热，闭经或经血紫黯夹瘀块；舌红、质紫黯，有瘀癍瘀点，苔黄燥，脉沉涩或弦数等为辨证要点。

临床运用时水蛭可用5~10g，虻虫3~8g，桃仁10~15g，酒大黄9~12g。虻虫大多药房不备，可用穿山甲、或土鳖虫代替。也可随症化裁，一般多酌加青皮、枳实、川楝子、木香、川芎等行气药；如大便干硬不下，加芒硝；疼痛剧烈加元胡、白芍；热重者加丹皮、栀子；湿热者加黄柏、车前子、泽泻；气血亏虚者酌加黄芪、党参、白术、当归、地黄等。给药途径以水煎口服为主，亦可鼻饲、灌肠给药。

【实验研究】

研究证实，本方具有改善血液流变学作用。显著降低全血黏度、血浆黏度和红细胞压积，降低纤维蛋白元含量；对胰岛素抵抗有较好的干预作用；延缓糖尿病视网膜病变的发展；防治糖尿病下肢血管病变发生发展；防治糖尿病肾病；能够抗衰老作用。改善衰老小鼠和老年大鼠记忆力，改善老年大鼠微循环，抗氧化、抑制衰老小鼠胸腺指数的下降；具有调节血脂的作用，能显著降低血清TC、TG、LDL、显著升高HDL；保护内皮功能的作用；此外对肿瘤转移有抑制作用。

（三）抵当汤衍化方

1. 下瘀血汤　东汉·张仲景《金匮要略》

组成：大黄二两，桃仁二十枚，䗪虫二十枚。

功用：破血逐瘀。

主治：产后瘀血内结腹痛。

2. 桃仁煎　唐·孙思邈《备急千金要方》

组成：桃仁，虻虫各一升，朴硝五两，大黄六两。

功用：逐瘀通经。

主治：带下，经闭不通。

3. 桃仁汤 唐·孙思邈《备急千金要方》

组成：桃仁十四枚，大黄、硝石、甘草各一两，蒲黄一两半，大枣二十枚。

功用：破血下瘀。

主治：摔伤，胸腹血瘀，不得气息。

4. 大黄散 宋·朱肱《类证活人书》

组成：桃仁二十一粒，大黄一两半，桂心三分，炙甘草、木通、大腹皮各一两，芒硝二两。

功用：泻火解毒，破血下瘀。

主治：阳毒伤寒未解，热结在内，恍惚如狂者。

5. 代抵当丸 明·王肯堂《证治准绳·类方》

组成：大黄四两，芒硝一两，炒桃仁六十枚，当归尾、生地、山甲珠各一两，肉桂三至五钱炼蜜为丸。

功效：破血下瘀。

主治：虚人瘀血证。

6. 桃仁承气汤 明·薛己《校注妇人良方》

组成：桃仁五钱，炒大黄二两，肉桂一钱，甘草二钱，生姜少许。

功用：破血下瘀。

主治：瘀血小腹急痛，大便不利，或谵语口干，漱水不欲咽，遍身黄色，小便自利；或血结胸中，手不敢近腹；或寒热昏迷，其人如狂。

7. 桃仁承气汤 清·俞根初《通俗伤寒论》

组成：桃仁三钱，五灵脂、酒大黄各二钱，蒲黄一钱五分，鲜生地八钱，玄明粉一钱，甘草六分，犀角汁四匙冲。

功用：破血下瘀，滋阴凉血。

主治：下焦瘀热蓄血。症见其人如狂，谵语，小腹串痛，带下如注，腰痛如折。

8. 桃仁承气汤 清·吴鞠通《温病条辨》

组成：桃仁、当归、芍药、牡丹皮各三钱，大黄五钱，芒硝二钱。

功用：破血下瘀，滋阴凉血。

主治：下焦蓄血。少腹坚满，小便自利，夜热早凉，大便闭结，脉沉实者。

9. 加减桃仁承气汤 清·吴鞠通《温病条辨》

组成：制大黄、炒桃仁各三钱，生地黄六钱，牡丹皮四钱，泽兰、人中白各二钱。

功用：破瘀通经，清热凉血。

主治：妇人热病，经水适至，十余日不解，瘀热在里，舌萎饮冷，心烦热，神气忽清忽乱，脉右长左沉者。

10. 变通抵当丸 清·张璐《张氏医通》

组成：虻虫二十个，桃仁二十五个，大黄三两，䗪虫二十个，为末，分为四丸。

功用：破瘀逐血。

主治：下焦蓄血，少腹满，小便利者。

六、栀子豉汤类方

栀子豉汤类方包括：栀子豉汤、栀子甘草豉汤、栀子厚朴汤和栀子干姜汤四方。四方皆以清宣郁热兼除烦之栀子为君药，故谓之栀子豉汤类方。其中栀子豉汤为治疗热扰胸膈证的主方，其他三方都是栀子豉汤加减衍化的派生方。在治法上，都是以清宣郁热，解热除烦为主。如栀子豉汤主要治疗热扰胸膈证；若少气，则加甘草，益气和中，名栀子甘草豉汤；若心烦腹满，卧起不安者，则减豆豉，加厚朴、枳实理气泄满，名栀子厚朴汤；若兼中寒，身热微烦而大便反溏者，则去香豉，加干姜温中阳名为栀子干姜汤。现将该类方剂具体分述于下：

（一）栀子豉汤

栀子豉汤，由栀子和豆豉两味药组成，本方以苦寒之栀子为君药，既能清透郁热，解郁除烦，又善清三焦之火，导热下行；臣以豆豉既可宣透胸中郁热，又可和胃降气。君臣相配，清中有宣，宣中有清，上下分消，为治疗热扰胸膈、虚烦懊恼之良方。故临床只要是热扰胸膈而见的心烦、不寐，心中懊恼，胸中窒，心中结痛等，均可选用栀子豉汤治疗。

【现代应用】

现代临床中，运用栀子豉汤来治疗以下疾病方面取得良好疗效：

1. 病毒性心肌炎　用栀子豉汤（加生姜、竹茹等）清宣胸膈之中郁热来治疗感冒后引起的病毒性心肌炎，临床诊断要点为：发热，心烦闷，心悸心慌，寐差纳呆，恶心呕吐，舌苔薄黄，脉数。

2. 失眠　临床用栀子豉汤加味治疗虚烦不寐，心中懊恼，原方上加连翘、知母、茯苓、五味子、酸枣仁、合欢皮，夜交藤。令患者分别于午休及晚睡前半小时各服1次，取得良好效果。加减：兼有痰湿者加陈皮、半夏；兼食滞者加焦山楂、麦芽；兼有血瘀者川芎当归；热甚者加黄芩、淡竹叶。

3. 焦虑症　焦虑症是一种以焦虑情绪为主的神经症，以恐惧、焦虑、烦躁不安为主症，兼有肌肉紧张、腹泻，更有甚者心悸、呼吸急促、颤抖，过度警觉等。临床有运用栀子豉汤加味治疗焦虑症50例，以栀子豉汤加柴胡、枳壳、陈皮、半夏、石菖蒲，茯苓、郁金、五味子、酸枣仁、甘草水煎服。肝气郁结者加香附、丹参、川楝子；气郁化火者加丹参、黄芩、龙胆草；心虚胆怯、善恐易惊、多汗者加煅龙骨、煅牡蛎；痰热上扰者加黄芩、胆南星、天竺黄；心脾两虚者加莲子心、茯神木；阴虚火旺者加泽泻、黄连、阿胶。

【医案例析】

失眠案　刘某，广州市某厂工人，男，40岁。因患失眠一个多月，曾服中西药全未见效。自诉每晚自觉烦躁，虽有睡意，不能入寐，至翌晨二时许始迷糊入睡，唯仍梦多纷扰，醒后精神疲乏，口中黏腻不爽。胃纳较差，大便不爽，小便黄短。近日更感心悸不安，脉见滑数，苔腻微黄，舌尖边红。诊为心经有热，胃不宣化。拟予栀子9g，淡豆豉9g，枳壳6g，竹叶9g，麦冬6g，甘草3g。服2剂失眠情况好转，仍有心悸，舌色正常，腻苔未净。上方去麦冬，枳壳加法夏6g，茯苓9g。何老继续清郁热除烦时，顾及舌苔仍腻，胃虚津液不化，去除甘寒之麦冬加入宣化水湿之法夏、茯苓。再服两剂得安。

按语：本案患者脉证表现为典型的胃虚不化，心经有热之证，临床表现与《伤寒论》之“虚烦不得眠”、“反复颠倒，心中懊憹”的栀子豉汤证一致，唯心经蕴热较为明显，表现在“心悸不安”“小便短黄”“舌尖红”等症状。故何志雄教授在栀子豉汤的基础上，加入竹叶、麦冬、甘草，亦是仿钱乙“导赤散”之意；枳壳宽中行气，以解胃气之郁。“胃不和”引起的失眠，往往寒热虚实并见，本案之“胃不和”，主要为胃虚而津液化生不足，阳气亢盛，上扰心胸，加之胃气不降，心火内郁，故心经火郁的临床表现较为明显，予栀子豉汤，清宣胸膈郁热病机相得，取得较好疗效在意料之中。（沈创鹏，张横柳. 岭南中医药名家何志雄[M]. 广州：广东科技出版社，2016）

【临证思路】

栀子豉汤是治疗太阳病变证之热扰胸膈症之主方，胸膈居于肺胃之间，为外感之邪由肺向胃传变的必经之地。外感之邪在由手太阴肺向足阳明胃传变的过程中已离肺而又未达胃时，可能会出现热邪扰胸，热郁胸膈的栀子豉汤证这一阶段。其病位在胸膈，所强调的并不是在某一个脏腑。是外感热病中经常可以见到的一个重要病症。栀子豉汤清轻宣气，是治疗热扰胸膈证的有效方剂。其不仅可以用于外感热病之热郁胸膈所致虚烦，其他内伤杂病，只要其病机是无形邪热扰于胸膈，均可用之。

栀子豉汤证发病的主要病因为感受外邪，情志所伤和饮食劳倦三方面；病机为热扰胸膈、心神不宁；病变部位主要在胸膈，其次在心肺；主要诊断见症为心烦、失眠、发热、纳呆、尿黄、舌质红、苔薄黄或黄腻，脉数、滑、弦、浮，参考指标为胸中痞闷、心中结痛、腹满、呕吐。当以清热除烦为基本治疗原则。

【实验研究】

现代药理学研究发现，栀子豉汤对金黄色葡萄球菌、痢疾杆菌、部分皮肤真菌有抑制作用，煎剂在体外能杀灭血吸虫，此外还有镇静、降压、利胆、止血、助消化等作用。方中栀子在中枢神经系统、心血管系统、消化系统、炎症等方面具有广泛药理作用。其中对中枢神经系统表现为解热、镇静以及保护脑组织的作用，对消化系统表现为保肝利胆、降脂、调节胃功能，对心血管系统表现为降压与血液循环。淡豆豉具有很好的发汗及健胃助消化作用。

（二）栀子甘草豉汤

栀子甘草豉汤，在栀子豉汤内加甘草，主治邪热蕴于胸膈间出现的“少气”、虚烦不得眠，心中懊侬，脉数等征象。具有清热除烦，扶正祛邪的功用。

【现代应用】

在临床治疗中，栀子甘草豉汤在以下病症的治疗中取得了显著的疗效：

1. 抑郁症　抑郁症属于西医学中精神病的范畴，各种原因所致的热邪停留体内不得发越，必然导致气机壅滞，气郁又可化火与原有的邪热相合扰动心神，出现心烦、失眠、焦虑、躁动不安等症状。有相关动物实验报道，进行小鼠悬尾实验和强迫游泳实验。结果发现，与空白组相比，栀子甘草豉汤治疗组在给药1周后显著缩短小鼠悬尾不动时间和游泳不动时间。证实了其抗抑郁作用。

2. 反流性食管炎　反流性食管炎指胃及十二指肠内容物逆流进入食管引起的食管黏膜损伤，及其继发的一系列临床症状和消化道表现。有相关研究以大鼠混合性反流性食管炎为模型，治以清宣郁热，宣畅气机，用栀子甘草豉汤加减进行治疗，结果发现，栀子甘草汤可以明显升高食管黏膜中超氧化物歧化酶（SOD）的活性，降低丙二醛（MDA）含量，对食管黏膜有一定的保护作用。

【医案例析】

中风表解后余热未清案　李某，女，50岁，中风治疗后，表邪已解，热邪未清，滞于胸膈，心烦不得眠,口干不欲饮,食少,神倦舌苔淡黄,脉象虚数,用栀子豉汤治疗。连服两剂,心烦减,但仍感觉睡眠差,自觉气短不足以息,精神倦怠,大便微溏。故与栀子甘草豉汤加味治疗,连服4剂,则气短愈,心烦宁。

按语:本证乃平素中气虚弱,经发汗后中气已伤,再以苦寒之栀子豉汤与之,更伤胃气,故出现气短、神疲之证。故当与栀子甘草豉汤补其中气。(邢锡波.伤寒论临床试验录[M].天津:天津科学技术出版社,1984:91)

【临证思路】

栀子甘草豉汤具有清热除烦,扶正祛邪的功能。传统用于栀子豉汤证兼有少气者。见有虚烦不得眠,心中懊憹气短,脉数等。此处“少气”属倦怠气闷之感,非气虚大羸之候,亦非呼吸气息不接之虚候。方内加甘草为因热邪耗伤中气,以消除此种临床主观感觉。由于甘草加入栀子豉汤内主治邪热蕴于胸膈间出现的“少气征象”,故后世医家临证常在此基础上拓宽思路,对伤津者加入麦冬、石斛等益气生津之品,使补而不恋邪。若上焦风温兼有胸膈满闷之证,出现口渴等津伤者,可酌情加入玉竹、麦冬之类。

(三)栀子厚朴汤

栀子厚朴汤由栀子、厚朴和枳实三味药组成,方中以苦寒之栀子为君药,善清三焦之火,为除烦之要药;厚朴苦温,枳实苦寒,二者配伍善行腹中之气,消痞除满。三药合用,清热除烦,宽中消满。本方专为太阳变证之心烦腹满证而设。

【现代应用】

1. 腹胀　临床有治疗下腹部胀满的报道,患者自觉腹部胀满,伴有腰疼,倦怠,下肢酸软,五心烦热。舌燥少苔,脉沉涩。先后服用小建中汤、四君子汤、桂枝茯苓丸的效果欠佳,改用栀子厚朴汤后,下腹满及热感消失。

2. 便秘　便秘主要以排便次数减少、粪便量减少、粪便干结、排便费力等为主要症状。在临床治疗及实践中发现,栀子厚朴汤治疗便秘可取得良好效果。

3. 郁证　癔症指以精神失常为主要表现的一系列证候。有运用栀子豉汤合甘麦大枣汤治疗癔症的相关报道。

【医案例析】

黄疸案　津久井郡又野村,井上与兵卫。患黄疸数月。东京浅田氏疗之,不验,其证腹满硬,呼吸促迫,遍身黄黑色,昼夜卧起不安。予以栀子厚朴汤加术与硝黄丸互进,不日而胸腹烦闷减。益投前方,三十余日而病减半,后百余日,与前方不止,遂致痊愈。

按语:是案由于湿热熏蒸脾胃,气机不畅,湿浊内蕴,所以腹泻,热盛湿阻而致黄疸,而其人昼夜卧起不安,腹满硬与栀子厚朴汤证一致,然其呼吸促迫,遍身黄黑是里热实之象。案中栀子厚朴汤去其上焦烦热,使人能够多安卧,理中焦,下气祛邪而消腹胀。然其三焦湿热里实非栀子厚朴汤所能及,故伍以“硝黄丸”(栀子、黄柏、大黄、硝石),清三焦实热,燥湿坚阴,凉血祛瘀,通便泄秽,使湿热邪气从下泄,故守方余日,全胜收兵。(聂惠民.名医经方验案[M].北京:人民卫生出版社,2009:197)

【临证思路】

栀子厚朴汤由栀子,厚朴,枳实组成。具有清热除烦,宽中消满的功能。传统用于心烦腹满证。症见胸膈烦热,卧起不安,腹部胀满,舌红苔腻,脉滑数等。本汤证为伤寒下后,肺气闭郁从而使腹部气机失于斡旋,导致“腹满”。可见本病本为肺,标在胃脘。肺气郁滞使卧不安，也可致胃不和。故用栀子宣肃肺气，枳实、厚朴入胃而消腹满，标本兼顾，共奏除烦宽中之效。

栀子厚朴汤由小承气汤去大黄加栀子而成，也可以看做栀子豉汤与小承气汤化裁的合方，因其腹满仅是气滞而无腑实，故不用大黄泻下；又因其表邪已化热入里，迫及脘腹，故不用豆豉宣透。

【实验研究】

药理研究发现，栀子厚朴汤具有利胆、抑菌、增加胃肠蠕动等作用。枳实具有调节胃肠运动的作用；有调节子宫功能的作用；还有升压、强心、利尿和增加心、脑、肾血流量的作用。厚朴具有较强抗菌、抗溃疡、肌肉松弛、抗痉挛、抗病毒、抗肿瘤、抗炎镇痛等药理作用，其抗菌作用比较稳定，抗菌谱较广。

（四）栀子干姜汤

栀子干姜汤为《伤寒论》中治疗热扰胸膈兼中寒下利证的汤方，由栀子与干姜两味药组成。其病机为伤寒表邪未解的时候，医者误用丸药攻下，此时无论寒下还是热下，都极易损伤脾胃阳气，以致虚寒内生，下后外邪又趁机内陷，留扰胸膈，形成上焦有热，中焦有寒之证。方中栀子苦寒，清胸中之郁热而除烦；干姜辛热，温中焦之阳而散寒。二药辛开苦降，寒热并用，各司其职，既不使栀子伤中，又不令干姜增热，相互监制，药性虽反，而功效奇异。

【现代应用】

1. 腹泻　相关临床研究表明栀子生姜豉汤在治疗上热中寒型腹泻具有良好的疗效，其主要症状以呕吐、腹泻为主，兼有心中烦热不安，胃中寒冷等。

2. 噎膈　有相关临床报道，运用栀子干姜汤加减来治疗寒热互结型噎膈证，症见自觉喉中有物咽之不下，吐之不出，严重时进食有阻塞感，进食硬食物时此感尤甚。

【医案例析】

1. 胸腹痞胀案　黄某某，男，成人。西北轻工业学院机械74级学生，福建省人。1977年夏病泄泻，吃氯霉素后，利止而腹胀，食则更甚，且时作呕，口苦舌绛，苔微黄，却不渴，胸腹痞胀，发热烦躁，大便正常，小便清利。处方：栀子9g，干姜9g，水煎服用。服3剂后诸症减轻，又服6剂而愈。

按语：泄泻伤脾胃，使寒湿积中，造成食入则胸腹胀；口苦、舌绛、苔微黄，乃肝胆之热上扰胸膈之热，中寒指脾胃之寒。用栀子干姜汤清上热温中寒。方中栀子苦寒清上焦之邪热，则心烦可止；干姜辛热，温中焦之虚寒，则中阳可复。寒热并用，上下同治，药性虽反，功则合奏。（聂惠民.名医经方验案[M].北京：人民卫生出版社，2009：199）

2. 胃痛案　肖某，工人。壮年体健，初秋患胃脘剧痛，先服中药无效，后住某医院诊断为“急性胃炎”。经注射镇静、镇痛药及配合针灸治疗，3日夜痛不稍止。诊其脉象弦数而有力，舌赤苔黄，心烦，口苦，时欲呕，脘中剧痛不可按。此火郁中脘，胃气失和，法当清降。拟方：栀子、川楝子各15g，炮姜3g，水煎服。午后3时许进药，黄昏痛减，午夜痛全止。2剂获痊愈。

按语：根据病人的症状、舌质、脉象辨为火郁中脘，胃气失和，法当清降，故方中栀子清热。胃脘剧烈疼痛，乃火郁气滞，故用川楝子理气止痛。火郁当发之，故用炮姜辛散以止疼，与栀子配伍去性存用。（陈松筠. 加味栀子干姜汤治郁火胃痛的经验[J]. 中医杂志，1966，（3）：24）

【临证思路】

栀子干姜汤证实乃热扰胸膈兼中寒下利的上热下寒证，下寒为中焦之虚寒，乃误下损伤脾阳所致，故可见下利、腹痛等症。其病因为苦寒伤中焦阳气，病机为寒热错杂，病位为上中二焦，上焦为热扰，当心胸烦乱；中焦为阳伤，而肠鸣便溏。本汤证虽为丸药大下后伤中，但为中损轻证，治之必与干姜之辛热，温中焦之虚寒，则中阳可复，下利可止。

【实验研究】

现代药理学研究发现，栀子甘草汤具有利胆、解毒、抑菌、促进消化的作用。方中干姜具有镇痛抗炎作用，其主要成分是脂溶性姜酚类化合物，另有未知的水溶性成分；干姜提取物具有抗肿瘤启动子活性，对机体免疫功能双向调节，因而显示有抗肿瘤作用。

（五）栀子豉汤衍化方

1. 栀子大黄汤　东汉·张仲景《金匮要略》

组成：栀子十四箇，大黄一两，枳实5箇，豉一升。

用法：上四味，以水六升，煮取二升，分三次温服。

功用：清热除烦，行气止痛。

主治：酒黄疸，心中懊恼或热痛。

2. 三香汤　清·吴鞠通《温病条辨》

组成：栝楼皮三钱，桔梗三钱，黑山栀二钱，枳壳二钱，郁金二钱，香豉二钱，降香末三钱。

用法：水五杯，煮取二杯，分二次温服。

功用：清热化湿，芳香开郁

主治：湿热受自口鼻，由募原直走中道，不饥不食，机窍不灵者

3. 连翘赤豆饮　清·吴鞠通《温病条辨》

组成：连翘二钱，山栀一钱，通草一钱，赤豆二钱，花粉一钱，香豆豉一钱

用法：煎送保和丸三钱

功用：清热利湿

主治：素积劳倦，再感湿温，误用发表，身面俱黄，不饥溺赤者

七、泻心汤类方

泻心汤类方是指《伤寒论》中以“泻心”命名的一类方剂。包括大黄黄连泻心汤、附子泻心汤、半夏泻心汤、生姜泻心汤、甘草泻心汤五方。

心，实指心下胃脘部；心主火，泻心，也寓含泻火之意。该类方剂皆可清泻火热邪气而主治心下痞证，故以“泻心汤”名方。然按病机别之，该类方又可区分为热痞和寒热错杂痞两大类：大黄黄连泻心汤证、附子泻心汤证属热痞，半夏泻心汤证、生姜泻心汤证、甘草泻心汤证则属寒热错杂痞。

（一）大黄黄连泻心汤

大黄黄连泻心汤证见于《伤寒论》154、164两条，证属无形邪热壅滞于中焦，热壅气滞，故属热痞。临床以心下胃脘堵塞、满闷不舒，但按之柔软、不硬不痛，口渴、心烦、小便短赤，关脉浮数有力为主症；治以泻热消痞。

原方仅大黄、黄连二味，但据林亿方后注及参考《金匮要略》《千金翼方》等，方中当有黄芩一两为是。大黄苦寒沉降，泻热和胃开结；黄连苦寒，善清心胃之火；黄芩苦寒，清泄上

中二焦之火。三味以麻沸汤浸渍温服,苦寒泻热,使邪热得以清泄,气机畅通,则痞满自除。

【现代应用】

凡急慢性胃炎、痢疾、结肠炎、口腔溃疡、原发性高血压、神经性头痛、代谢综合征、糖尿病、动脉硬化以及各种血证等,具备热实火盛之证的,皆可用本方化裁治疗。

1. 胃肠系统疾病　以本方为基础,随症化裁,治疗反流性食管炎、慢性胃炎、胆汁反流性胃炎、糜烂性胃炎、胃十二指肠溃疡等属胃热内盛者有效。反酸明显者加乌贼骨,珍珠母;腹胀明显者加陈皮,厚朴,莱菔子;湿热者加蒲公英、白花蛇舌草、苏梗、云苓等;气滞加香附、八月札、郁金、白芍等;肝郁脾虚加白术、云苓、陈皮、苏梗、香附等;虚寒加炙黄芪、干姜、甘松、肉桂等;阴虚加白芍、乌梅、沙参、石斛等。本方加秦皮、白芍、白头翁、广木香,水煎保留灌肠,治小儿急性菌痢。本方加炙甘草治疗胃癌癌前病变能提高近、远期疗效,降低胃癌癌前病变患者血清肿瘤标志物水平。

2. 出血性疾病　本方加仙鹤草、侧柏叶、丹皮、栀子、小蓟,口服或经胃管内注入,治疗急性上消化道大出血证属胃腑积热,气盛火旺者。

本方开水泡服治疗肺结核咯血,平均止血时间为2.5天,而对照组平均止血时间为5.5天。原方或加白茅根、牛膝可治疗鼻衄。

3. 口腔黏膜疾病　取本方泻火解毒、釜底抽薪之功,治疗小儿急性口疮,获效颇佳。在辨证内服汤药的同时,予本方开水浸泡,频频含漱,治疗复发性口疮,获效甚捷。治疗牙龈肿痛,加升麻、金银花、竹叶、生甘草,代茶频服,疗效满意。该方含漱对鼻咽癌、鼻咽部恶性淋巴瘤、口腔肿瘤等行口腔放疗的患者放射性口腔黏膜炎有明显防治效果。

4. 其他疾患　本方加枇杷叶治疗痤疮,加川牛膝治脱发。另外,本方加味治疗高血压、脑出血、精神分裂症、牙痛、多汗证、疔疮等,证属火热内盛者,皆有良效。

【医案例析】

小儿口疮案　患者,男,3岁,2013年4月19日初诊。主诉:流涎、口舌生疮6天。患儿近6天口水外流,发热,体温38℃左右,口内生疮,曾服用阿莫西林颗粒和小儿退热片均无效。现症:面红微热,口舌、牙龈、咽部红赤而生疱疮,唇内散在疱疹,口水外溢,疼痛哭闹拒食,小便黄,大便干,3天未行,舌质红,苔黄腻,脉实有力。中医诊断:口疮。中医辨证:脾胃蕴热,心火上炎。治宜清心泻脾。给予大黄黄连泻心汤,处方:生大黄5g,黄连5g,薄荷6g,五倍子6g,黄芩10g,焦栀子10g,甘草10g。1天1剂,轻煎,徐徐频服。服药3剂,热退,便通,口疮明显减轻,已能进食,舌红,苔少,脉细数。守法减量,处方:生大黄3g,黄连3g,黄芩10g,生地黄5g,焦栀子10g,甘草5g。服药3剂,药尽告愈,诸症皆除。

按语:大黄黄连泻心汤是仲景治疗热痞之良方,为无形邪热结于心下(胃脘部)、气滞不通而设的方剂,有泄热消痞之功效。临床上实热之证多选用此方,妙在煎服方法,如仲景用麻沸汤渍之,意在取其气而为消虚热致痞之用;治实火者,不必用麻沸汤渍之,轻煎即可,既取其气而清上热,又取其味而导热下行。本例患儿多厚味,心脾积热,故取大黄黄连泻心汤。方中大黄泻热和胃,黄连泻心胃之火,栀子泻脾经伏火,生地黄清热养阴,薄荷辛凉透邪,五倍子收敛降火。然而,小儿后天多脾胃不足,临床宜速攻见效,不宜久服。(周正. 李发枝教授治疗儿科疑难杂症验案4则[J]. 中医研究,2014,27(12):34-37)

【临证思路】

大黄黄连泻心汤清热泻火,导热下行;其适应证的基本病机是火热内盛于中焦,或热壅气滞、或火热上炎、或迫血妄行。凡此病机导致的多种病证，皆可使用本方化裁治疗，故其临床使用范围颇广，不仅仅局限于热痞一证，凡属邪热实火诸证，无论各科，均可应用。概括本方在现代临床的应用主要有3个方面：其一火热内盛之热痞、胃脘痛、咽喉痛、癫狂、便秘，以及外科疔疖疮疡等；其二迫血妄行之各种出血证，如吐血、衄血、咯血、便血等；其三火热上炎之头痛、眩晕、牙痛、眼科疾病、口舌生疮等证。

该方是治疗邪热实火诸证的代表方，临证使用以心下痞，或各种出血以及口舌生疮等为主要指征；伴见口干口渴，心烦，大便干秘，小便短赤，舌红苔黄，脉数、滑、弦有力等。原方大黄常用至9~15g，黄连6~9g，黄芩9~12g。可根据治证而采用开水浸泡或水煎法，确定大黄是否后下。临证多加味应用，如热盛者加石膏、知母、栀子等，口臭加藿香、白芷，热毒疮疡皮疹加丹皮、金银花、连翘、蒲公英、地肤子等，血热出血者加生地、丹皮、三七、白茅根、柏叶、蒲黄等，痰热内扰失眠加枳实、竹茹、陈皮等。

【实验研究】

研究表明，本方对多种病原微生物具有较强的抑制效果，而有明显的抗菌消炎作用；能够促进胃肠运动而有导泻作用；能提高食管组织的抗氧化能力，防治反流性食管炎。大黄黄连泻心汤沸水浸渍15分钟对幽门螺杆菌有显著清除作用；能抑制炎性因子的表达，保护胃黏膜，而有抗消化性溃疡的作用；有明显的解热作用；能促血小板聚集、缩短凝血时间和出血时间而有止血作用；能保护血管内皮细胞，抑制平滑肌细胞的迁移及增殖，缓解炎性细胞的黏附及浸润，并能抑制炎症因子的表达，而防治动脉粥样硬化。还能改善微循环，抗氧化，降血脂，降血压，降血糖，抗缺氧抗疲劳，抗惊厥等多种作用。

（二）半夏泻心汤

半夏泻心汤证见于《伤寒论》149条。主治少阳证误下损伤中阳而生寒，少阳邪热乘虚内陷，寒热错杂于中焦，升降紊乱，气机痞塞不通而致“心下痞”。“但满而不痛者”，是其辨证要点，谓患者以心下痞满、按之柔软、不硬不痛为主症，还可伴见恶心呕吐、肠鸣下利，心烦口苦，舌质红、或淡红，苔滑或黄腻等症。此属寒热错杂呕利痞，治以半夏泻心汤寒热并用，辛开苦降，和中消痞。

本方以半夏为君药，辛温质燥体滑，和胃降逆止呕，燥湿开结。干姜辛热为臣药，温中阳而散阴寒，半夏、干姜配伍暖脾阳而散结消痞；黄芩、黄连苦寒泄降，清热和胃。人参、大枣、炙甘草为佐，甘温益气，补脾胃助运化以复其升降之职；甘草更有调和诸药之用，兼为使。诸药相合，寒温并用，辛开苦降，补消兼施，和胃消痞。用之可使寒热得除，升降有序，脾胃调和，则痞满呕利自愈。

【现代应用】

半夏泻心汤主治寒热互结之痞证，现代临床主要用于消化系统疾病，如急慢性胃炎、胃食管反流病、胃黏膜脱垂症、胃下垂、消化性溃疡、功能性消化不良、功能性腹胀、糖尿病胃轻瘫以及失眠、口腔溃疡等杂病。

1. 反流性食管炎　反流性食管炎病机主要为寒热错杂、胃失和降，对其治疗可采用寒热并用、和胃降逆。本方加乌贼骨、旋覆花、代赭石为基础，胃热甚者去干姜加丹皮、栀子，寒甚者加桂枝、吴茱萸、黄芪，反酸严重加海螵蛸、浙贝母；胸骨后疼痛明显加橘络、九香虫；气滞明显者加玫瑰花、绿萼梅、郁金。

贲门癌根治术后由于贲门闭合功能的丧失和局部解剖关系的改变，导致胃内容物的反流，易引起反流性食管炎。本方加黄芪、白术、旋覆花、代赭石、乌贼骨、白及粉、柴胡、白芍、枳实，治疗贲门癌术后反流性食管炎。

2. 胃窦胃炎、胃炎　本方加佛手、砂仁、厚朴，伴幽门痉挛者加公丁香、柿蒂，伴高血压者加代赭石、夏枯草、天麻，治疗胃窦胃炎，疗效满意。

半夏泻心汤加减治疗慢性胃炎疗效确切。一般以本方为基础，胃痛明显加香附、延胡索，嗳气频作加代赭石、旋覆花，大便秘结加瓜蒌、大黄，胃酸多加乌贼骨、吴茱萸，便溏明显加扁豆、炒山药，溃疡出血者加白及、三七粉，气虚加黄芪、炒白术，阴虚加沙参、麦冬。

治疗慢性萎缩性胃炎，可用本方加白及、枳实、竹茹为基础方，腹痛反酸者加元胡、乌贼骨，恶心呕吐者加旋覆花，肠鸣腹泻加白术、木香、焦三仙，腹胀加紫苏、大腹皮、九香虫，腹痛久治不愈加丹参，纳差加玉片、鸡内金。

本方加浙贝母、乌贼骨、瓦楞子为基本方，治疗胆汁反流性胃炎。恶心呕吐者加竹茹、生姜、旋覆花；大便干结加大黄、枳实；痞满重加木香、槟榔；呃逆嗳气重者加旋覆花、柿蒂；热甚去干姜加竹茹；寒甚去蒲公英、黄连加吴茱萸、丁香；脾胃虚弱加太子参、砂仁、白术；痛势甚急，嗳腐吞酸，口苦口干，加牡丹皮、柴胡、延胡索、白芍；嘈杂不舒者合左金丸。便血、吐血，加大黄，生地黄，白及粉。

3. 消化性溃疡　该方广泛用于消化性溃疡的治疗。临床用本方加太子参、吴茱萸、枳壳、鸡内金为基础，治疗消化性溃疡；反酸明显者加煅瓦楞子；肝脾不和者加柴胡、陈皮、川楝子、香附；脾胃虚弱者加茯苓、白术、陈皮、砂仁；脾胃虚寒者加高良姜、白术、茯苓、川椒；湿盛者加藿香、白豆蔻、茯苓；气滞血瘀者加丹参、檀香、郁金、当归。

4. 功能性消化不良　又称非溃疡性消化不良，以半夏泻心汤加蒲公英、莪术、枳壳为基本方。腹胀加莱菔子、佛手、厚朴；纳差加麦芽、焦山楂；腹胀、嗳气加枳实、厚朴；情绪抑郁加郁金、柴胡；便秘加大黄、郁李仁；舌苔厚腻加砂仁、薏苡仁、白术。

5. 肠炎　本方加茯苓、枳壳、砂仁、薏苡仁、厚朴为基本方，反酸者加吴茱萸、煅瓦楞子、煅乌贼骨，嗳气呕吐明显加代赭石、旋覆花，治疗十二指肠炎，效果理想。本方为基础，脾气虚者加山药、黄芪、白术、茯苓；肝旺者合痛泻要方；肾阳虚者加吴茱萸、补骨脂、肉豆蔻、诃子，可用于治疗慢性直肠炎、肠易激综合征、溃疡性结肠炎等慢性腹泻。

6. 糖尿病并发症　本方合栀子豉汤加水蛭、桑叶为主方，痰湿者重用半夏，咽中干涩者加牛蒡子，大便干结者加当归，失眠者加合欢皮，反酸者加徐长卿，嗳气者加旋覆花，脘腹胀满者加苏梗，用于治疗糖尿病食管炎。本方加陈皮、莪术、柴胡、砂仁、白芍、黄芪、葛根、延胡索、川芎、三七粉、乌梅为基础，热重者加生石膏、栀子，反酸者加煅牡蛎，大便秘结者加大黄、厚朴，治疗糖尿病合并慢性胃炎。亦可用于治疗糖尿病性胃轻瘫属脾胃亏虚，寒热互结者。半夏泻心汤和合白虎汤、葛根芩连汤（石膏、知母、葛根）治疗糖尿病性腹泻属寒热错杂，胃火炽盛者；合升阳益胃汤（黄芪、白术、防风、柴胡、陈皮、羌活、独活）治疗糖尿病性腹泻属脾胃虚弱，湿热滞留中焦。

7. 肿瘤及肿瘤放、化疗消化道反应　近年来半夏泻心汤在肿瘤方面的运用越来越受到重视，该类患者大多呈寒热错杂、虚实兼见，故在癌前病变、癌症和放化疗副反应中均可灵活运用半夏泻心汤。该方化裁治疗消化道肿瘤，可改善患者术后生存质量。半夏泻心汤还具有减毒增效作用，可用于预防和治疗结肠癌、食管癌、肺癌、乳腺癌等多种癌症化疗后引起的呕吐、腹泻等胃肠道反应。

8. 胆囊炎、胆石症　本方加柴胡、元胡、陈皮、白术为基本方。脘腹胀满甚者可加枳壳、厚朴，大便溏泄者加薏苡仁，治疗胆囊炎。

本方加白芍、柴胡、枳壳、大黄、茯苓为基本方，虚寒者去大黄、加附子、白术；嗳气反酸者加代赭石、煅瓦楞子，胃痛剧烈者加沉香、莪术，胃黏膜水肿明显者加猪苓，胃黏膜充血明显者加蒲公英、紫花地丁、败酱草，胃黏膜不典型增生者加川芎、莪术等，治疗胆石症合并慢性胃炎，疗效优于吗丁啉、阿莫西林常规治疗对照组。

9. 艾滋病并发症　本方化裁，治疗艾滋病口腔溃疡、急性食管炎、恶心呕吐、腹胀腹泻等并发症，取得一定效果。热甚者去干姜、加生地黄、牡丹皮、竹叶、栀子、连翘，顽泻加赤石脂。

10. 慢性肾衰竭　慢性肾衰竭常伴有明显的消化道症状，其中恶心呕吐、厌食、呃逆和腹泻最常见，以本方为基础，随症化裁治疗有一定效果。呕吐甚者加旋夏花、生姜，湿浊中阻者加藿香、陈皮、苍术，湿热内蕴者加竹茹、枳实，水肿甚者加茯苓、猪苓、泽泻、车前子、益母草，纳差加焦神曲、炒麦芽、炒鸡内金，肝胆湿热加茵陈、栀子、虎杖，气滞血瘀加柴胡、瓜蒌、薤白、陈皮、川芎、丹参，脘腹气滞者加白蔻、砂仁，腰痛偏寒者加菟丝子、杜仲、小茴香，腰痛偏虚热者加女贞子、枸杞、丹皮，头痛头晕者加夏枯草、珍珠母、草决明，大便秘结者加槟榔、大黄，皮肤瘙痒者加白僵蚕、白鲜皮，气虚者加黄芪、人参，血虚者加当归、熟地、阿胶、白芍，阴虚者加麦冬、龟板，阳虚者加菟丝子、巴戟天、仙灵脾、附子；尿素氮、血肌酐升高加土茯苓、大黄、煅牡蛎等。

11. 复发性口腔溃疡　该病多因脾虚胃实，胃热肠寒，虚火上炎熏灼口舌，日久肌膜溃烂而成，薛己《口齿类要》指出："口疮，上焦实热，中焦虚寒……各经传变所致"，故脾胃寒热失调，升降失常是本病发生之关键，治疗用本方加板蓝根、炒栀子为基本方，胃阴虚加麦冬、玉竹，心火亢盛重用栀子、加竹叶、莲子心，腹胀加砂仁、厚朴、枳壳，便秘加栀子、大黄，情志不畅，心烦易怒，加柴胡、郁金。寒热并用、补泄兼施，调阴阳、理脾胃，升清降浊，治疗复发性口腔溃疡，疗效显著。

12. 妇科疾病　本方化裁治疗月经后期、经行头痛、月经量少、经行泄泻等病证，疗效满意。如月经后期用本方加当归、丹参、益母草、玫瑰花、山楂、赤芍、刘寄奴、川佛手；经行头痛用本方加吴茱萸、川芎、红花、赤芍、当归、玫瑰花、月季花、延胡索等；经行泄泻用本方加桂枝、茯苓、杜仲、续断、玫瑰花、芡实、薏苡仁、佛手等。

本方加砂仁、陈皮、川续断、炒杜仲、柿蒂为基本方；寒重者减少黄芩、黄连量，加吴茱萸、生姜；热重者去干姜加生姜、竹茹；呕吐痰涎者加茯苓；治疗重症妊娠恶阻，获效颇佳。

13. 皮肤疾患　本方加减治疗荨麻疹兼见胸脘痞满、恶心呕吐者，获得疗效。本方合五味消毒饮，治疗面部痤疮，效果良好。

14. 咳嗽　通过调理中焦脾胃升降之枢纽，以促进肺之宣发肃降功能恢复正常，来治疗顽固性慢性咳嗽、咳嗽变异性哮喘，疗效满意。咳甚者加款冬花、前胡、川贝母、枇杷叶、紫菀等，痰湿盛者加陈皮、苍术，纳少者加山楂、麦芽，脾气虚者加党参、黄芪、白术，咳嗽变异型哮喘加蝉蜕、地龙，胃食管反流性咳嗽加瓦楞子、乌贼骨，腑气不通者加大黄、枳实、厚朴。

15. 儿科疾患　小儿厌食症的病变脏腑在脾胃，脾胃不和、纳化失职是主要病机。用本方加炒麦芽、鸡内金、砂仁为基础，腹胀明显加木香、莱菔子；口吐清涎，便溏倍干姜、加肉豆蔻；手足心热，溲黄加胡黄连、莲子心；阴亏加沙参、玉竹；气虚加黄芪、防风、煅牡蛎。

16. 其他疾患　本方化裁，治疗肾炎长期蛋白尿证属寒热错杂者有效。本方加酸枣仁、夜交藤,治疗失眠;合四逆散加公丁香、柿蒂,治疗顽固性呃逆等。

【医案例析】

1. 口腔溃疡案 黄某,女,33岁,2014年8月10日就诊。近2年来间断口内生疮疼痛,食辛辣后加重,曾以中西医结合治疗,反复发作。近3天,上症加重,遂来就诊。诊见右侧口腔颊黏膜上0.5cm×0.5cm,右舌边0.2cm×0.3cm溃疡,色白,周围红晕,疼痛明显,不影响说话及饮食。伴面色萎黄,神疲倦怠,大便时有泄泻,有轻有重或时发时止,重者4~5次/日,夹有不消化食物残渣。眠差,入睡困难。平素食欲不振,食已即满。舌质淡红,苔薄白,脉细。综合其脉症,乃脾胃虚损,湿浊内生,郁而化热,寒热错杂所致。治宜养脾健胃,寒热平调。方选半夏泻心汤加味。组方:法半夏30g,蜜甘草25g,黄芩12g,黄连9g,干姜10g,党参30g,大枣15g,薏苡仁30g,山药15g,远志15g,酸枣仁30g。6剂,每日1剂,加高粱米煎服,日3次,每次100ml。嘱患者清淡饮食,忌辛辣刺激、生冷食物。二诊:患者自诉溃疡未再新发,疼痛较前明显好转,睡眠改善。查原溃疡面减少,颜色变淡。继续服用原方。三诊:溃疡未再新发,原溃疡面已完全愈合,疼痛消失,继续服用原方巩固治疗。随访至今,未复发。

按语:患者口腔溃疡多年,以"口疮疼痛"为主诉,结合其他兼症,是典型的脾胃虚弱证。脾胃虚弱,运化功能失常,日久导致湿浊内生,郁而化热,加之患者喜食辛辣,损伤脾胃,湿热内生,如此循环,恶相丛生,又损于脾,脾伤而运湿之职失司,则湿热更为乖张,终致脾阳不升,浊阴不降,上熏口腔而导致黏膜溃疡。治当健脾益胃,寒热平调。方中半夏和胃化痰降逆,又因其喜生于半阴半阳的环境中,能和胃气而通阴阳,为调和阴阳之品,在此方中加入高粱米煎服,构成半夏秫米汤,即是交通阴阳,使阳入于阴而寐,故半夏重用30g;重用蜜甘草,取其半夏泻心汤之变方甘草泻心汤之意,甘温补中,健脾和胃;黄连、黄芩性味苦寒,清热燥湿和胃,且黄连入心经,为清热安神之佳品,黄芩则可厚肠胃而清热邪。干姜温中散寒,合半夏以辛开,护胃安中;伍以党参、薏苡仁、山药、大枣,增其益气健脾之功;远志、酸枣仁健脾养心安神。以上诸药,寒热并用以和阴阳,健脾和胃而升降协调。(邓朵朵,岳仁宋,肖恒,等.岳仁宋教授应用半夏泻心汤临床经验举隅[J].四川中医,2015,33(3):141-142)

2. 不寐案 王某,女,70岁。失眠、脘腹胀3年余。2013年6月9日初诊。平素进食肥甘厚味较多,近3年来时觉胸骨后满闷,进食后尤甚,嗳气,时恶心,咽部如有物梗阻。食欲欠佳,不思饮食,食则欲呕,失眠,轻则每夜尚可睡2~3小时,重则彻夜不眠,双目酸胀干涩,头目眩晕,服安定、氯丙嗪之属虽稍可安寐,但次日头眩甚,精神萎靡。大便日1~2次,不成形,肠鸣,舌红、苔薄白,脉弦滑。诊为不寐,证属脾胃虚弱,寒热互结。治以散结消痞,降逆和胃。给予半夏泻心汤加减,处方:半夏12g,党参15g,黄芩12g,黄连6g,干姜6g,茯苓9g,桂枝12g,生麦芽12g,甘草6g,大枣7枚。7剂。水煎至300ml,分早晚2次温服。

2013年6月14日复诊:患者进服上药5剂时可安然入睡5小时左右,余症悉减。上方加炒枣仁15g、远志12g,再服5剂。症状大减,安然入睡6~7小时,胸骨后满闷基本消失,食欲好转,纳增,病遂愈。继服5剂以固疗效。随访1年,未复作。

按语:《素问·逆调论》:"人有逆气……不得卧……是阳明之逆也。阳明者,胃脉也。胃者,六腑之海,其气亦不行。阳明逆,不得从其道,故不得卧也。《下经》曰:'胃不和则卧不安',此之谓也。"该患者乃中焦脾胃痞结而"胃不和则卧不安"所致。患者年过半百,气阴自半,加之平素饮食不慎,损伤脾胃,终至脾胃虚弱,出现满闷、嗳气、不思饮食;脾胃气机不畅,痰湿聚于中焦,日久化热,胃中积热,胃肠腑气不通,清气不升,神明失养而失眠;另外脾胃虚弱，气血生化乏源，阴血亏虚，心神失养也致失眠。方中半夏泻心汤消痞散结，寒热平调，脾胃和眠亦安；配以茯苓健脾渗湿；桂枝温阳化气，温经通脉；麦芽消食除胀。（迟莉丽，惠妍，梁峻尉.隗继武应用半夏泻心汤验案举隅[J].江苏中医药，2014，46（5）：48-50）

【临证思路】

半夏泻心汤辛开苦降以顺升降，寒温同用以和阴阳，消补兼施以调虚实，现代多用于治疗寒热错杂、虚实互见，或湿热蕴结，又见脾虚的多种消化系统疾病，是治疗胃肠疾病的首选方和基础方，其中胃热脾虚肠寒生湿之中焦寒热错杂是其基本病机。临床以心下胃脘部堵塞满闷，纳呆，恶心呕吐，肠鸣下利，心烦口苦，神疲乏力，舌质红或淡红体胖，苔白腻或微黄，脉弦滑或虚数等为审证要点。该方现代应用十分广泛，早已突破原书所示痞证范围，临床上只要符合脾胃功能失调，中焦寒热错杂、虚实并见、升降失常之病机者，均可用本方加减治疗，体现了中医异病同治的辨证施治的思想。

半夏泻心汤原方药仅七味，半夏用量宜稍大，12~15g；人参一般可用党参，15~20g；黄连用量宜小，5~8g。全方分成苦寒泄热、辛温散寒消痞、甘温扶正补虚三部分，临证根据病情，权衡寒热虚实之轻重缓急，调整黄芩、黄连、干姜之比例，随症加减，适当配伍理气、化痰、祛湿、安神之品灵活化裁。如热甚者，重用芩、连泄热而减少干姜，并加栀子、连翘、蒲公英；寒甚者，重用干姜散寒而减少芩连，并加吴茱萸、附子；脾虚甚者，重用人参、炙甘草，并加黄芪、白术、山药；呕逆甚者，重用半夏、生姜，酌加代赭石、旋覆花、竹茹；水湿甚者，酌加茯苓、薏苡仁、车前子、生姜；湿浊蒙蔽者，酌加藿香、佩兰、菖蒲；气滞甚者，酌加枳实、枳壳、陈皮、木香、香附；反酸者加瓦楞子、乌贼骨；脘腹疼痛者，酌加川芎、赤白芍、元胡、丹参等；食滞胃肠者加莱菔子、鸡内金、焦三味；阴虚甚者，酌加石斛、玉竹、沙参等。总之，须结合不同病机属性，灵活变通，使"病皆与方相应者，乃服之"。

【实验研究】

半夏泻心汤对胃肠运动具有双向调节作用。对正常小鼠的胃肠蠕动无明显影响，能促进功能性消化不良大鼠和糖尿病胃轻瘫大鼠的胃排空，改善脾虚模型大鼠的胃肠功能，使抑制状态下的肠蠕动活动恢复到正常，能显著抑制新斯的明引起的强烈胃肠蠕动亢进。能抑制IL-8、IL-18、TNF-α等炎性因子，减轻胃黏膜上皮细胞的炎性损伤，保护胃黏膜，促进胃黏膜损害修复，促进溃疡愈合，降低愈合后溃疡复发，抗幽门螺杆菌，对大鼠醋酸型胃溃疡有显著的治疗作用，对幽门结扎型胃溃疡具有保护作用。可降低胃泌素（GAS）和血管活性肽（VIP）的含量，有效抑制家兔化疗后的胃肠道反应。能抑制SGC-7901人胃癌细胞增殖，促进胃癌细胞凋亡，并呈现出剂量—效果依赖性。

能有效控制糖尿病大鼠的血糖。对炎症性腹泻有止泻作用。对多种缺氧动物模型均有明显的抗缺氧作用。可改善硝酸甘油致偏头痛大鼠模型动物行为学表现，降低血液流变学相关指标，降低单胺类神经递质NO及其合酶NOS水平。此外还有免疫调节、镇痛、抗抑郁等作用。生姜泻心汤、甘草泻心汤也有保护胃黏膜、调节胃分泌、抗溃疡、抗缺氧等作用。

（三）泻心汤衍化方

1. 三黄汤　唐·孙思邈《银海精微》

组成：黄芩　黄连　大黄各一两

功用：清热泻火。

主治：脾胃积热，胬肉攀睛。

2. 泻心汤 唐·孙思邈《备急千金要方》

组成: 半夏三两 黄连二两 干姜一两半 人参 甘草 黄芩 橘皮 栝楼根各一两

功用: 和中降逆,生津止呕。

主治: 卒大下痢热,唇干口燥,呕逆引饮。

3. 黄连解毒汤 唐·王焘《外台秘要》引崔氏方

组成: 黄连三两 黄柏 黄芩各二两 栀子十四枚

功用: 泻火通便。

主治: 三焦火毒证,或热病吐衄血,或身热下利,或湿热黄疸,或外科痈疡疔毒等。

4. 三黄丸 宋·陈师文《太平惠民和剂局方》

组成: 黄芩 黄连 大黄各十两

功用: 清热泻火。

主治: 三焦积热及痔疾、小儿积热。

5. 大金花丸 金·刘完素《宣明论方》

组成: 栀子 黄芩 黄柏 大黄各一两

功用: 清热泻火。

主治: 中外诸热,寝汗咬牙,睡语惊悸,溺血淋秘,咳血衄血等。

6. 三黄四物汤 清·吴谦《医宗金鉴·妇科心法要诀》

组成: 黄连 黄芩 大黄 当归 白芍 川芎 生地

功用: 清热凉血。

主治: 热盛经前吐衄。

7. 三黄二香散 清·吴鞠通《温病条辨》

组成: 黄连 大黄 黄柏 乳香 没药 各五钱

功用: 清热泻火,解毒消肿。

主治: 温毒外肿。

8. 人参泻心汤 清·吴鞠通《温病条辨》

组成: 人参 干姜 白芍药各二钱 黄连 黄芩各一钱五分 枳实一钱

功用: 辛通苦逆,护阳助阴。

主治: 上焦湿热未清,里虚内陷,神识如蒙,舌滑脉缓。

9. 加减泻心汤 清·吴鞠通《温病条辨》

组成: 黄连 黄芩 干姜 银花 白芍 木香汁 楂炭

功用: 清热止痢,行气和血。

主治: 噤口痢之湿热太甚者,干呕腹痛,里急后重,积下不爽者。

八、白虎汤类方

白虎汤类方包括白虎汤、白虎加人参汤、竹叶石膏汤,三方皆以辛寒清热之石膏为君药,用治阳明热盛证,其中阳明热邪炽盛用白虎汤,热盛津气两伤用白虎加人参汤,恢复期余热残留,气津两伤用竹叶石膏汤。现将该类方剂分述如下:

(一)白虎汤

白虎汤证见于《伤寒论》176条、219条、350条,反映了阳明胃热炽盛,无形燥热弥漫表里,充斥内外的基本病机。临床以患者身热、汗自出、不恶寒反恶热、心烦、口舌干燥而渴喜冷饮、小便黄赤、谵语、遗尿,舌红苔黄燥、脉洪大或滑数,或兼有手足厥逆等为主症;治以清热除烦,养阴生津。

方以生石膏为君药,辛甘大寒清热,正如柯琴所云"石膏辛寒,辛能解肌,寒能胜胃火,寒性沉内,辛能去外,两擅内外之能,故以为君";苦寒质润的知母为臣以清热养阴,二药合用,清除阳明独盛之热,且清热而不伤津,养阴而不恋邪;炙甘草、粳米益胃生津。本方功效卓著,仲景以西方星宿白虎作为方名比喻之,如柯琴解释曰:"白虎主西方金也,用以名汤者,秋金得令,而暑清阳解……"

【现代应用】

1. 发热　以白虎汤为基础方加减治疗病毒性感冒高热,发热>24h者加柴胡;咳嗽痰多者加桑叶、贝母;便秘者加胖大海;气津热伤者加西洋参;身热骨节关节疼痛者加桂枝、白芍;舌苔厚腻者加苍术、白术、茯苓。

白虎汤加减运用于杂病发热,如恶性肿瘤、系统性红斑狼疮等引起的发热,退热效果极佳。恶性肿瘤病程中常伴有发热,以白虎汤为基本组方随证加减。兼有气虚者加用人参、黄芪;阴虚者加用熟地、天花粉;气阴两伤者加用人参、麦冬;血瘀证者加用莪术、丹参。

肾移植术后因免疫力低下所致感染高热者,以白虎汤加栀子、玄参、麦冬、黄连、黄芩、黄柏为基本方,大便干结加大黄;口苦加龙胆草;口渴加石斛、花粉;腹胀加厚朴、枳壳、莱菔子;汗出多、气短、乏力加黄芪;咳嗽加陈皮、桔梗、川贝,可使感染高热得到控制。

对重型颅脑损伤患者,早期予白虎汤保留灌肠,患者体温明显下降,长期生存质量明显提高。

2. 流行性出血热　本方加竹叶,山豆根,板蓝根为基础方配合西医治疗流行性出血热,皮下瘀斑,血小板减少加水牛角、牡丹皮;低血压加生脉散;蛋白尿加萆薢、金樱子。

3. 流行性乙型脑炎　流行性乙型脑炎的基本病机是阳明邪热炽盛,治宜大清阳明火热之邪,白虎汤加大青叶,连翘,金银花,板蓝根,川黄连,栀子,青蒿治疗该病,效果满意。

4. 病毒性脑炎　应用白虎汤随症加减治疗儿童病毒性脑炎疗效良好,有效缩短了病程,提高了患儿的生活质量。高热加栀子;湿热壅盛加藿香、佩兰;头项强痛、意识障碍、抽搐者加钩藤、羚羊角、全蝎;便秘严重加大黄;气营两燔,高热不退加大青叶;神疲乏力加黄芪、党参;头晕目眩加夏枯草、菊花。

5. 川崎病　白虎汤治疗川崎病有效,能改善患者发热症状,炎症(C反应蛋白和血沉)、血小板上升、冠状动脉炎症改变都得到改善。

6. 糖尿病　白虎汤有明显的降低血糖作用,可改善患者症状,降低血糖、血脂,改善血液流变学。该方和参脉散加减治疗2型糖尿病获效满意,出汗多加黄芪、白芍、牡蛎、白术;视力模糊者加密蒙花、谷精草、菊花;尿频加生山药、生龙骨、生牡蛎、菟丝子;四肢麻木者可丹参、地龙、川芎、葛根、怀牛膝。

以白虎汤加牛膝为基本方,上消明显者,加天冬、麦冬、天花粉、生地;中消加黄连、栀子、生地、麦冬;下消属肾阴亏虚者,佐以山药、山茱萸、生地黄;阴阳两虚者,加生地、附子、肉桂、山药、山茱萸,治疗2型糖尿病疗效满意。白虎汤加丹参、山楂、黄芪、山药,治疗2型糖尿病合并原发性高血压有效。

7. 急性脑出血　西医脱水、支持、对症常规治疗的基础上,加用白虎汤对急性脑出血有明显的治疗作用,阴虚者加熟地黄、麦冬;气虚者加黄芪;血瘀气滞者加丹参,能明显改善患者的临床疗效及神经功能。白虎汤加大黄、石菖蒲、远志鼻饲治疗脑出血急性期合并中枢性高热患者有效。

8.老年性痴呆 以白虎汤之知母、生石膏为基础,痰浊上蒙者加白术、怀山药、白扁豆、砂仁;瘀血阻络者加水蛭、红花、刘寄奴、佩兰;髓海空虚加益智仁、蔓荆子、山萸肉、枸杞子,治疗老年性痴呆有效。

9.支气管炎、肺炎 白虎汤加麻黄,杏仁,金银花,浙贝母,治疗急性支气管炎。白虎汤合大承气汤加减治疗大叶性肺炎简便效佳,痰热盛加贝母、天竺黄;热邪甚加连翘、黄芩、栀子;唇青紫(合并心衰缺氧)加紫丹参、赤芍、红花。白虎汤加杏仁、前胡、连翘、大青叶、栀子、丹皮、瓜蒌、陈皮等治疗支原体肺炎有效。对于气虚痰热中阻之重症肺炎,可加黄芪,麻黄,杏仁,连翘,栝楼等,益气宣肺,清热化痰。

10.风湿热痹 白虎汤加桂枝、苍术、防己、羌活、独活、秦艽、徐长卿治疗类风湿关节炎,疗效满意。合桂枝汤加延胡索、丹参治疗变应性亚败血症。白虎汤加忍冬藤、蒲公英、丹参、赤小豆、青风藤、赤芍、桃仁、红花、僵蚕、蜈蚣为基础方,关节剧痛者加细辛,乳香、没药;关节肿胀者加甲珠;体质肥胖有痰浊征象者加白芥子、法半夏,治疗急性痛风性关节炎,可明显降低血尿酸浓度,减轻关节疼痛,效果满意。

11.皮肤病 白虎汤加寒水石、金银花、连翘、桑白皮、枳壳、牛蒡子、熟大黄、红花治疗急性皮炎;加寒水石、栀子、甘草、黄芩、枳壳、熟大黄、冬瓜皮、山楂、桑白皮治疗痤疮;加寒水石、荆芥、牛蒡子、蝉衣、沙参、防风、连翘,治疗皮肤瘙痒症;加玄参、连翘、丹皮、僵蚕、蝉衣、蚤休,治疗药物性皮疹;加金银花、苦参、地肤子、丹皮、蝉衣、僵蚕,水煎外洗治疗小儿湿疹。

12.眼科疾病 白虎汤合元麦甘桔汤化裁(知母、石膏、玄参、麦冬、甘草、连翘、桔梗)配合西医治疗病毒性结角膜炎,能显著提高疗效,缩短疗程。白虎汤加夏枯草、车前子、丹参、赤芍、蒲公英、茯苓为基本方,水肿重者加汉防己、赤小豆、薏苡仁;渗出多者加昆布、海藻、生山楂;出血加大蓟、小蓟、茜草、生蒲黄,治疗中心性浆液性视网膜病。

13.其他疾患 白虎汤加减联合氯霉素治疗恙虫病取得较好疗效。用白虎汤护理昏迷患者的口腔,能有效预防患者口臭及口腔炎的发生。白虎汤加野菊花、连翘、黄连、竹叶、青黛、玄参、大黄,治疗口疮、唇炎;加栀子、丹皮、赤芍、银花、连翘、黄连、蒲公黄、紫花地丁,治疗牙龈脓肿。

白虎汤加减可降低恶性肿瘤患者光动力治疗的副作用,重症患者石膏80~120g,并加白茅根;疼痛剧烈者加丹参,赤芍;光敏性皮炎者加蝉蜕,荆芥,生地;口干情况严重者加麦冬、竹叶、玄参。

白虎汤合大承气汤治疗流行性腮腺炎,疗效显著。白虎汤加葛根,羌活,青蒿,黄芩,可治疗传染性单核细胞增多症高热持续不退。此外,还可用于重症肝炎、肠伤寒、钩端螺旋体病等急性传染病。

另外,白虎汤加川芎、葛根,合四逆散治疗妇女经行头痛;白虎汤合血府逐瘀汤治疗经行发热。

【医案例析】

1.食亦案 某某,女,50岁,干部,住咸阳市公路段。1987年9月2日初诊:多食易饥两年余。患者两年以前忽感食难用饱,日进食四五顿仍有饥饿感。每于夜间醒来还要加餐。一昼夜进主食量由原来的0.5kg增至1kg多,近已增至1.5-2kg,体重却逐渐减轻。曾在西安市几家医院门诊及住院治疗,经多种检验排除了糖尿病及甲状腺功能亢进等。西医未能确诊,中医治疗近一年,效亦不著,遂失去治疗信心。近年未再治疗。近因病情有加重趋势,日进食2kg多仍时感饥饿,四肢乏力,故来求治。察患者体瘦,面色略黯,大便自罹病以来一直干燥,脉弦细,舌淡红,苔灰白,尿黄,大便干结如粟。阅其以往服过之药方,多为滋补之剂。分析此病多食而不多饮,尿黄而量不多,时历两载有余,体虽瘦而不致形销骨立,且尚可坚持轻工作,别无他苦。

究属何疾?偶思《素问·气厥论》"大肠移热于胃,善食而瘦人,谓之食亦"正与此病相合。此患者胃热则消谷善饥,大肠有热则便结,但因脾气虚弱,虽纳谷较多而不能很好地消化吸收其精微,故肌肉失养而形体反瘦。治宜清胃润肠,佐以健脾,方用白虎合四君子汤化裁:知母10g、生石膏25g、炙甘草3g、薏苡仁25g、升麻9g、火麻仁25g、党参15g、白术12g、茯苓12g。12剂,水煎服,每日1剂。

二诊(9月30日):服上药后,饥饿感减轻,夜间不需加餐,大便转润,但停药后诸证复如前。用上方加黄芩9g、枳壳9g、地骨皮12g,水煎服,日1剂。

三诊(10月14日):服上药12剂,疗效不显,且感口渴,脉弦缓,舌红苔薄白。考虑前方虽对证而清泄胃肠邪热之力不足,故拟用小承气汤、白虎汤及四君子汤合方化裁:酒军6g、枳实10g、厚朴12g、知母10g、生石膏30g、炙甘草6g、薏苡仁30g、白术12g、沙参15g、麦冬12g,水煎服。

四诊(11月8日):上方连用18剂。服6剂后即显效。继服12剂,诸症逐渐消除,饭量正常,日进主食0.5kg左右,大便转常。近20天来体重较前增加5kg,精神明显好转。唯劳累后感气短,脉弦细而滑,舌红苔薄白。病已告愈,为巩固疗效计,宗前法,增养阴以防燥热复之品,调理善后。处方:麦冬10g、天冬10g、丹参18g、女贞子12g、酒军6g、枳实10g、厚朴12g、知母10g、生石膏30g、炙甘草6g、薏仁30g、白术12g。6剂,水煎服。

服完上药后,精神转佳,遂停药观察。至今2月余,前病未复发,体健如常。

按语:食亦病,临床极为少见,历代论述也鲜。观其症状,多食易饥,身体消瘦,颇似西医学之糖尿病及甲状腺功能亢进。但血糖、尿糖、胰岛素、T_3、T_4等各项检验皆在正常范围,实难确诊,无从治疗。患者起病之初,证候表现有如下特点:一是多食易饥,身体消瘦,大便干燥,二是西医各项有关检查均在正常范围,无法确诊。虽住院治疗亦无从着手,病情难遇。中医辨证颇似消渴(中消),但细审之,亦非。消渴病是以多饮、多食、多尿、身体消瘦为特征。虽有上、中、下消之分,实际上三多症状往往同时存在,仅在表现程度上有轻重之不同。中消是以多食易饥为主,而多饮、多尿次之。本案仅仅多食易饥,并未有多饮、多尿。相反,小便色黄而短小,与消渴之中消自是不同,亦难确诊。无怪乎屡经易医,治疗近年而无效。关键在于认证不准,首定该病即中医之食亦。又从"大肠移热于胃"着手,联系大便干燥,舌、尿黄等,确立胃肠燥热之病机。(张喜奎,杜治宏.奇难病专家杜雨茂:中国名老中医经验集(2)[M].贵阳:贵州科技出版社,1995)

2. 糖尿病酮症酸中毒案　夏某,女性,54岁。2008年10月13日初诊:2004年10月,因昏迷急诊入院检查发现尿酮(+++),随机血糖22mmol/L,确诊为"2型糖尿病","糖尿病酮症酸中毒",并予系统治疗。患者出院后用药不规律,反复发作2次,每次均以胰岛素及补液治疗,酮体阴性后作罢。患者2周来因农忙未规律服用降糖药,近5天来发生呕吐求诊。刻下症:口干饮冷，日饮5L，呕吐时作，乏力消瘦，近1个月体质量下降6kg。头昏沉，饮水后即刻见汗如珠滚，尿频，夜尿2次，大便正常量偏少。纳食少，嗜睡。面色苍白，舌质黯红，少苔，舌下静脉增粗，脉沉略数。患者未用胰岛素治疗。当日FBG 15.6mmol/L；尿常规示：酮体（++），尿糖（+++），尿蛋白（+）。诊断：2型糖尿病，糖尿病酮症酸中毒。处方：生石膏120g，知母60g，炙甘草15g，粳米30g，天花粉30g，黄连30g，生姜5大片。2008年10月20日复诊：患者在治疗过程中未用任何降糖西药。患者服药2剂，口渴减轻，尿常规示：酮体（+），尿蛋白（-），尿糖（+）。服药至6剂，尿常规示酮体（-），尿蛋白（-），尿糖（+）；血糖FBG 8.9mmol/L，PBG 2h12.3mmol/L。处方：患者口渴饮冷缓解，减量生石膏至60g，知母至30g；加西洋参9g益气养阴以调护。加达美康缓释片60mg/d，进一步控制血糖。服上方28剂后病情平稳，改为散剂，每日2次，煮散10分钟，汤渣同服。

按语：患者以“呕吐、渴饮”为主症就诊，且喜冷饮。阳明胃火亢盛，蒸灼津液，液被火炼而亏，则思源以灭火，索冷以去热。胃火妄动则呕吐，壮火食气则疲乏嗜睡，火热下趋膀胱见夜尿多，又尿中酮体为水谷运化失常形成之膏浊。考究其源，为热盛伤阴之证，盖其热为主、火为先，阴伤津少为其果。虽无身大热、脉洪大，白虎汤之四大症未悉具，但其“口渴喜冷”已能概全，为热盛伤津之证。予清热生津之法，病急，根在釜底之薪，故立抽薪之法，是澄源之治，辅以添水灭火。（周强，赵锡艳，彭智平.仝小林教授运用白虎汤治疗糖尿病酮症酸中毒验案[J].中国中医急症，2012，21（12）：1929）

3. 甲状腺癌发热案　患者女，49岁。患者2011年10月19日因双侧颈部多发淋巴结肿大，行颈部淋巴结穿刺活检：转移性低分化腺癌。10月25日甲状腺穿刺：低分化癌。胃镜、肠镜，腹腔探查均为阴性。未行手术治疗，行多次化疗。末次化疗时间：2013年7月底。刻下：患者体温升高5日，最高39.6℃，恶寒、颈项酸痛，口干口苦，纳差，舌紫黯苔薄白，脉细。辨证属邪入少阳。治以和解少阳，调畅枢机。方用柴胡剂加减。处方：柴胡10g、黄芩10g、桑寄生10g、生甘草6g、桂枝10g、竹茹10g、法半夏10g、威灵仙10g、白芍10g、麦冬15g、陈皮10g、防风10g、浙贝母10g、薄荷10g、连翘10g、北沙参30g。7剂，水煎服，每天1剂。

再诊：仍发热，体温最高39.2℃，较前改善不明显，仍恶寒、颈项酸痛，乏力，口渴欲饮，消瘦，大便干，夜寐可，舌黯红苔薄黄少津，脉细。辨证属阳明内热，兼表证不解。治以辛寒清热，兼以解表。方用白虎汤合麻黄汤加减。处方：生石膏60g、知母10g、生甘草10g、炙麻黄10g、桂枝10g、杏仁10g、百合30g。12剂，水煎服，每天1剂。

三诊：患者仍发热，体温最高39℃，发热高峰有所下降，时间缩短，上午体温多正常。不恶寒、颈项酸痛消失，纳食稍有改善。在上方基础上加人参10g。服用14剂后患者发热明显好转，多数维持在37.8℃。后续继续以原方为基础加减变化，巩固治疗。

按语：患者为肿瘤晚期，化疗后，正虚邪实，正气不足，易感外邪。患者伤寒五六日，发热恶寒，口苦，纳呆，结合舌脉，四诊合参，辨证为表证未解邪入少阳，治以柴胡剂加减，但收效甚微。复诊患者伤寒十日余，表邪未解，而有口渴、大便干、舌黄少津等里热表现，证属阳明内热兼表邪未解，遵《伤寒论》第168条“伤寒……七八日不解……大渴，舌干燥而烦，欲饮水数升者，白虎加人参汤主之”。表邪未尽，防闭门留寇，去人参，予白虎汤清阳明独盛之热兼保胃中津液，予麻黄汤疏散解表，同时加入百合以滋养肺胃之阴。三诊患者表证已解，又肿瘤患者本正气不足，加之化疗进一步损伤正气，患者发热近二十日，热为阳邪，易耗气伤津，故加人参而成白虎加人参汤以清解有余之热，益亏虚之气阴。（刘维丽，吴煜，崔宁. 运用经

方治疗癌性发热验案举隅[J]. 环球中医药，2015，8(5)：594-595）

【临证思路】

白虎汤被称为清热祖方，主治阳明里热炽盛证，清代温病学派亦将其作为治疗气分热证的代表方。白虎汤证典型表现是身热、口渴、汗自出、心烦，脉滑或浮滑或滑数、舌红苔黄燥；还可见到热盛重证的腹满、谵语、神昏、遗尿；或热厥证。临床应用时，四大主症不必全见，只要认准阳明热症，辨证准确，用之无不效验。后世医家通过大量临床实践，丰富和发展了本方的应用范围，将其广泛运用于临床各科，如传染科、内儿科、妇产科、口腔科、眼科等。如用该方治疗外感发热、高热、流行性乙型脑炎、流行性出血热、病毒性脑炎、钩端螺旋体病、SARS、甲型H1N1流感、脓毒症、肺炎、风湿热、糖尿病、关节炎、银屑病、烧伤、口腔并发症、口腔溃疡、重症药物性皮疹、小儿高热、婴幼儿病毒性肠炎、三叉神经痛、老年性痴呆、精神病食欲亢进、癌性发热等病症，均取得良效。

方中生石膏的用量宜重，多以40~50g开始，根据患者热势之轻重，体质之强弱，邪正力量之消长，酌情加大用量，多则200g余，张锡纯《医学衷中参西录》认为石膏“寒凉之力远逊于龙胆草、知母、黄柏等药，而其退热之功效则远过于诸药……诸药之退热，以寒胜热也，而石膏之退热，逐热外出也”。知母的剂量也必须要大，15~30g之间。粳米可用山药代替，取于张锡纯《医学衷中参西录》：“恒用生怀山药一两以代方中粳米，盖以山药含蛋白质甚多，大多滋阴补肾，而其浓郁之汁浆又能代粳米调胃也。”白虎汤中药物大多寒润之品，易伤败中阳，应中病即止，不可久用。年老体弱或脾胃虚寒者则非所宜。

【实验研究】

本方有显著的解热作用，实验研究表明，对伤寒、副伤寒菌苗以及内毒素等所致的动物发热模型，白虎汤灌胃或灌肠均有明显的退热作用。有较好的抑菌作用，对肺炎双球菌、金黄色葡萄球菌和乙型链球菌较敏感。抗炎作用，能调控炎症因子TNF-α、IL-6、IL-10等的表达，阻止全身炎症反应综合征的进一步发展；可降低痛风大鼠关节及其周围组织的尿酸盐浓度，改善关节炎症。提高肺炎双球菌肺炎大鼠血清及小肠组织中的SOD活性，降低MDA含量及NO含量，减轻氧自由基及NO对于细胞及组织的损害。增强机体免疫作用，能增强巨噬细胞的吞噬功能。白虎汤可诱导热休克大鼠肝、肺组织中HSP70的表达增加，提高细胞的耐受力，增强对肝、肺组织的保护作用。

白虎汤加减方对四氧嘧啶糖尿病小鼠有明显的降糖作用，且呈现出良好的量效关系；并有一定的降低血清总胆固醇和甘油三酯的作用。

（二）白虎加人参汤

本方即白虎汤加人参而成，具有辛寒清热，益气生津之功。本方证见口燥渴、大烦渴不解、欲饮水数升、背微恶寒、时时恶风等症，其津伤程度较白虎汤证更为明显，用于白虎汤证而“汗”“渴”更剧者，故以白虎汤辛寒清热，加人参益气生津。

【现代应用】

1. 糖尿病　白虎加人参汤有明显的降血糖、血脂以及减重的作用，能改善胰岛素抵抗。气虚加黄芪、山药、白术；肺阴虚加石斛、沙参；肾阴虚者加天冬、生地；热甚加黄连、栀子；湿盛加苍术、茯苓；血瘀加丹参、赤芍；肠燥津伤者，加火麻仁；小便频数量多者，加益智仁、枸杞、桑螵蛸；心慌失眠者，加炒枣仁、夜交藤，腰酸痛加山萸肉、女贞子，口干苦便秘加栀子、黄连、黄柏。

2. 发热 本方具有解热及缩短发热时间的作用,可用于治疗中枢性高热,以及风湿热、肺结核、老年性肺炎、产后、伤寒、病毒性脑炎、无名性发热等各种顽固性发热,并用于肿瘤性发热。该方合天花粉,地骨皮,枳壳,麦芽,芦根,银柴胡,苍术为基本方治疗肿瘤性发热,大便秘结加大黄(后下); 寒热往来、胸胁苦满,口苦甚去银柴胡加柴胡,黄芩; 黄疸加茵陈,金钱草; 小便黄短加白茅根; 盗汗加浮小麦,山萸肉; 乏力、倦怠、气短加黄芪,退热时间快,效果平稳、持久。

以白虎加人参汤合大枣、白芍,鳖甲为基础方,口渴剧者加沙参,玉竹; 腹胀剧者加大黄,防风,白蔻仁; 呕吐剧者加半夏,枳实; 汗多者加生牡蛎,浮小麦; 痛剧者加延胡索,川楝子,治疗肝癌介入栓塞术后发热,可有效缩短发热病程,并可改善栓塞后综合征临床症状。

3. 汗出异常 白虎加人参汤加天花粉、麦冬、栀子、玄参,治疗糖尿病性汗出异常。该方合麦冬、粳米、麻黄根、浮小麦为基础方,津亏明显者,用西洋参,加石斛; 气虚乏力较甚者,加生黄芪; 舌红苔黄,邪热较甚者,加黄芩; 咳嗽者加桔梗、杏仁,治疗热退后自汗症效果满意。

4. 心律失常 部分心律失常患者中医病机为气阴不足,临床可见"口燥渴、心烦、背恶寒、时时恶风、汗出"等症,与白虎加人参汤证病机相符,故以该方加生山药,赤芍,珍珠母,甘松为基础方,快速性心律失常加苦参、生地; 慢速性心律失常加麻黄、制附子、细辛; 失眠加炒枣仁、远志、夜交藤; 高血压加生龙牡、葛根; 心悸口干加山萸肉、麦冬、五味子; 舌苔白腻或黄腻者合用温胆汤或瓜蒌薤白白酒汤,治疗心律失常效果显著。

5. 流行性出血热 流行性出血热少尿期症见高热、口渴、面红色赤,此属阳明病热证,宜清热生津。予白虎汤加减,恶心、呕吐加竹茹、半夏; 腹泻加葛根、黄芩; 口渴明显加天花粉。低血压期热势趋缓或已不发热,尿少,血压下降,予白虎加人参汤益元气,生津液。少尿期除少尿外,有口渴,呃逆,呕吐,神倦乏力,舌质红嫩少苔,脉细数无力等症。予竹叶石膏汤清热生津、降逆止呕。呕吐明显加竹茹、陈皮; 大便干加生大黄。多尿期以及恢复期予肾气丸治疗。

6. 食管癌放疗后 食管癌患者放疗后出现吞咽时疼痛或加重,口干咽燥,大便干结,胸背灼痛,脘中灼热,咳嗽,舌多红而苔厚燥或舌红少苔,脉现弦数等症,中医辨证为感受热毒之邪(射线),伤津耗液所致,可将白虎加人参汤用于食管癌放疗后的辅助治疗。

7. 肠炎 白虎加人参汤治疗婴幼儿病毒性肠炎,舌苔厚腻,湿偏重者,加苍术、藿香、蔻仁; 湿热并重者,加黄连、黄芩、法夏、陈皮、茯苓,治愈率高。

8. 其他疾患 白虎加人参汤可用于治疗高龄、糖尿病、服用抗胆碱药、抗心律失常药等所致的口渴; 能减轻透析患者的口渴症状、减少透析间期体重的增加。能防治危重症患者的应激性胃黏膜出血病变和预防多器官功能障碍综合征的发生,并有保护胃肠黏膜和改善胃肠功能的作用。可治疗严重饥饿症。在西医综合治疗的基础上加服白虎加人参汤治疗脓毒症,能提高临床疗效,改善患者的主要临床症状,抑制过度的炎症反应。

本方加薏苡仁、麦冬、黄芪、忍冬藤、威灵仙、川牛膝,治疗急性风湿性关节炎。

【医案例析】

1. 糖尿病案 某男,52岁,本校职工。患者大渴引饮,消瘦半年余,初不以为意。每日饮冰红茶4~6瓶,凉开水3壶,饮后口渴不解,尿如泉涌。汗出如油,汗后背部凉飕飕,小便后尤其如此。平素多食善饥,体倦乏力,精神欠佳,以为工作劳累所致,在其妻强迫下才来求诊。查: 舌红苔白稍干,脉弦数,右关弦大。测微量血糖高达22.4mmol/L。此例与白虎加人参汤证的“时时恶风，大渴，舌上乾燥而烦，欲饮水数升”以及“口燥渴，心烦，背微恶寒”如出一辙，遂处白虎加人参汤：生石膏30g(先煎)，知母15g，怀山30g，太子参30g，玄参30g，花粉20g，葛根30g，五味子6g，甘草6g。并予消渴丸同服。服3剂症状大减，饮水减少至1天不足1壶，饭量较前明显减少，体力大为改善。舌上津液增多。血糖下降至8.1mmol/L。

按语：白虎加参汤《伤寒论》中凡两见，一是168条：“伤寒若吐若下后，七八日不解，热结在里，表里俱热，时时恶风，大渴，舌上干燥而烦，欲饮水数升者，白虎加人参汤主之。”一是169条：“伤寒无大热，口燥渴，心烦，背微恶寒者，白虎加人参汤主之。”用于治疗阳明胃热炽盛，弥漫周身，充斥内外，迫津外泄，热盛津耗，津气两伤，腠理开泄，不胜风袭之证。使用本方应以口渴无度，欲饮甚多，大汗，汗后背部恶风寒，脉洪数为辨证要点。(刘敏，蔡文就.经方治疗糖尿病常见症状举隅[J].新中医，2006，2：69-71)

2. 肺炎合并心衰案　患者，男，62岁，2001年11月7日初诊。因感寒而致发热、咳嗽、闷喘，以“肺炎”住院，经抗生素治疗8天，病情反而加重。证见面红，高热，大汗出，呼吸急促，闷喘，烦躁不安，不能平卧，痰声漉漉，痰黄稠而黏，口渴多饮，腹平软，肝略大，大便日行7~8次、水样、恶臭，小便短赤，脉洪大，舌质红无津，苔黄燥干裂。两肺可闻中小干湿性啰音及痰鸣音。体温40℃，血压130/70mmHg，心率140次/分，呼吸42次/分，X线拍片提示两下肺炎性改变。血常规：白细胞14.2×10^9/L，中性0.78，淋巴0.22。大便及尿常规(－)。诊断：老年肺炎合并心衰。予以抗感染、强心等抢救措施。

中医辨证痰热壅肺，表里同病，邪盛正衰。治宜清热化痰、益气生津，投白虎加人参汤合葛根芩连汤。药用人参30g，生石膏(先煎)120g，知母10g，葛根15g，黄连10g，黄芩10g，甘草10g，粳米30g。1剂，水煎徐徐服之；另取安宫牛黄丸2丸、羚羊角粉6g，分次随煎剂送下。药后，患者燥渴渐减，汗出减少，喘势见缓，痰量减少，体温下降(38.8℃)，腹泻次数减少，心率120次/分，呼吸31次/分。守方再进2剂，病情明显缓解。高热退(体温38℃以下)，烦渴解，大汗止，腹泻停，喘促平，脉见虚大，舌红有津，黄燥苔退为薄黄。病危解除。守法再调。处方人参10g，生石膏(先煎)30g，知母10g，黄芩6g，黄连6g，川贝母10g，五味子10g，麦冬10g，炙甘草10g，粳米30g，大枣5枚。3剂，日1剂，水煎服。

三诊脉静身凉，汗止，喘平，泻止，胃复，唯时咳，痰白量少。体温36.0~37.5℃，心率90次/分，呼吸26次/分，肺部啰音基本消失。舌红有津，苔少，脉细无力。拟方人参10g，麦冬10g，五味子10g，丹参15g，生龙骨、生牡蛎各15g，川贝母6g，炙甘草10g。3剂，日1剂，水煎服。诸症悉平，痊愈出院。

按语：本案上有喘促痰壅，下见下利不止；外是高热汗出，内则邪盛正衰。危急关头，非白虎不能清其大热，非芩连不能止其下利；非人参莫能救其欲脱，非安(安宫牛黄丸)羚(羚羊角)不能化其热痰。临危救急时大剂投之，力挽狂澜，而获佳效。(郑攀.经方在治疗急症中的应用[J].中国中医药信息杂志，2009，16(12)：85-86)

【临证思路】

白虎加人参汤是临床上的常用方剂之一，凡是里热炽盛，津气两伤之证，常首选该方，或在此方基础上进行加减治疗。现代临床广泛用于治疗各种病原微生物(如细菌、病毒、原虫)引起的感染以及暑热、产褥中暑；糖尿病、妊娠期尿崩症、各种脑炎、大叶性肺炎、结核性胸膜炎、红斑狼疮、风湿热等，范围涉及神经、呼吸、消化、内分泌、风湿、骨关节等系统。应用的依据仍然是抓住病机和主症，即无论何种疾病，只要是以里热炽盛、气津受伤为病理机转，以热、渴、烦、汗、恶风、舌红、脉大为主症，即可选用该方。该方原方用人参，临证时可依据病情选用党参、太子参或西洋参，若兼有湿邪可加苍术；口干渴、便秘加石斛、天花粉、大黄。

临床应注意与白虎汤证相鉴别。两者的病机均为阳明胃热炽盛而伤津，表里俱热，治法皆为辛寒清热。但白虎加人参汤证是在白虎汤证基础上津气大伤，见身大热、口大渴、大汗出、脉洪大而芤或洪大而软，舌红苔黄干燥，以及背微恶寒、时时恶风、气短乏力等，故加人参益气生津。后世某些医家认为大热、大渴、大汗、脉洪大为白虎汤的四大主症。但《伤寒论》原文中并无此四大症之确切论述，而在白虎加人参汤证的原文中却有“热结在里，表里俱热……大渴，舌上干燥而烦，欲饮水数升”，“渴欲饮水，口干舌燥”，“大烦渴不解，脉洪大”。因此，言“四大症”，针对白虎加人参汤方证才较合适。

【实验研究】

白虎加人参汤能显著降低糖尿病大鼠血糖、改善多饮，降低血清胆固醇、甘油三酯、低密度脂蛋白胆固醇，升高高密度脂蛋白胆固醇，改善糖耐量，降低糖化血红蛋白与红细胞山梨醇含量，增强糖尿病大鼠胰岛素敏感性，但对胰岛素含量影响不明显。能降低糖尿病大鼠心脏指数和心室指数，对抗糖尿病早期心脏肥大和重量增加，抑制高血糖所致的心肌细胞损害。能明显减轻重度烧伤大鼠早期炎症反应，在烧伤后早期应用能降低严重烧伤大鼠血浆中肌钙蛋白的含量，对严重烧伤造成的心肌损害具有保护作用。其复合活性部位能够抑制糖尿病大鼠血管内皮细胞损伤，改善血管内皮细胞功能，改善糖尿病血管并发症。

另外，该方还有抗氧化作用，升高糖尿病大鼠血清SOD活性，降低MDA含量。增强免疫功能，提高糖尿病大鼠IgG、IgM含量，增加脾重。提高糖尿病大鼠痛阈值，提高坐骨神经传导速度，改善高血糖引起的神经纤维髓鞘变性，具有一定的抗糖尿病周围神经病变的作用。抗炎抑敏作用，可抑制致敏小鼠速发相反应、迟发相反应及极迟发相反应的作用。

（三）竹叶石膏汤

竹叶石膏汤证见于《伤寒论》397条，系伤寒热病后期，余热未尽，气阴两伤，胃虚气逆所致。其辨证要点是胃热气逆，伴有气阴两伤，症见身热多汗，心烦口渴，虚羸少气，气逆欲吐，噫气不除，或哕逆频频，少寐，小便短赤，舌红少苔，脉细虚数等，治以竹叶石膏汤清热和胃，益气养阴。

本方由白虎加人参汤去知母，加竹叶、麦冬、半夏而成。方中竹叶、石膏为君药，清解未尽之邪热，又生津止渴。人参大补元气，补脾益肺，养阴生津；麦冬甘寒质润，益胃润肺而清热，共为臣药。半夏为佐，和胃降逆止呕哕；半夏温燥，与麦冬相配，润燥相济，互相制约，则半夏温燥之性去而降逆之用独存，不仅无伤阴燥津之弊，而且使麦冬之润补亦无呆滞碍胃之虞。粳米、炙甘草益气养胃生津为佐使。诸药相合，清热而兼和胃，益气兼养阴津，共奏清补兼施之功。

【现代应用】

1. 糖尿病　本方加黄芪、天花粉、丹参、桃仁为基础方，口渴多饮加葛根、石斛、生地；多谷善饥，加知母、黄连；脾虚便溏加炒白术、山药；多尿加桑椹子、五味子；视物不清加二至丸；胸闷头晕，舌质黯红或有瘀斑、瘀点加丹参、郁金、水蛭，治疗2型糖尿病效果满意。

2. 发热　上呼吸道感染、伤寒高热不退以及外科、妇科术后高热、肿瘤性发热等各种发热，该方均有明显的退热作用。该方加白花蛇舌草、半枝莲对恶性肿瘤患者气阴两虚发热等症状具有改善作用。津伤较重加石斛、天花粉、玉竹；身目黄染加茵陈、栀子、大黄；

气虚甚加黄芪；阴虚内热明显加青蒿、鳖甲。该方对骨肉瘤大剂量化疗后潮热汗出者亦有效。

败血症后期，经强效抗生素治疗后体温已降，但余热未清，同时邪毒伤正，可见呃逆、呕吐、纳差，精神不振等症，予竹叶石膏汤加减以促进恢复。尿频、尿急、尿痛者加猪苓、泽泻、车前草，咳嗽者加杏仁、枇杷叶；精神不振、纳差、大便不实加焦山楂、扁豆、炒白术；高热者重用石膏、竹叶，并可加用金银花、连翘。

3. 肺部感染、久咳　以本方加茯苓、贝母、杏仁为基础方，治疗肺部感染、支气管炎，痰热壅肺，痰黄稠、胸痛加赤芍、瓜蒌、郁金；痰中带血加白茅根、侧柏叶；胸闷头晕加丹参、丝瓜络。外感后久咳不愈，以本方基本方，高热加金银花、连翘、板蓝根；痰黄稠明显加鱼腥草、蒲公英、黄芩；喘息加杏仁、地龙、石菖蒲；便秘加大黄；胸闷加栝楼壳、郁金、桃仁；肺阴虚加玄参、五味子；肺气虚加黄芪、山药、白术。

4. 病毒性心肌炎、心肌损伤　急性病毒性心肌炎属中医学“温病”范畴。温热之邪耗气伤津，造成气阴两伤之证，治宜清热解毒、益气养阴，以竹叶石膏汤加连翘，苦参、丹参、板蓝根，金银花治之疗效肯定，能改善心电图ST-T异常、房室传导阻滞、窦性心动过速、窦性心动过缓、窦房阻滞等，并能降低血清肌酸磷酸激酶（CPK）、天冬氨酸转氨酶（AST）及乳酸脱氢酶（LDH）。

本方加五味子，葛花，葛根，对急性乙醇中毒所致心肌损伤有明显保护作用，能改善心肌缺血、纠正心律失常，降低心肌酶。

5. 放射性食管炎、口咽炎　对肺癌、食管癌及纵隔肿瘤并采用放疗的患者，自放疗开始之日起口服加味竹叶石膏汤（加北豆根，紫草，白及，藤梨根，珍珠粉），直至放疗结束，能减少急性放射性食管炎的发病率，推迟发病时间，对急性放射性食管炎有一定的防治作用。本方加生地为基础方，对头颈部肿瘤放疗后出现的放射性口咽炎、口腔溃疡有较好的疗效，咽痛加射干，蝉蜕；口干加芦根，花粉；口苦加黄芩；便秘加大黄。

6. 反流性食管炎　竹叶石膏汤加吴茱萸、葛根、黄连为基础方，治疗反流性食管炎效果显著，嘈杂、反酸明显加乌贼骨，煅瓦楞子；痛甚加川楝子、延胡索；嗳气加旋覆花，代赭石；口苦舌苔黄腻，加黄芩，栀子。

7. 口腔疾病　本方加生地、牛膝、黄连、丹皮、升麻，清热与益气养阴并用，治疗口臭。治疗口腔溃疡，肝郁气滞加柴胡、白芍、枳壳，热毒盛加升麻、黄连，便秘加大黄、火麻仁。治疗复发性口疮，合补中益气汤疗效满意，不易复发。本方加栀子、升麻、玄参，治疗牙痛。本方治疗老年口干症、干燥综合征有效，胃阴不足，胃火上炎，口舌糜烂，舌红而干，加石斛，天花粉；胃火炽盛，消谷善饥，舌红脉数者，加知母，天花粉。

8. 肾脏疾病　本方随证加减治疗肾病有效。水肿甚加猪苓、茯苓、泽泻、益母草；湿热内盛加车前草、白茅根、金银花。血热偏盛加紫草、赤芍；尿红细胞多加地榆炭、蒲黄、小蓟、茜草；大量蛋白尿，气阴两虚者加黄芪、芡实、金樱子。

9. 顽固性不寐　本方加夜交藤为基本方，头痛头晕加川芎、钩藤；心烦不宁加焦栀子、淡豆豉；心悸、健忘加酸枣仁、远志；多梦加丹参、琥珀末；胃纳欠佳者减石膏用量，加陈皮、六神，治疗顽固性不寐疗效满意。

10. 急性痛风性关节炎　本方加南沙参、薏苡仁、土茯苓、知母、萆薢、赤小豆，能有效改善湿热蕴结急性痛风性关节炎临床症状，控制病情，降低血尿酸，湿热痰浊胶结成痛风结石，加金钱草、鸡内金、秦艽，有利于痛风石的消散。

11. 小儿厌食症　本方加砂仁、沙参为基础方治疗小儿厌食症，食积胃脘、嗳腐吞酸加山楂、神曲、麦芽；面色萎黄、形体消瘦、便溏加党参、白术、扁豆；舌红苔少或花剥，加石斛、生地、玉竹；性情急躁、多动多啼，加柴胡、丹皮、白芍、枳实。

12. 小儿发热　竹叶石膏汤化裁对小儿夏季热、外感后发热均有效。本方加芦根、荷叶、茯苓，青蒿治疗小儿夏季热，高热无汗加香薷、薄荷；高热发惊加蝉蜕、钩藤、僵蚕；烦躁明显加莲子心；口渴甚太子参换为沙参，加天花粉、石斛、玉竹；食欲不振加山楂、鸡内金、神曲；恶心呕吐加藿香、佩兰；大便秘结加莱菔子、杏仁；腹泄加葛根、白术、扁豆花；咳嗽加黄芩、白前、枇杷叶；高热已退，低热缠绵者减生石膏，加银柴胡、地骨皮、白薇。

以竹叶石膏汤加沙参、白薇、鲜荷叶治疗小儿肺炎后期，体温已降，咳喘不著，但精神萎靡，低热或午后发热，纳呆腹胀，口渴见症，咳嗽加杏仁、枇杷叶；口渴多饮，舌红而干多尿加石斛、芦根、天花粉、玉竹；烦躁不安，夜不入寐加川黄连、珍珠母；精神不振，纳呆，大便不实加生山楂、山药、白术、白扁豆。

13. 小儿盗汗　小儿盗汗以脾胃积热或热病之后阴伤阳旺者为多见，以该方加柴胡为基础方，脾胃热盛加黄连；气阴虚甚加黄芪、生地；胃热津伤甚者加石斛、沙参，治疗小儿盗汗有效。

14. 小儿急性肾炎　竹叶石膏汤加丹皮、白茅根、车前草、蝉蜕治疗小儿急性肾炎，咽喉肿痛者加忍冬藤、芦根；血压偏高者加夏枯草、钩藤。

15. 其他疾患　本方加减对流行性出血热以及伴窦性心动过缓有效。可随症化裁治疗葡萄膜炎。

【医案例析】

1. 感染性心内膜炎案　丁某，男，61岁。主因寒战高热10天，于2003年11月2日住院。体温波动于38.8~40.6℃，伴咽痛偶有咳嗽，时有心悸，于院外查血白细胞升高。诊“肺炎”，抗炎治疗1周无改善。现间断胸闷气短、纳差、身痛。既往有风心病、房颤病史30余年，高血压史15年，脑梗死病史1年。病前10天曾拔牙。入院查体：体温38.8℃，心率96次/分，血压110/70mmHg，双肺呼吸音低，双下肺可闻及湿性啰音，心浊音界稍大，心音强弱不等，律不齐，二尖瓣听诊区可闻及舒张期杂音，脉搏短绌，舌黯红苔黄，脉结数。血常规：白细胞16.5×10^9/L，血红蛋白126g/L；肝肾功能轻度异常，血沉增快（60mm/h），尿潜血：2（++）。心电图示：房颤。胸片示：双肺间质纤维化，主动脉硬化。入院当日行血培养，予以物理降温及常规治疗3日后不效。患者高热寒战伴烦渴、盗汗，且有胸闷心悸、气短乏力、纳差、尿少色红等，舌红苔黄燥，脉细数。心脏听诊二尖瓣区舒张期杂音呈高调样改变，血培养阴性，超声心动图检查提示：①风心病：二尖瓣狭窄，左房轻度扩大，肺动脉高压，左房血栓形成（5.0cm×1.2cm）；②感染性心内膜炎：二尖瓣叶左室侧与左室侧壁直径约1cm与0.5cm不规则赘生物。明确诊断：感染性心内膜炎；中医辨证：邪热炽盛，气阴两伤。抗生素改为青霉素，中药以竹叶石膏汤加减[生石膏40g，淡竹叶10g，连翘15g，黄芩10g，生地15g，人参10g（单煎），麦门冬30g，丹参20g，白茅根30g，甘草6g]，每日1剂水煎服，以清热解毒、益气生津。5天后体温逐渐下降，37.8~38.4℃之间，唯每夜间发热2~3小时，可自行汗出热退，尿量有增。中药逐渐减生石膏剂量守方续服。先后两次血培养均阴性。治疗两周后，体温正常，仍诉间断气短，口渴，汗出，动则汗出加重，舌质色黯苔薄白，脉细缓。血尿检查正常。青霉素减量，中药以前方人参加量,去连翘、黄芩、白茅根续服。转至社区治疗,两周后复诊超声心动图提示菌栓已消失1个,另1个体积明显缩小(0.3cm)。未发现菌栓脱落迹象,自觉气短、汗出烦渴较前改善,舌脉亦如前。中药守方再服。两周后(治疗6周)超声心动图提示菌栓及血栓已消失,本病告愈。仅维持口服扩冠药物及复方丹参片治疗。半年后随访无复发,除两次外感外无其他疾患。

按语:该患者系拔牙后患病,为外邪乘虚内侵,里热炽盛则高热不解,耗伤心气则胸闷、心悸,热及肾络则腰痛、血尿。故予以清解重补养轻,辅以活瘀通利,辨证施治。(陈洁.加味竹叶石膏汤在感染性心内膜炎中的应用[J].四川中医,2006,24(3):48-49)

【临证思路】

《伤寒论》中竹叶石膏汤用来治疗大病之后虚羸少气、气逆欲吐的病症,后世根据其气阴两伤、胃热气逆的病机,临床用本方化裁治疗多种病证,如急性热病恢复期、无名低热、癌肿发热、产褥热、乙脑、流脑、流行性出血热、红斑狼疮、小儿夏季热、肿瘤放疗化疗后呕吐、糖尿病属气阴两亏或胃热津亏者;口腔炎、牙痛、口臭等多种口内疾病,皆有良好的效果。但无论何种病证,使用竹叶石膏汤应抓住余热未尽,气阴两伤,胃失和降这一病机。

该方共七味药,实际上是白虎汤与麦门冬汤二方的合方,正如《医宗金鉴》云:"以大寒之剂,易为清补之方",从白虎汤之石膏配知母清阳明之重剂,转为清热与益气养阴并用,既可清肺胃之热,又可补其阴虚,并有降逆之功。方中人参,一般可改用太子参或西洋参。粳米可用山药来代替。临床可随兼症不同灵活化裁。热盛气阴两伤,加知母、天花粉、鲜石斛;心烦便秘,加大黄、栀子、生地黄;热毒炽盛加连翘、黄连、玄参;热盛夹湿加滑石。

【实验研究】

现代研究表明,本方有明显的退热、抗炎作用,能使四氧嘧啶糖尿病小鼠血糖明显下降。对深部念珠菌感染有一定的保护作用,尤其是免疫功能低下时效果更显著,能使免疫抑制状态小鼠的生存时间延长,肾脏内活菌数减少,与氟康唑合用能显著提高疗效。诸多医家临床证明该方用于治疗大病、久病后感染白色念珠菌者有较好疗效,辅助氟康唑治疗效果更显。

(四)白虎汤衍化方

1. 白虎加苍术汤　宋·朱肱《类证活人书》

组成:知母六两,甘草二两炙,石膏一斤,苍术三两,粳米三两。

功用:清热祛湿。

主治:湿温病,身热胸痞,多汗,舌红苔白腻。

2. 羚犀白虎汤　清·王孟英《温热经纬》

组成:生石膏六钱,白知母四钱,滁菊花三钱,钩藤一钱五分,生甘草六分,生粳米三钱,荷叶包,犀角一钱,羚羊角一钱五分。

功用:清热生津,凉肝息风,止痉。

主治:温热化燥,液涸动风,症见鼻窍无涕,目干无泪,面色枯憔,神昏痉厥,病情危急者。

3. 清暑益气汤　清·王孟英《温热经纬》

组成:西洋参,石斛,麦冬,黄连,竹叶,荷梗,知母,甘草,粳米,西瓜翠衣。

功用:清暑益气,养阴生津。

主治:暑热气津两伤证。身热汗多,口渴心烦,小便短赤,体倦少气,精神不振,脉虚数。

4. 柴胡白虎汤 清·俞根初撰,近代徐荣斋重订《重订通俗伤寒论》

组成:柴胡一钱,石膏八钱,天花粉、粳米各三钱,黄芩一钱五分,知母四钱,甘草八分,鲜荷叶一片。

功用:清胃泄热。

主治:主温疟,热重寒轻,脉多弦数,或右脉洪盛。

5. 白虎承气汤 清·俞根初撰,近代徐荣斋重订《重订通俗伤寒论》

组成:生石膏八钱,生大黄三钱,生甘草八分,知母四钱,玄明粉二钱,陈仓米三钱(荷叶包)

功用:清热泻火,通便。

主治:伤寒阳明病,邪火壅闭,昏不识人,谵语发狂,大热大烦,大渴大汗,大便燥结,小便赤涩。

6. 柴胡白虎汤 清·俞根初撰,近代徐荣斋重订《重订通俗伤寒论》

组成:柴胡一钱,石膏八钱,天花粉、粳米各三钱,黄芩一钱五分,知母四钱,甘草八分,鲜荷叶一片。

功用:和解少阳阳明。

主治:暑疟,暑热化燥者。

7. 化斑汤 清·吴鞠通《温病条辨》

组成:石膏一两,知母四钱,生甘草三钱,元参三钱,犀角二钱,白粳米一合。

功用:清气凉血。

主治:气血两燔之发斑。发热,或身热夜甚,外透斑疹,色赤,口渴或不渴,脉数等。

8. 柴胡石膏汤 清·汪昂《医方集解》

组成:白虎汤加柴胡、黄芩、半夏。

功用主治:阳明与少阳合病发热而致暑热喘渴证。

9. 葱豉白虎汤 清·俞根初撰,近代徐荣斋重订《重订通俗伤寒论》

组成:白虎汤加细辛、葱白、豆豉。

功用主治:温病内热,风寒外束之头痛,发热,恶寒,舌燥口渴等证。

九、承气汤类方

承气汤类方包括:大承气汤、小承气汤、调胃承气汤和麻子仁丸四方。四方皆以通腑泄热的大黄为君药,故谓之承气汤类方。其中大承气汤为阳明下法之代表方,其他三方都是大承气汤加减衍化的派生方。在治法上,都是以攻下邪热为主的产物。如大承气汤为峻下法、小承气汤为和下法、调胃承气汤为缓下法,而麻子仁丸为下而兼润之法。现将该类方剂具体分述于下:

(一)大承气汤

大承气汤,由大黄、芒硝、枳实、厚朴四味药物组成,本方以大黄为君,大黄苦寒,荡涤肠胃,泻热通便;配芒硝咸寒,软坚润燥;佐以厚朴苦温泄满、枳实苦寒消痞,二药通利肠胃之气,以助硝黄泻下燥热积滞。四味合用,有泄热通腑、下气除满之功,而为峻下之剂,专为阳明腑实燥热内结而设;因可迅速泻去邪热,又能保存津液。故可取急下存阴之策,变通用于少阴热结伤阴之证。

【现代应用】

近年来，许多医家在许多急重、疑难病症中，用大承气汤攻下，疗效卓著：

1. 肠梗阻 单纯性粘连性肠梗阻，以腹痛，腹胀，便秘为主症，故可从阳明腑实论治，运用大承气汤加减，理当通下为顺。如有用复方大承气汤（加桃仁、赤芍、木香、莱菔子等）保留灌肠治疗单纯性粘连性肠梗阻，临床诊断要点为：腹痛，腹胀，便秘。体征：腹平软，腹部压痛。腹部透视均提示有液平面及肠管积气。无反跳痛，肠鸣音亢进。

2. 便秘 便秘以排便困难，大便干结，数天甚至一周一行为主要症状。可以从阳明腑实证论治。相关报道治疗习惯性便秘32例，用大承气汤去枳实加白术，研磨成散调醋敷脐，与对照组麻子乌香丸对比，其有效率为96.62%，取得了良好的疗效。

3. 中风 出血性中风，临床常在神清或神昏，半身不遂，语言不利的同时，伴现烦躁面赤，腹痛或满、口臭或口舌干燥，便秘尿赤，舌黯红苔黄干，脉弦滑、滑数等阳明热壅之象。故可考虑运用大承气汤调治。其中腹胀、便秘为必备的用药指征。如有运用大承气汤加减（加生龙骨、生牡蛎兼平肝潜阳）治疗出血性中风急性发作期。

4. 胰腺炎 急性胰腺炎严重者，常有心下急痛，大便不通等急腹症表现，运用承气汤通腑下，不失为有效途径。如临床有运用大承气汤治疗急性胆源性胰腺炎72例、急性坏死性胰腺炎46例，在禁食、胃肠减压的基础上，前者中药液用胃管内注入，后者中药液用肛滴治疗，均有较好的效果。加减：黄疸加茵陈、金钱草各30g；腹胀加大腹皮20g，莱菔子15g；热重加黄芩、山栀子各10g，龙胆草6g。

【医案例析】

胃石症案 焦某，男，工人，41岁。2014年11月7日初诊。胃脘隐痛10余日，加重1日。患者自诉10日前因空腹进食柿子后出现胃脘隐痛，饭后尤甚，时发时止，周身乏力，间断服药治疗（具体不详），效果不佳。1日前上述症状加重，遂至武警山东总队医院行上消化道钡餐透视示：胃炎；符合胃石X线表现。刻下：患者胃脘疼痛伴堵塞感，饭后尤甚，胀满拒按，恶心，偶有心慌，周身乏力，纳差，眠一般，大便不爽，小便色黄，舌淡红、苔白厚腻，脉弦滑。中医诊断：胃脘痛，证属饮食伤胃；西医诊断：胃石症，胃炎。治以消食导滞、通腑荡积，方选大承气汤加减。处方：大黄9g，麸炒枳实12g，厚朴12g，芒硝6g（冲服），浙贝母15g，鸡内金15g，炒莱菔子15g，白及15g，三七粉3g（冲服）。3剂。日1剂，水煎，分3次温服。

2014年11月10日二诊：患者服药后诉胃脘堵塞感明显减轻，但仍有胃脘部疼痛不适，乏力较前好转，食欲较前改善，大便3日未行，脉滑，略弦。守上方，去芒硝，大黄改为15g，加鱼骨30g、煅瓦楞子30g、当归15g，7剂，煎服法同前。

2014年11月18日三诊：患者服药后诸症明显好转，进食后胃脘部疼痛，遂嘱患者于山东中医药大学附属医院行电子胃镜复查，结果示：胃多发溃疡（A2期）。此时胃结石已经消失，由于胃石时间较长出现胃溃疡并发症，遂更换胃痛方加减治疗胃溃疡。处方：半夏9g，厚朴12g，紫苏叶12g，茯苓15g，浙贝母15g，海螵蛸15g，白及9g，蒲公英30g，煅瓦楞子30g，黄连9g，吴茱萸3g，三七粉3g（冲服），儿茶6g，甘草6g。7剂。之后加减治疗半月余，复查上消化道钡餐，提示胃炎，溃疡面愈合。

按语：王伟明教授认为，本病可参照《医宗金鉴·积聚》篇“初者，病邪初期，正气尚强，邪气尚浅，则任受攻；中者，受病渐久，邪气较深，正气较弱，任受且攻且补”治疗。本案患者为中年男性，胃石系单纯饮食不节、积滞内停所致，证以标实为主，实则泻之。故以消食导滞、通腑荡积为主，少佐三七、白及护胃，待患者症状减轻后即去芒硝改为力量相对较弱的小承气汤，以免重伤脾胃。胃溃疡是本病常见的伴随症状，后更换自拟方治疗此并发症。（刘敏，许小伟. 王伟明运用大承气汤加减治疗胃石症验案3则[J]. 江苏中医药，2016，48(3)：49）

【临证思路】

大承气汤作为阳明病腑气实而燥屎的主方，里热结实是其病机关键。即在阳明腑实一般证候的基础上，突出燥结与热盛并重的特点。因此其诊察特点，除应见潮热汗出，特别是手足濈然汗出的阳明"里热"特征外，还一定要参以腹诊、舌诊和脉诊，看有无"结实"的迹象。一般必须具有腹满便难，或舌苔黄厚，或脉沉实有力等特点方可使用，若已见胀满疼痛拒按，舌苔黄燥起芒刺，脉沉迟而有力，乃本方泻下之重症。服汤后，如大便已下，还应复查其腹症，尤其是脐周。若大便虽下，但量不多，脐周依旧硬满疼痛，乃燥屎未尽，可再服药；若大便泻下较多，腹已不痛不硬，为燥屎已尽，则当停药。

对大承气汤证的辨证指标进行规范，可归纳出以下症状，作为使用本方的标准：①热型，但恶热，不恶寒，日晡热盛，或大热，或潮热。②面目：面赤目赤，齿垢，唇焦红。③口渴，口燥舌干，喜冷饮，大渴。④胸腹：胸痞，腹胀痛满坚，拒按，或腹部灼热。⑤神志：神昏，或不清，烦躁。⑥语声：谵语，语声重浊，呼吸俱粗。⑦肢体：汗出或肢厥。⑧小便：黄赤或涩少。⑨大便：大便不通，或纯利清水，泻利不爽，大便热臭，肛门热痛。⑩脉象：滑数，沉数，沉伏。⑪舌象：舌上白苔，干硬如砂皮；或焦黄色如沉香，甚至起芒刺；或干燥如土之黄；或苔中有裂纹，舌质干泄苍老，或老黄，或灰黄而干；或色黑焦裂。

后世医家根据临证病情的需要，师承气汤之法，加减化裁，衍化出更丰富的承气汤类方。大致可以归纳为助攻与扶正两大类：①攻下与清热解毒、凉血活血药合方。如解毒承气汤、导赤承气汤、白虎承气汤、复方大承气汤等，即在承气汤中酌情配伍加黄芩、黄连、黄柏、栀子、石膏、知母清热解毒之品，或加生地、赤芍、桃仁、莱菔子等凉血活血之品，以增强克制温热病邪的力量。②攻邪与扶正兼顾。如黄龙汤、新加黄龙汤、增液承气汤等。于承气汤中加入人参、海参、当归等益气养血之品，或加入生地、玄参、麦冬等滋阴增液之品，祛邪而不伤正。使攻下之法由原来单一的泻下热结，发展到泻热解毒、泻火凉瘀、清气攻下、活瘀攻下、补虚攻下及增液攻下等系列治法。主治范围也由原来的单纯阳明腑实证，扩大到兼气分热毒证、气血俱热证、热实兼虚证等。然而，变化虽多，总以承气汤证的主因（热结于胃肠）、制方大法（荡涤胃肠热结）、主药（大黄）三个基本要素为主。

【实验研究】

现代研究证明，大承气汤能加速胃肠道蠕动和容积，有利于把郁结在肠道内的有害物质排出体外；促进胆囊收缩，增加胆汁分泌，从而增强肝脏解毒能力，改善肝功能；通过增加腹腔脏器血流量和改善组织微循环状态，对脏器尤其是肝肾起到保护作用；降低毛细血管通透性，减少炎性渗出物，促进细菌和内毒素的排出；能杀灭金黄色葡萄球菌，控制或治疗由该菌引起的肠脓肿和肠粘连，对革兰氏阴性和阳性细菌、厌氧菌属尤其是大肠中占绝对优势的脆弱类杆菌属，具有强抗菌性，并能增强机体清除自由基的能力。

（二）小承气汤

小承气汤乃大承气汤去芒硝而成，泻热导滞，下气通便。比较大承气汤，有其苦降之功而无其咸寒之力，故主治病证亦以里热结实，腑气不畅为主要病机，但与大承气汤证比较，其腑气壅阻虽成，但燥热尚未结实，故临床表现以腹胀满、心下痞硬、大便难为主要症状，是气结明显而热势较轻，其脉滑而疾，舌苔黄，多尚能食。其阻结程度也不如大承气汤证，其大便不通虽较为常见，但也可下利不畅。其下利属肠胃实热积滞内蓄，故多下利黏秽不爽，或伴有腹痛拒按，与虚寒下利不同。

【现代应用】

1. 肠梗阻　小承气汤可用于肠梗阻，但与大承气汤的运用比较，由于其属下法和缓，主要用于以下几种特定情况：

（1）体质较虚者，如有用小承气汤合四君子汤方治疗粘连性肠梗阻120例，并与单纯西医疗法治疗的95例进行对比观察，效果较好。

（2）手术后预防粘连性肠梗阻。即术后作为促进了胃肠功能早期恢复的防治通剂，确能有效地预防粘连性肠梗阻的发生。如对336例手术患者的对照访治，结果治疗组胃肠功能恢复时间平均7.5小时；对照组平均23小时。

（3）治疗新生儿胎粪性肠梗阻。新生儿体质脆弱，通便不宜重剂。有运用小承气汤加味28例，取得了很好的疗效。所有病例仅服用1剂后即开始排出黏液样粪便，3剂后症状明显好转，患儿转为安静。

（4）中毒麻痹性肠梗阻。此病表现为呕吐频繁，全腹高度膨胀，腹部持续性胀痛，肠鸣音减弱或消失，无排便、排气，烦躁、口渴、尿少；严重者甚至虚脱、嗜睡等。其虽有腑实，但夹正虚也重，下之也宜缓。有采用鼻饲小承气汤治疗小儿中毒性肠麻痹10例，收到满意疗效。

2. 肠麻痹　肠麻痹指肠管交感神经过度兴奋后而出现蠕动抑制，而引起肠内容物不能有效地运行。相关临床实验研究选择中毒性肠麻痹患者91例，采用禁食、胃肠减压、肛管排气等，在此基础上用小承气汤加木香煎汤剂保留灌肠治疗，取得了良好的疗效。

3. 肠易激综合征　相关临床报道治疗肠易激综合征患者112例，用小承气汤加减煎服，腹泻甚者去大黄，加柴胡、党参；腹痛加延胡索、川楝子；嗳气频繁加沉香、白豆蔻；腹痛、腹胀、便秘加槟榔、火麻仁。治疗1月后取得了良好的疗效。

此外，小承气汤还可以加减治疗荨麻疹、小儿紫癜、慢性阻塞性肺病、水肿、咳嗽等病。

【医案例析】

热结旁流（流行性乙型脑炎）案　梁某，男，28岁，住某医院。诊断为流行性乙型脑炎。病已六日，曾连服中药清热解毒养阴之剂，病势并未明显减弱。会诊时，体温为40.3℃，脉象沉数有力，腹满微硬，秽声连续，目赤不闭，无汗，手足妄动，躁烦不宁，有欲狂之势，神昏谵语，四肢微厥，昨日下利，纯清黑水。此病邪踞阳明热结旁流之象，但未至大实满，而见舌苔秽腻，色不老黄，未可予大承气汤，乃予小承气汤微和之。服药后，哕止便通，汗出厥回，神清热退，诸证豁然，再以养阴和胃之剂调理而愈。

按语：此患者症见腹满便硬，谵语欲狂，热结旁流，目赤肢厥，身热无汗，脉沉数有力，乃里闭表郁之征，虽屡用清热、解毒、养阴之剂，而表不解，必须下之。下之则里通而表不和。若泥于温病忌下之禁，当下不下，里愈结而表愈闭，热结精伤，造成内闭外脱。说明脑炎治疗并非绝对禁用下法，唯非下证而误下，酿成内陷则属非是。（高辉远. 蒲辅周医案[M]. 北京：人民卫生出版社，1972：94）

【临证思路】

小承气汤证的辨证依据，主要是腹胀便秘，而热势不盛。即在阳明腑实一般证候的基础上，突出气滞不通的特点，并以小肠气结为主。本方破气下结之力比调胃承气汤为强，但较大承气汤为缓，取名小承气汤，以示其和缓通下之意。因此，运用小承气汤，关键在腑实而气滞之腹满便难，热势则或重或轻，大便可或结或溏，临床不必拘泥于外感阳明实热，用于杂病之腹痛、头痛、便秘、痢疾等多种胃肠实滞之偏热者，有广泛的适用性。

拓展其运用通常可从以下几方面：①腑实轻证，邪热未解，无须苦寒重泄者，如外感病中，热势初转入腑，腹胀便秘，但大便初硬后溏，或未结硬；②内伤情志，腑道不通，因于气滞，通腑贵在通气者，如气滞腹胀，或气结腹痛，而身无大热或不发热；③腑实夹虚，虽有热实而不胜苦寒大泄者，如老年体虚，感冒发烧而续发便秘谵语；④肠腑热甚而与湿合，不宜苦寒急下者，如湿热交结、阻滞肠道而腹胀便难，大便黏溏而解之不净；⑤胃腑壅实，病位偏上，苦降须佐辛开者，如饮食积热，阻结中脘，心下痞满胀痛，舌苔黄厚。脉象：脉滑而急。

小承气汤的临证加减运用非常丰富，简列如下：

①小承气汤滴肛灌肠，通腑泄热、排毒醒神，治疗重症肝炎腹胀呕恶、肝昏迷烦躁谵妄者；②本方合保和丸加三棱、莪术等，通腑导滞、消食化瘀，可治疗胃石症胃脘胀痛、嗳气反酸者；③本方加莱菔子、木香、苏梗、赤芍等，可治疗腹部手术后胃肠功能性排空障碍症，脘痞腹胀、呕吐便难者；④本方加味（九香虫、槟榔、青皮、厚朴、木香等），行气泄热、和胃止痛，可治疗胆汁反流性胃炎胃脘胀痛、拒按、口苦心烦、便溏不爽者；⑤本方保留灌肠，通腑泄热，可治疗小儿高热惊厥症；⑥本方合葛根黄芩黄连汤加味，泄腑浊、清肠热，可治疗心律失常胸闷心慌、口苦便结者；⑦本方合菖蒲郁金汤，通腑泄热，化痰开窍，可治疗急性期中风病痰热腑实、风动窍闭者；⑧本方加味（乌药、沉香、陈皮、半夏、莱菔子、桃仁），可治疗术后不全性肠梗阻脐腹胀痛、大便困难、呕恶不能食者。

【实验研究】

小承气汤的作用机制研究　现代实验证明，小承气汤具有增加肠蠕动，增加肠胃内容积，促进肠管内血液循环及降低毛细血管通透性作用，其作用是通过药物直接作用于肠壁而实现，它的兴奋肠管不受阿托品类药物的抑制，且作用快。

（三）调胃承气汤

调胃承气汤乃大承气汤去枳、朴，加甘草而成。具有泻热和胃，润燥通便的功效，较之大承气汤攻下之力较缓，与小承气比较，则侧重咸寒泻热，而苦降下气不及小承气。本方证是以燥热结实，胃气偏亢为主要病机，是治疗外感病阳明燥热初结，燥热在胃而肠犹未全实的病变。与小承气汤证相比，系燥热初结而气滞不甚，故以蒸蒸发热、烦躁口渴、便干等热象、燥象相对突出。其用于杂病，则可治疗胃肠燥火，中焦消渴。消渴能食，大便干结，或见目赤、龈肿、口舌生疮等症。本方中特以硝、黄配炙甘草之味甘气温，能和中护胃，并缓硝黄峻下之力，共成泻下阳明燥热结实而不损胃气之剂。徐忠可说："仲景用此汤凡七见，或因吐下津干，或因烦满气热，总为胃中燥热不和，而非大实满者比，故不欲其速下而去枳、朴；欲其恋膈而生津，特加甘草以调和之，故曰调胃。"

【现代应用】

1. 肺心病急性发作合并肝损害　根据阳明太阴互为表里，肺与大肠共司降气。部分肺心病合并肝损害者，表现为一方面咳嗽咯痰、胸闷气急等胸部症状，另一方面会出现肝脏肿大、腹胀便难等消化道表现。此时，要注意肺与大肠的关联。临床有应用调胃承气汤治疗肺心病急性发作期合并肝损害27例，疗效良好。

2. 急性心肌梗死　根据胃络通心的原理，临床有调胃承气汤结合西医西药治疗急性心肌梗死患者。处方：调胃承气汤合失笑散加瓜蒌15g，赤芍15g等。结果23例患者除3例伴有严重心律失常者死亡外，其余20例临床治疗全部有效。

3. 其他疾病　文献报道以本方为主治疗产后癃闭，流行性出血热，有机磷农药中毒，还可用于胆道疾病、急性胰腺炎、糖尿病、传染性软疣、尿潴留、结膜炎及肺炎、扁桃体炎、老年便秘、冠心病、肝硬化腹水等。

【医案例析】

胃中实热案　刘某，女性，27岁。1965年6月4日初诊。发热头痛1周，曾服中西解表药，大汗出而身热头痛不解，头胀痛难忍，心烦欲吐，口干思冷饮，皮肤灼热而不恶寒，大便已3日未行，苔白厚，脉弦稍数，体温38℃。证属里实热胃不和，治以清里和胃，与调胃承气汤：大黄10g，炙甘草6g，芒硝12g（分冲）。结果：上药服一煎，大便通，头痛已，身热减，体温正常，继服余药而去芒硝，诸症基本消失。

按语：本案为太阳伤寒，误用表药，大汗不解，身热不恶寒，是表邪化热入里，津液已夺，故口干冷饮，津伤热盛，燥热结滞，故见不大便、欲吐，邪热上扰故见头痛、心烦。苔白厚而不黄，心烦欲吐，乃是燥屎未成，燥结尚浅，故用调胃承气汤泻热和胃。（聂惠民. 名医经方验案[M]. 人民卫生出版社，2009：243）

【临证思路】

调胃承气汤证的辨证依据，主要是发热便秘，汗出心烦，而腹满胀痛不突出。即在阳明腑实一般证候的基础上，突出燥热的特点，如蒸蒸发热，心烦不安，温温欲吐，谵语，小便短赤，腹微满，大便几日未解，或解出反微溏。

比较三承气汤的主治证候，大承气汤主阳明腑实重症，其法攻下峻猛，而小承气汤、调胃承气汤则主阳明腑实轻证，其法攻下和缓，但调胃承气汤与小承气汤比较，则前方偏重清泄燥热，适于燥热偏甚者，而小承气汤偏重导滞破结，适于结实偏甚者。

在临床上运用调胃承气汤通常可从以下几方面拓展其运用：①腑实轻证，邪热初结而未实者，不需要大攻大下者，如外感病中，热势初转入腑，潮热心烦，但腹满胀痛尚不显著，大便初硬后溏，或未结硬；②胃火素旺，消谷善饥，大便常结，或易发牙痛、头痛者；③浊气攻心，精神狂躁，失眠谵妄，口臭、大便秽臭。

临床随证加减用药：腹胀重者加莱菔子、陈皮、槟榔、青皮；腹痛剧烈的加元胡、川楝子、白芍；发热甚加石膏、知母；热毒明显加栀子、黄连、黄柏、银花；恶心呕吐明显加半夏、竹茹、代赭石；津伤口渴加花粉、生地、麦冬、玄参、芦根；暑湿尿短赤者加滑石、木通、竹叶、泽泻、车前子；夹有宿食加神曲、内金；神昏谵语加菖蒲、钩藤、琥珀；兼有瘀血加红花、桃仁、丹参、赤芍。

结合辨病加减用药可用于以下方面：①治疗瘀热闭阻型急性心肌梗死，可合失笑散，加栝蒌、赤芍等；②配合西药治疗热结气滞型急性胰腺炎，可合四逆散，加厚朴、紫花地丁、玄胡索；③治疗痰火内扰型精神分裂症，可加栝蒌、枳实、半夏等；④配合西医抢救有机磷农药中毒，可重用大黄、甘草加银花（神志不清者鼻饲给药）。

【实验研究】

据现代药理研究，调胃承气汤类的攻下药除能增强肠蠕动，排出毒物外，并且能改善胃肠道血液循环，降低毛细管通透性，以防止衰竭和毒素进入血循环；亦可使胃肠道邻近的脏器充血，产生诱导作用，以治疗其他部位的充血；还可以增加胆汁分泌，促进胆汁收缩从而增加肝脏解毒能力。

（四）麻子仁丸

麻子仁丸即小承气汤方加麻子仁、芍药、杏仁组成。方中麻子仁质润多脂，润肠通便；杏仁宣肺降气，润肠通便；芍药养阴合里；大黄、厚朴、枳实泻热去实，行气导致，以蜜合丸，使峻药缓行，以通为度，取其缓缓润下之功。

【现代应用】

1. 便秘　现将其分型总结如下：

（1）老年顽固性便秘：老年人年老体衰，气血亏虚，津枯肠燥，传导无力而致便秘。麻子仁丸功能润肠通便，多则案例报道以之治疗老年顽固性便秘，疗效显著，常在本方基础上加黄芪补气，当归养血润肠。

（2）久病卧床便秘：临床上有用麻子仁丸去杏仁、炒白芍，加党参、大枣，水煎内服。治疗久病卧床患者100例，年龄轻者，大黄用量略大；体质偏热者大黄后下，偏寒者大黄同煎；枳实、厚朴变通即止，不宜久服。一般患者1剂药，24小时后即可通便。

（3）习惯性便秘：有临床医生治疗习惯性便秘42例，用麻子仁丸去杏仁，加郁李仁、生地、玄参；血虚加当归、阿胶；阳虚加巴戟天、肉苁蓉。药量视患者病程、年龄、体质而定。10天为一个疗程，治疗期间停用一切导泻药物。

（4）糖尿病便秘：有临床治疗2型糖尿病伴便秘患者40例，在西药治疗糖尿病的基础上配合麻子仁丸煎剂口服。阴虚较重者加生地、山药、天花粉；气虚较重加黄芪；火热重加黄连、葛根。在控制血糖的同时治疗便秘。

（5）肠粘连便秘：日本学者选择有既往开腹史，必须经常用泻药，经全肠内窥镜检查和灌肠线检查，诊断为肠粘连便秘的20例患者，停用泻药，服用麻子仁丸，服用两周后对其排便情况进行评估，结果显示麻子仁丸治疗效果显著。

（6）药源性便秘：相关研究选择用抗精神病药物所致便秘患者分为治疗组和对照组各24例，两组在服用精神药物的同时，治疗组以麻子仁丸加郁金、麦冬、白术等煎服。对照组予番泻叶泡水服。结果显示治疗组的总有效率明显高于对照组。

（7）化疗后便秘：有学者将58例化疗后病人分为治疗组与对照组，治疗组以麻子仁丸加当归、炙甘草水煎口服。对照组予乙果导（酚酞片）100mg睡前口服。结果治疗组取得了良好的临床效果。

（8）手术后便秘：有专家治疗妇科子宫全切患者50例采用白芍30~50g煎汤送服麻子仁丸，每次6g，早晚饭前或饭后半小时各服一次。结果患者于服药24小时内解出大便，同时伴随的腹胀症状减轻，食欲不断增加。

2. 高脂血症　有研究选择高脂血症患者80例，治疗组以麻子仁丸加制首乌、决明子、生黄芪、绞股蓝、泽泻、参三七煎服。若伴胸闷、心悸加丹参、郁金；伴乏力、眩晕加党参；便干用生大黄，便稀用制大黄。对照组用烟酸肌醇片。结果显示治疗组疗效明显高于对照组。

3. 慢性前列腺炎　有专家学者选择慢性前列腺炎75例脾约患者，以麻子仁丸去枳实，加草薢、黄柏、虎杖、蒲公英，水煎服。若尿末或大便时尿道口白者加车前子、石菖蒲；阴囊潮湿者加龙胆草、泽泻。2周为一疗程。结果其治愈率均在90%以上。

【医案例析】

产后便秘案　刘某，女，29岁。产后小便失禁2月。患者于产后出现小便频数，且站立行走时，即有小便流出，无其他明显不适。本地治疗无效，于1991年三月就诊，泌尿外科诊断为压力性尿失禁，建议保守治疗三个月，若无效则手术治疗，遂来中医科求治。患者体质中等，面色略显苍白虚肿，自汗，舌质偏红，苔微黄，脉细弱。大便二三日一行，质地干硬。思此证尿失禁、频数、大便秘结、自汗，与脾约证相似，尿失禁乃系小便频数之甚者，故投麻子仁丸加味：麻子仁15g，杏仁12g，大黄8g，枳实10g，芍药12g，厚朴12g，金樱子12g，4剂。复诊，患者诉药后大便通畅，小便恢复正常。坚持两个月后，病愈，未复发。

按语：仲景尝谓："小便数者，大便当硬。"脾约证是以大便秘结，小便频数为特征，虽未言其小便失禁，但小便异常与大便秘结之关系，由此可见端倪。据报道，遗尿儿童多有便秘史，用麻子仁丸治疗有良效。（陈明，张印生. 伤寒名医验案精选[M]. 北京：学苑出版社，1998）

【临证思路】

麻子仁丸的组方是小承气汤加麻子仁，芍药、杏仁而成。从组方分析，胃热积滞是本病的基础，因此这里的脾约而非脾之虚弱，应为胃强所致，即脾因受胃中燥热津伤的影响，而不能正常发挥其输布、运化津液的功能。导致胃肠津亏，水津过散于肺，津液但输膀胱，故见便秘与尿频。故用麻子仁丸来润肠泻热，行气通便。

【实验研究】

现代药理学研究表明，方中君药麻子仁中的脂肪油能刺激肠黏膜，使分泌增多，蠕动加快，减少大肠吸收水分，故有泻下作用；还可以抑制胃肠推进运动、减少番泻叶引起的大肠性腹泻次数，显示有双向治疗作用。麻仁乙醇提取物能明显抑制盐酸性胃溃疡的形成。

（五）承气汤衍化方

1. 厚朴大黄汤　东汉・张仲景《金匮要略》

组成：厚朴一尺，大黄六两，枳实四枚。

用法：上三味，以水五升，煮取二升，分温再服。

功用：开痞通便，除饮涤痰。

主治：支饮胸满。

2. 厚朴三物汤　东汉・张仲景《金匮要略》

组成：厚朴八两，大黄四两，枳实五枚。

用法：上三味，以水一斗二升，先煮二味，取五升，内大黄，煮取三升，温服一升，以利为度。

功用：行气泄满，下积通便。

主治：气胀甚于实积的腹满证。症见腹部胀满疼痛、大便不通。

3. 大黄甘草汤　东汉・张仲景《金匮要略》

组成：大黄四两，甘草一两。

用法：上二味，以水三升，煮取一升，分温再服。

功用：泻热去实，降逆止呕。

主治：胃肠实热而致的呕吐。症见食入于胃，旋即吐出。又治吐水。

4. 大黄牡丹汤　东汉・张仲景《金匮要略》

组成：大黄四两，牡丹一两，桃仁五十个，瓜子半升，芒硝三两。

用法：上五味，以水六升，煮取一升，去滓，内芒硝，再煎沸，顿服之，有脓当下；如无脓，当下血。

功用：泻热通壅，逐瘀排脓。

主治：肠痈之脓未成者。症见少腹肿痞，按之即痛如淋，小便自调，时时发热，自汗出，复恶寒，其脉迟紧。

5. 大黄硝石汤　东汉·张仲景《金匮要略》

组成：大黄、黄柏、硝石各四两，栀子十五枚。

用法：上四味，以水六升，煮取二升，去滓，内硝，更煮取一升，顿服。

功用：通腑泄热，利湿除黄。

主治：黄疸，症见腹满，小便不利而赤，自汗出。

6. 三化汤　金·刘完素《素问病机气宜保命集》

组成：厚朴、大黄、枳实、羌活各等分。

用法：为粗末，每服三两，水煎服，以微利为度。

功用：泻实祛风。

主治：中风，在外六经形证已解，内有便溺之阻格者。

7. 增液承气汤　清·吴鞠通《温病条辨》

组成：玄参一两，麦门冬、生地黄各八钱，大黄三钱，芒硝（冲）一钱五分。

用法：水八杯煮取三杯，先服一杯，不知再服。

功用：滋阴增液，泄热通便。

主治：温病热结阴亏，燥屎不行，下之不通，口干，舌绛苔黄。

8. 牛黄承气汤　清·吴鞠通《温病条辨》

组成：安宫牛黄丸二粒化开，调生大黄末三钱。

用法：先服一半，不效再服。

功用：通便开窍。

主治：阳明温病，下之不通，邪闭心包，神昏舌短，饮不解渴者。

9. 新加黄龙汤　清·吴鞠通《温病条辨》

组成：生地黄、玄参、麦门冬各五钱，大黄三钱，芒硝一钱，人参（另煎）、当归各一钱五分，甘草二钱，海参二条，姜汁六匙。

用法：水煎，分三次冲参汤，姜汁送服，腹中有响声或转矢气者为欲便，候一二时不便，再服；一昼夜不便，更服；一服即得便，止后服。

功用：益气养血，滋阴通便。

主治：阳明温病，气血两虚，热邪耗伤津液过甚，大便燥结不通者。

10. 导赤承气汤　清·吴鞠通《温病条辨》

组成：赤芍药、生大黄各三钱，生地黄五钱，黄连、黄柏各二钱，芒硝（冲）一钱。

用法：水五杯，煮取二杯，先服一杯，不下再服。

功用：泻热通便，利尿通淋。

主治：阳明温病，大便不通，小便赤痛，时烦渴甚者。

11. 宣白承气汤　清·吴鞠通《温病条辨》

组成：生石膏五钱，生大黄三钱，杏仁粉二钱，瓜蒌皮一钱五分。

用法：水煎，先服一半，不知再服。

功用：宣肺化痰，泄热攻下。

主治：阳明温病，腑气不通，肺气不降，便秘，痰涎壅滞，脉右寸实大者。

12. 护胃承气汤 清·吴鞠通《温病条辨》

组成：生大黄、元参、细生地、麦门冬（连心）各三钱，丹皮、知母各二钱。

用法：水五杯，煮取二杯，先服一杯，得结粪，止后服，不便再服。

功用：滋阴清热，润肠通便。

主治：阳明温病，腑气不通，气阴受伤者。

十、柴胡汤类方

柴胡汤类方包括：小柴胡汤、大柴胡汤、柴胡桂枝汤、柴胡桂枝干姜汤、柴胡加龙骨牡蛎汤和小柴胡加芒硝汤六方。六方皆以柴胡为君药，故谓之柴胡汤类方。其中小柴胡汤为少阳和法之主方，其他五方都是由小柴胡汤加减衍化的派生方。在治法上，都是和法与汗、下、温、清法兼用的产物。如柴胡桂枝汤，和而兼汗；大柴胡汤和而兼下；柴胡桂枝干姜汤和而兼温；柴胡加龙骨牡蛎汤和而兼清等。现将该类方剂具体分述于下：

（一）小柴胡汤

小柴胡汤由柴胡、黄芩、人参、制半夏、炙甘草、生姜、大枣七味药组成。方中柴胡、黄芩同用，一散一清，清透并用，外解半表之风寒，内清半里之郁热，故而和解少阳；半夏、生姜调理胃气，降逆止呕；人参、甘草、大枣益气和中，既扶正以助祛邪，又实里以防邪入；柴胡配半夏，犹能升清降浊；生姜和大枣，更可调和营卫。本方诸药为伍，寒温并用，升降协调，扶正祛邪，有疏利三焦，调达上下，和畅气机的作用，为至和之方，可使枢机畅利，脾胃安和，三焦疏达，内外宣通，则半表半里之邪得解，虽不用汗、吐、下三法，而达到祛邪之目的。

本方原是以主治邪犯少阳半表半里，气机郁结，枢机不利为主要病机的病证，又能变通治疗以下病症：①厥阴中风，肝胃失和，呕而发热者；②妇人经期中风伤寒，热入血室，症见寒热发作有时而经水忽断者；③阳明兼少阳，症见潮热便溏、或胁下硬满、不大便而呕者。④阳明阳微结，症见心下满，不欲食、大便硬，手足冷、头汗出、微恶寒者。⑤产妇郁冒，呕不能食、大便反坚、但头汗出者。⑥少阳黄疸，腹痛而呕者。⑦伤寒瘥后，更复发热者。⑧木郁土弱，腹中急痛，脉阳涩阴弦，与小建中汤而不瘥者。⑨其他病变而兼涉少阳枢机不利者，如三阳风寒身热恶风、颈项强、胁下满、手足温而渴者。另外，还有阳明少阳，中风郁热，症见有潮热、一身及目悉黄、耳前后肿、短气、腹满、胁下及心痛、鼻干、不得汗、嗜卧、小便难、时时哕等，也可使用。

【现代应用】

小柴胡汤在现代的临床运用极为广泛，涉及内、妇、外、儿、皮肤、五官、肿瘤等各科近百个病种，其中以消化、呼吸、神经和妇科病变占据主导。

1. 外感高热 根据仲景小柴胡汤本为外感退热立方，现代临床也运用小柴胡汤治疗病毒性上感高热，效果很好。多数高烧患者常服用1次即开始出现体温下降，再服用2~3次则体温降至正常，服完3~4剂，烧退不再复升。

2. 胆汁反流性胃炎 胆汁反流性胃炎，胃镜检查胃黏膜炎症，胃内有大量黄色胃液，或胃黏膜有黄色黏液附着。中医辨证多与肝胆脾胃气火失调有关，故用小柴胡汤加味，以泄胆和胃为主，可取得了较好的疗效。通常宜加枳壳、佛手、川楝子、丹参、白芍、生赭石之类加强行气降逆，兼养血柔肝。

3. 梅尼埃综合征　根据少阳主头目眩晕的原理，临床运用小柴胡汤合泽泻汤加味治疗美尼埃综合征，疗效显著。

4. 抑郁症　根据小柴胡汤主治有默默之证，临床运用小柴胡汤治疗抑郁症，可取得较好疗效。

5. 慢性胆囊炎　根据小柴胡汤疏肝利胆作用，运用之治疗慢性胆囊炎，有独到疗效。以小柴胡汤加味：加白芍、川芎、川楝子、香附。有黄疸者，加茵陈、郁金；有结石者加芒硝30g（冲服），金钱草30g；大便秘结者加大黄10g（后入）；便溏者加炒白术15g，炒山药15g。

6. 外感后咳嗽　运用小柴胡汤加减治疗外感后遗性咳嗽，疗效甚佳。如对外感后久咳不愈的门诊41例患者运用小柴胡汤加减治疗。患者均有夜间阵咳，尤以午夜后至天明为甚，咳甚则呕吐，此有肝胆郁火乘肺之嫌，故皆可以小柴胡汤为基本方，再随证加减用，如因寒夹饮者加干姜、细辛，五味子；痰热者加全瓜蒌、川贝母、胆南星、前胡。

7. 经期感染　根据小柴胡汤兼治热入血室的范例，临床运用小柴胡汤治疗妇人经期感染，疗效甚佳。

【医案例析】

1. 呕而发热案　李某，女，38岁。长期呕吐，兼见低烧，服药已百余剂不效，舌苔白滑，当时有进修医生陈君在侧，问曰："此何证也？"余曰："呕而发热者，小柴胡汤主之。"果服3剂而呕止烧退。

按语：善抓主症，是运用经方的一个基本经验，然小柴胡汤证主症较多，而仲景又有"但见一证（症）便是，不必悉具"之示，这但见之一症，究竟为何呢？往来寒热、胸胁苦满，现症确实典型独特，以此为用方指征多能取效，但验之临床，尚有不少有效的外感病例并非具备此症，以此为据，则有限制用途之嫌；若以口苦、咽干、目眩提纲之症为用方指征，岂不是把各种少阳火证（如黄芩汤证等），皆统乎小柴胡一方之下？这又有失之过泛之弊。江西近代伤寒大家姚荷生先生曾提出，这但见之一症，当以"呕而发热"之复合指标为宜，这不仅仲景本有"呕而发热者，柴胡汤证具"之明文，且验之临床，确实比往来寒热、胸胁苦满更为常见，即便于辨证，其发热而未必恶寒乃邪恋半表之象，其喜呕而脘腹无苦乃邪扰半里之迹，合主半表半里，不失为理论活用的恰当之举。本例可谓是对此观点的有力注脚。（刘渡舟. 小柴胡汤解郁功效列举[J]. 中医杂志，1978（1）：18）

2. 经期感冒案　徐某，女，41岁，医务工作者。病者经行第2天，因淋雨涉水，当晚经忽止，遂感小腹坠胀，诸身不适，关节烦疼。次日，发热恶寒，微有汗出，体温38.5℃，倦怠乏力，食纳量少，口苦微渴，大便不畅，小便短黄，入夜暮时体温39℃，脉浮弦虚数，舌质偏红，苔薄白微黄。察其病由，因经期感受风寒，淋雨涉水，以致经水适断，继之发热。此酿成血室空虚，风寒侵袭，故可断为：经期感冒，热入血室。拟以小柴胡汤加味：即加郁金10g，益母草20g，香附10g，泽兰10g，葛根15g，防风10g，独活10g，水煎服，日1剂，分2次温服。二诊，服上药2剂后，发热恶寒已退，微汗出，诸身轻爽，食纳增加，小腹痛减，月经复下，血色稍黯，血量偏少，体温正常，脉缓中稍弱，舌苔薄。拟以小柴胡汤合四物汤加味：即加益母草15g，乌药10g。水煎每日1剂，分2次温服。服上药5剂后，一切正常，外感之症痊愈，月经亦干净，唯精神稍差，食纳未完全恢复。嘱其服归脾丸合香砂六君子丸，以助体力恢复，健运脾胃以善后。随访4个月，经期如常,正常上班。

按语:妇人经期感冒,血舍空虚,容易招致外感,与常人感冒,自是不同。本例案情先有月经继患感冒,《伤寒论》有经水适来,经水适断,谓“热入血室”,用小柴胡汤治疗的明训,故思以小柴胡汤加减论治,因其受风寒侵袭,而月经相应停止,故加防风、独活、葛根重祛风寒;加香附、泽兰、益母草通经活血,不用桃仁、红花的活血化瘀,因月经只停两天,用香附等因势利导,既不伤正,又能行血,故服药2剂后,月经复下,感冒亦减轻。第二方以柴胡合四物,养血之中,兼以和解二外之风寒可以透达,内之气血得以调养,病邪祛散,正气恢复,病告速愈。妇人经期前后罹患感冒,因其血舍空虚,不能峻汗攻邪,亦不宜补虚固表,唯有攻中有补、发中有收的小柴胡汤最相宜,所以论中出三条“热入血室”,确是于人有启迪。后人于小柴胡汤中加凉血药,加活血化瘀药,应视病而论,不能以“热入血室”四字,作为用活血化瘀的依据。(陈瑞春. 伤寒实践论[M]. 北京:人民卫生出版社,2005:30)

3. 火郁咳嗽案 罗某,女,7岁,小学生。病孩因夜间失盖,次日即小有发热,但未介意,亦未服药。第2天发烧38.8℃,且面色通红,虽热仍覆盖薄被,口微渴,咳嗽,咽痛,少痰,脉浮数,舌红薄润苔。拟用小柴胡汤加味:柴胡5g,太子参10g,黄芩5g,前胡6g,防风6g,葛根10g,苏叶3g,僵蚕5g,桔梗5g,射干5g,甘草3g。嘱服2剂,水煎每日1剂。服完2剂后,发热已退,已上学。唯咽喉仍痒痛,少许咳嗽,无痰,二便通畅,脉浮小数,舌薄白润。嘱前方加牛蒡子6g、板蓝根10g,再服2剂后痊愈。

按语:感寒咳嗽,本以三拗合二陈汤之类,宣肺化痰为常,但也有治肺不效,而属少阳火郁犯肺,而宜宣发上焦者,用小柴胡汤加味,不失为良方,即如陈修园所说:“兼郁火、小柴清。”时下市售治咳嗽药多为辛凉润肺之品,加之滥用西药抗生素,可使上焦失于宣透,肺气因而被遏,而用小柴胡汤加减。透达外邪,宣上开肺,调胃理中,疗效甚佳。另外,因小儿娇嫩,用药不能大苦大寒、大辛大温,取和解法因势利导用药,多能取效而无太过之弊。(陈瑞春. 伤寒实践论[M]. 北京:人民卫生出版社,2005:32)

【临证思路】

小柴胡汤,作为六经之主方、和法之代表,其主治病症之多、适用病种之广,已远远超过少阳病之范围,加之其配伍之巧妙、功效之奇特,更增添了其临证运用的广泛用途。但对“小柴胡汤一方多证”的现象,要去驾驭小柴胡汤的临床活用,我们认为要用好小柴胡汤应从以下3个方面着手:

其一,分清小柴胡汤的适应病证有主症兼证与变通之分。小柴胡汤的适应证原不止一个,确实存在一方多证的现象,但彼此并非平等地位,实是有主次兼变的区别。其中有纯属少阳本证者,如第96条少阳表里之半寒风郁火证、《金匮要略》黄疸篇第21条少阳胆气郁结气滞发黄证,此乃其正当不易之治;有属少阳兼夹他经为病者,如第230条少阳阳明并病热为寒郁证、第99条三阳并病寒风郁热里热未盛证,此乃其主次兼顾之治;有已不涉少阳,但因生理上密切相关、治法上可以旁通借道,如第144条经期外感热郁血室证、第394条伤寒瘥后劳复体虚邪恋证,此乃权宜变通之治。后世的灵活运用经验中,更多是在其兼证、旁证方面的延伸,故学习后世经验要注意这种源流关系,才能统一彼此不同的病证关系,避免厚此薄彼或顾此而失彼。

古今小柴胡汤在适应病证上的演变,有从外感向内伤转移的趋势。由于治外感病,侧重少阳三焦,关乎半表半里地带;治内伤病,侧重肝胆脾胃,关乎气血升降之机,因而所治之病症会有一定差异,辨证指标也已不限于经文范围了。

其二,明确小柴胡汤的辨证指标有主症或然与相关之别。小柴胡汤适应病证的辨证指标具有多样性,除七大主症之外,还有许多或然症,相关症可作线索。

(1)主症:往来寒热,胸胁苦满或疼痛,默默不欲饮食,心烦喜呕;口苦,咽干,目眩等。后世补充:舌上白苔或浮黄,脉弦。小柴胡汤证这七大主症及舌象、脉象,对于诊断本证的意义是有强弱不同的,且会随着背景条件的不同而变化。一般而言,仍以往来寒热、胸胁苦满、干呕不欲饮食为特异性指征,若此诸症具备,无论外感内伤,确诊少阳之柴胡主症皆不困难;若仅现一二症,则在外感病中,仍可肯定其主症的存在;即便与他经病症错杂相兼,仍可凭其中之任何一症,确定治从少阳的原则。至于口苦、咽干、目眩三项火热症,由于并非少阳柴胡证所特有,故必须与一定的条件相结合,如与感寒受风的病史、或舌上白苔、或脉象沉弦、或心下悸、小便不利等寒水之象相参,才能断定为柴胡之证。

(2)或然症:胸中烦,咳嗽,心悸,小便不利,腹中痛,胁下痞硬,低热体痛,口干渴等。或然症又称佐症,其出现几率不高,独立诊断意义也不突出。但在主症依据不够充分的条件下,可以结合有限的主症作为辅佐诊断。如论98条中的7个或然症,不仅可以反映寒热虚实表里的不同偏向,还可以在主症不足时,充当辅助性指标。如:不呕而胸中烦,不口苦而口渴——寒轻热重,不心烦而心下悸,小便不利,不胸胁苦满而胁下痞硬——水重火轻,不往来寒热而身微热,不默默不欲饮食而咳——表多里少,不往来寒热而腹中痛——里多表少。此时,只要“但见一(个主)证便是”,主症不必悉具,即可作为必要条件。如:往来寒热、但胸胁苦满、但呕而发热,任见一症,但要进一步与类似证鉴别,还需要进一步结合或然症。

(3)相关症:寒热不调,头汗出,目合则汗出或盗汗;大便难或便秘;头痛,耳闭或耳鸣,目赤或胀痛;睾丸胀痛,经期产后寒热;嗜卧,惊悸;其他发有定时之症。辨证论治贵在切准病机,不必拘于症状。相关症是与经典的主症、或然症是来自相同病机的症象,因而具有类似的诊断意义,可以作为辨证的延伸指标加以发挥、运用。如:由寒热往来衍生出寒热不调,由头汗出衍生出目合则汗出或盗汗,由胸胁苦满衍生出胸闷胀,心下痞,由口苦、咽干、目眩衍生出耳闭或耳鸣、目赤或胀痛,甚至由寒热发作有时衍生其他凡发有定时之诸症等。这种思路在现代临床活用中,益见丰富多彩。

其三,吃透小柴胡汤的治法用药有和法合方加减之妙。小柴胡汤之所以适用病证,乃因其立法精要巧妙、配伍化裁灵活,要真正从理论的高度把握小柴胡汤运用的灵活性与广泛性,就必须深入领悟其立法、配伍的规律。

小柴胡汤特有之和法,能够兼备八法之变。小柴胡汤,作为八法之一、和法的典型代表,其不同于其他和剂的独到之处(如寒热虚实夹杂之半夏泻心汤之类,肝脾虚实夹杂之逍遥散之类,表里寒热虚实俱夹杂之麻黄升麻汤、乌梅丸等),乃在于以柴胡为君,疏气转枢,则有兼顾八法之妙。因疏气转枢,既能畅三焦、达腠理以透其外,又能舒胆木、利腑道以安其内,是表里分消之义可见;既能发阳气以散寒,又能行相火以透热,是寒热并治之义可见;既能助运机以布真元,又能开郁结以导邪浊,是虚实双调之义可见。因此,本方特以柴胡为帅,是“疏气”一法之中,已蕴表里寒热虚实兼顾之义,可再与辛开苦降、温清消补诸性配伍(如配姜枣,助营卫更散其外束之风寒,配黄芩,兼清其内郁之火热,佐半夏,兼消其中阻之水饮、配参草,兼护其已衰之元气),故而能表里寒热虚实并调、又无偏颇遗漏之虑。这种“至和”之法,以其丰富多样而可并行不悖的配伍机制,为灵活的加减化裁,留备了广阔的延伸空间,其可兼用八法的独到之处,也绝非他剂所能比拟。

小柴胡汤的加减化裁,所以能兼备八法,从生理病理而言,一方面因于与肝胆脾胃四经的特定关系,正如刘渡舟先生所说:“小柴胡汤擅开肝胆之郁,故能推动气机而使六腑通畅,五脏安和,阴阳平衡,气血调谐,故其功甚捷,而其治又甚妙。故无麻、桂而能发汗,无硝、黄而能通便,无苓、术而能利水,无常山、草果而能治疟。所谓不迹其形,而独治其因,郁开气活,其病可愈。”另一方面还有少阳三焦与他经、他脏的广泛联系。因为少阳三焦,在结构上外应腠理而通于肌肤,内连膈膜而包裹上下诸脏,在功能上主持枢机,协调诸脏之气及一身水火的升降出入。因此,在病理上,自然与内外诸经脏腑会有复杂多样的兼涉与传变(所谓少阳虽主表里之半,然外来兼表、内传及里者有之,少阳虽主寒热夹杂,然水盛从寒、火盛从热者有之,少阳虽主虚实相间,然连腑成实、及脏致虚者有之)。因此,小柴胡汤虽以“和解”树立少阳主法,然要具体活用其和法,还须深知其兼合八法之变。这从仲景论中小柴胡汤之七加减、类柴胡汤之五化裁,已可窥见其和解兼汗、和解兼下、和解兼温、和解兼清、和解兼消之明义。

小柴胡汤疏利调和而能兼备八法,不仅使其有最广泛的加减配伍,还有丰富多彩的合方化裁。后世医家更多地由此将柴胡汤和法随证化裁,推而广之,走出伤寒,派生了一系列的衍化方剂。如三阳合病风寒郁热而须和解兼汗之柴葛解肌汤、寒痰闭火伏发少阳为疟而须和解兼吐之小柴胡加常山汤、少阳阳明合病火结如疟而须和解兼下之柴芩清膈煎、少阳兼阳明风郁暑热而须和解兼清之柴胡白虎汤、少阳兼太阴寒湿夹滞而须和解兼温之柴平汤、少阳气郁胆胃痰热而须和解兼消之柴胡温胆汤、少阳膈膜痰热交结而须和解兼通之柴胡陷胸汤等,极大地拓宽了少阳和法的运用领域,丰富了中医经典的证治内容。

【实验研究】

小柴胡汤的广泛适用性和有效性,吸引了许多现代西医西药和中西医结合研究者尤其是日本学者的关注,他们试图通过现代实验手段或医学方法探索和揭示这一经典奇方的现代药理机制或医学奥秘。

实验药理分析发现,小柴胡汤的各组成成分均具有活性,它们的有效成分为低聚糖苷。其中柴胡的有效成分为柴胡皂苷。黄芩的黄芩苷、汉黄芩素能抑制肥大细胞释放介质,其作用机制是阻碍释放变态反应性介质结构中的SH-酶。小柴胡汤中所含有的黄芩苷、黄芩素等,均可抗炎性渗出和抑制肉芽肿的生长,对多种原因引起的炎症,包括毛细血管通透性、炎症介质的释放、白细胞游走和结缔组织增生均有影响,从而引起退热解毒作用。柴胡的抗炎作用类似强的松龙,黄芩还可消除过敏性浮肿,人参、甘草有肾上腺皮质激素样的抗炎和抗过敏作用。

其他作用:有研究表明,小柴胡汤有镇静、镇痛作用,小柴胡汤有延长巴比妥盐的睡眠作用。用神经纤维进行的研究表明其有比普鲁卡因弱得多的麻醉作用;并有镇吐、祛痰、镇咳等多种功能。基础研究证明本方及生药有增强类固醇剂的作用,并减轻类固醇剂的副作用,以及促进蛋白合成、增加糖原、改善高脂血症、抗应激性溃疡等作用。

(二)柴胡桂枝汤

柴胡桂枝汤为小柴胡汤与桂枝汤的合方,是治太少表里双解之轻剂。本方证是以表证虽不去而已轻,里证虽已见而未甚为主要病机的病证。治外有表证而见“肢节烦疼”,内有少阳气郁而见“心下支结”。如章虚谷《伤寒论本旨》曰:“此小柴胡与桂枝合为一方也。桂枝汤疏通营卫,为太阳主方;小柴胡和解表里,为少阳主方。因其发热微恶寒,肢节疼痛之太阳证未罢,而微呕,心下支结之少阳证已现,故即以柴胡为君,使少阳之邪开达,得以从太阳而解也。少阳证必呕而心下支结,逼近胃口,故小柴胡用人参、姜、半,通胃阳以助气,防其邪之入腑也。然则虽曰和解,亦为开达驱邪之法,故可仍从汗解。"

总之,柴胡桂枝汤既有和解少阳、解肌发表之功,可治外感伤寒太少两阳之病;又有外和营卫,内调气血之效,可治内伤杂病营卫气血经脉不通之病。

【现代应用】

1. 肝病　刘渡舟以柴胡桂枝汤治肝病有独到经验,他认为:柴胡桂枝汤为在小柴胡汤中加桂枝、芍药,使其有外和营卫、内调气血之功。

2. 早期肝硬化　肝病患者,日久不愈,由气及瘀,由经及络,而出现腹胀,胁痛如刺,面色黧黑,脉来沉弦,舌质紫黯,边有瘀斑等证。化验室检查,见白蛋白、球蛋白的比例倒置,麝香草浊度指数升高。临床诊断为早期肝硬化。可用柴胡桂枝汤减去参、枣之滞补,加鳖甲、牡蛎、红花、土鳖虫等活血化瘀、软坚散结之药,专治肝脾血脉瘀滞,坚持久服,乃有较好效果。

3. 关节炎兼肝气郁　风湿性关节炎患者,本有肢节烦疼,同时又因夹有肝气而胸胁苦满,或者胁背作痛等证,用柴胡桂枝汤,方证相宜,疗效满意。

4. 杂病肝气窜动　肝气窜是民间土语,其证是自觉有一股气流在周身窜动,或上或下、或左或右,凡气窜之处,则有疼痛和发胀之感,若用手拍打疼处,则伴有嗳气、打嗝,随之则其证得以缓解。此病多属西医学的神经官能症,以老年妇女为多见。初遇此证,可使用逍遥散、柴胡疏肝散一类,但若效果都不理想可以柴胡桂枝汤,两调营卫气血,能独切病情,自然较有疗效。

5. 神经性、过敏性病症　日本的汉方研究,从大量临床实践中发现大部分癫痫患者,都有胸胁苦满与腹肌挛缩同时存在的腹证,并考虑癫痫发作也是间发性病症,符合小柴胡证"休作有时"的审证要点,故可延用于柴胡桂枝汤证,所以采用小柴胡汤与桂枝汤合方并重用芍药治疗癫痫(因芍药主治结实挛缩,癫痫的痉挛性素质也是芍药的适应证),临床取得比较满意的疗效。国人则注意兼顾养血治本,用柴胡桂枝汤合四物汤合方辨治从肝论治难治性癫痫。

另有报道,本方可用于心脏神经症,中毒、舞蹈症、遗尿症,圆形秃发、哮喘、荨麻疹、溃疡性结肠炎、偏头痛、帕金森病、梅尼埃病、风湿病、巴塞杜病、经闭、月经困难症、不孕症、手掌角化症、腰痛、带下、神经官能症、失眠症、神经痛、神经麻痹、胃溃疡等20多种病症。

【医案例析】

1. 表寒误治案　胡某,女,46岁。低热不退20余日。1月前因感冒高热,服大量清热消炎冲剂和退热片,热势顿减,随后反复低热,肢节酸痛,洒淅恶寒。伴见:纳减,食入欲呕,大便半月未解,舌苔薄润,脉浮弦而虚。查血排除疟疾。此乃表证误用寒凉,内损胃气,外遏邪气,病势欲陷而症发如疟。治以内振气机,外助营卫,扶正祛邪,以救其逆。拟柴胡桂枝汤原方。服2剂后,发热时间缩短,体温降至37.9℃,身痛减,呕止,欲进食,大便畅。续进4剂,诸症悉平,脉转和缓。间日又服4剂,嗣后复如平人。

按语:中医治感冒,初起以辛散宣透为正治之法,目前市售感冒成药多属寒凉之品,虽能速退其热,但其凉遏留邪,苦寒败胃之弊,易导致正伤邪陷,铸成低热持续之症,尤其对风寒外感更属逆治。对此,柴胡桂枝汤举陷透邪,用于救逆,不失为切中病机之良方。(陈瑞春.伤寒实践论[M].北京:人民卫生出版社,2003:42)

2.虚人重感案　何某,女,65岁,恶寒身痛10余日,发热7天。患者素体弱多病,10余天前因旅途劳累,当风受凉,即发全身恶寒,肢体酸痛,数日后发热,最高时达39℃,并见头痛,烦热,汗出热减而随之恶风不已,神差,纳减,口干时苦,便溏,舌苔白而满布,脉虚弦稍数、寸弱。前医曾按风寒表虚予以桂枝汤、或气虚受邪予以补中益气汤各3剂,均未见效。考虑此妪肝脾素虚,复感风寒而虚实俱重证,病势较急较重。治虚托里解表,攻补并重。拟以柴胡桂枝汤加神曲。服1剂后,寒热始退,出汗亦减。2剂后,寒热身痛除,口中和而知饥欲食。3剂尽,诸症尽除,唯大便不调,动则汗多而微恶风。嘱以玉屏风散冲剂善后而愈。

按语:气虚之人外感风寒,自当扶正祛邪、攻补并举,然还应辨别虚实之轻重主次,才能准确选方择药。气虚外感而邪实突出者,应与人参败毒散类;正虚为主者,应与补中益气汤加减;正虚邪恋者,则以王屏风散巩固善后;而虚实俱重,病势急迫者,须针对正邪相争之机,扶正与祛邪并重,拟方非柴胡桂枝汤则不足以胜任。(刘英锋.柴胡桂枝汤在外感杂症中的运用[J].新中医,1997,(12):44-46)

【临证思路】

柴胡桂枝汤作为小柴胡汤与桂枝汤的合方,原为伤寒太阳少阳合病而设。但是现代医家师古而不泥古,通过临床实践和药理研究,大大拓展了此方的临床应用范围,取得了良好的疗效。通过对现代期刊文献的整理,特别是对应用此方有效的113例个案的统计分析,发现其应用虽涉及临床各科,病证纷杂,但也有其应用的基本规律,值得借鉴。

1.病种方面　本方的现代应用大体集中在以下四类:①外感发热:以虚人感冒、反复呼吸道感染为主;②各种原因不清的脘腹、胸胁、肢体的痛证:特别是胸胁、脘腹与头面、肢体并见型的痛证;③部分神经内科性病症:如以侧发性症状为特点的癫痫,脑外伤综合征,三叉神经痛,面神经炎等;④部分神经官能症:以外感兼情志等加杂性因素导致的癔性肢体障碍、呃逆,精神紧张、汗出过多等病症为多。

2.病因方面　从有明确病因记载的85例的病因分类统计中,得出如下结果:本方适应病证的主要病因,气郁占首位,次为风寒,常兼郁热、或夹有湿邪。气郁为首因与少阳为枢,转枢气机有直接关系,而寒为阴邪,其性凝闭,可使营卫、经络、气机不畅,成为其病机的触发因素。气郁、寒滞都可使少阳不利,继发相火怫郁生热和停湿生痰的机转。

3.病位方面　从病位分类统计中,得到如下结果:外感类病位仍以少阳兼太阳居首位(49.4%),内伤类主要涉及肝胆(25.6%)、脾胃(16.1%)。

4.证型方面　从证型分类统计中,得如下结果:本方在临床的应用上已经超出了伤寒太少合病的范围,但仍以外感类较多,并以太少经气不利(24.7%)的病机最多,其次是外感风寒,营卫不和,少阳枢机不利(16.5%),而内伤病变主要牵涉到肝脾的病变,肝郁气滞,气血不和(14.1%)、肝郁脾虚(11.8%)。

综合而言,柴胡桂枝汤证,一是针对外感荣卫不和、血弱气尽之病机,二是针对脏腑(尤其是脾胃、肝胆)气机不和。外感类,病邪兼夹较多,重心以实为主,但多有体虚受邪的背景;内伤杂病类,以肝郁脾虚,胆郁犯胃为主,邪气兼夹较少,多见于素体肝胆气郁较甚,而脾胃偏虚,复因外感风寒湿引发,而致气滞不畅,木郁侮土,气郁生热,血因气滞,致使病发杂状。

（三）大柴胡汤

本方是小柴胡汤去人参、甘草，加大黄、枳实、芍药而成。方中柴胡专入少阳，既能疏邪透表又能疏气通里，为君药，黄芩擅清少阳之郁热与相火，与柴胡同用，既能和解少阳表里之半，以解其往来寒热，胸胁苦满，再合半夏辛开苦降，合芍药有散有收，则能调畅中焦气机相火，以消心中痞硬，心烦重配枳实破结导滞，少佐大黄通腑泻热，二者相配，可内泻在里之热结，以除心下满痛，大便难解，是本方专为少阳病偏半里（少阳胆腑）而设。总之，"柴胡证在，又复在里，故立少阳两解之法。以小柴胡汤加枳实、芍药者，解其外以和其内也；去参、草者，以里不虚也；少加大黄，所以泻结热也；倍生姜者，因呕不止也。"（《医宗金鉴·订正仲景全书·伤寒论注》）本方配伍体现了和解和攻下两法的结合运用，但以和解少阳为主，泻下之力较缓。

总之，大柴胡汤，用于外感，有和解少阳、兼泻里热之功，可治少阳伤寒、兼火气郁结在里；用于杂病，有疏气利胆，通降腑道之效，可治气滞胆痹，热壅中腑。

【现代应用】

1. 急腹症　根据大柴胡主治"心下急痛"，临床用以治疗急性胆囊炎、胆石症、急性胰腺炎、急性阑尾炎以及其他急腹症而辨证属少阳不和、阳明热实者，每可取效，且已被中西医所公认。刘渡舟先生提出：本方专治胆胃热实，气机受阻，疏泄不利而见大便秘结，脘痛急作者，多伴呕吐不止，口苦为甚，郁郁微烦，两胁胀痛，脉弦有力，舌苔黄腻等症。故用柴胡汤剂，忌参、草之补，而加大黄、枳实、芍药之泻，两解少阳、阳明之邪。

2. 胆绞痛　临床运用大柴胡汤加减治疗88例胆绞痛病人，疗效满意，并可促进结石排出。其辨证施治与加减用药：胆绞痛多因胃肠积滞，实热内结，大便不通，故重用大黄、枳实；热偏盛者加清热解毒药；湿偏重者加化湿利水药；痛剧加理气止痛药、白芍倍量。

3. 梅尼埃病　临床运用大柴胡汤合涤痰汤化裁治疗梅尼埃病，并设西药治疗对照组（18例）。其结果：治疗组疗效与西药组相当，但无乏力、嗜睡等副作用。提示本方是治疗气郁化火，痰浊上扰型梅尼埃病的有效方剂。

4. 无症状性高脂血症　临床运用大柴胡汤治疗无症状性高脂血症，观察32例治疗前后3种血脂成分（TC、TG和HDL-CH）的含量变化，以及大柴胡汤对三种血脂成分的疗效。结果表明大柴胡汤具有明显的降低TC、TG和升高HDL-C的作用。

【医案例析】

1. 胆汁反流性胃炎案　患者，女，24岁。患者因情志不遂于半年前始感胃脘胀痛，经服多潘立酮、奥美拉唑等治疗，病情未见改善。刻下症见：纳呆，反酸，口干口苦，经常吐出胆汁样的胃内容物，大便干结，2~3天1行，消瘦，面色苍白少华，胃胀痛拒按，舌质尖边红，舌苔薄黄，脉弦滑。胃镜检查：胃黏膜黄染，幽门口有胆汁反流，胃黏膜组织学检查为浅表性胃炎。西医诊断：胆汁反流性胃炎；中医诊断：胃脘痛，肝胆郁热证，横逆犯胃。治宜疏肝利胆，通腑和胃，方选大柴胡汤加减。处方：柴胡15g，黄芩9g，黄连9g，清半夏15g，枳实15g，酒大黄6g，白芍15g，白及30g，煅瓦楞子30g（先煎），蒲公英30g，生姜30g。每日1剂，水煎服。服药7剂，症状明显好转，继续服用1个月，症状体征消失。胃镜复查：黏液色澄清，幽门口胆汁反流消失，随访1年，未见复发。

按语："反酸、胃胀痛"为患者主症，证属肝胆郁热、横犯胃腑所致。通过胃镜明确诊断为"胆汁反流性胃炎"。以主症为治疗的靶向，反酸以制酸；胃胀痛当消胀除满，降逆止呕；纳呆消瘦当行气健脾开胃。以证候为基础立方,肝胆郁热则疏肝郁、清肝热,利胆和胃。又参考胆汁反流性胃炎疾病的特点,胆汁反流性胃炎是由幽门括约肌功能失调或胃肠吻合术后所致,主要是含胆汁酸的十二指肠液反流入胃引起胃黏膜炎症病变,故保护胃黏膜、预防和治疗幽门螺杆菌应当为治疗所考虑。(周强,赵锡艳,逄冰,等. 仝小林教授运用大柴胡汤验案解析[J]. 现代中西医结合杂志,2013,22(13):1397)

2. 慢胆胁痛案　李某,女。患慢性胆囊炎,右季肋部有自发痛与压痛感,常有微热,并出现恶心,食欲不振,腹部膨满,鼓肠嗳气,脉弦大。投以大柴胡汤加味(加金钱草24g,滑石12g,鸡内金12g)连服7剂,食欲渐佳,鼓胀嗳气均大减。再进原方4剂,胁痛即轻,唯微热未除,改用小柴胡汤加鳖甲、青蒿、秦艽、郁金治之善后。

按语:胁痛有属少阳、有属厥阴者,脉弦大者为阳、弦细者为阴,故此用柴胡汤而不用四逆散;少阳胁痛有属手经、有属足经者,胁痛连胸属三焦,胁痛连腹属胆腑,故此从胆论治而用大柴胡汤,非小柴胡汤。(中国中医科学院. 岳美中医案集[M]. 北京:人民卫生出版社,2005:52)

【临证思路】

1. 是否兼阳明与是否加大黄的问题　经文中大柴胡汤本有两方,即一种是无大黄方,另一种是加大黄方,根据经文103条原汤方中本无大黄,仅在煎服法中提及加大黄,可假定前者无大黄为大柴胡汤正方,前者加大黄为大柴胡汤变方(称大柴胡加大黄汤),则大柴胡汤原方(正方)主治少阳胆腑实证,以心下急胀满痛为主症,法在和解兼通降,重在下气破结,大柴胡加大黄汤(变方)则主治少阳腑实兼阳明证,必兼大便难解或脐腹亦胀满,或兼潮热谵语等症,法在和解兼攻下,也重泄热通腑;因此,无论是少阳胆腑证还是少阳兼阳明,均可以大柴胡汤加减化裁,不过病在胆腑者,应注重疏气利胆,可加郁金、川楝子之类,而病及胃肠者,才配合通腑泄热,略加大黄或少佐芒硝,但必须和解兼下而不宜攻下太重,否则喧宾夺主,才犯少阳忌下之训。

大柴胡汤本证的病因病机病位应界定为:太阳病传入少阳,邪热蕴结于胆腑。其治法是和解少阳,通腑泄热,使在腑之热假道阳明下之可也。正如陈修园所说:"少阳主寒热,属于半表则为经,属于半里则为腑"。大柴胡汤治疗重于"半里",故曰"下之"。结合西医学分析,仲景所述大柴胡汤证与急性胆囊炎或胆石病等证候颇类似,临床实践亦证实以大柴胡汤辨证治疗胆囊疾患有良效。

总之,大柴胡汤证,不兼阳明症者不用大黄,复兼阳明症者须用大黄,其治法无论是否兼有阳明与否,都遵六腑以通为用,以降为顺,病求畅下而愈,所不同者,但求缓降而解,肠从急下乃除。兼夹证候有所不同,和法也有兼用他法之妙。

2. 借鉴现代期刊统计分析明确主治规律　通过对现代期刊文献中收集证治完整的287例验案的治法统计分析,除和法兼下的基本共性外,对不同的兼治法的频率统计,依次从大到小有:兼清热>兼疏肝>兼理气行气>兼利湿>兼止痛。

结合主治病症的分布统计,居于前三位的主治病症胁痛,腹痛,黄疸,其所占比重分别达到23.76%、17.82%、10.56%(三者合占总数的半数以上)。反映了现代临床,大柴胡汤用之于临床,屡试不爽,当首推肝胆胃肠病变,如胆囊炎、胆囊结石、黄疸型肝炎、急性胰腺炎、急慢性胃肠炎等,病证以湿热气结中下为主者,均能取得较好的疗效。

【实验研究】

对大柴胡汤现代实验研究,重点集中在对消化系统作用效果与机制的探讨。重点如下:

1. 调节胃肠功能 对乙酰胆碱所致离体豚鼠回肠痉挛的实验表明,本方具有较强的抑制痉挛作用,并能对抗氯化钡所致的肠痉挛;对组胺所致的痉挛。

2. 对胃酸的影响 本方对组胺、五肽胃泌素所致的胃酸分泌有轻度抑制,对2-去氧葡萄糖(2-DG)刺激的胃酸分泌有明显的抑制作用,说明本方能明显影响胃酸调节机制。

3. 对胃溃疡的影响 给大鼠口服本方提取物,对阿司匹林所致的胃黏膜损伤有抑制作用,对乙醇所致胃黏膜损伤的形成也有抑制作用。能提高幽门结扎所致胃溃疡大鼠的胃壁黏液糖蛋白量,提示本方抗胃溃疡病的机制之一是能提高胃壁黏液糖蛋白量。

4. 保肝作用 对四氯化碳所致的肝硬化(SGFr)有较好的抑制作用。全方对SGFr升高的抑制率为60%,单味柴胡为37%,而柴胡、半夏、黄芩、生姜、大枣相伍的组方为21%,表明本方的保肝作用为诸药之综合效果。

5. 利胆作用 通过对实验猴及空白对照猴不同时辰分泌的胆汁量及其成分进行分析。结果显示:故大柴胡汤治疗量用大剂量才能增加胆汁分泌和胆汁酸含量,降低胆红素、胆固醇的合成,保证药物的疗效。

(四)柴胡桂枝干姜汤

本方为小柴胡汤去人参、生姜、大枣、半夏,加桂枝、干姜、牡蛎、瓜蒌根而组成,旨在和解少阳的同时,加强温通阳气,消散饮结的作用。故主治以伤寒少阳,枢机不利,水饮内结为主要因机的病证,也可变通用治牝疟,属少阳兼太阴,寒湿郁热,寒多热少证。

【现代应用】

1. 慢性胆囊炎 通过临床观察,发现慢性胆囊炎证候表现,具有胆热脾寒,湿多热少,病久伤阳的倾向,故可考虑用柴胡桂枝干姜汤加减(去桂、牡,便秘加大黄、全瓜蒌,痛剧加桃仁、玄胡、川楝,多汗加茵陈、滑石,体虚加党参、当归),和解兼温,利胆运脾。

2. 慢性乙型肝炎 临床运用柴胡桂枝干姜汤治疗慢性乙型肝炎,效果也较好。如观察49例病例经中医辨证属肝热脾寒型为主者,用柴胡桂枝干姜汤加减。

此外,此方除可用于治疗寒多热少之疟疾,还可治疗口渴欲饮之糖尿病,还可治疗颈淋巴结核、结核性腹膜炎、神经衰弱、失眠、更年期障碍、肾盂肾炎、中耳炎、腮腺炎、头疮、紫斑病等疾患。但其病机应属表里内外阴阳气虚、邪气残留不尽,引起津液不足,兼有气上冲者。(刘渡舟. 新编伤寒论类方[M]. 太原:山西人民出版社,1984:156)

【医案例析】

1. 牝疟 王旭高治某男,但寒不热,此为牝疟,柴胡桂枝干姜汤主之。用:柴胡、桂枝、干姜,加半夏、陈皮、茯苓、川朴、草果、炙草、生姜、大枣。

按语:病疟,热多寒少,可用柴胡桂枝干姜汤,此但寒不热,是寒湿独盛,故用原方去黄芩、栝蒌根,加草果、二陈之类。(左季云. 伤寒论类方法案汇参[M]. 天津:天津科学技术出版社,2000:140)

2. 胁痛(肝炎) 刘某,男,54岁。患肝炎而腹胀作泻,不欲饮食,胁痛及背,服药无数,效果不显。某君请余为治,脉弦而缓,舌淡苔白。此乃肝病及脾,脾阳先衰之象,处与柴胡桂枝干姜汤。服4剂而腹胀与泻俱止,饮食较前为多,精神亦有好转,后以肝脾共调,佐以利湿之品,转氨酶日趋正常而告愈。

按语：柴胡桂枝干姜汤原为胆热脾寒而设，此肝脾湿热而偏虚者也可变通运用。（刘渡舟．小柴胡汤加减方证的应用[J]．新中医.1979，（2）：38）

【临证思路】

1．明确病位所主，提高辨治水平　少阳受病，病本夹杂，其于进退之间，不仅有表里多少之偏，还有寒热多寡之异。如见热一味清下，或素阳弱阴胜之体，势足以使少阳夹杂之机，向着寒多热少的方向转变，此际则阳气易困、水气易停，病势难免由阳及阴、由腑及脏，其中以太阴首当其冲，以少阳三焦为行水之腑，太阴脾肺为运水之脏，三焦升降之枢在于中，而中焦枢机根于脾，因此少阳主症偏于寒化而内涉太阴，乃其常见转归之一，柴胡桂枝干姜汤证即属此例。试观本方证，但在一派静象之中，尚有“但头汗出……心烦”等动机，可知寒饮内盛之中，仍有郁火存在，说明并非纯属阴结，病机之重心仍在少阳，故仍可从少阳和法之中寻求战机，所不同的是，寒温并用之中当侧重温化、辛开苦降之中当注重辛开。如此不失为立足少阳、兼顾太阴之良策。以上论少阳兼太阴，乃从三焦与脾立论，而后世用于杂病，则从胆热脾寒论治，症以口苦、心烦、胁痛与便溏、腹胀、纳差并见，其脉多弦而缓等，这也不失为柴胡桂枝干姜汤证治内容的有益拓宽。

2．注重阴阳转机，延伸适用病种　仲景对少阳病机横逆脾胃，而分寒热两途，立虚实两治之法。柴胡桂枝干姜汤证治者，具有小柴胡汤与理中汤合方之义，方中柴胡、黄芩清少阳之热，解郁利气；干姜、炙草温补中州，以暖太阴之寒；桂枝通阳行气，以化津液；瓜蒌根、牡蛎生津软坚以疗肝脾痞硬。其主治的核心病机是少阳寒热夹杂，始兼“阴证机转”，此正与柴胡加芒硝汤证少阳寒热夹杂，偏从热化的机转遥相对应。

临床抓住主症，特别要扣住“少阳转阴”病机，那就是兼有太阴脾寒的下利与腹胀等特点。但是，论中所载并无下利、腹胀等证，国内注家亦鲜有报道。日本人榕堂尾台先生的《类聚方广义》内赫然写出治“大便溏薄，小便不利”八个字，可以说是后世发展其辨证要点的证据记载。柴胡桂枝干姜汤作为柴胡类方汤证之一，也可参照运用，因此，尽管在临床上辨治有千变万化，但关键要抓住其主症——兼有下利，则万变不离其宗。

3．了解常见兼症，学会活用化裁　参见刘渡舟先生的经验如下：

若兼见“后背疼痛”，此为少阳气机郁而不伸，而又脾寒下利，“背为阳府”，既不能畅通，又不能温煦，所以也有背痛之症。本方有柴胡之疏利、桂枝之辛通、干姜之温开，则使大气一转，下利与背痛可并行而愈。

若兼见胁痛，此为少阳气郁，经脉不利，而又脾寒土湿，不灌四旁之所致。这种胁痛对理气活瘀止痛等药往往无效可言。这类患者，通常病情缠绵不愈，而右胁苦痛，绕及后背，入夜为甚。曾服疏肝活络之药60余剂而不效。切其脉弦沉，视舌苔则白滑。问其大便则称溏薄，每日3次，伴有腹胀。是本例既有少阳气郁，又有“阴寒机转”，气郁之中复兼脾寒无疑。须兼温脾以助气运，与柴胡桂枝干姜汤，服7剂便泻即除而胁痛遂疗。

若兼见“小腹胀满”而“小便不利”，则为膀胱气冷，气化不及，寒气下滞所致，可用本方兼通阳行水，以化寒湿，则小腹不胀，而小便畅利。

若兼见两手麻木，甚则不能握物的，此乃脾寒气衰，不能充养四末。本方温通脾阳，以促营卫之达行，故取效显著。如治一书画家唐老，82岁，两手发麻，不能握管作书，服黄芪、当归十数剂而效果不显。余切其脉沉缓，大便则溏薄不实。处柴胡桂枝干姜汤，服至8剂，则霍然痊愈。

若兼见口渴欲饮,血糖、尿糖增高(糖尿病),也可用本方辨治,可随大便成形,而口渴不发,甚至血糖指标也能显降。

总之,本方疏利肝胆之气的同时,兼能温寒通阳,散结化饮。可变通治疗背痛、腹痛、腹胀、胁痛、胁胀、小腹痛,小便不利,大便溏薄等病症。而在少阳病中伴见大便溏薄,反映其"阴证机转",为肝病、胆病由热转寒,由阳入阴的一个转折点。若不及时扭转这个病机,就可能向肝硬化发展,甚至出现腹水等转归。因此,柴胡桂枝干姜汤在临床上大有推广运用之地。

【实验研究】

1. 本方对免疫细胞功能的增强作用　通过实验观察到,该方药小剂量对巨噬细胞的吞噬功能以及巨噬细胞内外白细胞介素(IL-1)的产生均具有明显的增强作用,大剂量对巨噬细胞的吞噬功能有明显的抑制作用。经该方药腹腔注射后的腹腔洗出液对ConA诱导T细胞的增殖能力,随药液浓度增加而增强。结果提示,柴胡桂枝干姜汤具有调节巨噬细胞活性和T淋巴细胞功能的作用。

2. 本方对中枢神经的调节作用　通过对健康人测定主观睡眠感觉,以多种波动描记仪记录睡眠各特性影响。结果表明,给药组证型入睡潜伏期间短,睡熟情况良好,夜间未醒,快动眼时相缩短,第2阶段延长,揭示本方有镇静作用。

(五)柴胡加龙骨牡蛎汤

柴胡加龙骨牡蛎汤即小柴胡汤加龙骨、牡蛎、铅丹、桂枝、茯苓、大黄组成。以小柴胡汤和解少阳,助正达邪为主,加龙牡重镇,铅丹坠痰以止烦惊;加桂枝佐柴胡解外而除身重;加大黄和胃泻实以止谵语;加茯苓通阳而利小便。三焦壅滞一去,则诸证随解。全方既能和解达邪,又能重镇安神,既能通阳利水,又能坠痰泻实。适用于正虚邪陷,三焦郁滞,心神被扰为主要病机的病症。如外感少阳伤寒,兼涉厥阴,枢机不利,水火失调者,和内伤肝胆杂病,痰火上扰,神机不宁,症见间发惊痫,夜不得寐,嬉笑不止,精神不爽者。

【现代应用】

1. 广泛性焦虑症　根据柴胡加龙骨牡蛎汤有"止烦惊"的功效,临床应用本方加减,能有效治疗广泛性焦虑症。

2. 癫痫　根据本方有兼治少阳厥阴的功效,临床推广应用其合白金丸治疗癫痫30例。随症加减:脾虚者加白术9g,山药15g;外伤史加活瘀化瘀之地龙9g,全蝎9g;久病阴虚者加麦冬9g,当归9g,白芍9g。结果除2例脑发育不全无效外,其余均有效,定期随访1年均未再发。

3. 失眠　根据柴胡加龙骨牡蛎汤有清郁热而镇肝魂的作用,临床应用其化裁配合行为疗法治疗郁热内扰型失眠,取得较明显的疗效。若兼肝火上扰加龙胆草、栀子;兼胃腑不和加神曲、莱菔子;兼阴虚火旺加黄连、阿胶;兼心脾两虚加党参、当归。

4. 更年期综合征　有人根据部分更年期综合征有情绪亢郁并见的特点,选择柴胡加龙骨牡蛎汤平肝解郁并用治疗之。不仅观察症状的改善,而且注意柴胡加龙骨牡蛎汤对激素值与骨质疏松症二者呈相关性的增加倾向,表明柴胡加龙骨牡蛎汤治疗更年期综合征的客观有效性。

此外,柴胡加龙骨牡蛎汤还可以治疗口疮、慢性荨麻疹、梅尼埃综合征、阳痿、遗精、心脏神经官能症、产后脏躁、产后惊悸、产后呃逆、老年便秘、虚人感冒等病。

【医案例析】

1. 时行外感案　张意田治一人,戊寅3月间,发热胸闷,大便不通,小便不利,身重汗少,心悸而惊。予疏散消食药证不减，更加谵语叫喊，诊其脉弦缓，乃时行外感，值少阳司天之令，少阳证虽少，其机显然，脉弦发热者，少阳本象也。胸闷不食者，逆于少阳之枢分也。少阳、三焦，内合心胞不解，则烦而惊，甚则阳明胃气不和而谵语。少阳循身之侧，枢机不利，则身重而不能转侧。三焦失职，则小便不利。津液不下，则大便不通。此证宜以伤寒例。八九日下之，胸满烦惊，小便不利，谵语，一身尽重，不可转侧者，柴胡加龙骨牡蛎汤主之。如法治之，服后果愈。

按语：此例显示了柴胡加龙骨牡蛎汤证病位涉及少阳三焦与厥阴心包的表里联系。（左季云. 伤寒论类方法案汇参[M]. 天津：天津科学技术出版社，2000：135）

2. 气郁痰火案　王旭高治某心境沉闷，意愿不遂，近因患疟，多饮烧酒，酒酣之后，如醉如狂，语言妄乱，及今二日，诊脉小弦滑沉，舌苔薄白，小水短赤，小便不通，渴欲饮冷，昏昏默默，不知病之所得。因思疟必有痰，酒能助火，痰火内扰，神明不安，此少阳阳明同病而连及厥阴也。少阳为进出之枢，阳明为藏邪之薮，今邪并阳明，故发狂而又昏昏默默也。仿仲景柴胡加龙骨牡蛎汤治之。用：柴胡、龙骨、姜汁、茯苓、铅丹、黄芩、牡蛎、半夏、大黄，加甘草、菖蒲、竹沥。

按语：此例显示了柴胡加龙骨牡蛎汤证病位涉及少阳、阳明与厥阴三经。（左季云. 伤寒论类方法案汇参[M]. 天津：天津科学技术出版社，2000：136）

3. 精神分裂证案　倪某某，女，27岁，工人。初诊（1980年8月1日）：1个月来失眠、多梦，白天情绪烦躁不安，欲击仆毁物，似难自主。月经量较多，经来腹痛明显，胸胀，脉细右沉取带滑，左细而不扬，舌黯胖大、光润无苔。证属恼怒伤肝，肝失条达，气郁化火，上扰心神。治拟疏肝凉营，宁心安神。仿柴胡加龙骨牡蛎汤化裁。处方：炒柴胡8g，黄芩12g，赤白芍各12g，丹皮10g，生龙牡各18g（先煎），生铁落30g（先煎），姜半夏12g，制川军6g，淡吴萸3g，炙甘草4.5g，4剂。

二诊（8月5日）：服药后睡眠较安，大便可，脉细，舌如前。处方：上方加莲子心1.5g、炒枣仁粉3g（吞），制川军加至8g。三诊（8月12日）：眠安，情绪已稳定数日，仍予前法调理善后。以后曾因劳复发，失眠、心烦，与前方十余剂复安。

按语：精神分裂症在中医辨证中大多属于癫狂证，主要由于气郁痰火，阴阳失调所致，其病变在肝胆心脾。临床当先分癫证与狂证之不同，癫证治疗当以疏肝理气，化痰开窍及养血安神，补养心脾为主，狂证治疗当以镇心祛痰，清肝泻火为主。本案因恼怒伤肝，肝失条达，气郁化火，上扰心神所致，证属狂证。《伤寒论》110条："伤寒八九日，下之，胸满烦惊，小便不利，谵语，一身尽重，不可转侧者，柴胡加龙骨牡蛎汤主之。"今证情相符，当予此方。用小柴胡汤加制川军、青陈皮、吴茱萸、丹皮、川芎、赤白芍疏肝凉营化痰，龙牡、铁落重镇宁心安神，此即《素问》"木郁达之"之意。药后诸证均缓，初获成效，再守原意，增大制川军用量加重泻火，加莲子心、枣仁清心安神。辨证明确，层层迭进，药到病除。（俞惠英，胡又常. 柯雪帆应用经方医案六则[J]. 黑龙江中医药，1985，（5）：15）

【临证思路】

1. 理论指导，领悟病机要点　柴胡加龙骨牡蛎汤本治少阳不和、气火交郁、心神被扰、神不潜藏而见胸满而惊，谵语，心烦，小便不利等证。因其开郁泄热、镇惊安神，有平肝舒气双调之妙，可为治神志病中亢郁失调之良方。故现在临床应用较多地用于内伤杂病中与神志症状为主要特征的病症，特别是有肝胆郁热，而神气浮越，虚实寒热交织之病机者，即可加以推广运用。

2. 归纳常用病症,启发临证思路 本方可治疗的内科神志之病有:①神经衰弱。以头昏、头痛、胸满、太息、烦躁易怒、心悸不寐或多梦纷纭为主要症状。②癔症。以惊吓易悲伤哭笑,言语无伦次,四肢抽搐,便秘尿黄为主要症状。以上两证多见舌质红苔白腻,脉象弦滑或弦数即用此方,多能随手奏效。③癫痫。以烦躁易怒,胸满惊悸,发作时抽搐吐涎沫,脉见弦滑,舌苔腻为主要症状。④精神分裂症。以神志失常,语无伦次,表情抑郁,心烦易怒,狂躁奔走等肝胆郁热,痰气内扰为主要症状。⑤脑动脉硬化症,辨证属肝胆痰热内扰者亦有效。

另外,对小儿舞蹈病、精神分裂症等,凡见上述类症者,使用本方也往往有效。本方用于妇科的更年期综合征有独到的作用。实践证明此类病中,有一部分病例属虚中夹实,或寒热错杂者,如一方面有阵发性潮热多汗,另一方面又有冷热不调,一方面有失眠、易激动,另一方面又有疲倦身重、食欲不振。本方通补兼施、寒温并用,且能升能降、能宣能收,调节平衡,切中病情,服药后病人多觉精神舒畅,心情平静,睡眠饮食迅速好转,潮热多汗冷热不调等症得以解除。

【实验研究】

1. 抗抑郁作用 有实验在抑郁症动物模型的基础上,研究经方治疗抑郁症的动物行为学改变。结论:小鼠强迫游泳试验表明,柴胡加龙骨牡蛎汤、甘麦大枣汤、百合地黄汤等经方均有抗抑郁作用,其中柴胡加龙骨牡蛎汤作用更为显著。采用慢性应激的大鼠模型进一步证实,柴胡加龙骨牡蛎汤具有抗抑郁作用。

2. 镇静作用 柴胡加龙骨牡蛎汤提取物对小鼠环己巴比妥睡眠时间有延长作用,对小鼠正常体温也有降低作用,并且还观察到大鼠自发运动量的抑制作用及对小鼠的抗痉挛作用。如果将龙骨及牡蛎从方中去掉,结果为连续经口给予柴胡加龙骨牡蛎汤对环己巴比妥而致小鼠睡眠时间的延长作用因去除龙骨、牡蛎而明显降低;同样,正常体温下降作用、大鼠自发运动量减少、对小鼠的抗痉挛作用也因去除龙骨、牡蛎后减弱。

(六)柴胡衍化方

1. 柴胡四物汤 金·刘完素《素问病机气宜保命集》

组成:川芎、熟地黄、当归、芍药各一两半,柴胡八钱,人参、黄芩、甘草、半夏曲各三钱。

用法:为粗末,水煎服。

功用:和解少阳,补气养血。

主治:日久虚劳,微有寒热。

2. 柴平汤 又名柴平煎,明·张景岳《景岳全书·古方八阵》

组成:柴胡、人参、半夏、黄芩、甘草、陈皮、厚朴、苍术。加姜、枣。

用法:水煎服。

功用:和解少阳,燥湿截疟。

主治:湿疟,一身尽痛,手足沉重,寒多热少,脉濡。

3. 柴胡百合汤 明·童养学《伤寒六书纂要辨疑》

组成:柴胡、生地、黄芩各一钱,知母、百合、陈皮、人参各八分,甘草三分。

用法:水二盅,姜三片,枣二枚,槌法醋煮鳖甲煎之,温服。

功用:和解清热,养阴除烦。

主治: 治瘥后昏沉发热,口渴,错语失神,及食复、劳复、百合等症。

4. 柴胡清肝饮　明·秦景明《症因脉治》

组成: 柴胡、青皮、枳壳、栀子、木通、钩藤、苏梗、黄芩、知母、甘草。

功用: 清热泻肝,理气止痛。

主治: 肝胆有热,胁肋脘腹刺痛。

5. 柴芎汤　明·傅仁宇《审视瑶函》

组成: 柴胡、川芎、茯苓、薄荷、细辛、制半夏、黄芩、炙甘草、陈皮、蔓荆子。

用法: 为粗末,加生姜三片,水煎,食后服。

功用: 和解少阳,散风止痛。

主治: 太阳经头风头痛,寒热而呕。

6. 柴苓汤　清·沈金鳌《杂病源流犀烛·六淫门》

组成: 柴胡一钱六分,泽泻一钱三分,赤茯苓、猪苓、白术各七分半,半夏七分,黄芩、人参、甘草各六分,桂心二分,生姜三片。

功用: 和解少阳,淡渗利湿。

主治: 阳明疟。

7. 柴芩清膈煎　清·俞根初《通俗伤寒论》

组成: 柴胡八分,大黄(酒浸)、枳壳、黄芩、薄荷各一钱五分,焦栀子三钱,桔梗一钱,连翘二钱,甘草六分,淡竹叶三十六片。

功用: 解表散邪,泻下清热。

主治: 治少阳表邪,内结膈中,膈上如焚,寒热如疟,心烦懊恼,大便不通。

8. 加减小柴胡汤　清·吴鞠通《温病条辨》

组成: 柴胡三钱,黄芩二钱,人参一钱,丹皮一钱,白芍(炒)二钱,当归(土炒)一钱五分,谷芽一钱五分,山楂(炒)一钱五分。

用法: 水八杯,煮取三杯,分三次温服。

功用: 宣展枢机,调达气血。

主治: 治疟邪热气,内陷变痢,而日久土虚,面浮腹膨,里急肛坠之中虚伏邪证。

9. 柴胡枳桔汤　清·俞根初、何廉臣增订,徐荣斋重订《重订通俗伤寒论》

组成: 柴胡、黄芩各一钱至一钱半,枳壳、姜半夏、橘皮各一钱半,生姜、桔梗、雨前茶各一钱。

功用: 和解少阳,理气宽胸。

主治: 寒热往来,形如疟状,头昏咽干,胸胁痞满,或呕或经,或耳聋目眩,脉弦苔白者。

10. 加减大柴胡汤　罗应章《经验医库》

组成: 大黄、青皮、连翘、枳壳、柴胡、桔梗、栀子、厚朴、黄连、黄芩。

功用: 和解少阳,泄热除满。

主治: 气怒郁结生火,热多寒少,郁结在三焦,有升无降者。

11. 柴胡建中汤　日·丹波元简《伤寒论辑义》

组成: 柴胡、半夏、人参、桂枝、白芍、甘草、生姜、大枣。

功用: 和解表里,疏风散邪。

主治: 治腹痛恶寒者,亦治自汗恶风,腹痛发热者。

十一、理中汤类方

理中汤类方包括理中汤、桂枝人参汤和甘草干姜汤三方。三方皆以温理中焦之干姜为君药,故谓之理中汤类方。其中理中汤为太阴温法之主方,其他两方都是由理中汤的加减派生方。在治法上,都是以温中为主。如理中汤温中理脾;桂枝人参汤温中解表;甘草干姜汤温中化饮。现将该类方剂具体分述于下:

(一)理中汤

本方由干姜、人参、白术、炙甘草四味组成,本方有丸、汤二法,一般病缓用丸,病急用汤。方中干姜温中散寒;人参补中益气,气充则阳旺;白术健脾燥湿,助运化水湿;炙甘草甘缓补中,调和诸药。四药合用,共奏温运脾阳,散寒除湿之功。本方主治病证是以中焦虚寒为主要病机的,其具体有:①太阴中寒,脾气虚寒证。其症状表现为:腹泻益甚,腹胀不减,时腹自痛,喜温喜按,不欲饮食,不渴,脉沉迟无力,舌淡苔白。常兼见倦怠乏力,手足欠温。②寒湿霍乱,证见吐利,头痛,发热,身疼痛,寒多不用水者。③胸中寒饮,大病差后,"喜唾"久不了了者。④胸痹属中焦虚寒,寒气上冲,证见心中痞气,胸满,胁下逆抢心者。

理中汤有随证加减之法:若兼见脐上筑的(即脐上悸动之意),为肾气发动之兆,应去白术而加桂枝降逆平冲;若呕吐频繁的,为胃气上逆之候,则应去白术而加生姜和胃止呕;若腹泻为甚的,虽然有吐,还得用白术补脾以止泻;若心下悸而小便少有,则为夹有蓄饮之征,可加茯苓以利小便;若口渴而欲饮水的,则属脾虚而津液不布,则应增加白术的剂量,补脾以行津液;若中寒甚而腹痛者,则应增加干姜的剂量以暖脾寒;若腹不疼而胀满为甚的,则应去掉白术,而加附子以助阳消阴寒之凝结。

【现代应用】

1. 口腔溃疡　根据脾开窍于口,唇四白为脾胃所主,复发性口疮有属脾虚阴火者,可以理中汤加减辨治。如有运用理中汤加减治疗复发性口疮,脾虚甚者,红参易党参;有寒象者,加肉桂;有热象者,加黄连。

2. 慢性肠炎　根据太阴主利的一般特点,临床常用理中汤加味治疗慢性肠炎、慢性结肠炎等引起的腹泻,疗效明显优于西药,一般3~10天可基本控制。腹泻伴腹冷者可加制附子,伴急痛者加白芍、陈皮,伴滑脱者加乌梅、赤石脂。

3. 盆腔炎　根据脾主带脉、肝主少腹,已婚妇女慢性盆腔炎中,有以腰痛、腹痛、白带增多为主,而病属肝脾气血不调者,有经验报道可用理中汤合四物汤治疗。

4. 小儿多涎症　根据脾主唾,在液为涎,且经文也有用理中丸主治多涎唾的明文,临床引用本方加益智仁治疗小儿多涎症中属脾阳虚者,疗效满意。其随症加减:纳差便溏者,加砂仁、鸡内金;兼虫积腹痛者,去甘草,加乌梅、使君子、川椒。

5. 其他病症　有报道用理中汤还可用于治疗脾阳不足、脾不统血所致的吐血、便血、肌衄、鼻衄、血崩、贫血等阳虚失血之病症,还可治疗脾胃阳虚的黄疸(阴黄)、慢性肝炎、胆道蛔虫病等肝胆疾病,还可治疗肾下垂、慢性肾炎、胃下垂、过敏性鼻炎、荨麻疹、习惯性便秘、咽痛等病症。另有报道,本方可用于吸毒综合征的治疗,具有戒毒功用。

【医案例析】

1. 肠鸣腹泻案　韩某,男,20岁,教师。3年前患急性肠炎,服西药后基本治愈,次年因食不洁之物突然复发,服中西药物多剂未见明显好转,腹泻反复发作,持续两年余。两天前因过食生冷，又致腹泻发作，日4~5次，便带黏液，小腹冷痛，腹胀肠鸣，食欲差，四肢不温，服西药未效，故此来院就诊。检查：面色淡白无华，精神欠佳，腹部无压痛，四肢欠温，舌苔白滑，脉弦滑而数。此为中焦虚寒，脾阳不运，郁热内伏之象。治宜温中散寒，益气健脾，佐以清热，方予理中汤加味。处方：白术15g，炮姜12g，党参15g，炙甘草6g，附片12g，乌梅12g，黄连3g。每日1剂，水煎服。共进3剂，腹泻停止，后以理中丸调理月余，告愈。

按语：本案久泻长达三年之久，新病多实，久病多虚，当属虚证无疑。主证足病，兼证分证型。患者兼见腹胀肠鸣，食欲不振，四肢不温等症，责之脏腑，乃属脾阳虚衰，阴寒内盛，脾失健运则水谷停滞，清浊不分，混杂而下，遂成久泻。然观患者舌苔白滑，说明脾胃有湿；其脉弦滑而数，弦脉主寒，滑脉主湿，数脉主热。此为脾阳不运，郁热内伏之象。由此可见，本案其病机有虚、有湿、有寒、有热，不仅是一个本虚标实证，而且是一个寒热错杂证，因此，郭老确立以温中散寒，益气健脾，佐以清热为大法调治。足见郭老治疗此案辨证精准，治则精要。（高尚社. 国医大师郭子光教授治疗泄泻验案赏析[J]. 中国中医药现代远程教育，2011，9(21)：6）

2. 阳虚胸痹案　宋某，患胸膺痛数年，延余诊治。六脉沉弱，两尺尤甚，子曰：胸府为阳位，胸痛多属心阳不宣，阴邪上犯，脉弦，气上抢心，胸中痛，仲景用瓜蒌薤白汤泄其痞满，降其气逆，以治阴邪有余之证。此让六脉沉弱，无阴邪盛之弦脉，胸痛作痛即非气上抢心，胸中痛之剧烈，与寻常膺痛迥别，病在上焦，病源在下焦，治法宜求之中焦。盖执中可以运两头，且得谷者为后天之谷气充，斯先天之精气足，而化源有所资生。拟理中汤加附子，一启下焦生气，加吴茱萸，一振东土颓阳。服10剂后，脉渐敦厚，痛渐止，去吴萸减附子，又服20余剂痊愈，数月不发。次春，因外感牵动又作，体弱真气未充，扶之不定加以外邪，嗣后再发，再治再愈。

按语：《金匮要略》论胸痹有属虚属实的不同，属实者，宜用枳实薤白桂枝汤通阳宣痹；属虚者，食用人参汤（即理中汤）补助阳气。此例胸痛数年，六脉沉弱，属脾肾阳衰无疑。故予理中汤加附子、吴萸鼓舞阳气、驱散阴霾而获效。（冉雪峰. 冉雪峰医案[M]. 北京：人民卫生出版社，2006：33-34）

【临证思路】

本方证属里虚寒证。临床证候以腹满时痛，喜温喜按，大便溏泄，面色无华，纳呆，口不渴，多涎唾，舌质淡，苔白润，或舌质湿嫩光滑，舌苔灰黑而润，脉沉无力为辨证要点。但小建中汤证与四逆汤证临证都可以见到腹满、或腹痛，应进行鉴别。理中汤证临床表现为腹部胀满，时腹自痛，喜温喜按，腹肌松弛，脐下腹部无力尤甚，手足多欠温。四逆汤证腹满，腹肌松弛，按之无力，可见腹部冷凉，脐下关元不仁，常兼四肢厥冷、吐利、躁烦、冷汗淋漓等。小建中汤证虽也见腹痛，但腹肌拘挛明显，且吐利症状不突出。三证临床不难鉴别。

理中汤作为治疗脾阳虚证的基础方剂，由于其药味较为简单，临证时多加减其他药物进行应用，诸如附子理中丸，桂附理中丸等，可以治疗诸如泄泻，慢惊，瘠积，寒痢，寒霍乱，胃痛，反胃，冷呃，水肿，口疮，吐血，尿血，便血等病症。只要表现脾胃阳气虚者，均可用本方加减治疗。本方临床加减可以治疗多种疾病，如脾肾阳虚，阴寒较甚者，加入附子、肉桂；如呕吐、寒甚者加入吴茱萸、丁香；如脾胃虚寒，脘腹痞满，腹胀腹痛者，加枳实、茯苓；如脾肺虚寒，咳嗽不止者，加半夏、茯苓、陈皮、细辛、五味子；冷食积滞者，加入青皮、陈皮。如胃虚食滞，喘胀浮肿，小便不利者，与五苓散合用；脾胃虚弱，呕吐酸水者，加黄连、茯苓；寒湿发黄者加茵陈。

【实验研究】

1. 对小鼠小肠推进运动的影响 小鼠试验显示：理中汤能够抑制正常小鼠的小肠推进运动，其中包括对正常小鼠和对阿托品负荷下小鼠，对新斯的明负荷后小鼠，都能使推进百分率明显下降，与对照组比较，差异有高度显著性。并说明理中汤能够拮抗新斯的明的作用。对大黄脾虚模型，结果也表明理中汤不仅能明显抑制大黄脾虚小鼠的小肠推进运动亢进，且差异有非常显著意义。

2. 理中汤作用机制研究 现代研究表明理中汤能够显著提高正常动物肝合成蛋白水平，对脾阳虚动物大、小肠蛋白代谢亢进有明显的正常化作用。理中汤对实验性小鼠的溃疡发生具有抑制作用，对胃液分泌没有明显影响，对胃泌素有显著抑制作用，对醋酸致痛有一定镇痛效果。另外，还有研究显示，理中汤能降低血中胆碱酯酶的活性，改善内脏副交感神经占优势的情况，从而提高中枢神经系统兴奋性，并降低胃张力。

（二）桂枝人参汤

本方即理中汤加桂枝，其以理中汤温中散寒止利，用桂枝后下以解太阳之表，成扶正托邪、表里兼治之方。从其煎法要求可知其温中解表之义：先煎人参汤四味，使其发挥温中散寒、补脾益气的效用；后下桂枝，使其先越出表邪，而不受人参、干姜的羁绊。否则五药同煎，会使桂枝芳香走表之力变为温里之用，而达不到表里两解的目的。正如王晋三《绛雪园古方选注》所云："理中加桂枝，不曰理中，而曰桂枝人参者，言桂枝与理中分头建功也。"因此，本方所主是以脾胃虚寒而表邪不解为主要病机的病证。如太阴兼太阳，里虚寒夹表证，症见恶寒发热、头痛、心下痞硬、下利不止，或见腹痛绵绵，四肢倦怠，肢体冷痛，舌质淡、苔白滑，脉浮弱。

【现代应用】

1. 泄泻 有医家选择寒湿困脾型泄泻患者120例，治疗组用桂枝人参汤颗粒剂，对照组用藿香正气散加减颗粒剂。2组兼有发热者加羌活、独活，兼食滞者加神曲、麦芽水煎冲服上述颗粒剂。3剂为1疗程。结果治疗组有效率为96.7%，对照组为83.3%。

2. 慢性胃炎 张建功等选择慢性胃炎92例，其中慢性浅表性胃炎42例，肥厚性胃炎18例，萎缩性胃炎16例，胆汁反流性胃炎8例。全部患者均予桂枝人参汤煎服。伴有呕恶反酸者加半夏、白豆蔻仁；手足欠温者加制附子；纳差甚者加山楂、鸡内金。10日为1疗程。结果经3~6个疗程治疗，其总有效率为93.48%。

3. 消化性溃疡 有学者选择胃溃疡和十二指肠球部溃疡患者共60例，以桂枝人参加白芍、乌贼骨为基本方煎服。若恶心呕吐重者加半夏、生姜；疼痛较剧烈者加元胡、蒲黄；纳差，不思饮食者加焦三仙；身困乏力明显者加黄芪。20天为1疗程。结果显示其有效率达到95%。

【医案例析】

1. 感寒腹泻 陈某，女，19岁。近因不慎受冷，患头疼身痛，发热恶寒，大便作泻，每日4~5次，无红白黏液，腹中绵绵作痛，前医用"藿香正气散"未能取效。舌苔薄白而润，脉浮弦而缓。四诊合参，证属外有表寒之邪，内兼脾阳不振。用桂枝人参汤，温补脾阳，解表散寒，2剂。令其先煮理中汤，后下桂枝，日夜服之。服药两剂，诸症而愈。

按语：桂枝人参汤即理中汤加桂枝而成。此方治疗太阳病的外证未除，而大便利下不止，心下痞硬，表里不解的“协热利”证。《伤寒论》中的协热利有两种情况，一是表里皆热的葛根芩连汤证，二是表里皆寒的桂枝人参汤证。两者虽皆名“协热利”，但有寒热之别。本证参其舌白脉缓，知为表里皆寒之“协热利”，遂用桂枝人参汤，取效立著。（谢俊明. 袁文斐医案[J]. 江西医药，1964，4（3）：149）

2. 口腔溃疡　李某，女，46岁。患者3年前始，口腔黏膜及舌面见多个绿豆大溃疡，微红肿，疼痛，影响进食，经服维生素B_2、西瓜霜及抗生素等治疗，时愈时发。近半年来，每于劳累后溃疡加剧，伴有面色萎黄，短气，口淡泛清涎，脘腹微痛，饮食减少，大便清稀等证，泻黄散加减治疗未愈。查体：口腔局部溃疡不红不热、糜烂，有少许痰涎覆盖，亦无出血，舌淡红而胖、边有齿印，苔白润，脉沉细。本案口疮乃脾胃阳虚，湿浊上淫使然。证属脾胃阳虚，湿浊内阻，浸淫成疮。治宜温阳健脾，化湿敛疮。方用桂枝人参汤加藿香15g，法半夏9g，砂仁6g（后下），先予3剂，常规煎服。二诊：药后溃疡缩小，诸症均减，唯纳食差，唇周糜烂，舌脉同前。病有转机，仍守上法，照方去砂仁，加乌梅炭6g、番石榴干12g，7剂。三诊：口腔溃疡渐敛，未见新发，二便调。继用上方加减，调治2周，溃疡愈合，随访1年未发。

按语：口腔溃疡是常见病之一，本病虽发于口腔，病根在于脾胃。引起的病因或脾胃伏火，或脾胃湿热；或脾虚湿盛。本案口疮乃脾胃阳虚，运化失职，湿浊上逆，浸淫成疮使然。温运脾胃，化湿降浊是治疗的关键。本案是桂枝人参汤的活用，取效关键在于抓住了脾胃阳虚，湿邪浸淫。（俞长荣. 伤寒论汇要分析[M]. 福州：福建科学技术出版社，1964：128-129）

【临证思路】

桂枝人参汤证的辨证依据为脾虚和受邪两方面，温中解表，方用桂枝人参汤。但其与葛根黄芩黄连甘草汤证同属“协热利”，应当加以区分。所谓“遂热利”之“热”，即表热。指病象而言，有发热恶寒等表证未除的症候，不是指病性属表热。“遂热利”即指兼有表证的下利。葛根黄芩黄连甘草汤证之下利属于热利，因属于里热夹表邪下利，故有心烦口渴，小便黄赤、利下臭恶稠黏，肛门灼热等热象。桂枝人参汤证之下利属于寒利，则有下利清稀，小便清长，不渴等虚寒之象。

现在临床多用此方治疗胃溃疡、急慢性胃肠炎而兼有感冒者。加减运用可以参考理中汤。

（三）甘草干姜汤

甘草干姜汤由炙甘草与干姜两味药物组成，具有温脾复阳，温肺益气的功能。传统用于恶寒无汗，四肢不温，烦躁吐逆，或虚寒性肺萎而见吐涎沫，头眩不渴，遗尿，小便数，舌质淡，苔薄白，脉迟缓等。

【现代应用】

1. 寒性胃痛　马建平选择寒性胃脘痛患者28例，病程最短5~6天，最长5年，并伴有呕吐，或吐酸，或呃逆。均以甘草9~15g，干姜9~15g，煎汤温服并随症加减。结果以胃脘痛消失为治愈，结果治疗总有效率为96%。

2. 肺寒咳嗽　白慧等选择呼吸道感染、急慢性支气管炎、支气管肺炎、慢性咽下炎、肺心病、支气管哮喘、不明原因咳嗽证属体质虚寒、久治不愈的幼儿及老年肺寒咳嗽患者48例，均以甘草干姜汤随证加减煎服。以肺部正常或炎症吸收为治愈，取得了良好的疗效。

3. 晚期胃癌咳血　有学者选择晚期肺癌咯血患者20例，以甘草干姜汤为主方，根据证的变化分别选用益气药、化痰软坚药、活血药、清热药煎服，每日1剂。结果以治疗后咳血控制，症状消失为完全缓解，本组完全缓解6例，部分缓解14例，总有效率为100%。

【医案例析】

鼻衄案 闫某某，男性，21岁。素患鼻衄，初未介意，某日，因长途出车，车生故障，修理三日始归家，当晚6时许开始衄血，势如泉涌，历5个多小时不止，家属惶急无策，深夜叩诊，往视之，见患者头倾枕侧，鼻血仍滴沥不止，炕下承以铜盆，血盈其半。患者面如白纸，近之则冷气袭人，抚之不温，问之不语，脉若有若无，神志已失，急疏甘草干姜汤：甘草9g，炮干姜9g，即煎令服，2小时后手足转温，神志渐清，脉渐起，能出语，衄亦遂止，翌晨更与阿胶12g，水煎日服2次，后追访，未复发。

按语：患者素有衄血，阳络以伤，今因事不如意，肝气大升，遂至血出如涌。然此例出血过多，阴液骤失，阳无所附，又值夜半，阴自旺于阳时，阳气暴亡之象毕现，如执补血、止血之法，阴或可挽而阳终难复，变生顷刻。此际，唯冀速回其阳，待厥愈足温脉续出，神识清醒后，方可缓肺痿图徐治，甘草干姜汤之施，意即在此，然此方非止血之剂，而血竟得止，乃"阳者，卫外而为固也"，阳固则阴自安于内守，即堤防既固，水流则无泛滥之虞。（中国中医研究院. 岳美中医案集[M]. 北京：人民卫生出版社，1978：150）

【临证思路】

甘草干姜汤为温中复阳的基本方，且作用平和。通过灵活配伍运用，可以广泛运用于肺脾肾三脏阳虚之证。特别对于老年阳气虚弱，或因受寒而引起的尿频、排尿不净，尿裤子及夜尿增多或尿床等症状，疗效甚笃。在临床疗效时，要辨清兼证，如有阴伤存在，当加入利水渗湿之药。本方适于脾虚肺热之寒证，若服药后寒证已除者，则停用；见有阳热气盛，破血妄行，表热，阴虚内热证者应予禁用。

（四）理中汤衍化方

1. 治中汤 宋·朱肱《类证活人书》

组成：人参、炮姜、白术、炙甘草、陈皮、青皮各等份。

用法：为细末，每服三钱，水煎数沸热服。

功用：温中散寒，行气和胃。

主治：脾胃伤冷物，胸膈不快，腹疼气不和。

2. 附子理中丸 宋·陈师文《太平惠民和剂局方》

组成：附子（炮，去皮脐）、人参、白术、炮姜、炙甘草各三两。

用法：为细末，炼蜜为丸，每两作十丸，每服一丸，以水一盏化破，煎至七分，空腹、食前服。

功用：温阳祛寒，补气健脾。

主治：脾胃虚寒而致的呕吐泻利，脘腹绞痛，心下逆满，手足厥寒，腹中雷鸣，饮食不进，及霍乱转筋等症。

3. 枳实理中丸 宋·陈师文《太平惠民和剂局方》

组成：枳实（麸炒）一两，白术、人参、炙甘草、茯苓（去皮）、炮姜各二两。

用法：为细末，炼蜜为丸，鸡子黄大，每服一丸。热汤化下，连进二三服，不拘时服。

功用：理中焦，除痞满，逐痰饮，止腹痛。

主治：伤寒结胸欲绝，心膈高起，实满作痛，手不得近。

4. 理中化痰丸 明·王纶《明医杂著》

组成：人参、炒白术、干姜、炙甘草、茯苓、姜半夏。

用法: 为细末,和丸,梧桐子大,每服四十至五十丸,开水送下。

功用: 温中健脾,止咳化痰。

主治: 脾胃虚寒,痰涎内停,呕吐少食,或大便不实,饮食难化,咳吐痰涎。

5. 连理汤 明·秦景明《症因脉治》

组成: 人参、白术、干姜、炙甘草、黄连。

功用: 温中补脾,调和寒热。

主治: 外感寒邪,发热,呕吐酸水,脉弦迟。

6. 理苓汤 清·张璐等《张氏医通》

组成: 人参、干姜、白术、炙甘草、猪苓、茯苓、泽泻、桂枝。

功用: 温中补虚,利水渗湿。

主治: 胃虚食滞,喘胀浮肿,小便不利。

7. 理中安蛔汤 清·林佩琴《类证治裁》

组成: 人参三钱,白术、茯苓、干姜各一钱半,炒川椒十四粒,乌梅三个。

功用: 温中安蛔。

主治: 气冲心痛,饥不欲食,吐蛔者。

十二、四逆汤类方

四逆汤类方包括四逆汤、四逆加人参汤、茯苓四逆汤、通脉四逆汤、通脉四逆加猪胆汁汤、干姜附子汤、白通汤及白通加猪胆汁汤八方。八方皆以回阳救逆之附子为君药,故谓之四逆汤类方。其中四逆汤为少阴温阳法之基本方,其他七方都是由四逆汤加减衍化的派生方。就八方效应而言,都是温法为主导,其中四逆汤回阳救逆,四逆加人参汤兼以益气固脱,茯苓四逆汤兼以益气安神,通脉四逆及通脉四逆加猪胆汁汤兼以交通内外格拒之阴阳,干姜附子汤温阳破阴,白通及白通加猪胆汁汤兼以交通上下格拒之阴阳。现将该类方剂具体分述于下:

(一)四逆汤

四逆汤由生附子、干姜、甘草三味药物组成,方中姜、附俱辛热,生附子善走,回阳救逆;干姜善守,温中除寒;更以甘草甘温益胃和中,辛甘化阳,而为温补脾肾,回阳救逆之剂。本方证是以阳气虚衰.阴寒内盛为主要病机的,首先是治少阳病阳虚寒化证的主方,仲景所述少阴病的脉微细,但欲寐,小便数而白,背恶寒,四肢厥冷等证,此皆人之易知而易辨。其所难者是,虽有恶寒,甚者反不觉寒,或但喜厚衣近火,问之则不言怕寒,殊不知厚衣近火即怕寒也。也有善瞌睡而精神不振者,实即"但欲寐"之渐,稍不留心,也极易造成误诊、漏诊,故临床切不可疏忽大意。另外,对于太阴殃及少阴的阴寒霍乱,症见大汗出,热不去,内拘急,四肢疼,又下利厥逆而恶寒者,根据命火生脾土的原理,与本方先安其本;伤寒两感,太阳少阴同病,症见发热头痛,身体疼痛,脉反沉,续得下利清谷者,根据表里俱寒,先救其里的原则,与本方先温其内;对于少阴兼少阳,火衰不能化水,症见少阴病而膈上有寒饮而干呕者,本着从虚治本的精神,但与本方,补火以化饮。

【现代应用】

四逆汤在冠心病、心绞痛、心力衰竭、动脉粥样硬化、提高动物免疫力以及各种原因所致的休克、杂病等方面具有良好的治疗效果。

1. 冠心病心绞痛 冠心病心绞痛中,有属阳气素虚,阴寒凝闭之胸痹者,虽病位以手少阴为主,但与足经共主一气,心阳也以肾阳为依托,故可以借用本方。临床用四逆汤防治冠心病心绞痛的临床观察显示,与消心痛对照组比较,在降低心肌耗氧、改善心功能方面,四逆汤治疗组较优,四逆汤可用于冠心病心绞痛的防治,也是治疗阳虚寒凝型冠心病心绞痛的有效方药。一般在救治心肌梗死、心力衰竭、休克时多加人参,或与生脉散合用。

2. 心源性休克及心功能衰竭 在西医抗急性心衰和急救处理的基础上,给予四逆汤急煎,结果表明四逆汤能明显改善平均动脉压、心率、尿量、中心静脉压、心超下射血分数。观察四逆汤对心脏骤停、心肺复苏后患者心功能不全的治疗作用及血管外肺水指数、氧合的影响,结果发现,在西医常规治疗基础上加用四逆汤可改善心脏骤停、心肺复苏后患者心功能及氧合指数,降低血管外肺水指数,改善病情,缩短机械通气时间。四逆汤合生脉散(人参、麦冬、五味子)加味能改善心动过缓型心衰症状,改善心功能。兼瘀血者加田三七、丹参、川芎,兼痰浊者加栝蒌、薤白、半夏,兼水肿者加白术、茯苓、大腹皮。治疗顽固性心力衰竭,加葶苈子、人参、黄芪、茯苓、泽泻、肉桂。

3. 单纯性晕厥 单纯性晕厥多为虚寒证,若病属少阴者,则以阳气不足居多。临床有报道以四逆汤加味治疗单纯性晕厥96例。均为因晕厥或晕厥先兆(发作性头晕伴恶心、面色苍白、出汗,视、听觉障碍等)同时伴有以下几种情况之一: ①低血压; ②窦性心动过缓; ③一过性I度房室传导阻滞; ④交界性心律。经检查排除心源性及其他有明确病因者,确诊为本病。治疗以四逆汤合四物汤加味(加炒枳实12g),面色苍白、汗出不止加龙骨(先煎)、牡蛎(先煎)各30g。

4. 其他 四逆汤随症配伍临床应用广泛。该方加减治疗寒厥证的远期治疗效果明显优于多巴胺注射液的治疗效果,阳虚较甚者加肉桂,寒邪较重者加吴茱萸。四逆汤合方可治疗各种疼痛: 头痛配川芎、白芍、葛根、羌活、细辛,与苓桂术甘草汤合方治心痛(茯苓、桂枝、白术、薤白),腹痛配党参、桂枝、茯苓、白术、白芍等,寒凝血瘀型痛经合少腹逐瘀汤(小茴香、延胡索、当归、赤芍、蒲黄、五灵脂、没药、川芎、官桂)。痹证配当归、川芎、红花、威灵仙、透骨草、独活、桑寄生、秦艽等,脉痹(下肢动脉硬化性闭塞症),加当归、桂枝、细辛、白芍药、牛膝。眩晕配天麻、白术、泽泻、茯苓,水肿加黄芪、车前子、茯苓、白术、泽泻等,便溏配党参、茯苓、白术。加味四逆汤(附子、干姜、炙甘草、砂仁、肉桂、茯苓、巴戟天、当归、炒麦芽、炒谷芽、生姜、大枣)可显著提升结直肠癌患者化疗后血小板水平。小儿腹泻患者用四逆汤灌肠和枯草杆菌二联活菌颗粒联合治疗,效果良好。

本方加细辛、防风,可治冷性荨麻疹; 合五苓散可治慢性肾炎; 合二陈汤,可治慢性支气管炎。

【医案例析】

1. 亡阳重证 闫某,男,60岁,素患有阻塞性肺气肿、肺心病代偿期10年。本次发病1周,县医院内科诊断为“肺心病心衰、呼吸衰竭合并脑危象”,抢救6日,病危出院,准备后事。昨夜子时,突然暴喘痰壅,昏迷不醒。诊时见患者昏迷不醒,吸氧,面如死灰,唇、指、舌青紫,头汗如油,痰声漉漉,口鼻气冷,手冷过肘,足冷过膝,双下肢烂肿如泥,二便失禁,测不到血压,切脉散乱如雀啄屋漏,移时一动,下三部趺阳、太溪、太冲三脉,尚细弱可辨。此阳气虚脱,心神失养,兼有水饮、痰浊、瘀血。急宜回阳固脱,豁痰开窍。方以大剂四逆汤加味: 附子150g，干姜、炙甘草各60g，高丽参30g（另炖浓汁兑服），生半夏30g，生南星、菖蒲各10g，净山萸肉120g，生龙牡粉、活磁石粉各30g，麝香0.5g（分冲），鲜生姜30g，大枣10枚，姜汁1小盅（兑入）。病情危急，上药加开水1.5kg，武火急煎，随煎随灌，不分昼夜，频频喂服。

二诊：于半日一夜内服完上方1剂。子时过后汗敛喘定，厥冷退至肘膝以下，手足仍冰冷。面色由灰败转为萎黄，紫绀少退，痰鸣大减。呼之可睁眼，神识仍未清。六脉迟细弱代，48次/分，已无雀啄屋漏之象，回生有望。原方加附子至200g，余药不变，日夜连服3剂。

三诊：第三日，患者已醒，唯气息微弱，声如蚊蚋，四肢回温，可以平卧，知饥索食。脉沉迟细，58次/分，已无代象。多日来喉间痰鸣已消失。其妻告知，昨夜尿湿大半张床褥，腿已不肿，正是大剂附子破阴回阳之效。真阳一旺，阴霾自消。病已脱险，元气未复。续给原方3剂，去半夏、生南星、菖蒲、麝香，附子减为150g，加枸杞子、菟丝子、仙灵脾、胡桃肉各30g，温养肝肾精气以固脱，每日1剂，煎分3次服。

四诊：第五日，诸症均退，食纳渐佳，已能拄杖散步。计前后四诊，历时5天，共用附子1.1kg，山萸肉0.75kg，九死一生垂危大症，终于得救。

按语：四逆汤在《伤寒论》的太阳篇、阳明篇、太阴篇、少阴篇、厥阴篇都有论述，可谓回阳救逆之圣剂，针对症状是下利、恶寒、肢厥、脉沉或欲绝等一系列阳气不振的征象，此例根据患者昏迷不醒，四肢逆冷过膝过肘，头汗如油，二便失禁，脉散乱欲绝，为阳衰阴盛、阳气虚脱重症无疑，故而以大剂四逆汤加味，急以回阳固脱，豁痰开窍，挽垂危之证于九死一生之地。所用药物配伍剂量是李可老中医的经验，读者学习理解当参较相关书籍加深认识。（李可. 李可老中医急危重症疑难病经验专辑[M]. 太原：山西科学技术出版社，2005：6）

2. 长期嗜睡案　徐某，男，6岁。2012年2月18日初诊。自诉嗜睡半年余，站立也能睡着，怕冷，自觉从骨缝中透出凉气，四肢厥冷，纳欠佳，苔白稍厚质淡红，脉沉紧。在他处用桂附地黄汤等久治无效。辨证：阳气虚衰，阴寒内盛。治法：温阳救逆。处方：炮附片30g，干姜30g，炙甘草30g。3剂。

2012年2月21日二诊：自诉嗜睡改善不明显，但是精神稍有好转，余无明显变化。遂加大剂量，处方：黑附片60g，干姜60g，炙甘草60g。3剂。

2012年2月24日三诊：自诉嗜睡明显减轻，晚上躺在沙发上看电视也不会睡着，怕冷，纳差等症状均明显好转，遂原方不动，继续服用，调理半月而愈。

按语：《伤寒论》少阴病篇所说“少阴之为病，脉微细，但欲寐”，该患者正是这种欲寐的症状。畏寒怕冷，骨缝中透凉气，纳欠佳，脉沉紧细均是阳气虚衰、阴寒内盛的表现，故治以四逆汤回阳救逆，温中散寒。按理桂附地黄汤也应有效，可为何前医用之无效呢？原因在于前医虽然辨证正确，但患者阳虚至极，阴寒内盛，病重药轻，杯水车薪，于事无补。故而在首诊时加大了剂量，但是疗效仍然不显。二诊时加大剂量，因药力强大，方能斩关夺门，破阴回阳，获得显著疗效。（张振宇. 大剂量四逆汤临床治验3则[J]. 江苏中医药，2013，45（1）：49-50）

【临证思路】

四逆汤证是少阴病寒化证的代表方证，也是中医回阳救逆、破阴散寒的基础方。临床主要适用于少阴心肾阳衰阴盛的亡阳厥逆证，除症见畏寒怯冷、四肢厥逆、恶寒蜷卧、呕吐、下利清谷、小便清长等少阴寒化证的一般表现外，后世补充的舌质应为淡嫩或青紫，苔白或滑为一个较为客观而简便的指标。

现代临床可用于多种危重病证，如休克、心力衰竭、高血压、低血压、毒血症、梅尼埃综合征、急慢性胃肠炎、胃下垂等，都有辨证属于阳虚阴寒内盛者。

临床上，四逆汤加减运用的机会较多：如山西名医李可老先生根据四逆汤的主要精神创制的抢救重症心衰垂危病人的急救方，名为“破格救心汤”，由四逆汤加重用量，破格重用附子，加大量山萸肉，再加人参、生龙牡粉、活磁石粉、麝香而成。本方可挽垂绝之阳，救暴脱之阴。凡内外妇儿各科危重急症，或大吐大泻，或吐衄便血，妇女血崩，或外感寒热，大汗不止，或久病气血耗伤殆尽，导致阴竭阳亡，元气暴脱，心衰休克，生命垂危（一切心源性、中毒性、失血性休克及急症导致循环衰竭），症见冷汗淋漓，四肢冰冷，面色苍白或萎黄灰败，唇、舌、指甲青紫，口鼻气冷，喘息抬肩，口开目闭，二便失禁，神识昏迷，气息奄奄，脉象沉微迟弱，50次/分以下，或散乱如丝雀啄屋漏，或脉如潮涌壶沸，数急无伦，120~240次/分以上，以及古代医籍所载心、肝、脾、肺、肾五脏绝症和七怪脉绝等必死之症、西医学放弃抢救的垂死病人，凡心跳未停，一息尚存者，可用本方抢救。

【实验研究】

1. 抗休克作用　动物实验表明，四逆汤对动物失血性休克、纯缺氧性休克、橄榄油引起的栓塞性休克及冠状动脉结扎所造成的心源性休克、脓毒症休克，皆有显著的对抗作用，可有效对抗休克的各个时期。

2. 对心血管系统的作用　四逆汤能明显提高心肌收缩力，有显著的强心、升压、增强冠状动脉流量、改善微循环、保护心肌、改善缺氧所致的异常心电图、兴奋垂体-肾上腺皮质功能作用。四逆汤可减轻脓毒症中晚期大鼠心肌损伤，延缓心肌细胞凋亡，可有效抑制异丙肾上腺素所致的大鼠心肌纤维化。对急性心肌缺血及急性心肌梗死大鼠的心肌亦有保护作用，能改善心电图ST段偏移，可显著降低急性心肌梗死大鼠模型血浆中肌酸激酶（CK）、丙二醛（MDA）、肿瘤坏死因子-α（TNF-α）的含量，同时可提高血浆中超氧化物歧化酶（SOD）的活性。四逆汤促进急性心肌梗死溶栓再灌注后ST段回落，明显降低溶栓后多种心律失常发生率，并缩短其发生时间，对心肌再灌注损伤有显著保护作用。

3. 对脑缺血（脑损伤）的作用　四逆汤有明显的抗大脑老化及抗氧自由基作用，能减少脑缺血大鼠的脑含水量、MDA含量、神经酰胺含量，能明显改善早老性痴呆、血管性痴呆模型鼠的学习和记忆能力。

4. 对血管的保护及抗动脉粥样硬化作用　四逆汤可减轻兔髂动脉剥脱术后的内膜增生和血管的狭窄。可稳定动脉粥样硬化斑块，明显缩小家兔实验性动脉粥样硬化（AS）主动脉内膜脂质斑块面积，且有量效依赖关系。可降低血清总胆固醇、甘油三酯、低密度脂蛋白、胆固醇、载脂蛋白B及血浆ET血度，提高血清NO及载脂蛋白A含量，四逆汤高剂量组效果为佳，呈一定的量效依赖关系。表明四逆汤具有较好的抗AS作用，其作用机制与调节脂代谢、保护血管内皮细胞功能等有关。

5. 抗肿瘤及免疫调节作用　四逆汤通过提高宿主免疫力、抑制肿瘤细胞增殖、诱导肿瘤细胞凋亡而发挥其抗肿瘤作用。四逆汤对Lewis肺癌细胞、Hepa1-6肝癌细胞、S180鼠肉瘤细胞株等有显著的抑制作用，并且对化疗期间免疫系统有保护作用。加味四逆汤能升高化疗后血小板减少小鼠的血小板，其疗效与白介素-Ⅱ升血小板相似，且在安全性上优于白介素-Ⅱ，且有一定的升白细胞和血红蛋白的功能。四逆汤可以提高巨噬细胞的吞噬功能和代谢活性，降低炎症介质肿瘤坏死因子（TNF-α）及白细胞介素-1（IL-1）、白细胞介素-6（IL-6）水平，而抑制炎症反应，可有效改善大鼠系统性炎症反应综合征（SIRS）、多器官功能障碍（MODS）大鼠的各项生理生化指标及防治MODS的作用。

6. 降血压作用　四逆汤能明显降低双肾动脉夹闭法建立的肾性高血压大鼠模型的血压。

此外，能改善硬皮病症状、提高抗缺氧、抗氧化及抗寒能力，并有中枢性镇痛、镇静作用。研究证实，该方毒性不大。

（二）四逆加人参汤

本方即四逆汤加人参而成，具有回阳救逆，益气生津之功。张璐说："亡血本不宜用姜以损阴……此以利后恶寒不止，阳气下脱已甚，故用四逆以复阳为急也。其所以用人参者，不特护持津液，兼阳药得之，愈加得力耳。"（《张氏医通》）。本方证是以阳气欲亡，津液欲竭为主要病机的病证，《伤寒论》叙其证为霍乱下利，忽而自止，恶寒脉微。就临床看来，还可见四肢厥逆，汗多，呼吸浅促，神疲嗜睡等症，本证的特点是不仅亡阳而且脱液，阳亡阴竭。临床上除了亡阳之证候外，还可见到皮肤干燥，口唇淡皱，口干，烦躁更甚等亡津表现。四肢厥冷为本方证的主症之一，但临证应与热厥、蛔厥、痰厥、气厥等诸厥证鉴别。

【现代应用】

根据该方回阳救逆、益气生津之功效，中医临床用本方救治各种原因所致气血阴阳暴脱之厥脱证。现代临床多用于多种危急重症的抢救，如休克、心力衰竭等，此外还用于风心病、肺心病、冠心病心绞痛、病态窦房结综合征等疾病，具备本证病机者。近年已将本方制成注射液（如参附注射液）和口服液，以备临床急需。

1. 冠心病心绞痛　四逆汤用于冠心病心绞痛的防治有较好效果，但用于救治，则嫌其补虚之不足，而四逆加人参汤则较之更进一步。故临床有报道运用四逆加人参汤治疗冠心病心绞痛，疗效较好。

2. 休克、心力衰竭　该方临床用于治疗各种休克，并显示出了良好的治疗效果。有报道，在西医常规治疗基础上加人参四逆汤（红参15g，附子15g，干姜10g，甘草6g）口服，每日1剂，水煎，多次分服，共1周及三七粉10g，每日3次，1周后改为3g，每日3次，连服4周抢救急性心肌梗死218例，与应用西医常规治疗抢救急性心肌梗死111例进行对照分析，结果显示，治疗组死亡7例（7/218），对照组死亡17例（17/111），治疗组死亡率明显低于对照组（$P<0.01$），合并休克患者治疗组死亡3例（3/21），对照组死亡8例（8/14），两组间存在显著性差异（$P<0.01$），提示人参四逆汤和三七粉口服在降低急性心肌梗死周内病死率方面疗效显著。而四逆汤合独参汤治疗慢性充血性心力衰竭，疗效显著，可有效改善患者心肌功能及运动耐量。

3. 慢性阻塞性肺病膈肌疲劳　观察人参四逆汤（人参、干姜各6g，制附片10g，炙甘草5g）治疗慢性阻塞性肺病的临床疗效，治疗组服用人参四逆汤，对照组服用氨茶碱，观察治疗前后的症状和体征，肺功能的变化。结果表明，治疗组总有效率为93.3%，对照组为72.7%，两组总有效率有显著性差异（$P<0.05$），治疗后症状和体征及肺功能改善亦有显著性差异（$P<0.05$，$P<0.01$）。实验研究表明，人参四逆汤能增强家兔膈肌收缩力。结果提示人参四逆汤具有解痉平喘、改善肺通气功能，治疗慢性阻塞性肺病疗效好，安全可靠。

【医案例析】

嗜睡案　曹某，年在花甲之外，其子挟掖来诊。患者终日精神萎靡不振，昏沉嗜睡，梦其先祖老辈亡人，仍着昔时衣装迎其同归，自以为阳寿已至，言讫而泪下。诊其脉沉弱无力，舌胖苔白。此阳光不振而群阴用事，故但欲寐而梦见鬼状，属少阴虚寒证，病情虽危，急温犹可活之。附子15g，干姜6g，炙甘草9g，人参9g。

服药3剂后，曹叟精神渐增，眠睡安然，亦不复梦见昔日故人。后来改用桂附八味丸与补中益气汤服至二十余剂，渐至康复。

按语：《伤寒论》说："少阴之为病，脉微细，但欲寐也。"本案老翁年逾花甲，精气不足，肾脏已衰，阳光不振而群阴用事，非四逆汤不能温之；但四逆汤能回少阴阳气而不能补少阴之阴气，所以加人参生津滋阴，又能大补元气。（刘渡舟. 经方临证指南[M]. 天津：天津科学技术出版社，1993：106）

【临证思路】

本方临证运用，特别要注意发挥人参补益之功，加强扶阳救虚之功效。

四逆汤本治阳虚阴盛而见恶寒、脉微、下利为甚之证，若因下利津液内竭，无物可下，而下利自止者，则以四逆加人参汤治疗为宜。方用四逆汤补阳虚以胜阴寒，加人参生津益气，以补下后之虚。正如魏荔彤所云："于温中之中，佐以补虚生津之品，凡病后亡血津枯者，皆可用也，不止霍乱，不止伤寒吐下后也。"山西省中医研究所所长李汉卿先生认为在临床用四逆汤时，不论是否"亡血"，都应加人参为好；用人参大补元气而能加强四逆汤的治疗功效，所以，比单纯用四逆汤为优。

【实验研究】

四逆加人参汤能加强在体或离体心脏的收缩力，可使豚鼠心肌收缩能力增强，产生正性肌力作用；能明显延长失血性休克大鼠、纯缺氧性休克兔、心源性休克兔、血管栓塞性休克猫的存活时间，提高家兔及小鼠的耐缺氧能力；能升高血压，改善末梢循环，从而证实本方具有强心、抗休克作用。可提高缺氧/复氧损伤的乳鼠心肌细胞内线粒体脱氢酶活性，降低乳酸脱氢酶活性，还可以降低细胞内丙二醛的含量，对缺氧/复氧损伤的心肌细胞有保护作用。可以提高腹腔巨噬细胞吞噬功能，降低IL-1生成，有改善免疫功能的作用。

（三）茯苓四逆汤

本方乃四逆汤加人参、茯苓之剂，用四逆汤回阳救逆，而加人参大补元气，益气固脱，益阴安神、茯苓化气利水，健中宁心。"茯苓感太和之气化，伐水邪而不伤阳，故以为君；人参生气于乌有之乡，通血脉于欲绝之际，故以为佐；人参得姜、附，补气兼以益火；姜、附得茯苓，补阳兼以泻阴；调以甘草，比之四逆为稍缓和，其相格故宜缓也。"（《医宗金鉴·订正仲景全书·伤寒论注》）故全方有回阳益阴，利水宁心之功，专治阳虚阴盛，水遏心火之证，临床除见烦躁外，还可伴见畏寒，四肢厥逆，下利或小便不利，肢体浮肿，脉沉微细，苔白而润等症。

【现代应用】

1. 急、慢性心力衰竭　急性心衰会出现肢厥而烦躁的现象，有类似阳衰火逆的表现，故临床有应用重剂茯苓四逆汤加味，治疗急性心功能不全的报道。茯苓四逆汤能提高心衰患者劳动耐力及生存质量，提高左室射血分数（LVEF）、改善心功能，对慢性心力衰竭有较好的临床疗效。茯苓四逆汤加肉桂、三七治疗肺心病心衰，疗效显著。有外感表证加桂枝、柴胡，寒痰内甚加半夏，咳喘甚加制麻黄、制紫菀，气虚甚加黄芪，瘀血甚加益母草、丹参、红花，便秘加大黄、郁李仁，烦躁明显可加龙骨、牡蛎。

2. 其他病症　临床还有运用本方加减治疗妊娠呕吐、黄疸、劳淋（肾盂肾炎）、心悸水肿（心肌病）、水肿心悸（冠心病）、阳虚感冒，也取得较好疗效。治疗阳虚型血栓闭塞性脉管炎，加白芍、生姜、丹参、红花、水蛭、当归、黄芪。

【医案例析】

真阳欲脱案　王某某，女，65岁，社员。初诊（1964年1月15日）：咳嗽、心慌、气短、伴面肢微肿3日。患者年迈体较弱，患有咳嗽宿疾，但尚能操作家务，忽于3日前咳嗽加重，咯少量白痰，心悸心慌气短，面肢浮肿，经当地医院诊断为急性心力衰竭。给予西药治疗，暂有减轻。带药回家续用，又复无效，病势加剧，亲属皆至，为之准备后事。适我假期返里，急邀往诊。我至其家，见患者倚坐床上，面色青黄浮肿，气喘抬肩，时而以手抓胸，自云心中异常难受，烦躁欲死。诊其脉疾数，细浮无根，舌淡有裂纹，苔白薄尚润。口唇指甲略青紫，额上出冷汗，并且下肢浮肿明显，脘腹亦胀，不思饮食，小便不利，大便未解，足胫发凉，此乃少阴寒化危证，真阳有亡脱之势。二便不利是因受纳水谷甚少；且因肾阳虚不能施化之故，并非实证。脉虽疾数，但细浮无根，且与额上冷汗及下肢厥逆等证并见，是虚阳外浮欲脱之象，并非热证。急宜温里回阳，用茯苓四逆汤加味。处方：高丽参6g，茯苓12g，附片9g，玉竹9g，干姜6g，桂枝6g，炙甘草6g，白术6g，2剂，急煎，频服。

复诊（1月17日）：服上药后，各证均减轻，已可以平卧心悸，心慌，气喘，明显减轻，小便量较前增多，浮肿略减，能进少许稀粥，足胫转温，脉细数无力。舌淡仍有裂纹，苔薄白，阳气已有回复之望，继用前方去桂枝，加当归9g，沙参12g。再进4剂，各证渐消除。唯身困乏力，头昏气短，嘱重饮食调理，月余后体复如初。

按语：本案为少阴阳气虚衰，水气不化，虚阳上扰而烦，欲脱而躁，故处以茯苓四逆汤回阳益阴。茯苓四逆汤中干姜配附子温里回阳，茯苓健脾宁心安神，人参大补元气，配合桂枝、白术而成苓桂术甘汤，内可温心阳利水饮而制水饮上逆之动悸，外可祛水饮外溢之浮肿。（杜雨茂. 附子复方的临床运用[J]. 陕西中医学院学报，1980，3（1）：1）

【临证思路】

茯苓四逆汤证为心肾阳虚衰的同时，有水逆火遏的病机，其表现是在一派脉细微、肢厥、恶寒、心悸等虚寒症状中，突现有烦躁、惊悸等心神不宁的现象。方中特用茯苓化气利水，平降水气而兼宁心。其证与干姜附子汤相比较，一为心阳虚衰，一属阴盛格阳；治法一方扶阳之旨明，一方破阴之力专，两方证治迥然有别。仲景叙证简明扼要，抓住了病势逆转的主要临床表现“烦躁”一证，为我们临床辨证治疗提供了准确而可靠的依据。

本方从临床运用范围看，与四逆汤、四逆加人参汤大抵相同，常用于治疗风湿性心脏病、肺心病、冠心病、心肌梗死、急慢性心力衰竭、肺心病、眩晕、慢性胃肠炎、慢性结肠炎、慢性肾炎、雷诺病等病证。临床上用本方治疗以上诸疾，如属心阳虚衰、气不摄血的可在本方基础上加桂枝、黄芪、当归、丹参等药；若属胸阳痹阻，兼痰湿内阻的，当与瓜蒌薤白半夏汤合用；若为风湿性关节疼痛等当与芍药甘草附子汤合用。

【实验研究】

现代药理研究表明茯苓四逆汤对改善心脏功能有较大的作用，对缺血性心肌有保护作用，能有效改善心肌血流量，增强心肌能量代谢，特别是使心肌收缩幅度明显增大。同时对心源性休克的低血压有较明显的升压作用。

研究发现，茯苓四逆汤纠正慢性心衰与其下调慢性心力衰竭患者肿瘤坏死因子-α（TNF-α）、降低血清晚期糖基化终产物（AGEs）水平、尾加压素Ⅱ（UII）水平有关。

（四）通脉四逆汤

通脉四逆汤，乃四逆汤倍用干姜，重用生附子而成，其功效是破阴回阳，通达内外。故主治伤寒少阴兼厥阴，阳衰阴盛，格阳于外。证见下利清谷，里寒外热，汗出，手足厥逆，脉微欲绝，身反不恶寒，其人面色赤，或腹痛，或咽痛，或利止脉不出，此外，还可见口鼻气冷，躁扰不宁，渴而得水不欲咽等症；除脉微欲绝外，尚可见洪大无伦、按之则无，舌质淡、苔白滑或黑滑。若伴面色赤者，加葱九茎。腹中痛者，去葱，加芍药二两。呕者，加生姜二两。咽痛者，去芍药，加桔梗一两。利止脉不出者，去桔梗，加人参五两。

【现代应用】

1. 发热　通脉四逆汤可治阴盛格阳之证，故临床有用通脉四逆汤加减治疗发热久用抗生素而不退之证，据报道有用通脉四逆汤加芍药，或麦冬、知母，治疗此类病人（少阴格阳证）16例，均痊愈。如其中1例患儿，发热7天持续不退，西医诊断为重感冒，曾用青霉素、链霉素、安乃近等消炎退热药治疗，体温仍39.5℃，伴闭目嗜睡，四肢厥逆，血常规检查白细胞19.8×10^9/L。服用通脉四逆汤1剂后，体温降至37℃，四肢转暖，精神好转，白细胞降至8.4×10^9/L后宗原方加减，症状消失而愈。

通脉四逆汤加减治疗中晚期癌性发热有较好的临床效果，高热者，加生石膏；咽痛者，加用桔梗；大便不通者，加全瓜蒌；大便稀溏者，加桂枝；腹痛者，加芍药。

2. 病窦综合征　病窦综合征具有脉来沉迟而弱的特点，病属阳气不通者居多，故临床有运用通脉四逆汤加人参或生脉散治疗病窦综合征，疗效较好。

3. 其他疾患　治疗雷诺病、血栓闭塞性脉管炎等，加用黄芪、当归、红花、莪术、地龙、蜈蚣等。阳气不足，寒邪凝滞可导致育龄期女性月经失调，出现痛经、月经后期、闭经、经间期出血等病症，通脉四逆汤可治疗多种妇科疾病，并对卵泡发育及排卵有一定的影响。

【医案例析】

1. 痛风性关节炎案　某男，43岁，因"反复关节红肿热痛4年，再发1月"入院。4年来多次出现关节红肿热痛，曾累及第一跖趾关节、膝关节、踝关节、腕关节等，在当地曾服用解热镇痛药，甚则激素抗炎止痛，初则有效，而后因效果渐差而求诊中医。1月前再次出现右踝关节红肿热痛，踝关节活动受限，不能下地行走入院治疗。症见：精神疲倦，右侧踝部、双膝关节肿痛，肤温稍高，呈掣痛感，夜间明显，屈伸困难，发热，体温38.3℃，纳差，睡眠一般，二便尚调，舌淡黯，苔厚腻，脉紧数。诊断为痛风病，证属阳虚寒湿内生、凝滞经脉关节，方予通脉四逆汤口服。方药为熟附子60g，干姜75g，炙甘草60g。服上方期间，患者热峰最高为39.1℃，夜间明显，服上方3剂后，热退，右踝及双膝关节疼痛明显减轻，右第二掌指关节新发红肿疼痛。再守方2剂，患者膝关节、右第二掌指关节及右踝已无疼痛，左第一跖趾关节肿胀，稍疼痛。舌淡黯，苔腻，右脉稍弦，左脉弱。考虑患者不适好转，邪去七八，正气尚虚，予"少火生气"。方药为熟附子45g，干姜45g，炙甘草30g，患者守服此方8剂，各关节疼痛逐步好转，其间出现右踝部酸软感，持续约4天后消失，后病情痊愈出院。随访3个月未再发作。

按语：此患者生活在沿海地区，长期食用海鲜，损伤中阳，年轻时正气尚盛，尚未起病，"年四十而阴气自半"，阳气亦逐渐减弱。《黄帝内经》有云"天之邪气，感则害人五脏，水谷之寒热，感则害于六腑，地之湿气，感则害皮肉筋脉"。正气渐虚，寒湿之邪由此内生，阻滞经脉，故近年来反复发作关节疼痛，这也是此病的病因病机。入院时发热、关节疼痛，舌淡黯，苔厚腻，脉紧数，断为阳气不足，寒湿内生、凝滞经脉关节，因寒而发热，故予温阳散寒为法，予通脉四逆汤，寒去而热得退，疾病渐渐而愈。（曾祥珲，张锦祥，温姗，等. 经方通脉四逆汤临证应用探讨[J]. 中国中医急症，2013，22（12）：2062-2063）

2. 闭经 李某,女,26岁,2013年1月15日初诊。主诉:闭经12年。现病史:患者14岁月经初潮,既往月经不规律,6~12个月一行,行经7天,量中,黯红色,无血块,痛经(-);近5年,每3~6个月服用黄体酮一次,撤退性出血,从未自然行经,曾于外院诊为“多囊卵巢综合征”,中西药治疗,效果不理想。面色苍白,平素时有胃脘部不适,纳少,偶有呕吐清涎,眠安,二便调。患者因已3个月未行经,要求服用黄体酮撤退性出血。2013年1月30日二诊。病史症状同前。舌淡黯,边有齿痕,苔薄白,脉沉弦细。中医诊断:闭经;中医辨证:少阴证,脾肾阳虚,湿邪中阻。治则:温补脾肾,化湿通络。方药:通脉四逆汤。药用:黑顺片30g,干姜50g,炙甘草40g,14剂。用法:一煎1.5小时,二煎1小时,每日1剂,早晚温服。三诊:患者胃脘部不适症状稍有好转,舌脉如前。继服上方14剂。四诊:患者胃脘不适症状明显缓解,无呕吐清涎。舌苔薄白,脉细弦。患者中焦气机渐生,脾气健运,恐中焦之气太过,扰动上焦,减少干姜用量,加大甘草用量,使上焦如雾露之溉,濡润下焦,予四逆汤。药用:黑顺片30g,干姜40g,炙甘草50g,14剂。2013年3月15日五诊:患者已于3月2日月经来潮,量色同前。根据患者舌脉、症状,予四逆汤与通脉四逆汤治疗1月。后患者出国。询问患者,患者诉偶有胃脘部不适,无呕吐清涎症状,每隔45天~2个月,阴道有少量出血,色黯。

按语:患者闭经,属先天肾气不足,患者多思虑,伤及于脾,使脾不健运,水湿不化,湿浊中阻。水谷精微不得运化,元气不足,加之本身肾气不足,两两相伤。四逆汤与通脉四逆汤温补脾肾,使肾气生,脾气运,两两相助。水谷精微得以运化输布,元气渐充,湿邪渐除,胞脉通畅,故月经自然来潮。(张雅冬,张英,李云波. 四逆汤与通脉四逆汤治疗月经病临床举隅[J]. 辽宁中医杂志,2015,42(4):867-868)

【临证思路】

通脉四逆汤证的辨证眼目是“里寒外热”。“里寒外热”既是对下利清谷、手足厥逆、脉微欲绝、身反不恶寒等症状的概括,亦是对病机的概括。临床中要紧紧围绕这个病机进行论治。另外,通脉四逆汤是在四逆汤病理基础上的变化,病机已发生变化,四逆单治阳衰,而通脉四逆汤所治阴寒极盛格阳于外,或逼阳于上,残阳游离,无所依附,两者相应症状自然不同。实际运用要加以注意。与白通汤比较,二者都有阴阳格拒之势,但病机上有差异,具体比较可以参见白通汤证中的比较论述。

通脉四逆汤同四逆汤、白通汤同为救急回阳之方。现代运用本方救治休克、病态窦房结综合征、尿毒症、吐泻、类风湿关节炎、痛风以及里寒上热之咽痛、口腔溃疡、疑难发热、头痛等疾病。临证中要把握的重点是“里寒外热”的病机,结合手足厥逆,下利清谷,身反不恶寒,面色赤,汗出,或腹痛,或干呕,或咽痛,舌质淡,舌苔白滑或黑滑,脉微欲绝或利止脉不出等临床症状,进行分析与治疗。

通脉四逆汤证可参照方后注之加减法进行运用。如面色赤者,加葱九茎;腹中痛者,去葱,加芍药二两;呕者,加生姜二两;咽痛者,去芍药,加桔梗一两;利止脉不出者,去桔梗,加人参二两。另外,《伤寒论》390条有通脉四逆加猪胆汁汤一证,在回阳救逆的基础上急救阴液、反佐和阳。另外,后世医家主张在阳亡及阴的病证中,加入山萸肉、煅龙牡,则更能提高敛阴固脱的作用。

【实验研究】

通脉四逆汤现代研究:现代药理表明通脉四逆汤具有强心、抗休克作用,并能明显扩张冠状动脉及四肢血管,增加其血液供应,有利于改善“四肢厥逆”的状态。此外,还能镇静、镇痛、解热、抗炎，对肾上腺皮质有促进作用。

（五）白通汤及白通加猪胆汁汤

白通汤乃四逆汤去甘草、减少干姜，加葱白而成，与干姜附子汤类似，也能破阴回阳，在得葱白之辛温通阳，更能宣通上下，使被格拒上浮之虚阳得以下潜，故本方特为阴盛格阳，虚阳上浮而设。若加猪胆汁、人尿之咸苦则更能引阳入阴，使热药不被阴寒所格拒，且有滋阴增液之效。正如吴谦《医宗金鉴》所说："少阴病下利脉微者，与白通汤，下利当止。今利不止，而转见厥逆无脉，更增干呕而烦者，此阴寒盛极，格阳欲脱之候也。若专以热药治寒，寒既甚，必反格拒而不入，故于前方中加人尿、猪胆汁之阴，以引阳药入阴。经曰：逆者从之，此之谓也。"

白通及加猪胆汁汤与通脉四逆及加猪胆汁汤证均属阳气虚衰，阴盛格阳之证。白通汤证为阴寒内盛，格阳于上，故称阴盛戴阳证。通脉四逆汤证为阴寒内盛，格阳于外，故称阴盛格阳证。两者同中有异，需加以鉴别。

【现代应用】

1. 腹泻　运用白通加猪胆汁汤化裁治疗虚寒性腹泻，收效良好。还可用白通加猪胆汁汤治疗霍乱吐泻。

2. 心力衰竭　任继学老教授应用白通加猪胆汁汤治疗风湿性心脏病、高血压性心脏病、肺心病、冠心病、肾脏病等所引起的各种心衰。

3. 其他　现代有运用白通汤治疗阳虚性头痛、眩晕、发热、咳嗽等疾病的报道。白通汤加川芎、细辛、黄芪、桂枝，治阳虚头痛；白通汤加白术、肉桂、党参，治疗胃寒冷痛。有人用该方治疗顽固性呃逆及感冒后遗留的双手震颤，取效颇佳。还有用于中风卒倒、小儿慢惊风等暴病属阳脱病机者，累建奇效。

【医案例析】

更年期综合征案　曾某，女，50岁。2007年10月30日以阵发性烘热汗出来诊。患者值更年期，诉经常瞬间面部红而烘热上冲，随后汗出而热缓退，失眠1年余，神萎，烦躁，周身畏寒，以背、小腹、胃脘部为甚，口不干，饮食可，大便不成形；舌淡白、边尖有齿痕，苔白腻，脉沉微。追问病史，其年轻时生产后外受风寒调养不慎，一直多病缠身，未曾治愈。辨证属阳虚阴盛，格阳于上。急予白通汤：附片100g（先煎2小时），干姜100g，葱头8个。3剂，每日1剂，每3小时服1次，至烘热次数减少、症状减轻，则改为日服3次。2007年11月2日复诊，诉药后头面烘热汗出之感已解除。遂着重治余症，予辛温之药大补其阳，外散其寒。

按语：白通汤本为治少阴阴盛戴阳证的代表方。本例患者久病多年，终累及肾，肾阳大虚而阴寒内盛，逼迫真阳浮越于上，发为此病。患者面红烘热汗出，当属阴盛阳虚，虚阳时被逼迫冲上而致，并非阴虚发热盗汗，更不能以六味地黄汤类方剂治疗，此当明辨。阴盛格阳并非只见于疾病的危重阶段，慢性疾病亦可见。此案为下真寒上假热之证，治应温肾散寒，破阴回阳，通达上下。方中葱头宣通上焦之阳，使下交于肾；附子开启下焦之阳，使上承于心；干姜温中土之阳，以通达上下，上下水火既济而阴阳自和。此方不清热而热自去，不止汗而汗自止，体现了治病求本的原则。（黄菁. 曾辅民临床活用经方验案举隅[J]. 上海中医药杂志，2008，42（4）：8-9）

【临证思路】

《伤寒论》所涉白通汤的条文前后对勘，用以方测证的方法来分析，白通汤证可见有下利、恶寒、四肢厥冷、脉沉微、面赤等证，这些症状当为白通汤的辨证要点。其当与四逆汤证、通脉四逆汤证等加以区别。对此陈修园《长沙方歌括》的说法很有代表性:"阳气不能运行，宜四逆汤; 元阳虚甚，宜附子汤; 阴盛于下，格阳于上，宜白通汤; 阴盛于内，格阳于外，宜通脉四逆汤。盖以生气既离，亡在顷刻，若以柔缓之甘草为君，岂能疾呼散阳而使返耶! 故倍用干姜，而仍不减甘草者，恐散涣之余，不能当姜、附之猛，还藉甘草以收全功也。"

白通加猪胆汁汤证是在白通汤证的基础上进一步发展而来，其辨证要点是"利不止，厥逆无脉，干呕，烦者"，与白通汤证均属阴寒极盛，虚阳上浮之证。但白通汤证纯属阴盛戴阳证，以下利、面赤、脉微为主症。白通加猪胆汁汤证是在白通汤证的基础上，更见下利不止，厥逆无脉，干呕而烦等阳亡阴竭的危候。

白通汤及加猪胆汁汤可以看做四逆汤的加减方，故而其加减变化亦可遵从通脉四逆汤方后所论。腹痛者，去葱加芍药以通利血脉，缓急止痛; 呕者，加生姜以散逆温中止呕; 咽痛者，加桔梗以宣肺利咽开结; 利止脉不出，加人参以益气生津复脉。

【实验研究】

白通汤中含有附子、干姜，现代研究表明，本方具有强心升压、抗休克、镇痛等作用。白通汤中有附子，现代药理研究发现，当附子(生物碱)与猪胆汁加热时生成橘红色的胆红素，而胆红素是牛黄的重要成分，口服牛黄对心脏有类似洋地黄的强心作用，并可使血管收缩，血压上升。另外，研究发现白通汤可在一定程度上恢复机体抗金葡菌感染的能力; 白通汤能刺激小鼠脾淋巴细胞增殖活性而有调节免疫的作用。

(六)四逆汤衍化方

1. 附子粳米汤　东汉·张仲景《金匮要略》

组成: 附子一枚(炮)，半夏、粳米各半升，甘草一两，大枣十枚。

用法: 上五味，以水八升，煮米熟汤成，去滓，温服一升，日三服。

功用: 温中止痛，化湿降逆。

主治: 腹中寒气，雷鸣切痛，胸胁逆满，呕吐。

2. 实脾散　宋·严用和《重订严氏济生方·水肿门》

组成: 厚朴(去粗皮，姜汁炒)、白术、木瓜(去瓤)、木香(不见火)、草果仁、大腹子、附子(炮，去皮脐)、茯苓(去皮)、炮姜各一两，炙甘草半两。

用法: 为粗末，每服四钱，水一盏半，生姜五片，大枣一枚，煎至七分，去滓，温服，不拘时候。

功用: 温阳健脾，行气利水。

主治: 阳虚水肿，症见腰以下肿甚，胸腹胀满，身重食少，手足不温，口中不渴，小便溲少，大便溏薄，舌淡厚腻，脉沉迟或沉细。

3. 回阳救急汤　明·陶华《伤寒六书·杀车槌法》

组成: 熟附子、干姜、肉桂、人参、白术、茯苓、陈皮、甘草、五味子、半夏。

用法: 加麝香三厘，生姜三片，水煎，临卧服。

功用: 回阳救逆，益气生脉。

主治: 阴寒内盛，阳气衰微，无身热，无头痛，恶寒，四肢厥冷，战栗、腹疼吐泻，不渴，引衣自盖，蜷卧沉重，或手指甲唇青，或口吐涎沫，或脉来沉迟无力，或无脉。

4. 茵陈四逆汤 明·张景岳《景岳全书·古方八阵》

组成: 茵陈二两,炮姜一两半,炮附子一个,炙甘草一两。

用法: 分四帖,水煎服。

功用: 回阳利湿。

主治: 发黄,肢体逆冷,腰以上自汗,脉沉细迟者。

5. 六味回阳饮 明·张景岳《景岳全书·新方八阵》

组成: 人参数钱至二两,制附子、炮姜各二至三钱,炙甘草一钱,熟地黄五钱至一两,当归身(泄泻或瘀动者用白术易之)三钱。

功用: 回阳救逆,益阴固脱,补气养血。

主治: 阴阳将脱证。

6. 茵陈术附汤 清·程国彭《医学心悟》

组成: 茵陈、炙甘草各一钱,白术二钱,附子、干姜各五分,肉桂(去皮)三分。

功用: 温阳利湿。

主治: 寒湿阻滞而致的阴黄,身目熏黄,身冷不渴,小便自利,脉沉细。

7. 益元汤 明·陶华《伤寒六书》

组成: 熟附,甘草,干姜,人参,五味子,麦门冬,黄连,知母,葱白,艾,生姜,大枣,童便。

功用: 回阳救逆,益气生脉。

主治: 戴阳证。面赤身热,不烦而躁,饮水不得入口,脉微者。

十三、其他汤方

(一)四逆散

四逆散由柴胡、枳实、芍药、炙甘草四味药组成。方中柴胡辛平升散,可疏肝解郁,透表畅里; 枳实苦泄凉降,行气泄热; 芍药、甘草和营护脾,缓急柔肝,四味合用,则升降散收,调畅气机,达木疏土,安和中州,又以疏肝解郁,畅达阳气为其中心作用,被认为疏肝之祖方。故本方所主乃以邪滞气机,阳郁不伸为为其主要病证。如因寒伤厥阴,邪气约束,阳气不伸,以致气血失畅,发为手足厥冷、胸胁、脘腹胀痛等病症,或内伤气滞,肝失条达,喜扰他脏,或上逆肺心,或下迫脾肾等所致的或咳,或悸,或小便不利,或腹中痛,或泄利下重,脉细弦等病症。

【现代应用】

1. 消化性溃疡 四逆散是达木疏土、调理气机的代表方,消化性溃疡以脘痛连胁为主症,病机与肝胃不调关系密切,故临床运用四逆散加味治疗消化性溃疡已成常例。如四逆散加黄连、蒲公英,治疗消化性溃疡98例。随症加减: 郁热明显者加栀子、牡丹皮; 疼痛较剧者加五灵脂、乳香、没药各10g; 嗳气反酸、嘈杂明显者加法半夏、陈皮、吴茱萸。

2. 病毒性肝炎 病毒性肝炎中有相当部分病例,属于肝郁湿毒阻滞气血者,故可以此方加清解湿毒之品,治疗气滞血瘀型病毒性肝炎。疗效较好。所加药物为: 车前草、大黄、虎杖、鸡骨草、丹参等。

3. 偏头痛 偏头痛,虽症现少阳经脉,但在内伤病中,肝为发病之源,胆为受病所。临床报道以四逆散加味治疗偏头痛,,疗效显著。

4. 流行性出血热 四逆散在《伤寒论》中是用于治厥,因而临床有将四逆散用于流行性出血热的低血压休克期的气郁证(热厥轻证)。

5. 其他病证　本方还可用于治疗消化系统疾病,如肝胆疾病(甲型肝炎、乙型肝炎、酒精性肝病、脂肪肝、肝纤维化、急慢性胆囊炎)、胰腺炎、胃炎等;妇科之月经不调、附件炎、盆腔炎,以及膈肌痉挛、冠心病、血管神经性头痛等属于肝郁气滞或阳气郁闭者。

【医案例析】

1. 阳郁厥逆案　陈某,女,45岁,2003年5月20日初诊。诉四肢、头项不温10余天,且恶风寒甚,足软无力,大便稀溏,多梦,经前乳胀,经血色黯夹有少量血块,舌红苔白,脉弦。辨证分析:阳气内郁,疏泄不通,故见四逆、项冷,此为阳气不得宣达之征;肝气郁结,气滞血瘀,故见经前乳胀、经血黯而有块、脉弦:木旺乘土,肝气横逆,犯及脾胃,则见大便稀溏;肝郁化火,上扰心神,则睡眠多梦;肝脉郁滞,气血失和,筋脉失养则足软无力。证属肝郁气滞,阳郁不达。治宜疏肝解郁,调畅气机,兼以理脾。处方:柴胡、白芍、炒枳壳、薤白、赤芍各10g,炙甘草、陈皮络、苏叶、制香附各8g,丹参、麦芽各15g。5剂,每日1剂,水煎服。随访得知,5剂后诸症消失。

按语:《伤寒论》少阴病篇载四逆散证。李中梓云:"此症虽云四逆……乃阴中涵阳之证,为气不宣通,是为逆冷。"故本案采取四逆散透邪解郁,调畅气机;薤白止泻,调理大便;苏叶祛风散寒;丹参、赤芍活血化瘀;陈皮络理气;麦芽健胃,且能行肝气郁滞。因辨证准确,故随治而愈。(舒静. 李培生验案三则[J]. 湖北中医杂志,2004,26(1):14)

2. 热厥腹痛案　陈某,男,35岁。阵发肢厥腹痛4天。6天前开始发冷发热,头疼身痛,自认为感冒风寒,自服草药后,症状稍减,继则腹痛肢厥,嗜卧懒言,症状逐渐增剧,前医认为少阴寒证,投真武汤加川椒,服后无变化,继邀余诊治。诊时,其人但欲寐,四肢厥冷至肘膝,大便溏而色青,小便短赤,面赤,当脐腹痛,阵发性发作,痛剧时满床打滚,痛停时则闭目僵卧,呼之不应,如欲寐之状,每小时发作五六次,不欲衣被,也不饮汤水。重按其脐部则见其面色有痛苦状。脉微细欲绝,重按略细数。经曰:厥阴者"厥深者,热亦深,厥微者,热亦微",此乃阳郁热厥之例,治疗关键不再清热,而在解郁达阳,则热透厥除。拟四逆散倍芍加葱:鲜葱头3枚。两剂,水煎服。复诊:上方服后痛减,脉起肢温,面赤消,便溏止,小便通,病人自诉脐部仍胀痛,似有一物堵塞,诊脉细、重按有力,是遗有热结在里。枳壳改枳实,加半夏、黄芩,合大柴胡汤义,再进两剂。服后大便通,胀痛如失。

按语:本例初起见寒热、身痛,是始于外感表证,因自服草药治疗不当,导致病势内陷而出现腹痛、肢厥,乍看其外象伴嗜卧欲寐、懒言不语、脉微细欲绝,甚似少阴寒厥,但详查内症之便溏而色青、尿短而赤,痛时不语衣被、按腹则面有痛苦,知其内有热郁气结其中,是其肢厥腹痛乃阳气伏郁不得外达使然,即所谓热邪内陷,阳郁热厥。(高德. 伤寒论方医案选编[M]. 长沙:湖南科学技术出版社,1981:260)

3. 慢性乙肝,肝硬化案　涂某某,女,52岁,于2010年3月2日初诊。就诊时见疲劳乏力,腰膝酸软,患者由于担心患肝癌,情绪低落,头晕,纳差,胃脘胀痛,嗳气,寐差,口干,口苦,口黏,两肋胀痛,大便正常,舌红苔黄腻,脉沉细稍弦、寸尺旺。西医检查肝功能示:ALT 818μmol/L, AST 829μmol/L, AFP 203μmol/L。四诊合参,辨证为肝气郁结,肝胆湿热,肝胃不和,胃气上逆,治以疏肝和胃,清热燥湿,方用四逆散合温胆汤加味:柴胡10g,白芍10g,枳壳10g,炙甘草6g,法半夏10g,竹茹10g,茯苓15g,生姜3片,大枣6枚,瓜蒌壳10g,黄连6g,香附10g,苏梗10g,垂盆草10g,鸡骨草10g,凤尾草10g,五灵脂6g,焦栀子6g,茵陈10g,夜交藤15g。

7剂。水煎服，日1剂，嘱患者畅情志，节饮食，戒辛辣。2010年3月9日二诊，服药后，疲劳乏力好转，纳稍增，睡眠好转，心情好转，吐清水，恶心欲吐，舌苔稍退，余症同前。前方加桂枝6g、吴茱萸3g，继服7剂。2010年3月16日三诊，疲劳乏力好转，面色青转淡，胃胀痛消失，吐清水、恶心好转，肝功能示：ALT 74μmol/L，AST 64μmol/L。继服前方7剂以善后。后患者坚持门诊治疗，肝功能各项指标都降至正常，症状基本消失，面色由青转淡，唯眼周稍有少许青色。

按语：本案由于慢性乙肝，治疗不当，导致病情恶化，发展为肝硬化。患者由于病情变化较快，担心转化为肝癌，心情不佳，因病致郁；肝胆湿热，肝气郁结，肝气犯胃，肝胃不和，导致胃气上逆，胃胀痛，嗳气，恶心。故投四逆散合温胆汤加减而获效。此案患者有肝肾亏虚的症状，但伍师认为治病要分先后缓急，当先清热祛湿，待湿热清方能补肝肾。（魏明全，伍炳彩.伍炳彩从湿论治肝病验案2则[J].江西中医药杂志，2011，(3)：12）

4. 术后不寐案　患者某女，71岁。初诊（2012年7月30日）：失眠2个月。2个月前因子宫脱垂行手术治疗。术后即出现失眠，入睡困难，多梦，易醒，醒后不易再入睡，每晚可断续睡3小时左右，伴胃脘痞闷明显，嗳气，纳呆，小腹胀，矢气频频，头晕，乏力，气短，烘热汗出，手心热，心烦，口干不欲饮，畏凉，大便干燥，日1行。曾查B超示甲状腺肿大，但甲状腺功能正常。病后曾予诊治，服黄芪、心元胶囊等补益中药治疗，但药后口干、咽痛，“上火”症状明显。舌略黯红，苔薄白，脉弦而有力。辨证属少阳病，以四逆散加味治之。处方：柴胡15g，白芍15g，枳实15g，茯苓30g，苏梗15g，生龙骨各30g，生牡蛎30g，炙甘草6g。颗粒剂，7剂，水冲服，日1剂。二诊（2012年8月6日）：睡眠明显好转，每晚可睡5~6小时，胃脘痞闷、嗳气显著减轻，头晕、心烦消失，大便通畅，仍乏力、多汗、口干不欲饮，手心热，舌黯苔薄白，脉弦。病情好转，上方加天花粉20g清热生津。颗粒剂，7剂。（张文砚，冯学功.经方治疗“胃不和”型失眠验案举隅[J].中华中医药杂志，2014，29(9)：2849）

按语：本患者术后出现失眠，同时伴有乏力、头晕、气短，似虚象明显，但同时又有胃脘痞闷、腹胀、嗳气、心烦、手心热、口干等气机不畅，郁热内蕴，胃气不和之象，脉象弦而有力更提示了这一点。服补气药后上火明显，也反证了其证非虚。故考虑失眠为少阳气机郁滞，升降失常，郁热上扰心神所致，火郁发之，故以四逆散调畅气机，同时加茯苓、苏梗、生龙牡助四逆散和胃安神，药证合拍，故收佳效。

【临证思路】

1. 四逆散证的辨证指标　①主症：手足不温，胸胁满闷疼痛，或腹中痛，泄利后重，舌红苔黄，脉弦或沉滑而弦。②副症：或咳、或悸、或小便不利。③鉴别要诀：“凡少阴四逆，虽属阴盛不能外温，然亦有阳为阴郁宣达，而令四肢逆冷者，故有或咳、或悸、或小便不利、或腹中痛、泄利下重诸证也。今但四逆而无诸寒热证，是既无可温之寒，又无可下之热，唯宜疏畅其阳，故用四逆散主之。”（《医宗金鉴》）

2. 四逆散的应用范围　①治痢疾累日，下利不止，胸胁苦满，心下痞塞，腹中结实而痛，里急后重者（《类聚方广义》）；②邪热内郁，以致手足厥逆，口苦咽干，舌红苔黄。其人或咳或悸，或小便不利，或腹中痛，或泄利下重。此乃郁生热而致之热厥，治之以本方疏导之；③现代临证，本方不限于热厥，广泛用于各科杂证。如慢性肝炎、胆道蛔虫、疝、胰腺炎、急性胃肠炎、急性阑尾炎、肋间神经病等而见肝郁气滞，肝脾失调者，胆结石、胆囊炎之肝胆疏泄失职，胆汁分泌失常者，妇女月经不调、白带过多、慢性附件炎、盆腔炎等病，属于肝郁，伴有经前乳房胀痛，胸胁苦满，心烦易怒者；亦可用于急性肝炎见本方证者。

3. 四逆散临证加减的一般规律　①原方之加减法：若兼有肺寒气逆者，可加干姜、五味子，以散肺寒敛肺气；兼心阳不振而作悸者，则加桂枝以温通心阳；水停于下而小便不利者，加茯苓淡渗利水，寒盛于里而腹中作痛者，加附子温阳散寒以止痛；寒滞气阻而泄利后重者，加薤白以散寒通阳。②胃痛反酸者，本方酌加左金丸、乌贼骨、瓦楞子，以止痛制酸。③急性黄疸肝炎，本方加茵陈、郁金或合茵陈五苓散，以清热利湿。④泄泻木郁乘土者，症见大便溏臭而不畅，或夹有黏液，伴有里急后重，腹满痛，饱闷，厌食，苔厚，本方加薤白、川楝子、炒麦芽，食滞加茯苓、鸡内金、山楂，以消食和里。⑤治诸种痛：胸痛、肋痛、胃脘痛和腹痛：症见胸膈痞闷，嗳气纳呆，睡眠不安，大便不畅，本方加越鞠丸，或金铃子散、左金丸等，以增强理气解郁之力。胸胁痛：本方加瓜蒌、薤白、郁金、橘络等，以通阳宽胸理气。虫疾腹痛；本方加金铃子散，并酌加槟榔、雷丸等治虫之味。因血阻气滞，经期胁腹疼痛者，本方合四物汤或血府逐瘀汤加减应用之，以活血通经脉。胁下肿块硬痛，本方选加当归、丹参、桃仁、红花、三棱、莪术、山甲、鳖甲等，活血化瘀之味。

【实验研究】

1. 四逆散主药的研究　现代药理研究证明，柴胡确有解热、镇静、抗炎、改善肝脏功能、利胆和降低转氨酶等药理作用。枳实证实能升高血压，增加冠状动脉流量和肾、脑血流量及对家兔子宫有显著兴奋作用。对动物胃肠道运动有一定兴奋作用，还有降低血清及肝中胆固醇的作用。

据近年研究枳实及其有效成分对猫心乳头肌收缩性和自动节律性的影响，认为枳实注射液及其有效成分均有显著增强心肌收缩力的作用。证明其治疗休克，除其外用收缩血管的升压作用外，尚有直接加强心肌收缩、明显改善心脏泵的功能。

2. 复方的实验研究　采用胃排空试验、胃阻抗测定、胃底肌条离体试验、血浆胃动素测定、胃肌细胞超微结构观察等方法，观察四逆散治疗功能性消化不良的作用强度和作用机制。结果表明：四逆散能增加昆明种小鼠胃排空流体和固体的能力，提高SD大鼠离体胃条的兴奋性和整体动物IGG胃运动的频率，升高血浆胃动素的水平，促进胃壁平滑肌细胞的收缩，从而达到治疗功能性消化不良的目的。

进行加味四逆散保护肝损伤的实验研究，结果表明：加味四逆散具有防治四氯化碳（CCL_4）、D-氨基半乳糖所致急性肝损伤作用，其作用机制与其降酶、抗过氧化作用有关，且该制剂口服安全无毒。

药理研究发现，四逆散具有抗炎、镇痛、缓解抑郁状态、镇静催眠、抗菌抗病毒作用，对正常的小鼠的免疫功能有促进和增强作用。四逆散镇静催眠作用的物质基础初步研究表明：四逆散冻干粉的活性物质是血清中四逆散冻干粉的移行成分辛弗林、芍药苷、柴胡皂苷C及甘草次酸的混合物。四逆散抗抑郁机制研究示：其作用机制主要是提高脑内单胺类神经递质含量；保护海马神经元；抑制HPA轴功能亢进；调节免疫功能和第二信使功能。

（二）乌梅丸

乌梅丸由乌梅、黄连、黄柏、干姜、附子、蜀椒、人参、当归、细辛、桂枝共10味药组成。本方有清热温脏，安蛔止痛之功。古人认为："虫得酸则静，得辛则伏，得苦则下。"故方以醋渍乌梅为主，酸以安蛔；蜀椒、细辛、干姜、附子、桂枝辛热散寒，温脏伏蛔；黄连、黄柏苦寒清热下蛔；人参、当归补养气血。全方熔酸收、苦泄、辛开、甘补、大寒、大热等诸药于一炉，共成清上温下，协调寒热，安蛔止痛之剂。

本方证是以邪陷厥阴，寒热错杂，脏气亏虚，蛔虫扰动为主要病机的病证。证见气上撞心，心中疼热，饥不欲食，静而复时烦，须臾复止，得食而呕又烦，常自吐蛔；若痛剧时则四肢厥冷而脉微，痛止则安静如常；本方又可用于寒热虚实错杂之久利不止等证。

【现代应用】

乌梅丸在现代的临床运用也较广泛，乌梅丸运用涉及西医的多系统疾病：呼吸系统、消化系统、内分泌系统、泌尿系统等及妇科疾病，证属寒热错杂，病变部位与肝经循行部位有关者，主要集中在消化系统。限于篇幅，下面仅就经验更为成熟和较具有推广意义的一些病症作一列举。

1. 胆道蛔虫症　临床报道显示，用乌梅丸或汤治疗胆道蛔虫症，以加大黄、槟榔或合小承气等效果更佳。

2. 胆石症、胆囊炎　由于部分胆石症在发作期的表现上也以脘腹急痛而呕逆为主症，与胆蛔症相似，因而有报道变通用乌梅丸加减治疗胆石症。

3. 慢性结肠炎　根据乌梅丸"又主久利"的经旨，临床用于治疗慢性溃疡性结肠炎寒热错杂型（约占71%），症见腹疼，痛则即泻，泻有定时，肛坠矢气，口苦者。常加五倍子、肉豆蔻、五味子、赤石脂等收涩药，并保留灌肠，能提高止利效果。

4. 肠易激综合征　肠易激综合征症见持续性或反复性腹泄，大便每日3~6次，便中带有大量黏液。中医辨证多属脾虚湿热，肝风乘之。乌梅丸可以变通清理湿热，敛肝扶脾。加减法：脏寒腹痛加吴茱萸、肉桂；脾虚湿盛加苍术、陈皮；心肾不交，桂枝易肉桂；邪热内陷去桂枝，干姜；大便燥结加麻仁、杏仁。

5. 带下病　参照乌梅丸主治寒热虚实夹杂"下利"，临床也有报道用乌梅丸化裁治疗寒热虚实夹杂型带下病，结果60例，基本痊愈42例，总有效率97%。其加减法：湿热重者选加败酱草、椿根皮、苦参、赤茯苓、蒲公英；寒湿重者加白芷、海螵蛸、巴戟天、赤石脂、白术、茯苓；肾虚腰痛者选加续断、桑寄生、狗脊、杜仲；带下量多、质清稀而不稠黏臭秽者，可加芡实、莲须、金樱子、龙骨；赤多白少者加小蓟；少腹有包块且腹痛甚者合桂枝茯苓丸；腹痛甚者加香附、延胡索。

6. 痛经　参照乌梅丸可治三阴寒热错杂腹痛，临床有报道用乌梅丸（加熟地）加减治疗妇科寒热错杂痛经42例，治愈24例，总有效率97%。加减法：寒象偏重者加川花椒、艾叶各9g；热象明显者减量或去桂枝、附片、细辛，加川楝子、艾叶各9g；倦怠脉虚软者加党参15g；经血有块，痛剧者加蒲黄、五灵脂各9g、延胡索12g；经量少色黯者加桃仁、红花各9g，乌梅减至15g；经量过多者去桂枝、川芎；兼腹胀加香附12g；腰胀痛加乌药9g；腰酸痛加续断、巴戟各9g。

【医案例析】

1. 昏厥抽搐案　余某，男，44岁。常发昏厥，伴抽搐、面赤、寒战、多汗。发时血压骤升至26.1/18.1kPa以上。止时复常。虽长期服用西药和镇肝潜阳中药。仍发作不止。请姚荷生先生会诊。姚老经过细致问诊得知：患者除间发昏厥抽搐之外，平素就有消渴喜冷，心中悸动，心下及右胁隐痛，并时有头晕耳鸣，口苦善饥，大便则一日3~4次、坠急不畅、质溏而味臭、色黄又带青，溺意频作而色深量不多，舌苔厚滑而微黄。脉弦滑而重按无力。姚老从六经分类考虑，乃厥阴阴阳动荡、肝风上冲心包、热多寒少之证。处以乌梅丸进退，嘱重用梅、连之酸收苦泄。制丸常服。经按法服数料丸药后，诸般内症由疏渐消，昏厥抽搐外症也随之渐止，血压恢复正常并持续稳定，身体也恢复劳动。

按语：该病例以阵发昏厥抽搐等风动之象就医，但实素有厥阴提纲诸症存在，是本有阴阳动荡之风内伏，而间发痉厥、面赤战寒，发后自止，不过是错杂内扰之风时有偏强而能外达显露之象。至于大便坠急而色青、尿意频作而不长，也与肝风下迫有关；消渴喜冷、口苦耳鸣、便色偏深，脉弦兼滑，是风夹热重之故。此例若非医者善问细查和精熟厥阴理论，是不易发现其内外病症必然联系的，辨证难免遗漏病机，诊治也就擦肩而过。因此，充分领悟厥阴错杂动风之理与厥阴提纲所列之症，是有其临床指导意义的。（刘英锋. 从厥阴主风理论指导乌梅丸的推广运用[J]. 中医杂志，1998，39（1）：15-16）

2. 崩漏案　吴某，女，12岁。自1年前月经初潮以来，经量忽多忽少，缠绵不尽。可达月余之久。虽经中医益气、凉血、止血，西医人工周期及输血治疗，病势不止。经姚老会诊得知：患者常觉心慌，心中灼热. 饥而不欲食，大便反泻，小便反清。时有头晕耳鸣，肢麻指冷，舌淡苔黄，脉细弦数、时有歇止。考虑为阴阳动荡而肝风内扰，殃及冲任。以乌梅丸原方配量，制丸常服。3日后经量开始渐减，药服尽而病愈。

按语：崩漏病在胞宫，而病源多关乎肝、脾与肾。本病例厥阴提纲之症突出，说明病自肝来。肝风内动则病处游走不定，内扰脏腑则显提纲主症，外引经脉则显肢体麻痹，循经上干巅督则发头晕耳鸣，循经下动血海则见崩漏不止。因此。厥阴肝风为本，血海失藏为标。（刘英锋. 从厥阴主风理论指导乌梅丸的推广运用[J]. 中医杂志，1998，39（1）：15-16）

3. 多寐案　尹某，男，44岁。半年前因车祸颈部受伤后出现嗜睡，每日睡眠13~15个小时，全身乏力，精神不振，不欲饮食，颈部疼痛，活动则响，紧皱不适，脉弦按之不足，舌质黯红、苔薄白。此为肝虚，清阳不升之多寐证。内治：温补肝阳，益气升阳。方以乌梅丸加减：乌梅7g，桂枝10g，炮附子12g（先煎），干姜4g，花椒4g，细辛4g，黄连9g，当归15g，党参12g，黄柏4g，黄芪12g，葛根18g，川芎8g，水红花子18g，每日1剂，水煎服。外治：活血散瘀，通络止痛。药用土鳖虫10g，乳香10g，没药10g，樟脑5g，冰片2g。共研细粉，用酒调和外敷颈部。7剂后诸症减轻，上方加减又服28剂诸症消失。随访1年睡眠正常。

按语：李老师应用乌梅丸所掌握的主要指征有：①脉弦按之无力。脉得血以充盈，气以鼓荡，脉方调畅，徐缓悠扬。弦脉主肝，肝为阴尽阳生之脏，阳气始萌而未盛，若气至而未及或六淫七情戕伐阳气，易致肝寒气馁，脉弦无力而懈惰，故见脉弦而无力，当知为肝之阳气不足，其弦可兼缓、兼滑、兼数等。②具有肝经症状，或胁痛，或呃逆、心悸，或阴痛囊缩，或寒热交作等。数症可并见，或仅见一症。本案弦为肝脉，弦而无力为肝阳馁弱，阳气虚不能上达，清窍失养则多寐欲睡；阳气不足，气血不达，机体失濡，则全身乏力、精神不振、不欲饮食；颈部外伤瘀血，停滞经脉不利则颈部疼痛、活动则响、紧皱不适。故治用乌梅丸温肝助阳，加黄芪，葛根补气升阳，清窍得养则头脑清利多寐好转，精力渐充；川芎行气活血散瘀；水红花子健脾养肝而消瘀。配合外治活血散瘀，通络止痛。切中病机而获效。（陈金鹏. 李士懋运用乌梅丸举隅[J]. 中医杂志，2007，48（5）：401-402）

【临证思路】

1. 明确乌梅丸为厥阴主方，拓宽运用范围　乌梅丸出自蛔厥证条下，仲景似为蛔厥而立，其组方甘以诱蛔、酸以制蛔、辛以伏蛔、苦以下蛔，并温下寒、清上热，燮理阴阳、调节气机，不但安蛔驱蛔，而且去除蛔虫赖以生存之环境，可谓思维巧妙，组方精到，为方剂学中驱虫剂的代表方。

然根据六经各有主症，六经也就各有主方（如太阳之麻桂，阳明之承气，少阳之柴胡，太阴之理中，少阴之四逆），厥阴也不应阙如。伤寒注家柯琴即提出："乌梅丸为厥阴主方，非只为蛔厥之剂矣。"（《伤寒来苏集》）陈修园也认为"此为厥阴证之总方"，"肝病治法，悉备于乌梅丸之中也。"（《长沙方歌括》）。笔者认为，厥阴病变以寒热虚实错杂为主症，乌梅丸也寒温攻补并用为特点，验之临床，乌梅丸用在许多寒热虚实夹杂的病症中确实有效如桴鼓之妙，如根据肝脾不调，寒热夹虚的病机运用乌梅丸治疗妇科带下、痛经等，因此，把乌梅丸（汤）立为厥阴之主方，是确有理论指导临床的价值。如果因为本方出自蛔厥文下，就固守蛔厥专方，势必束缚乌梅丸的灵活运用，实有大材小用之虞，至于乌梅丸未列于提纲主症条文之下，符合六经主方皆未列在提纲条文之下的通例，不足为奇。

2. 认识厥阴主风原理，提高方证辨识水平　厥阴从阴阳论，为两阴交尽，一阳初生之经；而从六气论，则厥阴之上，风气治之。厥阴生理为由阴出阳，阴阳协调，和风以生；厥阴病理为阴阳出入之机不相顺接，阴阳不和，和风也一转而为贼风，乘机妄动于内，此即错杂而动风者，又因为肝不仅主风，而且肝禀木质为生于水而生火者，一身同兼相反两性，风木一动则水火失匀而寒热并发，导致寒热混淆、虚实相兼之势，即成风扰而错杂者。因此，厥阴为病，不仅有阴阳错杂之机，而且有肝风内动之势。

仲景以"消渴，气上撞心，心中疼热，饥而不欲食，食则吐蛔，下之，利不止"为厥阴提纲，正是反映了厥阴阴阳动荡，虚风同夹寒热内扰他脏的镜象特征：风气横犯中土、消津耗营，则消渴易饥，甚至传为风消；风木克脾土、气伤胃逆则呕逆不食，甚至吐蛔；若上逆心胸，夹热冲心，则自觉气上撞心，甚至入肺而欲发奔豚；若下迫腹中，夹寒乘脾，则下利不止，甚至及肾而成久利；若肝风同夹寒热而攻冲于内，则心中或脘腹某处拘急绞痛而同时灼热，甚至彼此相争而厥热并发或厥热往复。因此，厥阴提纲例症，虽然遍及上下诸脏，但正如叶桂所强调的，此"全是肝病"，"皆肝厥内风"所致。

3. 灵活加减化裁，临证加减运用　根据厥阴主症错杂多变的特点，临床必须知常达变，随机化裁方药，别其风动之缓急、寒热之多少、虚实之偏颇以及所乘犯之脏器，及时调整寒温攻补比例及加减药物。如风甚者重用酸，寒热甚者调苦辛，虚多者多用甘味；病偏上者重配连、桂。病偏中者重配连、姜，病偏下者重配附、柏；病夹表者重配细辛；病夹水者重配川椒；病势缓者以丸缓治，病势急者丸改汤服；病兼他经病机，或合他经治法。如姚荷生先生根据厥阴肝风，夹寒热内扰的发病原理，灵活运用乌梅丸治疗杂病痉厥、妇科崩漏等，叶天士也根据"肝厥内风"的病机特点，灵活化裁乌梅丸的系列新方，创造性地运用于疟、痢、痉、痹等10余种杂病。

因此，厥阴主症，不仅有阴阳错杂之势。而且有肝风内扰之机；厥阴主方，不仅有燮理阴阳之功，而且有敛肝息风之效。临床证治，若能准确把握厥阴风象的内动特征，注重运用酸收息风的独特治法。又能根据证型的具体兼夹，对乌梅丸进行随机化裁和灵活变通，便能摆脱乌梅丸仅用于安蛔、止利的范围，步入广泛运用的境界，真正发挥其厥阴主方——理肝要剂的重要作用。

【实验研究】

现代药理研究表明，乌梅丸对蛔虫没有直接的杀伤作用，但可麻醉虫体，抑制其活力，这与中医的认识一致。本方有促进胆囊收缩和排胆汁的作用，也能促进肝脏分泌胆汁，降低胆汁的pH值，并促进胆囊收缩，排泄胆汁。基于以上两点，故乌梅丸对胆道蛔虫有特效。乌梅所含的苹果酸、枸橼酸等能明显抑制肠蠕动，降低肠道平滑肌的张力，对腹泻有效。炎性肠黏膜上皮细胞有明显修复好转的作用；对溃疡性结肠炎大鼠细胞因子具有良好的免疫调节作用。可逆转小鼠胃黏膜癌前病变。有明显延缓或阻止肝纤维化的作用。具有降血糖作用，其作用机制可能与促进胰岛β-细胞再生和功能恢复有关。另外，乌梅丸有较强的抗菌（尤其是抗痢疾杆菌）、抗真菌、抗过敏作用和显著的抗疲劳、耐缺氧作用。

（三）麻黄升麻汤

麻黄升麻汤由麻黄、升麻、当归、知母、黄芩、萎蕤、芍药、天门冬、桂枝、茯苓、甘草、石膏、白术、干姜十四味组成。本方功能清上温下，扶正益阴，发越郁阳。方中麻黄、升麻、桂枝，以发越其阳气；李时珍说："麻黄乃发散肺经火郁之药"，升麻不仅升清，且擅解毒。然则病已阴伤络损，故佐以石膏、黄芩、知母、萎蕤、天冬、当归、芍药等育阴清热，润肺解毒。此与发越郁阳之品似乎性味相反，但对此复杂之病，正可相得益彰。本方证是以正虚邪陷，阳郁不伸，上热下寒为主要病机的病证。证见寸脉沉而迟，手足厥逆，下部脉不至，喉咽不利，唾脓血，泄利不止。由方后注"汗出愈"可知，其证当见无汗。本证错综复杂，虚实互见，肺热脾寒并存，故用麻黄升麻汤繁杂之方治之。现代医家验之临床，凡具有清阳被郁、虚火妄动而见上热下寒诸症者，随症加减，常有奇效。金元医家李东垣所创升阳散火诸方，亦从此方衍化而出。不过东垣方着重补脾胃、升阳气而泻阴火；仲景方重在宣达郁阳、和营养阴、清上温下，是其不同之处。

【现代应用】

麻黄升麻汤之方证历来颇受争议，故其应用受到一定局限，但现代临床仍不乏运用本方收获良效者。本方可用于治疗西医学诸多慢性呼吸系统、消化系统、免疫系统等疾病及各种疑难杂症，证属阳气内郁、虚火妄动而见上热下寒（肺热脾寒）者。

1. 慢性肺源性心脏病心衰　慢性肺源性心脏病多由慢性支气管炎并发阻塞性肺气肿等慢性呼吸系统疾患进展而来，合并心衰时常伴胃肠道淤血，可见食欲不振、恶心呕吐、腹胀腹泻等症，证属脾阳不足，清阳不升，虚火上炎，郁于肺络者，用麻黄升麻汤加厚朴、苏子、丹参等，临床效佳。

2. 慢性肠炎　慢性肠炎主要表现为长期腹痛、腹泻等，与麻黄升麻汤主证"泄利不止"相合，临床报道显示麻黄升麻汤治疗上热下寒之慢性肠炎，疗效显著。

3. 过敏性紫癜　过敏性紫癜是一种导致皮肤等多器官小动脉和毛细血管出血的过敏性血管炎，中医肺主皮毛，肌肤紫癜常为肺热内郁，迫血妄行所致，其病机似麻黄升麻汤"唾脓血"之症，若伴见腹痛寒利等脾胃虚寒之证，符合肺热脾寒之病机，治疗可用麻黄升麻汤加紫草、茜根、丹皮等凉血活血止血之品。

4. 银屑病　银屑病为临床常见的反复发作的难治性皮肤病，临床资料显示对于银屑病皮损色鲜红、瘙痒，伴见口干眠差、下肢恶寒、乏力等症，证属热毒内蕴，阳郁不伸者，以麻黄升麻汤加生内金、生山楂等治疗有效。

【医案例析】

1. 咳嗽案　康某，女，35岁，2008年12月13日就诊。主诉：反复咳嗽、咯痰，伴后背酸痛10天。患者10天前因气候骤变出现咳嗽，自服止咳药物治疗无明显疗效，症状逐渐加重，并出现后背部疼痛。诊见：咳嗽，痰多色黄，后背尤其是项背部酸痛，两颧潮红，纳差，口淡，双手、双足时觉麻木，寐差多梦，夜尿多且带泡沫，舌红、苔白滑，脉沉细。X线胸片检查未发现明显异常。既往有2型糖尿病病史5年，一直口服盐酸二甲双胍片治疗，血糖控制尚可。中医诊断为咳嗽，证属肺热郁闭，上热下寒，瘀阻经络。治以清热化痰、宣肺止咳，兼以温阳通络，方用麻黄升麻汤加减。处方：生石膏30g，玉竹、天冬各15g，升麻、当归、白芍、知母、黄芩、桂枝、白术、干姜各10g，炙麻黄、炙甘草各6g。5剂，每天1剂，水煎服。12月20日复诊：服药后咳嗽明显好转，痰少，项背部已无酸痛，夜尿次数减少，手足麻木感明显减轻。

按语：本例患者消渴日久，素体阴亏燥热，病久则阴损及阳，故出现两颧潮红、纳差、口淡、肢冷、夜尿多等阴阳两虚之症；复感外邪，阳气本欲驱邪外出，但又虚衰无力抗邪，郁闭上焦，导致肺失宣降，痰浊内阻，而出现咳嗽、咯痰；项背部阳气郁闭，不通则痛，故酸痛；又因久病必瘀，瘀血入络，故双手、双足麻木；舌红、苔白滑，脉沉细为本虚标实、上热下寒之征。四诊合参，病机特点为本虚标实，寒热错杂。治以麻黄升麻汤寒温并用，方中麻黄发越肺经之火郁，为防发散太过，麻黄炙用，兼顾宣肺止咳；升麻升散解毒，使阳郁得伸，邪能外达；知母、黄芩、天冬、玉竹、石膏清肺胃之热，兼以滋阴；当归、桂枝合用养血通络；白术、干姜、炙甘草健脾温中。全方共奏平调寒热、扶正祛邪之功，诸症自解。（熊学军，王保华，陈靖雯．李赛美教授运用麻黄升麻汤加减临床验案举隅[J]．新中医，2010，（07）：107-108）

2．上热下冷案　柳某，女，59岁。1981年7月初诊。现病史：患者8年来经常腰以上热，腰以下冷，手热足冷。虽在炎热酷夏，仍着毛裤厚袜；时至严寒，但不欲穿棉上衣。头眩耳鸣，面烘热，多汗，短气，心悸，夜寐不安，口干少津，伴有口疮糜烂，舌根部麻辣感，项背部板滞不舒。西医诊断：自主神经功能紊乱，老年性口腔炎，颈椎病。多方诊治未见显效，甚为苦恼。查体：面色不华，两颧潮红。舌质嫩红尖赤，中有脱苔，脉寸关弦滑，尺脉沉细而弱。

拟麻黄升麻汤化裁，变宣达郁阳、和营养阴之剂，为升宣清阳、辛开苦降、益气养阴、清上温下之法。炙麻黄3g，干姜3g，升麻15g，桂枝15g，白芍15g，知母15g，党参15g，茯苓15g，白术15g，玉竹15g，姜半夏10g，黄芩10g，当归10g，甘草7.5g，水煎服，3剂。服药3剂后，泻止胃开，痞满已除，上热下寒证大见好转，诸症均减，舌上有微薄苔生长，脉弦小数。药已对证，原方去半夏、黄芩，加黄芪、百合各15g，续服6剂。再诊：剥脱苔消失，舌红润，苔白薄，脉转弱滑，诸症痊愈。嘱服三才汤（天冬、党参、熟地黄）熬膏常服以善其后，辅以按摩、体疗以治颈椎病。随访半年，康复如常。

按语：初诊时见患者舌嫩红尖赤，中有脱苔，两颧潮红，一派阴虚火旺之象，而忽略了下元不足之虚寒，投予知柏地黄汤滋阴清热，少佐肉桂引火下行。服药3剂后，上焦烦热更甚，腰以下寒冷如故，余症有增无减，且增大便溏泄，日2~3行，胃中痞满，不思饮食，脉舌同前。（李寿山，李小贤，李志民．麻黄升麻汤方证分析与应用[J]．中华中医药杂志，2005，（4）：224）

3．白睛出血案　李某，男性，38岁，2010年8月5日来诊。现病史：右白睛见出血斑如玉米粒大，发热恶寒，头痛无汗，喘咳痰黄，咽痛且痒，口干不欲饮，溲清便溏，舌尖稍红苔薄白，脉浮滑。初诊处以麻杏薏甘汤合黄芩泻白散，3剂，孰料，药后痰减色淡，然他症起色不大，顿首细思，患者向来脾虚，眼睛属肝而白睛属肺，肺则为燥热所困，复切其脉，浮中见濡，诊为表里同病，肺热脾寒之证，用麻黄升麻汤至为妥切，清肺温脾，发越郁阳，处方如下：麻黄9g，升麻9g，生石膏30g（先煎），知母9g，黄芩9g，玉竹12g，白芍12g，当归9g，天冬15g，桂枝9g，干姜9g，茯苓15g，白术9g，炙甘草6g。3剂，水煎温服，药后诸症大减、减麻黄为6g，余药不变，复进3剂，诸症悉平。

按语：麻黄升麻汤为仲景所创，治疗厥阴误下后阴阳错杂的变证，仲景认为，病入厥阴，下法当慎，误下后阴阳两伤，上有实热证，下有虚寒证，治寒则遗其热，治热则碍于寒，补虚则助其实，泻实则碍其虚，故谓难治，必须复方治疗才能有效。初诊即忽略了太阴脾寒之证。麻黄升麻汤滋养营血，清上温下，调和营卫，发越郁阳，无顾此失彼之弊。仲景创立此方匠心独具，方中温热药与寒凉药同用以缓其辛热之性，使燥热除阴液坚，寒热错杂之邪得解，虚实互见之证得愈。（辛小红，范雪梅.《伤寒论》麻黄升麻汤之管见[J]. 中国中医急症，2013，22（5）：763）

【临证思路】

麻黄升麻汤证的病机关键在于正虚邪陷阳郁，上焦因阳郁而火热伤阴，症见咽喉不利、吐脓血、寸脉沉涩；下焦因阳虚而阴寒内盛，症见下利不止、手足厥逆等。本证寒热错杂，上热下寒，肺热肠寒；虚实夹杂，气虚、阴虚、阳虚而有火热上炎，病机复杂。归纳病机有：①肺上热而脾下寒；②热盛津伤，而阳气郁；③表邪未全解，邪陷热郁。本证邪郁阳陷，肺上热而脾下寒，若治其阴必伤其阳，若泻其实则更伤其虚，正如曹颖甫所言“是为上热下寒，此时欲清上热则增下寒，欲温下寒则增上热”，故仲圣都曰难治。要解决这样复杂的证候，必须用复方来治，麻黄升麻汤的功效发越郁阳，清上温下，寓越婢汤、桂枝汤、理中汤、苓桂术甘汤等方于一体，集寒凉药和温热药于一方，温、清、补、散，麻黄升麻汤正为此而设。

《伤寒论》寒热并用方有多首，但各有特点，临证当辨。“黄连汤、半夏泻心汤的寒热并用，偏于和；乌梅丸的寒热并用，偏于敛；干姜黄芩黄连人参汤的寒热并用，偏于降；麻黄升麻汤的寒热并用，偏于散。可见虽皆属寒热并用，但有敛、降、散、和，各有偏重。”

现代临床上，这些复杂症状较常见于自主神经功能紊乱、更年期综合征、肺结核、结核性腹膜炎、慢性肠炎、老年性口腔炎，以及热病后期等。据辨证论治的原则，上述疾病属阳气内郁、寒热错杂、虚实夹杂者，可试投本方。

关庆增氏编著的《〈伤寒论〉方证证治准绳》搜集使用麻黄升麻汤治疗的古今医案进行统计，共记载症状30多种，出现次数最多的前10种症状依次为便溏、唾脓血、发热、恶寒、头痛、咳嗽、胸闷、咽痛、腹痛、厥逆；舌象以舌红出现频率最高，代表上焦郁热；脉象以沉弱脉多见，反映病位在里，正气不足。以上可作为临床辨证时的参考。

（姜丽娟　朱西杰　李小会　刘英峰　任存霞　徐笋晶）

第五章 《伤寒论》药用研究与实践

中国古代儒、道、释文化中的哲学思想,《神农本草经》《黄帝内经》《难经》等古代医药典籍,分别为《伤寒论》药物学理论奠立提供了哲学基础、药学素材及医学理论支撑,使得《伤寒论》成为理法方药一线相贯的医学典籍。

《伤寒论》所涉药味不多,但书中蕴含了丰富的药物学理论。如关于药物炮制,《伤寒论》较《汤液经》《五十二病方》等在炮制方式上更趋多样、亦更趋精细; 在药物用量上,《伤寒论》对药量的要求更趋严格; 在药物配伍方面,《伤寒论》更强调相反属性药物的配对,对复杂病证治疗亦更具积极意义。

第一节 《伤寒论》用药理论研究与应用

仲景勤求古训,博采众方,撰用《素问》《九卷》《八十一难》《阴阳大论》《胎胪药录》等,为《伤寒论》用药理论奠定了基础。仲景在古代哲学及中医药理论的基础上,结合其临证实践,著成《伤寒论》,该书集理法方药辨治体系于一体,体现其以辨证论治理论为中心的用药思路与方法,极大地丰富和完善了中医学的辨证用药理论。

《伤寒论》所载药味不多,然其用药理论丰富且比较完善,如中药四气、五味、升降浮沉、归经、功效、主治、毒性及禁忌等理论的应用,丰富了辨证用药理论,具有深刻的临床指导意义和应用价值。

一、性味归经

《神农本草经》序录云:“药有酸咸甘苦辛五味,又有寒热温凉四气。”是对中药性味最早且完整的概括。历代本草论述中药,大多首先明确其性味归经,可见性味归经是中药功效的基础,中药性味归经理论对临床辨证用药具有重要的指导意义。

(一)四气用药理论

中药四性(气),即中药的寒、热、温、凉(平)属性。其中寒与凉同属阴、温与热同属阳。寒与凉、温与热,仅有程度区别。《素问·至真要大论》曰:“寒者热之,热者寒之”,明确了运用四气理论指导临证用药之规矩。仲景《伤寒论》虽明言温热寒凉者不多,如“当温之,宜服四逆辈”,“以温药下之,宜大黄附子汤”,“病痰饮者,当以温药和之”,文中“当温”“温药”等描述,提示其中的“四逆辈”方、附子等药具有温热属性。《伤寒论》中按中药四性理论选药较为常见，如论中石膏、知母、黄芩、黄连、黄柏、栀子、大黄等寒性药物，具有清热作用；麦冬、百合、玉竹等凉性药物，具有清热养阴作用；附子、干姜、细辛、乌头、蜀椒等热性药物，具有温阳散寒作用；人参、黄芪、大枣等温性药物，具有培中补虚作用。

前言单用寒热温凉者，是因其证候单一，然临床证候变化多端，其中不乏寒热错杂之复杂病证，如表寒里热、上热下寒、寒热中阻等证，不可单用纯寒纯热之药，当视其病变部位，寒热多少，合理选药，适当配伍，寒热并投，方可使寒热并除；其中又有寒热格拒之证，当用寒热并用佐治之法，如白通加猪胆汁汤之"猪胆汁"，性寒，在方中能引阳入阴，使热药不被寒邪所格拒，此用药之变法，不可不知。

（二）五味用药理论

中药五味，即酸、苦、甘、辛、咸（淡、涩）。五味用药理论既可以指导临床治疗，也可以用于指导饮食宜忌。如《素问·脏气法时论》曰："辛散、酸收、甘缓、苦坚、咸软。"酸，能收、能涩，如乌梅涩肠止泻、五味子敛肺止咳等；苦，能泄、能燥、能坚，如黄芩、栀子之泄火，黄连、苦参之燥湿，知母、黄柏之泻火存阴等；甘，能缓、能和、能补，如胶饴缓急止痛、炙甘草调和药性、人参益气养阴等；辛，能散、能行，如麻黄、桂枝发汗解表，红蓝花、川芎行气活血等；咸，能下、能软，如芒硝泻热通便，鳖甲软坚散结等。

以五味用药理论为指导，某一种药物的五味功效可以用于治疗某一种证候，如取乌梅之酸味以涩肠止泻。然而临床上证候复杂，仲景则取多种药物配伍，取其多种功效，组方治疗。如论中麻黄汤中麻黄、桂枝之辛与甘草之甘配伍，桂枝汤中桂枝、生姜之辛，与甘草、大枣之甘配伍，均以辛甘药物为主，用以治疗外感风寒之太阳表证，即《黄帝内经》"辛甘发散"治法的体现；创制三承气汤，以大黄、厚朴、枳实等苦味药物以攻下，治疗阳明腑实证，是"酸苦涌泄"治法的体现；如芍药甘草汤，以芍药之酸，与甘草之甘配伍，用以治疗脚挛急，具有"酸甘化阴"之功效，亦是五味指导治疗的体现。此外，仲景不仅将五味用药理论用于指导临床用药，还将五味禁忌用于饮食宜忌的调理之中。正如《素问·宣明五气》曰："五味所禁：辛走气，气病无多食辛……甘走肉，肉病无多食甘……是谓五禁，无令多食。"如论中"若酒客病，不可与桂枝汤，得之则呕，以酒客不喜甘故也"，提示湿热内蕴之人，以防助热助湿，又如桂枝汤方后饮食禁忌中指出"禁生冷，粘滑，肉面，五辛"提示包括辛味在内的各种饮食禁忌。

（三）性味配伍用药理论

缪希雍曰："物有味必有气，有气斯有性。"性和味是中药同时具备的特性。一般来说，性味相近，功效相近，如麻、桂辛温，均有发汗解表的功效；姜、附辛热，均有温阳散寒的功效。纵观《伤寒论》，性味配伍的运用很多，根据临床证候，配伍应用，各具特点。或性味相似，功效各异；或相同性味配伍，相辅相成；或不同性味配伍，相反相成。

1. 性味相似，功效各异　虽然性味相同，但有功效主次之异，部位偏倚之别，如乌头辛热，善祛风寒湿邪，附子辛热，善回阳救逆；姜、附辛热，干姜主治太阴之虚寒，附子善温少阴之阳虚；栀子、黄连、大黄、黄柏苦寒，栀子善清胸膈之热，黄连善清心胃之热，大黄善通腑泻热，黄柏善清下焦之热。

2. 相同性味配伍，相辅相成　麻黄配桂枝，是辛味和温性相配伍，可加强解表散寒的功效；附子无姜不热，干姜配附子，是辛味与热性相配伍，可增强温阳散寒的功效；大黄、黄连、黄芩合用，是苦味和寒性相配伍，可增强清泄里热的功效。

3. 不同性味配伍，相反相成　如治疗痞证之半夏泻心汤，以辛温之半夏、干姜温中降逆，以苦寒之芩、连泄热通降，参、枣、草辛甘温，补益脾胃，诸药配伍，辛开苦降，寒温并用，攻补兼施，相反相成，恰合脾升胃降之生理特性，以复其升降之常。如治外寒内饮之小青龙汤，以芍药之酸寒，五味子之酸温为佐，收敛肺之逆气；以干姜、细辛、半夏之辛温化饮散结止呕咳，辛酸相合，一散一收，使肺气宣降协调，甚合《素问·脏气法时论》"肺欲收，急食酸以收之，用酸补之，辛泻之"的用药理论。又如附子泻心汤，取苦寒之三黄，用麻沸汤浸泡绞汁，取其寒气之轻扬，以清泻心胸之邪热而消痞；用辛热之附子另煎取汁，得醇厚之药力，以温经扶阳而固表。四味相合，寒温并用，性味各异，共奏泄热消痞、扶阳固表之功效。此外，临床上还应注重性味配伍宜忌，辨证应用。如王叔和云："桂枝下咽，阳盛则毙；承气入胃，阴盛以亡"，同时要注意"寒无犯寒""热无犯热"，掌握性味配伍用药理论，准确辨证，灵活、审慎用药。

（四）升降浮沉用药理论

《伤寒论》中运用中药升降浮沉十分灵活，升降出入，无器不有。《素问·阴阳应象大论》曰："其高者，因而越之；其下者，引而竭之；中满者，泻之于内；其有邪者，渍形以为汗；其在皮者，汗而发之"为指导，选择合适药物。如麻桂之辛散以发汗，茯苓、泽泻之渗利以利水，瓜蒂之酸苦以涌吐痰实，大黄、芒硝之苦咸寒以泻下，干姜、半夏配芩连之辛开苦降，以恢复中焦气机之升降，均是中药升降浮沉理论临床运用的具体体现。

（五）归经用药理论

中药归经理论以脏腑经络学说为基础，源于药物性味不同，而有对脏腑经络定向定位的区别。《伤寒论》的六经辨证论治理论体系，充分体现了仲景以六经为纲，应用归经理论指导临床辨证的用药特点，对临证用药具有重要的指导意义。如麻黄、桂枝为太阳表证用药，石膏、知母为阳明经热证用药，大黄、芒硝为阳明腑实证用药，柴胡、黄芩为少阳证用药等，人参、干姜为太阴经用药，附子、干姜为少阴虚寒证用药，厥阴证候复杂，据其寒热虚实，辨证用药。其中，尤以五味与归经的关系最为密切，五味属性不同，五脏各有偏嗜，各有喜归，如《素问·宣明五气》曰："五味所入：酸入肝，辛入肺，苦入心，咸入肾，甘入脾，是谓五入。"《素问·五脏生成》曰："故心欲苦，肺欲辛，肝欲酸，脾欲甘，肾欲咸，此五味之合五脏之气也。"这种关联，对治疗脏腑疾病的药物选择，起着指导作用。如中焦气血亏虚，中焦者，脾也，甘入脾，故以甘草、大枣、饴糖之甘以补益中脏，达建中的功效，使阴阳气血得补，中焦得建。中药归经理论与脏腑经络的密切关系，对于临床辨证用药具有重要的指导意义。

二、功效主治

（一）功效不同，主治不同

中药功效有共性，体现在其性味、归经，又有个性，根据各药品种之不同而有差异。《伤寒论》所载药味不多，但通过严谨配伍，灵活加减，药物功效得到充分体现。如桂枝辛、温，《本经疏证》桂枝条下曰："盖其用之之道有六，曰和营，曰通阳，曰利水，曰下气，曰行瘀，曰补中。"可用于营卫不和，如桂枝汤类证；用于心阳不振，如桂枝甘草汤证；用于水道不利，如五苓散证；用于水气冲逆，如桂枝加桂汤证；用于瘀血内停，如桃核承气汤证；用于中气虚损，如小建中汤证等，均是对《伤寒论》用药精细的最佳体现。

(二)配伍不同,主治各异

功效主治往往与配伍息息相关,配伍不同,其侧重往往不一样。如麻黄辛、微苦、温,与桂枝相须为用,则发汗解表力强,治风寒表证,如麻黄汤;配伍石膏、杏仁则宣散肺热,止咳平喘,治肺热咳喘证,如麻杏甘石汤;配伍生姜则发越水气,治风水在表证,如越婢汤。

(三)剂量不同,功效偏倚

功效主治与剂量相关,剂量大小不一,往往功效有所偏重。如炙甘草有多个用量,如在桂枝二越婢一汤中用十八铢、桂枝麻黄各半汤中用一两、桂枝汤中用二两、桂枝加附子汤中用三两、炙甘草汤中用四两等,以邪实为主者常用较小量,以正虚为主者用较大量,调和药性多用量较小,培中益气多用量较大;又如麻黄,在桂枝二麻黄一汤中用十六铢、桂枝二越婢一汤中用十八铢、桂枝麻黄各半汤中用一两、麻黄附子甘草汤中用二两、麻黄升麻汤中用二两半、麻黄汤中用三两、麻黄杏仁甘草石膏汤中用四两、大青龙汤中用六两等,其功效主治亦随用量改变而有所变化。

(四)炮制煎法,功效有别

功效主治与炮制和煎服法有关,《伤寒论》中姜有生姜、干姜、炮姜之不同,桂枝汤、生姜泻心汤等方用生姜,以散寒降逆;四逆汤、半夏泻心汤等方用干姜,以温中散寒;甘草干姜汤等方用炮姜,取其温中,守而不走。甘草有生用、炙用之别,甘草汤、桔梗汤等方用生甘草,以解毒利咽;炙甘草汤、麻黄汤等方用炙甘草,以补中益气、缓急止痛、调和药性;附子有生用、炮用之分,四逆汤、白通汤等方用生附子,其性峻猛,回阳救逆;桂枝加附子汤、真武汤等用炮附子,其性稍缓,温阳散寒。又如麻黄"去上沫",以减其发汗之力;大黄黄连泻心汤和附子泻心汤"以麻沸汤二升渍之,须臾绞去滓",取其气之轻扬,不欲其味之重浊,其功效均因炮制或煎法而有所偏重。

三、毒性禁忌

毒性,广义毒性即药物偏性;狭义毒性指药物副作用。《素问·五常政大论》将毒性分为"大毒""常毒""小毒""无毒"四类;《神农本草经》分为"有毒""无毒"两类。《中华人民共和国药典》采用大毒、有毒、小毒的分类方法,是目前通行的分类方法。《伤寒论》关于药物毒性与禁忌的内容散见于方后或部分条文之中。

(一)毒性理论

《伤寒论》明文论及毒性者较少,如313条半夏散及汤方后曰:"半夏有毒,不当散服。"若细察其方药及煎服法,不难看出其法度:一是掌握剂量,中病即止,如白散方"又白饮和服,强人半钱匕,羸者减之",十枣汤"强人服一钱匕,羸人服半钱",大承气汤"得下,余勿服"等;二是严格炮制,如真武汤用炮附子,而非生用,白散方"巴豆一分,去皮心,熬黑研如脂"等;三是注意制剂服法,如白散方"白饮和服",十枣汤"先煮大枣肥者十枚,取八合,去滓,内药末……得快利下后,糜粥自养"等;四是配伍严谨,大陷胸丸以"白蜜二合",十枣汤以"大枣肥者十枚",而未用甘缓调和之甘草,只因有甘遂。但仍须辩证地看待,仲景在甘遂半夏汤中却以甘遂与甘草同用,取攻逐饮邪之意,甘遂量大,炙甘草量小,甘遂与半夏同煮、芍药与甘草同煮,二药汁加蜜半升同煎,其法殊矣。

(二)禁忌理论

《伤寒论》论及用药禁忌者,仅寥寥数语,皆珠玑之句,示人以法。如17条"若酒客病,不可与桂枝汤,得之则呕,以酒客不喜甘故也”,81条“凡用栀子汤,病人旧微溏者,不可与服之”,“呕家不可用建中汤,以甜故也”,166条“诸亡血虚家,不可与瓜蒂散”等,皆示人辨证用药有严格章法,求规矩才能得方圆。

(刘松林)

第二节 药物用量的研究与应用

中药的用量,称为剂量。古人云:“中医不传之秘在于用量”,说明了掌握中药剂量的重要性。

仲景勤求古训,博采众方,所著《伤寒论》被遵为“方书之祖”,共载方113首(遗1方),其中112首详载方药及剂量。所载方剂被后世奉为经典,誉为“经方”。在六经辨治体系的指导下,其组方用药、药物加减以及药量变化均有严格的规范,对于临床辨证用药具有重要的指导意义。临床病证变化多端,辨证施治时,法因证设,方随法变,药亦随之而变,剂量亦常灵活加减,拟方用药既有严格之原则性,亦有变通之灵活性,其用药精专,辨证调整药物用量灵活,法度严谨,疗效卓著,为历代医家所称赞。

《伤寒论》从东汉末年流传至今,历经战乱,朝代更迭,传抄易手,书中记载用药剂量、计量方式及度量衡转换,都有较大变化。其中有关药物用量的内容丰富,深入开展药物常用剂量、辨证调整药物用量、计量方式、古今用量折算等研究,对于揭示《伤寒论》药物用量规律,进一步系统把握其用药理论,指导临床辨证用药,具有重要的理论价值及实践指导意义。

一、药物常用剂量研究

《伤寒论》药物与剂量往往共同决定治法,论中共记载药物91种,且都有常用剂量和使用规范,这是在长期的临床实践中,对药物量效关系进行反复观察和不断实践的基础上形成的。如白芍常用三两,甘草常用二两或三两,大枣常用十二枚,杏仁常用半升或50~70个,附子常用一枚,半夏常用半升,黄芩常用三两,茯苓常用四两等。因药物质地有轻重,气味有厚薄,作用有强弱,功效有偏重,毒性及副作用不一,故其用量大小有差异。例如,矿石类药物,因其质重而用量偏大,如麻黄杏仁甘草石膏汤、白虎汤、竹叶石膏汤等方中,石膏用至半斤或一斤;桃花汤、赤石脂禹余粮汤等方中,赤石脂用至一斤。药食两用类、无毒类药物,用量也偏大,如竹叶石膏汤、桃花汤等方中,粳米用至半升到一升;小建中汤用饴糖,猪肤汤用白蜜各一升。而毒性药物、作用峻烈的药物,则用量偏小,如在三物白散方中,巴豆、贝母、桔梗三药合用,每服仅半钱匕,可见巴豆用量偏小。

《伤寒论》用药剂量不但有其常量,药物剂量亦有一定比例,其中许多散剂,不言用药剂量多少,直接以比例表示。如三物白散方中,桔梗三分,巴豆一分,贝母三分;瓜蒂散方,瓜蒂一分,赤小豆一分,以上“分”为“份”之意,均强调了用药剂量的比例。又如十枣汤、半夏散及汤、牡蛎泽泻散等方后均言“等分”,皆是《伤寒论》方“比例”用药剂量的体现,同时也说明了《伤寒论》方用药确有其常用剂量和比例。

二、辨证调整药物用量

《伤寒论》方中的药物用量是仲景用药经验的体现，其辨证用药剂量既有其“常”，亦有其“变”。仲景所用方剂中的药物剂量和比例，常据病情轻重、主治功效、药性峻缓、体质强弱、服药时间和方法的改变而变化。药物用量的变化反映了病证的动态演变过程，这对辨识病证演变及指导临床用药均有重要作用。

（一）病情轻重

《伤寒论》中的药物用量，是在辨证的基础上，依据病证不同而变化的。病情有轻重缓急，其用药量亦有轻有重。一般说来，病情急者，用量多重；病情缓者，用量多轻。如抵当汤、抵当丸两方均为治疗蓄血证的方剂，但因蓄血的程度有轻重之别，病势有缓急之异，故药物用量亦有不同，丸剂中水蛭、虻虫用量较汤剂减少1/3，因此汤剂用于血热互结而致发狂，病性重且病势急者，为逐瘀峻下之剂；丸剂则用于血热互结所致如狂或发狂，病情重而病势缓者，以峻药缓图之。如少阳病之典型证候，见往来寒热者，方用小柴胡汤，其中柴胡用至八两；太少同病，无寒热往来者，方用柴胡桂枝汤，其中柴胡用四两。又如调胃承气汤，清泻燥热为主时，用少少温服之法；通便为主时，则应采用顿服之法，均为在辨证的基础上，依据病情而调整药物用量的体现。此外，诸如枳实在大、小承气汤中用量的变化等，也都体现了据病之轻重缓急而调整用量的特点。

根据病情轻重，辨证调整药物用量的原则，不仅体现在单味药物用量随证而变方面，也体现在药物之间用量的比例随主证轻重而调整方面，如大青龙汤、麻黄杏仁甘草石膏汤中，麻黄与石膏用量的比例由1.5 : 1变为1 : 2，体现了表寒与内热之间的演变，方药性质也由辛温为主转变为辛凉为主。掌握药物用量比例的变化特点，为临床辨证调整药物用量提供了指导。

（二）主治功效

1. 单味药物用量影响主治功效　《伤寒论》共载药91种，部分药物重复出现，其用量不尽相同，主治功效亦有区别。如黄连苦寒，为清热泻火药，五泻心汤皆用黄连一两，为消痞的常法；葛根黄芩黄连汤中黄连用至三两，达厚肠坚阴之力；黄连阿胶汤中黄连用至四两，是因阴虚阳亢之甚，而致“心中烦，不得卧”，故重用以泻火除烦。又如细辛，在小青龙汤中用量最大，为三两，功在温肺化饮；在麻黄细辛附子汤中用二两，功在温经解表；真武汤加减法中用一两，功在温肺通窍利水。

2. 药物用量、比例改变影响主治功效　经方用量变化精细，常因药物用量比例的细微变化，影响整个方剂的主治功效。例如许多药物组成相同的方剂，其中药物剂量大小变化导致方剂功效改变。如半夏泻心汤具有和胃消痞之功，加重甘草用量而成甘草泻心汤，甘草甘温，补中州之虚，缓客气之逆，在半夏泻心汤基础上增强了补中调虚之功；又如四逆汤与通脉四逆汤，均由附子、干姜、炙甘草组成，四逆汤主治少阴阴盛阳微的四肢厥逆证，通脉四逆汤增加姜、附用量，故回阳救逆之力更强，用于治疗少阴阳虚，阴寒内盛，格阳于外的格阳证。此外，方中各种药物用量的比例发生变化，也能使其主治功效改变。如桂枝和芍药的比例，在桂枝汤中为1 : 1，用于解肌祛风，调和营卫；在桂枝加芍药生姜各一两人参三两新加汤中为3 : 4，用于调和营卫，益气和营；在小建中汤中为1 : 2，用于建中补脾，调养气血，可见其主治功效随桂枝、芍药用量比例的变化而发生改变。

（三）药性峻缓

凡使用有毒药物或作用峻烈的药物，用量宜小，以免中毒，或者作用太过，损伤正气。如三物白散方中，巴豆用量仅占全方1/7，全方每服半钱匕，可见用量之小，而且必须以白饮和服，减缓毒性；十枣汤用大戟、甘遂、芫花各等份，且“强人服一钱匕、羸人服半钱”，用量亦少，同时使用大枣十枚煎汤送服以和缓之，并嘱“病不除者，明日更服，加半钱”，意为不可在一日内服两次，并以少量渐加。由此可见仲景用有毒或作用峻烈药物时，对剂量的把握十分谨慎。

（四）体质强弱

人的年龄有长幼不同，性别有男女各异，体质有强弱之别，故对药物的承受能力和反应均不同，因此常根据不同体质，辨证给予不同的用药剂量。对素体虚弱者，药物用量宜酌情减少；体质壮实者，药物用量可酌情增加；老人气血渐衰、阴阳渐亏，小儿脏腑娇嫩、形气未充，其用量均宜轻。

如十枣汤峻下逐水，方中芫花、甘遂皆有毒性，故“强人服一钱匕，羸人服半钱”，既可祛邪，又不伤正；三物白散用巴豆，大辛大热，泻下冷积，散寒逐水之力猛，故仲景既配白饮和服以顾护胃气，又告诫“强人半钱匕，羸者减之”；又如回阳救逆的通脉四逆汤、通脉四逆加猪胆汁汤皆谓“干姜三两，强人可四两”，四逆汤“强人可大附子一枚、干姜三两”等，都提示医者临证应对病人体质细心观察，根据体质强羸不同，药物毒性大小，酌情调整药物剂量，以期更佳疗效。

（五）服药时间及方法

在对病情动态观察的前提下，调整服药时间及服药方法，可以改变药物的服用剂量，提高治疗效果。如论中乌梅丸方后曰：“先食饮服十丸，日三服，稍加至二十丸”。这种服药方法，其目的有二：其一，在未进食，而蛔虫相对安静之时服药，药物可直接作用于蛔虫，发挥温脏安蛔的功效；其二，“稍加至二十丸”，是根据服药后反应，增加用量，起到迅速发挥治疗作用之目的。因此，掌握服药时机、调整服药剂量，有助于提高治疗疗效，此外，为集中药效，可缩短服药时间间隔，如桂枝去桂加白术汤、麻黄升麻汤、麻黄连轺赤小豆汤的服药间隔时间均比其他方剂短，这使得在单位时间内服用药量相对增多，从而达到集中药力，迅速取效之目的。

此外，“顿服”之方常用于急证重证，能快速取效而又避免耗伤正气。如大陷胸丸、瓜蒂散、三物白散、干姜附子汤均用“顿服”之法。此类“顿服”方多含峻烈药物，峻药速用，使邪气速去，能有效遏制病情发展。

总之，临证用药，不能仅拘泥于《伤寒论》中药物用量，还应重视辨证调整药物用量，根据病情轻重、主治功效、体质强弱、药性峻缓、服药时间及方法等因素进行调整。

三、计量方式

西医学对《伤寒论》用药剂量的认识，应以计量单位为基础。若计量单位不明，则无法按《伤寒论》方的用药剂量给药，亦无法得知其具体的药物用量，因此要明确《伤寒论》方用药剂量，必须要先明确《伤寒论》方的计量单位。目前对《伤寒论》药物剂量的计量单位认识，主要分为标准度量衡制的计量和非标准度量衡制的计量两大类。

（一）标准度量衡制的计量单位

标准度量衡制的计量单位分为三种：一是重量单位，如“斤、两、铢”，论中所载中药大多数是以重量单位计量的，尤以“两”的使用频率为最高。如桃花汤中赤石脂药一斤、白虎汤中石膏一斤，桂枝汤中桂枝三两、葛根汤中麻黄四两，桂枝麻黄各半汤中桂枝一两十六铢、五苓散中猪苓十八铢等。二是容量单位，如“合、斗、升”。如栀子豉汤中香豉四合，白虎汤中粳米六合，白通加猪胆汁汤中猪胆汁一合、人尿五合；麻黄连轺赤小豆汤中潦水一斗、茯苓桂枝甘草大枣汤中甘澜水一斗；半夏泻心汤中半夏半升、小建中汤中胶饴一升、吴茱萸汤中吴茱萸一升、竹叶石膏汤中麦门冬一升等。此外，汤剂的加水量、取汁量与服用量也用此种计量方式。三是长度单位，如“尺”，如麻子仁丸中厚朴一尺等。

（二）非标准度量衡制的计量单位

非标准度量衡制的计量单位分为四种：一是以数量计量，如“枚、个、茎”等，如茯苓桂枝甘草大枣汤中大枣十五枚、白通汤中附子一枚等；麻黄汤中杏仁七十个，桃核承气汤中桃仁五十个，抵当汤中水蛭、虻虫各三十个等；白通汤中葱白四茎等；二是拟量计量，如大青龙汤中石膏如鸡子大，麻子仁丸、乌梅丸中为蜜丸如梧桐子大，柴胡加龙牡汤中大黄切如棋子等；三是估量计量，如竹叶石膏汤中竹叶两把等；四是匕量计量，匕为古代量取药末的器具，匕计量单位是以寸匕、钱匕的特殊量器来盛药计量，如大陷胸汤甘遂一钱匕，五苓散每服方寸匕，三物白散强人每服半钱匕等。

探究《伤寒论》计量方式，目的在于明确经方的用量。只有准确地把握用药的“计量”和“剂量”，才能达到理、法、方、药的一致性，从而获得较好的临床疗效，实现《伤寒论》辨证调整药物用量理论的灵活运用。

四、古今用量研究

《伤寒论》用药计量单位的折算，是继承《伤寒论》方药物用量的基础。由于朝代更迭，度量衡变革，古今计量方法不同，现代使用经方必须明确古今计量的折算标准，才能准确地运用于临床。关于论中用药计量单位的折算，古今医家研究颇多，各持己见，结论不一。如李培生教授主编的《伤寒论讲义》中，对古今剂量折算的研究，主要体现在几个方面：一是重量单位折算，如一两折合3g，一升折合18~30g，一方寸匕折合6~9g，一钱匕折合1.5~1.8g；二是容量单位折算，如一升折合60~80ml；三是长度单位折算，如“厚朴一尺”，折合30g；四是计数单位折算，如杏仁、桃仁、大枣、栀子、枳实、附子、水蛭、虻虫等以个计算者，均结合实际情况，比较他药的配伍，灵活运用；五是拟量计量折算，“如鸡子大”，折合45g。此外，高等医学院中医教材《方剂学》：在“古今药量考证”一节中曰：“汉代一两约合现代的9g（3钱），一尺约合六寸九分，一斗约合二升，一升水约合二合（200ml）”，又云：“古方1剂等于现在的3剂药，如直接折算，可按一两约合3g计算”。

柯雪帆等对近来各地出土的秦汉铜铁权器与现存于中国历史博物馆的东汉光和大司农铜权，进行测量，结果测得汉之一两相当于今日12~18g不等，但多数在15g左右，一升则相当于200ml左右。最后柯氏在比较全面地考察了以往学者的研究方法后综合测量结果得出最后结论，东汉的一斤应折合为250g，一两折合为15.62g（或缩简为15.6g）。

综上所述，各种具体计量考证，可佐参考，毕竟不同的时代，人们用药的习惯不尽相同，而同一时期，不同的人，也有不同的习惯用量。因此在确定临床用量时应视具体情况而定。

（刘松林）

第三节　药物炮制研究与应用

《伤寒论》药物炮制内容散见于方中药物的脚注，其内涵较《黄帝内经》《神农本草经》有了较大的扩展，书中集炒、炮、研、捣、酒洗、苦酒煮、刮皮、去核、去翅足等多种方法于一体，包括了现代常用的多种炮制方法。与《黄帝内经》《神农本草经》迥异处在于，《伤寒论》除强调不同炮制方法外，更对炮制程度（量）做了具体区分，如在炮制的火候上分为烧、炼、熬诸种，在熬制中又有“熬”“熬令黄”“熬焦”等不同。再如吴茱萸竟要“汤洗七遍”，烧枳实则须“烧令黑，勿太过”等，都无不体现出炮制既存在方法上的差异，更有着量的不同。

《伤寒论》涉及炮制方法多样，炮制目的亦各不同，或为去除杂质及非药用部位；或为加强药物效应；或为改变药物性能；或为消除、降低药物毒副作用；或为方便调剂、制剂及服用等，可谓不一而足。这些丰富内容成为后世中药炮制学家认识、发展中药炮制科学的发端。后世虽然进一步认识到通过不同炮制可使药物作用发生相应变化，甚至认识到炮制过程中有新的物质产生，但都未能脱离《伤寒论》这一根基。

一、炮制方法

《伤寒论》论及的91味药物中，需加工炮制的达50多味，占用药总数半数以上，由此可见仲景是十分注重药物炮制的。其炮制方法，达20余种，包括净制、切制、水制、火制、水火共制及其他炮制方法在内，即以净制为例，又包括洗、去毛、去皮、去心、去节、去翅足、去皮尖、去皮心、包煎等，如吴茱萸水洗，麻黄去节，牡丹皮去心，猪苓去皮，虻虫去翅足等都是去除非药用部分及棉裹滑石、赭石等属于净制处理方法；切制有㕮咀、切、擘、破、碎、捣、杵等，如在用生姜、知母、生梓白皮等药时即采取切的方法。大枣、栀子、百合等采取擘的方法。附子、枳实使用破的方法。如白虎汤中的石膏即是用碎的方法，其他如滑石、赤石脂、禹余粮、赭石等药仲景也采取碎的办法；泽泻甘寒，质坚实，捣碎用，瓜蒌实即用捣的办法；水制有水渍、酒洗、汤洗等；火制有熬等，仲景采取了炒、炙、煅、煨等方法。如在使用葶苈子、瓜蒂、芫花、水蛭、蜘蛛、䗪虫等药时即用熬（炒）的方法；甘草、皂荚、枳实、厚朴、鳖甲、生狼牙等药即用炙法；磐石、云母用煅法；诃梨勒用的是煨法。这些方法都属于火制法；此外，其他炮制方法亦在论中多所体现，如食蜜的炼凝如饴状，猪肤通过加白粉、白蜜，熬至香，大豆发酵成为豆豉、巴豆经过复杂过程制霜等。

大多数药物炮制仅赖一种炮制工艺，亦有药物运用多种炮制方法，更有少数药物常兼用多种炮制工艺于一身，如厚朴既有用炙、去皮的炮制方法，亦有用水浸、炙、令黄者。再如大黄有酒洗、去皮及用生大黄而不作任何加工者。与上述不同，巴豆的炮制工艺较为复杂，既要去心皮，更要熬黑研如脂。

此外，仲景在炮制过程中，还特别注意同种炮制工艺程度的区分，如熬分为熬黄（如瓜蒂），熬黑（如巴豆）。洗分为水洗（如半夏、吴萸），酒洗（如大黄）。同为洗法更有目的的不同，如水洗去咸（海藻），水洗去腥（蜀漆）。渍：水渍（如枳实、厚朴）、苦酒渍（乌梅）等。

除强调炮制方法外，《伤寒论》炮制过程中还用到了较多的辅料，如酒、苦酒、白蜜等。相关炮制方法与不同辅料的珠联璧合，使得相关药物的偏性能够按照病证治疗需要更好地得到矫正,俾药物升降有序、补虚泻实、解毒纠偏,以更好地增强药物疗效。

因此,通过对《伤寒论》中药物炮制内容进行系统梳理,不仅能窥见仲景所处时代的炮制发展水平,更能通过对《伤寒论》述及的炮制与治疗病证相结合的相关内容分析,为奠立与临床实践密切结合的临床炮制学理论提供思路与方法。

二、炮制效用

《伤寒论》药物炮制内容丰富,其炮制作用主要有如下方面:

1. 洁净药物　通过炮制能洁净药物,除去药物中的杂质,达到剔除药物无效部分,如虻虫去足、翅;或更好保留药物有效成分,如麻黄去不利于发汗在"节"留其茎实;其他又如厚朴去其粗皮、取内层嫩皮为药用部位,猪苓去皮、留其菌核,杏仁、桃仁去皮及双仁等,均是对药物进行洁净的炮制(修治)过程。现代研究提示,通过净选加工可提高药材有效成分浸出量或降低毒、副作用。

2. 便利服用　通过炮制,可去除药物浓烈异味或苦涩之味,减少服药不适,以便于服用。如海藻洗去咸,蜀漆洗去腥,吴茱萸水洗等。

3. 方便煎煮　通过炮制,能有效促进药物成分的溶出,提高药物的利用率,增强疗效。如通过将药物打碎、研细,能有效改变药物与溶媒的接触面积,保证药物有效成分的溶出率。此外,尚有桂枝㕮咀,栀子、大枣擘制,生姜切制,文蛤杵散,禹余粮、代赭石、赤石脂捣碎等均有相似目的。现代实验证明,中药有效成分的浸出量受药材的粉碎度及浸煮温度、浸煮时间、浓度差、溶媒的pH等影响,粉碎尤为提高煎出量的关键。采用㕮咀、削斩折、切、劈、破、擘、捣、杵、研、筛、罗、绞取汁等方法将药物制成片、块、段、碎粒、细末、鲜汁等类型,提高药效的煎出,有利于临床应用。

4. 改变药性　炮制还能改变药性,使药物更能符合病证需要。炮制后的药物由于治疗范围发生了相应改变,因而相当于得到了新品。《伤寒论》中常通过炮、炙和酒制等方法来改变药性,炮制以附子为代表,通过炮制减弱其毒性、烈性,缓和药力,使其作用疗效、治疗病证发生变化。生附子主要用于治疗阳衰或阳虚之危重证,以回阳救逆;炮制后的附子功效为温经通阳,温阳固表、化湿,主要用于阳虚寒滞经络或阳衰湿盛等病证。如枳实和厚朴通过蜜炙,其性味、功效、作用趋向均发生了变化,枳实经炙后其峻烈之性大减,以散结消痞为主,与生用破气化痰相较,药性更趋和缓;厚朴生用温燥,对于兼胃热或伤阴者,实非所宜,蜜炙后其燥烈之性得以缓解;大承气汤、小承气汤、调胃承气汤、抵当汤等方中的大黄都需用酒洗,酒洗的目的在于增强活血或泻下的作用。《伤寒论》中开辅料制药之先河,改变药材性质。如醋制半夏的"苦酒汤",蜜制乌头的"大乌头煎",水蜜同煎的"大半夏汤",灶心土制药的"黄土汤"等,后世发展为加辅料制法,多数方法至今仍在应用。

5. 减少毒性　仲景在运用有毒药物时,常通过炮制以减轻其毒性。《伤寒论》记载有较多降低有毒中药毒性的炮制方法,如《伤寒论》运用附子23方,除9方生用以回阳救逆外,其余14方均要求"炮,去皮"以减轻其毒性。盖病危急时用生品,毒即其药也;病势缓者,炮以减毒,恐药过峻烈也。现代药理学研究表明,附子中有毒成分为乌头碱,但乌头碱的性质不稳定,遇水、加热易水解成毒性较小的乌头原碱和乌头次碱,其水解产物同样有效,而毒性却比原来降低数十倍。论中用杏仁、桃仁均要求去皮尖,大陷胸丸、麻子仁丸用杏仁更需熬制以入丸药。现代药理学研究证明:苦杏仁,其主要成分为苦杏仁苷、苦杏仁酶等,经烊、炒等加热炮制后可达到灭活苦杏仁酶而保留苦杏仁苷的目的,"灭酶保苷"不但降低了毒性,也提高了疗效。论中对半夏、吴茱萸、蜀漆等几味的使用,均要求用洗法;对水蛭、虻虫、商陆、芫花均要熬,虻虫尚需去其翅、足;瓜蒂需熬黄;巴豆需去皮,熬黑,研如脂,现代药理研究认为,巴豆加热之后其毒性蛋白凝固变性,从而降低了毒性。

综上所述可见,无论是清除药物的杂质,或改变药物性能,或消除、降低药物毒性,其最终目的皆是通过炮制,使得静态的药物更适合动态的病证,并以此来提高临床的疗效。

(任存霞 周春祥)

第四节 对药研究与应用

仲景在前贤研究基础上,结合自己丰富的临床实践,将相关药物有机地组合起来,形成了《伤寒论》独特的药物配伍风格,在形式上出现了药对、组药不同的配伍模式,著作中运用了大约147对行之有效的药对,相关内容散布于《伤寒论》全书各篇,北齐徐之才《药对》做了较多的整理、收录,书中出现了某药谓之使、畏某药、恶某药等有关药物相互作用的"七情"表述;唐宋以后,相关内容又为论述药对多而详的《得配本草》所收载,足见《伤寒论》药物配伍理论对后世的影响巨大。

《伤寒论》药物配伍理论模型,其主要特点为:一方面,在药物配伍过程中谨守"七情"理论,并在这一理论基础上有较多发挥;另一方面,以对药、组药作为基本外部形式,通过药物与药物的协同、相制、相畏及相反配伍,实现了药物配伍过程中外部形式与内部效能的高度统一,特别是其中相制及相反配伍开后世相关配伍应用之先河,对临床具有重要指导价值。

一般而言,药物配伍是为增强疗效、减少毒副作用而设。依据不同病证需要,或通过相须、相使协同作用增进疗效,或借其相畏减轻、消除毒副作用,或巧用其相反,化弊为利。

《伤寒论》充分认识到了药物配伍的上述特征,同时还认识到药物配伍作用的发挥不仅取决于药物组成之气味性能,更取决于药物组合中药量的变化,甚至还取决于这一药物组合作用的对象。

一、对药研究

临床上为了达到增效和(或)减毒的作用,即本草所谓"当用相须相使者良",常常在中医理论指导下,采用两味药的有机组合,这一形式便是"对药",这是配伍方法的精髓,亦是药物组成方剂的核心。《伤寒论》中蕴含了较多疗效确切的药对,根据其形式及其功效,主要分为如下几类:

1. 协同配伍,增强疗效　通过药性相同或相似药物的合用,利用药物共性产生叠加效应,如大黄配芒硝,配伍后攻下之力增强;附子配干姜,配伍后温阳之力更著;半夏配瓜蒌,配伍后化痰降逆,消痞散结之效更强。此外,这类配伍模式还包括应用性味不同药物组合,在充分利用各自作用特性的同时,达到疗效相互补充的结果,如人参配干姜,性味虽异,功效有别,但经配伍后能各取所长,更好地发挥疗效。

2. 相制配伍，共奏奇功　病机单一病证可借药性相同或相近药味配伍治之，而对复杂病证则需杂合之药配伍兼而治之，所谓“杂合之病，必须以杂合之药治之”。究其“杂合形式”主要包括药性（四气、五味）、功效及作用趋势（升降浮沉）对立配伍。《伤寒论》正是依赖这一配伍模式治疗了较多复杂的病证。

《伤寒论》中存在较多寒、热不同药性配伍的例子，如治胃热脾寒的栀子、干姜相伍；治外寒内热证的麻黄、石膏配伍；治上热下寒证的黄连、桂枝相伍等。此外，更有用猪胆汁之寒配附子之热者，又是比较特殊的配伍形式，其目的是反佐或兼养其阴。此外，论中亦有较多药物五味相制配伍的例子。如辛、酸相伍，辛能散开，酸能收敛，两味配伍可使散中有收，散而不伤正，收而不留邪。如桂枝与芍药、细辛与五味子等。

中医治法中的祛邪与扶正、养阴与温阳、滋阴与燥湿、行气与补气等常是相互掣肘的治疗方法，而针对一些复杂病证又往往需要两种方法的兼收并蓄，如此便有了药物功效虽相制，临床却配伍合用的例子。如石膏与人参，清泄燥热祛邪与益气生津扶正同用；芍药与附子，养阴与温阳同用；麦冬与半夏，滋阴与燥湿并用；厚朴与人参，行（破）气与补气并用等。通过运用功效相制的配伍，恰好实现了针对复杂病证的治疗。

《黄帝内经》早有“升降出入，无器不有”的概述。当升降异常、出入紊乱时，必赖药物以调整之。《伤寒论》常以升降、浮沉相反药物配伍治疗相关复杂病证。通过冶升降、浮沉之药于一炉，实现欲降先升、升降相因之效。如麻黄连轺赤小豆汤中麻黄配生梓白皮，前者浮散，后者沉降；四逆散中柴胡配枳壳，前者主升，后者主降，升降相因，相反相成。

3. 相畏配伍，减其毒性　某药毒副作用，在疗效不受影响前提下，通过合用另一药物，使其毒性得到减轻，《伤寒论》中相关例子较多，如半夏配生姜、附子配甘草等。

4. 相反配伍，化弊为利　“相反”是指两药合用后会产生毒性和副作用，属于配伍禁忌。仲景用药，有时能反其道而行之，用治临床疑难病症。如瓜蒂散中瓜蒂味苦有毒，其性涌泄，赤小豆味酸，其性敛降，二药合用，有酸苦相激，上涌致吐之效。

5. 剂量调配，各显其功　药对剂量调配在应用药对方面举足轻重。如桂枝与芍药为药对，若用量相等，其主要发挥解肌散邪，调和营卫作用，治疗太阳中风证；若桂枝用量大于芍药，其主要发挥平冲降逆作用，治疗阳虚奔豚证；若芍药用量大于桂枝，其主要发挥温阳缓急止痛作用，以治疗腹痛证。又如麻黄与石膏为药对，若以石膏用量大于麻黄，其主要作用是清热宣肺，以治疗肺热证；若麻黄用量大于石膏，石膏仅仅是制约麻黄温而不燥；若石膏用量明显大于麻黄，则麻黄受石膏制约只宣肺而不散寒。

经方“药对”配伍理论研究，是中医临床基础理论研究的热点之一，目前研究形式包括：药对的沿革、理论基础、组成原则、基本作用等。其中药对配伍规律形式的研究，总体而论有七情合和、性味合和、阴阳合和等。药对作为中医药学的精髓部分，从古至今一直广泛应用于临床各科。据考证论述药对的专著有雷公药对、徐之才雷公药对、得配本草、新广药对、施今墨药对等。从张仲景、孙思邈到张锡纯等，历代医家积累了宝贵的药对经验，从而指导着临床用药的向前发展。

二、组药研究

除由两味药组成的对药外，《伤寒论》中还有不少三味以上药物的组合，这便是所谓的“组药”。组药是对药的扩展，但绝不是简单的药物数量增多，而是存在更为复杂的药性组合，其目的是为了进一步拓展药物效用，以适应更加复杂的病情。

药性相近的组药，论中主要有甘温补益的人参、大枣、甘草；苦寒并用的黄芩、黄连、大黄。通过相关药物某一特性的叠加组合，产生了更大的药物效应。不同药性的组药，构成了组药的主要内容，通过不同性味、功效、升降特性进行的组合，不仅起到了对药相反相成的效果，更符合病证需要，加强了疗效。主要包括如下组药：

1. 辛开苦降　半夏、干姜、黄芩、黄连。诸药相配，寒热并用、辛苦并进，补泻同施，共成泻心消痞、补中扶正、调和寒热之功。这一组药是对药辛开苦降之延续，兼顾寒热之偏重。

2. 甘苦合化　黄芩、黄连、芍药、阿胶。以黄芩、黄连之苦寒清泄与芍药、阿胶之甘润结合，既苦燥不伤阴，又能润而不助邪，甘苦相济，相得益彰。

3. 酸苦辛合　乌梅、黄连、黄柏、细辛、川椒。论中酸伏苦安，兼以辛温，治疗蛔厥，同时借其酸敛、苦燥、辛温之性，治疗下利。

4. 辛甘润同施　当归、芍药、桂枝、细辛。辛以行、以散，甘能濡养，辛甘化阳，辛润通络，四药同施，有温阳血络，活血通经作用。此类还有生姜、桂枝、地黄、麦冬、麻仁之组合。

5. 温凉润相济　半夏、石膏、麦冬。温燥之半夏得石膏、麦冬之凉润，降逆而不燥，石膏、麦冬得半夏之温，使其寒凉不致滞邪。此润燥相济，互佐互用，共奏清热养阴，和胃降逆之功。

6. 散收结合　干姜、细辛、五味子。三药配合，收中有散，散中有收，散收相合，邪祛而正不伤，敛肺而不碍邪，适用以宣散为主治疗的肺咳病证。

7. 清利相合　天花粉、牡蛎、泽泻。天花粉之清热养阴，牡蛎、泽泻之利水，两者组合，使得利水不伤阴，养阴不助湿，相互为用，补泻相得。

8. 宣降相因　生麻黄、杏仁、桑白皮。升降有别，互为结合，达到宣降相因之功，以麻黄之散与杏仁、桑白皮之降，同调肺气之气机，疗肺之喘咳，又治肺宣降失司导致的水液异常等。

综上所述，目前对《伤寒论》方药研究多侧重在方的方面，对其中用药理论却较少涉及。目前《伤寒论》用药理论的研究内容，在指导思想、研究方法及研究切入点等方面，都存在着相对的不足。从指导思想而看，目前研究多拘泥于用《神农本草经》理论解释论中的用药现象，未能从《伤寒论》本身去辨识用药本质，挖掘其理论内涵。在研究方法上，侧重于理论探讨、临床应用方面。由于方剂在临床应用中更为普及，反而导致了对组成方剂药物研究的困难。当前虽有很多药物研究的方法，但《伤寒论》用药特征大多通过方剂应用得以体现，针对方剂这一复杂系统，如何揭示药物在某方及(或)不同方中的作用特征变得至为困难，目前尚缺乏相对成熟的、针对复杂系统的研究方法。研究切入点相对零散，不够深入。直接影响了《伤寒论》用药理论内核的挖掘及该理论的继承与发展。

针对目前《伤寒论》用药理论研究现状，在未来研究中，应从深入挖掘《伤寒论》本身用药规律入手，应用传统与现代相结合的多学科研究方法，借鉴当前中药研究成就，从药物炮制、配伍及与用药密切相关的证等多角度、深层次进行研究，从而更好地揭示仲景用药规律，继承与发展其用药理论。

（任存霞　周春祥　王振亮）

附　篇

一、《伤寒论》版本校勘例析

《伤寒论》成书于东汉末年，多数学者认为成书于200—219年，按照张仲景《伤寒论》的自序，原书名《伤寒杂病论》共十六卷，由于汉代的著作除少数写在绢帛上之外，大多是刻在竹简或木牍之上，用绳索穿起，不仅导致数量不可能多，而且很容易散乱。加之当时三国纷争，战乱频频，致使该书成书不久即散佚。

例一：王叔和整理的《伤寒论》

王叔和，西晋高平人，曾任魏、晋两朝的太医令，在研究整理医书方面有其自身优势，与仲景弟子卫汎交好。叔和凭借其有利条件，对仲景原著进行收集整理，其在《伤寒例》中自称："今搜采仲景旧论，录其证候、诊脉、声色，对病真方有神验者，以防世急也。"将《伤寒论》从《伤寒杂病论》中析出而成10卷22篇。

王叔和在《脉经·卷七》中也收录了《伤寒论》的大部分内容，是《伤寒论》现存最早的版本之一。通过与《脉经》的对勘可以考察《伤寒论》原作的大概形式。

现学术界普遍认为王叔和所整理的《伤寒论》接近仲景原貌。晋代皇甫谧《针灸甲乙经》评价："近代太医令王叔和撰次仲景选论甚精，指事施用。"所谓"撰次"，就是整理编次，即把已经散乱的条文进行排列整理，而非改编，正是由于王叔和的整理编次，才使得《伤寒论》得以流传后世，故后世医家认为王叔和"有功千古"。金·成无已曰："仲景之书，逮今千年而显用于世者，王叔和之力也"（《注解伤寒论·伤寒例第三》。清·徐灵胎在《医学源流论》中言："苟无叔和，安有此书？"

然而，张仲景写作的《伤寒论》究竟是"三阴三阳"的形式，还是"可与不可"的形式？这仍然是一些学者关注的问题。

《脉经》卷七至九，为《伤寒杂病论》最集中卷次，为王叔和第一次整理者。《伤寒论》主要存于卷七，以"可"与"不可"之治法排列之。"可"与"不可"施治，是两汉最通行的治病方法。在整个汉代，没有以三阳三阴理论和方法辨证施治的，都是按照"可"与"不可"方式辨证施治。两汉及三国皆无六经辨证之法。

民国初年杨绍伊撰《伊尹汤液经》，以丰富证据与严密逻辑论证《伤寒论》原始结构系按照"可"与"不可"排列。王叔和在《脉经》卷七里，按照"可"与"不可"结构载录仲景书："其初撰之《伤寒论》载在《脉经》卷七。"这是第一次编次。王叔和又进行了第二次编次。这次编次的原则是，"于诸可不可门中，取其以太阳病三字冠首者，举而悉次为太阳病；以阳明病三字冠首者，举而悉次为阳明篇；以少阴病三字冠首者，举而悉次为少阴篇。唯余不止是三阳三阴之五十八条，犹留守于诸可不可篇内，未次入三阳三阴篇中。”

王肯堂《伤寒证治准绳·凡例》云：“王叔和编次张仲景《伤寒论》，立三阳三阴篇。其立三阳篇之例，凡仲景曰太阳病者，入太阳篇；曰阳明病者，入阳明篇；曰少阳病者，入少阳篇。其立三阴篇亦依三阳之例，各如太阴、少阴、厥阴之名，入其篇也。其或仲景不称三阳三阴之名，但曰伤寒某病用某方主之而难分其篇者，则病属阳证发热、结胸痞气蓄血衄血之类，皆混入太阳篇。病属阴证厥逆下利、呕吐之类，皆混入厥阴篇。唯燥屎及屎硬不大便、大便难等证，虽不称名，独入阳明篇者，由此证类属阳明胃实，非太阳厥阴可入，故独入阳明也。所以然者，由太阳为三阳之首，凡阳明、少阳之病，皆由太阳传来，故诸阳证不称名者，皆入其篇。厥阴为三阴之尾，凡太阴少阴之病，皆至厥阴传极，故诸阴证不称名者，皆入其篇。”（钱超尘，温长路.张仲景生平暨《伤寒论》版本流传考略(续1)[J].河南中医，2005，25(2)：3-6）

评析：上述问题涉及后世所说的六经辨证（实为三阴三阳辨证）究竟是不是仲景所创？王叔和对《伤寒杂病论》的保存整理究竟做了哪些工作？文献学研究中有很多永远解不开的谜题，但对问题的发现、考证本身就是一项很有意义的工作。

例二：唐代《伤寒论》版本

王叔和所整理的《伤寒论》在唐代并未得到广泛流传，但其影响很大，孙思邈在撰写《备急千金要方》时曾发出慨叹：“江南诸师秘仲景要方而不传”，说明孙氏早年未得见到《伤寒论》之全貌，虽在《备急千金要方》中零星收录了一些《伤寒论》的内容，但没有完整地载述《伤寒论》。直至晚年，孙氏才得以见到《伤寒论》，于是将其收录于《千金翼方》卷九、卷十之中。

在《伤寒论》发展史上，有一个问题经常引起伤寒学家的注意和辩论：《伤寒论》在较早的流传阶段，是方证同条呢，还是前论后方呢？

现在有充分证据说明，《伤寒论》在早期流传阶段是前论后方，即前面是《伤寒论》的条文，后面是方子。证据何在？一是《金匮玉函经》是前论后方；二是孙思邈《千金翼方》卷九、卷十原来亦是前论后方，经孙思邈调整，才变成“方证同类，比类相附”；三是淳化本《伤寒论》也是前论后方，这三个古传本都是前论后方，可以确切地证明《伤寒论》的早期传本是前论后方吗？像宋本《伤寒论》这样，方证同条，而且大量出现复出之方，是北宋校正医书局校定《伤寒论》时做出的调整。王怀隐等“编录”淳化本《伤寒论》时，还增加了《伤寒受病日数次第病证》和《辨伤寒热病两感证候》，这两段文字均主要摘自《诸病源候论》和《素问·热论》。《辨伤寒热病不可治形候》的条文，见《辨脉》《伤寒例》《病源》《灵枢·热病》，这些条文在宋本《伤寒论》、唐传本《伤寒论》及《金匮玉函经》未收。由于这段文字主要与《病源》有关部分相同，因此，《辨伤寒热病不可治形候》不是古传本所固有的内容，而是王怀隐等编录时增加进来的内容。（钱超尘，温长路. 张仲景生平暨《伤寒论》版本流传考略(续1)[J].河南中医，2005，25(2)：5）

评析：据上述考证可知，孙氏版内容和今本《伤寒论》大致相同，其在编次上最大的特点是改变原书方证分离的模式，采取“方证同条，比类相附”的方法将方剂分附于相关条文之后，以便于读者研读。孙氏所收集整理的《伤寒论》竟成为唐代仅有的《伤寒论》，因此有人称其为“唐本《伤寒论》”。

例三：宋代《伤寒论》版本

宋代，国家成立了校正医书局，诏高宝衡、孙奇、林亿等儒臣校正医书，他们以为“百病之急,无急于伤寒",乃先校定《伤寒论》十卷,总二十二篇,证外合三百九十七法,除重复,定有一百一十二方。

宋版本在整个《伤寒论》版本流传中起到了承上启下的作用,关于宋版本的主要研究热点包括以下几个方面:

1. 宋版本底本 一种观点认为:宋版所据底本为荆南国末主高继冲所献。

北宋校正医书局校正《伤寒论》所用底本,《伤寒论序》略有所述:"自仲景于今八百余年,惟王叔和能学之,其间如葛洪、陶弘景、胡洽、徐之才、孙思邈辈,非不才也,但各自名家,而不能阐明之。"这一段说明《伤寒论》自王叔和至孙思邈数百年之流传大略,对于后人沿流溯源,寻找这数百年《伤寒论》流传轨迹颇多启悟。宋本所据之底本为高继冲进献本。下面一段文字是关于底本之说明。文字虽简,涵纳甚多。

开宝中(赵匡胤纪年,968—976年),节度使高继冲曾编录进上,其文理舛错,未尝考证,历代虽藏之书府,亦缺于雠校,是使治病之流,举天下无或知者。

本文以此为线索,追踪高继冲编录进献之《伤寒论》直至汉书艺文志》著录之《汤液经法》一千余年之流传轨迹,穷溯本末,一一抉所自来,从这个角度观之,本文是关于宋本《伤寒论》在宋以前之流传简史。(钱超尘,温长路. 张仲景生平暨《伤寒论》版本流传考略(续2)[J].河南中医,2005,25(3):3)

也有学者提出高继冲本只是宋本的对本而非底本:林亿校定时所用底本当为《新唐书·艺文志》增录的《伤寒杂病论》十卷本。此本一直藏于皇家书府,至宋仁宗景祐初年(1034年),欧阳修等人为撰写《新唐书》"悉发秘府之藏",才发现《伤寒杂病论》十卷本。钱超尘先生在《北宋校定〈伤寒论〉所据底本考》一文中考证甚详。另外,将宋本与《金匮玉函经》本、《脉经》本、《千金翼方》本、《太平圣惠方》本进行比较,发现《脉经》本、《千金翼方》本、《太平圣惠方》本、《金匮玉函经》本在内容、体例、个别特殊字上基本一致,似为同一流传系统,而与宋本《伤寒论》差别较大。可见,宋本为新发现的一个传本,不同于《金匮玉函经》流传系统的一个传本。

从避讳字上来考察也发现宋本与《脉经》本至《金匮玉函经》本的流传系统不同。他本均未避隋文帝杨坚之讳,唯有宋本改"坚"为"硬"。隋朝统一后,十分重视收集图书,并且"每一卷,赏缣一匹,校写既定,本还其主"。避隋文帝杨坚之讳的宋本在隋朝校写或誊抄过。查《隋书·经籍志》,载有仲景书目为"梁有《张仲景辨伤寒》十卷,亡。《张仲景方》十五卷。《张仲景疗妇人方》二卷"。可见,隋时可能校写过《张仲景方》。隋朝去后魏不远,此书可能来源于高湛《养生论》所载王叔和编次的《张仲景方论》三十六卷本。经隋校定过的《伤寒论》(是单纯《伤寒论》还是包括杂病部分不得知)在唐代有流传,并且和《金匮玉函经》同时并传,在敦煌卷子中尚能见到两种载有《伤寒论》的残卷。一为编号P.3287[9]的残卷,存有《辨脉法》和《伤寒例》的部分内容。一为编号S.202[9]存有《辨脉法》的部分内容。将之与宋本《伤寒论》和《金匮玉函经》比较,则发现P.3287和宋本《伤寒论》一致,而S.202与《金匮玉函经》属同一流传系统。例如,P. 3287避杨坚之讳,改坚为硬,而S.202则不避讳等。可见《新唐书·艺文志》增录的《伤寒杂病论》十卷本在唐时有流传。(田思胜. 林亿校勘《伤寒论》及其价值[J].山东中医药大学学报,1997,1:64)

据此可见,在版本研究中,依据相同的文献资料,通过不同学者的分析判断,可得出截然不同的结论。

2. 宋版本刊行版本及现存宋版本的渊源　此书于北宋治平二年（1065年）刊行，此本字体较大，可称大字本《伤寒论》，因其字体较大，价格偏高，一般人难以购置，乃于北宋元祐三年（1088年）另行刊刻小字本《伤寒论》。以上均称为宋本《伤寒论》，宋本《伤寒论》后世无存。明万历二十七年（1599年），赵开美偶然得到此小字本《伤寒论》，其同邑缪希雍曾亲见之，其在《本草经疏·论五运六气之谬》中言："从敝邑见赵少宰家藏宋版仲景《伤寒论》，皆北宋善版"，赵氏乃据元祐本翻刻之，其字体、字距、行格、篇段基本逼近宋本原貌，故现在所称之"宋本《伤寒论》，实乃赵开美翻刻之本。据钱超尘教授考证，国内外今存5部，分别藏于日本枫山秘府、台湾"故宫博物院"、中国中医科学院、沈阳医学科学院和中山医科大学图书馆。（钱超尘，温长路. 张仲景生平暨《伤寒论》版本流传考略（续2）[J]. 河南中医，2005，25（3）：3）后经进一步考证发现，中山大学所藏，乃张卿子之《仲景全书》。目前宋本《伤寒论》今世所存凡6部：台湾"故宫博物院"、中国中医科学院一部、上海图书馆、上海中医药大学、沈阳中国医科大学、日本国立公文书馆内阁文库各一部。（钱超尘. 宋本《伤寒论》版本简考. 河南中医. 2010，30（1）：1-9）

3.《金匮玉函经》与宋版《伤寒论》的互勘研究　北宋校正医书局高宝衡、孙奇、林亿等在北宋治平二年校正并刊行了《伤寒论》之后，又于治平三年（1066年）校正了《伤寒论》的另一版本《金匮玉函经》。《金匮玉函经》除其卷一的"证治总例"篇不见于《伤寒论》的其他各种版本外，篇目次序与《伤寒论》大体相同，故林亿等校书者都认为两书"同体而别名，欲人互相检阅而为表里"。"国家诏儒臣校正医书，臣等先校定《伤寒论》，次校成此《经》，其文理或有与《伤寒论》不同者，然其意义皆通。圣贤之法，不敢臆断，故并两存之。"书凡八卷，二十九篇。高宝衡、孙奇、林亿等认为，《金匮玉函经》也为王叔和所撰次。说明《伤寒论》问世不久，因其散乱，在整理撰次过程中就出现了多种不同的版本。而且均流传于世。《金匮玉函经》自北宋治平三年（1066年）刊行后，由于宋与辽金战争而使该书流传不广，仅为少数藏书家所藏，几乎不见于民间，因而没有发现复刻本。直至清康熙五十一年（1712年）上海陈士杰从藏书家何焯手中发现此书的北宋手抄本，乃于1716年10月在上海起秀堂雕刻，1717年元月刻成付印问世。

4.《注解伤寒论》的版本研究　宋金时代另一影响很大的版本是金·成无己的《注解伤寒论》，《注解伤寒论》成书于1144年，以宋本为底本而略有删削改编，在《伤寒论》的研究史上，该书是成氏首次对《伤寒论》进行全面的注释，因其注释全面精当，采用以经注论、以论证经、经论结合的注释方法，是理论和临床结合的典范之作，具有极高的学术价值，使得该书颇受欢迎，多次翻刻，流传甚广。《注解伤寒论》虽于金朝成书，但原书现在已不可见，现在可见者为明·嘉靖二十四年乙巳（1545年）的汪济川本和明·万历己亥（1599年）的赵开美本这两个版本。前者为单行本，后者被收录于《仲景全书》中，位列《伤寒论》之后。

查阅了中国中医科学院馆藏1919年上海涵芬楼影印明·嘉靖二十四年乙巳（1545年）汪济川刻本，以及1997年中医古籍出版社据明·万历己亥（1599年）赵开美刻《仲景全书》的影印本，对两种版本的《注解伤寒论》"运气图解"后的正文进行了全面的对比阅读，并以赵开美刻《仲景全书》中的宋本《伤寒论》为参照，对两个版本的条文部分进行了比较。结果发现：①两个版本的正文内容基本一致；②两个版本正文文字存在一百多处差异，除去重复，共有63处，大多为字词的差异，重要句段的差异有三处；③两个版本同宋本的差异都很多，学习《注解伤寒论》很有必要参照宋本《伤寒论》。（席军生，王勇.汪本和赵本《注解伤寒

论》正文比较研究[J].浙江中医杂志,2006,41(1): 47)

评析:《伤寒论》的不同版本在流传过程中又出现了多种版本,这些版本有的差异不大,也有的存在较大差异。对比校勘择其善本而从之非常重要。

例四:《伤寒论》其他传本

《伤寒论》还有其他一些传本,比较有影响的是日本康治本《伤寒论》和康平本《伤寒论》。1982年,中医古籍出版社影印出版了康治本《伤寒论》,其"出版说明"交代:"本书原系唐人手抄卷子本,卷末有'唐贞元乙酉岁写之'字样。全书一卷,仅存65条,50方,系从《伤寒论》中节录者,乃《伤寒论》之古传本。此本于19世纪中叶在日本国发现,系康治二年(1143年)癸亥九月沙门了纯所抄录,经嘉永元年(1848年)户上重校与宋刊本对校后,认为与宋本互有异同,而以康治本为优。此本对研究《伤寒论》有重要价值。"根据这一说明推测,康治本《伤寒论》有可能是唐代某位习医者为学习方便而抄摘的其时通行《伤寒论》版本的重要内容而成。

康平本《伤寒论》是日本后冷天皇康平三年2月17日侍医丹波雅忠据家传本抄写的。康平三年即1063年,比宋臣刊刻《伤寒论》的1065年还要早2年,因此推测康平本《伤寒论》也和唐代医官入仕考试的标准本《伤寒论》有关,也应作为重要传本看待。

此外,国内发现的一些古传本,如敦煌出土的《伤寒论》残卷(卷子本)、长沙古本《伤寒论》、桂林古本《仲景十二稿伤寒杂病论》等均为《伤寒论》的传本,对于《伤寒论》的文献校勘研究等均有一定价值。

评析: 关于《伤寒论》的版本研究,历代学者花费心血做了大量工作,目前存在的主要问题是: 诸多版本的流传脉络尚不清晰,如王叔和所收集《伤寒论》的来源,王氏版本的后世流传情况; 孙思邈所收《伤寒论》的来源; 高继冲所献《伤寒论》的来源,与王叔和版本的关系;《金匮玉函经》的来源,以及其他传本的来源演变、各版本之间的关系等均未构成清晰的发展演变脉络。因此,对于上述相关问题还有进一步进行考证和探索的必要,当然,由于历史资料的有限性,要想完全弄清上述问题,具有相当的难度。

(储全根)

二、原文阐释方法例析

宋版《伤寒论》刊行后,相继出现多种研究《伤寒论》的著作。金代成无己完成了第一部逐条注解《伤寒论》的著作——《注解伤寒论》,开注解《伤寒论》之先河。明清两代注解研究《伤寒论》的名家辈出。由于研究方法众多,学术观点各异,逐渐形成流派。据不完全统计,自宋代以来研究《伤寒论》的著作达500余种,使伤寒学说成为中医学术史中影响最大的学说。

《伤寒论》开创的六经辨证体系、辨证论治思维方法及严谨而灵活的组方用药规律,为后世中医学树立了典范。由于年代久远,众多注家对《伤寒论》原文的注释阐发见仁见智,存在大量疑难争论问题。以下结合实例从文献学、临床佐证、辨证思维三个方面谈一下原文学习过程中的主要方法及注意事项。

(一)文字考据

《伤寒论》是千余年前用古汉语写成的,医学上的名词术语和行文的语法习惯,有其时代特点。掌握语言、文法特点，对解读《伤寒论》至关重要。具体来讲包括以下几个方面：

1. 河南方言　汉语言具有明显的地域特点，张仲景是东汉末年河南南阳人。了解河南方言的特定含义有利于了解《伤寒论》的特殊词义。

例如：郝万山据杨雄《方言》卷七"凡以火而干五谷之类，自此而东、齐楚以往谓之熬，关西陇冀以往谓之焙，秦晋之间或谓之炒"，可知熬香即炒香。（郝万山.《伤寒》《金匮》中的粉字考释[J]. 中医杂志，1991，(10)：57-58）按照我们现在对熬的一般理解应为加水煎煮。然而仲景提出需"熬"的药物中水蛭、虻虫不宜入煎剂，牡蛎需煅烧。而杏仁、巴豆"熬黑"，瓜蒂"熬黄"，白粉"熬香"，如果按现代字义则很难理解。通过结合西汉杨雄的《方言》，可以准确地了解汉代仲景生活的南阳地区"熬"的确切含义，掌握仲景的用药方法。

另外，张喜奎提出："翕"为南阳方言，至今家乡之老年人尚保留着此说。如冬天严寒，民多生火取暖，中间放上柴草，点燃后众围火旁，名曰"翕火"，意即烤火之意，"翕"犹烤也。以此观之，"翕翕发热"，意在形容热在表皮，如向火之感。（张喜奎.《伤寒杂病论》南阳方言考释举隅[J]. 中医函授通讯，1991(1)：14）翕翕，是连绵词，用以形容太阳中风证发热的特点。多数医家将其解释为羽毛覆盖下的温和发热，用以形容太阳中风证相对于太阳伤寒证而言发热较轻。在此结合河南方言特点，将翕翕发热解释成为"患者如向火之感"，提示临床上太阳中风证发热的特点不在温度的高低，而在于其有表皮发热的特殊感觉，可供参考。

2. 古今词义　在《伤寒论》流传、发展的近两千年时间里，中国语言、文字也处在不断地演变之中。一词多义甚至是同一词具完全相反的两重意义的情况十分多见。这要求我们结合更多的《伤寒杂病论》以外的文献进行校勘、考辨。

例如，郝万山提出："清"从水色清明的样子引申为"洁清"和"厕清"(至秽之处)两义，"臭"从气味引申为"香气"和"秽气"两义，"颇"从"偏""倾"引申为"很""甚"和"少""稍微、略微"两义。尽管它们引申的途径和方式不尽相同，但通过引申而使一词含有两个相反的义项，这一点却是共同的。（郝万山.《伤寒论》词语训释札记[J]. 山西中医，1987，(3)：9）在现代汉语中仍有少量一词而具相反词义的情况，如"救火""救人"，同一"救"，前者有"止""灭"的意思，后者则是"扶助"之意。对句中一个关键字的理解发生偏差可能导致对整段条文的理解出现错误。

例如，刘福提出："须臾"一词到底有多长时间，古代的梵典有明确的记载。《僧只律》里这样说："一刹那者为一念，二十念为一瞬，二十瞬为一弹指，二十弹指为一罗预，二十罗预为一须臾，一日一夜有三十须臾。"据此，我们可以推算出一"须臾"应等于48分钟，其计算公式应该是：一须臾=24×60/30=48(分钟)。如果说《伤寒论》中"须臾"一词除有时间副词的概念外，还有数量词的概念，那么，应该是服桂枝汤48分钟后再喝热稀粥，以助药力。（刘福.《伤寒论》须臾小议[J]. 中医杂志，1982(4)：78）

就此问题，尤焕文提出不同观点：一般来说，同一书内的同一词语，应作同一解释。参阅宋本《伤寒论》第338条所载："蛔厥者，其人当吐蛔……蛔上入其膈，故烦，须臾复止……"。目前多认为此属胆道蛔虫症，痛时确伴烦躁，且呈阵发性，间隔时间不等，但以短暂者居多，却不一定是48分钟。仲景通过细致观察，自然知道这一发病规律；故此处"须臾"二字，也不会指48分钟的实数。再回顾《伤寒论》第12条桂枝方后的同一词语，似亦宜作同样理解。（尤焕文，须臾本义辨析[J]. 中医杂志，1983(4)：80）

这是20世纪80年代在《中医杂志》前后发表的两篇关于《伤寒论》须臾词义辨析的文章。

“须臾”原本是常用的时间副词，可笼统地解释为一会儿。前文通过考证发现须臾在古代文献中可作为时间量词，大约为48分钟。用来指导服桂枝汤后啜粥的时间，似乎能够讲得通。但须臾有确定的概念，并不代表着张仲景的《伤寒论》中就采用这一时间概念。古文中很多原本有确定概念的词，在应用中原词义已逐渐模糊、淡化。更何况古人计时工具不发达，控制在48分钟根本就是不可能的。后一篇文章则通过会通全书、结合临床等方法，得出了《伤寒论》中的“须臾”不能解释为48分钟的结论。可见对考据文献资料必须有所取舍，单纯运用文献研究的方法难免脱离实际，多种方法综合运用更具说服力。

3. 一词多义　汉语中有很多词具有多重含义，对名词术语甚至是副词、连词选用不同词义解释，对整段条文的认识会发生很大变化。

例如，傅延龄提出：《伤寒论》中，有“喘家”“淋家”“疮家”“衄家”“亡血家”“汗家”等名称。现在一般都将其中的“家”释为患有某种宿疾或患病时间较长的人。这种解释不太正确，至少是片面的。“家”字宜作“者”字看，不要限定在时间长短上。（傅延龄，陈非.《伤寒论》若干字词的再解释[J]. 北京中医药大学学报，1997，(4)：31-33）把“家”解释为素患某种疾病的人，论中“汗法禁例（或称麻黄汤禁例）”部分的条文可以简单概括为阴阳气血虚损的病人不能采用辛温发汗法。而把“家”解释为“者”，拓展了上述条文的辨证意义，使之具有了类证鉴别的意义。

另外，吴修符提出：在裴学海《古书虚字集释》中“必”作承接连词，译为“则”“那么”“就”等，在《伤寒论》条文中大部分“必”都如同上义，《伤寒论》原文中“必”字可作“一定”“必定”解，但更多“必”当作承接连词“则”或假设连词“如果”之用。（吴修符.《伤寒论》“必”解[J]. 山东中医药大学学报，2004，(4)：45-46）“必”在现代汉语中作副词用，作必然、必定解，代表了事物发生发展的必然性。在古代汉语中它还经常作连词用，表示事物发展的可能性。分不清其在不同条文当中的用法，难免以辞害意。

（二）文法特点

1. 省文法　省文法是古文最为常见的文法特点。有时略去人所共知的一面，而只写人们所不知的一面；有时只写突出的一面，而略去普通的一面；有时只写其中的某一面，而另一面让读者自己去体会。张仲景写《伤寒论》就是有详有略。一般是前详后略，当然也有前略后详的。这就要求我们阅读时要善于于无字处读书。

例如：李克绍提出：阳明篇三急下证和少阴篇三急下证，有几条都略去了腹满、腹痛等大承气汤的主症。这是所共知的，所以略而不提。（急下证）急就急在“目中不了了、睛不和”“发热汗多”“下利清水色纯青”“口燥咽干”，因为这将导致严重脱水，或已接近脱水。至于“发汗不解”更加“腹满痛”和“腹胀”极重而仍“不大便”，更是肠梗阻的危急症状，所以必须急下。（李克绍. 李克绍医学文集·伤寒解惑论[M]. 李树沛，姜建国，辑.济南：山东科学技术出版社，2006：242）阳明少阴急下证略去了阳明腑实的典型症状，突出了急下的病机及症候特点。

2. 借宾定主法　又称宾主假借法。“假”，借助也，“定”，肯定也。即借助“宾文”所起的效果而促进“主文”使它卓然醒目，表现突出，而使辨证论治准确无误。

例如，李克绍提出：131条：“病发于阳，而反下之，热入，因作结胸，病发于阴，而反下之，因作痞也。”“成结胸”和“因作痞”二者，并不是相提并论的。其重点是阐明“病发于阳，而反下之，热入，因作结胸”。突出的关键是“热入”。是说如果不是病发于阳，而是病发于阴的话，即使下之，也无热可入，充其量只能作痞而已，是决不能成结胸的。（李克绍. 李克绍医学文集·伤寒解惑论[M]. 李树沛，姜建国，辑.济南: 山东科学技术出版社，2006: 244）131条是争论较多的一段条文。从文法特点入手，说明本条重在讲解结胸证的因机症治，能够对条文做出合理的解释。

此外，论中71条“太阳病，发汗后，大汗出，胃中干，烦躁不得眠，欲得饮水者，少少与饮之，令胃气和则愈；若脉浮，小便不利，微热消渴者，五苓散主之。”指出太阳病汗不如法可致伤津胃燥或伤阳气不化津。通过借宾定主的文法，更加突出了五苓散证的小便不利与口渴并见非为津伤，实为气不化津所致。纠正了时医一见咽燥口渴，动手即用滋濡之弊。

3. 互文见义法　前后条文中的句子或词组各举一端，但因彼此衬映而兼具两义。例如，成肇仁提出:（136条和140条）虽同论大结胸证，但一言“结胸热实”，一论“水结在胸胁”，各执一词，似乎矛盾，实则前后呼应，指出结胸为水热互结之证。否则仅系热留胸腹，则为栀子豉汤证，如仅属水结胸胁，则为悬饮证。可见，水、热缺一，便不得成为结胸，前后两条，互文相兼，不能片面理解。（成肇仁. 谈谈《伤寒论》的互文见义[J]. 陕西中医，1985，（8）: 44）

互文见义法在论中还有多处运用。如“少阳中风，两耳无所闻，目赤，胸中满而烦者，不可吐下，吐下则悸而惊。”（264）“伤寒，脉弦细，头痛发热者，属少阳。少阳不可发汗，发汗则谵语，此属胃。胃和则愈，胃不和，烦而悸。”（265）两条合参互补，说明少阳病应以和解为治疗大法，禁用汗、吐、下三法。

（三）以仲景言，释仲景意

《伤寒论》原文中有少量自注，如“……小便白者，此下焦虚有寒，不能制水，故令色白也”（282），“自利不渴者，属太阴，以其脏有寒故也……”（277），然大量原文解读是后人之为。用《伤寒论》自己诠解自己，则最能让人信服。

例如，郝万山提出:“伤寒六七日，发热微恶寒，支节烦疼，微呕，心下支结，外证未去者，柴胡桂枝汤主之。”（146）为什么反而能出现四肢肌肉和关节剧烈疼痛呢?（参照原文）第274条:“太阴中风，四肢烦疼，阳微阴涩而长者，为欲愈”，第276条:“太阴病，脉浮者，可发汗，宜桂枝汤”，可知本证属太阳、少阳之证俱轻，又兼太阴四肢被风邪所伤而出现的四肢剧烈疼痛。（郝万山. 郝万山伤寒论讲稿[M]. 北京: 人民卫生出版社，2008: 187）借太阴中风证的“四肢烦痛”来诠释柴胡桂枝汤证中的“支节烦疼”，或许更能切近仲景本意。

另外，李赛美提出:“燥屎”不等于“屎燥”。屎燥即大便秘结的代名词，表明一种症状或病理产物。是否一见燥屎即用承气汤类攻下，非也。张仲景根据屎燥产生原因不同（或由津亏致燥，或热盛伤津致燥，或胃热约束脾的转输功能致燥）而分别论述，或润下、或攻下、或导下。然“燥屎”一词独见于大承气汤证，原文七见，可知仲景别具匠心。燥屎包括屎燥及全身毒热表现，可能包括西医学急腹症的胃肠道、腹腔充血水肿、炎性渗出及全身毒血症等一系列病理过程，并非单纯的大便干结，它是痞满燥实证的另一种表达形式。

“燥屎”是大承气汤适应证的代名词，可看成一种病理状态，并由此而产生一组临床症候群，如潮热、谵语、手足濈然汗出，腹满硬痛拒按，不大便或大便乍难乍易，热结旁流，舌红苔黄焦燥，脉沉迟有力，即是大承气汤运用指征，可攻下。（李赛美，《伤寒论》辨“燥屎”刍议[J]. 国医论坛，1996（1）: 25）《伤寒论研究大辞典》对“燥屎”的解释是: 指肠中宿食存积受热煎熬而成异常干燥的粪块，燥屎常寄留于肠道弯曲折叠狭窄之处，大小多少不等，顽固难下。作者不满足于现代“望文生义”解读，而是通过仲景多条原文对比分析，尤其结合临床实际进行深入剖析，从而引申出“燥屎”与“屎燥”之不同。

（四）会通全书

《伤寒论》的条文，虽然在形式上是逐条分列，节段分明，实际上条文间互相联系、互相对照、互相启发、互相补充，是不可分割的一个大整体。读《伤寒论》不能条条孤立，必须有机地联系在一起，才能领会得更为全面、更为深透。伤寒注家陈修园强调“会通全书读伤寒”。

例如，姜建国提出：《伤寒论》中论“无大热”共6条，其中除白虎汤证外，尚有热实结胸证与肺热咳喘证。明知大热证，为何偏讲“无大热”？（是因为）大热证虽然危重，但最为可怕的是不能“热越”，即大热内陷，也就是原文所讲的“热结在里”。如此必变证蜂起，诸如“发则不识人，循衣摸床，惕而不安，微喘直视”之类接踵而来，救亦迟也。为了提示大热证中的这种危险性，所以仲师于阳明热证、结胸热证、肺热喘证中，反复论及“无大热”或“微热”，以期提示大热内陷的病机。（姜建国. 伤寒论释难[M]. 上海：上海中医药大学出版社，2007：151）后世根据温病学家吴鞠通在《温病条辨》中运用白虎汤的经验总结，将白虎汤证归结为四大症。然而《伤寒论》中使用白虎汤、白虎加人参汤的条文无一四大症俱全者，反见“无大热”“时时恶风”“背恶寒”。会通全书则知仲景于此以无大热，恶风恶寒，示人于大热证尤当注意防止热邪郁闭于里，辨清寒热真假。

会通全书不应仅局限在《伤寒论》的六经病篇，还应会通辨脉法、平脉法、伤寒例及可与不可诸篇。例如，曲夷提出：“伤寒”一词概括了众多以发热为主的外感热病，其证候复杂，变化繁多。如《伤寒例》中提出发于冬季的外感病，可以是触冒寒邪即发的“伤寒”，也可以是感受冬季“非时之暖”所致的“冬温”，也可以是“秋伤于湿”所致。而冬季感寒可即发为伤寒，也可因“寒毒藏于肌肤，致春变为温病，致夏变为暑病”等。仲景虽未明确提出体质的概念，但四时之气是否导致发病、是即发还是留邪、病情轻重等，都与体质密切相关。另外“又土地温凉，高下不同；物性刚柔，餐居亦异”。指出地域、饮食、居处的差异，会导致病情的轻重、证候特点有所不同。可见外感病的发生虽因天时变化呈现一定的规律性，但单以“斗历占之”是难以得出准确判断的。（曲夷. 从《伤寒论》发病观看六经辨证的特色[J]. 山东中医杂志，2006，25（4）：219）《伤寒论·伤寒例第三》篇被认为是外感病发病的总论。对其作者后世虽多有争议，但从中可以看出至东汉末年，人们对四时外感规律已有了较为深入的认识。六淫邪气不是完全客观的致病因素，也没有客观的指标可将其截然分开。中医理论中的病因除了客观存在的致病因素外，主要是依据临床表现，通过分析症状、体征推求出来的，即所谓“审症求因”。中医病因学的这一特点决定了中医的发病观必然是内外因并重，进而从外邪与正气相互作用的角度解释疾病的发生发展规律的。

（五）参照不同版本

宋本《伤寒论》是近现代研究《伤寒论》的主要版本。除宋版本外，现在能够见到的《伤寒论》版本还有《注解伤寒论》《千金翼方》《金匮玉函经》、桂林古本、长沙古本、康平本、康治本等多个版本。对于有争议的或者原文明显有错误的条文，需参照不同版本予以解读。

例如，李心机指出：《伤寒论》中的烦躁与躁烦是混用的。如第239条之“烦躁发作有时”，在《金匮玉函经·卷三》中，烦躁作躁烦。又，第296条，“少阴病，吐利，躁烦，四逆者，死。”在《金匮玉函经·卷四》中，躁烦作烦躁。从中可见，在仲景书中，躁烦与烦躁义同。（李心机.《伤寒论》疑难解读[M]. 北京：人民卫生出版社，1999：236）烦、躁常常并称，细究起来两者程度有轻重，含义有不同。烦，是“火”字边，指火热上扰清窍，病人自觉心烦，程度较轻。躁，是“足”字边。指肢体不自主的扰动不宁，程度相对较重。在《伤寒论》中有时单称“烦”或“躁”，有时又并称“烦躁”或“躁烦”。通过参照不同版本可以发现，在《伤寒论》中烦、躁并没有绝对区分开。

（六）结合《金匮要略》

《金匮要略》和《伤寒论》同出于张仲景之手，原为一部书。王叔和始将其一分为二。《伤寒论》中的一些名词术语、理论观点，在《金匮要略》中更容易互相印证。

例如，李克绍指出：论中的血室，有人认为是冲脉，有人认为是肝经，也有人认为是子宫，互相争论，相持不下。却不知《金匮要略·妇人杂病篇》描述“生产后”的“水与血俱结在血室”，已明确指出“少腹满，如敦（音对，古代盛食物的圆形器具）状”。“少腹”“如敦”，不清清楚楚地说明血室是子宫吗？（李克绍. 李克绍医学文集·伤寒解惑论[M]. 李树沛，姜建国，辑. 济南：山东科学技术出版社，2006：254）热入血室证，论中四条原文皆冠首“妇人”。《金匮要略》中又在“妇人杂病篇”述妇人产后水与血俱结在血室。“如敦状”更与现代解剖学子宫的形状接近。由此可知，血室即为胞宫，热入血室是妇女独有的病证。通过上述两例分析可以发现，结合《金匮要略》解读《伤寒论》较之参考其他文献更具说服力。

另外，姜建国提出：48条云“……其人短气但坐，以汗出不彻故也”。关于“但坐”，注家有两种解释，其一，“但坐”为症状，与短气相连，形容胸闷短气难以平卧之状。其二，“坐”字为虚词，乃“因”“缘”之义。《金匮要略》仲师在论述皂荚丸证时，又一次提出“但坐”，云：“咳逆上气，时时唾浊，但坐不得眠，皂荚丸主之。”此条所云的“但坐”，显然只能作症状解。上条“但坐”与“短气”相连，此条“但坐”与“咳逆上气”相连。何况同出自仲师一人手笔的，又如此特异的两字连词，实为第48条“但坐”词义的有力佐证。因此，“但坐”确属症状描述，成、尤之注不可取。（姜建国. 伤寒论释难[J]. 上海：上海中医药大学出版社，2007：45）坐，在古文中可作“因为”“由于”解，在李商隐的诗句“停车坐爱枫林晚”中，坐就是“因为”的意思。48条“但坐”从实意动词、虚词的角度都能解释得通。结合《金匮要略》的条文能更好地领会仲景本义。

（七）结合《黄帝内经》《难经》《本草经》

仲景在《伤寒论》的序言中指出“撰用《素问》《九卷》《八十一难》《阴阳大论》《胎胪药录》”。《素问》和《九卷》，就是《黄帝内经》。《胎胪药录》虽然不一定就是《本草经》，但是《神农本草经》成书在《伤寒论》之前，比起其他中药典籍为早，因此，《神农本草经》即使不是《胎胪药录》，它的观点，至少也接近于《胎胪药录》。

例如，李克绍先生指出：“胃家实”“承气汤”，这两个词都来源于《黄帝内经》。《灵枢·平人绝谷》云：“胃满则肠虚，肠满则胃虚，更虚更满，故气得上下，五脏安定。”可见“胃家”既指胃，又指肠。“实”是只能满，不能虚。只满不虚，是由于“气”不能下，承之使下，方名就叫承气汤。（李克绍. 李克绍医学文集·伤寒解惑论[M]. 李树沛，姜建国，辑.济南：山东科学技术出版社，2006：254）“胃家实”见于阳明提纲证。关于什么是“胃家”？“实”是指邪气实可以概括阳明热证、阳明实证在内，还是单指胃肠中有宿食糟粕积滞的阳明实证？三承气汤明明是攻下剂，为何取名为“承气汤”？一直以来是《伤寒论》的争论问题之一。结合《黄帝内经》解读《伤寒论》是肇始于成无己的传统方法，时至今日仍是解读《伤寒论》基本方法之一。

另外，姜建国指出：《神农本草经》谓：“芍药，味苦平，主邪气腹痛，除血瘀，破坚积、寒热瘕瘕,止痛,利小便,益气”。可证:其一,古代芍药,味苦不酸。其二,主要功能,非但不收敛,而以苦泄为主。其“除”“破”“利”,均是“泄”功能的具体体现。其三,所谓“益气”,指益营阴之气,因芍药入营血、走经络,这正是桂枝汤中芍药的“和营”之功。由此可知,古代芍药不具酸收之特性。(姜建国. 伤寒思辩[M]. 济南: 山东大学出版社,1996: 226)芍药从陶弘景的《本草经集注》开始被分为赤芍和白芍。《本草别录》言其“酸、平,微寒,有小毒。”现《中药学》《方剂学》教材也多从酸以入肝、酸甘化阴、酸收防止发散太过的角度分析其功效。结合《神农本草经》,综合仲景对芍药的运用,不难发现芍药的功用特点不是“敛”而是“散”。芍药甘草汤服后“其脚即伸”,因其益阴,更因其通络缓挛急。桂枝汤原本发汗力量不强,需啜热粥、温覆以助药力,何须酸敛以防发散太过?用芍药恰恰因其益营阴而不恋邪。看似简单的药味之争,实则体现了对药效的不同理解,影响到临床药物、方剂的运用。《神农本草经》是唯一一部现存较为完整的,仲景时代已经成书的本草学著作。结合《神农本草经》解释《伤寒论》的用药规律,较之结合后世本草学著作更具说服力。

(八)结合考古发现

除传统中医典籍外,在考古发掘中的出土的文物、资料,也对我们研读《伤寒论》解释方证机制有重要作用。

例如,柯雪帆等通过对汉代出土文物的考证测算出《伤寒论》中衡重、容量单位的数值。(柯雪帆,赵章忠.《伤寒论》和《金匮要略》中的药物剂量问题[J].上海中医药杂志,1983,(12):36-38)药量素被称为“医家不传之秘”,通过出土文物的测算可以准确了解汉代度量衡制与今制的关系,更好地掌握经方药量。需要注意的是汉代虽有国家颁行的标准度量衡制,但在民间不同区域是否能完全遵循国家标准尚有待商榷。对《伤寒论》中的药量应从临床实际出发,以把握药量比例关系为主,不可生搬硬套。

此外,敦煌卷子《辅行诀脏腑用药法要》近年来也成为研究伤寒方药的重要参考。1988年以来相继出版了《敦煌古医籍考释》《敦煌医药文献辑校》《敦煌石窟秘藏医方》等研究专著。其中《敦煌古医籍考释》《敦煌医药文献辑校》对大、小二旦及大、小六神汤与《伤寒论》及传世古医书中同名同类方进行了对比研究,对进一步研究《伤寒论》的方药源流演变,解释经方方名、用法有重要意义。

(九)运用临床佐证

《伤寒论》最大的特点之一就是它的实践性,研读《伤寒论》最为重要的是要与临床相结合。好的原文释义除了简明通达之外,最重要的一点就是要符合临床实际。

例如,梅国强提出:“发汗已,脉浮数,烦渴者,五苓散主之”(72条)。本条但曰烦渴,未及小便利否,历来注家多将本条与71条对勘,谓本条省略了小便不利之主症……。临床实践中,确有部分病例烦渴不止而小便频多,究其成因较为复杂,其中有津液运行乖违而致者,用五苓散通阳化气,从而使津液运行复常,正合其治。(梅国强. 水泉不止,膀胱不藏——浅议五苓散治消渴[J]. 上海中医药杂志,1985,(5): 15)五苓散在《方剂学》中属“利水剂”,在《伤寒论》中主治“蓄水证”,很容易让人误将其等同于西药的利尿剂,把蓄水等同于尿潴留。梅老的分析不仅对72条原文进行了更为合理的解读,更重要的是拓展了对五苓散证因机症候的认识,对指导临床大有裨益。

由于医家所处时代、生活地域不同,医疗实践的经验也会有一定的局限性,同样从临床角度解释经典可能得出不同的结论。如101条“伤寒中风,有柴胡证,但见一证便是……”。

何为“柴胡证”？但见哪“一证”便是？一直以来争执不休。这需要我们打破认识局限、兼收并蓄，结合现代临床研究方法，得出更为客观实际的结论。

例如，张横柳提出：“寒热往来，休作有时”一句可视为寒热交替出现，时发时止；恶寒发热俱见，时发时止；发热但不寒，时发时止或发作有时；不发热但寒，时发时止或发作有定时；种种病证的正邪相争，发作有时，此解显然扩展了寒热往来的概念，不局限于寒热交替出现之狭义上。如更进一步扩展“寒热往来，休作有时”尚可视为“阴阳往来”。因为“寒”属阴，“热”属阳；“休”主静属阴，“作”主动属阳，故称之阴阳往来，从本质上讲似没有多大差别。寒热往来的着眼点是“寒”与“热”，休作有时的着眼点是“休”与“作”，均属少阳枢机不利所致。笔者认为“寒热往来”仅局限于“寒热”之狭义的着眼点比较，那么休作有时之“休作”则包括种种病证或主要脉证之时发时止或发作有定时，这是着眼于广义的阴阳往来。这一推理符合逻辑思维，更重要的是具有指导临床意义。（李赛美，朱章志. 经方研究与临床发微[M]. 北京：人民卫生出版社，2008：117）“寒热往来，休作有时”体现了少阳主枢的生理病理特点。小柴胡汤运用于发热性疾病、过敏性疾病、小儿多动症、胃脘痛等，多缘于本条思路的启迪。

（十）运用辨证思维

从前面的分析我们可以发现，传统的文献学、临床实证的研究方法不能解决所有的疑难争论问题。对疑难问题进行分析研究的意义，也并不局限在解决问题本身，更可锻炼提高后学者分析问题、解决问题的能力。如何对众多的文献资料、临床经验进行取舍运用，需要学习者具有坚实的理论功底和灵活的辨证思维能力。

1. 常变观　“常变观”属唯物辩证法思想，其核心内容是：如何在实践中处理好原则性与灵活性的关系；如何运用已掌握的常规常法认识新生事物，解决未知问题，做到知常达变；以及如何认识事物变化的规律，不断总结新的常法。《伤寒论》中蕴含着丰富的常变思想。在学习的过程中，注意区分病脉证治的“常”与“变”才能更好地领会原文。在实际运用中做到知常达变，才能真正运用好经典理论，解决临床上的疑难病证。

例如，姜建国提出：(桂枝去桂加茯苓白术汤证）外有表邪，须解肌发汗；内有水饮，须化气行水，此治法之常。桂枝外能解肌，内可化气，必当所用，此遣药之常。然而，本方却“去桂”，对这种大异常规的用药思维，就应从变中求索。细审之，本证并非单纯的表证与水证相加。其一，“服桂枝汤”而表证“仍”在，这就证明，若非水结之重，阳气被遏，是不会汗之无功的。其二，“心下”既“满”且“痛”，这就不是一般的心下有水气的问题。若非水结之重，绝不至此。其三，水气结在心下，胸阳被遏，故汗之而枉然。可知，本证尽管外有表邪，但病机之要却在水结。因此，其治主在开结利水以通阳气，而不是拘于常法的既解表又利水(如五苓散之治)。病变则治亦变，治变则方亦变。（姜建国.伤寒思辩[M].济南：山东大学出版社，1996）原文第28条桂枝去桂加茯苓白术汤证为何去桂？该问题的提出来自于后世医家的临床认识。桂枝常用于水气病治疗，为什么去掉？会通全书来看，桂枝温阳化气行水为仲景治疗水气病的要药，桂枝汤去掉方中主药还能算作桂枝汤的衍化方吗？仲景为何要从桂枝汤加减的角度提出方名？可见很多争论问题本身即来自于医家的治学思维。提高辨证思维能力，是我们至今仍然学习《伤寒论》的重要原因。

2. 整体恒动观　唯物辩证法认为，任何事物都具有与他事物普遍联系的特点，任何事物亦不是静止的，而是处于永恒的运动之中。《伤寒论》所述之六经病证，是正邪双方在体内不断斗争的过程，表现出高度的灵活性、动态性。

例如，王小荣等提出：结合麻黄汤与白虎汤证，可以发现表实证传至阳明的一般途径：感受风寒之邪，表气郁闭（麻黄汤证，只用麻黄不用石膏）→表寒郁滞较久或寒郁较重，内生郁热（大青龙汤证，麻黄为主，辅以石膏）→表寒进一步入里化热，郁热迫肺（麻杏甘石汤证，麻、石并重）→化热更重（酌情加重石膏的用量至5~20倍于麻黄，石膏为主，辅以麻黄）→完全入里化热（白虎汤证，只用石膏，不用麻黄）。在这个过程中，有表邪向内之势，即用麻黄之浮向外散之；有入里化热之象，即用石膏之寒清之。随着整个病情的演变来确定药物的用量及取舍，而不囿于个别症状，所以有汗时可以使用麻黄，无大热时亦可使用石膏。（王小荣，赵永山. 从麻黄与石膏的运用看《伤寒论》的动态辨证[J].国医论坛，2002，（2）：2）通过分析经方药量的比例关系及相关方剂间的药量加减，可悟出仲景灵活机变的用药思想。随着病情的动态演化，方中药量及药物比例也要随之调整。反映了证变、治变、方变、药变，乃至量变的整体恒动治疗思想。

综上所述，运用文献学方法，结合临床实践，可以更准确深入地解读《伤寒论》。更重要的是，通过分析研究这些疑难争论问题，可以培养提高分析问题、解决问题的能力，培养辨证思维能力。这也是现在仍要学习这门经典课程的主要原因。

（曲　夷）

三、临床研究例析

《伤寒杂病论》以六经辨外感，以脏腑辨杂病，是现存最早的中医临床专著，首次成功地将中医基本理论运用到临床，确定了辨证论治的基本体系，奠定了中医临床的基本面目。不管怎样研究《伤寒论》，最后都要回归临床，提高临床疗效是最终目的。当代中医学家崇仲景法，用经典方，不断实践着《伤寒论》的理法方药，取得了显著的成果。

（一）临床研究模式

每位医家对《伤寒论》都有不同的体悟，都有自己独特的临床思维模式，都有自己擅长治疗的病证。现将当代《伤寒论》临床研究模式概述于次。

1. 方证结合

（1）辨证论治：即“有是证，用是方”方从证出，法随证立，证是中医立法用方的根据。在民国以前，“症”“证”不分，从新中国成立后统编教材开始，“证”有了区别于“症”的特殊含义，是机体在疾病发展过程中某一阶段的病理概括，包括了病变的部位、原因、性质，以及邪正关系，反映出疾病发展过程中某一阶段的病理变化的本质。“证”比症状更全面、更深刻、更正确地揭示了疾病的本质。从这种意义上讲，所谓的“证”就是病机，包括脏腑经络的盛衰，阴阳气血的盈亏等。此模式是先确定病机，然后立法用方，也是当今中医临床运用模式之主流。

1）关于识证：伤寒大家刘渡舟先生对伤寒的体悟之深、对经方的运用之妙为世人公认。刘老于第二届国际仲景学说学术研讨会上提出“辨证知机”的论点。中医认为，有诸内者必形诸外，通过对人体功能活动表现于外的征象的识别，把握五脏六腑阴阳气血的盛衰，也即是指通过对临床表现的辨别，判断疾病发生、发展、变化的趋向和预后，并通过临床经验积累，临床反复验证，对“象”达到相当敏感和熟悉的程度，产生“知机”之能，见微知著，知常达变,在事物初露苗头的时候,即能识别微妙之处。仲景对"越人入虢之诊,望齐候之色",就能断定病情,非常赞叹"其才秀",而《伤寒论》更是处处体现着"辨证知机"。张仲景对"象"的把握到了炉火纯青的境界,"病有发热恶寒者,发于阳也,无热恶寒者,发于阴也。"仅通过发热恶寒的辨别,就能判断病变的阴阳虚实。"病人身大热,反欲得衣者,热在皮肤,寒在骨髓也;身大寒,反不欲近衣者,寒在皮肤,热在骨髓也。"寒热真假,临床最难识别,仲景通过对病人自己"欲""不欲"衣的观察,即判断寒热真假,可谓高超。"脉浮紧者,法当身疼痛,宜以汗解之。假令尺中迟者,不可发汗。何以知然?以荣气不足,血少故也。"脉浮紧、身疼痛,证属伤寒表实证,当以麻黄汤之类发汗;但仲景以见尺脉迟滞无力而断定营血不足,强发其汗易生变故。如此辨证水平可谓上乘。

刘渡舟先生曾治一患肺结核的男性患者,诊见皮肉瘦削,咳嗽多痰,脉来细数。刘对其家属曰:此为"阴痨",病已深入,恐难救治。《医宗金鉴》云:"阴痨细数形尽死。"家属哀告曰:我们知已病深,众医束手,所以特请刘老高诊,了尽全家心愿。刘渡舟为其配制"琼玉膏",以百合固金汤送服之。服一周,家属欣然来告:病人稍见起色。但刘渡舟告之说:此药力恐不能长久维持,因现在是隆冬季节,少阴得气之时,天水相连,肺金未至于绝;等来年入夏,火气用事,伤肺灼金,就会使病情加重,依其色脉看,端午节前恐难以保。后病人果死于第二年阴历之五月初四日。(王庆国,李宇航,陈明. 苍生大医刘渡舟·连载二[J]. 河南中医学院学报,2003,18(2):3-5)

2)关于识主症:"有是证用是方"的前提就是辨证准确,临床效果的好坏归根结底是识证水平的高低。为此,刘渡舟先生提出临证抓主症的重要性。《伤寒论》中,仲景时时在抓主症,小柴胡证病变涉及面广,临床证候复杂,原文96条就提到四大主症和七大或然症,101条更是提出"有柴胡证,但见一证便是,不必悉具",提示在复杂的临床表现面前,要善于抓住能反映证候本质的现象,放胆治疗。刘老指出,主症是辨证的关键,它反映了疾病的基本变化,是最可靠的临床依据,抓住了主症就抓住了纲领;抓主症是中医辨证的最高水平,是中医临床经验成熟的体现,抓主症可以在错综复杂的疾病表现中抓住主要矛盾,执简驭繁。

由于症具有复杂多变性,有真有假,哪些是主症、哪些不是主症有时候很难鉴别,初涉临床者更无所适从。刘老指出,主症的确立,有从病人主诉而得,有医者观察所得,有由症状群中选出,有从问诊症状出现先后判断,总之,抓主症并非易事,它要求有广泛的医籍阅读和丰富的临床经验。熟记并理解各种病证的主症是抓主症方法的基础,要多读书,书本中记载着临床医家的宝贵经验,记载着他们在长期的临床实践中发现的各种病证的主症。其次,要注意自己临床经验的积累,多临证,多实践,多总结。同时,要举一反三,以少知多,以点见面,注意不可强求全部症状的出现,犯经验主义错误,遵循《伤寒论》"但见一证便是,不必悉具"的原则。(傅延龄. 抓主症方法的认识与运用[J]. 中国医药学报,1993,8(4):43-44)

刘老治一患高血压冠心病十余年的病人,头目眩晕,心悸,胸闷,背部酸沉,少寐,口干,手足时发震颤,最为奇者,舌麻为甚,五味不辨。舌大而偏红,舌苔白滑,脉沉。刘老抓住舌胖大、苔白水滑、脉沉而辨为心阳虚弱,水寒之邪上冲之证,治用苓桂术甘汤。药后胸闷、心悸、背沉减轻。然患者之舌麻反甚,其他症状亦见加重。再视其舌红而少苔,脉沉细,马上想到此阴虚风动也,治以滋阴潜阳息风而愈(乐德行. 浅析刘渡舟临床医案[J]. 新疆中医药,1998,16(4):6-7)。此例患者病情复杂,为一心肾阴阳两虚兼水饮为患,一诊以阳虚水停为主要矛盾,刘老治以苓桂术甘汤;药后水饮去而阴虚本质显现,刘老不失时机地处以滋阴潜阳息风,药到病除。

3)关于经方变通:"有是证用是方"要求临床用方要切中病机。而临床千变万化,病机也非常复杂,实际情况往往不能与经方的病机刚好对应。这就要求对经方进行加减变通,或合用时方。为此,刘渡舟先生提出了"古今接轨论"。刘老指出:方随证立,证随方显,而古今人异气迁,以及体质强弱、生活习惯的改变,均可左右"证"的变化,若固守经方不越雷池一步,就不能做到方证灵活,随机应变。故宜从临床出发,以实事求是的态度,把时方与经方进行巧妙地结合,用时方补经方之不全,兼收并蓄,使古今相互补充,互相借鉴,因证制宜,切中病机。

如《伤寒论》栀子豉汤,以擅治"虚烦""心中懊憹"而著称,其为火郁气结,无形热邪上扰胸膈所致。火当清之,郁当发之,所以用栀子豉汤清宣郁火。而在湿温病中常出现心烦一症,乃湿热之邪蕴郁于胸所致,除心烦外,往往胸满为甚。三仁汤是治疗湿温初起的首选方剂,能清利三焦之湿热,但不能清散胸中之火郁,而黄芩、黄连又因苦寒直折,有冰伏湿邪,郁遏气机之弊端。刘渡舟先生则选用经方的栀子豉汤与三仁汤合方治疗,既能清热除烦,而能疏利三焦湿热,发挥了"古今接轨"之能事。又如小柴胡汤以调节枢机、疏利肝胆而著称,而平胃散出自《太平惠民和剂局方》,为治脾胃湿痰郁滞首选之方;两方合用名为柴平汤,首见于《景岳全书》,是典型的"古今接轨"之方。刘渡舟先生将其广泛用于慢性胃炎、慢性胆囊炎、慢性肝炎等多种疾病,主要把握肝胆气郁兼脾胃湿痰的病机,抓住胁胀脘痞、恶心口苦、苔腻、脉弦等症状要点。(赵文远. 刘渡舟教授"古今接轨论"考释[J]. 中医药学刊,2005,23(2):225-226)

评析:如前所述,"有是证用是方"的关键就在于"认证无差",而认证的水平又受多方面因素的限制,如医者的学识、学术的见解、临床的经验、思维的状态、四诊的技巧等,对于同一患者同时就诊,不同医者可能做出不同的诊断和治疗。这种临床模式,医者的思辨能力非常重要,所有信息完全靠思维去处理,医者思维的差异造成了输出结果的不同。所以,这种诊疗模式,其优点是诊疗非常灵活,上工能达到出神入化的艺术境界,而缺点也在于此,以致一般医者疗效平平,庸医比比皆是,缺乏规范和标准。其次,这种诊疗模式缺乏病种针对性,往往忽视某种疾病特殊用药的掌握,难免影响疗效。

(2)方证对应:方证对应之"证",并非前文"证候"之概念,乃是症状、天时、地域、体质等所组成的辨识疾病的"证据"。它不强调病机,甚至忽视病机,临床表现只要与仲景的描述相契合(有时"但见一证便是"),便放胆使用经方而不必强求脉、舌、症俱备,不必受八纲、脏腑、气血等辨证方法的限制。这实际上是在重复仲景当年的治病实践,颇有执简驭繁、驾轻就熟之妙,是准确运用经方的一条捷径。

1)关于内涵:南京中医药大学的黄煌先生认为,方证对应是经方医学的核心,证是证据,方证就是有效而安全运用经方的证据。其构成一是"人",二是"病"。"人"是指患者的体型体貌特征、心理特征、生命指征、营养状况、健康状况等;"病"即是一组让人痛苦甚至影响生命的症候。一般来说,每个方都针对特定的"人"与"病",这就是"方证对应"模式(黄煌. 经方的魅力[M]. 北京:人民卫生出版社,2006:21)。

张仲景在《伤寒论》中提到病机的条文很少,大部分条文是描述某证后直接指出什么方主之,朴实而形象,这实际上就是方证对应的表述,所描述的症状就是用方的指征。如见"头痛发热,汗出恶风"就是桂枝证;"心下逆满,气上冲胸,起则头眩,脉沉紧"就用苓桂术甘汤;

“心中烦，不得卧” 则是黄连阿胶汤证；“发汗过多，其人叉手自冒心，心下悸欲得按” 则用桂枝甘草汤。另外，《伤寒论》中 “酒家”“汗家”“淋家”“亡血家”“尊荣人”“失精家” 等描述，形象地指出病人的体质因素，都是用方的指征。仲景在317条通脉四逆汤方后注里隐约提到方证相应的含义，指通脉四逆汤加减要 “病皆与方相应者，乃服之”。其他如 “病如桂枝证”“证像阳旦”“有柴胡证” 等表述，都有方证对应的味道。

后世医家在继承仲景思维的基础上，更进一步表达了对方证对应的一些见解，如柯韵伯认为，“太阳病，头痛、发热、汗出、恶风者，桂枝汤主之。此条是桂枝本证，辨证为主，合此证即用此汤，不必问其为伤寒、中风、杂病也。”“桂枝汤为伤寒、中风、杂病解外之总方也，凡脉浮弱，汗自出而表不解者，成得而主之也。” 又曰：“头痛发热，恶寒，恶风，鼻鸣干呕等病，但见一症即是，不必悉具，惟以脉弱自汗为主耳。” 都说明只要见疼痛、发热、汗出、恶风、脉弱等几个症状，便是桂枝汤证，而不必拘泥于外感或是内伤，这就是方证对应的临床方式。另外，如孙思邈 “方证同条，比类相附” 的研究方法和徐灵胎的 “不类经而类方” 之《伤寒论类方》都带有明显的方证对应意思。所以，黄煌先生说仲景的基本精神就是方证相应，它是经方的优势和特色。

2）运用思路：这种临床模式认为，经方应用的范围，一般是固定的，是不容许随便扩大的。有的很窄，只用于治疗一个症状或一个病；有的却很宽，可以用来治疗一个证候群；有的甚至是调理某种体质状态的。把方比作箭，证就是靶，目标瞄准了，命中率就高。方剂内的药味及其配伍关系与其相对应的病证之间具有高度相关性和针对性，这种方就是这种证的特效药。方证对应要求方与证的严格对应，用药决不能想当然地随意加减，加减用药，都视临床见证的变化而变化，每一味药都有 “药证”，都有对应的 “证”，药证是方证的基础，药证组成方证。方随证变，证不变，方不变，证变则方变。如在《伤寒论》中，恶风、汗出、脉浮用桂枝汤，如果出现汗出不止，恶寒加重，有时可能还见关节痛者，必加附子，成为桂枝加附子汤证。许多方只是改变一味药，或只是剂量稍变，则方名及主治皆变，这在仲景医学中有很多例子，如桂枝汤与桂枝加桂汤，小承气汤与厚朴三物汤、厚朴大黄汤等。当然一个方证可以包括许多西医学的病，如黄煌先生曾用五苓散治疗青光眼、酒精中毒性肝硬化、肝炎后肝硬化、水土不服、急性胃肠炎、垂体肿瘤、梅尼埃病、胸腔积液、肾积水、肿瘤等涉及各大系统疾病约60种，所抓住的就是头晕、目眩、动悸、自汗、小便不利、大便不成形、口渴、浮肿、舌淡胖、苔白或水滑等五苓散的方证（吕永赟. 黄煌教授运用五苓散的经验——附98例病案分析[J]. 河北中医，2008，3（3）：229-231）。

徐灵胎在《伤寒论类方・自序》中说：“于是不类经而类方，若方之治疗有定，而病之变迁无定，知其一定之治，随其病之千变万化而就用不爽，此从流溯源之法，病无遁形矣……不论从何经而来，从何经而去，而见症施治，与仲景之意无不吻合。岂非至便之法乎!？” 经方大师胡希恕认为：“方证较之证型更为直接，它具有定性、定量和实践检验的性质。” 正因为方对应的证具有客观实在性，有固定的症状、体质表现，是直接的，具有 “一定之治”，强调规范，所以就为中医诊断的客观化奠定了基础和前提。中医 “证” 的客观化、规范化研究是现代中医研究的重点、难点，从方证对应角度研究可能是一个突破口。

方证对应的思维方式还可能有助于发掘民间高效的单方、验方。民间蕴藏着大量行之有效的治病方法，而大多都无法说明机制，但有明确的用药指征，这些都可以从方证对应的角度加以发掘和应用。

3）与辨证论治的区别：辨证论治是依靠中医学脏腑经络、阴阳五行、气血八纲、营卫三焦等理论体系，分析推测疾病病机的过程，先辨证，后立法处方，方剂的择用在辨证之后。方证辨证则是先存其"方证"，后辨患者病证与之相符与否，具有"逆向辨证"的思维特征。方证对应完全依靠的是先前积累的经验，构筑的是经验传承体系，是直接经验的重复，是已知经验在临床的直接应用，没有太多理论层面的东西，方证研究的内容主要是探索方与证之间的对应规律，总结识证、组方、遣药方面的经验，注重方药与主症、或特征性症状的丝丝入扣关系，使方与证之间达到固定的最佳组合从而确保最优的疗效。方证对应非常关注方药应用后的结果，疗效是评判方证是否对应的唯一标准。如余国俊先生依据《伤寒论》原文"干呕，吐涎沫，头痛者，吴茱萸汤主之"所提供的经验，临床治疗各种顽固性头痛，只要头痛伴恶心或呕吐涎沫及清水者，均投以吴茱萸汤原方，常收捷效。值得玩味的是，不少患者并不具备肝胃寒凝、浊阴上逆的全身症状及舌脉，有的还伴见一些热象，若按辨证论治法则，不根据方证对应这一方法，断难毅然使用吴茱萸汤原方（余国俊. 我的中医之路[M]. 北京：中国中医药出版社，2007：36-37）。

4）掌握途径：由于方证对应几乎完全依靠先前积累的"证"的各种特征，因此，精读医籍特别是《伤寒论》是提高识证能力的关键。后世医案中也包含大量的方证，也是需要整理挖掘的。没有先前积累的经验，如无水之鱼、无米之炊，在临床上方证对应则无从谈起。同时，每味药的主治指征也必须掌握，药是方的基础，药证是经方加减变化的前提。在《伤寒论》中，仲景加什么、减什么都是有严格的指征的，如腹痛加芍药，气上冲加桂枝，小便不利加茯苓，咳加干姜、细辛、五味子，发热去人参，不呕去半夏等。

5）日本古方派：17世纪后半期到18世纪初，在日本儒学界产生了复古思潮，对医学产生了很大影响，使当时医风为之而变，产生的以《伤寒论》及其方剂的研究应用为中心内容的医学，称为"古医学"，其学派被称作"古方派"。古方派的大家有名古屋玄医、后藤艮山、香川修庵、吉益东洞、吉益南涯等，其中吉益东洞是古方派中最具代表性的人物。

实证主义是古方派学术思想的一个重要特点，他们排斥传统中医中阴阳五行、脏腑经络、五运六气、气血津液、六淫邪正、四气五味等医药理论。吉益东洞指斥阴阳五行学说为"空谈虚论"，脏象学说亦"皆非治病之用"，临床处方过程中也否定具体理论分析，指出"理无定理，疾有定证，岂可以无定之理临有证之疾哉！"古方派唯以《伤寒论》为宗，对仲景方证相应思想推崇备至，认为《伤寒论》"惟方与证耳"，《伤寒论》以"方证相对"的形式记载着完全是由观察与实践得来的经验，能经得起临床的重复。"仲景之道才是疾医之道，仲景之方才是疾医之方。"古方派医家皆以"实证亲试、实事求是"为自己的座右铭，对实证经验显示出异乎寻常的热衷，对疾病的病机及方意药理等均不作分析，认为理是看不见摸不着的东西，具体的方证才是真实和需要认真把握的，"眼睛看不到的东西不说，手触摸不到的东西不足为据"。而症状是可以通过病人的主诉和医生的观察得到的，腹症是可通过手的触诊确定的，这些组成了方的证。而方与证必须对应，"医之方也，随证而变，其于证同也，万病一方，其于证变也，一病万方。"特别是腹部体征古方派十分强调，认为"腹者，有生之本，故百病根于此焉，是以诊病必候其腹，外证次之。"从东洞及其他古方派医家的大量医案看，遣方用药时往往以腹诊来确定处方。

评析：显然，日本古方派在学术上难逃偏颇之嫌。如只研究肉眼所见的临床现象，对疾病的发生、发展预后不作任何预测；过度强调证的研究而忽略对疾病作为一个整体的认识，有犯只见树木，不见森林之过；全盘否认藏象、气血等传统理论，只强调实证的作用，有唯经验主义之弊。方证对应作为一种临床思维模式，固然有它直接、高效、严格、规范等优势，但如果遇上未知方证的临床现象，因缺乏理论支持，则会难以诊断；只知一方对一证，难免会产生依葫芦画瓢机械死板的流弊。总之，辨证论治与方证对应都为张仲景所创立，可以互相补充，从而使辨证论治落到实处，又使方证对应观往知来，合之则双美，分之则两伤。

2. 病证结合

（1）一方一病：一方一病模式的临床研究在当前科研环境下很常见，试举几例。

例一：乌梅丸治疗慢性萎缩性胃炎

福建中医学院张喜奎教授在伤寒大家陈亦人先生指导下，对乌梅丸治疗慢性萎缩性胃炎从理论、临床到实验进行了详细研究。

1）立论思路：乌梅丸证与慢性萎缩性胃炎主症一致。乌梅丸为厥阴病主方，非治蛔专方，乌梅丸证的脉证当与厥阴病提纲证描述的一致。而慢性萎缩性胃炎在病变的过程中亦多出现与之相似的证候，如心中疼热（胃脘痛、胃中嘈杂），气上撞心（撑胀饱闷、胃脘痞闷不舒、嗳气），消渴（口干欲饮），饥而不欲食（胃中嘈杂似饥，纳差食少，食后不舒），食则吐蛔（恶心欲吐）等；两者在病机上吻合：病性上，二者均表现出寒热错杂、虚实互见的特征。

病位上，二者皆属于胃、肝、脾的病变；病势上，乌梅丸证为寒热错杂、虚实互见之证，治当寒热并用，阴阳气血双调，理肝、调脾、益胃，不可误下，而慢性萎缩性胃炎因病程较久，正虚明显，苦寒攻下也属禁忌；乌梅丸反映出酸苦辛甘复法的特征，非常适合慢性萎缩性胃炎寒热交错、虚实兼见，肝脾胃俱病，阴阳气血失调的病理变化。（张喜奎，陈亦人. 试论乌梅丸证与慢性萎缩性胃炎[J]. 中医杂志，2002，43（4）：245-247，280）

2）临床观察：将70例慢性萎缩性胃炎患者随机分为胃萎灵胶囊（实际为乌梅丸）治疗组40例和胃苏颗粒对照组30例，观察指标为症状、组织病理、胃泌素、HP感染。结果：两组治疗后症状及HP感染均明显改善，临床疗效相当；各组病理指标、血清胃泌素、腺体萎缩及肠化生程度均有明显改善，血清胃泌素数值下降，治疗前后差异具有显著性，而治疗组疗效优于对照组。（张喜奎，陈亦人，张振中. 胃萎灵治疗慢性萎缩性胃炎临床研究[J]. 中医杂志，2000，41（9）：536-537）

例二：加味桃核承气汤治疗2型糖尿病

广州中医药大学熊曼琪教授牵头的糖尿病研究小组从临床经验出发，以经方桃核承气汤为基础，组成加味桃核承气汤广泛用于2型糖尿病的防治，主要用于改善胰岛素抵抗以及治疗代谢综合征。

1）立论思路：崇《黄帝内经》《金匮要略》《伤寒论》、温病刘河间及《血证论》，倡消渴病燥热瘀结病机；以临床研究发现为依据，患者多以疲倦乏力、口干、腰膝酸软、形体丰腴、舌质偏红或淡胖、脉细等气阴两虚之证突出，病程早期或高血糖未控制时，常有多饮、多食、多尿及便干便秘等症，此多为胃热肠燥所致，本病无论早、中、晚期都有潜在或明显的瘀血征存在，酿成多种慢性并发症的发生或发展。气阴两虚、胃热肠燥与瘀血三者间常互为影响。治以益气养阴、泻热逐瘀为法，方用桃核承气汤加味。（朱章志. 熊曼琪学术思想与临床经验简介[J]. 新中医，1996，（3）：12-14）

2）临床观察：观察三黄降糖方（即加味桃核承气汤）对2型糖尿病患者外周胰岛素抵抗的影响。95例2型糖尿病患者随机分为中药组和西药组，中药组以三黄降糖方的水煎剂和片剂同时使用；西药组用格列吡嗪治疗。两组疗程均为4~6个月，治疗前后进行标准馒头餐试验，并计算外周胰岛素敏感度（SI）、胰岛素释放率（IRG）及胰岛素敏感性指数。结果：中药组改善外周胰岛素抵抗疗效的总有效率为79.2%（其中逆转率26.4%），降糖疗效的总有效率为80.1%，与西药组的疗效相当；但中药组的气虚证候及瘀血征象的改善较为明显。中药组的SI明显增加，胰岛素敏感指数（IAI）显著改善，而空腹胰岛素及其面积明显降低，但IRG无明显改善。中药组的血糖降低与SI、IAI的改变呈明显负相关，而与胰岛素面积的改变无相关性。

观察益气养阴活血通腑法对继发性磺脲类失效2型糖尿病患者外周胰岛素抵抗的影响。78例患者随机分为中药组和西药组，在原磺脲类降糖药剂量不变的情况下，中药组予益气养阴活血通腑方药（加味桃核承气汤改良方）水煎剂治疗，西药组服二甲双胍治疗，疗程2个月。治疗前后做标准馒头餐试验，并计算外周胰岛素敏感度（SI）、胰岛素释放率（IRG）及胰岛素敏感性指数（IAI）。结果：中药组改善外周胰岛素抵抗疗效的总有效率为75.6%（其中逆转率24.4%），降糖疗效的总有效率为73.2%，均与二甲双胍组的疗效相仿；但中药组的证候的改善较为明显。中药组的SI与IAI显著改善，而空腹胰岛素及其面积明显降低，但IRG无明显改善。（李赛美，朱章志. 经方研究与临床发微[M]. 北京：人民卫生出版社，2008：366-368）

例三：加味真武汤治疗糖尿病肾病

广州中医药大学彭万年、刘敏教授，充分发挥中医药多向性、多靶点的优势，运用经方真武汤为主，在改善症状、延缓并逆转病情等方面取得了较好的疗效。

1）立论思路：以临床实践为依据，临床发现，糖尿病肾病病人随着病情的发展，往往阴损及阳，常见尿少、尿浊、肿满、畏寒、倦怠乏力，甚至关格等表现，与《伤寒论》少阴病篇“少阴之为病，脉微细，但欲寐”及原文316条“少阴病，二三不已，至四五，腹痛，小便不利，四肢沉重疼痛，自下利者，此为有水气。其人或咳，或小便不利，或下利，或呕者，真武汤主之”中所描述的症状，以及真武汤证的病机大致相符，故选真武汤加味，温补脾肾，化浊利水。（周英，蓝柳贵，封翠芸，等. 彭万年教授治疗糖尿病肾病经验介绍[J]. 新中医，2007，39（1）：69-70）

2）临床观察：2004—2005年观察60例患者，随机分为治疗组与对照组各30例。在糖尿病基础治疗（如饮食、运动及降糖）的前提下，治疗组用加味真武汤（熟附子、茯苓、白术、泽泻、生姜、白芍、猪苓、玉米须、丹参、大黄、党参、灵芝），对照组用开博通（卡托普利），治疗观察8周。观察症状体征、24h尿蛋白定量、肌酐清除率（Ccr）、血清肌酐（Scr）、尿素氮（BUN）。结果：经统计学处理，两组治疗前后差异具有显著性，在症状、24h尿蛋白定量方面，治疗组优于对照组；而Ccr、Scr、BUN方面，治疗组与对照组疗效相当。（蓝柳贵，彭万年，朱章志，等. 加味真武汤治疗糖尿病肾病少阴证60例临床观察[J]. 国医论坛，2006，21（2）：7-8）

2002年3月—2004年10月观察患者62例，随机分为治疗组34例、对照组28例。治疗方法同上。观察体重指数（BMI）、空腹血糖（FPG）、餐后2h血糖（2hPPG）、糖化血红蛋白（HbA1c）、空腹胰岛素水平（FINS）、血压（SBp、DBp）、24h尿微量白蛋白和总蛋白含量。结果显示：治疗组体重指数明显降低；两组治疗后FPG、2hPPG、HbA1C、FINS较治疗前明显改善，但两组间差异无显著性意义；同时两组SBp较治疗前有所下降，治疗组的DBp下降较对照组明显；治疗后两组尿微量白蛋白排泄量及尿总蛋白含量均明显低于治疗前，且治疗组明显优于对照组。（刘敏，李赛美，朱章志，等. 参芪真武汤改善糖尿病肾病患者尿白蛋白的临床观察[J]. 中国现代临床医学杂志，2007，6（9）：1-3）

评析：每一种病都有其特定的病理特点、病机变化，据此可以立法处方，故一病可有一个主法、一个主方。这种一病对一方的临床模式，具有明显优势：临床学习方便，简单易行；针对某病的基本病变特点而治，可以把握疾病的本质，克服单纯辨证的不足；容易找到某病的高效方专用药；方便规范化、标准化，适合当前科研的要求；可以克服无证可辨时辨证论治的困惑。无可否认，弊端也是显而易见的：容易受西医思维的影响，见"病"不识"人"忽略辨证论治，忽视个体的差异，体质的异同，犯虚虚实实的根本性错误；许多疾病的发病机制还没有透彻认识，也会影响效方的选择；更有甚者，一些一方一病的临床研究为了盲目追求统计学意义，固定一方，不作变通，一方到底，可能背离中医辨证论治的精髓，失去中医特色和优势，临床应引起重视。

（2）一方多病

例一：陈瑞春运用四逆散经验

1）慢性胃炎：陈先生治一例慢性胃炎胃脘胀痛患者，痛及两胁，平素嗜酒，胃中灼热，口苦苔黄腻，脉弦实。认为痛连脘胁，病在肝胃，又肝郁化火，湿热中阻，当疏肝和胃，清热化痰、宽胸理气，以四逆散合小陷胸汤加佛手为治，疗效满意。

2）淋巴结肿：陈先生治一例颔下、腋下、腹股沟淋巴结均肿大之男性患者，以肿胀为主，认为部位在肝胆经循行之处，《外台秘要》谓肝肾虚热所生，气郁所致，病因于肝胆气机不畅，痰积瘀滞，治疗上以四逆散和郁金疏利肝胆，行气活血为主，并加化痰软坚散结的浙贝母、夏枯草、生牡蛎等药，收到佳效。

3）乳房小叶增生：陈先生治一患者左乳房小叶增生，有两个核桃大活动性硬结，经前增大，胀痛明显，牵引胁痛，伴烦躁易怒，便结脉弦。认为乳房为肝经循行之处，病缘于肝郁气滞，痰气郁结，治以四逆散疏肝解郁，加郁金、青皮、浙贝、生牡蛎、橘核等化痰软坚、行气散结，不求速效，令其渐消渐散。

4）肋间神经痛：陈先生治一多年右胁处神经痛患者，痛处不移，脉缓弦实。考虑为肝经部位，为肝郁气滞所致，然病已多时，痛处不移，为久病入络之象，以本方加丹参、香附、旋覆花行气化瘀，并赤白芍同用，可以收功。

5）睾丸鞘膜积液：陈老治一学生，左侧睾丸肿大近半月，偶有胀感，余无所苦，考虑肝经绕阴器，可责之于肝气郁滞所致，用四逆散疏利肝气，佐生牡蛎、青皮、橘核、小茴香、川楝子等行气解郁，软坚散结之品，可收良效。

6）慢性肠炎：陈老治一女青年患腹痛腹泻半年，腹痛以左侧为甚，便前尤剧，大便初硬后溏、里急后重，时有黏液泡沫或不消化食物。认为当是木强侮土、肝脾不和所致，取四逆散调和肝脾，加广木香、神曲行气止泻，可收近效。

7）十二指肠溃疡：一位十二指肠溃疡患者，胃脘及脐部胀痛，腹中雷鸣，纳少便稀，形瘦，舌淡脉弱。陈老考虑肝脾不和、虚寒气滞，先调肝脾，再议补益，不致壅塞气机，以四逆散合良附丸加神曲、厚朴为治。7剂病去大半，后加白术、山药、扁豆健脾补中收功。

8）腹痛查因：一男学生，因腹痛疑诊为蛔虫、结核性腹膜炎、阑尾炎等，以驱蛔、消炎、抗结核等治疗未果，辗转中医治疗。陈老见腹痛隐隐，时绕脐痛，食少便软，面淡少华，脉弦有力，认为乃肝脾不和，肝强脾弱所致，以四逆散疏肝治强，加山药、扁豆健脾扶弱，木香、神曲顺气和胃，2剂痛罢。

陈老认为，各种腹痛证诸如慢性肠炎、结肠炎、胃肠痉挛、慢性阑尾炎等以腹胀、腹痛为主症者均可考虑用四逆散。属寒者合良附丸，偏虚寒者合理中汤，气滞甚者加香附、厚朴、郁金、佛手、台乌等行气之品，兼热者加虎杖、白头翁、蒲公英等清热解毒药或合香连丸，若见舌苔黄腻，有痰热见症者合小陷胸汤，都可收到预期疗效。

9）咳嗽：一咳嗽患者，咽痒，痰少而黏，胸闷胁胀痛，大便干结，舌红苔黄，脉弦缓。陈老认为，"五脏六腑皆令人咳"，本例应为肝郁气滞上逆之咳，如《伤寒论》原文或然证中就有"咳"。用四逆散疏肝理气，稍加前胡、桔梗、瓜蒌、苏叶、沙参之属，宣畅肺气，此又是止咳虽不总在肺，而皆"关于肺"也。

10）肝硬化：一肝硬化患者，肝区隐痛，腹胀溲少，食后胀甚，大便时干时稀，面黯神惫，形瘦脚肿，脐周青筋，舌淡润，脉细弱。陈老认为病先肝郁气滞，久则入血入络，伤及脾胃，治疗当以四逆散疏肝理气为主，加三棱、莪术等活血软坚散结，山药、扁豆、内金等健脾和胃，益母草活血利水，或加旱莲草养阴，或加生黄芪益气，刚柔相济，缓缓图治，前后共服200余剂，达到临床治愈。（陈瑞春. 伤寒实践论[M]. 北京：人民卫生出版社，2003：52-64）

陈老运用四逆散的关键抓住在肝的病位，气机郁滞为主，或病及脾胃，或波达血分，以肝经循行部位疾患、以胀为主，或有烦躁易怒、脉弦等为临证着眼点，"但见一证便是"。

例二：伍炳彩运用葛根芩连汤经验

1）额窦炎：一多年额窦炎患者，自觉以前额胀痛为主，后项不适，鼻干流涕，受寒加重，口或渴，饮食二便如常，舌正脉弦。伍老认为病在阳明经表，当以葛根芩连汤为主；又按《黄帝内经》"胆移热于脑，则辛頞鼻渊"，而肝胆互为表里，今脉弦，显然与肝有关，故用合四逆散加味。又据日人经验，加吴茱萸、牡蛎，认为此两药能减少鼻中分泌物。连服15剂即病去大半。

2）肺心病心衰：一80岁老妇，患肺心病多年，近因感冒，发热，口渴欲冷饮，咳嗽痰黄，气喘，动则加剧，心慌胸闷，面红，前额不适，纳减溲黄，舌红苔薄黄，脉弦数有间歇，两寸脉浮。伍老抓住前额不适，认为病在阳明之经，痰热阻滞，当投以葛根芩连汤，合《温病条辨》上焦宣痹汤（射干、郁金、枇杷叶、通草）清上焦湿热、除胸闷而平喘，3剂热退，再服5剂，症状消失。

3）痿证：一老年女性，夏日冒雨，两脚无力，不能起床，脚不痛，但觉无力，口渴有汗，前额痛，后项不适，脉软寸浮。初虑夏日冒犯暑气，用李氏清暑益气汤加味3剂不效。后思治痿独取阳明，加之患者前额痛，后项不适，脉软寸浮，为阳明经表之证，于是用葛根芩连汤。因病起淋雨，故加白鲜皮、地肤子祛风除湿。服5剂取效，连续服50余剂，康复如初。

4）神经官能症：一中年女性患者，经常头昏头痛，前额不适，后项不舒，心烦性急，眠差食可，多食则胀，口或渴，口苦溲黄，常咽痛，充血有滤泡，舌红苔白，两寸脉浮。伍老认为，此例患者西医诊断为神经官能症，因其前额不适、后项不舒，病在阳明经脉，用葛根芩连汤治疗，以"胃络通心"，故可治心烦性急，并解除神经失调。因还有咽痛之症，故用银翘马勃散。连续服用，病情渐轻。

5）鼻衄：一青年女性，经常鼻衄，伴有鼻干鼻燥，前额痛，后项不适，寸脉浮，余无明显不适。伍老认为鼻为阳明经脉所过，阳明燥气在上，故鼻干而燥，又有前额、后项见证，其脉浮，病在阳明经表无误，遂以葛根芩连汤稍加白茅根、焦栀子凉血止血，5剂血止。

6）盗汗：一7岁男孩，每晚盗汗，醒则汗止，喜饮便干，舌红脉濡。伍老初以阴虚盗汗为治，当归六黄汤14剂无效。后询知有鼻炎，前额常不适，细切其脉，濡中而两寸带浮，遂断定病在阳明经脉，以葛根芩连汤稍加牡蛎敛汗，14剂痊愈。

7）颈椎病：一颈椎病患者，多方诊治无效，除颈项不适外，还有前额不舒，舌红脉浮。伍老认为病在阳明之经，以本方稍加天花粉生津舒筋，15剂临床治愈。

8）重症肌无力：一年轻女性患者，西医诊断为重症肌无力（眼肌型），中西治疗效果不显。除眼睑下垂外，还伴有前额、后项不适，舌红脉浮。伍老认为，治疗重症肌无力主要有两种思路，一是补中益气汤法，从太阴论治；一是葛根芩连汤法，从阳明论治。本例有阳明经表见证，故用葛根芩连汤，加刺蒺藜、钩藤凉肝定惊，连服50余剂，临床治愈。

9）小儿泄泻：一4岁男孩，8月间突然发热，呕吐泄泻，日夜数十次，口渴欲饮，饮即吐，泻下初为木樨花状，后为清水，舌红苔白，脉浮数。伍老认为，此乃外感暑气，阳明肠热下利，用葛根芩连汤清利肠道湿热，加益元煎清解暑邪，法夏、陈皮、竹茹、生姜和胃止呕。1剂取效，3剂痊愈。

10）痢疾：一男性痢疾患者，里急后重，肛门灼热，便有脓血，发热口渴，纳差，舌红脉浮数。伍老常云，《伤寒论》下利当包括现代的泄泻和痢疾，本例患者阳明肠腑湿热，可用葛根芩连汤，加槟榔、枳壳、山楂等行气活血，即后世医家所谓“调气则后重自除，行血则便脓自愈”。伍老认为葛根芩连汤证在临床上应有两大类型：一是阳明肠热证，其主要症状包括下利、大便深黄或不畅、肛门灼热，伴有发热、有汗、心烦、口渴、咳嗽、气喘等，也就是《伤寒论》34条所讲述的情况；二是阳明经脉表证，主症有目眶胀痛，前额不适，连及颈项，脉浮，因阳明为燥土，常有风燥的表现，如口干鼻燥，鼻血，咽干，痰中带血丝等。从表里来讲，葛根芩连汤偏于表，是阳明经脉的表证；从寒热来讲，葛根芩连汤证是一个热证；从虚实来讲，葛根芩连汤是一个实证；从气血来讲，葛根芩连汤是一个气分病变。这就是伍老应用葛根芩连汤的诀窍。

例三：江尔逊运用小柴胡汤经验

1）虚人外感：《伤寒论》97条：“血弱气尽腠理开，邪气因入，与正气相搏……”揭示了小柴胡汤证的病机为已虚之正气与邪气相抗争的一面。江老认为，虚人外感腠理疏松，不任发汗，病因病机与此理无二致，可以小柴胡汤统治之。方中参枣草扶正以为祛邪之本，柴芩姜夏运少阳之枢而达邪于外，为扶正祛邪之绝妙也。

2）产后郁冒：即产后外感也。产后之人，阴血俱虚，气随血去，阳也不足，故《金匮要略·妇人产后病脉证治》曰：“亡血复汗，寒多，故令郁冒。”江老认为，外寒郁闭，故谓“郁”；阳气被郁，从下上冲，独冒于头，致眩晕头汗出，故曰“冒”。不能以发汗解表之剂再虚其表，犯虚虚之戒；更不能徒用养血生津、滋阴潜阳之品，有闭门留寇之嫌，外邪虽微，内攻有力。此时，只能采取扶正达邪法，均以小柴胡汤加减，而收“身濈然汗出而解”之效。

3）黄疸：《金匮要略·黄疸病脉证并治》曰：“诸黄，腹痛而呕者，宜柴胡汤。”江老在临证中，凡见黄疸病伴有腹痛而呕、或胸胁苦满、或寒热往来等，用小柴胡汤加减。江老认为，黄疸虽多为脾湿胃热，阳黄宜清化湿热，阴黄宜温化寒湿，此为常法也。如见腹痛而呕、胸胁苦满、寒热往来等症，则病机侧重点在于木因湿郁而生热，当以小柴胡汤为主疏利肝胆、宣达郁热，更辅以清热利湿之品（如茵陈、滑石之流），奏效尤捷。

4）盗汗：江老认为，杂病盗汗多阴虚，外感盗汗在少阳，《伤寒论》已有明言，268条：“三阳合病，脉浮大，上关上，但欲眠睡，目合则汗。”陈修园认为：“此虽三阳合病，而以少阳为主也。”江老根据临床观察，每见外感盗汗者，多半出现在表证将解，余邪未尽之时，常伴有轻微头晕、口苦、大便不爽、身不了了等症，用小柴胡汤从少阳清达余邪，诚有良效。

5）颈项强：颈项强只是一个症状，在很多疾病中都可出现。江老根据《伤寒论》99条论述“伤寒四五日，身热、恶风、颈项强、胁下满、手足温而渴者，小柴胡汤主之”，在临床上如见颈项强伴有胁下满等少阳见证者，均处以小柴胡汤加减治疗，常收良效。

6）便秘：一便秘患者，大便七天未行，曾用调胃承气汤等暂通一时而复结。江老根据其伴有呕逆不食、胸胁满闷、苔薄白脉沉弦等征象，径投小柴胡汤两剂而愈。此也即《伤寒论》230条所言“阳明病，胁下硬满，不大便而呕，舌上苔白者，可与小柴胡汤。上焦得通，津液得下，胃气因和，身濈然汗出而解”。小柴胡汤疏利三焦，和畅气机，布达津液，可治阳明腑实未成、燥热尚轻之便秘。

7）咳嗽：江老常用小柴胡汤治疗外感咳嗽久咳不愈之“三焦咳”，认为其病机为外寒内热，三焦郁火弥漫肺胃。《血证论》有言：“兹有一方，可以统治肺胃者，则莫如小柴胡汤……盖因小柴胡能通水津，散郁火，升清降浊……加减合法，则曲尽其妙。”其辨证关键是“咳而腹满，不欲饮食”（《素问·咳论》）。

8）脑震荡后遗症：江老治疗数例脑震荡后遗症患者，身无痛处，但头晕肢软，乍寒乍热，脉沉涩，根据《血证论》“瘀血在腠理，则营卫不和，发热恶寒。腠理在半表半里之间，为气血往来之路，瘀血在此，伤营气则恶寒，伤卫气则恶热，是以寒热如疟之状，小柴胡汤加桃仁、红花、当归、荆芥治之”，仅以数剂，诸症即除。

9）痄腮：江老治疗多例迭用银翘散、普济消毒饮等数日不效的痄腮患者，腮颊漫肿坚硬，高热不退，思腮颊为少阳、阳明经脉所过之处，根据《伤寒论》231条“阳明中风，脉弦浮大而短气，腹都满，胁下及心痛，久按之气不通，鼻干，不得汗，嗜卧，一身及目悉黄，小便难，有潮热，时时哕，耳前后肿，刺之小差，外不解，病过十日，脉续浮者，与小柴胡汤”的记载，用小柴胡汤加石膏，两解少阳、阳明郁热，常收一剂热退，两剂肿消之佳效。（余国俊. 我的中医之路[M]. 北京：中国中医药出版社，2007：54-59）

小柴胡汤证病机涉及面广，主症不定，仲师虽有“但见一证便是”之语，终因其临床运用的灵活性难以把握，医者只知“寒热往来”“胸胁苦满”“口苦咽干”等症用之，限制了其应用范围。然而，抓住血弱气尽、邪正相搏；枢机不利、气机郁结；相火失布、少火被郁；阴阳交替、发作有时等少阳生理病理特点、枢机特殊功能则是运用小柴胡汤的关键。

评析：方即是法，不同疾病，可以出现相同或相似的病机，能以一法一方治之而获效，这就是一方多病（或称一法多病）的临床模式。然而，每种病都有各自的特点，病机虽然相似，在病程、病位、轻重等方面必然存在差异，不能以完全相同的方剂治疗，必须加减变化，以适应不同病症的需要。有些医家毕生对一法、一方很有心得，将其灵活应用于各种疾病的治疗，运用自如、得心应手。其妙诀有三，一是对此法、此方作用本质有确切的把握，在临床有独到的见证本领；二是不固守成方，根据病情灵活变通；三是对本方、本法的禁忌非常明确，当用则用。这三点，也是这种临床模式的关键。

日本对小柴胡汤进行了广泛、深入、系统、全面的药理研究，表明小柴胡汤具有广泛的药理作用，如解热、抗炎、免疫调节、抗急性肝损伤、抗肝纤维化、促进肝细胞再生、保护心肌细胞、抑制血小板凝集、抗胃炎、抑制胰腺炎相关蛋白表达、促进中枢、肾上腺的体液性调节、抑制癌细胞增殖等。并以此作为临床用药根据，各种疾病，都用小柴胡汤。1995年日本汉方药总使用量1600亿日元，其中小柴胡汤达400亿日元。终于1996年3月致使舆论哗然的小柴胡汤事件爆发。小柴胡汤有其适应证，也有禁忌证。经方运用离不开中医理论指导。若单纯从现代药理研究结论运用经方，不但徒劳无功，还可能造成严重后果。

（3）多方一病：疾病在发生、发展过程中，每一个阶段都有不同的病机；同一疾病、同一病变阶段，由于体质、气候、环境等不同，病机也各不相同，临床表现千变万化，一病需要多方治疗。当代医家，善于将《伤寒论》六经辨证理论运用到具体疾病的辨证中，取得了一定成果。

例一：六经辨治眼病

著名眼科专家陈达夫先生根据《伤寒论》六经理论，结合眼部特点，提出了眼科六经提纲证。

1）太阳目病：凡目暴病，白珠红赤，大眦内震廓血丝较粗，或从上而下者特甚，鼻鸣、或不鸣，脉浮，微恶风，或顶巅脑项痛，或半边头肿痛，太阳伤风也，法当温散，宜桂枝汤。设风轮、水轮起翳者，有兼证也，则当随经兼治之。

2）阳明目病：气轮血丝满布，乾廓坤廓尤多，羞明流泪，额前痛、目眶痛，病在阳明，阳明应恶热，今病人反恶风寒，项背强，微有汗者，风伤阳明之表也，主以桂枝加葛根汤。

3）少阳目病：两额角或太阳穴胀痛，或口苦咽干，目赤羞明，锐眦兑廓血丝较甚，脉弦细或沉紧者，少阳伤寒也，若系中风则两耳气闭，胸胁不快，均以小柴胡汤主之。

4）太阴目病：头痛如压，肉轮浮肿而软，气轮血丝细碎，或乾坤二廓血丝较多，四肢烦疼者，桂枝汤主之。

5）少阴目病：头痛如锥，属少阴病，或表或里，都能如此。假如患者突然目赤，坎离两廓血丝较多，不畏光，无眵，而头痛如锥，就是少阴表虚伤风，立方与太阳目病颇同，宜桂枝加附子汤。若目不全赤，坎离两廓仅现血丝一二缕，则属于虚，治不同法。

6）厥阴目病：厥阴风证，头如斧劈，虚与寒痛，仅在顶巅。若病人有此头痛，而风轮随起灰白色翳膜，白珠红赤梗痛，手足时冷复热者，当归四逆汤主之。

纲举则目张，提纲明确，经症既定，就可明辨眼病，应属那一经病，兼症如何，是否病及他经，都能做出正确判断。（陈达夫. 中医眼科六经法要[M]. 成都：四川人民出版社，1978）

陈达夫先生用六经辨证体系统领眼科辨证，注重内在脏腑经络，贯穿传统五轮、八廓理论，使眼科有了一套系统、完善的识病认证体系，对中医眼科发展起了重要作用。

例二：六经辨治糖尿病

糖尿病是一种以血糖增高为主要特征的内分泌代谢性疾病，李赛美教授认为，作为全身性疾病，其急、慢性并发症涉及人体全方位、多层面、多脏器，病机复杂，表里相兼、寒热错杂、虚实夹杂，涉及六经。

1）太阳病：外感病之急性阶段，病在皮毛、在表、在肺者，糖尿病合并上呼吸道感染，或老慢支肺气肿合并感染者，或合并周围神经病变之轻者。“其在表者，汗之可也。”根据病情寒热虚实之不同，其辨证有：伤寒表实之麻黄汤证，中风表虚之桂枝汤证，表郁轻证之桂麻各半汤证、桂二麻一汤证，外寒内热之大青龙汤证、桂枝二越婢一汤证，外寒内饮之小青龙汤证，太阴兼太阳之桂枝人参汤证，太阳少阳合病之柴胡桂枝汤证，太阳与少阴两感之麻黄附子细辛汤证、麻黄附子甘草汤证，合并尿路感染之五苓散证。

2）阳明病：合并外感病之极期，病在肌肉、胃肠，合并胃肠自主神经病变之实者。如多饮多食，形瘦乏力之白虎加人参汤证、竹叶石膏汤证，大便燥结之承气汤证、麻子仁丸证、或瘀热燥结之桃核承气汤证，下焦湿热，小便不利之猪苓汤证，心烦抑郁之栀子豉汤证，大肠湿热下利之葛根芩连汤证，合并肝损害有湿热见证之茵陈栀子汤证、栀子柏皮汤证、麻黄连轺赤小豆汤证，胃热痞满之大黄黄连泻心汤证。

3）少阳病：合并外感病之亚急性阶段，或病在肝胆，或合并抑郁症者。合并胆道感染之小柴胡汤证，抑郁兼大便秘结之大柴胡汤证，大便稀溏之柴胡桂枝干姜汤证，抑郁重之柴胡加龙牡汤证，兼大肠湿热下利之黄芩汤证。

4）太阴病：合并外感病之后期，或病在脾胃，合并胃肠自主神经病变之虚者。如中阳不足，寒湿内盛之理中汤证，气虚气滞腹胀之厚朴生姜半夏甘草人参汤证，脾虚水停之苓桂术甘汤证，气血虚弱之小建中汤证，兼腹痛之桂枝加芍药汤证、桂枝加大黄汤证，兼寒湿发黄之茵陈五苓散证，茵陈术附汤证。

5）少阴病：糖尿病中后期、或危重期，病在心、肾，常合并心、肾功能不全，或合并中风后遗症。如心阳虚之桂枝甘草汤证、桂枝甘草龙骨牡蛎汤证、桂枝加桂汤证，肾阳虚之茯苓四逆汤证，附子干姜汤证，四逆汤证，真武汤证，合并抑郁、失眠、眼底出血之黄连阿胶汤证，合并尿路或肠道感染之猪苓汤证。

6）厥阴病：糖尿病合并抑郁证、或合并肝病、或合并周围神经病变、或有更年期综合征者。如肝胃气滞之四逆散证，寒热错杂之乌梅丸证、麻黄升麻汤证、干姜黄芩黄连人参汤证，血虚寒凝之当归四逆汤证，厥阴肝寒之吴茱萸汤证，阴虚经脉失养之芍药甘草汤证，阴阳俱虚之芍药甘草附子汤证，厥阴热证下利之白头翁汤证。（李赛美. 浅谈糖尿病及其并发症六经辨治思路[J]. 中华中医药杂志，2007，22（12）：857-859）

例三：六经辨治肾病

张喜奎教授将六经辨证用于肾脏疾病的辨治，临床颇具心得。

1）太阳病期：为疾病的初期，有西医学之潜伏期或前驱期之意。许多肾脏疾病之急性发作期，多因外邪侵袭，正邪相争于肌表，从而产生发热恶寒、脉浮、头痛等，可用麻黄汤、越婢汤、大小青龙汤等治疗。久而不愈，表证消失或减轻，而水肿日益明显，即可出现典型的太阳膀胱蓄水证，则是五苓散适应证。慢性肾炎病程冗长，"久病入络"，"久病必瘀"，瘀阻肾络，可用桂枝茯苓丸等。

2）少阳病期：以少阳经脉及胆和三焦之功能失常为特征。肾脏疾病，多见外感期或急性期发作及慢性过程的后期，水邪内阻，三焦水道不畅，致少阳枢机不利，从而发生水肿及诸多少阳见证，可用小柴胡汤、柴胡桂枝干姜汤等治疗。

3）阳明病期：以阳气偏盛，津液偏乏为特征。对于肾脏疾病其主要证候很类似于古代医家所言之阳水范畴，热邪炽盛，耗伤阴津，水热互结，则可见到阳明之猪苓汤证；热毒蕴遏，二便闭结，水液内停，又可见到经腑同病；或可见于因久服激素而致的全身疮疖，为热毒发于阳明的常见之证，可用麻黄连翘赤小豆汤。

4）太阴病期：以脾肺虚寒，水湿内停为主要病理变化。其与肾脏疾病的关系，多见于肾病的中、后期，也是临证最为常见者，病人表现为气短、面色不华、纳差腹胀、便溏等，理中汤合五苓散常用，或用防己黄芪汤。

5）少阴病期：为心、肾二脏之病变，病致少阴，依体质不同，而有寒化、热化之异，寒化可见少阴阳虚水泛之真武汤证，热化有阴虚水热互结之猪苓汤证。如见少阴阴阳俱虚，既有阳虚水泛，又有阴虚内热，临床尤其在服用激素过程中常见，考虑真武、猪苓合方治疗。而肾脏虚损，使肾不主水藏精，从而使水肿、尿蛋白持续难消，是本病的根本，肾气丸为对证良方。慢性肾病后期，抵抗力下降，复感外寒，即可见太少两感证，外见手足不温、形寒肢冷、恶风身痛，内有大便溏、小便不利、腰膝酸软、唇甲色淡、神疲嗜卧、脉沉无力，可考虑麻黄细辛附子汤。

6）厥阴病期：乃六经之最后阶段，以动风、寒热错杂为特征。肾病发展至厥阴病阶段，多已到后期，证候复杂，病情凶险。观各种肾脏疾病后期，由于肾功能不全、肾衰竭等，体内代谢产物积聚，正气进一步衰竭，即可反映出寒热错杂、虚实互见之征等。如见恶心泛恶、畏寒头晕、面白唇淡、舌苔浊腻，此为肝寒浊逆，当用吴茱萸汤化浊止呕。如见四肢不温、畏寒恶心、面白唇淡、口苦目赤、心烦胸闷、脉弦细，则又是肝寒胆热证，可考虑干姜黄芩黄连人参汤。如寒热虚实混杂，瘀血、水饮夹杂，可以乌梅丸为主加减。（张喜奎，张振忠. 浅论肾脏疾病与六经辨证[J]. 中国医药学报，2004；19（7）：399-402）

评析："观其脉证，知犯何逆，随证治之"，六经辨证揭示的是一种活法。将六经辨证运用于内伤杂病及疑难危急重症，并对其辨证规律进行系统探讨，是现代中医临床拓展仲景学说的重要特征，对于提高中医临床疗效必将产生积极影响。

3. 突出治法　近年来，扶阳派（又称火神派）以其独特的理论和治疗方法风靡中医界，可谓突出治法运用经方之杰出代表者。扶阳派形成于清朝末期，其开山鼻祖为郑钦安，历经百余年而不衰，并正逐渐壮大中。历代名家辈出，如云南中医学院首任院长吴佩衡、善用附子治热病之沪上火神祝味菊、六经辨证之范中林、编撰《郑钦安医书阐释》之唐步祺等。火神派当代嫡传为四川卢崇汉先生，李可老中医乃自学成才的火神派创新者，而火神派追奉者刘力红博士则以一本《思考中医》风靡海内外，创下中医书籍发行量之最。

扶阳派临床上擅用仲景少阴四逆法，用药多为姜桂附，而且超常规量运用。他们尊附子为百药之长，"学者苟能洞达阴阳之理，自然头头是道，又奚疑姜、附之不可用哉！"（郑钦安语）经过多年的发展，火神派对附子的应用有一整套较为成熟的经验，包括产地、炮制、用量、配伍、煎煮以及中毒后解救方法等。这些经验，保证了临床大量运用附子的安全有效性。火神派将扶阳法广泛运用于各种疾病的治疗，尤其成功救治了大量急危重患者。

扶阳理论的精髓就在于找准了人体生命的本质和独具慧眼的识别虚寒证的能力，甚至在阳虚初见端倪之时能迅速辨明本质、遣方救治。

例一：郑钦安经验

郑钦安先生在《医法圆通・辨认阴盛阳衰及阳脱病》中，列举了临床阴盛阳衰常见的58个症状，现举其一二，以见其功。

头痛如劈："素禀阳虚之人，身无他苦，忽然头痛如劈，多见唇青、爪甲青黑，或气上喘，或脉浮空，或劲如石，此阳竭于上，急宜回阳收纳，十中可救四五。"郑钦安先生指出素体阳虚之人暴患头痛剧烈，而无外感见证，反有唇青、爪甲青黑、气上喘、脉浮空或劲如石等症之一二，就可断定阳气衰竭，急宜回阳。又云："因阳虚日久，不能镇纳浊阴，阴气上腾，有头痛如裂，如劈，如泰山压顶，有欲绳索紧捆者，其人定见气喘，唇色素黑，渴饮滚汤，此属阳脱于上，乃系危候，治宜回阳收纳为要，如大剂白通、四逆之类，缓则不救。"反复指出气喘、唇黑、渴饮热水都是阴寒阳脱的辨证着眼点，一旦出现，临床不可迟缓，急急救治为要。

牙龈出血：多为火热迫血妄行所致，常用凉血止血法。而郑钦安先生指出："素禀阳虚之人，并无邪火足征，阴象全具，忽见满口齿牙血出，此是肾中之阳虚，不能统摄血液，阴血外溢，只有扶阳收纳一法最妥。"此处的辨证要点在于患者平素就有阳虚表现，忽然出现满口牙龈出血不止，全身更无火热之征，而见一派阴寒之象，只有用温阳摄血才是正治。

腹泻："凡久病与素禀不足之人，有肠鸣如雷，泄泻不止者，此乃命门火衰，脏寒之极，急宜大剂回阳" 郑钦安先生认为，"久病与素禀不足之人，多小腹一痛，立即泄泻，或溏粪、清白粪，日十余次，此属下焦火衰，阴寒气滞，急宜温中回阳。" 此处要点在于一是久病或素虚之体而见下利不止，二是下利清白溏粪，还应伴有神疲、体倦、嗜卧等虚寒，或颧红、烦躁等阴盛格阳见证。

午后面赤或身热：午后身热、面赤最易诊断为阴虚阳亢之象，而郑钦安云："凡午后面赤，或发烧，举世皆谓阴虚。不知久病与素禀不足之人，阳气日衰，不能镇纳其阴，阴邪日盛，上浮于外，逼阳于外，元气升多降少，况午后正阴盛时，阳气欲下潜藏于阴中，而阴盛不纳，故或面赤，或发烧，此皆阴盛之候。" "无论夜间午后烧热，或面赤，或唇赤，脉空，饮滚，无神，即以白通汤治之，屡治屡效。" 明确指出阴盛阳微、虚阳上浮会出现面赤、身热、唇红，必然伴有脉无根、喜热饮、望之无神、喜静等阴证表现。

例二：李可经验

李可老中医有自己独到的识别虚寒的心法。

肺结核、肺气肿、肺心病合并急性感染：老年女性患者，经抗结核、抗菌及清热解毒等多方诊治无效，诊见患者双颊艳若桃花，两目神采外露，发热，烦躁，咳喘，盗汗，渴喜热饮，双膝冰冷，舌淡，六脉细数无伦，立即断为上盛下虚之戴阳证，急以温阳固肾、引火归元、纳气归根为治，3剂出院。本例患者若按西医诊断，"对号入座"，当投以清热解毒、养阴退热之剂，从症状上讲，有面红、发热、烦躁、盗汗、口渴等，也似热证。但患者年近古稀，又是久病之体，肾元已虚，在阳热见证的同时，又有双膝冰冷、渴喜热饮，此两症具有关键辨证意义。同时，火神派医家对望诊具有独到的体会，如颧色鲜艳、舌光红嫩、目光外露等，非久经实践，难以准确把握。

原发性高血压伴有中风前兆：一患者长期服用降压药及清脑泻火中成药，近来眩晕加重，手指麻木，膝软，足下如踏棉絮，舌短语涩，几次跌扑。李可诊其口舌生疮、舌体热如火燎、口渴饮多、脉弦劲搏大、舌红无苔而干，唯双膝独冷如冰，断为阴亏阳浮，龙火上燔，用《辨证奇闻》引火汤大滋真阴，引火归元，3剂健步如初，再合耳聋左慈丸，调理痊愈。本案一派阴虚火燎之象，李老抓住双膝独冷一症，认为除真阴大亏外，更有虚阳上越之机，大剂引火汤收功。本例假使徒用滋阴降火之法，可能阳脱立见。

糖尿病：一患者消瘦乏力，脘痛厌食，呕吐酸涎，饮多，日6热水瓶，尿多，日三四十次，目赤气喘，头面轰热，但畏寒甚，脉右微细、左沉细滑。李老诊为阴阳俱衰，用滋阴助阳、引火归元之剂，3剂症减，加减十余剂，病情稳定，症状消失本例阴虚易见，李老慧眼独具，抓住畏寒、脉微，断为阴损及阳、龙雷之火上越之证，识证中的，自然获效。（李可. 李可老中医急危重症疑难病经验专辑[M]. 太原：山西科学技术出版社，2002：38-56）

阳气是人身立命根本，扶阳大法在临床各科大有用武之地，其独到的识证能力和温阳药物运用经验值得借鉴。真正懂得扶阳的医家也是清热的高手，如李可老用大承气汤合增液汤急下存阴，治疗始病外感小恙，3日后忽然昏迷，气息微弱，面色灰滞，手冷过肘，足冷过膝，头汗淋漓，六脉似有似无者；用麻杏甘石汤加丹皮、紫草、天竺黄、竹沥、葶苈子、芦根、蚤休、羚麝止痉散等治一四个月大患儿，病急性肺炎高热抽搐者。扶阳派医家绝不是只用附子、干姜而没有大黄、石膏！临床切勿一叶障目、以偏概全。

评析：一法对多病的临床模式，实质就是"异病同治"，也是当今拓展经方运用途径之一。

其运用原则是,必须具有相同或相似的病机; 同时临床上要有独特的识证本领,善于抓住关键症状特征; 同时善于针对不同的病症灵活变化。但仍需强调辨病与辨证相结合,即使辨证准确,若缺乏针对病症的药物,疗效也会大打折扣。同是气滞血瘀,而癌症的腹痛与慢性胃炎绝对不一样! 在把握个性的前提下,共性掌握才更有意义。

4. 病案统计　关庆增教授运用病案统计方法,探讨并提炼经方运用规律,有独到见解。

关教授以方证名称提法为前提条件,收集了1988年4月以前公开发表的国内外医案专辑、专著1080部,以及报刊、杂志中的个案共一万余例。通过对各病案性别、年龄、发病季节的统计分析,找出各方证的发病规律; 通过各种症状的统计分析,得出各方证适应证的主要症状、次要症状、偶见症状; 通过对舌、脉的统计分析,找出方证适应证的主要舌脉变化等。本书根据《伤寒论》所载汤方,以方名证,共研究了105方。每方证阐述内容分为发病规律、病程及病史、症状舌脉统计结果、用药规律、在中医及西医学疾病中的分布、小结等六项。本书对初学者更好地了解《伤寒论》方证的临床表现,对临床工作者更加准确有效地运用经方,对中医证候规律的研究都有所裨益。

以当归四逆汤证为例,共收集到370例有关当归四逆汤的古今医案。有性别记载者339例,其中男155例,女184例,女略多于男。说明本方证多为血虚寒凝证,而女子以血为本,又有经带胎产的生理特性,故更易患此证。有年龄记载者319例,以16~60岁发病为多,其中16~45岁发病最多,占79.3%。认为人之一生,15岁以前处于生长发育的旺盛阶段,发病较少; 60岁以后处于功能衰弱、老化的过程,正邪斗争不十分激烈,多呈慢性衰退性表现,即使发病,因年老体弱,多难治愈。本汤证的发生与季节有明显关系,冬季发病居多,占69.5%。认为冬令寒邪更易凝滞于经脉,使血脉运行不畅而导致本证。370例中,所见症状100种,表现较集中,出现率较高的前4个症状是手足寒冷、疼痛、面白、畏寒,反映了血虚寒凝的病机,补充原文述症的不足。有舌质记载者228例,舌质淡者占67.1%,为绝大多数。有舌苔记载者205例,其中白苔168例,占77%。有脉象记载者352例,从单脉的结果看,细脉最多,251例,与原文描述很接近; 沉细者103例,弦细者78例,表现出阴血亏少又寒凝经脉,病位偏里的病机。至于脉微欲绝者,只有45例,多见于周围血管性疾病,与功能衰退和心肾阳衰四逆证截然不同。

在本方基础上,统计其加减变化的药物共110味,874味次。其中温经散寒药255味次,占29.2%,如附子、吴茱萸、小茴香等; 活血祛瘀药223味次,占25.5%,如丹参、元胡等,补气药198味次,占22.7%,如黄芪、党参等; 还有其他行气、补阳等药物,甚至与本证性质无关的平肝潜阳、清热泻火亦有应用。加减变化最频繁的前六味药是: 吴茱萸、黄芪、附子、丹参、元胡、川芎。

有中医诊断者188例,有西医诊断者156侧(包括45个病种),中西医诊断合参,排在前六位的疾病是: 寒凝腹痛、冻伤、头痛、脉管炎、风寒痹痛、雷诺病。综合观之,本方最多用于末梢血管、神经障碍性疾病。(关庆增,栾玉辉,白长川.《伤寒论》方证证治准绳[M]. 大连: 大连出版社,1998: 489-495)

评析: 从病案统计方法探索经方运用规律与当今循证医学研究思路相吻合。不宥于个人临床经验,而取证于公开发表的临床报道,具有广泛的代表性和可适性。对于共性规律把握具有良好的作用。但源于个性,而高于个性的研究,其临床运用仍需注意与个性相结合,方能取得更好疗效。

（二）临床基地建设

广州中医药大学伤寒论教研室在熊曼琪等教授的带领下，1984年率先在全国将伤寒论学科，从管理体制到人员编制划归第一临床医学院，并建立独立病区，走出了一条“经典回归临床，医教研协调发展”的新路子，在全国产生了积极而深远的影响。建设思路简介于次。

1. 选择病种　病区建立之初，以经方诊治疑难病为主攻方向，属内科系统，定位为综合病区。而现代综合性医院都按照西医的模式进行了严格的分科，作为综合病区，若没有明确的病种定位，将会影响病区的长远发展。糖尿病素有“小内科”之称，病变涉及各大系统，病情复杂，用六经辨证体系处理复杂的临床问题正是仲景学说的长处，药简效宏的经方大有用武之地。以糖尿病作为经典临床基地的主攻病种，将中医特色融入其中，可谓是找准了方向。

2. 发挥优势　在降糖方面西医具有明显的优势，但中医中药的介入具有一定空间；中医药治疗以人为本，注重整体调节、个体化治疗，培补体质，药用天然，在改善症状，提高生活质量，尤其防治慢性并发症方面具有一定优势；同时中医中药具有效优价廉的特点。与西医糖尿病专科比较，中医糖尿病专科的优势在于：你无我有，你有我优。研究方向以西医疗效欠佳的胰岛素抵抗、代谢综合征为主攻，同时积极开展糖尿病慢性并发症的系列研究；在学术特色方面，以伤寒论六经辨证为主线，突出仲景理法方药的指导作用，形成以加味桃核承气汤为核心方的专科专药。

3. 完善体制　经典回归临床后，临床作为教研室不可或缺的重要组成部分和支柱，由医院和医学院共同管理，以重点学科为龙头，以学科带头人为指引，病区主任负责，定岗定编定量。人员调配则以教研室为主体，强调打造团队精神，教学、医疗、科研，既各自独立又相互配合，整体协调。临床一线工作主要由教研室中青年骨干担任，老教授负责定期查房指导和专家专科门诊。教研室与病区人员实行每1~2年轮换制。平时教学组与临床组明确分工，但部分交叉：教学组兼门诊医疗，临床组兼部分课堂教学。有主有从，互相配合，协调发展。

4. 全面发展　有了病区，《伤寒论》的教学模式，由单一传统的理论文献研究转向理论与临床、实验相结合的立体研究模式。病区与教研室、实验室、研究所捆绑建设，极大地带动了科研水平的提升，在重点实验室建设、科研项目及成果方面取得系列进展；依托临床基地，进一步深化伤寒论课程建设。如教师理论联系实际的教学思路，课堂教学病案适时导入，学生的临床见习，伤寒论实验课的开设等，均显示出独特的教学风格，并取得丰硕成果；临床基地的建设带动了人才培养，教师与研究生临床专科能力及综合素质得到全面提高。

5. 扩大影响　病区积极参加国内外学术交流，了解专业发展动态与前沿，及时吸纳经验。同时，连续主办全国经方临床运用高级研修班、糖尿病中医辨治学习班，为专业发展搭建平台。成为糖尿病重点专科，伤寒论临床研究基地，以及全国同行本学科师资培养基地。在病区挂靠的有三个省级学会，并分别担任了中华中医药学会、中西医结合学会相关分会的副主任委员职务。（李赛美. 把握方向，突出特色，以名医促进名科发展-熊曼琪教授专科建设思路探讨[J]. 中国中医药报，2007：2691）

评析：经方临床基地建设，解决经典理论与临床脱节问题，学生能亲眼目睹经典指导临床思路、疾病辨治过程与疗效，增强了学生学习兴趣；同时，临床对教师素质提高产生重要影响，大量临床案例举手拈来，充实了课堂教学内容。以临床基地为支撑，深入探讨伤寒论临床研究模式、经方临床运用与基础研究模式，充分发挥中医辨证论治及经典名方治难病、治重病、治急症特色，为中医师资建设、中医高级临床人才培养做出了积极贡献。

（李赛美）

四、实验研究例析

实验研究是现代对《伤寒论》研究的重要方法，系采用现代的实验手段来开展的研究。实验研究主要体现在对《伤寒论》的证候模型研究、复方研究和药物研究三个方面。

（一）证候模型

证候模型是指采用现代实验方法在动物身上制造出模拟中医证候，进而观察和分析相应的证候实质。有关中医动物模型实验已涉及证型百余种，覆盖面包括八纲、脏腑、气血、六经及卫气营血辨证等。但对于具体证候模型的诊断及评价标准仍然缺乏共识，这是当前证候模型面临的共同问题。

从理论上来说，完善的动物模型应当包含病因、病位、症状、病理、协同因子以及对治疗的反应六个方面与临床相符。对于中医证候模型的评价目前尚无统一标准，但一般而言评价模型是否成功，主要有以下几点：①尽量模拟中医传统病因，从体质、环境等因素达到自然致病。②模型应与临床的“证”相符。③选择一定的实验室指标作为客观依据。④在中医理论指导下，运用特定的治疗方法使动物症状改善或症状消失。尽管这方面的研究尚处于探索阶段，但仍有不少证候模型具有相对成熟性。

例一：土燥水竭动物模型

“土燥水竭证”见于《伤寒论》阳明病252、253、254条及少阴病320、321、322条，是对阳明三急下证和少阴三急下证的综合概括，含有阳明腑实、热盛和阴亏三大主要病机，为阳明腑实、真阴亏耗之证，属于危重病症的范畴。研制该动物模型对“土燥水竭证”的本质研究，建立客观化指标，并阐述与之相应的急下存阴法及其方药作用机制是一个必要条件。

1. 研制思路　阳明属“土”，邪入阳明，化燥化热成实，与体内糟粕互结，阻于肠道，伤人阴津，在临床上既表现为腹胀、不大便，又表现为日晡潮热、手足濈然汗出，故阳明腑实又可称为“土燥”；少阴属“水”，为一身阴津之根本，燥热内阻，耗阴伤液，穷必及肾，真阴欲竭，证情危急，故此状态又称为“水竭”。构成其证的必然要素有：①大便不能畅行，甚或不大便，并由此带来腹部胀满的体内糟粕阻滞。②热邪。③阴津严重耗伤。概言之，土燥水竭证包含了里实与阴液枯竭两个方面的病理变化。

既往有较多里实证动物模型研制的思路，如家兔阳明热结证动物模型、大鼠肠热腑实证模型等，但这些模型只能反映阳明腑实的一面，尚未能阐释阴液枯竭的病理变化。鉴于此参考速尿注射造模作为实现“阴伤”的实验思路，以及“家兔热毒血瘀证”系列动物模型试制中常用的攻毒材料，并将其攻毒方法加以改进，进而确定了实验的研究材料和方法，即采用次碳酸铋、速尿和大肠杆菌内毒素多因素联合应用，研制呈现出腑实、燥热、津伤同时存在的动物模型。

2. 造模方法　将家兔随机分为空白对照组、病理模型组和模型验证组。空白对照组给予正常饲料喂养,自由进水。病理模型组和模型验证组给以拌有次碳酸铋的饲料喂养2天,于第2天禁水24小时,然后在自然状态下,以速尿注射液二次利尿脱水。病理模型组被随机分为内毒素攻毒一次组和内毒素攻毒二次组,内毒素攻毒一次组分别以低、中、高三种不同剂量内毒素攻毒,内毒素攻毒二次组于24小时后以相同剂量重复攻毒。各小组又随机分为A组和B组,其中A组为模型试验组,分别于攻毒前后以生理盐水灌胃;B组为模型治疗组,分别于攻毒前后以大承气汤灌胃。模型验证组对应各自的病理模型组,在造模的同时,即灌胃以大承气汤,空白对照组则以生理盐水实现上述操作。

观察动物体温、腹围、舌象、二便、呼吸、饮食、神志、眼结膜、耳郭、白细胞计数、一氧化氮含量及动物重要脏器病理形态变化等。结果显示,采用中等剂量大肠杆菌内毒素1次攻毒以及次碳酸铋、速尿联合造模的方法所研制的土燥水竭证动物模型,在证候表现和病理改变方面与传统中医理论及临床实际具有较强的相关性,其发病过程和体征也符合临床特点。

3. 模型评价

(1)一般症状及体征:造模后家兔腹围增大,与造模前相比,差值在3cm左右,同时伴有家兔胸腹部灼热,腹部胀满而硬、拒食,排便次数减少,不大便或大便干结,或者出现热结旁流等“腑实”表现;体温差在1.8℃左右,同时发热持续,始终高于基础体温水平,伴见有实验动物耳郭发红、眼结膜充血、心跳和呼吸加快、躁动不安等“热盛”表现;排尿次数及尿量明显增加,口渴欲饮、甚至渴至舔食自己小便,舌面干燥而红等“阴伤”表现。这些均表明与传统中医理论及临床表现有较高的相关性。

(2)实验室微观指标:土燥水竭证动物模型可见器官、组织的明显损害,包括光镜观察组织细胞的变性、坏死、炎性细胞浸润等病理改变,或超氧化物歧化酶显著降低,丙二醛的显著上升,血浆一氧化氮含量的显著升高,白细胞计数明显升高;或有血浆巯基含量明显降低,血浆中分子物质含量明显增高等符合中医“热毒”微观指标变化。此外造模动物血清钾和钠含量明显降低也符合“阴伤”微观变化。

(3)运用急下存阴法对模型的反证:张仲景在《伤寒论》中明确提到运用大承气汤治疗阳明三急下证及少阴三急下证,缘腑实热盛而至阴伤、阴津枯竭,故以通便泻热,企救已竭之阴以治本。“证同治亦同,证异治亦异”,此急下之法正是对应土燥水竭之证,以大承气汤对土燥水竭模型进行干预则可从另一侧面对该模型进行反证。

实验的结果亦表明,采用中等剂量大肠杆菌内毒素一次攻毒以及次碳酸铋、速尿联合造模的方法,制作的家兔土燥水竭证动物模型,经大承气汤治疗后其病理变化的改善情况最为明显。说明该模型较为可靠,造模方法基本成功。

评析:根据《伤寒论》阳明三急下证、少阴三急下证的理论及临床特点,土燥水竭模型的研制思路与模型的评价具有明显的中医特色,从阐述土燥水竭证的实质、急下存阴之法的探讨等方面也具备非常明显的实用性。

但是评判动物证候模型的标准是建立在人的证候诊断标准基础上,而动物与人毕竟有别,动物模型即使塑造得与中医临床的“证”很相似,仍然会存在很大的局限性。同样,选择的观察指标是否能完全体现中医“证”的实质还是需要更加深入研究的问题。

例二:少阴病阳虚水停证动物模型

从研究《伤寒论》六经病证动物模型的角度来说,如何解决病与证相结合是一个重要环节。建立少阴病阳虚水停证模型,须同时符合少阴病诊断标准及阳虚水停证的辨证要点。

1. 研究思路　少阴病是以心肾虚衰、水火不交为主要病理变化的病证，其寒化证以肾阳虚衰，阴寒内盛为基础病机。少阴病阳虚水停证见于原文316条、82条，前者为少阴病邪气渐深，肾阳日亏，阳虚寒盛，水气不化，泛溢为患。后者乃太阳病过汗，汗多伤及肾阳所致。两证皆由阳虚水停而致，故主以真武汤温阳利水。上两条虽临床表现不一，但其主要病机包括肾阳虚衰与寒水泛滥两个方面，主要的症状有脉微细，但欲寐的少阴病表现，又有畏寒、四肢厥逆、水肿等水气内停的临床表现。

临床上过服寒凉药能损伤阳气，导致阳气虚衰，有学者据此给动物灌服大量寒性药物制作出寒证动物模型。但其损伤的阳气主要是脾胃之阳，与少阴病心肾阳气受损有别，故有学者通过增加造模天数的方法，研制使太阴病转为少阴病证的模型，但尚未能对阳虚水停证做全面阐述。鉴于此有学者提出少阴阳虚水停证与充血性心力衰竭在病变机制、症状体征、临床观察方面具有相关性，故本研究通过在寒凉药物造模的基础上，再造充血性心力衰竭模型，使太阴转入少阴，从而建立阳虚水停证模型。

2. 造模方法　选取体重为2.5~3.5kg的新西兰兔，先灌服寒凉药7天，剂量为7ml/kg，相当于按人体表面积计算后的剂量的7倍左右。停灌寒凉药的次日，在无菌操作的手术下，沿胸骨左缘切开皮肤、肌肉，剪断第2、3根肋骨，用开胸器撑开，暴露出心脏，夹住心耳，稍提起，暴露冠状动脉，在冠状动脉下0.5cm处，用丝线结扎左冠状动脉前降支，为防止存在侧支循环，在结扎处的下方1cm处再行结扎，然后用血管分离钳分离主动脉，用自制的缩窄环，套住升主动脉，使两端相接，环的长度较升主动脉周径的2/3长1~2mm（从而缩窄升主动脉1/3，几天后，因海带吸水发泡可使升主动脉口径缩小至原来的1/3左右），关闭心包膜，缝合切口。整个手术期间均维持兔的自主呼吸，注射青霉素连续3天，如兔不进食，则静脉给予葡萄糖。7~10天后观察造模结果。假手术组不灌寒凉药而给予生理盐水。完成手术程序但不结扎冠状动脉，不套升主动脉缩窄环。

观察造模动物的一般症状、体征、血液流变学、心脏及肝脏病理变化，主要方法如下：

（1）测定皮肤温度时实验室温度控制在25~26℃，用7071型半导体点温计（上海产），测定腹部皮肤的测温点为腹部正中点，腿部皮肤测温点为左后足、右前足第三趾后约0.5cm处，取两测定点的平均温作为腿温。造模前1天，造模结束后各测定1次。

（2）具体血流动力学测定法：手术造模7~10天后，用3%戊巴比妥钠，按30mg/kg的剂量，由耳缘静脉缓慢注射，麻醉动物。再固定于手术台上，纵向切开颈左侧皮肤3cm左右，分离出左颈总动脉，结扎其上端，夹住其下端，剪开左颈总动脉，插入充满肝素的导管，导管的另一端与压力传感器相接，再与四道生理记录仪相连，松开下端结扎，缓慢将导管插入左心室，再用线适度地结扎下端，以防导管移动，排出导管内血液和空气，压力传感器与心脏保持在同一水平位置，所有操作完成后用四导生理记录仪（MR-6000型，日本产）观察稳定半小时后的心率、左室内压、左室内压最大上升速率。

（3）心、心室及肝的称重法：采用颈动脉放血处死动物，迅速取出心脏，以生理盐水洗去污血，半分钟内用电子分析天平称重。再留取心室，1分钟内称重。肝脏取出后在30秒钟内直接称重。

3. 模型评价　该动物模型是将少阴病阳虚水停证建立在充血性心力衰竭的基础上，因而涉及中西医两种模型的评估。

（1）一般症状及体征：动物在造模7~10天后，出现蜷卧，活动减少，毛发枯燥，耳及嘴部发绀，足部水肿，四肢皮肤温度较造模前明显下降（$P<0.001$），腹部与四肢皮肤温差扩大（$P<0.01$），与假手术组相比，其差异同样有统计学意义。这些症状及体征都符合少阴病阳虚水停证的临床表现。

（2）实验检查指标：处死动物发现造模组动物均出现结扎处心肌坏死，其他处心肌肥厚，肝脏出现瘀斑。心、左心室、心重/体重指数均较假手术组为高（$P<0.05$）。有创心功能检测发现造模组动物左室内压明显上升，左室内压最大上升速率明显增加，与假手术组对比差异有显著性（$P<0.01$和$P<0.05$）。说明该充血性心力衰竭模型是完全成功的。

（3）运用加味真武汤对模型的反证：既往有研究证实充血性心力衰竭患者内皮素水平增高，并随着内皮素水平增加心功能越差，病情越重。经过药物治疗后，心功能好转，病情减轻。经过检测，少阴病阳虚水停证动物模型也存在血浆内皮素显著升高，通过静注真武汤注射液后，血浆内皮素水平明显降低，从而减轻氧自由基，起到保护心肌细胞的作用，亦说明运用温阳利水之法对该动物模型有一定治疗作用。

另有一项研究将少阴病阳虚水停证动物分为加味真武汤中药组与卡托普利西药组，采用荧光标记的DNA片段原位标记法检测充血性心力衰竭少阴病阳虚水停证兔心肌细胞凋亡情况。结果显示：模型兔空白组心肌组织较多心肌细胞凋亡，与正常组相比有显著性差异；西药组和中药组心肌组织较少心肌细胞凋亡，二组分别与空白组相比有显著性差异，与正常组相比无显著性差异；中药组与西药组相比无显著性差异。说明实验性充血性心力衰竭少阴病阳虚水停证兔存在心肌细胞凋亡，而经加味真武汤和卡托普利治疗后，模型兔心肌细胞凋亡明显减少。提示细胞凋亡可能参与充血性心力衰竭少阴病阳虚水停证病理改变和疾病发展，而加味真武汤和卡托普利有抑制充血性心力衰竭少阴病阳虚水停证兔心肌细胞凋亡的作用。

评析：该动物模型采用手术造模的方法，较为符合临床上充血性心力衰竭的常见病理实际，同时从病证结合的角度切入，解决了单纯从汤证入手建立模型的不足，从而避免了病证分离。但在模拟中医传统病因达到致病方面，使模型能全面反映临床阳虚水停证，尚有改善空间。此外，如何通过症状改善来反证该模型的成立，亦是值得深入研究的问题。

（二）复方研究

《伤寒论》所载之经方，因其组方科学，配伍严谨，经过千年的临床实践检验而拥有丰富的精华内涵，被称为方书之祖。以现代科学方法、从不同病症切入经方研究，从而阐述经方的作用机制，不仅可发掘方剂配伍的科学内涵，评价其临床疗效及毒副作用，而且可为推广应用和开发新药提供科学依据。

中药复方化学成分的复杂性，使得在揭示其配伍的科学内涵及作用机制上存在很多困难。目前对复方研究的主要模式有：①拆方研究，即是把复方中的中药逐步减去一味或几味，以观察疗效的变化，逐步缩小研究范围，以提取方剂中的有效成分。②复方的整方研究。该模式以中药复方系统论为依据，认为复方是中医整体理论精髓的具体体现，研究多采用整方作为对象，寻找或建立与中医的“证”相对应的药理学模型来进行研究。③“洋为中用”模式，即单纯以西医学理论和手段进行复方研究。上述三种主要模式均取得一定研究成果，但也存在不同的缺陷。由于中药复方从组成到功效都贯穿着系统论的思想，对于其的药效作用，不仅考虑整体复方，还深入分析各种要素的作用及其相互关系，综合总体外在性能和内在物质基础，深刻全面地把握复方药物的作用机制。

例一: 桃核承气汤研究

1. 研究基础　糖尿病属中医消渴病、消瘅范畴。熊曼琪等以《黄帝内经》中“二阳结谓之消”的论述为主要理论依据,针对2型糖尿病口干便秘、舌质黯红、边有瘀斑、舌下静脉青紫、脉沉而涩等症,通过临床观察提出“瘀热互结在里”为2型糖尿病的主要病机特点。糖尿病性心脏病是指糖尿病病人并发或伴有心脏病,包括糖尿病冠心病、心肌病、高血压和心脏自主神经病变,是糖尿病致死的主要原因。桃核承气汤为《伤寒论》邪热逐瘀法的代表方,在治疗糖尿病及其并发症方面疗效肯定,选择糖尿病性心脏病为该复方研究切入点,按拆方分解为不同治法,进行了一系列实验研究。

2. 研究思路　第一阶段:(1995—2002年): 以国家中医药管理局青年基金课题“加味桃核承气汤及不同组分对糖尿病大鼠心脏病变影响的对比研究”(1995—1998年)为依托,建立糖尿病心脏病动物模型; 比较加味桃核承气汤及拆方对糖尿病及其心脏病变的疗效差异。具体目标: ①以普遍认可的STZ+普通/高热量饲养复制1型/2型DM大鼠模型,观察其心肌超微结构变化,以1型DM模型+冠状动脉结扎复合方法建立DC大鼠模型。②本着临床—实验—临床原则,以加味桃核承气汤治疗DM及其并发症已有科研成果为基础,引入体重、心脏/体重指数、血糖、血脂、胰岛素敏感指数、氧自由基三项,心肌电镜指标,比较中医不同治法对1型/2型DM大鼠模型血糖、血脂、胰岛素抵抗、氧自由基、心肌超微结构的影响。③以复合造模法建立DC大鼠模型,进行中医不同治法DM大鼠急性心肌缺血时ECG、缺血面积、存活率的比较。

第二阶段:(2003—2005年): 以广东省自然科学基金课题“加味桃核承气汤组方配伍及成分抗糖尿病血管病变的研究”(2003—2005年)及省教育厅课题“三黄降糖片活性物质对糖尿病鼠心肌影响的研究”(2002—2004年)为依托,进一步探讨加味桃核承气汤有效部位及对糖尿病心血管病变的疗效及机制。具体目标: ①加味桃核承气汤全方及不同提取物对2型糖尿病血管病变的作用; ②加味桃核承气汤全方及不同提取物对高糖高胰岛素刺激下血管内皮细胞的影响; ③加味桃核承气汤全方及不同提取物对高糖高胰岛素刺激下血管平滑肌细胞的影响; ④探讨糖尿病心脏病患者不同中医证型的辨证客观指标。

3. 研究内容与结果　①建立了DC大鼠模型: STZ DM大鼠饲养四周即可出现心肌损害,同时伴体重下降、血糖增高、心脏增大、T波上抬,在此基础上再施行冠状动脉结扎,与临床DM冠心病特征相吻合; 而正常组施行冠脉结扎术,则与临床冠心病特征相似。实验结果显示,DM冠心病较之冠心病,具有心肌缺血面积广泛、程度重、异律率高、存活率低等特点,与临床报道相符。②比较了1型/2型DM大鼠心肌电镜变化: 2型心肌损害较1型数量多,病理特征严重,且细胞趋向凋亡。③分别比较了不同治法对1型/2型DM大鼠模型心肌电镜改变的影响: 各治疗组均有改善。1型+中药组,以泻热通下组改善显著,益气养阴组次之;2型+中药组,则以活血化瘀组改善显著,泻热通下次之。④比较了不同治法对DC急性心肌缺血的保护作用,表明以综合、综合+水蛭组效果最明显。⑤比较了不同治法阻断2型DM大鼠高糖、高脂、胰岛素抵抗作用: 2型DM模型,其大鼠体重不减,血清胰岛素水平不低,血糖、血脂增高,高密度脂蛋白降低伴胰岛素敏感性下降,与临床DM病理特征相吻合。中药组除综合+水蛭组外,均能阻止血糖及甘油三酯升高,并能显著提高高密度脂蛋白,在降低胰岛素同时,进一步提高胰岛素敏感指数,减轻胰岛素抵抗,尤以益气养阴组效果稳定。⑥比较了不同治法对DM大鼠血清及心脏组织氧自由基影响: 结果表明中医益气养阴、活血化瘀、泄热通下法单用或联合运用,均具有抗氧自由基作用,且在促进LPO下调反应方面疗效优于西药卡托普利组。⑦比较加味桃核承气汤及不同提取物对糖尿病大鼠心肌纤维化的影响。结果显示,糖尿病大鼠心肌总胶原含量增加,Ⅲ型胶原含量增加,Ⅰ型胶原含量减少,Ⅰ/Ⅲ比值下降。加味桃核承气汤全方煎剂及水提醇沉、正丁醇提取物能阻止糖尿病大鼠心肌胶原异常增生,维持Ⅰ/Ⅲ型胶原正常比值,作用似优于达美康。⑧比较加味桃核承气汤及不同提取物对糖尿病大鼠主动脉弓病变的影响。电镜结果表明,加味桃核承气汤的正丁醇提取成分对糖尿病大鼠主动脉弓病变具有明显的治疗作用,疗效接近达美康。⑨比较加味桃核承气汤及不同提取物对糖尿病大鼠心肌病变的影响。电镜结果显示,加味桃核承气汤的正丁醇提取成分对糖尿病大鼠心肌病变具有明显的治疗作用,其疗效与达美康接近。⑩比较加味桃核承气汤及提取物对糖尿病大鼠心肌细胞钙转运的影响。糖尿病各组Na^+-K^+-ATP酶活性和Ca^{2+}-ATP酶活性测定值均下降,其中模型组下降最为明显,其次是达美康组,除全方组之外的其余中药各组虽有下降但不甚明显,而全方组明显上升。各组防止Na^+-K^+-ATP酶活性下降的疗效依次为: 全方组>正丁醇组>乙酸乙脂组>水提醇沉组>达美康组; 而阻止Ca^{2+}-ATP酶活性下降的疗效依次为: 全方组>乙酸乙脂组>正丁醇组>水提醇沉组>达美康组。说明除全方组之外,其提取物中以正丁醇和乙酸乙脂组的疗效为优。⑪比较加味桃核承气汤及不同提取物对体外人体血管内皮细胞功能影响。采用血清药理学方法,制备中药含药血清并添加至体外培养HUVEC,测定培养液中ET-1、NO、ICAM-1、tPA和PAI含量,以罗格列酮为对照。结果: 加味桃核承气汤能显著升高体外HUVEC培养液中NO含量,降低ET-1含量,其有效部位可能主要存在于活血组及加味方高剂量组之中,而降低ICAM-1作用则可能存在于除益气养阴组外各拆方中; 加味桃核承气汤能显著升高体外HUVEC培养液中tPA含量,降低PAI含量,提示对糖尿病血管内皮功能障碍有较好的改善作用,其有效部位可能主要存在于活血组之中。⑫通过对1000份糖尿病住院资料进行分析,观察心脏病患病率及病证特点,探讨糖尿病心脏病与非心脏病临床病证特点与差异。结果显示: 糖尿病心脏病患病率为52.8%。糖尿病心脏病与非心脏病组比较,如下方面具有显著性差异: 女性发生率高于男性,年龄偏大、病程较长,住院次数增多; 心脏病发病年龄最小者为22岁; 心脏病组并发肾病、神经病变、脑梗死、高血压及动脉硬化发生率显著增高; 肺部感染、尿路感染、胆石症发生率增多; 心脏病组阴阳两虚型出现率较高; 病位较多涉及肾、心、肺; 非心脏病组病位又多与胃相关; 心脏病组虚损重在阳虚,非心脏病组重在气虚; 心脏病组风阳、痰热、湿浊、瘀、燥结、水邪较多发生。结论: 糖尿病心脏病患病率高,并具有独特的病证特点。

评析: 通过系统的研究表明,揭示了加味桃核承气汤治疗糖尿病性心脏病的部分作用机制,初步明确了其防治糖尿病及其并发症的有效组分,总结了其临床疗效。存在的不足主要集中在以下几个方面: ①研究层次不清。经方的研究方法应包括经方全方研究、拆方研究、单味药及有效单体研究。但该复方系列在单味药及有效单体研究方面还有待深入。②复方药理学研究不足。③该复方研究以防治糖尿病性心脏病为切入点,对于糖尿病合并眼底病变、脑血管病变、周围神经病变等并发症的研究,有待进一步完善。以上不足,应是今后研究的方向。

例二: 半夏泻心汤研究

1. 研究背景 半夏泻心汤方用于治疗少阳病误下后心下痞满,呕而肠鸣的痞证。既往实验研究表明,该方具有调节胃肠动力、抑制幽门螺杆菌活性、保护胃黏膜、提供免疫力及耐缺氧能力、调节中枢递质的作用机制,但实验多停留在系统与器官水平,缺乏细胞与分子水平研究,另外还缺少结合"理法方药"的系统理论的配伍机制研究。

2. 研究思路　伤寒大家刘渡舟在《伤寒论诠释》中论半夏泻心汤,言"半夏、干姜辛开而温,以散脾气之寒;黄芩、黄连苦泄而寒,以降胃气之热;人参、甘草、大枣甘温调补,和脾胃,补中气,以复中焦升降功能,此即辛开苦降甘补之法",具斡旋中州脾胃升降之职,对痞满、恶心、呕逆、纳呆、腹胀、腹泻、便秘等胃肠运动功能紊乱病证具有良好的治疗作用。为阐述半夏泻心汤治疗胃肠运动功能紊乱病证的作用机制,根据组方各药的性味将半夏泻心汤进行拆方分组,观察各分组对胃电节律失常大鼠模型的影响,从配伍机制及作用靶点实施研究。

3. 研究内容及结果

(1)拆方分组:根据中医组方原理,将半夏泻心汤拆方分为辛味组(半夏、干姜)、苦味组(黄芩、黄连)、甘味组(人参、大枣、炙甘草);并交互组合为辛苦组、辛甘组、苦甘组和全方组,共7组。各给药组从实验动物造模结束后开始每日1次给予相应药液灌胃(1ml/100g),连续2周。

(2)动物模型制备:采用Wistar大鼠,按自行设计的不规则喂养方法饲养4周,即单日正常进食,双日禁食,以打乱正常的饮食节律;自由饮水,每升饮水中加10mol/L HCl 10ml,以破坏胃内酸碱环境。7天后记录胃电活动,出现阵发性慢波节律失常为造模成功。

(3)观察指标选择及结果

胃肌间神经丛c-kit阳性ICC含量:ICC存在于胃肠纵肌与环肌之间,形成网状结构,是胃肠道平滑肌慢波电位的起搏者和传导者。它可自发激活并产生节律性去极化慢波经由ICC形成的网络传向平滑肌细胞,并向远端扩布。ICC的功能及分布的改变是很多动力紊乱性疾病的病理生理学基础。c-kit可以标记胃肌间神经丛ICC,从而间接反映ICC的数目及含量。结果提示:模型组大鼠的胃肌间神经丛c-kit阳性ICC最为密集。正常组、各给药组与模型组均存在显著差异,提示各给药组均具有不同程度的调节胃肌间神经丛c-kit阳性ICC含量的作用。各实验组的胃肌间神经丛c-kit阳性ICC含量的排序为:辛苦组＜苦味组＜苦甘组＜全方组＜辛甘组＜正常组＜甘味组＜辛味组＜模型组。半夏泻心汤及其拆方各组药物,均具有不同程度的调节胃肌间神经丛c-kit阳性ICC含量的作用,并以辛苦组的作用最强。这为进一步认识该复方"苦降辛开,调畅气机"的作用机制提供了实验依据。

c-kit基因表达:在上述研究的基础上,进一步拆方观察半夏泻心汤对胃肠起搏细胞Cajal间质细胞的影响。Cajal间质细胞特异性地表达c-kit基因,依靠基因产物Kit,酪氨酸激酶的信号,发展和维持表型。如果阻断Kit受体,不但Cajal间质细胞发育受到影响,而且其功能也将丧失。参照文献用反向聚合酶链反应(RT-PCR)测定c-kit的基因表达水平。结果表明:各用药组均能降低c-kit基因的表达,与模型组比较有显著差异。c-kit基因的表达水平依次为辛味组＜辛苦组＜全方组＜苦甘组＜苦味组＜辛甘组＜甘味组＜正常对照组＜模型对照组。各给药组之间两两比较的结果显示,苦味组与其他给药组均无显著差异;辛味组与辛苦、甘味、辛甘、苦甘、全方组均有显著差异,说明它明显强于后5组;甘味组与辛味、辛苦、全方、苦甘组均有显著差异,说明它明显弱于后4组。

胃电慢波频率变异系数:胃的基本电节律(BER)又称慢波,起源于胃大弯上部,经纵行肌向幽门方向传播。胃电慢波的节律失常与胃运动障碍有着密切联系,当慢波节律失常时,可引起胃窦收缩消失。

研究观察半夏泻心汤及其拆方对胃电节律失常大鼠胃电慢波频率变异系数的影响，结果显示，各给药组与模型组比较均存在显著差异，提示各药物组均有不同程度纠正胃电节律失常的作用。其中，辛苦组的作用最强，为进一步认识本方“苦降辛开，调畅气机”的作用机制提供了实验依据。除辛苦组外，全方组、甘味组、苦甘组、辛甘组与模型组比较亦具有显著差异（$P<0.01$）。辛苦组与辛味组及苦甘组存在显著差异，提示辛苦配伍组纠正胃电节律失常的作用明显优于辛味组及苦甘配伍组。全方组与辛味组存在显著差异，提示全方组纠正胃电节律失常的作用明显优于辛味组。同时提示，虽然半夏泻心汤及其拆方各组均具有不同程度纠正胃电节律失常的作用，但辛味组的作用相对最弱。

评析：经方作为中药复方，研究应体现中医药理论特色。对经方配伍规律的研究，不应是对单味药作用的支离分解，而应紧密结合中医“理法方药”的系统理论，与所治病机联系起来，按反映病机的配伍关系进行拆方研究。针对病机证候，将复方拆方为几个作用群，研究各个作用群之间的配伍机制。

半夏泻心汤拆方对胃电节律失常大鼠模型的研究，通过“辛开苦降”的不同性味对半夏泻心汤进行拆方，以初步阐述“苦降辛开，调畅气机”的作用机制，以不同性味组分的作用靶点进行配伍机制研究，该思路体现了中医特色。但研究主要基于胃电节律失常动物模型，不属于中医“证”的模型，所得出的分析具有一定局限性和片面性。采用形态、免疫、分子生物学等技术，通过改进动物模型，从多靶点切入研究，是以后的主要研究方向。

例三：四逆汤研究

1. 研究背景　四逆汤为治疗少阴寒化证的代表方，方虽由甘草、干姜、附子三味药组成，但为甘辛大热之剂，具有回阳救逆、温补脾肾之功，常用于临床危重急症。现代实验研究证明四逆汤具有抗休克、升高血压、改善末梢循环、强心、增加心肌收缩力、抑制中枢神经系统、降低基础代谢及兴奋脑垂体及肾上腺皮质功能等。

2. 研究思路　该研究主要从缺血性心肌的保护作用探讨四逆汤的作用机制。从垂体后叶素动物心肌缺血模型的观察，发现自由基在心肌缺血的过程中的作用机制。据此确立四逆汤清除心肌自由基作用机制的研究方向，进而通过组方的单味药、形态学、心脏功能、能量代谢、心电图多角度观察，从而为四逆汤保护心肌的作用提供依据。

3. 研究内容及结果

（1）建立垂体后叶素心肌缺血动物模型：1938年Milville首次用垂体后叶素（Pituitrin，Pit）成功地复制了急性心肌缺血动物模型。大剂量Pit可引起冠状动脉痉挛，造成心肌缺血，既往实验中较多地使用心电图来检测这种缺血，但对缺血的程度很难做出定量分析。该研究采用86Rb示踪摄取法可在整体清醒条件下定量测定心肌营养血流。结果表明，Pit引起心肌营养性血流量（NBF）显著降低的同时氧自由基（OFR）浓度显著上升，丙二醛（MDA）含量显著增加，超氧化物歧化酶（SOD）活性显著下降。提示Pit性心肌缺血模型有异常显著的自由基反应，这在抗心肌缺血损伤研究中为筛选某些氧自由清除剂提供了方便、廉价、在体的动物模型。

（2）对清除自由基的观察：将昆明种小鼠随机分为单纯缺血组、正常对照组、缺血加四逆汤组。四逆汤组与缺血组通过腹腔注射垂体后叶素进行缺血性心肌造模。缺血组和对照组用等量蒸馏水灌胃，四逆汤组用四逆汤水煎液灌胃。各组连续处理3天后，四逆汤组与缺血组进行腹腔注射垂体后叶素注射，分别在20分钟时测定NBF、OFR浓度；60分钟时测定SOD活性，MDA含量。

结果表明，四逆汤可降低缺血心肌的OFR浓度和MDA含量，增加NBF和SOD活性。提示四逆汤保护缺血心肌是通过改善缺血心肌的灌流，减轻自由基损伤反应，加强自由基防御能力等多种机制实现的。

（3）对缺血心肌的超微结构观察：心脏是机体的耗能耗氧"大户"，一旦发生缺血，心肌能量代谢迅速从有氧氧化转向糖酵解，以寻求能量的补充，这样心肌糖原被迅速消耗。因此，一般认为糖原减少是心肌缺血缺氧时最早的重要变化之一，同时心肌细胞器中对缺血最敏感的是线粒体。据此，在上述研究的基础上，为进一步提供四逆汤这种保护性效应的形态学证据，对缺血心肌的超微结构的影响进行观察。同样将昆明小鼠进行分组，在腹腔注射垂体后叶素1小时后开胸取出心脏，制作电镜切片，进行糖原计数及体视学测量。

结果表明：四逆汤显著减少了因心肌缺血而引起的糖原消耗并显著减轻了线粒体的肿胀。这为四逆汤改善心肌供血，增加心肌SOD活性，清除氧自由基提供了依据。

（4）对缺血（氧）心电图的影响：对垂体后叶素性心肌缺血（pit）家兔心电图的影响：实验采用自身对照设计。比较pit家兔在灌服四逆汤前后仿人标准Ⅱ导联ST段及T波变化；对低张性缺氧小鼠的影响：实验采用完全随机设计。比较四逆汤组与对照组小鼠在缺氧环境下心电活动对间（CEAT），及15分钟内心电活动停止的发生率（简称停电率）；对NBF的影响：比较四逆汤组与对照组小鼠腹腔注射20u/kg体重垂体后叶素后NBF的变化。

结果表明：四逆汤对垂体后叶素引起的家兔缺血性心电图有显著的改善作用，ST段的下移显著减轻、T波的增高明显受到抑制，四逆汤也显著延长了缺氧小鼠的心电活动时间，四逆汤对缺血（氧）心肌的此种保护作用可能与其显著增加心肌营养血流量有关。

（5）对心脏功能的影响：在Langendorff心脏灌流模型上观察了四逆汤对缺血心肌功能的保护作用。结果表明：四逆汤可提高缺血心肌的电兴奋程度，减少心律失常的发生率，加强缺血心肌的收缩功能。上述保护作用可能与其改善缺血心肌自由基反应有关。实验还表明四逆汤尚有扩张冠脉，增加冠脉流量的作用。

（6）对心肌能量代谢的影响：以心肌三磷酸腺苷（ATP）、心肌丙二醛（MDA）、心肌糖原含量、心肌乳酸浓度等能量代谢为观测指标，进行四逆汤改善缺血心肌能量代谢的效应研究。结果表明：四逆汤能显著增加缺血心肌ATP的含量，并减少其糖原的消耗；同时，四逆汤还能降低缺血心肌MDA和乳酸的浓度。上述结果表明，四逆汤能显著改善缺血心肌的能量代谢，四逆汤这种效应与其清除缺血心肌自由基和阻止脂质过氧化作用有关。

（7）组方单味药对清除自由基的观察：比较四逆汤及组方的单味药对心肌匀浆脂质过氧化反应（LPO）的抑制作用，结果表明四逆汤及其单味药附子、甘草有显著的抗脂质过氧化作用，而干姜无此作用。四逆汤可有效地清除氧自由基，其各单味药在某种程度上有类似作用，但不及全方。

评析：该研究所建立的动物模型不属于中医"证"的模型，未能全面体现四逆汤中医临床的实际运用；从拆方为单味药研究的结果看，也上未能完全揭示四逆汤的配伍机制。但通过一系列的实验证实四逆汤对缺血性心肌的保护作用，其机制与扩张冠脉增加心肌营养血流、清除自由基等有关，在观察的指标方面较为系统深入，深入基因分子水平为研究层面是今后主要方向，也为现代中医研究提供了思路借鉴。

例四：三物白散研究

1. 研究背景 《伤寒论》所载之三物白散主治寒痰水饮结聚于胸脘的寒实结胸证，由桔梗、巴豆、贝母三味药组成，具有温寒逐饮，涤痰破结之功。伤寒大家陈亦人教授经过长期的临床实践提出寒凝、毒积、血瘀是晚期胃癌形成的病理基础，以三物白散加味为主治疗中晚期胃癌，疗效确切。

2. 研究思路 ①运用体外培养K562（慢性髓性白血病）瘤细胞方法，观察三物白散加味方（康尔爱片）及其拆方在不同组分、不同浓度条件下对该瘤细胞株生长抑制的影响。②从肿瘤的发病机制切入，研究康尔爱片对荷瘤小鼠血清一氧化氮水平的影响、含药血清对体外培养的人胃癌SGC-7901细胞超氧化物歧化酶（SOD）活力的影响。③在基因表达、细胞凋亡、细胞周期层面，观察三物白散加味方对胃癌相关基因表达的影响、诱导肿瘤细胞凋亡情况、对肿瘤多药耐药基因表达的影响，从而更加深入阐述三物白散加味方的作用机制。

3. 研究内容及结果

（1）康尔爱片拆方对体外培养K562瘤细胞抑制作用的实验研究。拆方分组：康尔爱片主要成分：巴豆霜（含10%油）、桔梗、贝母、地鳖虫、莪术、参三七、生薏苡仁、全蝎、露蜂房、木香、炒白芍、甘草。温下法方成分：巴豆霜（含10%油）、桔梗、贝母。逐瘀法方成分：地鳖虫、莪术、参三七、生薏苡仁、全蝎、露蜂房、木香、炒白芍、甘草。观察方法：运用倒置显微镜观察实验组及空白对照组瘤细胞形态及生长情况，同时做显微照相记录及计算增殖抑制率。结果：温下逐瘀法方康尔爱片表现出明显的肿瘤抑制作用，单用温下法的组方其体外抑制肿瘤的值较之温下逐瘀合法组方为低，较之单用瘀法组方更低，显示出温下法组方抗肿瘤作用的确定性。提示与中药复方在整体水平是多成分、多靶点的作用不无关系。实验亦已证实康尔爱片较其他拆方更能增强荷瘤动物NK细胞的杀伤活力，这可能是临床上合法制方较单一治法制方有效的重要原因之一。

（2）从肿瘤发病机制研究三物白散加味方的作用机制。思路切入点：一氧化氮与肿瘤的发生、发展密切相关。而SOD对机体的氧化与抗氧化平衡起着重要的作用，此酶能清除超氧阴离子自由基，保护细胞免遭损伤。因而其活力高低与衰老、肿瘤、炎症、自身免疫性疾病、血液病、心血管病等有着密切的关系，对疾病的病因学探讨、诊断、治疗、术后的观察有着重要的意义。研究结果：研究发现康尔爱片中剂量和小剂量能明显降低荷瘤小鼠血清一氧化氮水平，提示降低血清一氧化氮水平可能是康尔爱片抗肿瘤的机制之一；康尔爱片药物血清小剂量组能明显提高人胃癌SGC-7901细胞SOD活力，而康尔爱片药物血清中、大剂量组能明显降低人胃癌SGC-7901细胞SOD活力。

（3）基因细胞水平层面的研究。思路切入点：许多抗肿瘤药均可诱导肿瘤细胞凋亡，故诱导肿瘤细胞发生细胞凋亡或通过调控细胞凋亡、调控基因而达到治疗肿瘤的目的，是目前肿瘤研究的新思路和新靶点。方法及结果：①对胃癌相关基因表达的影响：以三物白散加味方含药血清加入人胃癌SGC-7901细胞中，观察P53、Bcl-2、rasp21、CD44基因表达的变化。结果表明三物白散加味方可降低人胃癌SGC-7901细胞的P53、Bcl-2、rasp21、CD44基因表达率。提示三物白散加味方抗胃癌的作用与其影响胃癌相关基因表达有关。②诱导肿瘤细胞凋亡：以三物白散加味方体外直接用药及含药血清加入人胃癌SGC-7901细胞中，观察细胞凋亡；制作S180荷瘤鼠肿瘤模型，观察用药后肿瘤细胞凋亡情况。结果表明三物白散加味方直接用药中、大剂量组及含药血清3个剂量组能明显诱导肿瘤细胞凋亡。3个剂量组均能明显诱导S180荷瘤鼠肿瘤细胞凋亡。提示三物白散加味方体内、体外实验均能诱导肿瘤细胞凋亡。③对肿瘤细胞周期影响：以三物白散加味方体外直接用药及含药血清加入人胃癌SGC-7901细胞中，观察对细胞周期影响；另制作S180荷瘤鼠肿瘤模型，观察用药后细胞周期变化。结果：三物白散加味方直接用药及含药血清中、大剂量组能明显降低人胃癌SGC-7901细胞G0-G1期细胞，而使细胞阻滞于G2-M期，减少肿瘤细胞DNA合成，抑制其增殖。中、大剂量组灌注S180荷瘤鼠肿瘤模型后，影响S期向G2-M期转化，将肿瘤细胞阻滞在S期，抑制其增殖。提示三物白散加味方通过影响细胞周期抑制肿瘤增殖。④对正常细胞突变凋亡及肝功能的影响：以微核试验检测对正常细胞突变影响；流式细胞仪测定对正常人血细胞凋亡影响；血清GSH-ST活力测定评价对肝功能影响。结果表明三物白散加味方三个剂量组均无致变和损伤肝功能的作用，其小、中剂量组均无诱导正常人血细胞凋亡作用，大剂量组虽可诱导人血细胞凋亡并能损伤肝功能，但与诱导肿瘤细胞凋亡率相比则有显著性差异。提示初步安全性评估三物白散加味方中剂量组（临床剂量换算组）临床应用是安全的。⑤对肿瘤多药耐药（MDR）基因表达的影响：MDR是指肿瘤细胞对一种抗肿瘤药物出现耐药的同时，对其他许多结构不同、作用机制不同的抗肿瘤药物亦产生交叉抗药性，是肿瘤化学治疗的主要障碍之一。研究以三物白散加味方含药血清加入人胃癌SGC-7901细胞中，观察MDR基因表达的变化。结果提示三物白散加味方可降低人胃癌SGC-7901细胞MDR基因表达率。提示三物白散加味方临床不易产生多药耐药，并可作为MDR逆转剂使用。

评析：目前对于中医中药抗肿瘤的研究多为单味药的抗癌成分研究，已类似于西医化疗药。根据中医理论而制定的中药复方是否更具独到之处，还有待更加深入的研究。三物白散的系列研究，从体外实验到体内实验，从肿瘤的发病机制环节深入到基因分子水平，评价其安全性与临床疗效，从各个系统与不同层次研究三物白散的作用机制，对借助现代实验手段阐述经方具有借鉴意义，为防治肿瘤的复方研究提供科学依据。由于从肿瘤疾病切入，使用三物白散加味，组方药物较为庞杂，使该研究在配伍机制方面存在一定困难与不足。

（三）药物研究

《伤寒论》有药物90种，方113首。方小者仅一味药物，方宏者达十四味。因其药物组合对后世影响巨大，故称仲景方为经方。而仲景用药也极具特色，有些药物的功效甚至在《神农本草经》中也无表述。

综合研究《伤寒论》的方药，可以发现某些药物使用的内在规律性。从这些规律性出发，做进一步的深入研究，有助于阐明中医药理论的内在机制，对于药物开发可能也有很好的帮助作用。

研究《伤寒论》的药物，还需要借鉴和参考历史的变迁。纵观仲景用药的经验，如麻黄、大黄、柴胡、甘草、当归等皆具鲜明特色，这些药物的品种皆以西北地区为道地。为什么会有这种现象，这可能与东汉末年三国战乱有关。从《后汉书》《三国志》等资料来看，曹操挥师南下之前（公元208年），其主战场在华北。因此，中国西北、巴蜀以及南方相对比较稳定，商贸也较发达，药物来源也较丰富。当然，也可能与仲景借用的当时医学典籍有关。如《伊尹汤液》就诞生于西北地区。

药物的变化也有类似的情况，如仲景使用的桂枝当为肉桂，半夏、牡蛎皆为新鲜者，今天则有所不同了。

例一：麻黄治疗黄疸的研究

1. 研究背景和思路　麻黄用于治疗黄疸，从现有文献来看，首推张仲景，张仲景不仅用单味麻黄治疗黄疸，还用诸如麻黄连翘赤小豆汤、麻黄汤等治疗黄疸。仲景强调“诸病黄家，但利其小便；假令脉浮，当以汗解之”。因为发汗可促去水湿之邪，以防止黄疸发生，这符合中医药基本理论。

研究麻黄治疗黄疸的另一重要意义在于国外有14例服用含有麻黄及其主要生物碱的食品补充剂导致急性肝损伤的病例报道。由于食品补充剂成分复杂，这些肝损伤的病例是否与麻黄及其生物碱的使用有必然联系，须予以关注。因此，研究麻黄治疗黄疸的作用有助于解决某些科学问题。

2. 研究方法　①Wistar大鼠腹腔注射400mg/kg的半乳糖胺（D-GalN）联合40μg/kg的脂多糖（LPS）造模，同时注射麻黄碱/伪麻黄碱（20mg/kg），4小时后再注射一次药物，在体观察生存率及理化指标。②麻黄煎煮液（含4.5mg/ml的主要生物碱，HPLC含量检测）在造模前灌胃，4小时后再灌胃一次，观察指标同前。③分离Kupffer细胞，研究LPS作用的炎症通路及伪麻黄的干预作用。

3. 研究内容及结果

（1）D-GalN/LPS的模型类似于感染性肝损伤，主要是由于D-GalN引起化学性肝损伤，在微量的LPS刺激下，炎症细胞分泌的肿瘤坏死因子-α（TNF-α）造成肝细胞的二次打击。这种模型24小时肝脏病理主要表现为出血、大片坏死、炎细胞浸润和小胆管增生，肝细胞凋亡特征明显，核固缩。单核细胞迁移蛋白-1（MCP-1）在组织广泛大量表达。这些组织表现在大鼠肝脏六叶中均基本相同。谷丙转氨酶（ALT）和总胆红素水平是正常值的20倍以上，24小时大鼠的死亡率在10%~20%，48小时疸酶分离现象明显，符合急性肝功能衰竭的诊断标准。

（2）麻黄及其主要生物碱（麻黄碱和伪麻黄碱）显示出良好的肝保护功能，主要是通过抑制TNF-α表达实现。从实验结果来看，麻黄及其主要生物碱的这种作用与中医表证的表述有某种程度的吻合。黄疸病证早期可以见有表证，是一种炎症较早期的反应（脉浮），麻黄及其生物碱有解表作用，强调时效性。故仲景强调黄疸“假令脉浮，当以汗解之”是有科学根据的。

（3）我们重点关注了NF-κB的通路，分离了Kupffer细胞。研究发现药物是通过抑制NF-κB的亚单元p-IκB-a的解离，阻止p65入核作为启动子，启动相关炎性基因的表达有关。

（4）能分泌TNF-α的细胞有多种，不同组织器官也有不同的情况。研究发现肺、脾、肝组织均有升高，脾升高最显著，造模1小时时肺炎症明显，肺组织渗出、支气管出血明显，而肝、脾无明显变化。麻黄及其主要生物碱均能明显降低肺、脾、肝组织中的TNF-α的含量。

（5）国外报道麻黄及其主要生物碱的肝毒性的案例缺乏足够的证据。相反在D-GalN/LPS的模型它们均呈现有肝保护作用。

评析：急性肝衰竭属重证，原发性和继发性均有，它的特征之一是短时间内肝功能的急剧衰退，胆红素急速升高、疸酶分离现象明显，病人表现为严重黄疸、出血、昏迷等。西医学的治疗手段有限且代价高昂。从中医药中筛选出有效的方法和方药可能是急性肝衰竭治疗的有益补充。根据仲景论治，我们发掘出麻黄可能是一种有效的药物。这不仅完善和丰富了中医药理论，也揭示了仲景黄疸治法的科学性和有价值性。下一步可以从含麻黄的复方研究着手，争取更大突破。

例二：有吸附作用的方药研究

1. 研究背景和思路　仲景著作中用了许多具有吸附作用的方药，如炭灰类的蒲灰散、滑石白鱼散的乱发灰和鳖甲煎丸的煅灶下灰；硅酸盐类的滑石、赤石脂、潦水、灶中黄土；其他如明矾、芒硝、戎盐、硝石等。这些方药对应的病证有黄疸、小便不利、疟母、出血、少阴病等，从西医学的内容来看，多属于肝肾衰竭类的疾病。

这些方药大部分只能起缓解症状的作用，有的甚至具有一定的毒性。但对于古人而言，急则治其标，先救急为主，挽病人于将亡垂死状态，实无奈之举，但的确有改善症状的作用。

吸附类方药的副作用主要表现为便秘，故仲景强调中病即止。为了更好地发挥吸附作用，一般也可以配伍攻下药，如大黄、硝石等。

现代临床中，吸附方法也的确有一定的疗效。如尿毒症用攻下结合吸附作用的汤液灌肠，可以明显延缓透析周期，这与仲景的用药经验不谋而合。

2. 研究方法　重点考察滑石、赤石脂、灶中黄土对肝脏、肾脏功能衰竭中的常见有毒物质的吸附作用。配制的血氨浓度近似肝衰竭时的血浓度，肌酐、尿素、钾离子浓度为尿毒症时的血浓度。

称取滑石、赤石脂、灶中黄土适量，打粉，用50%酒精泡1小时、搅拌后200筛过滤，再用去离子水浸泡三次，烘干。实验时，取上述溶液100ml，分别加入不同剂量的滑石、赤石脂、灶中黄土，搅拌3分钟，用0.45μm膜过滤后测量。

3. 研究内容及结果

（1）滑石吸附肌酐的作用突出，呈线性吸附作用，吸附曲线陡峭，小剂量就很明显。6.04g就能将肌酐的浓度降到200μmol/L。滑石对钾离子的吸附作用较弱。

（2）赤石脂吸附肌酐的作用比较弱，呈线性吸附作用，吸附曲线平缓。但赤石脂对钾离子的吸附作用较滑石明显要强，尤其在酸性环境下。

（3）滑石和赤石脂的均为硅酸盐，但吸附作用明显有不同。滑石吸附肌酐作用强，小剂量就呈现明显效果，故猪苓汤中的滑石只有一两；赤石脂吸附肌酐作用弱，需要大剂量，故桃花汤中赤石脂用了一斤，用米汤悬浮更多细末，且吞服赤石脂末。但赤石脂吸附高血钾的作用突出，比滑石明显强，尤其是在酸性环境下明显。所以桃花汤配伍干姜，因为干姜能促进胃液的分泌。

（4）灶中黄土吸附游离氨的作用明显。在黄土汤中，如果用水煎此方，灶中黄土容易沉淀，故本方用阿胶同煎，明显增加药液的浓稠度，尽量多悬浮黄土，使病人多服用此药物。阿胶在黄土汤中的这种煎煮方法比较少见，但必要。

（5）滑石、赤石脂、灶中黄土均无尿素氮的吸附作用。

（6）滑石、赤石脂、灶中黄土不能通过肠道吸收入血，它们主要是通过血液中离子的扩散至肠腔，发挥吸附作用而随大便排出体外，与腹膜透析的机制相类似。

（7）有些药物，如明矾具有明确而强大的吸附作用，硝石矾石散主治黑疸，从条文的内容来看，颇似肝功能衰竭腹水、出血、昏迷等，明矾有明显的吸附作用。

评析：吸附法是中医药一种实用治法。它不能明确划归为中医八法，总体上属于祛邪类，既有下法之效，也有清、消法之用。现代临床，无论中医还是西医多有所应用，值得进一步深入研究。尤其是药物开发方面，中医的这种思路具有强大的“先导”作用，而西药已经将此作用机制开发成实实在在的药物，如斯密达、肯特令等，它们均是硅酸盐类的药物，通过强大的吸附作用和超细粉末的覆盖作用，对肠道炎症有一定的疗效。中医的这种用法早已有之，而我们与此类药物的开发失之交臂，实在令人遗憾。

（朱章志　吴中平）

五、新技术新方法在伤寒论现代研究中的应用

经方主要来源于张仲景《伤寒杂病论》，因其疗效卓著、历经筛选，法度严谨、示人规范的特点，一直是公认的进行方剂研究的首选模板，也是进行中医药现代研究的主要对象。随着科学技术的快速发展，用现代科技语言诠释或解读经方是中医药走向国际，为更多人认可、接受所必须完成的任务。基于此，越来越多的新技术新方法如仪器分析技术、血清药物化学方法、血清药理学方法、免疫分析技术、数据挖掘技术、蛋白质组学技术、循证医学方法等日渐应用于经方的现代研究中，用以揭示经方配伍机制、阐明经方作用机制，明确经方活性成分，探索经方物质基础，评价经方临床疗效等。

1. 仪器分析技术　仪器分析技术指采用比较复杂或特殊的仪器设备，通过分析样品的某些物理或化学性质参数及其变化，来获取样品的化学组成、成分含量及化学结构等信息的一类方法。仪器分析技术是解析经方物质基础，进行质量控制以及药代动力学研究的经典技术，占主要地位。

目前用来控制经方中药物质量的技术方法有电泳法、热分析法、扫描电镜技术、色谱光谱法、X射线衍射法等，为经方体内成分分析与代谢研究奠定了基础。其中应用最为广泛的是高效液相色谱法、质谱法等。如利用HPLC方法，建立了经方葛根芩连汤中14种有效成分的指纹图谱，代替了原来以一种成分为质控标准的模式，为葛根芩连汤的质量控制提供了更加科学的依据。采取液质联用技术，研究小柴胡汤中黄芩苷和汉黄芩苷的药代动力学。

近年来，虽然伴随科学技术的发展新型仪器设备不断问世。但经方药物组成多样、成分复杂，使仪器分析技术的应用受到局限。如高效液相色谱法，其整体性、宏观性和模糊性的特点，在一定程度上能够反映经方中药物的内在质量，但在中药指纹图谱中不少色谱峰所代表的化学成分还不够明确，因此作为一种科学客观的质量控制方法，目前还不够完善。另外，高效液相色谱法和质谱等仪器分析技术所依赖的仪器设备往往成本昂贵，对操作人员的专业要求也很高，需要经过专门的培训，对待检测样品的前处理过程也比较复杂。在经方的现代研究中，仍需进一步尝试引入新的仪器分析技术和方法。

2. 血清药物化学方法　“血清药化学”最早由日本学者田代真一提出。1997年，国内学者王喜军进一步完善了这一概念：以中药口服给药后的血清为样品，按传统药物化学相同的研究方法，综合应用多种现代技术从血清中分离、鉴定移行成分，研究血清中移行成分与传统疗效的相关性，阐明体内直接作用物质代谢及体内动态的领域称之为中药血清药物化学。这种以中药血清药物化学为指导的生药学研究具有极强的针对性，由此确定的有效成分或有效成分群，极有可能是中药真正的药效物质基础，并有可能更好地反映中药药效的整体协同作用。

近10年来我国中药血清药物化学的研究取得了较大进展，综合运用各种色谱和光谱手段，通过药效学实验，对中药口服给药后移行成分及代谢产物进行分析，揭示了多味中药的药效学物质基础。以经方为研究对象的，如通过血清药物化学及药效学实验研究，发现口服

茵陈蒿、茵陈蒿汤及茵陈蒿五苓散后,血中移行成分均只检测到了6,7-dimethylesculetin,且该物质具有利胆、抗炎、利尿、调血脂等一系列茵陈蒿具有的药效,因而推测该物质可能是茵陈蒿、茵陈蒿汤及茵陈蒿五苓散共同的药效学物质基础。通过分析四逆散冻干粉血清移行成分,初步探讨了四逆散的配伍规律。发现枳实在与其他三味药配伍后产生了新的成分。

但是,血中移行成分含量多为微量或痕量,虽然不断有最新开发的分析检测技术和仪器设备,但在实验成本,检测周期,操作人员要求,样片前处理要求等方面,血清药理学方法仍存在较大的技术难度。

3. 血清药理学方法　中药血清药理学是指将中药或中药复方经口给动物灌服一定时间后采集动物血液、分离血清,用含有药物成分的血清进行体外实验的一种实验技术。中药血清药理学便于从细胞分子水平阐述药物的作用机制,结合血清药化学可确定、分离药物有效成分。将含药血清加入体外反应体系,其理化性质与细胞所处的内环境相似,在一定程度上避免了干扰,使实验结果的真实性、科学性有所保障。此外应用血清药理学研究,具有体外实验条件可控性强、药物效应易于检测等特点。如应用血清药理学的方法研究炙甘草汤含药血清对兔心肌细胞电生理的影响,发现炙甘草汤口服后的血药浓度达峰时间约为1.5小时左右,此后即逐步下降;炙甘草汤含药血清可作用于心律失常的多个靶点,可能是炙甘草汤抗心律失常作用的机制。

4. 免疫分析技术　免疫分析技术(immunoassay, IA)是基于抗原和抗体之间的特异性识别和结合反应,利用免疫反应与现代测试手段相结合而建立的超微量、高特异测定的系列技术。其技术基础与核心是制备单克隆抗体,基于单克隆抗体可以建立相应的ELISA、免疫亲和色谱柱、免疫芯片、免疫组化等技术和方法。免疫分析技术的进展极大地推动了生命科学的进展。近年来,免疫分析技术被引入中医药研究领域,在进行经方的物质基础、作用靶点、药代动力学及质量控制等方面都取得了一些进展。

酶联免疫吸附分析技术是目前应用最为普遍和广泛的免疫分析技术,具有灵敏性高、特异性强、检测迅速、样品通量大、成本低廉、对样品的纯度要求不高等特点,在药物分析、农药兽药残留和环境污染物检测等领域得到了广泛应用。北京中医药大学经方现代应用的基础研究创新团队,制备出栀子苷、黄芩苷、黄连素、人参皂苷、甘草酸、栀子苷、葛根素等经方中的常用代表性指标成分的单克隆抗体,建立了相应的酶联免疫分析方法,不仅为经方的质量控制建立了新方法,也为研究经方药代动力学、解析经方配伍机制方面提供了新思路。如将半夏泻心汤分为"辛、甘、苦"组,通过ELISA方法检测半夏泻心汤中四种活性成分在不同配伍组合中的含量变化,解析了半夏泻心汤的配伍机制。

利用中药活性成分的单克隆抗体制备相应的免疫亲和色谱柱,可以实现从经方中特异性地"敲除"该化合物,而"原样"保留其他成分在量和比例关系上不变,通过敲除前后药理药效的比较研究,即可揭示该成分与整体功能主治的关联度。现已通过此技术研究了人参皂苷Re与人参、甘草酸与甘草功效的相关性,并研究了葛根素与葛根芩连汤作用的相关性。亲和色谱柱敲除技术不仅为经方的物质基础研究提供了新策略,还可以一步法(one step)获得高纯度目标成分标准品,对于含量低、生物活性强、分离困难的活性成分分离更是具有特别意义。

免疫分析技术适宜于经方成分复杂,结构多样的特点,为经方的现代研究带来新的突破。但因其技术核心和基础是获得相应的特异性抗体,因此该方法的广泛应用受到一定限制，必须以建立多种中药成分的抗体库为前提，目前仅限于少量代表性经方的研究。将来有待通过丰富中药小分子抗体库的种类和数量，以使其能够广泛应用于经方的现代研究中。

5. 蛋白质组学技术　蛋白质组学技术主要由以双向凝胶电泳技术（two-dimensional protein electrophoresis，2-DE）为代表的蛋白分离技术和以质谱（mass spectrometry）为代表的蛋白质鉴定技术以及生物信息学技术。蛋白质组学技术的发展为药物作用的分子机制研究提供了重要的技术平台，可以同时反映多种蛋白质的变化，为筛选中药有效组分的靶标提供了技术支撑。蛋白质组学从二维电泳找到正常健康组织与病变组织的差异蛋白，施药后观察这些靶蛋白是否发生逆转或恢复，同时结合临床观察，确定疗效。

如用固相pH梯度双向凝胶电泳分离茵陈五苓散组和模型组AS大鼠的主动脉组织总蛋白。结果发现，双向电泳图像分析茵陈五苓散药物处理组图像的平均蛋白质数为1077 ± 68，未处理组的平均蛋白质数为1106 ± 84，提示茵陈五苓散可能通过调控这些差异蛋白质的表达而抑制动脉粥样硬化的生成。

6. 代谢组学研究方法　代谢组学是继基因组学和蛋白质组学之后发展起来的一个新的科学研究热点，通过对体内、外的血液、尿液等成分的测定，与正常或对照样本的差异分析来了解体内的异常代谢状态。代谢组学在方法学上具有无创、在体、动态等特点，与中医学诊治中整体动态性原则具有很大的趋同性，为从生物代谢的视角认识中医药的现代内涵提供了可靠依据，是中药及复方现代化研究的良好平台。

如用气相色谱-质谱技术联用技术（GC-MS）测定各组大鼠尿液代谢物谱，结合主成分分析（PCA）和偏最小二乘法判别分析（PLS-DA）的方法，分析麻黄组、麻黄石膏组和石膏组生物标志物的差异及水平变化，结合现有的生物化学知识阐释麻黄、石膏药对配伍前后的调节机制。推测麻黄石膏不同配伍比例的药理作用不同，还与其通过抑制或促进某些成分的溶出，从而产生不同比例的物质群有关。麻黄、石膏、麻黄石膏给药组均在一定程度上改善了干酵母诱导发热大鼠全身异常的代谢状态，其干预作用与调节机体的物质代谢、能量代谢相关，其中麻黄石膏药对配伍后生物标志物的回调程度最大，表明麻黄石膏合用比等剂量的单味麻黄或石膏效果好。此研究从代谢组学的角度证实了麻黄石膏配伍的合理性和优势。

7. 转录组学研究方法　转录组学是研究整体水平上细胞中基因转录的情况及转录调控规律，主要研究内容针对不同的环境条件变化下基因表达方式的特征。如通过比较半夏泻心汤、生姜泻心汤及甘草泻心汤等类方对大鼠胃窦平滑肌收缩调节蛋白及其基因的影响，发现三类泻心汤都能调控Calponin mRNA（调宁蛋白-mRNA）和Caldesmon mRNA（钙介导蛋白-mRNA）表达量，改变Calponin和Caldesmon这两种平滑肌收缩调控抑制蛋白转录表达量，进而调节胃窦平滑肌的收缩作用，达到辛开苦降，调和脾胃阴阳的功效。

8. 循证医学研究方法　循证医学的概念最早由加拿大著名临床流行病学家提出，并定义为："慎重、准确、明智地应用当前所能获得的最好的研究证据来确定对患者的治疗措施。"是系统地查找、评价和使用证据从而指导临床医疗决策的方法学。近年来循证医学方法被用于经方临床文献的研究中，如研究表明《伤寒论》112方中研究最多的前十位经方包括小柴胡汤、桂枝汤、大承气汤、半夏泻心汤、四逆散、芍药甘草汤、当归四逆汤、麻黄杏仁甘草石膏汤、五苓散、小青龙汤。其中小柴胡汤治疗慢性肝病和小青龙汤治疗哮喘的临床疗效得到了随机对照试验证据的支持，未报告严重的不良反应。另外，还运用Meta分析法对近20年运用经方治疗糖尿病及并发症相关文献进行整理，并对中医辨治规律进行了初步探讨。

但由于文献质量较低，目前的证据还不能得到国际上的认可，因此研究结果的外推性受到一定限制。经方优势在于其确切的临床疗效，今后应利用循证医学研究方法，采用设计严谨的多中心、大样本、随机双盲、安慰剂对照试验等，为经方治疗特定疾病的疗效和安全性评价提供更多的研究证据。

9. 数据挖掘技术　经方作为中医药知识的重要组成部分，经历上千年的沉淀，载录于浩瀚医籍中，种类众多，数据庞大。其中隐藏在大量混杂数据中的知识亟需更好地挖掘，知识发现方法在这方面得到了很好的应用。数据挖掘技术作为知识发现过程中的重要步骤，融汇了人工智能、模式识别、模糊数学、数据库、数理统计等多种技术方法，可以从海量的、不完全的、有噪声的、模糊的、随机的数据中提取隐含在其中事先未知的、潜在有用的信息和知识。数据挖掘技术可以对方剂进行分类，发现方剂和证候之间的关联关系，发现高疗效的药对、药组，挖掘中药方剂配伍的规律，判断方剂功效，可以为疗效评价体系的完善提供信息。

如采用数据挖掘技术对古今1112则五苓散方医案的用药规律进行分析，总结了五苓散常加药频次在100次以上的中药并按功效归类，探讨了五苓散方药量及其影响因素。运用数据挖掘技术研究大承气汤的主治病证，发现中医的头痛病、西医的冠心病都分别位居常见病证前10位之中，提示后世医家已经拓宽了张仲景关于大承气汤主治病证的范围。数据挖掘技术虽然在经方用药规律等方面取得了些许进展，但必须依靠领域专家用领域知识对计算机所得出的结果进行去粗取精、去伪存真的加工，从中找出真正有用的知识。

综上所述，近年来新技术方法在经方现代研究中应用非常广泛，已成为不可或缺的工具。但由于经方组成化学成分多样、作用机制复杂，成熟应用于西医学研究、并行之有效的方法并不完全适用中医药的研究，经方的现代研究距离国际化还有一定的差异。免疫分析法技术在经方现代研究中的应用逐渐引起关注。中医药走向现代化是历史发展的必然，在继承传统技术方法的基础上，密切关注科技发展新动态，不断探索经方现代化研究的新技术方法，从更高层次上对经方进行诠释，使之发扬光大、生机勃勃，是当今经方现代研究的重任。

（赵　琰）

六、文献数据库建设例析

数据库是指根据特定的使用目的进行数据模型的组织，形成一个系统化的数据集合。中医学的古代文献是一种信息资源，以数字化手段开发这一信息资源是当前的主要趋势，而数据库技术正是一种理想的学术梳理工具。

例一：经方临床运用数据库

广州中医药大学伤寒论教研室建设的“经方临床运用数据库”是以临床案例的实况视频为数据核心，通过案例对《伤寒论》经方临床运用方法及经验进行梳理。

1. 素材收集　该数据库以全国继续教育项目“经方高级研修班”为平台，邀请全国名老中医进行讲学、教学查房，举办“名医查房实录”“经方班讲座”，并结合全国重点专科的专家查房进行视频实拍。主讲的教师及专家都参与拍摄设计，他们就是导演、主角，主导着整个过程的节奏。例如在“专家查房”的实况录制中，负责查房的专家紧扣《伤寒论》的相关内容对病人进行四诊资料搜集，采集的重点则围绕这些四诊资料与《伤寒论》某一具体脉证的相关性展开。如"消渴"病患者,出现典型的口干、口渴、多饮,紧扣《伤寒论》中白虎加人参汤证"大烦渴不解"的脉证进行四诊资料的详细拍摄。在病例讨论过程中查房专家则采用与周围现场同学互动,围绕病情以《伤寒论》六经辨证进行讨论,进行诊断与鉴别诊断的引导,最后提出治法以及相关方药。整个查房过程不但采集临床病人典型的症状,更加力争以启发临床思辨能力为要素进行。而相关患者的主要病例记录、各项检查单、X片、CT、MR检查结果则扫描后作为图像储存起来,确保病例所有资料的完整性。

2. 数据组织与技术支持 拍摄后的多媒体视频素材需要经过多媒体编辑工作站继续进行视频采集、压缩并存储到工作站硬盘中。通过视频压缩技术对视频文件进行重新编码处理。基于对画质要求的不同,高画质采用MPEG-2压缩方式,对于传输速度要求高的网络模式则采用流媒体ASF、WMV、Real等格式。进而采用非线性编辑系统进行编辑工作,根据不同的教学需要进行相应的剪辑、分层、设疑。通过这些处理把每一个病案剪辑为独立的视频文件,对视频不合理、不符合《伤寒论》条文,与教学无关的片段进行删减。针对《伤寒论》教学的不同需要,对采集并压缩的文件进行不同的分层处理成为独立、脉证等,再配上标题,方便随时调动使用。其次是添加字幕,由于病区查房视频中,医患对话以方言为主,通过字幕使学生容易理解。

该数据库的使用操作为网页界面,在技术的实现上主要运用有Dreamweaver搭建网页主要框架,辅助Flash、Photoshop、Fireworks和3dmx等软件用于素材的处理。通过html语言标记对网页进行精细的调整,提高网页的执行效率。在网页版面的设计中,力求色彩恰当、柔和,同时体现中医传统特色;网页中文本内容则简明扼要、易读易懂。并且通过HTML和ASP语言编写搜索模块,使用者可以通过输入不同的条件搜索相应的案例。

3. 应用范围及效果 该数据库目前主要应用于高校本科中医人才教学,通过撰写学习心得、临床见习体会、填写问卷等方式,对实行经方临床运用数据库教学方法的班级进行调查,总结同学对该教学方法的效果评价,90%的同学对该教学方法比较满意,认为该教学方法能够提供激发学习中医、学习经典的兴趣,坚定学习中医的信心;并能培养临床思维,提高临床应用能力,把理论与实践结合起来,更能深入理解领悟中医经典的科学内涵。(引自广州中医药大学国家级精品课程《伤寒论》)

评析:《伤寒论》是一部高度总结张仲景临床经验的专著,是书中的条文也正是一个个鲜活医案载体,无处不体现着宏观与微观辨证相结合、"常法"中包含着"变法"的临床辨证思维的过程。传统的教学模式,大多采用单一的条文讲解,在一定程度上导致知识的传承只停留在文字的层面,难免使教学走向教条化。借助信息化技术形象直观、信息量大的优势,在教学的设计过程中以临床案例为主线,激发兴趣,启迪思维,实场演练,学以致用,培养学生的临床思维,达到"鱼""渔"兼得的目的。借助多媒体等信息化技术,并不意味着传统的教学模式已经无用。教师作为教学的主导者,无论是在课堂上的讲演还是在信息化数据库的设计上,教师的角色都很重要。教师的语言表达、个人魅力是无法用其他技术手段替代的,课件需要教师制作与开发,教学过程中的各种情况需要教师去把握。因此,"经方临床运用数据库"的主要定位是教学的辅助工具。多媒体与传统教学相结合,学生主体,教师主导,因材施教,才是理想的教学方法。

例二:《伤寒杂病论》医家数据库

近年来新加坡中医学者尝试计算机辅助技术进行中医文献研究,其中"《伤寒杂病论》

医家数据库”颇具特色。

1. 数据库设计理念　中医学的古代文献是一种信息资源,数字化地开发这一信息资源具有巨大前景,而数据库技术正是一种理想的学术梳理工具。“《伤寒杂病论》医家数据库”的设计理念即是利用数据库高效的信息管理、搜索功能,对伤寒学各医家著述进行整合和梳理,实现多项性综合阅读,并提供一个综合查询平台。

2. 数据库特点　专业性:将《伤寒论》《金匮要略》及历代伤寒学医家著述作为核心数据集成于数据库中,并提供任意字段的检索;现代《伤寒论》研究的医家文献资料,包括期刊论文、科研成果、会议论文、图书信息等各种类型,作为扩展数据,形成一个独立的《伤寒论》医家文献专题数据库。为《伤寒论》文献检索提供一个较为权威的专业工具,可避免用户从各类不同的医学文献数据库中检索,大大简化了检索过程,并提高了文献的查准率。

高效性:通过《伤寒论》《金匮要略》关键词检索,即可查询到与关键词相关的医家文献全文。这些关键词包括原文中的字段、条文号码、中药或方剂名称等,检索出的文献在操作界面同时显示三篇,提高浏览的效率。可发展性:该数据库除收录《伤寒论》《金匮要略》及历代伤寒学医家著述之外,还收录现代医家文献,并可添加更新的文献,为数据库的持续发展,数据及时全面的更新提供了保证。

3. 数据库技术支持　数据库管理平台选择:数据库是长期存储在计算机内的有组织的大量的共享的数据集合,可以提供各种用户共享,具有最小冗余度和较高的数据独立性。而数据库管理平台是整个数据库架构的基础,目前运用于数据库的管理软件主要有Access、SQL、oracle等,这些软件根据数据库的管理规模及面向用户各有所长。其中SQL、oracle多用于大型数据库,Access主要用于个人及中小型数据库管理。整体结构:基于Access管理软件,首先把《伤寒论》《金匮要略》原文中的字词进行数据化分类为关键词、条文号码及中药方剂名称三大类,以此进行整体结构模块设计。“《伤寒杂病论》医家数据库”主程序主要包括“文献相关注解论述”“原文字词”检索及学习模式两大模块。

4. 使用特点及范围　该数据库操作较为简便,以关键词输入,输出结果包括原文位置、注解文献及关键词归类,围绕以上结果类型,进行相关文献的全文阅读。以“下之太早”为例进行检索,在左下方结果栏显示该关键词为《伤寒论·太阳病篇》第131条文,归类为“误治”。点击条文号码即可查看原文,阅读所有文献注解,并可添加用户备注及自行建立此关键词的文献的文件链接。点击“归类”则进行该关键词的二次检索,输出结果为符合两项条件的相关原文或文献。

开发《伤寒杂病论》医家数据库主要目的是提高查找伤寒学文献的便捷性,再则是提高阅读效率。如果与教学课件相互结合使用,则方便教师在课堂上调用《伤寒论》及《金匮要略》相关文献,使伤寒学教学更加多层次、立体化,辅助信息化教学体系建立。(引自曾展阶(新加坡)全国第七期经方班资料-中医软件《伤寒杂病论》检索与阅读系统V5,2008年12月)

评析:伤寒学各医家依不同时代形成了不同的学术思想流派,学术思想的传承首先是学术思想的整理。学术思想是由许多学术观点构成,这些学术观点不是松散的,而是有主题的,围绕一定的主题展开,具有紧密的联系,并且形成一定的层次结构。《伤寒杂病论》医家数据库借助信息化技术,通过建立文献数据库进行学术思想的梳理,为现代研究伤寒学提供了便捷的工具,除了应用于伤寒学教学,在挖掘历代与现代医家的学术思想方面,尚有良好的发展空间。

例三:《伤寒论》网络课程

广州中医药大学伤寒论教研室设计的《伤寒论》网络课程采用Microsoft Access建立开放式文献资料库与教学信息反馈库,定位于融课堂教学演示系统、教学素材资源系统与学生训练辅导系统于一体的多媒体远程教学系统。

1. 设计思路　该网络课程以建构主义学习理论为指导思想,围绕学习者这一认知主体,设计科学可行的教学策略和教学活动,最大限度地合理配置相关教学资源,以满足教师和学生的不同需求。在设计教学活动时注意情境创设,强调“情境”的重要作用。注意信息资源设计,以学生为中心,注重自主、协作学习设计,利用各种信息资源支持“学”而非“教”。注重协作学习环境设计,注重基于网络教学策略设计。

2. 内容及模式　网络课程以全国高等医药院校五版教材《伤寒论讲义》教学大纲为指导,将理、法、方、药连贯起来,联系临床实际,传授辨证论治的基础理论与基本知识。以各经病证的病因病机、各经病证发生发展规律、各经病证的诊断与鉴别、各经病证的治法方药为教学重点。构建复合型教学模式,提供课堂讲授、个别辅导、讨论学习、探索学习与协作学习等方式。

3. 系统架构　以国家教育部《现代远程教学资源建设技术规范》为技术标准,充分利用计算机及互联网技术,实现网络课程教学的远程性、交互性、直观性、自主性和开放性,保证教学策略和教学活动的正常运作。项目由3大板块构成: 课堂教学演示系统; 学生训练测试系统; 相关资料查询系统。为实现上述目标,项目据www形式,包括4个功能模块。各模块既可独立查询、讲解、阅读,更可通过超链接方式交互调用。网络教学是本教学系统的核心,以教学讲授形式出现,采用分经审证的归类方法,以科学求实的态度,条理分明地拟定各章节的教学重点、难点及相关内容,采用音频、动画、视频等手段,生动形象地系统介绍外感热病的发生发展规律及六经辨证的理论体系。

4. 主要特点　导航策略: 该网络课程结构具有内容详略不一、章节层次不同的特点。导航设计因此而面临较大的困难,所以在详细分析课程结构及教学策略的基础上,以线性教学逻辑思维进程为依据,构成导航系统的主线。本着“简捷方便”的原则,最大限度地提供各种导航方式,进而实现线性导航与网状导航的无缝结合。根据功能侧重点的不同,从全局导航、场景跳转和定位指引3个方面考虑,通过主界面模块(栏目)按钮、树状章节目录、课程知识结构示意图、知识结构翻页键、浏览历史进退键、热区热字、下拉菜单、知识结构路径示意、cookies记忆定位等方式,实现本课程的全面导航。具体方法包括: 目录树、菜单、热字、热区、前后翻页、定位指引等。其特点包括: ①远程性: 是网络课程的基本特征。学习者可通过登录局域网、广域网或互联网,利用Web浏览器,直接进行教学资源的远程访问,并实现人机交互。②直观性: 采用文本、图像、动画、音频、视频等媒体形式,将教学资源生动形象地展示给访问者。根据伤寒论教学资源文字性、理论性强的特点,伤寒论网络课程的建设仍以文本作为主要素材。通过网页内嵌音频技术实现标准普通话朗读伤寒论原文,并通过图像展示经络、穴位、舌象、体征、药物等资料,借助动画显示疾病传变规律、案例分析与训练。将典型病例和临床特征加工、剪辑成与教学目标同步配套的视频信号,并转换为流媒体,使用Premiere、After Effects、Real producer等软件加工、转换案例素材。③自主性: 以学习者为认知主体,教学资源的配置最大限度服从于学习者,以便学习者自主利用资源进行学习活动。④开放性: 采用开放性数据库架构,有利于教学资源的动态修订和扩充调整。用Microsoft

Access建立开放式文献资料库与教学信息反馈库,并提供程序源代码。(万晓刚.伤寒论网络课程的设计思路与方法[J].中国中医药现代远程教育,2004,(11):2)

评析:目前该网络课程成为《伤寒论》国家精品课程的组成部分,面向国内外中医药本、专科学生,以互联网技术为基础,利用文本、图片、声频、动画、视频等作为信息载体,调动了学生的能动性和积极性,为教师提供丰富的教学素材和多样化教学组合设计,为开展伤寒论远程教学奠定基础。

例四:基于数学属性偏序表示原理的《伤寒论》知识发现

广州中医药大学伤寒论教研室提出通过属性偏序原理生成的多层次复杂概念网络来发现《伤寒论》群结构知识的原创性方法,实现对经典著作全面、客观、多层次的知识发现。(刘超男,李赛美,洪文学. 基于形式概念分析数学理论研究《伤寒论》方药整体知识[J]. 中医杂志,2014,55(5):365-368)

1. 设计思路 本项目基于现代严密的形式概念分析理论和认知事物的哲学原理,提出描述事物普遍性和特殊性层次、基于属性偏序结构图的复杂概念网络的生成方法,在对《伤寒论》原著中的概念进行提取和规范化表达的基础上,对《伤寒论》进行方剂配伍群结构、中药量效群结构和方证群结构的基本规律的发现研究,并注意发现《伤寒论》可能存在的隐含知识,揭示《伤寒论》方剂配伍、中药量效和六经方证的宝贵知识财富。

2. 内容及模式 ①研究《伤寒论》原著概念的规范化表达和知识库构建。即对《伤寒论》原著全文进行梳理,从方证、方剂组成和中药量效三个方面进行概念的提取和规范化表达的研究,利用数据库工具研究其数据结构,构建《伤寒论》原著的知识库。②研究基于属性偏序原理的复杂概念网络生成方法。即研究《伤寒论》条文的形式背景构造问题、分层优化形式背景的方法和基于属性偏序原理的《伤寒论》可视化的复杂概念网络生成方法。③研究《伤寒论》形式背景子块分割方法。即从局部发现《伤寒论》知识。④《伤寒论》方剂配伍群结构的知识发现。即研究《伤寒论》中所有方剂配伍群结构关系的基本规律,研究《伤寒论》中用到的每一味中药方剂配伍的群结构关系。⑤《伤寒论》中药量效群结构的知识发现。即研究《伤寒论》中每一味中药用量量效群结构的基本规律及其中药量效的群结构关系。⑥《伤寒论》方证群结构的知识发现。即研究《伤寒论》中所有条文有关方证群结构的基本规律。深入研究太阳病、阳明病、少阳病、太阴病、少阴病、厥阴病六经辨证的方证群结构。⑦《伤寒论》可能存在的隐含知识发现。即在全面对《伤寒论》进行方剂配伍、中药量效和方证群结构及簇集子群结构知识发现的基础上,利用属性偏序结构图中前缀置换、同层同构原理对《伤寒论》中可能存在的隐含知识进行发现。

3. 系统架构 针对《伤寒论》原著的知识发现,通过严密的形式概念分析数学理论来描述《伤寒论》的概念及概念层次的复杂网络关系,对《伤寒论》的证素、方药、量效的概念和概念层次以及它们所构成的开放的、非线性的复杂网络关系进行研究和可视化表示,从而建立对《伤寒论》的方证群结构、方剂群结构和中药量效群结构的多层次、变尺度、全面的知识发现方法体系。

4. 主要特点 本项目中医与工程学科紧密结合,充分发挥医、工两个不同类别高校的优势,以《伤寒论》中医经典传承为目的,以现代数学形式概念分析理论作为理论基础,以属性偏序多层次复杂概念网络作为描述《伤寒论》群结构知识的手段,开展和完成《伤寒论》知识发现研究工作,用现代科学技术方法为中医经典宝贵知识传承提供新的途径,系统整理和发现《伤寒论》知识。

评析：在中医药现代化、技术化、普及化的发展过程中，面对《伤寒论》传承的实际情况，将严密的数学理论与传统经典研究相结合，实现《伤寒论》方药知识的全面、客观、多层次可视化表示，符合《伤寒论》研究发展的总趋势，是数学方法和现代信息技术深入到中医经典传承的重要实践。

例五：伤寒论临床案例库创建与运用

广州中医药大学伤寒论教研室创建的伤寒临床案例库，是以前期视频资源和已建立的网络教学平台为基础，进一步挖掘现有多媒体教学资源，同时进一步补充稀缺资源，引入“慕课”教学理念，建立伤寒课程慕课系统，通过运用、评价、升级、再评价让该系统不断升级，最终成为学生自学与考试、中医专业和业余爱好者学习经典的互联网平台。进一步打造广州中医药大学中医临床经典课程的教学特色与优势，为中医经典推广与中医人才培养做出新贡献。（相关支撑课题：国家精品课程、国家精品资源共享课程、广东省精品课程）

1. 设计思路 “六经辨证”是《伤寒论》的精髓，基于这一主线对课程知识点进行二次梳理，结合微课、PBL教学方法的整合使用，才能抓住学生的学习兴趣，体现“六经辨证”的理论内涵及临床思维过程。根据《伤寒论》课程自身特点，将理论与临床结合，经典课程与现代技术结合，传统教学内容与现代教学理念结合，多种教学方法结合进行教学设计，并制定统一的教学资源采集、保存、开发、应用、评价规范。

2. 实施方法

第一步：平台建立。对已有视频资源进行整理、翻录，按照相关检索方式建库；基于教学大纲二次梳理的知识，从《伤寒论》方证切入制作微课，将具体知识点浓缩讲授、取象比类的动漫特效、临床具体所见特殊体征等多角度多层次剪辑和处理。在技术层面通过final cut pro、motion、compressor等软件对录制的视频文件及音频文件进行合并、剪辑、封装，让相关资源既符合《伤寒论》课程本身课程特色，又满足“慕课”教学要求。量身打造《伤寒论》“慕课”系统，精准定位不同适宜人群，实施差异化供给，对平台页面、教学内容、教学方式、测评体系等要素进行精心设计。

第二步：教学运用，包括课堂运用和网络运用两部分。课堂运用：按教师引导—学生慕课学习—师生讨论—调查测评四大环节，将线上线下学习有机结合、高度统一，同时通过问卷调查、学业测试和同学互评等方式测试学生知识掌握程度和慕课教学课堂运用效果。网络运用：设计《伤寒论》课程在线学习平台，设立预制课程、学习笔记、学习论坛、老师答疑、在线测评等版块，开展《伤寒论》慕课教学，并进行教学效果在线问卷调查，评价教学效果，不断完善该平台。

第三步：应用推广及反馈评价。与相关院校联合，进行前瞻、分组、对照研究，通过问卷调查、同学综合素质、结合考试成绩等进行慕课教学效果评价。同时综合线上线下使用者意见，并邀请伤寒学科专家、教育信息技术专家、网络技术人员等专业人士对《伤寒论》在线慕课平台进行评估和改进，不断完善该平台各项要素。

3. 主要特点

（1）现有视频资源深度挖掘：通过整理、剪辑、翻录、整合现有视频，将隐藏在视频中的“新知识”和“金句子”挖掘出来，让书本知识更加鲜活地呈现在学生面前，让临床实景走进课堂，提高学生对经方临床运用的感性认识。

（2）网络教学和传播平台再升级：引入现今国际上流行的Mooc（慕课）的教学理念，对现有视频学习网络系统进行改造，打造伤寒网络学习平台2.0版——伤寒论在线慕课系统，建立经方传播的新阵地，同时积极考虑与Coursera等国内外大型慕课网站合作进行伤寒课程慕课的设计、实施和推广，扩大本课程的国内外影响。

（3）课堂教学和网络教学相互融合：结合伤寒课程教学特点和现今先进教育思想，运用已有和新建的伤寒网络教学平台，逐步在某些课时上采用“线上学习”和“课堂讨论”相结合的翻转课堂模式，以达到学生自主学习、泛在学习的目的。

（4）教学评价系统初步建立：将教育心理学、传播心理学理论和本课程教学实际相结合，设计多媒体教学评估量表，进行多层次，多节点、多中心测评，以冀初步建立伤寒多媒体教学评价体系。

（5）联合境外院校推广原创优质教学资源：借助互联网的优势实现资源共享，并实时通过教学反馈系统深度优化资源。

评析：该伤寒论临床案例库是伤寒国家精品资源共享课的重要组成部分，在设计上遵循中医学术发展规律，以“经典回归临床”的思想为指导，引入国际先进“慕课”理念，以互联网思维对原有教学方式、教学内容进行创新，实现课堂内外、线上线下教学的高度统一，为中医教学改革进行全新的探索。

例六：医案查询统计分析系统

上海中医药大学伤寒论教研室自主设计开发的医案查询统计分析系统采用客户端/服务器（C/S）的网络访问模式，使用方便，查询结果可靠，适合中医古今医案，有一定的实用价值。目前，已收集医案20535条，包括《名医类案》《续名医类案》《临证指南医案》等比较实用的医案类著作。（http: //www.asm386.cn/consilia）

建立专用主题词表：中医医案格式必须标准化才能克服表述上的千差万别。若采用现有的《中医药主题词表》机械地套用，往往会出现错检、漏检的问题。我们编制专用的主题词表以实词为主，如“头”“痛”；同类合并，如“痛”与“疼”，这些词素用“*”号进行组合。如头胀痛解析为“头*胀*痛”，而头痛解析为“头*痛”。在程序设计时，这些独立词素的组合采用一种特殊的算法，确保分辨词意的精确差别。如检索头痛，则头胀痛当命中；反之则不然。

逻辑运算：本系统逻辑运算包括逻辑与（^）、逻辑或（|）、逻辑非（！），另有“（）”的组合。这样的逻辑运算能满足中医医案处理的需要。如检索桂枝配麻黄或者桂枝配芍药的医案，就可采用“（麻黄|芍药）^桂枝”的运算式。

查询方法：本系统可以从医家、年代、科别、病名、方剂、书名、症状、病机、治法、药物等进行查询，后四种可以运用逻辑算法。并且，这些查询的内容可以进行任意的搭配。如查询叶天士运用桂枝配当归的治验，可从医家中选择叶天士，在药物栏中输入“桂枝^当归”。

输出结果：对满足条件的医案记录进行初步统计，包括症状、病机、治法、药物，并依照统计频数，由高到低排列出来。为使结果更能反映原意，这些统计的结果还可以显示具体的内容。如当归，可能是当归身、须、尾、皮或者酒炒、土炒等。另外，也可以显示医案内容供阅读和学习。

应用范围及效果：该系统采用流行的网络数据库方式，在线运行稳健，界面友好，查询方式多样，结果可靠。目前已培养十多名研究生，发表相关文章15篇。适用对象可以是中医初学者和爱好者,也可以是专业人士。本系统还可以帮助使用者分析和领会著名医家的临床诊治经验,提高辨证论治的水平,是学习中医的好帮手。(吴中平. 医案查询统计分析系统介绍[J]. 上海中医药杂志,2003; 37(3): 54-56)

评析: 医案查询统计分析系统初步解决了中医医案内容复杂多变的问题,提供了标准化的格式处理方式。尽管早期处理医案过程较为耗时费力,但建成之后的好处是显而易见的,值得进一步充实医案内容。系统本身的设计是开放的,算法过程精密、准确,避免错检、漏检的常见问题,查询方式多样,层次丰富,满足了学习和临床应用的实际需要,有较大的实用价值。

例七: 古籍文献查询系统

上海中医药大学伤寒论教研室自主设计开发的古籍文献查询系统采用客户端/服务器(C/S)的网络访问模式,使用方便。中医古籍文献时间跨度大,内容丰富,靠手工查阅非常不容易。本系统配备原始文献的图片,为阅读古籍文献提供相当于第一手资料(facsimiles),符合文献阅读的基本要求。目前已经完成《外台秘要》的数据库建设。(http://www.asm386.cn/literatures)

图文并茂原则: 选用较好版本的著作,将文献中的图片依据原著中相对独立性事件,裁剪为图片,可以是数张图片。然后根据文献内容转化为纯文本格式,便于检索。依据不同版本,对相应的文字内容进行校勘,并出校记于后。

合并同类条目: 在古籍文献中,往往有同一个对象的不同描述现象。如在《外台秘要》中有关张仲景有"仲景、张仲景、仲景方、仲景论、伤寒论、张仲景方、张仲景论、张仲景杂方、仲景伤寒论、仲景伤寒论方、张仲景伤寒论、张仲景伤寒论方"的不同描述。在处理时统一为"张仲景",方便检索。

应用范围及效果: 本系统建立的原则是为古籍文献的阅读、整理提供便利条件,查询快速,内容准确,信息量大等较手工操作先进很多。另外,本系统的建立对于亡佚古医籍的重辑工作也提供了重要帮助。如《古今录验方》今已不存,但在唐代尚存,且有比较大的价值,故在《外台秘要》引用的内容就比较多。依据本系统查询,得723条记录。这对于《古今录验方》的重辑工作是十分有益的,也是很可靠的。

另外,利用本系统,可以发现很多有价值的内容。如检索《外台秘要》中的大柴胡汤是有甘草的,这符合大柴胡汤证的病证特点,甘草也能起相应的作用。在宋本《金匮要略》中的奔豚汤无桂枝,但在《外台秘要》中引起的奔豚汤有桂枝,这符合桂枝治疗情志疾患的用药规律。(朱文清,吴中平.《外台秘要方》网络平台建设的重要性[C]. 全国第二十三次仲景学说学术年会. 2015: 192)

评析: 古籍文献查询系统工程量大,事情繁复,如能建成则造福众生。从已建成的《外台要秘》的数据库内容看,该系统不仅可以快速查询,而且还可以归纳检索内容。另外系统还提供了图文并存的格式和校勘内容,这对于阅读古籍文献实在是大有帮助。希望能尽快完成比较重要的古籍文献,如《备急千金要方》《千金翼方》《证类本草》《本草纲目》等的数据库内容建设。

(李赛美 方剑锋 徐笋晶 吴中平)

七、伤寒学术流派研究

《伤寒论》自成书至今已有一千八百余年,对《伤寒论》研究的医家和医著之多,是任何一部中医经典所无法比拟的。有学者统计,自《伤寒论》问世以来,历代与《伤寒论》有关的著作有近3000种,新中国成立后在国内外公开杂志上发表的相关论文有近20000篇。对《伤寒论》的研究已经形成了一门学科,但对于学科的认识,又有不同的看法: 有称为"伤寒学"者,也有称为"《伤寒论》学"者。

伤寒学是中医诊治急性外感热病的一门学科,它以阐发急性外感热病的病因病机、辨证论治的规律和方法为基本内容。《伤寒论》学则是历代研究《伤寒论》一书所形成的学科,它以研究仲景学术思想及考校订正版本文字为基本内容。二者研究对象有别,历史起点不同,构成理论体系的基础有异。这一划分有助于区别学术疆野,比较符合实际,因此是比较合理的。

(一)《伤寒论》学术渊源和学派归属

关于《伤寒论》本身的学术渊源问题,目前存在几种不同看法。其一,是依据其自序所述,认为其理论根源于《黄帝内经》,国内医家多数认同这一观点。其理由是根据《伤寒论·自序》中的"撰用《素问》《九卷》《八十一难》……"其二,认为《黄帝内经》与《伤寒论》属于不同的医学体系,《伤寒论》根源于江南文化圈以药疗为主的医学体系。持这一观点者,以日本部分医家为代表。其三,依《针灸甲乙经》和《注解伤寒论》所述,并据近年的文献考证成果,认为《伤寒论》主要源于《伊尹汤液》,属经方体系,与《黄帝内经》所代表的医经体系有别。近年来,学者们对敦煌遗书《辅行诀脏腑用药法要》的研究探讨较多,由于该书保存了《汤液经法》的部分内容,从中可以窥见《伤寒论》与其密切的联系,证明《伤寒论》中的许多方剂确实来源于《汤液经法》,由此印证了皇甫谧的"仲景论广伊尹汤液为数十卷"的观点。

关于《伤寒论》与《汤液经法》的关系,确实值得重视。由于《伤寒论》是一部朴素实用的临床医学著作,从其条文内容来看,与《黄帝内经》的关系似乎并不密切,因此说其属于经方学派似乎也不无道理。

(二)伤寒学术流派划分

在《伤寒论》成书至今长达1800余年的研究过程中,在中医学术发展史上,有众多的医家致力于《伤寒论》的研究,丰富和发展了《伤寒论》,因而已经形成了影响很大的伤寒学派。纵观历史上的《伤寒论》研究,学者们认为: 宋金以前治伤寒学而有重要影响的医家有王叔和、孙思邈、韩祇和、朱肱、庞安时、许叔微、郭雍、成无己,称为"伤寒八大家",他们虽各有创建,但尚未形成学派。直至明清时期,随着伤寒研究队伍内部的学术争鸣,根据研究方法、研究对象和研究内容、学术观点的不同,方形成了不同的学术流派。

伤寒学派争鸣的发端,缘于明·安徽歙县方有执倡言《伤寒论》的错简观。自方有执之后,至清代,围绕《伤寒论》的版本编次、精神实质等问题,诸家各张其说,在研究方法上展开了激烈的学术争鸣,从而在伤寒学派内部形成了不同的派系。根据已故中医专家任应秋先生的观点,明清时期伤寒学派可划分为错简重订、维护旧论和辨证施治三个学术派别。

1. 错简重订派　为方有执所首先提出,方氏为明·嘉靖万历年间安徽歙县人。他认为世传本《伤寒论》有错简,主张对其考订重辑,著《伤寒论条辨》。其重订方法为: 削去《伤寒例》; 将《辨脉》《平脉》2篇相合移置篇末; 对六经证治诸篇大加改造,把太阳病三篇分别更名为《卫中风》《营伤寒》和《营卫俱中伤风寒》；整移其余各篇条文；另在六经之外，增《辨温病风温杂病脉证并治篇》。方氏以为通过这样的改订便恢复了《伤寒论》原貌。方氏提出错简重订后，最为倡和者，是清初的喻昌，喻氏著《尚论张仲景伤寒论重编三百九十七法》，对方有执错简重订的观点大加赞赏，并发挥为三纲鼎立之说。此外，主张错简重订的还有张璐、吴仪洛、吴谦、程应旄、章楠、周扬俊、黄元御等医家。

错简重订之说，自方喻倡之，和者甚众，故尔成派。诸家以错简为由，行重订之事。重订的原则，大多围绕风寒中伤营卫之说为辨，在一定程度上揭示了仲景伤寒六经辨证论治的规律性，有助于对《伤寒论》的学习、掌握和理解。该派医家思想活跃，不囿于旧说，不迷信古人，有一定创新精神，为伤寒研究带来了清新之风，固为可嘉。然而，若过分强调以恢复《伤寒论》旧貌为目的，过分强调风寒中伤营卫的观点，则未免刻舟求剑、穿凿附会。

2. 维护旧论派　维护旧论派是与错简重订相对应的一个学派，主张维护世传《伤寒论》旧本内容的完整性和权威性。同讥讽王叔和、批评成无己的错简重订派诸家相反，他们"尊王赞成"，对王叔和编次《伤寒论》和成无己首注《伤寒论》持肯定态度。认为王叔和编次，仍为张仲景之旧，不必改弦更张，因此，世传旧本《伤寒论》的内容不能随便改动。尤其是《伤寒论》中十篇即六经证治部分并无错简，无需重订，只可依照原文研究阐发，才能明其大意。该派代表医家有张遂辰、张志聪、张锡驹、陈念祖、陆九芝等。总之，维护旧论一派，反对重订，驳斥三纲，注重义理贯通。其阐发六经气化，又不乏新见。除张遂辰外，诸家一律删去《伤寒例》者，非为贬低王叔和，而是为突出张仲景不得已而为之，其尊王赞成的倾向也是显而易见的。

以上两派争鸣的实质乃是从尊古的观念出发，欲对《伤寒论》穷原竟委。两派的争鸣对研究伤寒学术起到了推动作用，但由于研究方法的局限，对《伤寒论》的研究，也起到了某种程度的阻碍作用，可谓有得有失。

3. 辨证论治派　此为出入于上述两派之间者。明清时期一些医家着眼于对张仲景《伤寒论》辨证论治规律的探讨和发挥。他们对错简重订和维护旧论的观点均持反对意见，注重《伤寒论》辨证论治的研究，认为对《伤寒论》的学习研究主要应在发扬仲景心法上下功夫，领会其辨证论治的精神实质，而不必纠缠孰为仲景原著，孰为叔和所增。清代医家徐大椿就认为《伤寒论》"非仲景依经立方之书，乃救误之书也"，主要应关注其临床应用，因而形成了伤寒学术研究中的辨证论治派。而根据其研究特点，又可大致分为以柯琴、徐大椿为代表的以方类证派，以尤怡、钱潢为代表的以法类证派和以陈修园、包诚为代表的分经审证派。其中以方类证派对后世影响尤其大，它使《伤寒论》的研究走出了传统研究以经解经的圈子，而直接面对临床，其实质是医学研究的实证化，引起了后世的广泛关注和重视，至今成为广大的伤寒学者所普遍推崇的研究方法。

明清时期研究伤寒医家所形成的不同学术流派是学术观点争鸣的结果。争鸣会推进学术进步和发展，就能产生学派，它使伤寒学术研究达到了一个新的水平，对伤寒学和《伤寒论》学的形成发展都产生了积极作用。

今天，对《伤寒论》的研究和应用仍然是十分热烈的，除了任应秋教授对伤寒学术研究流派的上述分类法外，郝万山教授又将伤寒论学术流派分为尊经派、错简三纲派、症状派、方证派、补亡派、寒温派、中西汇通派等。这一划分法大体未脱出上述流派之范畴，只是补亡派、寒温派和中西汇通派似乎不在上述之列。这一划分方法影响不大，尚未得到公认。李赛美教授等结合当今的实际,从临床角度将当代伤寒学术流派大致分为辨证论治派、方证对应派、古经方派、火神派四派,也比较符合实际。但与前代的传统伤寒学派相比较,当代伤寒学术流派已远无传统学术流派那样具有鲜明的学术特色,这是由当今信息化时代的学术研究形势和中医临床现状所决定的,对此,我们要予以正确对待。

(储全根 何丽清)

八、当代伤寒名家学术思想述要

(一)刘渡舟

刘渡舟(1917—2001年),男,辽宁营口人。当代著名的中医学家、中医教育家。北京中医药大学终身教授,国家首批硕士生、博士生导师,全国首批老中医药专家学术经验继承工作指导老师,"燕京刘氏伤寒学派"创始人。1938年正式挂牌行医,1956年调入北京中医学院从事教学、医疗工作,历任伤寒教研室、古典医著教研室、金匮教研室主任,中医基础部负责人、《北京中医药大学学报》主编、北京中医药大学学术委员会委员等职。1978年晋升教授,1990年享受政府特殊津贴。连续当选为第五届、第六届、第七届全国人大代表,兼任国务院学位委员会特邀成员、中国中医药学会常务理事、仲景学说专业委员会主任委员、北京中医药研究促进会名誉会长等职。1956年参加中国农工民主党,曾任该党北京市委副主任委员。1980年加入中国共产党。

刘老行医、执教60余年,上溯岐黄之道,下逮诸家之说,博采众长,学验俱丰,力倡仲景之学,形成了鲜明的学术思想和医疗风格。创造性地提出了"六经实质论""方证相对论""古今接轨论""辨证知机论""主症论""火证论""水证论""气机论""肝胆论""脾胃论"等学术观点,是其毕生学术思想的集中体现;总结出泻心剂、柴胡剂、苓桂剂、四逆剂、麻黄剂等经方临床灵活运用的法则与经验;创制了法于仲景又别于仲景,合于古法又适于今用的柴胡解毒汤、柴胡鳖甲汤、柴胡活络汤、三草降压汤等新方;创立了名扬海外的"燕京刘氏伤寒学派"。发表论文百余篇,出版专著近20部,其中《伤寒论校注》是距北宋治平年间第一次校注《伤寒论》近千年之后,第二次由中央政府组织的校注,被公认为当今学习和研究《伤寒论》的最佳版本。这此项成果荣获了国家中医药管理局1992年度科技进步二等奖。《伤寒论通俗讲话》由日本翻译出版,名为《中国伤寒论解说》。

1. 熟读经典辨证精严,参悟临床发煌新论 先生精通医典,博览医籍,临床实践中不仅辨证精严,疗效显赫,而且对中医理论多有发挥,是卓越的伤寒大师,杂病圣手,形成了鲜明的学术思想和医疗风格。以下是先生发挥举例。

六经实质:它是脏腑、经络、气化的统一体,具有整体观和辨证观的特点。

方证相对:治伤寒之学,必须从方证大门而入。只有做到方证相对,才能真正揭示仲景辨证论治的奥秘,通过继承和灵活运用于临床实践,建立自己的辨证治疗观。

辨证知机:辨证论治是治伤寒之学初级阶段,在学会辨证论治形似的基础上,要学会"辨证知机",达到神似。二者是两个层次,有高下精粗之分。"知机"不能离开色、脉之诊。临证从色、脉之诊参悟,预后死生,熟记并理解各种病证的主症,久而久之就会出神入化,独领机先。

古今接轨:经方为方之源,时方为方之流,二者一脉相承,在方剂的临床运用上当相互借鉴。古今人异气迁,体质强弱、生活习惯均有变化,若机械固守古方,就不能做到方证灵活,随机应变。倡导从临床出发,时方与经方巧妙结合,互为补充,共同发展。

主症论:坚持“六经为百病立法”观点,重视和擅长“抓主症”。主症就是疾病的主要脉症,是疾病之基本的、本质的病理变化的外在表现,是证的诊断依据。主症是纲,纲举而目张。熟记并理解各种病证主症是抓主症的基本功。

气机论:气机运动是人体生命的基本特征,也是维持人体健康的必要条件。

善于治病者,当重调气,尤其调肝胆和脾胃之气。调肝胆之气当以疏利肝胆为法,常用柴胡剂;调脾胃之气当以升降脾胃为法,常用泻心剂。

水气论:水气病由人体水液的代谢异常所引起,分水肿和水气上冲两类。水肿病以祛除水邪为主,重视恢复肺脾肾功能,邪实而正不虚时,采用汗、利、泻三法。在惯用的温阳利水法外,滋阴利水法十分重要。先生将水气上冲证命名为水心病,总结出水舌、水色、水脉、水症等,提出水痫、水眩、水咳、水悸、水厥、水痞、水逆、水渴等临床分型,丰富了仲景水气为病理论。

火热论:《伤寒论》以论述寒性疾病为主体,但也非常重视火热病诊治,在阳明病、少阳病、厥阴病中善用清凉之法。太阳病变证中也有不少属于热证。六经病中大多是寒热相兼,治宜寒热并用、攻补兼施。先生提醒人们对临床多见的火热证要给予足够重视,并提出了许多新的火热论观点,对火郁、火痞、火狂、火痛等火证的脉因证治进行了详细探讨,阐明诸火之概念,提出实火宜泻,虚火宜补,郁火宜发,阳火直折,阴火温导的治则,尤重视实火证治。

脾胃论:“保胃气”是仲景基本治则之一。治疗脾胃不等于补益脾胃,仍然要遵循热者清之、寒者温之、实者泻之、虚者补之原则,注重健脾益气,调理脾胃气机升降,强调益胃养阴同样重要。调理脾胃既可直接治疗脾胃病变,亦可间接治疗与脾胃相关病变。

肝胆论:先生总结肝病病理变化特点,基本矛盾在于体用失调,主要表现是气血病证。治疗时应把握疏通气血,条达为要;体用结合,补泻适宜;明辨标本,缓急有度;整体治疗,疗养兼顾等原则。此外,肝胆寓一阳生生之气,不宜攻伐太过,病去七八,当停药调养。

2. 善用经方不落窠臼,时新并蓄各采其长　先生长于运用仲景理法方药,师古不泥,宜经则经,宜时则时,经方时方运用出神入化。调脾胃常以泻心剂系列,如半夏泻心汤、生姜泻心汤、甘草泻心汤、黄连汤、干姜黄芩黄连汤等方。疏肝胆常以柴胡剂系列,大、小柴胡汤、柴胡桂枝汤、柴胡桂枝干姜汤、四逆散、柴平煎、越鞠丸、下瘀血汤、桃核承气汤、茵陈蒿汤、一贯煎、理中汤等方剂。善用苓桂剂治心脏疾病。在阳明病、少阳病、厥阴病中善用清法。如白虎汤类清法、承气汤类下法、茵陈蒿汤类清利法、柴胡剂清胆法以及白头翁汤凉血解毒法等。临床善用大黄黄连泻心汤、黄连解毒汤、栀子金花汤、栀子豉汤、清胃散、白虎汤、竹叶石膏汤、承气汤、龙胆泻肝汤、泻青丸、化肝煎、导赤散、八正散、葛根芩连汤、黄芩汤、白头翁汤等方剂,用清热泻火法治疗脱发、面瘫、肢体疼痛麻木、半身不遂、痞证、吐衄、狂证、吐利及皮肤病等。每以经方起沉疴,亦善用时方愈顽疾。

先生以经方为基,时新并蓄各采其长,创制了多首新方。如治疗肝炎、肝硬化的柴胡解毒汤、柴胡活络汤、柴胡鳖甲汤、柴胡止痛汤、三草柴胡解毒汤、三石柴胡解毒汤、三草活络汤、柴胡茵陈蒿汤;治疗肝硬化腹水的白玉消胀汤、消胀除湿汤、宣利三焦汤、珀朱六一汤、养阴活血利水汤等;治疗外感高热的柴胡石膏汤、柴胡连翘汤;治疗失眠、抑郁焦虑的柴芩温胆汤;治疗肝火头痛、眩晕的清肝泻火汤;治疗胆结石的柴胡排石汤;治疗慢性胃炎的益胃和肝汤、柔肝滋胃汤等。治疗心脏病的苓桂杏甘汤、苓桂味甘汤、苓桂杏苡汤、苓桂芥甘汤、苓桂茜红汤、苓桂龙牡汤；治疗高血压的三草降压汤；治疗慢性肾炎、肾衰竭的荆防肾炎汤等。这些新方是先生毕生临床经验的集中体现。

3. 倡导经方现代研究，创建全国仲景学会　先生强调中医发展必须与时俱进，十分重视中医现代研究。1987年主持国家教委博士点课题“经方柴胡剂治疗早期肝硬化的临床及实验研究”，经过4年多临床与实验研究，对肝病病机及治疗有了进一步认识，为攻克肝病难关做出了贡献。先生古今接轨论和病证结合，方证相应研究思路，对后人深入开展经方现代研究产生了深远影响。

先生联合同道于1992年创办中华中医药学会仲景学说专业委员会，当选首届主任委员，1993年召开“首届亚洲仲景学说研讨会”，多次应邀赴日本、新加坡、澳大利亚、中国香港等地访问交流。日本汉方界称其为“中国治伤寒第一人”。

4. 学为人师行为世范，培养人才孜孜不倦　先生从事中医教育近半个世纪，是《伤寒论讲义》五版教材副主编。讲课条理清晰，循循善诱，常将个人临床心得、理论思考融入教学中。激励学生博学多采，超过自己；注重培养高尚情操和献身医学的崇高精神。

先生培养了大批优秀中医人才，其中研究生40余人，入室弟子数名，均已成为中医界骨干力量。2007年刘渡舟名家研究室获北京市中医管理局批准，2012年“燕京刘氏伤寒学派”成为首批国家中医药管理局流派传承工作室。经过5代传承，已培养弟子400余人，成为传承谱系清晰，学术特色优势鲜明，临床教学科研并重，从习者众规模壮大，传播深远影响广泛的学术流派，居于全国之首。

代表著作:《伤寒论校注》《伤寒论诠解》《伤寒论语译》《伤寒论十四讲》《伤寒论通俗讲话》《中国伤寒论解说》(日文版)《伤寒挈要》《伤寒论临证指要》《经方临证指南》《刘渡舟伤寒论讲稿》

(二)陈亦人

陈亦人(1924—2004年)，男，江苏沭阳人。全国著名的伤寒学家。南京中医药大学教授、博士研究生导师，江苏省名中医、伤寒论省级重点学科带头人。1992年获国务院特殊津贴专家。曾任伤寒教研室主任，原卫生部高等医药院校中医专业教材编审委员会委员、全国仲景学说专业委员会委员、江苏省仲景学说专业委员会主委。从事中医教学、临床研究50余年。主编《伤寒论译释》在伤寒学界享有盛誉；主编《伤寒论求是》，深受学界好评。裘沛然谓是书“思欲一决是非于百家之中，立剖精粗于毫芒之际，以启后学，莫兴望洋”。鉴于先生在《伤寒论》研究领域贡献，学界有“南陈北刘”之称。先生强调伤寒杂病合论，开辟伤寒学研究新天地。先生临床经验丰富，尤擅长精神神经系统疾患、肝炎、胃肠病、心脑血管病中医诊治；晚年开展温下逐瘀法治疗恶性肿瘤的研究，亦取得较大突破。

1. 倡返本求真，弘仲景学说　先生力主《伤寒论》非外感病专著之论。针对《伤寒论》是外感病专著，与杂病无涉；其理论只适用于风寒性质外感病辨治等偏见，先生以丰富的资料与翔实的证据从多方位对《伤寒论》的价值进行了有力的论证，明确提出《伤寒论》绝非外感病专著，而是一本阐述疾病辨治规律的专书，“外感病专著说”得到彻底的纠正。

先生崇“六经钤百病”说：认为六经辨证不仅适用于外感病，也适用于临床各科疾病。提出不论外感病、内伤病，也不论哪一科病哪一种病，只要出现某经主证，就可确诊为某经病，而随经出治。如先生曾治一例西医诊断为脑干脑炎的患者，由于诊为寒邪直中少阴，用麻黄附子细辛汤加减治疗，取得显效；用以石膏、大黄为主药的清下方治愈阳明蕴热的顽固性瘙痒等，都充分体现了六经辨证的普遍指导意义。

对六经病划分经腑证之说，先生持反对态度，认为经、府证的划分既不是张仲景的原意，亦与临床实际相违背。提出“重在辨表里，不必拘经腑”辨证原则，唯是才能使《伤寒论》理论更加符合临床实际。

论仲景方研究，先生提出方药类比法，方证互勘法，临床验证法，寻根究底法诸独到见解。

2. 探疑难诊治，重思路研究　先生致力于疑难病诊治研究数十年，形成了辨证准、用药精、思路活之个人风格。力举“《伤寒论》为疑难病专著”。

疗杂病，治本肝胆，提出柔肝急以治癃闭、遗溺，认为因肝主疏泄，不只疏泄气机、血脉，更助膀胱气化，肝气下迫，膀胱开阖失机，既可为癃闭，更可见遗溺，而肝气之急治又以柔为要；疏肝郁以治痹证，先生认为，肝主筋，肝气条达不仅可疏达气机以利筋脉柔顺，更可利肝血以润养之，故常于治痹证时运用疏肝郁之法；解气郁，不忘降肺。先生创立“开肺宣郁汤”，以之治气郁属肺降不力者；消疣块，着眼痰瘀。疣多属热毒留恋、痰瘀阻结于皮里膜外，先生以活血化瘀，利湿解毒为治；治郁证，法取通阳。先生认为木气不达，则易致心阳痹塞，创“菖蒲合欢汤”，提出宣展通达心阳之法；耳鸣耳聋，治分脏腑。先生认为，一窍虽为一脏所主，却与五脏六腑都有密切联系，并以此观点指导临床；治神经官能症，先生认为，一要注意辨证选方，二要注意临证化裁。常用方有甘麦大枣汤、百合地黄汤、百合知母汤、桂枝加桂汤、桂甘龙牡汤、半夏厚朴汤、柴胡加龙牡汤等，但不能用一方而统治各种神经官能症。

3. 创重点学科，育杏林英才　南京中医药大学伤寒学科，从省级重点学科到国家中医药管理局重点学科，均倾注了先生毕生精力。学校于1957年建立伤寒温病教研室，1977年组建古典医著教研室，1979正式成立伤寒论教研室，先生担任伤寒教研室主任，建立了老中青结合医教研队伍。为未来学科发展奠定了良好基础。如今伤寒团队除完成了数十个班次教学任务，还主持并参加了数十项国家及省部级课题，成为校级精品课程、省级重点学科、江苏省研究生优秀课程及国家中医药管理局重点学科。

先生曾任《中国医学史》《温病学》《中医内科学》教学。成立中医学院后，先生将更多精力投入经典教学。总结出“精读与泛览相结合、理论与临床相结合、古今研究相结合”经典著作教学三原则。十一届三中全会后，带领团队制定规范的教学大纲，主编《伤寒论教学参考资料》，并为全国兄弟院校所借鉴。1979年后，先生将重心转移到研究生培养。主编研究生《伤寒论》教材，注重研究生独立思考能力培养，针对过去一些似是而非的问题进行深入浅出的讨论，推动了学科研究的进步。

先生擅长运用传统方法开展中医理论创新研究，《〈伤寒论〉非外感病专著》研究成果于1993年获江苏省教委三等奖。提出六经、八纲相结合的完整辨证体系，得到了国内外学者们首肯。《伤寒论译释》第三版，以一百余万字的篇幅，不仅汇聚了历代众多医家的精辟论述，更融入了先生多年研究成果，受到学术界普遍好评。运用《伤寒论》小建中汤加减的养肝煮散，在治疗乙肝的临床与实验研究中取得了良好的效果。指导研究生运用《伤寒论》方进行的抗变研究，被列入省级科研课题。针对中晚期肿瘤病人寒瘀凝结特点开展的温下逐瘀法治疗恶性肿瘤的研究，不仅阐明了三物白散效应机制及其物质基础，更诠释了中医“祛邪以扶正”治则的科学内涵，先后三次获国家自然基金资助。

代表著作:《伤寒论译释》《伤寒论求是》。

(三)李培生

李培生(1914—2009年),男,字佐辅,湖北汉阳人。先生6岁进学,从父习文,诵读四书五经兼读医学启蒙书,如《濒湖脉学》《医学三字经》等。年岁稍长,即攻读《昭明文选》《古文辞类纂》等文史书籍。因家学熏陶,立志于医,于是随父学习医学经典,旁及各科。15岁时便随父外出应诊,待人谦和,仁慈博爱。翌年父亲病逝,便独自悬壶于汉阳古城。抗战爆发后,避难返乡,在官桥李家集安怀堂药店坐堂行医。新中国成立初期,供职于汉阳索河联合诊所,1957年在湖北省中医进修学校(湖北中医药大学前身)系统学习,后留校任教。担任《黄帝内经》《温病学》《内科学》《伤寒论》等教学工作。发表论文80余篇,撰《柯氏伤寒论翼笺正》《柯氏伤寒附翼笺正》《柯氏伤寒论注疏正》,后整理成《李培生医书四种》;主编全国高等医药院校教材《伤寒论选读》《伤寒论讲义》《教学参考从书·伤寒论》及全国西医学习中医教材《伤寒论》。是原卫生部主办"全国伤寒师资班"之主讲。先后荣获"湖北省教育战线劳动模范","全国优秀教师"等称号。1992年获国务院特殊津贴。

1. 精勤博览,师事百家　先生读书的方法是:基本书籍反复读,实用书籍重点读。基本书籍,如《素问》《灵枢》《难经》《本草经》《伤寒论》《金匮要略》《脉经》《本草丛新》《医宗金鉴》《温病条辨》《温热经纬》等。实用书籍,如明清八大家的临床书籍,喻嘉言的《医门法律》、孙文垣的《赤水玄珠》、李士材的《医宗必读》、李时珍的《本草纲目》、张景岳的《景岳全书》、张石顽的《医通》、叶天士的《临证指南医案》、尤在泾的《金匮翼》等,既有理论方面的丰富知识,又有临床方面的实用价值,须重点阅读。有些书籍,如《诸病源候论》《千金要方》《千金翼方》《外台秘要》,以及金元四大家等医学名著,因博大精深,则应在学好中医基础之后,再反复研读。另有中医小本书籍,如吴又可的《温疫论》、葛可久的《十药神书》、张山雷的《中风斠诠》、王洪绪的《外科证治全生集》、沈尧封的《女科辑要》、王孟英的《霍乱论》、谢朴斋的《麻科活人书》、丘在田的《福幼篇》等,其专科性质颇强,或确有独到之处,亦应研读。此外,多阅读古人医案,如江篁南的《名医类案》、魏之琇的《续名医类案》、俞东扶的《古今医案按》等。先生师事百家,博采众长。20世纪30年代初期,上海名医恽铁樵招收函授弟子,先生遥从受业两年。40年代初,冉雪峰、胡书诚等在武汉行医,先生四处收集他们的病案和处方,录存研习,以求进益。即使后来服务于乡梓,亦不忘求教走方医中有专长者。

2. 崇尚仲景,诠解伤寒　先生于《伤寒论》的研究,殚精竭虑,不遗余力,造诣高深。针对《伤寒论》注家多的特点,他从历代《伤寒论》注本的数百家中,选取有代表性的二百余家悉心研究,然后择善而从,融会贯通,诠释伤寒,以广其用。提出"六经辨证与辨病相结合","六经辨证,重气化说","六经传变不以日数拘",力倡"伤寒方可以治疗杂病"。

3. 潜心临床,精通辨证　一证有专方,一病有专药。如《伤寒论》太阳病中风表虚证有桂枝汤,伤寒表实证有麻黄汤,《金匮要略》阴阳毒有升麻鳖甲汤,肠痈者有大黄牡丹皮汤,而茵陈、常山、白头翁分别是治疗黄疸、疟疾、痢疾的专药等。但临床应用要注意专病的本质、特征及其阶段性,根据疾病进退缓急予以灵活变化,切不能只知套用专方专药,却忽视辨证论治,而应在辨证前提下选择方药,或创制新的用方。如治疗曾某胸腺瘤做摘除术后出现眼睑下垂之重症肌无力案,不囿"治痿独取阳明"之说,从痰热立论,法从证出,方随法成,以瓜蒌薤白半夏汤合黄连温胆汤,灵活化裁用药,终取良效。

4. 善用经方，药取平稳　先生行医数十年，临床治病善用经方，然师古不泥，化裁灵活，运用自如。如治程某之“肺脓疡”，经注射青、链霉素等抗炎针剂，咳嗽唾脓之症时而小愈，时而增剧，困卧床第已将一年。病虽旷日持久，元气已损，然脉来有神，唯肺部浊痰败脓，病久似已结成窠囊，必得攻坚拔积峻药，背城一战，以冀转危为安。遂用三物小白散方，以桔梗、川贝母各10g，巴豆（去壳，炒黑存性）3g，共研细末，以白开水调下，作数次服。初一服未见动静，约一小时后再服，服后须臾，胸痛不舒，唾出顽痰败脓半升许，急令止药勿服，以米粥调养，和其胃气。此后胸膈见快，唾出浊脓亦稀。改用扶土生金法，仿参苓白术散加化痰解毒药调理而愈。

先生用药一贯轻灵平稳，如治湿热黄疸，在仲景治法基础上，提出三焦论治。用药以量小著称。无问大小缓急之剂，当用则用，不当用则不用。

先生长用经方，亦惯用时方，并根据临床经验，善于创制新方。如治疗头部疼痛的清上定痛汤，治疗食道病变的清化解郁汤，治疗肝胆疾病的疏肝利胆汤，治疗崩漏下血的寒凝止崩汤等。

5. 勤栽桃李，治学有道　先生任教五十余年，为《伤寒论》教学和临床培养了大批人才。常教导晚辈：“治学当求平正通达”。“读书、临证、写作这三要素缺一不可”。早在20世纪30年代，先生尚处在弱冠之年，即于读书、临证之余练习写作，边写边学。其撰写的《药物考正集》人参、桂枝、葶苈子等，相继在上海《光华医药杂志》《中国医学》发表。先生常说，为学者，重在造就自己，鼓励后学脚踏实地，心存高远，有所作为，才能自立于医林。常提醒学生“抽时间读读《论语》”，深知传统文化的知识背景对学习中医的重要性。

代表著作：《李培生医书四种》《李培生伤寒论讲稿》《李培生医论医案》《伤寒论讲义》（五版教材）

（四）李克绍

李克绍（1910—1996年），男，山东烟台人，山东中医药大学教授，八大元老专家之一，全国首批硕士研究生导师，中国中医药学会仲景学说专业委员会顾问。先生上无家传，未承师授。从19岁担任小学教员时开始背诵中医经典医籍，苦读冥思，自学中医10余年，于1935年通过烟台市中医考试，获得执业资格，先后在烟台、大连、威海等地行医，1958年调任山东中医学院热病教研室讲师。1978年，先生年届七十之际，将平生伤寒研究所得集合为《伤寒解惑论》一书。该书从治学方法的角度解释了大量长期困扰伤寒学研究的问题，一经出版在国内外影响颇大。先生生性耿直，求真务实，治学上反对盲从。其独立治学的风格，确立了山东伤寒学研究独树一帜的学术特色。成为齐鲁伤寒学派创始人，并培养了一批中医界学科学术带头人。

1. 敢破敢立，解读《伤寒论》　先生对中医学术的研究面很广，最突出的还是对《伤寒论》解读。先后出版了《伤寒串解》《伤寒百问》《伤寒论语释》《伤寒解惑论》，发表专门解读《伤寒论》有争议的疑难问题的论文30余篇，主要学术成果包括：

立足经文，反对臆想：先生强调立足经文，勿将不符合伤寒本意的东西强加给仲景。例如伤寒和中风的划分，除了太阳篇麻、桂二证是根据有汗、无汗之外，在《伤寒论》诸篇中，都是相对以阳邪为中风，阴邪为伤寒。三阴篇中，称中风的都是热化证，称伤寒的则是寒化证。

基于临床，扫却玄说：先生《结合临床探讨〈伤寒论〉的厥阴病》一文，指出“厥阴篇”包括了厥阴病和一般的晚期伤寒。认为全篇条文的排列，既调理又系统，尤其对不少注家迷惑不解的厥热往来的症状表现和发病机制，第一次用临床实践做了说明，从而客观解读了"厥阴篇是杂凑之文"，"厥阴篇的厥热往来，究竟不知是什么病"等疑问。另如，少阳病和柴胡证，历来未能详加分析，先生则从二者的发病机制、临床表现、治疗原则、预后转归等方面，论证了自发于本经的少阳病，和由太阳转属少阳的柴胡证，有共同点也有很大的差异。

不畏权威，敢破敢立:《伤寒解惑论》提出反传统的创新性观点达20余项。如反对"风伤营，寒伤卫"的传统发病学说，提出了"风寒主伤卫分，影响汗孔启闭"的内在病机；反对五苓散证是水蓄膀胱的太阳腑证，提出了三焦气化不利的全新认识；反对太阴大实痛是实在阳明的注释，提出了实在脾络，大黄破瘀的观点；反对传经为经络相传的传统认识，指出，论中的"传"，是指每经病从前驱期进入定型，定型之前和之后，如果再有病位、病性的变化，这在论中叫做"转属"等。

2. 治学之法，授人以渔　先生擅于从学习方法入手，分析讨论《伤寒论》的疑点争论问题。如《伤寒解惑论》第三章"学习《伤寒论》应注意的几个问题"，就集中反映了先生授人以渔的治学特色。先从问题切入，诸如名词术语问题，无字处和语法问题，阅读法问题，有关条文联系的问题，方后注的问题，与《黄帝内经》《本草经》《金匮要略》结合的问题等。《伤寒解惑论》步步深入地问题解析，对启发学者的怀疑精神和创新思维大有裨益。

3. 胸中无尘，活用经方　先生主张"胸中无半点尘才可临床"，需摆脱一切先入为主的框框，遵循仲景"随证治之"的原则，谨守病机，才能不被西医病名所囿，活用经方。例如：小儿多饮多尿，疑为尿崩症，病机属水饮内结，阻碍津液输布，投五苓散而愈；肝郁气滞，湿热内蕴而致的发作性精神痴呆症，用四逆散治愈；取当归四逆汤益血通阳之理，治小儿麻痹后遗症及冻疮均获良效；运用芍药甘草汤酸甘化阴养营之义，治两臂痉挛等。在《伤寒解惑论》附篇"伤寒方古为今用"，先生记述20个经方医案，所选病例均系疑难杂症，而所用经方平淡有奇，愈显示出"胸中无尘"，重在辨证的精神实质。

总之，先生研究《伤寒论》最主要的有两条原则：一，要与《黄帝内经》《难经》《本草经》《金匮要略》相结合，但不要牵强附会；二，要结合临床来体会，而不是文字表面走过场。根据这两条原则，加之他有多年的临床经验，雄厚的古文修养，独特的思辨能力，论著享誉国内外，先生当之无愧成为当代著名伤寒学家。

代表著作:《伤寒解惑论》《伤寒百问》《伤寒串解》《伤寒论语释》《胃肠病漫话》《李克绍医学文集》

（五）柯雪帆

柯雪帆（1927—2009年），江苏常熟人。上海中医药大学教授，享受国务院特殊津贴专家。17岁从师学医，上海中医学院（现为上海中医药大学）首届毕业生。历任大学专家委员会委员，伤寒论教研室主任，中华中医药学会仲景学说专业委员会委员、顾问，中医药类规划教材编审委员，上海市中医药学会副理事长兼内科分会主任。2005年受聘上海中医药大学名师工作室导师，获部级科技进步二等奖。

1. 重临床经验总结，提独到见解　先生认为，中西医学治病在本质上属于殊途同归，不存在明显违背西医学原理的套路。如西医胃溃疡如果伴有HP^+，在中医辨证论治基础上加些清热解毒药物，效果更明显。主张采用仲景学术思想研修仲景学说，持"以经释经"学术态度。并善于将临证经验进行总结，找出规律，提出新见解。如提出"阴阳胜复是《伤寒论》理论基础”。先生认为，伤寒六经病证固然离不开脏腑、经络，但其传变是由邪正斗争、阴阳胜复所决定的，《伤寒论》中所述主要证候是阴阳消长胜复的具体表现。在外感热病发展过程中，邪与正两个方面都在不断地变化着。人体正气由正常而亢盛，由亢盛而衰竭，由衰竭而恢复；病邪由寒化热，由热变寒。这是阴阳胜复的临床基础。用阴阳胜复解释伤寒六经辨证，是从整体出发，从动态变化看问题，比较符合外感热病是全身性疾病、外感热病发展有阶段性这两个特点。因此，伤寒六经辨证的理论基础是阴阳消长胜复；重视仲景原方剂量，认为许多情况下大剂量才能有效。如“炙甘草汤”中生地，相当于现在鲜生地，仲景用量为1斤，相当于现代250g。现行临床用干生地，一般用50~120g，否则难以达到纠正心律失常效果。仲景用桂枝3两，约现在47g，桂枝温通心阳，对纠正心律失常能起重要作用。先生在炙甘草汤中一般桂枝20~30g，甘草用20~30g/天，短期服用，未发现严重副作用。

2. 尊宋版《伤寒论》编次，重经典价值　先生认为，《伤寒论》编次方法虽各有特色，但忽略了宋版本为现存最早、最基本编次。宋本《伤寒论》首先体现了“六经各篇，首立概论”特点。如太阳病篇第1~11条讨论太阳病概论，概述了太阳病的主要脉证（诊断标准）、分类、传与不传、辨阴阳要点、病程变化、欲解时以及辨寒热真假的辨析。整个编排层层递进，如果打乱，将失去对太阳病初步整体印象。其次，能完整反映某些病证的发生发展过程及采取的相应措施。如原文301~303条：301条“少阴病，始得之”，病属初起，表证稍急，正气尚可，故用麻黄细辛附子汤温经解表；302条“得之二三日”，表证稍缓，故甘草易细辛；303条“得之二三日以上”，邪从阳化热，肾水亏于下，心火亢于上，用黄连阿胶汤清热滋阴，其顺序体现了少阴病发病的阶段性特点。再次，前后条文联系有利于对比和病证鉴别。

先生认为研究《伤寒论》，须从原文着手，逐条逐字领会，如177条“伤寒，脉结代，心动悸，炙甘汤主之”，一般认为，炙甘草汤能治脉结代、心动悸，即心律不齐，而忽略本条经文中冠首的“伤寒”二字。先生临证发现，病毒性心肌炎后遗症之心律不齐，用炙甘草汤显效。病毒性心肌炎必由外感病引起，故认为原文中“伤寒”二字绝非可有可无。炙甘草汤用于风湿性心脏病之心律不齐有小效，对冠心及高心引起的心律不齐几乎无效。同时，先生强调一字一句读《伤寒论》不等于机械去读，孤立去看，要灵活变通、前后联系去理解。

3. 考药物剂量换算规律，重腹诊体系　先生从20世纪80年代始对《伤寒论》与《金匮要略》中药物剂量进行了深入研究。通过考古发现，直接用当时的衡器进行核算，经过考证：东汉的1斤折合为250g，1两折合为15.625g。东汉1升为200ml。

先生开展腹诊研究，明确仲景腹诊的部位和主要腹候的性质，同时对各项腹候进行探讨，明确操作方法、诊断标准及意义。一般主要对胃脘部、腹直肌、腹直肌外缘、脐下进行测定。腹力诊断分为五级：软、偏软、中等、偏实、实。腹力可作为中医虚实辨证客观依据之一。

先生也十分重视仲景学说与日本汉方医观点的比较，如石膏是公认的寒凉药。中医教科书认为“石膏药性大寒，为清热泻火之首药”。日本汉方医认为石膏是“寒性解热止渴剂”。中医认为石膏首要作用是清热。而汉方医认为其主治是烦渴，旁治有谵语、烦躁、身热；《伤寒论》白虎加人参汤方后，有“此方立夏后、立秋前乃可服，立秋后不可服”的文字，而实际临床上已经没有应用石膏季节性的严格禁忌，日本吉益东洞在《药徵》中指出石膏非峻药，可以连续应用2月余；陶弘景《名医别录》言石膏能“解肌、发汗”。吉益东洞则明确否定，并认为服白虎汤或小柴胡汤之后，有汗出而解的临床现象，这不能作为发汗剂的依据。先生对汉方的深入研究，获得了日本同行赞誉和尊重，所著也译为日文，为中日仲景学术交流与推广做出了贡献。

代表著作:《中医学基础》《医林掇英》《伤寒论选读》（第七版规划教材）《中医辨证学》（日文版《证的辞典》）《中医外感病辨治》《疑难病证思辨录》（日文版《老中医诊察室》）《伤寒论临证发微》

（六）姚荷生

姚荷生（1911—1997年），男，江西南昌人。原江西中医学院名誉院长、教授、主任医师、1990年获国务院特殊津贴专家，是全国著名伤寒学家。从事中医临床、教学、科研50余年。

先生出生于中医世家，18岁即拜清江名医谢双湖为师学医，20岁从其叔、江西名医姚国美侍诊3年，1933年考入江西中医专门学校，1938年以优等生毕业，后悬壶南昌，医名鹊起。民国时期，曾任吉安启轩中医学校教务主任兼《伤寒论》教员。新中国成立之后，历任江西省康复医院管理局中医医疗组长、《江西中医药》主编、江西中医实验院副院长、江西中医学院院长，兼任中华全国中医学会理事、江西分会副会长、中华医学会江西分会副会长、江西省人大常委、江西省政协常委、江西省科协常委等职。

先生熔众长于一炉，建立了以病因、病所、病机为核心要素，以鉴别诊断为手段，贯通伤寒与温病、外感与内伤诸辨证纲领的中医统一的辨证分类方法，使中医辨证论治的特色与过程得以系统规范，被蒲辅周先生称为“专家的专家”。

先生论中医生理病理力倡气化学说，论伤寒温病深究脏腑经络统一基础，论中医诊断主张病证系统分类与证候鉴别，论治疗善于活用经方、合方化裁，且能以六经辨证理论指导温病、杂病方药的运用。

先生精通中医内科，兼通妇儿，救治危重急症甚众，诊治时令病症效高速捷，对慢病痼疾也有颇多根治。曾三次应邀给毛主席诊病。

1. 毕生精研伤寒之学，开创系统病证分类　先生熟读经典，精通伤寒之学，对《伤寒论》理论与实践颇多阐发与创新。

先生用了61年（1937—1997年）时间，对《伤寒论》进行全面系统的整理和研究，并主动辞去院长职务，专心致力于《伤寒论》的诊断治疗学的挖掘。包括：将《伤寒论》所有条文，按证候归属不同进行分段，并对每段的证候做出病理判断；对条文进行串解，通俗易懂、或突出鉴别诊断、或补充诊断结论与治则方剂，对每条重点进行申述，或析疑，并形成《伤寒论串解》一书；将《伤寒论》难解条文单列，逐一析疑解难，形成《伤寒论难解条文》集解；对《伤寒论》各经证候基本“发病机制”“预后转归”及“传变规律”详加讨论，最终辑为《六经病理生理概论》；著述《伤寒论证候鉴别诊断学》，分望、闻、问、切与腹诊，分列《伤寒论》中的每一种症状、脉象与体征，在每一症下分列《伤寒论》中出现了此症的所有证型，再阐述不同证型的鉴别要点及各自机制；汇总编写《伤寒论证候分类纲目》，即以六经分纲，以表里为目（即各经均分成表、里证），再以病因病机为子目，系统展列《伤寒论》中的所有证候类型，对每证型单元内容则具体规范为“相关原文”“发病经过”“临床表现”“病因病机”“鉴别诊断”“治疗方法”“护理宜忌”“预后转归”和“问题讨论”。阐述极为详实，首次完整揭示了《伤寒论》辨证论治法则的系统内涵。为后学研修伤寒提供清晰易懂的学习范本，为临床医师发挥《伤寒论》提供较为系统完整的思维框架，并成为汇通各种辨证纲领、统一病证分类的重要范例。

2. 引领脏象文献研究，集创三焦腑病辨证　先生于20世纪60年代牵头承担了当时中南地区卫生部重点科研项目“脏象学说的文献研究”。历时三年，收集了500部左右的古代及现代文献，先后完成了肝系、肺系、脾系、肾系《脏象学说及其诊断应用的文献研究》。每一脏系均按“生理”“病理”“诊断”三大内容汇集整理，其内容全面性、系统性、实用性以及文献选择的代表性，令人惊叹。最为可贵的是，通过“诊断部分”的内容阐述，使“脏象学说”的基础理论与临床紧密联系，解决了其中许多理论难题（如命门、三焦实质及其与各脏关系等）。先后在《新医药学》发表“病因辨证”“脏腑辨证”等精要之作，对中医历代争论存疑的三焦学说，集古今之大成，首次提出“三焦腑病辨证”的系统框架，认定三焦乃一有形脏器，其实质就是遍布胸腹腔内的一大网膜（胸膜、肋膜、肠膜、腹膜等），所有脏腑分居在它上、中、下三个地带，受着它的包裹与保卫，同时心包络与之相为表里，肌腠（腠理）为其体表外应。三焦之腑的功能主要是游行水火。水在其上、中、下的不同历程中，产生“上焦如雾（如水之蒸）、中焦如沤（如水之泡沫）、下焦如渎（如水之沟渠）”的不同生理状态，同时作为肾之火腑，又能游行相火，以温化宣通气血津液。所以其病理变化，多数为水饮泛滥，形成肿胀，其中也夹杂火热为病，少数为“气郁（气分）”“血瘀（血分）”。但气郁则水不行，“血不利则为水”，仍与“水分”密切相关。其发病虽有上、中、下的侧重不同，但每互相牵涉，甚则弥漫三焦。其编写的《三焦辨证——焦膜病辨治》解决了近两千年争论不休的“三焦有形无形，有实无实”的理论难题，填补了脏腑辨证中无“三焦腑证候”的空白，使脏腑辨证纲领实现五脏六腑完整合缝，而且由三焦腑病辨治着手，把许多中医有效的方证经验上升到理论高度，大大提高了中医辨治疑难杂病的能力。

3. 注重鉴别诊断依据，严立辨证规程　先生临证经验丰富，屡起沉疴，尤其诊疗操作严格规范，对中医的辨证论治过程给出了精准定义：中医学于有限的历史条件下，能通过临床直觉感官，收集患者病因干扰机体的异常现象（信息）——即“有诸内，必形诸外”的证状，综合分析其是否符合一定病因（如六淫、七情、痰、水、瘀、虫、中毒、外伤、饥饱、劳逸等）特性，干扰机体某部（即脏腑、经脉、器官等）生理功能（分营卫、气血、津液、精神等），影响整体的阴、阳、寒、热、表、里（上、中、下）、虚、实产生各有偏差的病理变态，其间规律不容混淆，如有不符之处，必有待于临证“问所当问”的反复追求，务必达到对整体病机全面通解，乃能初步得出比较合理与近是的结论（诊断）；而后则须针对病势发展的轻重缓急，立足补偏救弊、因势利导的原则，设立具体对策（治法、战略），选方择药（战术、阵容、兵种），以求取得“知所自来，明所自去”的预期效果（全程预后与阶段预后），这才是中医学“辨证论治”的正规要求。先生自抗战时期始，就自订了一套合乎中医需要的病历记录表格，对四诊突出审问所得，对诊断把病名列于附属地位，而于效果一项，分为“预测”与“事实”两栏，用事实考察自己运用中医理论指导实践的符合程度及真实学术水平。

4. 首建中医实验院所，倾心人才培养　新中国成立初期，先生亲笔撰写“中医之自我检讨与自身改进”上书毛主席，提出中医研究“一方面要全面搜集、系统整理、如实总结已有文献，以求达到较完整地继承前人经验；另一方面要尽量利用一切科学成就，严密求证，以求达到发挥中医学特色，充实崭新科学内容”的主张，受到中央政府重视，并得到卫生部复函肯定。1950年，先生在中南区卫生工作会议上争取到中央拨款，在江西成立全国首家中医实验院。作为江西中医科研领域领军人物，先生主持了中医治疗乙型脑炎、传染性肝炎、血吸虫病、慢性肾炎等临床研究，开中医临床科研先河。相关成果著成《三年来的中医实验研究》。

主持完成《藏象学说在诊断应用上的文献探讨》之肾、脾、肝三个分题的编撰工作，受到学术界高度评价。

先生于中医人才培养倾力亲行，带出一支铁杆中医队伍，学生相继成为国家级、省级名中医，并探索出一套特色突出、规范严格的中医辨证论治基本功的培训方法。先生晚年身患重病，仍不顾水米难进、举笔艰难，持续七天，完稿《读李约瑟论"阴阳五行"有感》遗作。堪称中医界之楷模。

代表著作：《伤寒论证候分类纲目》《三年来的中医实验研究》《中医内科学评讲》

（七）郭子光

郭子光（1932—2015年），男，四川荣昌人。成都中医药大学教授。1992年获国务院特殊津贴专家，2002年被评为全国第三批老中医药专家学术经验继承工作指导老师，2009年获"国医大师"称号。毕生从事中医教育、科研和临床工作。不断创新中医理论，提出六经方证为"病理反应层次"学说，创立了"六经辨证新体系"，倡导"三因鼎立"。临床主张病证结合、宏微互参、寒温结合、中西结合。提出"临证八步骤"临证要诀。发表论文160余篇，主编著作16部，参编20余部。获四川省康复医学会颁发的"学科发展杰出贡献奖"、中华中医药学会"终身成就奖"，当选为中华中医药学会终身理事。"郭子光学术思想及临证经验研究"被纳入国家"十五"科技攻关计划。

1. 推病理反应层次说，重脏腑辨证　先生认为六经病就是六个大的病理层次阴阳失调的反应，各经病所属方证就是由浅而深的若干较小的病理层次阴阳失调的反应。六经病之太阳、阳明、少阳、太阴、少阴、厥阴，实际是按阴阳的偏胜偏衰，即阴阳的多少，所呈现的反应状态强弱依次划分的。《黄帝内经》以阴阳为总纲，仲景著《伤寒杂病论》则是阴阳变化调节的示范平台，仲景的调节方法就是从整体着手去改变失调的病理层次的反应状态，达到治疗目的，这对临床用活六经方证有着重要的理论指导意义。

先生在内伤杂病辨证中力主以病机为核心、以脏腑辨证为脉络的辨证策略，主编《郭子光各家学说临证精要》。如先生认为命门火衰的病机实质是元精亏虚，涉及多脏腑多层次的功能衰退，尤以"男子以藏精，女子以系胞"的功能减退为主，治宜重益火之源、温阳填精；又如以"气为一切阴质之帅"为理论核心，提出了补血重在益气，通络首先补气，降气即是降痰，降气即是降火，利水消肿必须益气，通腑先要顺气，补肺气必先补脾，补肾重在培金生水诸法，指导多种疑难病症治疗。

2. 倡三因鼎立病因说，制慢病八法　先生早在20世纪80年代就提出要高度重视人体体质在疾病发生发展中的作用，主编《肺结核病》，提出"三因鼎立"发病说，即疾病的发生发展受到病原学（细菌、病毒等微生物）、诱因（六淫、情志）、体质（木型、火型等阴阳二十五人体质）三大因素的共同作用而决定是否发病，以及病后的转归和预后。

先生认为人类疾病谱已从急性感染类疾病向慢性病转化，包括心脑血管疾病、慢阻肺、胃肠疾病，肝胆病、糖尿病、癌症、艾滋病等西医学颇感棘手的慢病恰恰是中医最有优势、最有治疗前景的病种。1986年先生在《中医杂志》发文《慢性病证治举要》，提出慢性病治疗八个步骤要领：一是凡有外感先治感；二是气机不疏先治郁；三是运化失司先理脾；四是平调阴阳治原病；五是整体局部善处理；六是无证可辨亦须辨；七是治标药物逐步减；八是西医诊断作参考。为临床辨治慢性、复杂病证提供了把握病机、审察情由、分清标本主次、先后缓急、遣方用药的基本法则。

3. 突出中医特色，强调四结合　病证结合：先生认为辨病论治，是以致病因子或病理损伤的特点，来区分不同的疾病并进行处理；辨证论治，则着眼于机体对致病因子和病理损伤的反应状态，以揭示疾病的千变万化并进行处理。具体包括：分证分型论治、分期分阶段论治、方证相对论治和固定方加减论治，如辨治心律失常，认为气虚血瘀为基本病机，施益气化瘀法，创效方芪葛基本方；辨治扩张型心肌病，“气虚”为基本病机，重少阴辨治；创制三阴固本方，用于慢阻肺缓解期治疗；慢性肾炎从肺肾虚损立论，强调络脉瘀滞，祛湿化瘀贯穿始终，常于阴中求阳，阳中求阴；从阴阳辨治泌尿系结石，通腑利尿化瘀为法；慢性特发性血小板减少以肝脾肾虚损为病机，制升血小板方；原发性血小板增多症为肝之疏泄太过，提出清营凉肝，兼以化瘀止血为基本治法；外感发热抓住“寒”“温”二纲，重在辨清层次深浅和兼夹因素；针对消化性溃疡，创制“郭教授胃药”；慢性贫血病分“肝脾血虚”“心脾血虚”“精亏血虚”轻重不同的三层次辨治；创三虫芍甘汤治疗面神经炎、面神经痉挛、三叉神经痛、舌神经痛、耳神经炎、血管性头痛、坐骨神经痛等各型神经痛，皆从平肝息风通络治之；甲状腺功能减退以益火之源、温阳填精为大法，习用鹿角胶、巴戟天、淫羊藿、熟地、肉苁蓉等温阳填精之品；慢性疲劳综合征多是劳倦内伤心、肝、脾三脏所致，且以肝阳不升为主，当振奋肝阳、补益气精。

寒温结合：先生认为临床上寒温并无绝对界限，往往同一疾病寒温渗透，或为不同阶段表现。故同一种疾病或用伤寒法，或用温病法，或两者兼用。如少阳半表半里证合并三焦湿热证，阳明腑实证合并心包痰热证，少阴热化证合并营热动血证等。甚至感冒风寒与风热混合受邪。临床需要寒温结合，取二者之长，以进一步提高疗效。

中西结合：先生认为西医和中医都有优势和局限，就内科言，中西医结合主要体现在治疗上取长补短，发挥中西医的优势，克服各自的局限性。目前中西医结合尚处在积累经验的初级阶段，远没有达到理论上的结合。在治疗多种疾病时，用西药顿挫病势，用中药减轻其副作用，克服其疗效不稳定易反复的缺点，帮助其逐步撤除，从而达到治愈的目的，就充分体现出中西医结合的优越性和必要性。

宏微互参：先生指出，现代科学对一些中药疗效原理研究成果，可在辨证论治的范围内加以考虑运用。如夏枯草、菊花、黄芩、钩藤有降血压作用，黄精、玉竹、生地黄、麦冬有降血糖作用，若高血压属肝阳上亢可酌用前4味药，糖尿病属阴虚津亏的酌用后4味药，往往收效满意。但切忌一见西医“感染”“炎症”，就一味理解成“热”“毒”，而投清热解毒，苦寒泻火之剂。西医“感染”“炎症”，中医有属寒属热、兼表兼里、夹风夹湿之别。至于“毒”更有阴毒阳毒、寒毒热毒、风毒湿毒等分。诊治过程既要参考西医诊断信息，又不要受其思想束缚，坚持运用中医理论去分析、判断和采取措施，才可提高疗效。

代表著作：《伤寒论汤证新编》《肺结核病》《中医奇证新编》《中医康复学》《日本汉方医学精华》《现代中医治疗学》

（八）陈瑞春

陈瑞春（1936—2008年），男，江西铜鼓人。江西中医学院（现为江西中医药大学）教授、主任医师，广州中医药大学伤寒论专业博士生导师。历任江西中医学院（现为江西中医药大学）伤寒教研室主任、附属医院常务副院长，兼任中华中医药学会理事、全国中医内科学会顾问、《江西中医药》杂志常务编委、全国仲景学说专业委员会委员、全国中医内科疑难病专业委员会副主任、江西中医药学会副会长等职，是首批江西省名中医、全国名老中医师带徒第二批导师，享受国务院特殊津贴专家，1995年被英国剑桥国际传记中心载入国际名人传记辞典。

先生从事中医教学与临床50余年，主攻经方辨治疑难杂病，力倡经方类法类方研究，善于活用桂枝汤、小柴胡汤、半夏泻心汤、五苓散、当归芍药散等名方，辨治内科肝胆脾胃病变以及妇儿杂病，发表论文100余篇，主编《陈瑞春论伤寒》和《伤寒实践论》，参编《伤寒论教学参考》《喻嘉言医学之书校诠》等著作8部，《陈瑞春论伤寒》获中华中医药学会学术论著三等奖。

1. 重伤寒，学术统于经典　先生感悟其从医50余年的曲折经历，提出了“集历代诸贤之精要，统一于经典框架”的学术主张。认为各家学说各有所长，古今之变各有所适，故百家争鸣，百花齐放，本是推动中医学术发展自然经历，也是中医难得的、宝贵的、有别于西医的重要特点。要把握好“于继承求创新”，关键办法必须坚持把诸家不同之说、古今差异之变，都与中医经典著作的理论与思维贯通起来，才能在坚守中医核心理论与技术的前提下，形成相互补充、不同而合的统一体系。如以辨证方法为例，仲景以六经伤寒首创辨证论治基本法则，而温病则羽翼伤寒，后世诸家更补充内伤杂病证治，进而朝着寒温沟通、内外统一的辨证论治体系发展完善！不管你如何学习、如何临证，经典不可不学，经方不可不通，否则难免会失去特色、丢掉优势，滑到离经叛道之歧途！

先生回顾学医历程，学伤寒，用伤寒，写伤寒，是自己一生的写照。有的人认为中医看病没有规范，《伤寒论》和《金匮要略》就是中医的规矩。现在有些医生不读经典，中医思维淡化，难免用西医理念开着中医的处方，陈老以丰富的临床实践向人们展示出伤寒学说的科学性与实用性，其灵活的辨证思路和平中建奇的遣药组方足以为中医临床树立楷范。

2. 宗经方，倡导以法类方　先生崇仲景之说，偏爱经方，尤擅活用加减仲景古方。提出经方类法活用论，即：临床选方用药，应重视经方实践，立法组方以经方为蓝本：以法类方，以主方统领相关联的加减化裁类方：经方与经方合用，以经方沟通时方，达到临证选方精而不滥、辨证用药活而不乱。

先生以用柴胡闻名，对小柴胡汤、桂枝汤临床运用独具匠心，屡建奇功。

轻至感冒小恙，重至怔悸喘逆，常下帖而安。小柴胡本为“寒热往来，口苦咽干……”而设，但先生认为小柴胡的作用，在于生发、疏达正气。理解其核心实质，才能最大限度拓展其临床应用，免囿于“寒热往来”之惑和“一症”“数症”之争。如小柴胡汤达邪透表，陈老更加入葛根、防风两味药，以助疏风解热，使全方的重心更偏于祛除表邪，成为治疗伤风外感发热的强效良方。又如半夏泻心汤调理肠胃功效卓著，先生认为此方寒热虚实辛开苦降皆备，唯行气之力不够，常加枳壳、木香助气行，使组方更为完备。

除方之加减，方与方之合用也是先生临证特色。以小柴胡汤为例，就有柴胡桂枝、柴胡泻心、柴胡温胆、柴胡平胃、柴胡四逆、柴胡陷胸、柴胡龙牡合甘麦大枣等不下十余种合方，其他如桂枝汤合玉屏风散、四逆散合小陷胸、五苓散合二陈汤等，都是先生常用手笔。合方的变通化裁极大丰富了临证思路，增强方证对应性和临床疗效。

先生善用经方，也常以时方补经方之不逮。如用柴胡温胆汤调理胆胃不和的消化系病症，芍药甘草汤合四妙散治风湿痹痛，六合汤治夏月虚人暑病等。

3. 务实践，教研用融一体　先生从医执教40余年，“读伤寒、写伤寒、用伤寒”为其座右铭。

临床运用经方，掌握“辨析病机、抓住主证、深究方规、灵活化裁”四个关键，在学中用，在用中学，坚持多用，必有成效。治疗心血管疾病、肝胆疾病以及呼吸系统、神经系统诸多疑难病证，药简效高，对部分疑难杂症如肝硬化、冠心病、肾病综合征、尿毒症、肿瘤及小儿厌食等都有较理想的疗效。创制“健脾益气冲剂”，治疗放疗、化疗后白细胞减少症、虚人外感、体弱胃肠功能紊乱等，成为附属医院最具品牌的院内之剂。

先生临床、执教50余年。善于积累临证资料，勤于著述。《陈瑞春论伤寒》和《伤寒实践论》，深受广大中医学子喜爱。先生授课以伤寒、温病为主，旁及中医基础理论，中医方药。指导学生有本科、研究生、留学生及进修生。注重医德培养，告诫学员要先做人，再做事。先生一身情系中医，在晚年不顾体力渐衰，为中医药学术的发展奔走呼号，倾心传道授业，令人敬仰。

代表著作:《陈瑞春论伤寒》《伤寒实践论》《陈瑞春学术经验集》。

（九）杜雨茂

杜雨茂（1932—2013年），男，陕西城固人。陕西中医学院教授、主任医师，全国名老中医药专家学术经验继承工作指导老师，享受国务院特殊津贴专家，陕西省名老中医。从事教医研近六十载，是国内知名的伤寒学家和中医肾病学家。首创肾脏疾病六经辨证论治体系。发表论文90余篇。主编著作20部。获省部级成果3项；研制“舒胆化石丹”“芪鹿益肾片”已生产推广；研发“珍珠养生酒”获轻工业部新产品奖；研制“奇效咳喘保”“肺心宁”“静电药物降压器”以及“针灸取穴尺”等均获国家专利。

1. 治《伤寒论》善用古方治新病　先生积数十年研究心得，在《伤寒论释疑与经方实验》中，对《伤寒论》难点、疑点及历代医家争议较大的问题，提出自己学术见解。如六经实质问题、六经传足不传手的观点、太阳主表与温病学家以肺主表、三纲鼎立说、六经提纲、六经中风、太阳三纲、少阳经腑、寒热统一、厥阴病篇并非“杂凑”等56个疑难问题，条缕分析，溯源析流，据证解读。认为《伤寒论》理法方药不但适用于外感疾病，而且可用于临床各科。总结出应用《伤寒论》理法方药的四点体会：据证定经，分经论治，病与文符，照用不疑；抓住主证，辨别对照；紧扣病机，详辨异同；师其法而不泥其法，用其方而不拘其方。

先生重视经典课程教学方法研究，应在“举纲”“深究”“致用”“推广”上下功夫。并总结出“细读原文，前后对照”，“参考注本，择善而从”，“知其优缺，批判继承”，“联系实际，深入钻研”的学习方法。

2. 首创肾脏病六经辨证论治法要　先生学崇《伤寒论》，十分推崇俞根初“六经钤百病”。在长期临床实践中，通过对多种急慢性肾脏病的深入研究，认识到多种肾病在早期皆与感受外邪有关，并常因外感而诱发或使病情加重，其病变亦遵循由轻到重，由表入里，由经入腑，由三阳到三阴的六经传变规律；其发病亦有合病、并病、直中等多种形式。认为各种肾脏疾病在病变过程中，其证候不越六经范围，其辨治可依张仲景六经之法，首创“肾脏病六经辨证论治法要”，使张仲景的六经辨治体系在肾脏病中的辨治具体化。

太阳病期：太阳病经证以麻黄连轺赤小豆汤为通治方。表证较重酌用麻黄加术汤；风热用越婢加术汤或麻杏甘石汤化裁；表虚不固合防己黄芪汤；汗出恶风合玉屏风散。太阳病腑证，颜面肢肿，小便不利，方用五苓散为主。少腹结胀硬满，尿少面肿，泛恶烦躁，脉沉结，舌质黯紫，方用桃核承气汤合五苓散。

少阳病期：部分慢性肾病常因外感及劳累复发。伴见往来寒热，心烦喜呕，胸胁苦满，默默不欲饮食，小便不利，汗出不畅，舌淡苔薄白或黄白相兼，脉弦细数。方用小柴胡汤或合五苓散化裁。

阳明病期：多种肾病治疗不当，或素体热盛，邪传阳明；症见发热或胸腹部灼热，心烦口渴，或咽喉肿痛，皮肤疮疡，颜面及全身浮肿，小便短赤，舌红苔黄或少苔，脉数或细数，方用白虎汤合猪苓汤化裁。若伴见腹胀，烦热口渴，或日晡潮热，舌红苔黄燥脉沉弦数，随证选用承气汤类方或己椒苈黄丸化裁。慢性肾衰尿毒症期，只要体质不衰，见到便结或排便不爽，皆可予大黄类方。

太阴病期：肾病发展至太阴阶段，多进入慢性期。症见面肿，蛋白尿，神疲体倦，气短自汗，纳差恶心，食后腹胀便溏，舌淡胖边有齿痕，脉沉缓弱无力者予理中汤或薯蓣丸。腹胀满、恶心者，合厚朴生姜半夏甘草人参汤；兼外邪予桂枝人参汤。

少阴病期：肾脏病至少阴阶段多进入慢性肾病中后期。

少阴寒化证：症见颜面肢肿，尿少，尿蛋白日久不消，畏寒怯冷，腰膝酸困冷痛，神疲乏力，便溏或下利清谷，舌淡胖大边有齿痕，脉沉微细无力。用真武汤合金匮肾气丸化裁。复感外邪者宜麻黄细辛附子汤合五苓散。

少阴热化证：全身水肿较轻，伴见腰膝酸软，烦热不眠，手足心热，颜面烘热，口干喜饮，眩晕耳鸣，小便不利，舌红少苔，脉沉细数，宜猪苓汤、黄连阿胶汤合二至丸。

厥阴病期：肾脏病发展至厥阴阶段，大多为肾衰竭。多见肝肾亏虚，肝阳偏亢，肝风内动，血压持续偏高，或伴四肢抽搐。尿毒症患者，予大黄附子汤加味保留灌肠，同时以真武汤合黄连苏叶汤，肝寒胆热者，治以吴茱萸汤合小柴胡汤。若出现大便色黑，或吐血、咯血，予桃核承气汤合大黄附子汤，酌加旱莲草、槐花、三七粉等。

先生结合慢性肾衰竭临床分期，以伤寒六经统之，提出扶正（首重益气温阳，次为滋阴健肾）、达邪（先当降浊通便，再重宣肺化瘀）、调中（辛开苦降，疏调三焦）、复原（坚持亦调亦补，重视调摄）四步治法。并以经方为主化裁创制治疗慢性肾衰竭四方：真阳衰败型以真武汤合黄连苏叶汤化裁创立了温阳降浊汤；三焦气机壅滞型以小柴胡汤合五苓散化裁出疏利降浊汤；阳虚浊壅型以大黄附子汤化裁灌肠；下焦瘀滞型以桃核承气汤化裁；以及肝肾阴亏，水热互结，瘀血内阻者，以猪苓汤和六味地黄汤化裁成滋阴益肾汤。

3. 提出“背反偕同”新见解　先生研究及应用伤寒诸方，深受半夏泻心汤、大黄附子汤、附子泻心汤、乌梅丸、金匮肾气丸等诸多相反配伍方剂启示，提出“背反谐同”的用药见解。即根据临床复杂多变实情，采取相反相成遣方用药原则，配伍组方既异曲背反又偕同划一。根据此用药思路，杜教授在其最擅长的肾脏病、肝胆病、脾胃病及疑难杂病时，采用“背反谐同”原则，创立了许多效验方。

代表著作：《杜雨茂肾病临床经验及实验研究》《伤寒论释疑与经方实验》《杜雨茂奇难病临证指要》《杜雨茂肾脏病临床经验集萃》。

（十）熊曼琪

熊曼琪（1938—），女，湖南桃江人。现为广州中医大学首席教授、博士生导师。是全国著名伤寒学家和糖尿病专家。从事中医教学、临床、科研50余年。历任伤寒教研室主任，第一临床医学院糖尿病研究所所长、国务院学位委员会学科组成员、中国中医药学会理事、中国女医师协会理事、中国中医药学会糖尿病分会副主任委员会、中国中西医结合学会糖尿病专业委员会副主任委员及广东省中医药学会糖尿病专业委员会主任委员、仲景学说专业委员会主任委员等职。

先后荣获全国“三育人”先进个人、“广东省优秀中医药工作者”“南粤教书人优秀教师”“广东省先进女职工”和“八五期间在科研方面有突出贡献的科技工作者”等称号。1992年被评为“国务院有突出贡献专家”,1994年被评为“广东省名中医”,1996年被评为“广东省卫生系统科教兴医工程学术与技术带头人”。

1. 率先将经典回归临床,创建经典病区 1984年先生与伤寒、金匮教学团队共同组建了综合病区,在全国第一个将伤寒论学科回归临床,为伤寒论教学和科研提供了临床基地。在她的带领下,综合病区不断开拓经方运用领域,以精湛的医术和优质服务,吸引着美、英、法、日、加拿大、印尼、泰国、新加坡等国家及港澳台等地区病人慕名而至。她主持的“紧密结合临床、科研,创立《伤寒》教学新模式”的教学成果,1997年荣获广东省教学成果一等奖和国家教学成果二等奖。伤寒论学科于1993年和1995年先后评为国家中医药管理局、广东省高教厅重点学科。所辖的中医临床基础学科获国家级重点学科。2000年后综合病区一分为二,其中由伤寒团队负责的内分泌科成为国家卫生部重点专科,也是国家中医药管理局重点专科。经典回归临床之教学模式,成为广州中医药大学两次国家教育部本科教学评估获优秀的唯一特色,在全国中医界产生了深远影响。

2. 开展六经辨证现代研究,组建仲景实验室 在先生领导下,于20世纪90年代初创建了具有一定规模的仲景学说实验室,率先开展六经辨证现代化研究。建立了阳虚水泛真武汤证兔动物模型,相关成果被多次引用。主持课题10余项。发表论文70余篇,开展经方辨治糖尿病及慢性并发症系列基础研究,获国家中医药管理局科技进步二等奖、基础研究三等奖各1项;广东省中医药管理局科技进步二等奖1项。培养博士生13名,硕士生10名,博士后2名,以及学术传承弟子一批。他们都成为中医界德才兼备的学科学术带头人。

3. 力举伤寒论是临床课,首名教材《伤寒学》 先生力主《伤寒论》是临床课。主编《临证实用伤寒学》。牵头定位学科概念“伤寒学”是以中医经典著作《伤寒论》以及历代医家研究与发展《伤寒论》的学术成就为研究对象,以六经辨证理论体系的内涵、外延与理法方药综合运用的基本规律为主要研究内容,以提高临床辨证论治水平与临床疗效为最终目的的一门学科。

主编“十五”“十一五”国家规划教材《伤寒学》。王永炎院士评价为:“本教材最大的改动是将历届的《伤寒论讲义》或《伤寒论选读》改成了《伤寒学》,改动很有必要,也很有胆量,既然研究《红楼梦》可称为“红学”,研究敦煌可称为“敦煌学”,为什么研究《伤寒论》不可称为“伤寒学”呢?况且这一教材名已经教委批准。一门学科的成立,一般说来有三个必备条件,即独特的研究对象,独特的研究方法,独特的理论体系。对照《伤寒论》的研究,称为“学”是没有问题的,因此,据此认识,认为熊曼琪教授对“伤寒学”下的定义也是恰当的。”

先生为广州中医学院(现为广州中医药大学)首届本科生,1962年以优异成绩毕业并留校任教,师从著名中医学家刘赤选教授,一直从事伤寒论教学、科研及内科临床工作。她授课内容精要,重点突出、概念明确,疑点难点分析透彻,善于启发式教学,语言清晰,深受学生们欢迎,1986年遴选为博士生导师。主编教材著作21部,两次荣获国家级教学成果二等奖。

4. 开创泻热逐瘀新途径,辨治2型糖尿病 先生创新运用《伤寒论》的理法方药辨证论治常见病、多发病。擅长糖尿病诊治。倡导辨病分证是仲景学说的灵魂,提出中医药治疗2型糖尿病必须研究胰岛素抵抗的新观点。先生结合2型糖尿病患者常便秘,其慢性并发症与血脉瘀阻密切相关,立足蓄血理论,提出瘀热互结是2型糖尿病重要病机。开创泻热逐瘀法，以桃核承气汤、黄芪桂枝五物汤为基础创制三黄降糖片、三黄糖肾安片、芪桃片等第一附属医院院内专科制剂，在临床取得了显著疗效。同时认为消渴病的病机以脾虚为主，多气阴两虚兼有血瘀。自拟活血降糖饮（黄芪、生地黄、丹参、太子参、五味子、麦冬、怀山药、黄精、牡丹皮、大黄、川红花、桃仁）。针对糖尿病肾病，研制三黄糖肾安片（大黄、桃仁、桂枝、玄参、熟地黄、黄芪、益母草等）；糖尿病足，以芪桃方（黄芪、桃仁、熟地黄、玄参、白芍、桂枝、当归、牛膝、虎杖、知母）为主根据不同证型加减。外治分阴阳，阴证患肢凉、色白或黯，用桂枝、川草乌、干姜、花椒、红花、乳香、没药等煎水外洗，后用阳和膏外敷。阳证肢红紫灼热或坏死发黑，用黄柏、金银花、紫花地丁、蒲公英、赤芍、红花等熏洗，再敷双柏散；针对糖尿病骨质疏松症，立双黄益骨方（龙骨、熟地黄、黄芪、杜仲、续断、骨碎补、枸杞子、山茱萸、茯苓、当归、怀牛膝、刘寄奴）；针对糖尿病脑梗死，方用地黄饮子、镇肝熄风汤、黄连温胆汤、圣愈汤、补阳还五汤、半夏白术天麻汤等辨证选方。

代表著作：《临证实用伤寒学》《中医药学高级丛书·伤寒论》《伤寒学》（“十五”“十一五”国家规划教材）、《内分泌科专病与风湿病中医临床诊治》《中医专家论治疑难病·糖尿病中医疗法》。

（赵 琰 周春祥 刘松林 曲 夷 吴中平 刘英锋 鲁法庭 李小会 李赛美）

九、《伤寒论》研究回顾与展望

新中国成立以来，《伤寒论》的研究一直是中医领域的研究热点和重点，其研究方法主要是文献、理论、临床和实验几个方面。新中国成立初期，主要是在经方的临床应用方面，当时白虎汤治疗脑炎，茵陈蒿汤治疗肝炎，黄芩汤、白头翁汤治疗菌痢的疗效影响很大。20世纪50年代后期中医院校成立至80年代，研究重点则向张仲景辨证论治理论体系以及病机、方药的探讨方面转移和深化，到80年代后期，随着中医学术研究的深入，众多学者又将现代实验研究方法和现代科学方法论引入了《伤寒论》的研究领域，开始了利用现代科研手段，探索经方治疗常见病疑难病机制、分析经方配伍规律，并借助现代科学方法论阐释《伤寒论》六经实质及其辨证论治规律，取得了一定的成就。

1. 文献和理论研究　文献研究方法是研究《伤寒论》基本的、重要的方法。主要表现为专题研究论文的大量出现，有关《伤寒论》研究论文中，约有1/3以上属于专题研究类文章，涉及《伤寒论》的作者生平、版本流传、理论体系的系统结构、六经辨证体系的渊源、六经的实质、诊断方法、治则治法、病证机制、方药运用原则等方面的研究。以“六经实质”的研究为例，有以下几方面：一是发挥前人研究成果，在其基础上进一步探讨阐发，补前人之未备；二是综合或借鉴前人几家之说而加以损益，力求更完备、更全面地反映六经实质；三是移植现代科学的理论和方法，对《伤寒论》六经理论进行探讨，以图更科学更严密地反映出六经的实质。如有学者对各家六经实质的研究成果进行了归纳，计有22种之多，而涉及的有关学科有哲学、天文学、历法学、数学、生物学、心理学、社会学、史学、文字学等，更有运用现代科学方法论者。如目前有运用多层次复杂概念网络表示方法，对《伤寒论》方药按主方分类进行知识发现，是将信息科学与传统中医伤寒学结合的新尝试，有利于对传统分类方法的再学习和认识，进一步推动《伤寒论》学术的继承和创新。

2. 临床研究　《伤寒论》除以个案形式记载本人的经验之外，更多的则是运用现代的统计分析方法进行临床观察，并运用回顾性和前瞻性临床研究方法来研究《伤寒论》的理论实质、辨证论治规律及经方临证运用规律。从所采用的方式来看，主要有某方治疗某种西医疾病或中医病证的研究；某方临床应用范围的研究；六经辨证方法治疗某种西医疾病或中医病证的研究；某种西医疾病或中医病证分型运用经方治疗的研究。从研究的范围来看，基本覆盖了内、外、妇、儿、五官、骨伤、职业病等临床各科。这种方法与传统的个案研究不同之处在于，不仅具有一定的观察数量和规模，且使用了现代设计，统计方法规范，避免了随意性、主观性，研究的结果也较为客观，对于验证、深化《伤寒论》的理论，提高临床的诊治水平颇有价值。近年来，有人开始了利用数据库技术和数据挖掘技术对经方验案进行系统研究的探索，从大量的古今经方验案中总结出临床治疗病证的范围、各方证的主症及兼证、加减用药的规律，这对更有针对性地运用经方和提高临床疗效具有重要意义。

3. 实验研究　运用实验方法研究《伤寒论》，主要是近二三十年的事，但所取得的成就令人瞩目。《伤寒论》实验研究的历史，主要分为以下几个方面：①经方药理药效学研究。经方以其严谨的配伍、确切的疗效吸引着研究者的目光，因此，经方药理药效的实验研究一直是实验研究的主体。如对小柴胡汤的研究发现，该方具有显著的抗炎、保肝利胆、解热、镇痛、解痉、镇静、增强非特异性抗感染免疫、抑制变态反应等作用；吴茱萸汤具有明显的镇吐、调节胃张力和胃运动、保护胃黏膜、调节胃液分泌、降低胃液酸度等作用；再如对桂枝汤抗病毒作用、解热作用、双向调节体温作用、免疫促进作用、抗炎作用的研究；对麻黄汤发汗解热作用、平喘祛痰作用、免疫促进作用的研究；对大承气汤泻下作用、使肠套叠还纳作用、治疗缺血性肠梗阻作用、抗炎作用的研究等，都取得了重要的进展。这些研究成果对于我们更精确地掌握了解经方的药理作用机制，对于经方的临床应用提供了实验依据。在实验研究中，还有经方治疗西医学所诊断的疾病机制研究。此类研究与上一研究的区别在于，彼以一个方剂多方面药理作用的研究为主，此以一个方剂对某一疾病的治疗机制研究为主。如四逆汤治疗休克、真武汤治疗慢性肾衰竭、桃核承气汤治疗Ⅱ型糖尿病、茵陈蒿汤治疗病毒性肝炎作用机制的研究等，从而促进了经方在临床上的进一步扩大应用。②经方配伍规律的研究。由于《伤寒论》的方剂组成药味较少，配伍严密，临床疗效经受了历史的检验，故学者们多重视经方的研究。研究者运用正交实验设计的方法，通过拆方分析，试图从西医学的角度和水平来验证、分析、理解经方配伍的合理性、科学性与实用性。如研究发现：四逆汤具有升压作用和强心作用，附子不仅能增强心肌收缩且有升压作用，干姜无明显作用，甘草仅有升压作用，但3味合方则可使心肌收缩在强度和时间上超过单味附子，升压效应大于各单味药，且可使附子引起的异位心律失常的毒副作用减弱。吴茱萸汤的镇吐与止呕作用主要由君药吴茱萸的药理活性来显示，生姜能协同其作用，同时也提高其毒性，人参、大枣无明显活性，却能增强全方的止呕作用，且大枣能减低吴茱萸的毒性，全方4味以原剂量配伍的药理活性最强，毒性最弱。再如对黄芩汤抗炎、解痉、退热、镇痛、镇静作用的拆方分析等，都不仅验证与说明了经方配伍关系的合理性与科学性，而且为临床正确地使用经方和根据病情合理地对经方加减化裁提供了科学的依据。③《伤寒论》病证实质研究。对病证实质的研究重点是对六经病证模型的研究。如有学者为了探讨阳明病之客观指标及病理基础，从循环和血液流变学角度，对阳明病经证和腑证进行了临床实验研究，结果证明：阳明病经证与腑证既有区别，又有联系。邪热伤津是阳明病之主要特征，腑证之血浆黏度较经证为高,提示腑证津伤较重。从腑证之体温、血浆黏度高于经证,体温与血浆黏度呈正相关的关系来看,证明邪热不退、津液难复、急下存阴有客观的病理基础。有关方证的研究情况在前面方证研究部分已经述及。开展《伤寒论》病证和方证的实验研究,是从现代科学的角度深化了我们对《伤寒论》汤证与病证实质的认识,符合中医研究的实际,体现了中医的特点,对于改变以往中药、方剂研究单纯借用西医病证动物模型的局面具有积极的意义。

除上述的几个研究方向之外,还有对经方同类方剂的比较研究、经方配伍加减的研究及经方剂型改革、量效关系等方面的研究,并取得了一定的进展。

关于《伤寒论》的实验研究,其目的是从现代科学角度揭示《伤寒论》理法方药的科学内涵,但从目前的现状来看,这种研究还比较初级,研究深度和系统性均不够。如从实验研究的目标指向看,开展验证性实验较多,而探索发展性实验较少。从研究的内容看,对于方药作用机制的研究较多,而探索病证实质的研究较少;进行全方机制的研究较多,而分析配伍规律的研究较少;针对经方治疗西医疾病机制的研究较多,而阐述经方治疗中医病证机制的研究较少。从设计思路上看,有些实验缺乏中医理论的指导,存在着中医实验机械套用西医实验方法的现象;有些实验的设计不够周密严谨,如单纯利用动物模型研究《伤寒论》中某些客观指标不多的证候的病理机制,其结论尚值得推敲商榷。当然,上述的不足之处既有指导思想上的因素,也有客观条件不足的因素,更有实验设计和模型制作上的难度。为促进《伤寒论》实验研究的不断深化,在总结、回顾原有研究手段、方法与成果的基础上,应不断地探索和采用新的技术与手段,从更高更深层次上研究,强调综合、特色,进而建立实验伤寒学。

（储全根　何丽清）

十、近五年中医临床基础专业研究生“伤寒论”相关学位论文选题分析

近年来,随着数据库的不断完善,加之各校研究生招生人数的增加,CNKI博硕士论文全文数据库中收录的与《伤寒论》有关的学位论文数量显著增加。为了更好地分析出近年来相关研究的进展情况,我们将论文发表年限设定为2010—2014年,学科专业限定为中医临床基础。于CNKI博硕士论文全文数据库,分别以关键词、主题词、题名、摘要检索“伤寒论”,查找到的论文数量分别为211、293、90、269(截至2015年5月11日)。对上述搜索结果利用Noteexpress软件进行查重,发现以“伤寒论”为关键词检索得到的结果相关性最大,经人工查阅删减后,合计204篇论文。又分别以“伤寒”“伤寒杂病论”“张仲景”“仲景”为关键词进行增补,经Noteexpress软件查重,及人工筛选后,增补文献61篇,总计265篇论文纳入下一阶段分析。其研究内容情况见表1:

表1: 2010—2014年CNKI博硕士学位论文全文数据库中医临床基础专业研究生“伤寒论”相关论文选题

研究内容	名家学术思想	病证分析	方药应用	诊疗思想与方法	其他	合计
篇数	34	81	91	47	12	265
百分比	12.8%	30.6%	34.3%	17.7%	4.5%	

（一）名家学术思想

此类论文合计34篇。研究对象包括：①历代伤寒注家、伤寒学名家。有宋金元时期的朱肱、许叔微，明清时代的喻嘉言、俞根初、徐灵胎、张志聪、黄元御、郑钦安，以及近现代医家陆渊雷、吴佩衡、张有章、胡希恕、李克绍、何志雄、张横柳、李赛美等；②中医理论及临床大家。这些医家虽没有伤寒学研究的学术专著，但其学术思想的形成、临床经验的总结都与伤寒学研究有密切关系。如张子和、程国彭、叶天士、马骥、张步桃等。

此类研究或总结名家的伤寒学术思想，如"程国彭的《伤寒论》学术思想研究特色"；或专注于名家具有代表性的学术观点、学术思想研究，如"张志聪六经气化学说之研究"；或围绕学术代表作展开分析，如"《许叔微伤寒论著三种》的学术思想研讨"；或结合伤寒学术思想探讨其临床经验，如"国医张步桃运用经方辨治肿瘤学术经验整理与研究"等。

北京中医药大学郭华教授指导研究生，先后整理了朱肱、喻嘉言、张志聪、俞根初、徐灵胎等10余位伤寒名家对仲景学术思想的继承与发展。随着国家中医管理局中医学术流派研究的开展，龙江学派的马骥、岭南学派的何志雄、张横柳、齐鲁伤寒学派的李克绍，也先后有多名研究生选题研究，由此可以看出导师研究方向及各级项目对研究生选题方向的引导作用。

（二）病证分析

关于《伤寒论》病证规律的研究论文共计81篇，主要包括以下几个方面：

（1）《伤寒论》六经病研究，共计11篇。或以传统理论，如标本中气理论、营卫学说等，解析六经实质；或探讨伤寒六经与近现代理论的关联，如"伤寒论六经辨证与'圆运动'相关性研究及规律探讨"；或单论六经中某一病的病机理论，如"少阳病气机运动的理论探讨"等。

（2）《伤寒论》证候研究，共计7篇。涉及证候或依据病性命名，如少阴阳虚证、上热下寒证、表里同病证、表郁轻证；或以病理产物命名，如水气证、瘀血证；或以分类证候命名，如或然证、兼变证。其研究思路：或从思维方法、哲学理念入手，如"运用《易经》思维探析少阴阳虚证治"；或结合经方应用以方测证。如"《伤寒论》'表郁轻证'方证研究"；或揭示临床辨治规律，如"《伤寒论》水气证证治研究"。

（3）《伤寒论》杂病辨治规律研究，共计63篇。研究范围包括糖尿病、肾病、肺系疾病、乳腺癌、艾滋病、消化道出血等疾病，以及头痛、眩晕、便秘、黄疸、妇人癥瘕、小儿久咳、胸痹、历节、小便不利、短气、口渴等病症。研究思路：或总结经方在某常见病治疗中的应用情况，如"伤寒经方治疗糖尿病周围神经病变的证治规律研究"；或探索六经理法指导疑难病证诊疗的规律，如"基于《伤寒杂病论》胃肠病证证治理论的IBS辨证规律和特点"。

（三）方药应用

关于经方研究的论文有91篇。研究方向主要有：

（1）方证研究，共计26篇，成为近年来的研究热点。有针对方证体系整体研究的，如"张仲景临证方用三大体系的确立及后世医家对此运用之研究"；有运用数据挖掘等文献研究方法，结合动物实验、临床试验，总结单方方证特点的，如北京中医药大学陈明教授先后指导研究生完成了大青龙汤、麻子仁丸、四逆散、麻黄细辛附子汤、柴胡桂枝汤、炙甘草汤、三承气汤等方的方证研究。

（2）药量、剂量、煎服法，共计12篇。主要研究方法有：文献考据法。即基于原文方后注的内容，结合后世医案、论著，考查经方用量规律。如“麻杏石甘汤等常用经方用量历史轨迹研究”；实测法。如“基于药物重量实测的经方本原剂量研究”；实用技术规范化，如“《伤寒论》汤剂煎煮法与汤剂制备规范化研究”等。

（3）组方用药规律，共计40篇。或总结经方组方的整体特点，如“伤寒杂病论》药用重气味学术思想研究”；或结合病证分析，找出《伤寒论》中运用某单味药或某一类药的规律，如“张仲景附子配伍规律研究”“张仲景应用虫类药的学术思想研究”；或通过类方分析仲景配伍用药的规律，如“《伤寒论》寒热并用方药配伍研究”；或通过动物实验，验证经方配伍组方特点及量效关系，如“《伤寒论》温阳三方干预心梗后心衰心阳虚证候大鼠心室重构的比较研究”等。

（4）临床应用规律研究，共计13篇。主要研究方法包括：古今医案的文献研究，如“柴胡桂枝汤的古今应用文献研究”；临床实验，如“麻黄连轺赤小豆汤治疗慢性肾炎临床疗效及其对系膜细胞增殖的影响研究”；循证医学方法，如“葛根芩连汤、麻杏石甘汤量效的循证医学评价”。

（四）诊疗思想与方法

涉及《伤寒论》诊法、治则治法、辨治思维研究，共计47篇。其研究内容包括以下几个方面：

（1）诊法研究，共4篇，其中3篇为腹诊研究，1篇为脉法研究。上述两种诊法在论中运用颇多，在东汉末年已发展成熟，经后世医家的发挥运用，逐渐成为中医的特色诊法。

（2）治则治法，共计35篇。有关治则的论文有6篇，涉及治未病、中和、护阳等治疗原则，及“观其脉证，知犯何逆，随证治之”的辨证论治大法研究；治法研究的论文26篇，涉及汗法、清法、扶阳法、保胃气法、养阴法、宣痹通阳法等，其中论及保胃气法的有11篇，所占比重最大。其中：有依据原文，从理法方药各个方面总结仲景保胃气思想方法的，如“从煎服法探讨《伤寒论》的保胃气思想”；有研究仲景保胃气法对后世影响的，如“《伤寒论》脾胃学术思想对隋唐宋金元时期脾胃学说形成的影响”；有探讨运用保胃气思想辨治疾病方法的，如“《伤寒论》‘胃气’思想概探和保胃气丸对胃溃疡的实验研究”等。

（3）辨治思路与思维方法，共8篇。越来越多的专家注意到，研究伤寒的价值不在于一方一法，还在于其灵活的辨治思路和思维方法。论文涉及仲景辨治思维的整体观、动态观、常变观，山东中医药大学的姜建国教授更在此基础上提出《伤寒论》复杂辨证思维的新观点，指导研究生完成了“《伤寒论》六经复杂性辨证论治思维研究”等一系列文章。

（五）其他

除了上述四大类选题之外，还有其他选题文章12篇。其中有原文文字学研究论文1篇，伤寒学术流派研究论文1篇，大陆以外国家和地区伤寒学传承发展状况研究论文3篇，广州中医药大学李赛美教授指导研究生建立教学资源数据库，完成相关学位论文5篇，另有南京中医药大学周春祥教授指导2名研究生围绕《伤寒论》英译进行论文选题。

评析：

《伤寒论》以理法方药一线相贯为特征，论文选题虽有不同的切入点，但终究要相互贯通。临床经典研究，离不开理论传承与科研创新。文献研究、原文分析是研究过程中必不可少的内容，动物实验、药理实验、临床试验，以及数据分析法是常用的科学研究方法。

名家学术思想，注重总结、分析，需运用比较分析法，厘清学术发展脉络，突出特色。

病证分析,依据伤寒六经病、证、症的辨治规律,用于临床常见病、疑难病诊疗。需注意两者之间的衔接,避免前后脱节,或牵强附会。

方药运用,要考据原始药量、剂量、煎服法,也要寻找符合现代用药习惯的实用方法。相对于病证认识的百家争鸣,经方组成、药量相对稳定,往往成为现代药理研究、临床研究的切入点。这也是近年来经方方证研究成为热点的重要原因。需注意不可过于夸大方证辨证的作用,以方证代替辨证,甚至演变成为方症相应,则有悖于中医诊疗特色。

诊疗思路与方法,重在治则治法研究。重视扶阳气、存阴液、保胃气,被认为是《伤寒论》三大治法原则,现有研究也多围绕于此。扶阳法,另有护阳、益阳之说,保胃气另被称为建中法、实脾法,需明确概念,注意相关术语的统一规范。

研究生选题多源于导师参与的课题项目,也有部分为自主选题。项目类选题呈系列化,如郭华教授的伤寒名家学术思想、陈明教授的经方方证规律、傅延龄教授的经方药量、姜建国教授的辨证思维、李赛美教授的教学资源数据库等都有明显的系列选题特点。此类选题有扎实的前期工作基础、既定的研究模式、成熟的实验方法,和充足的经费支持,但须处理好个人专业方向、兴趣、特长与课题任务之间的矛盾。找到适合的切入点,发挥个人主观能动性。好的自主选题,凸显青年学生创新思路,能成为导师及研究生日后工作的良好开端,开题过程中要在导师指导下,完成查新检索,避免低水平重复。

(曲　夷)

主要参考书目

内经[M]. 排印本. 北京: 人民卫生出版社,1963

巢元方. 诸病源候论[M]. 校释本. 北京: 人民卫生出版社,1985

孙思邈. 千金要方[M]. 排印本. 北京: 人民卫生出版社,1982

孙思邈. 千金翼方[M]. 排印本. 北京: 人民卫生出版社,1955

王焘. 外台秘要[M]. 排印本. 北京: 人民卫生出版社,1955

成无己. 注解伤寒论[M]. 排印本. 北京: 人民卫生出版社,1963

方有执. 伤寒论条辨[M]. 排印本. 北京: 人民卫生出版社,1975

程郊倩. 伤寒论后条辨[M]. 重刻本. 式好堂藏版博古堂,1704

周禹载. 伤寒论三注[M]. 刻本. 松心堂,1780

张隐庵. 伤寒论集注[M]. 石刻本. 上海: 上海广益书局,1923

汪苓友. 伤寒论辨证广注[M]. 排印本. 上海: 上海卫生出版社,1957

柯韵伯. 伤寒来苏集[M]. 排印本. 上海: 上海科技出版社,1959

吴谦等. 医宗金鉴[M]. 排印本. 北京: 人民卫生出版社,1963

徐灵胎. 伤寒论类方[M]. 影印本. 北京: 人民卫生出版社,1956

尤在泾. 伤寒贯珠集[M]. 排印本. 上海: 上海科技出版社,1959

陈修园. 伤寒论浅注[M]. 影印本. 中国书店,1985

曹颖甫. 经方实验录[M]. 上海: 上海科学技术出版社,1979

李克绍. 伤寒解惑论[M]. 济南: 山东科学技术出版社,1978

李克绍,著. 李树沛,姜建国,辑. 李克绍医学文集[M]. 济南: 山东科学技术出版社,2006

刘渡舟. 伤寒论十四讲[M]. 上海: 上海科学技术出版社,1980

刘渡舟. 伤寒论诠解[M]. 天津: 天津科学技术出版社,1983

刘渡舟. 伤寒论校注[M]. 北京: 人民卫生出版社,1991

刘渡舟. 伤寒论通俗讲话[M]. 上海: 上海科学技术出版社,1980

刘渡舟,聂惠民,傅世垣. 伤寒挈要[M]. 北京: 人民卫生出版社,1983

陈亦人. 伤寒论译释[M]. 上海: 上海科技出版社,1992

李培生. 伤寒论讲义[M]. 上海: 上海科技出版社,1985

柯雪帆. 伤寒论选读[M]. 上海: 上海科学技术出版社,1996

陈瑞春. 经方实践论[M]. 北京: 人民卫生出版社,2003

熊曼琪. 伤寒论(中医药高级丛书)[M]. 北京: 人民卫生出版社,2000

郝万山. 郝万山伤寒论讲稿[M]. 北京: 人民卫生出版社,2008
姜建国,李嘉璞,李树沛,等. 李克绍学术思想辑要[M]. 济南: 山东大学出版社,2002
姜建国. 伤寒思辩[M]. 济南: 山东大学出版社,1996
姜建国. 伤寒析疑[M]. 北京: 科学技术文献出版社,1999
姜建国. 伤寒论释难[M]. 上海: 上海中医药大学出版社,2007
李赛美,朱章志. 经方研究与临床发微[M]. 北京: 人民卫生出版社,2008
李心机.《伤寒论》疑难解读[M]. 北京: 人民卫生出版社,1999
金东明. 伤寒论方临床应用[M]. 长春: 长春中医药大学,2007
吕志杰. 仲景方药古今应用[M]. 北京: 中国古籍出版社,2000
彭鑫,王洪蓓. 张仲景方剂实验研究[M]. 北京: 中国医药科技出版社,2005
孙溥全. 伤寒论医案集[M]. 西安: 陕西科学技术出版社,1986
高德. 伤寒论医案选编[M]. 长沙: 湖南科学技术出版社,1980
王占玺,李焕玲,郑玉清,等. 伤寒论临床研究[M]. 北京: 科学技术文献出版社,1983